TRAITÉ

D'ANATOMIE COMPARÉE

DES

ANIMAUX DOMESTIQUES

—

TOME DEUXIÈME

CORBEIL. — IMPRIMERIE ÉD. CRÉTÉ

TRAITÉ

D'ANATOMIE COMPARÉE

DES

ANIMAUX DOMESTIQUES

PAR

A. CHAUVEAU,
Membre de l'Institut,
Inspecteur général des Écoles vétérinaires,
Professeur au Muséum d'Histoire naturelle.

S. ARLOING,
Correspondant de l'Institut,
Directeur de l'École nationale vétérinaire,
Professeur à la Faculté de Médecine de Lyon.

CINQUIÈME ÉDITION

Revue et augmentée avec la collaboration

DE

F.-X. LESBRE,
PROFESSEUR A L'ÉCOLE NATIONALE VÉTÉRINAIRE DE LYON

TOME DEUXIÈME

avec 379 Figures intercalées dans le texte

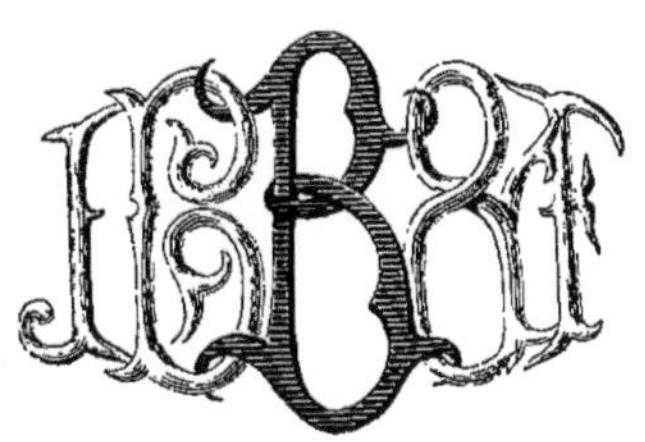

PARIS

LIBRAIRIE J.-B. BAILLIÈRE ET FILS

19, rue Hautefeuille, près du boulevard Saint-Germain

1905

TABLE DES MATIÈRES

LIVRE CINQUIÈME

APPAREIL DE LA CIRCULATION

LIVRE SEPTIÈME

ORGANES DES SENS

LIVRE HUITIÈME

EMBRYOLOGIE

ERRATA

Tome Ier

Les figures 126 et 127 sont demi-schématiques.

Page 137, 21e ligne, lisez : ovines, au lieu de : bovines.

Page 348, 11e ligne, ajoutez : *labii*, et lisez : *caput infra-orbitale quadrati labii superioris.*

Page 349, 24e ligne, lisez : mento-labial, au lieu de : menton labial.

Page 360, 6e ligne, reportez : en outre, au commencement de la ligne précédente.

Page 363, 35e ligne, lisez : corne de l'hyoïde, au lieu de : corde.

Page 3 2, 3e ligne, lisez : tronc brachial, au lieu de : tronc trachéal.

Page 478, 22e ligne, supprimez : le.

Page 480, ajoutez : la tubérosité ischiale aux lieux d'insertion supérieure de la portion antérieure du long vaste.

Page 534, 21e ligne, lisez : frein de la langue, au lieu de : rein de la langue.

Page 537, 28e ligne, lisez : 3° couche glanduleuse, 4° membranes muqueuses, 5° vaisseaux et nerfs.

Tome II

Page 116, organes génitaux du Verrat, glandes de Cowper : ces glandes sont sujettes, ainsi que la prostate, à une hypertrophie considérable pendant les périodes sexuelles ; elles s'atrophient, au contraire, chez les Porcs châtrés. Dans le premier état, le muscle compresseur des glandes de Cowper est très visible ; dans le second, il est à peu près imperceptible.

Page 29, fig. 13 : la trachée étant vue par sa face inférieure ne devrait pas présenter d'interruption de ses cerceaux.

TRAITÉ

D'ANATOMIE COMPARÉE

DES ANIMAUX DOMESTIQUES

LIVRE TROISIÈME

APPAREIL DE LA RESPIRATION

L'entretien de la vie chez les animaux n'exige point seulement l'absorption des matières organisables et plus ou moins combustibles puisées à la face interne du tube digestif; il exige encore l'introduction dans le torrent circulatoire d'un principe comburant, l'oxygène, puisé dans l'air atmosphérique ou dissous dans l'eau, ainsi que l'élimination d'un gaz excrémentitiel, l'acide carbonique, résultant des combustions vitales.

L'appareil respiratoire a précisément pour but de faciliter cet échange gazeux entre le liquide nutritif et le milieu ambiant : celui-ci abandonnant une partie de son oxygène, celui-là rejetant une quantité proportionnelle d'acide carbonique, avec de la vapeur d'eau et un peu d'azote.

Les modifications éprouvées de ce fait par le sang constituent l'*hématose;* elles le font passer de la couleur rouge foncé, plus ou moins noirâtre, à une belle nuance vermeille.

Chez les Mammifères, vertébrés qui nous intéressent ici principalement, l'appareil respiratoire se compose : 1º du *poumon*, organe de l'hématose, creusé d'une infinité de petites cavités où l'air du dehors arrive et se renouvelle sans cesse, grâce aux mouvements du thorax qui assurent la ventilation comme par un jeu de soufflet. Le sang circulant dans la mince paroi de ces alvéoles pulmonaires fait échange avec l'air qu'ils renferment ; — 2º d'un tube aérifère prenant naissance en bas du pharynx et se ramifiant dans le poumon, tube comprenant le *larynx*, la *trachée* et les *bronches*; — 3º des *cavités nasales*, fosses paires creusées dans la partie faciale de la tête et s'ouvrant d'une part à l'extérieur par les narines ou naseaux, d'autre part dans le pharynx par les choanes; —

4° enfin du *pharynx*, dont la cavité sert d'intermédiaire entre les fosses nasales et le larynx.

Le pharynx et les cavités nasales ne sont pour ainsi dire que des voies respiratoires d'emprunt ; celles-ci appartiennent fondamentalement à l'appareil olfactif ; celui-là à l'appareil digestif. Le tube respiratoire ne commence véritablement qu'au larynx. Néanmoins, pour nous conformer à une tradition des anatomistes vétérinaires, nous décrirons ici les cavités nasales, et, dans l'étude que nous allons faire de l'appareil respiratoire, nous considérerons successivement : les *cavités nasales*, le *larynx*, la *trachée*, les *bronches* (jusqu'à leur point d'entrée dans les lobules pulmonaires), la *cavité thoracique* et enfin le *poumon*.

A cette étude sera jointe celle d'organes glandiformes dont les usages n'ont certainement rien à voir avec la respiration, mais qui, à raison de leurs connexions anatomiques, sont rattachés à l'appareil respiratoire : nous voulons parler des *glandes thyroïdes* et du *thymus*.

CHAPITRE PREMIER

APPAREIL DE LA RESPIRATION CHEZ LES MAMMIFÈRES

ARTICLE Iᵉʳ. — CAVITÉS NASALES.

Ces cavités, au nombre de deux, l'une droite et l'autre gauche, offrent à étudier : leur entrée ou les *naseaux*, les *fosses nasales* proprement dites, et enfin les diverticules désignés sous le nom de *sinus*.

Nous les envisagerons successivement chez les Solipèdes et chez les autres Mammifères domestiques.

Préparation. — Enlever la mâchoire inférieure sur trois têtes. Pratiquer sur la première deux coupes segmentales, l'une passant entre la deuxième et la troisième molaire, l'autre derrière l'arcade dentaire. Scier la seconde tête en long et verticalement, un peu sur le côté de la ligne médiane. Exécuter sur la troisième une coupe frontale, de manière à obtenir une pièce inférieure analogue à celle qui est représentée figure 42, (t. 1). On pourra étudier sur celle-ci l'organe de Jacobson.

§ Iᵉʳ. — Naseaux.

CONFIGURATION. — Les *naseaux* ou *narines* représentent deux ouvertures latérales oblongues, percées de chaque côté de la partie qu'on désigne en Extérieur sous le nom de *bout du nez*, disposées dans une direction oblique de haut en bas et de dehors en dedans, et légèrement courbées sur elles-mêmes de manière à présenter leur concavité du côté interne. Ils sont circonscrits par deux lèvres ou ailes mobiles réunies par deux commissures.

Les *lèvres* ou *ailes* du nez sont tapissées en dedans et en dehors par une peau mince, délicate, couverte de poils fins et courts, entremêlés de poils tactiles. L'*externe* est concave ; l'*interne*, convexe. — La *commissure* qui les réunit supérieurement forme une légère crosse recourbée en dedans. Le doigt introduit par cette commissure ne pénètre point dans la cavité nasale, mais dans la *fausse narine*, cul-de-sac conique formé par la peau, lequel remonte dans l'angle rentrant compris entre le prolongement nasal et l'apophyse externe de l'intermaxillaire. Chez l'**Ane**, la fausse narine est aréolée à son fond, qui s'étend au delà du sommet de l'angle précité, ainsi que l'a montré Goubaux. — La *commissure inférieure*, large et arrondie, offre profondément, non loin de la continuité de la peau avec la muqueuse, un trou, quelquefois double, voire même triple, qui semble percé à l'emporte-pièce : c'est l'*égout nasal* ou orifice inférieur du conduit lacrymal, lequel se trouve reporté, dans l'**Ane** et le **Mulet**, sur la face profonde de l'aile externe, près de la commissure supérieure.

STRUCTURE. — Les naseaux présentent dans leur organisation : une *charpente cartilagineuse*, des *muscles*, des *téguments*, des *vaisseaux* et des *nerfs*.

a. *Charpente cartilagineuse* (fig. 1). — Cette charpente est constituée par deux cartilages recourbés en dehors, en forme de virgules, adossés l'un à l'autre dans leur partie moyenne de manière à former une espèce d'**X**, et fixés d'une manière mobile, à l'aide de courtes fibres interposées, à l'extrémité antérieure de la cloison médiane du nez. Chacun d'eux offre : une partie supérieure élargie, placée dans l'épaisseur de l'aile interne du naseau et recouverte par le muscle dilatateur des narines, et une partie inférieure qui, après avoir passé dans la commissure d'en bas, se prolonge en pointe mousse jusque dans l'aile externe, où elle reçoit l'insertion de plusieurs faisceaux musculeux appartenant à l'orbiculaire des lèvres, au canin et au releveur de l'aile du nez et de la lèvre supérieure.

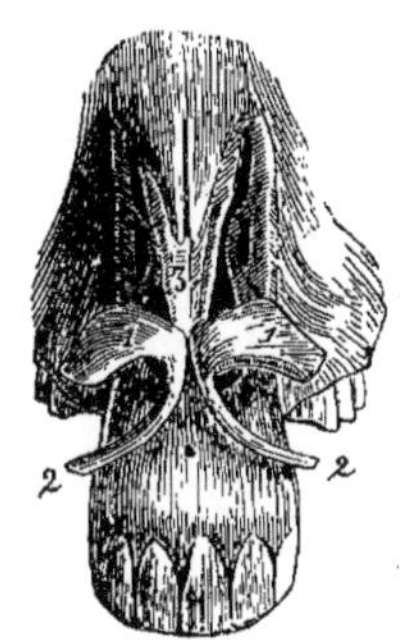

Fig. 1. — Cartilages des naseaux *.

On le voit, le squelette du naseau est incomplet, puisque l'aile externe en est en grande partie dépourvue. Il suffit cependant à maintenir la béance de cet orifice et à prévenir l'affaissement de ses lèvres sous l'influence de l'aspiration thoracique.

b. *Muscles*. — Les muscles moteurs des ailes du nez sont tous dilatateurs chez nos animaux domestiques. Nous citerons : le *dilatateur des narines* ou *transverse du bout du nez*, muscle impair appliqué sur la portion élargie des cartilages; le *canin*, dont l'insertion terminale occupe toute l'étendue de l'aile externe ; le *nasal*, fixé par ses deux portions sur la peau de la fausse narine et sur la branche inférieure de l'appendice cartilagineux du cornet maxillaire ; enfin le *releveur commun de l'aile du nez et de la lèvre supérieure*, dont la branche supérieure s'insère en partie sur l'aile externe du naseau. Tous ces muscles ayant été décrits en *Myologie* (Voy. t. 1, p. 347 à 349), nous ne nous en occuperons pas davantage.

c. *Tégument des naseaux*. — La peau qui revêt les ailes du nez à l'extérieur se replie sur leur bord libre pour tapisser leur face interne, se prolonger dans toute l'étendue de la fausse narine, et se continuer dans la fosse nasale proprement dite avec la membrane pituitaire. Cette peau, fine, mince, chargée de pigment, souvent marbrée par des taches de ladre, adhère intimement aux muscles qui se trouvent compris entre ses deux feuillets, adhérence qui s'opère par l'intermédiaire d'un tissu cellulo-fibreux très dense et très résistant. Elle présente à l'entrée du naseau un certain nombre de poils qui rappellent les vibrisses de l'homme.

d. *Vaisseaux et nerfs*. — Le sang est apporté aux naseaux par les *artères coro-*

* 1, partie élargie; 2, extrémité rétrécie se prolongeant dans l'aile externe; 3, bord supérieur, épanoui, de la cloison cartilagineuse.

naires supérieures, *nasales externes* et *palato-labiales*; il revient dans les *veines glosso-faciales* et se déverse en partie dans le réseau veineux de la muqueuse du nez. — Les *lymphatiques*, gros et abondants, reçoivent ceux de la pituitaire et se jettent dans les ganglions sous-maxillaires en passant sur les joues. — Quant aux *nerfs*, qui sont fort nombreux, les uns, de nature sensible, viennent de la branche maxillaire supérieure de la cinquième paire cranienne, les autres, moteurs, émanent du facial.

Fonctions. — Les naseaux donnent passage à l'air qui entre dans les cavités nasales ou en sort. Leur dilatabilité leur permet d'en admettre plus ou moins suivant les besoins de la respiration. Il est à remarquer que, chez les Solipèdes, les naseaux constituent la seule voie par laquelle la colonne aérienne puisse s'introduire dans le tube trachéal, en raison du grand développement du voile du palais, qui s'oppose à la respiration par la bouche; aussi ces orifices sont-ils relativement plus larges que dans les autres animaux domestiques, chez lesquels le passage de l'air peut se faire par les deux voies buccale et nasale.

<h3 style="text-align:center">§ 2. — Fosses nasales proprement dites.</h3>

Creusées dans l'épaisseur de la tête, au-dessus et en arrière de la voûte palatine, séparées l'une de l'autre, dans le plan médian, par une cloison, cartilagineuse dans la plus grande partie de son étendue, osseuse postérieurement, les fosses nasales s'étendent, depuis les naseaux jusqu'à la lame criblée de l'ethmoïde, dans une direction parallèle au grand axe de la tête. Leur longueur

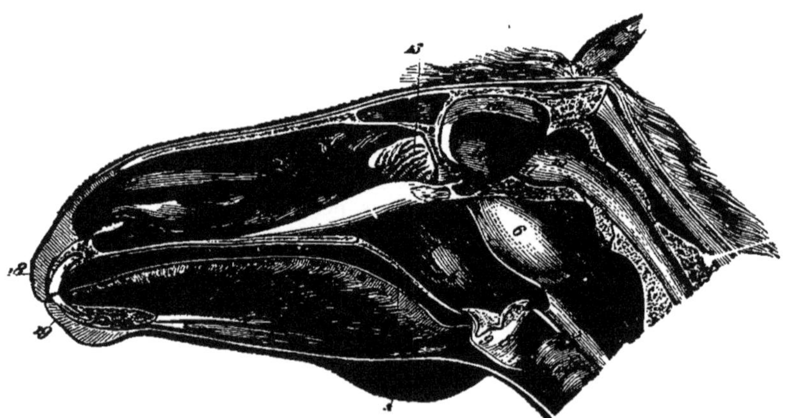

Fig. 2. — Coupe sagittale de la tête du Cheval, pratiquée un peu en dehors de la ligne médiane, montran dans leur ensemble la bouche, l'arrière-bouche, le larynx, les fosses nasales, etc. *.

est donc exactement mesurée par celle de la face (Voy. la figure 2 pour l'ensemble de ces cavités).

Configuration. — On considère dans les fosses nasales *deux parois latérales, un plafond* ou *voûte, un plancher* et *deux extrémités.*

1, génio-glosse; 2, génio-hyoïdien; 3, coupe du voile du palais; 4, cavité pharyngienne; 5, œsophage; 6, poche gutturale; 7, ouverture pharyngienne de la trompe d'Eustache; 8, cavité du larynx; 9, entrée du ventricule sus-glottique; 10, trachée; 11, cornet ethmoïdal; 12, cornet maxillaire; 13, volutes ethmoïdales; 14, compartiment cérébral de la cavité cranienne; 15, compartiment cérébelleux; 16, faulx du cerveau; 17, tente du cervelet; 18, coupe de la lèvre supérieure; 19 coupe de la lèvre inférieure.

Parois latérales. — Les deux parois latérales sont très rapprochées l'une de l'autre, et d'autant plus qu'on les examine plus près de l'ethmoïde et du plafond de la cavité. L'espace qui les sépare varie, du reste, suivant qu'on le mesure au niveau des cornets ou des méats.

La *paroi interne* est formée par la cloison nasale et parfaitement lisse.

La *paroi externe*, principalement constituée par le sus-maxillaire, se montre au contraire très anfractueuse, partagée qu'elle est en trois *méats* ou *gouttières* par les *cornets*, colonnes irrégulières appliquées sur la face interne de l'os précité.

Les *cornets* sont déjà connus (Voy. t. I, p. 99) ; nous rappellerons seulement les traits principaux de leur organisation. Formés chacun d'une lame osseuse roulée sur elle-même (t. I, fig. 247, 2 et 3), divisés intérieurement en deux sections : *l'une postérieure, faisant partie des sinus, l'autre antérieure, appartenant aux fosses nasales proprement dites*, ces cornets se continuent antérieurement par un appendice fibro-cartilagineux qui prolonge leur section nasale jusqu'à l'orifice externe du nez (fig. 2). L'appendice flexible du cornet ethmoïdal est ordinairement simple, quelfois double, et se perd avant d'atteindre les ailes du nez. Celui du cornet maxillaire est toujours bifurqué, et sa branche supérieure se poursuit jusqu'à l'aile interne du naseau, en haut de laquelle elle forme un repli particulier.

Les *méats* sont distingués en *supérieur, moyen* et *inférieur*, ou en *antérieur, moyen* et *postérieur*, suivant que l'on considère la tête dans la direction horizontale ou dans la direction verticale. — Le *supérieur* longe le bord correspondant du cornet ethmoïdal et se confond avec la voûte de la cavité du nez ; il se prolonge en arrière jusqu'auprès de la lame criblée de l'ethmoïde : c'est le plus étroit. — Le *moyen*, compris entre les deux cornets, présente en arrière la fente qui met tous les sinus en communication avec la fosse nasale, fente ordinairement étroite et disposée en ligne courbe, quelquefois convertie en un large trou permettant l'introduction du bout du doigt. C'est par ce méat aussi que le compartiment antérieur des cornets s'ouvre dans la fosse nasale, ces deux organes s'enroulant comme on sait, en sens inverse l'un de l'autre (fig. 3). — Quant au *méat inférieur*, situé sous le cornet maxillaire et le plus large des trois, il se confond avec le plancher de la fosse nasale et conduit à l'ouverture pharyngienne. (Consulter la figure 2, pour la disposition des cornets et des méats sur la paroi externe du nez.)

Plafond ou voûte. — Cette voûte, formée par l'os nasal continué antérieurement par une mince expansion de la cloison cartilagineuse, ne représente qu'une étroite gouttière, confondue, comme il a été dit, avec le méat supérieur.

Plancher. — Plus large mais moins long que le plafond, en regard duquel il se trouve placé, il en est distant de toute la hauteur de la cloison cartilagineuse. Concave d'une paroi à l'autre, ce plancher repose sur la voûte palatine, qui sépare ainsi la bouche des cavités du nez.

Tout à fait en avant, on remarque sur cette région de la fosse nasale un petit orifice elliptique qui donne accès dans l'*organe de Jacobson*. On donne ce nom à deux canaux branchés en croix, dont l'un, dit *canal de Jacobson*, longe d'arrière en avant le bord inférieur du vomer depuis le niveau de la deuxième molaire, où il commence en cul-de-sac, jusqu'à la fente palatine, où il s'ouvre dans l'autre canal ; celui-ci, appelé *canal de Stenson* ou canal naso-palatin, est très court ; il croise obliquement l'extrémité antérieure du précédent et s'ouvre d'une part sur le plancher de la fosse nasale par l'orifice précité, tandis que d'autre part il se termine en cul-de-sac au milieu de la substance cartilagineuse qui bouche la fente palatine. Il n'y a donc pas, chez les Solipèdes, la communication bucco-nasale que l'on observe d'ordinaire. — Le canal de Jacobson est susceptible d'atteindre le diamètre d'une plume à écrire ; il est enveloppé par une sorte de gaine cartilagineuse dépendant de la cloison nasale, et tapissé intérieurement par une muqueuse plissée longitudinalement, très riche en glandules acineuses, qui reçoit des rameaux nerveux olfactifs ainsi que des divisions émanant d'un long

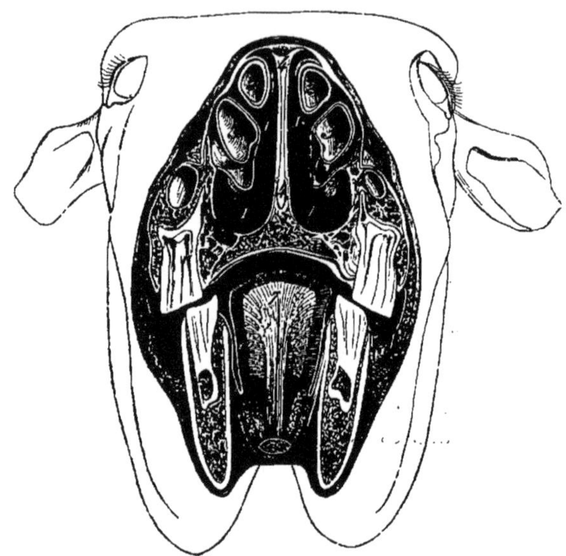

Fig. 3. — Coupe segmentale de la tête du Cheval, montrant la disposition des cavités nasales et de la bouche *.

filet venu du ganglion sphéno-palatin, filet qui peut être suivi au côté externe du canal jusqu'au voisinage de l'ouverture incisive où il se perd. — Tel est l'organe de Jacobson dans son ensemble. La signification en est parfaitement inconnue ; toutefois son mode de développement et sa structure permettent de le rattacher à la muqueuse olfactive.

Extrémités. — L'*extrémité antérieure* de la fosse nasale est constituée par la narine, déjà décrite. — L'*extrémité postérieure* présente, en haut, un arrière-fond occupé par les volutes ethmoïdales circonscrivant le labyrinthe olfactif (Voy. t. I, p. 99, la description de ces volutes). En bas, cette extrémité communique avec le pharynx par une ouverture ovalaire largement béante, circonscrite par le vomer et le palatin : c'est l'ouverture gutturale de la fosse nasale ou choane.

Structure. — Les fosses nasales offrent à étudier dans leur organisation : 1° la *charpente osseuse* au sein de laquelle elles sont creusées ; 2° la *cloison médiane* qui les sépare l'une de l'autre ; 3° la muqueuse qui les revêt ou *membrane pituitaire.*

* 1, fosse nasale ; 2, cornet supérieur ; 3, cornet inférieur ; 4, cloison médiane du nez ; 5, espace central de la bouche (plus spacieux qu'il n'est en réalité dans l'état de rapprochement des mâchoires) ; 6, vestibule de la bouche ; 7, coupe de la langue (celle-ci remplit le canal lingual et repose sur les mylo-hyoïdiens).

1º **Charpente osseuse des fosses nasales.** — Cette charpente comprend : 1º les os *nasaux*, les *sus-maxillaires*, le *frontal* et les *palatins*, représentant dans leur ensemble un vaste tube irrégulier qui circonscrit les fosses nasales; 2º l'*ethmoïde*, occupant le fond de ces cavités, et les *cornets* appliqués sur leurs parois latérales; 3º le *vomer*, placé dans le plan médian et servant de point d'appui à la cloison qui les sépare. Tous ces os ayant été étudiés déjà avec détails (t. I, p. 97 et suiv., nous nous bornons ici à cette simple énumération.

2º **Cloison médiane du nez** (fig. 3, 4). — Cette cloison est constituée par la lame perpendiculaire de l'ethmoïde qui se prolonge à l'état cartilagineux jusqu'au bout du nez. La partie osseuse empiète peu à peu, avec l'âge, sur la partie cartilagineuse, en sorte que les limites en sont irrégulières et variables. Sa forme allongée permet de lui reconnaître deux faces, deux bords et deux extrémités.

Les *faces* sont creusées d'une multitude de rigoles qui logent les divisions anastomotiques du magnifique plexus veineux de la membrane pituitaire.

Le *bord supérieur*, soudé au frontal et à la suture médiane des os nasaux, s'épanouit à droite et à gauche sur la face interne de ceux-ci, en formant deux lamelles amincies à leur bord libre, dont la coupe est représentée dans la figure 3. Ces lamelles sont assez larges en avant pour déborder le prolongement nasal. Le *bord inférieur* est reçu dans la mortaise du vomer.

L'*extrémité postérieure* se continue avec l'apophyse crista-galli, qui fait saillie dans le crâne entre les deux fosses olfactives. — L'*extrémité antérieure*, un peu moins large, dépasse la pointe nasale et porte les cartilages des naseaux. Elle se soude en bas avec les os intermaxillaires et s'étale sur les fentes palatines en une couche épaisse qui les bouche exactement.

Cette cloison est recouverte d'un périoste ou d'un périchondre épais qui adhère d'une manière intime à la membrane pituitaire.

3º **Pituitaire.** — Cette membrane, continue avec le tégument cutané de la face interne des ailes du nez, tapisse les fosses nasales dans toute leur étendue et se prolonge dans toutes leurs anfractuosités et jusque dans les sinus. Considérée d'abord sur la paroi interne de la fosse nasale, on voit la pituitaire recouvrir la cloison ostéo-cartilagineuse qui forme cette paroi, puis se réfléchir sur le plafond ainsi que sur le plancher de la cavité, pour gagner la paroi externe, qu'elle revêt en enveloppant la surface extérieure des cornets et en s'insinuant, par le méat moyen, dans les cellules du compartiment antérieur de ces colonnes. La pituitaire pénètre aussi, par la fente courte de ce méat, dans les sinus, en subissant de notables modifications de structure. Elle se prolonge également dans l'appareil de Jacobson. Enfin, elle se confond en arrière avec la muqueuse pharyngienne.

Sa face profonde se trouve séparée, par le périoste ou le périchondre, des parois osseuses ou cartilagineuses qu'elle revêt. Elle s'unit à ces membranes d'une manière d'autant plus intime que son épaisseur est moindre; néanmoins on l'en distingue fort bien dans toute l'étendue de la fosse nasale. — Quant à la face libre ou superficielle, elle présente de nombreux orifices glanduleux et se trouve constamment recouverte d'un mucus abondant qui prévient la dessiccation à laquelle elle est exposée par le passage incessant de la colonne aérienne.

Au point de vue de sa structure, la pituitaire se divise en deux régions : la *muqueuse olfactive* qui tapisse le fond de la fosse nasale, c'est-à-dire les volutes

de l'ethmoïde et la partie postérieure du cornet ethmoïdal et de la cloison, la
membrane de Schneider qui revêt les deux tiers inférieurs de cette fosse, autrement dit toute la portion respiratoire. Nous faisons abstraction pour le moment
de la muqueuse des sinus, qui sera décrite avec ces derniers.

Le chorion de la *membrane de Schneider* est épais, mou, rosé, spongieux, peu
résistant, dépourvu de papilles ; il contient dans son épaisseur un grand nombre
de vaisseaux et de petites glandes en grappe, celles-ci extrêmement abondantes
au niveau de la cloison médiane du nez, assez nombreuses à la face interne de
l'appendice cartilagineux des cornets, mais rares ou totalement absentes à la
face externe de ces derniers organes. L'épithélium est stratifié vibratile, à
cellules arrondies dans la profondeur, cylindriques à la surface.

La *muqueuse olfactive* diffère de la précédente par sa couleur brun jaunâtre,
plus ou moins accentuée, par sa texture plus délicate, par ses glandes, dites de
Bowman, qui ont la forme de tubes droits ou légèrement sinueux rappelant
un peu les glandes de Lieberkühn de l'intestin, enfin et surtout par son épithélium. Cet épithélium, pigmenté et extrêmement altérable, est stratifié, cylindrique mais dépourvu de cils vibratiles ; il renferme des *cellules olfactives*,
éléments nerveux fusiformes, intercalés entre les cellules cylindriques superficielles et offrant deux prolongements dont l'un se continue par une fibre
d'un nerf olfactif, tandis que l'autre se termine par un cil effilé, vibratile, qui
dépasse la surface de l'épithélium de manière à être directement excité par les
vapeurs odorantes.

Les *artères ophtalmique et nasale* apportent le sang à la pituitaire. Il se rend
ensuite dans de larges *veines* anastomotiques qui forment dans la couche profonde de la membrane un magnifique plexus à mailles serrées et allongées,
d'où il gagne enfin la veine satellite de l'artère nasale. Cette disposition
plexueuse des vaisseaux veineux est tellement prononcée dans certains points,
comme sur les appendices des cornets, qu'elle donne à la muqueuse l'aspect
d'une sorte de tissu érectile. On comprend qu'en favorisant la stagnation du
sang elle prédispose aux hémorragies nasales ou épistaxis.

Les *lymphatiques* de la pituitaire n'ont pu être injectés pendant longtemps
ni sur l'Homme ni sur les animaux ; aussi plusieurs anatomistes en ont-ils nié
l'existence. Cependant ils existent et forment un beau réseau superficiel sur la
cloison médiane du nez, sur les cornets et les méats. Les troncules qui partent
de ce réseau se rendent aux ganglions sous-maxillaires.

Les *nerfs* de la pituitaire sont nombreux ; ils viennent de la première paire
(nerfs olfactifs), de la cinquième (nerf palpébro-nasal et nerf nasal), et enfin du
ganglion de Meckel.

Les ramifications des nerfs olfactifs au sortir des trous de la lame criblée de
l'ethmoïde se rendent sur la paroi interne et sur la paroi externe du fond des
cavités nasales, dans la muqueuse olfactive, sans dépasser le tiers supérieur de
ces cavités. Elles forment d'abord un plexus serré et aboutissent ensuite aux
cellules olfactives qui en sont les véritables points de départ, tandis que les
lobules olfactifs du cerveau sont les points de terminaison. (Consulter à ce sujet
les ouvrages d'histologie).

Les nerfs qui proviennent de la cinquième paire communiquent à la muqueuse
du nez une sensibilité générale assez vive qui contribue à rendre l'olfaction
plus parfaite. Les branches ethmoïdales du nerf palpébro-nasal se distribuent

plus particulièrement à la muqueuse olfactive, tandis que le nerf nasal ou sphéno-palatin va à la membrane de Schneider.

§ 3. — Sinus.

Les *sinus* sont des cavités très anfractueuses, creusées dans l'épaisseur des os de la tête, sur la limite du crâne et de la face, autour des masses latérales de l'ethmoïde, qu'elles enveloppent.

Ces cavités, diverticules des fosses nasales, sont paires et au nombre de cinq de chaque côté : le *sinus frontal*, le *sinus maxillaire supérieur*, le *sinus sphénoïdal*, le *sinus ethmoïdal* et le *sinus maxillaire inférieur*.

Les quatre premiers communiquent ensemble ; le dernier est ordinairement indépendant.

Sinus frontal. — Situé au côté interne de l'orbite, au-dessus de la masse latérale de l'ethmoïde, il présente des parois fort irrégulières et anfractueuses qui sont formées par le frontal, le nasal, le lacrymal, l'os planum et la section supérieure du cornet ethmoïdal. Il communique avec le sinus maxillaire supérieur par une vaste ouverture percée dans une très mince cloison osseuse. Une épaisse lame verticale, souvent déviée à droite ou à gauche, mais toujours imperforée, le sépare du sinus opposé.

Sinus maxillaire supérieur ou postérieur. — Creusé en dessous et en avant de l'orbite, entre le maxillaire supérieur, le zygomatique, le lacrymal et l'ethmoïde, ce diverticule, le plus vaste de tous, se trouve partagé en deux grands compartiments par le conduit dentaire supérieur, qui le traverse. Le compartiment interne constitue une sorte de bas-fond, continu avec les sinus sphénoïdaux ; il présente une fente étroite donnant accès dans le sinus ethmoïdal. Le compartiment externe est séparé, en avant, du sinus maxillaire inférieur, au moyen d'une cloison que Goubaux a démontré *être imperforée à tous les âges de la vie*, mais qui est parfois si mince, qu'elle est réduite aux deux feuillets muqueux adossés. Il est en effet exceptionnel que cette cloison soit percée d'un orifice de communication avec le sinus maxillaire inférieur, comme on l'observe normalement chez l'Ane. Ce compartiment offre en saillies les alvéoles des deux dernières molaires et se prolonge en arrière dans la protubérance maxillaire.

Sinus sphénoïdal ou sphéno-palatin. — Ce sinus est le plus petit après celui de la grande volute ethmoïdale. Formé par le sphénoïde et le palatin, il est fort irrégulier et subdivisé par des cloisons incomplètes en plusieurs compartiments qu'on peut toujours ramener à deux : l'un, antérieur, compris entre les lames du palatin ; l'autre postérieur, creusé dans le corps du sphénoïde antérieur. Adossé sur la ligne médiane contre le sinus du côté opposé, il s'en trouve séparé par une lame tourmentée qui se perfore constamment, même chez les jeunes animaux.

Sinus ethmoïdal. — Nous désignons sous ce nom la cavité intérieure de la grande volute ethmoïdale, cavité qu'une fente étroite fait toujours communiquer avec le sinus maxillaire supérieur.

Sinus maxillaire inférieur ou antérieur. — Ce dernier diverticule de la fosse nasale est remarquable en ce qu'il ne communique point avec les autres. Creusé dans l'os maxillaire supérieur et séparé du sinus homonyme par la cloison imperforée dont nous avons déjà parlé, il est partagé, comme ce dernier, par le conduit dentaire, en deux compartiments : l'un interne, confondu avec la cavité postérieure du cornet maxillaire, l'autre externe, plus petit, montrant l'alvéole de la quatrième molaire, rarement celui de la troisième. Ce sinus ne s'étend donc pas, comme l'a prétendu Rigot, au-dessus des trois avant-molaires ; il ne dépasse pas, en avant, la ligne qui réunirait le trou sous-orbitaire à l'épine maxillaire. Pour arriver à son intérieur, il faut trépaner à 1 ou 2 centimètres en arrière de cette ligne. Il est quelquefois plus grand d'un côté que de l'autre.

Chez l'Ane, le sinus *maxillaire inférieur* communique avec le supérieur. « Ces deux parties du sinus maxillaire ou les deux sinus maxillaires, dit Goubaux, communiquent toujours très largement entre eux chez l'Ane. Je n'ai jamais vu d'exception à cette observation. Cette particularité tient à ce que la base ou extrémité postérieure du cornet inférieur avorte dans son développement et ne peut pas se recourber assez pour venir rejoindre la face interne du maxillaire supérieur et s'y attacher. »

ORIFICE DE COMMUNICATION DES SINUS AVEC LA FOSSE NASALE. — Tous les sinus d'un même côté communiquent avec la fosse nasale correspondante par la fente courbe qui a été signalée au fond du méat moyen. Cette fente pénètre dans le sinus maxillaire supérieur, sous la cloison qui le sépare du sinus frontal ; elle arrive également dans le sinus maxillaire inférieur, qui communique ainsi isolément avec la cavité nasale, tandis que les autres diverticules s'ouvrent en commun dans cette cavité par l'intermédiaire du sinus maxillaire supérieur.

MUQUEUSE DES SINUS. — En pénétrant dans les sinus pour en tapisser les parois, la pituitaire devient extrêmement mince et perd sa grande vascularité ainsi que ses glandes. On la trouve immédiatement appliquée sur les os, auxquels elle sert de périoste.

DÉVELOPPEMENT DES SINUS. — Ces cavités commencent à se développer chez le fœtus et se creusent peu à peu dans l'épaisseur des os qui concourent à les former. On les voit s'agrandir pendant toute la vie de l'animal, soit par suite de la résorption du tissu spongieux ou de l'amincissement des lames osseuses qui les entourent ou les cloisonnent, soit surtout par suite de la pousse des dents molaires supérieures, dont les alvéoles se rétractent et s'oblitèrent peu à peu en cédant la place aux sinus maxillaires.

Le compartiment externe de ceux-ci subit de ce fait les plus grandes variations. Jusqu'à trois ou quatre mois, il n'existe pas encore ni dans l'un ni dans l'autre sinus ; à sa place, on trouve du tissu osseux spongieux contenant les molaires de première dentition avec le follicule de la première arrière-molaire.

Vers quatre ou cinq mois, apparaît le compartiment externe du sinus maxillaire inférieur, qui, à l'âge de huit à dix mois, atteint 2 ou 3 centimètres de profondeur au-dessous du canal dentaire. De un an et demi à deux ans, cette cavité se laisse remplir presque complètement par le follicule de la troisième prémolaire. Mais, à partir de quatre ans, grâce à la pousse constante des dents, les saillies alvéolaires se dépriment peu à peu et le sinus s'agrandit de plus en plus, au point de devenir très vaste dans la vieillesse et parfois même de se prolonger jusque dans les apophyses palatines du grand maxillaire.

Le compartiment externe du sinus maxillaire supérieur se forme et s'agrandit de même. La protubérance maxillaire, où se développent successivement les arrière-molaires, se creuse de plus en plus et se transforme en une sorte de bulle qui lui fait cul-de-sac.

Il est digne de remarque que les rapports des sinus maxillaires avec les molaires sont variables. M. Lesbre a montré que le mouvement d'arrière en avant éprouvé par celles-ci fait que certaines passent du sinus postérieur dans l'antérieur, ou de celui-ci dans le diploé. C'est ainsi que :

A deux ans, les alvéoles des trois arrière-molaires font saillie dans le sinus maxillaire supérieur, tandis que le fond de l'alvéole de la troisième prémolaire comble presque entièrement le sinus maxillaire inférieur.

A trois ans, la première arrière-molaire a déjà engagé sa partie antérieure dans le sinus maxillaire inférieur tandis que la dent précédente commence à en sortir en avant.

A cinq ans, la première arrière-molaire est en grande partie logée dans le sinus précité et en a chassé plus ou moins complètement la troisième prémolaire.

Plus tard, il peut même arriver que la partie antérieure de la deuxième arrière-molaire s'engage dans le même sinus.

FONCTIONS DES SINUS. — Les sinus, diverticules des cavités nasales, ont-ils des usages qui se rattachent à ceux de ces cavités elles-mêmes ? — Il est probable, sinon absolument sûr, que non. Rien ne prouve, en effet, qu'ils aient un rôle à remplir dans la respiration ou dans l'olfaction. Ils semblent avoir pour but de donner plus de volume à la tête, sans augmenter son poids, et de fournir ainsi de plus larges surfaces d'insertion aux muscles.

DIFFÉRENCES

Bœuf. — *a.* Les *naseaux*, placés de chaque côté du *mufle*, sont plus étroits et moins mobiles que dans les Solipèdes. Le tégument qui revêt leur pourtour est dépourvu de poils et toujours humide ; il se continue sans aucune ligne de démarcation avec la pituitaire. Il n'y a pas de fausses narines ; ces culs-de-sacs sont propres aux Solipèdes. Une mince lame cartilagineuse, expansion latérale de la cloison médiane, ferme par côté chaque fosse nasale dans l'espace compris entre la cloison et l'apophyse externe de l'intermaxillaire : c'est le *cartilage latéral du nez*, qui, inférieurement, se réfléchit et s'enroule de bas en haut à l'intérieur de la fosse nasale pour constituer l'appendice terminal du cornet maxillaire (fig. 4). Les cartilages des naseaux ou *cartilages alaires* font suite aux précédents dont ils représentent une partie terminale épaissie et mobile ; ils sont formés chacun d'une portion supérieure, élargie et recourbée en dehors qui reçoit la terminaison du cornet maxillaire, et d'un appendice inféro-externe divisé en deux branches comme le montre la figure 4. Au lieu de s'adosser l'un à l'autre à la manière d'un *x*, ainsi qu'on le voit dans les Solipèdes, ces cartilages sont donc déjetés latéralement et figurent chacun une sorte d'ancre dont les branches se perdent dans les ailes du nez tandis que la base s'accroche à la cloison.

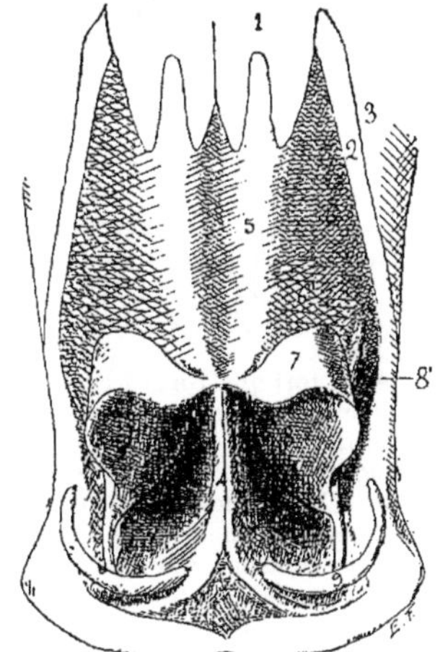

Fig. 4. — Cartilages du nez du Bœuf[*].

b. Les *fosses nasales* se font remarquer : 1° par la grande volute de l'ethmoïde, qui est énormément développée, à la manière d'un troisième cornet dit *cornet moyen* ou *antre olfactif* (Voy. t. I, fig. 307) ; 2° par la cloison médiane, qui est épaisse vers son bord inférieur, mince dans le restant de son étendue et assez rapidement ossifiée ; 3° par la communication de ces deux fosses, à leur partie postérieure, par-dessous le bord inférieur du vomer qui ne rejoint la suture médio-palatine qu'à une certaine distance des choanes (fig. 5, B) ; 4° par le canal de Stenson qui traverse de part en part, très obliquement, la voûte du palais pour venir s'ouvrir comme nous l'avons dit déjà sur le bourrelet incisif (fig. 258, t. I) ; 5° par deux replis de la muqueuse soulevés par les plexus veineux sous-jacents : un sur la partie antérieure de la cloison, en regard du méat moyen, l'autre sur le plancher de la fosse nasale ; ce dernier vient se jeter antérieurement sur l'appendice du cornet inférieur et présente l'égout lacrymal à son extrémité. Nous avons déjà eu l'occasion de dire (Voy. t. I, p. 132) que la lame osseuse du cornet maxillaire se partage en deux feuillets enroulés en sens inverse ainsi que le montre la figure 5, A.

c. Les *sinus* offrent des particularités fort remarquables. Le *sinus frontal* est extrêmement étendu et diverticulé ; il se prolonge dans les chevilles osseuses qui supportent les cornes et se continue d'autre part au-dessus des masses latérales de l'ethmoïde, à l'intérieur du cornet supérieur ; mais il est dépourvu de communication avec le sinus maxillaire ; il s'ouvre dans la cavité nasale par plusieurs orifices percés sous la base du cornet moyen. D'après Girard, trois de ces orifices mèneraient dans des compartiments spéciaux du sinus frontal, groupés en dedans de l'orbite, au-dessus de la masse latérale de l'ethmoïde, auxquels il donne le nom de sinus orbitaires. Les deux sinus frontaux, séparés par une cloison osseuse irrégulière, entourent toute la voûte de la boîte cranienne, qui présente ainsi deux parois osseuses avec une couche d'air interposé ; la capacité intérieure de cette boîte n'est donc point en rapport avec son volume extérieur.

Il n'existe de chaque côté qu'un seul *sinus maxillaire*, très vaste, partagé en deux compartiments par une lame osseuse supportant le conduit dentaire supérieur, ainsi qu'on l'observe pour les deux sinus maxillaires des Solipèdes (fig. 5). Le compartiment externe se prolonge dans la bulle lacrymale ; l'interne occupe l'épaisseur de la voûte palatine, mais

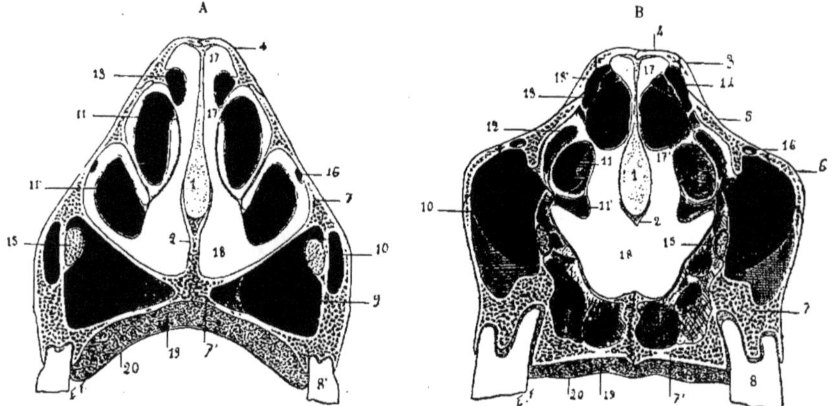

Fig. 5. — Deux coupes segmentales de la mâchoire supérieure d'une Vache*.

ne communique pas avec la cavité du cornet maxillaire : il s'ouvre dans la fosse nasale par un large orifice percé à la base de ce cornet.

Le sinus de la grande volute de l'ethmoïde ou *cornet moyen* se comporte comme dans le Cheval, c'est-à-dire qu'il s'ouvre par une fente dans le compartiment interne du sinus maxillaire.

C'est à tort que Girard a nié l'existence des *sinus sphénoïdaux* chez le Bœuf ; ils existent, quoique peu spacieux, et même se prolongent dans l'épaisseur de la lame perpendiculaire de l'ethmoïde (Voy. t. I, fig. 307). Ils sont en communication avec les sinus frontaux.

Mouton et Chèvre. — A part l'absence de mufle, les naseaux sont essentiellement disposés comme chez le Bœuf, et il en est de même pour les fosses nasales. Mais les sinus frontaux sont beaucoup moins étendus ; ils ne dépassent pas en arrière l'os de même nom et d'autre part ne pénètrent pas dans les chevilles des cornes ou ne s'y engagent que très peu. Toutefois, chez les Caprins, le sinus des cornes peut atteindre 5 à 6 centimètres de longueur (Voy. t. I, p. 139).

Le sinus maxillaire ne se prolonge pas dans l'épaisseur de la voûte palatine, qui est incomparablement plus mince que chez le Bœuf. Les sinus sphénoïdaux font défaut. Les autres sinus ne présentent rien de particulier. Remarquons en terminant que, dans l'espèce caprine, on trouve souvent des sinus palatins.

Camélidés. — Dans les Chameaux et les Lamas, les naseaux sont étroits, allongés, réunis inférieurement sur le sillon médio-labial, et peu dilatables. Leurs ailes sont flasques et affais-

---

* A, Coupe passant entre la première et la deuxième prémolaire.
B, Coupe passant par le milieu de la dernière molaire.
(Les cavités nasales sont en blanc ; les sinus sont fortement ombrés par des hachures.)
1, cloison médiane du nez ; 2, vomer ; 3, enclave lacrymo-nasale du frontal ; 4, nasal ; 5, lacrymal ; 6, jugal ; 7, maxillaire supérieur ; 7', voûte palatine ; 8, molaire ; 9, 10, sinus maxillo-palatin ; 11. 11', les deux compartiments du cornet maxillaire ; 12, un diverticule antérieur du sinus frontal ; 13, cornet nasal ; 13', cloison le subdivisant ; 14, compartiment du cornet nasal ; 15, conduit dentaire supérieur contenant le nerf maxillaire supérieur ; 16, canal lacrymal ; 17, méat supérieur de la fosse nasale ; 17', méat moyen ; 18, partie inférieure de la fosse nasale, communiquant avec celle de l'autre côté, sur la figure B ; 19, couche fibro-vasculaire de la muqueuse du palais ; 20, couche superficielle.

sécs. La peau s'invagine profondément à leur intérieur tout en se garnissant de nombreuses vibrisses. La cloison médiane du nez, épanouie à son bord supérieur en deux minces expansions latérales qui font clôture aux fosses nasales, porte à son extrémité les cartilages des narines, qui ont chacun la forme d'une virgule renversée, dont la queue, dirigée en haut et en arrière, contourne la commissure supérieure du naseau pour se continuer avec l'appendice terminal du cornet maxillaire.

L'orifice lacrymal se trouve aux deux tiers inférieurs de l'aile externe du naseau, vers la ligne de continuité de la peau avec la pituitaire.

Le cornet moyen des fosses nasales est plus développé encore que dans les autres Ruminants, de manière à refouler et infléchir au-devant de lui le cornet inférieur. Celui-ci se dédouble antérieurement en deux cornets secondaires enroulés en sens inverse. Si on enlève le cornet moyen, on découvre un quatrième cornet, sorte de cornet moyen profond, qui tient la place du sinus maxillaire, lequel fait complètement défaut.

Le vomer rejoint la voûte du palais à très petite distance de l'orifice guttural, en sorte que les fosses nasales sont plus complètement séparées l'une de l'autre que dans les autres Ruminants.

Les sinus frontaux sont localisés dans l'os de même nom ; ils s'étendent par côté dans l'apophyse sus-orbitaire. Les sinus sphénoïdaux sont relativement spacieux.

Porc. — Dans cet animal, le bout du nez constitue le *groin* ou *boutoir (rostrum suis)* dont la surface antérieure, plane et orbiculaire, confondue avec la lèvre supérieure et circonscrite d'autre part par un bord saillant, est percée par les deux narines. Ce groin est un véritable organe de tact et de fouissage ; il est couvert d'une peau noirâtre ou rosée, humide comme le mufle du Bœuf et semée de poils peu nombreux, fins et courts. Il a pour base une charpente cartilagineuse au sein de laquelle se développe un os spécial que nous avons déjà décrit page 149, (t. I). Cette charpente comprend, comme dans les autres espèces (fig. 6, A) : 1° l'extrémité antérieure de la cloison ; 2° une expansion de celle-ci fermant latéralement les fosses nasales ; 3° enfin les cartilages des narines. Ceux-ci forment l'*x* et se confondent

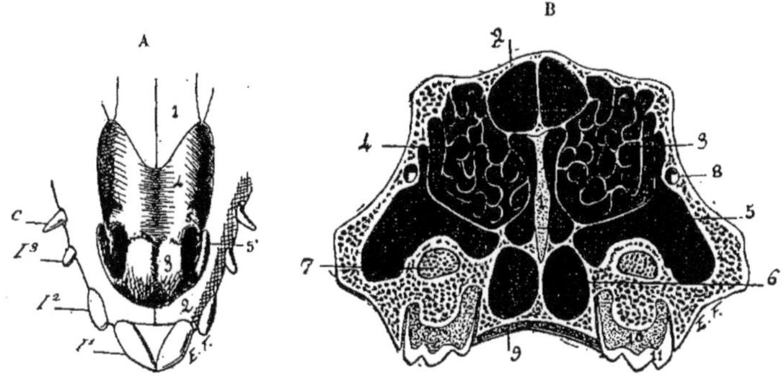

Fig. 6. — Cartilages du nez et coupe segmentale des fosses nasales du porc *.

l'un avec l'autre dans leur partie adossée ainsi qu'avec l'extrémité de la cloison. Leur partie supérieure, élargie et recourbée en dehors, se continue avec l'appendice du cornet inférieur : leur partie inférieure, atténuée en pointe, se recourbe dans l'aile externe du naseau.

Les fosses nasales sont longues et séparées par une épaisse cloison ; leur orifice guttural est précédé d'un véritable canal qui fait suite au méat inférieur de chaque côté du vomer (Voy. fig. 6, B).

Il n'y a pas de cornet moyen. Les deux cornets, supérieur et inférieur, sont disposés comme chez les petits Ruminants, mais le supérieur est plus développé. Les volutes de l'ethmoïde sont très nombreuses, on en voit même au-dessus du cornet supérieur.

Les sinus ne présentent rien de particulier comparativement au Mouton ou à la Chèvre, sauf que le sinus maxillaire est moins étendu.

Chien et Chat. — Le bout du nez de ces animaux forme une région saillante, chagrinée, nue, humide et fraîche, ordinairement noirâtre chez le Chien, rosée chez le Chat, quelque-

---

* A, *Cartilages du nez d'un Porc de cinq mois :* 1, os nasal ; 2, intermaxillaire ; 3, os du groin, inclus dans les cartilages des naseaux ; 4, expansion latérale de la cloison médiane du nez ; 5, extrémité supérieure du cartilage du naseau ; 5', extrémité inférieure du même ; 1¹, pince ; 1², mitoyenne ; 1³, coin ; c, canine.

B, *Coupe segmentale de la mâchoire supérieure d'un Porc de cinq mois, passant à travers la première arrière-molaire :* 1, cloison médiane du nez ; 2, partie antérieure du sinus frontal ; 3, masse latérale de l'ethmoïde (labyrinthe olfactif) ; 4, arrière-fond des fosses nasales ; 5, sinus maxillaire supérieur ; 6, canal respiratoire de la fosse nasale ; 7, conduit dentaire supérieur contenant le nerf maxillaire supérieur ; 8, canal lacrymal ; 9, muqueuse palatine ; 10, pulpe dentaire ; 11, coupe de la première arrière-molaire.

fois divisée par un sillon médian, — région sur laquelle sont percés des naseaux rappelant deux virgules opposées par leur partie convexe. La charpente cartilagineuse est essentiellement constituée par la partie antérieure de la cloison, émettant de chaque côté une expansion qui vient se réunir avec l'appendice du cornet inférieur : il n'y a pas de cartilages alaires bien distincts.

Les fosses nasales sont peu allongées chez le Chien et surtout chez le Chat. Les cornets, au nombre de deux seulement dans chaque fosse, sont remarquables par leurs nombreux replis, l'inférieur notamment est très compliqué (t. I, fig. 71) : mais leurs cellules intérieures communiquent toutes avec les fosses nasales et ne concourent point à la formation des sinus. Le labyrinthe olfactif est lui-même extrêmement diverticulé, car les volutes de l'ethmoïde sont très nombreuses. La muqueuse de l'olfaction se distingue nettement par sa coloration brunâtre et par son épaisseur. Comme chez le Porc, le vomer circonscrit avec les palatins un double canal précédant les choanes, ce qui établit dans chaque fosse nasale deux compartiments très distincts : l'un supérieur, olfactif ; l'autre inférieur, respiratoire (fig. 6, B).

Les *sinus* sont au nombre de deux seulement pour chaque fosse nasale : un sinus frontal et un sinus maxillaire ; encore ce dernier mérite-t-il à peine d'être signalé. Quant au premier il est beaucoup plus vaste, toutes proportions gardées, dans les grands Chiens que dans les petits à crâne bulleux ; il se prolonge un peu dans l'épaisseur des os du nez et peut s'étendre d'autre part jusqu'à la suture fronto-pariétale. Il s'ouvre, dans la fosse nasale au moyen d'une petite fente située près de la cloison médiane des deux sinus frontaux.

Article II. — ARBRE AÉROPHORE.

L'arbre aérophore comprend : *le larynx, la trachée* et *les bronches.*

Le larynx et la trachée constituent le tronc de cet arbre ; les bronches, ses ramifications.

§ 1er. — Larynx.

Préparation. — 1° Pratiquer une coupe sagittale de la tête pour étudier la disposition générale du larynx (fig. 2) : 2° isoler les cartilages pour l'examen de leur conformation extérieure (fig. 7) : 3° enlever les muscles sur une troisième pièce afin de reconnaître le mode d'articulation de ces cartilages (fig. 8 et 9) ; 4° préparer les muscles en se conformant aux indications fournies par un simple coup d'œil jeté sur la figure 10 ; 5° enlever un larynx en respectant autant que possible les parois du pharynx, pour étudier la surface intérieure de l'organe et surtout son ouverture pharyngienne (fig. 11).

Définition. — Le larynx est la portion initiale du conduit aérifère, différenciée pour régler, comme une troisième narine, l'entrée de l'air dans ce conduit et pour produire les sons. Il est, en tant qu'organe phonateur, l'un des plus importants de la vie de relation.

C'est une sorte de boîte cartilagineuse, déprimée d'un côté à l'autre, s'ouvrant d'une part au fond du pharynx, se continuant d'autre part avec la trachée, qu'il surmonte à la manière d'un chapiteau.

Situation et rapports généraux. — Le larynx occupe la région dite de la *gorge,* située, chez les Solipèdes, tout en haut du cou et même dans l'espace intra-maxillaire. Il est fixé d'une manière mobile entre les deux cornes thyroïdiennes de l'hyoïde et suspendu soit à la base du crâne par les branches de cet os, soit au pourtour des choanes par la paroi du pharynx, auquel il sert d'appui.

Pour l'intelligence des descriptions, nous ferons suivre immédiatement, par l'exposé de la structure, cette indication sommaire de la situation, des rapports généraux et des moyens de fixité du larynx. Nous étudierons ensuite sa surface extérieure et sa surface intérieure.

Structure. — Cet organe comprend dans sa structure : 1° une *charpente cartilagineuse* formée de cinq pièces ; 2° des *articulations* qui unissent celles-ci ;

3° des *muscles* qui les meuvent ; 4° une *membrane muqueuse* étalée à son intérieur ; 5° des *vaisseaux* et des *nerfs*.

1° Charpente cartilagineuse. — On trouve dans cette charpente : trois cartilages impairs et médians, le *cricoïde*, le *thyroïde* et l'*épiglotte* ; deux cartilages latéraux, les *aryténoïdes*. Tous sont articulés d'une manière mobile et
peuvent jouer les uns sur les autres.

Cartilage cricoïde (fig. 7, C). — Ce cartilage, comme son nom l'indique
(χρίχος, anneau), présente la forme exacte d'un anneau ou mieux d'une de ces
bagues à chaton qu'on appelle chevalières. Il est légèrement comprimé d'un côté
à l'autre, mais d'autant moins que l'animal a l'appareil respiratoire plus développé. On lui reconnaît *deux faces* et *deux bords* ou *circonférences*.

La *face interne* est lisse, revêtue par la muqueuse. — La *face externe* est pourvue, sur le milieu de la portion élargie qui constitue le chaton, c'est-à-dire sur
la ligne médiane de son plan supérieur, d'une petite éminence plus ou moins
saillante, allongée en forme de crête, qui sépare l'un de l'autre les deux muscles
crico-aryténoïdiens postérieurs. Sur les côtés de ce même chaton, existent deux
petites saillies, taillées antérieurement d'une facette articulaire concave, qui
répondent aux branches du cartilage thyroïde. Dans le reste de son étendue, cette
face externe ne présente rien de remarquable. — La *circonférence supérieure* ou

antérieure, comprise latéralement entre
les deux branches du cartilage thyroïde,
est échancrée dans la partie rétrécie,
opposée au chaton ; elle montre sur
celui-ci deux facettes articulaires latérales, convexes, qui se mettent en rapport avec les cartilages aryténoïdes. —
La *circonférence inférieure* ou postérieure s'oppose au premier cerceau de
la trachée, sur lequel elle chevauche au
niveau du chaton. Celui-ci, très aminci
à cet endroit, présente une petite échancrure médiane, souvent double.

Cartilage thyroïde ou scutiforme
(fig. 7, T). — Ce cartilage se compose de
deux plaques latérales qui ont la forme
d'un parallélogramme obliquangle et
qui se réunissent à leur extrémité antérieure, pour former une partie épaisse
et rétrécie qu'on désigne en anatomie
vétérinaire sous le nom de *corps du thyroïde*. Dans l'ensemble, il figure une

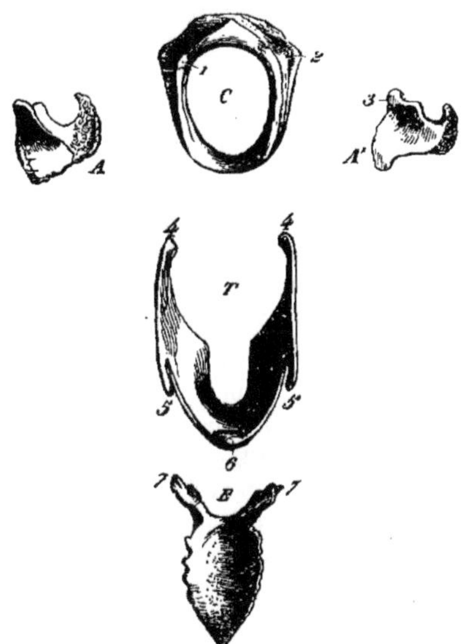

Fig. 7. — Pièces cartilagineuses du larynx, isolées

sorte de cuirasse ou de bouclier qui embrasse les autres pièces du larynx ; d'où
le nom de thyroïde (θυρεὸ, bouclier).

C, *Cricoïde vu par sa circonférence antérieure* : 1, facette articulaire répondant à l'aryténoïde ; 2, tubercule
portant celle qui s'articule avec l'extrémité de la plaque thyroïdienne. — A, *Aryténoïde vu par sa face
externe*. — A', *Le même, vu par sa face interne* : 3, apophyse musculaire. — T, *Thyroïde vu par en haut* :
4, 4, extrémité postérieure des plaques latérales de ce cartilage ; 5, appendice répondant à l'extrémité de la corne
hyoïdienne ; 6, corps du thyroïde. — E, *Épiglotte vue par sa face supéro-postérieure* : 7, 7, prolongements de
sa base.

Le *corps* du thyroïde est lisse et saillant sur sa *face inférieure*, qui est couverte par l'extrémité terminale des muscles omo-hyoïdiens et sterno-hyodiens. Sa *face supérieure* offre une protubérance obtuse, arrondie, irrégulière, sur laquelle s'articule l'épiglotte.

Les *plaques*, *branches* ou *ailes* du thyroïde présentent chacune *deux faces*, *quatre bords* et *quatre angles*. La *face externe*, légèrement convexe, est couverte par les muscles thyro-hyoïdien et thyro-pharyngien qui y prennent insertion. — La *face interne*, concave, est tapissée, près du bord supérieur, par la muqueuse pharyngienne ; dans le reste de son étendue, elle répond aux muscles thyro-aryténoïdien et crico-aryténoïdien latéral, ainsi qu'au ventricule de la glotte. — Le *bord antérieur* s'unit à la concavité de la fourche hyoïdienne par la membrane hyo-thyroïdienne. Le *supérieur* très mince reçoit l'attache des muscles pharyngo-staphylin, ptérygo-pharyngien et stylo-pharyngien. Le *postérieur* donne insertion au crico-thyroïdien. L'*inférieur* en s'unissant à son homologue de l'autre côté forme une profonde échancrure, comblée par la membrane crico-thyroïdienne. L'*angle antérieur* se confond avec celui de la branche opposée pour former le corps du thyroïde (pomme d'Adam chez l'Homme). L'*angle postérieur*, très aigu, forme une pointe légèrement recourbée en bas (corne postérieure) qui se termine par une petite facette articulaire convexe répondant à la facette latérale du chaton du cricoïde. L'*angle supérieur* et l'*angle inférieur* sont obtus. Celui-ci reçoit l'insertion du sterno-thyroïdien. Celui-là porte un appendice, dirigé en avant, qui se réunit à l'extrémité de la corne hyoïdienne, et sous lequel existe un trou ou une profonde échancrure livrant passage au nerf laryngé supérieur.

Quelquefois cet appendice (corne antérieure) n'est pas continu avec l'aile thyroïdienne ; il forme alors une petite languette cartilagineuse reliée à la corne de l'hyoïde et au bord supérieur du thyroïde par des fibres élastiques ; et le trou qui livre passage au nerf laryngé supérieur est entièrement creusé dans l'épaisseur de ce tissu élastique.

Épiglotte (fig. 7, E). — L'épiglotte (de ἐπί, sur, et γλωττίς, glotte) forme un appendice mobile et flexible, en forme de feuille de sauge, qui circonscrit en avant l'entrée du larynx et peut se renverser sur cette ouverture de manière à la boucher hermétiquement, lors du passage du bol alimentaire à travers le vestibule pharyngien. Ce cartilage a la couleur jaune et la structure fibreuse des cartilages élastiques ; il offre à considérer deux faces, deux bords, une base et un sommet.

La *face antérieure* ou buccale, convexe d'un côté à l'autre, concave de haut en bas, est tapissée par une muqueuse lâche qui fait suite à celle de la base de la langue et sous laquelle on remarque le petit muscle hyo-épiglottique. La *face postérieure* ou laryngienne, configurée d'une manière inverse, montre une muqueuse fine et adhérente, criblée d'orifices glanduleux. — Les *bords* sont libres en avant, tandis qu'en arrière ils se réunissent à l'aryténoïde correspondant par un repli de la muqueuse, dit aryténo-épiglottique. La partie qui donne attache à ce repli est rendue irrégulière par de petits grains cartilagineux qui sont comme surajoutés. — La *base* ou extrémité postérieure est épaisse et articulée avec la face supérieure du corps du thyroïde ; elle donne naissance à deux prolongements latéraux qui se portent à la rencontre du bord inférieur des aryténoïdes, mais sans rejoindre ces cartilages le plus généralement, ce sont les cornes de l'épiglotte. — Le *sommet* ou extrémité antérieure réunit la partie libre des deux bords et forme une pointe qui se recourbe en avant, contre la face supérieure du voile du palais.

Cartilages aryténoïdes (fig. 7, A, A'). — Ces deux pièces ont été ainsi appelées parce qu'elles rappellent, dans leur ensemble, la forme du bec d'une aiguière (αρυταίνα, entonnoir). Elles sont situées en avant du cricoïde, au-dessus de l'entrée du larynx, à l'opposé de l'épiglotte. Chacune d'elles affecte une forme irrégulièrement quadrilatère et offre à étudier : *deux faces* et *quatre bords*. La *face interne* est lisse, à peu près plane et revêtue par la muqueuse laryngienne. La *face externe* est divisée par une crête en deux parties : l'une supérieure, couverte par le muscle aryténoïdien, l'autre inférieure, donnant attache au thyro-aryténoïdien et au crico-aryténoïdien latéral.

Le *bord supérieur* est concave et s'unit à celui du cartilage opposé.

Le *bord inférieur* s'unit à l'épiglotte par l'intermédiaire du repli muqueux aryténo-épiglottique.

Le *bord antérieur* forme avec son homologue de l'autre aryténoïde le bec d'aiguière qui surmonte l'entrée du larynx (fig. 11).

Le *bord postérieur* est divisé en deux parties par un tubercule très saillant sous lequel se trouve creusée la petite facette articulaire qui répond à la facette antérieure du chaton du cricoïde, tubercule terminant en arrière la crête de la face externe et donnant attache aux deux muscles crico-aryténoïdiens. La partie située au dessous de cette sorte d'apophyse musculaire fait saillie dans l'intérieur du larynx et se joint au bord inférieur en formant une pointe que l'on appelle quelquefois l'apophyse vocale de l'aryténoïde, parce qu'elle donne insertion à la corde vocale.

Les *cartilages du larynx* n'ont pas tous la même texture ; ainsi, le cricoïde et le thyroïde sont des cartilages hyalins qui s'ossifient plus ou moins complètement avec l'âge, ce qui les expose à des fractures dont on trouve assez souvent la trace sur les sujets de dissection. L'épiglotte est un cartilage élastique ou réticulé. Quant aux aryténoïdes, ils sont hyalins dans la plus grande partie de leur étendue, élastiques au niveau de leur bord antérieur.

2° Articulations. — Les articulations du larynx (fig. 8 et 9) présentent la plus grande simplicité, comme on va le voir :

A. Le cartilage thyroïde s'unit à l'hyoïde : 1° par un court ligament interposé entre l'extrémité des cornes laryngées de celui-ci et l'appendice de l'angle supérieur des ailes thyroïdiennes ; 2° par une membrane élastique, dite hyo-thyroïdienne, qui va du bord antérieur de ces ailes à la concavité de la fourche hyoïdienne (fig. 9, 4).

B. Le cartilage thyroïde s'articule avec le cricoïde par deux petites arthrodies qui réunissent l'extrémité postérieure des branches de l'un avec les facettes latérales du chaton de l'autre. Une mince capsule extérieure affermit chacune de ces articulations (fig. 8, 2). — Les deux cartilages précités sont de plus assujettis l'un à l'autre au moyen de la *membrane crico-thyroïdienne*, ligament élastique qui se porte de l'angle rentrant compris entre les bords inférieurs des ailes du thyroïde à l'échancrure antérieure du cricoïde (fig. 9, 3).

C. Les deux aryténoïdes sont unis entre eux, par leur bord supérieur, à l'aide du muscle aryténoïdien et de la muqueuse laryngienne.

D. Ces deux cartilages se mettent en rapport avec les facettes antérieures du chaton du cricoïde, au moyen de la surface articulaire concave, taillée sous leur apophyse musculaire. Il en résulte une petite arthrodie très mobile, affermie par une mince capsule extérieure et surtout par les muscles environnants (fig. 9, 1).

E. Ces mêmes cartilages sont unis au thyroïde par l'intermédiaire des deux *cordes vocales*, bandelettes élastiques qui font saillie à l'intérieur du larynx en délimitant entre elles cette sorte d'isthme, éminemment variable, qu'on appelle *glotte*. Les cordes vocales ou ligaments thyro-aryténoïdiens sont tapissés sur leur face interne par la muqueuse, dont elles représentent des replis renforcés ; elles sont recouvertes en dehors par le muscle thyro-aryténoïdien ; leur extrémité inférieure s'insère dans l'angle rentrant du cartilage thyroïde, ainsi que sur la membrane crico-thyroïdienne ; la supérieure s'attache sur l'apophyse vocale de l'aryténoïde, c'est-à-dire sur l'angle très saillant que l'on trouve à la jonction du bord inférieur avec le bord postérieur de ce cartilage. L'espace compris entre les cordes vocales a la forme d'un **V** ouvert en haut. C'est principalement à leur vibration qu'est due la production des sons (fig. 11, D).

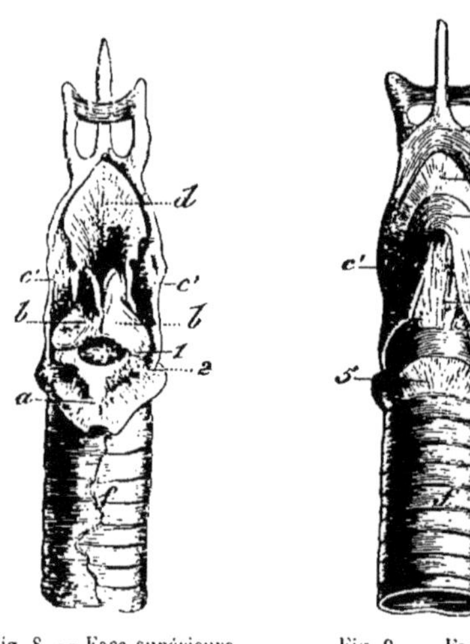

Fig. 8. — Face supérieure du larynx.

Fig. 9. — Face inférieure.

(Les cartilages maintenus dans leurs rapports naturels par les ligaments articulaires ; les muscles enlevés à l'exception du transversal de l'hyoïde) *.

F. L'épiglotte est fixée par amphiarthrose au corps du thyroïde, au moyen de faisceaux élastiques entremêlés de graisse, qui vont de la base du premier cartilage à la face supérieure du second. Il n'est pas rare de trouver parmi ces faisceaux de petites bourses synoviales.

G. Cette épiglotte s'unit latéralement au bord inférieur des aryténoïdes par l'intermédiaire des deux replis muqueux aryténo-épiglottiques, dans l'épaisseur desquels se placent les prolongements cartilagineux annexés à la base de l'épiglotte. Ces replis limitent latéralement l'entrée du larynx; ils se continuent en arrière avec les cordes vocales, dont ils sont séparés toutefois par l'orifice des ventricules de la glotte. La partie qui borde cet orifice constitue chez l'Homme, la *corde vocale supérieure*, et l'on décrit ainsi deux cordes vocales de chaque côté, circonscrivant l'ouverture du ventricule glottique. Une pareille distinction serait tout à fait arbitraire chez les Solipèdes.

H. Enfin, le premier cerceau de la trachée s'attache au cartilage cricoïde par une membrane circulaire élastique, dite crico-trachéale (fig. 9, 5).

* a, cricoïde; b, b, aryténoïdes; c, corps du thyroïde; c', c', ailes du thyroïde; d, épiglotte; e, corps de l'hyoïde; f, trachée; 1, articulation crico-aryténoïdienne; 2, articulation crico-thyroïdienne; 3, membrane thyro-cricoïdienne; 4, membrane thyro-hyoïdienne; 5, ligament crico-trachéal.

Toutes ces articulations n'ont ni la même importance, ni la même mobilité. On comprend aisément la nature des mouvements qu'elles permettent sans que nous ayons besoin de faire connaître ces mouvements d'une manière particulière ; l'indication s'en trouvera du reste dans la description des muscles qui les exécutent.

Bornons-nous à dire qu'ils peuvent produire soit le raccourcissement ou l'allongement du larynx, soit sa dilatation ou sa contraction dans le sens transversal, soit l'occlusion de son ouverture antérieure, et, par contrecoup, agir sur les cordes vocales pour les rapprocher ou les écarter, les tendre ou les relâcher, etc.

3° Muscles. — Non seulement le larynx s'élève ou s'abaisse avec l'hyoïde, dont il suit tous les mouvements, il est encore mû par des muscles propres qui lui impriment des déplacements de totalité ou font jouer les unes sur les autres les différentes pièces de sa charpente cartilagineuse. Parmi ces muscles, il y en a trois extrinsèques : le *sterno-thyroïdien*, l'*hyo-thyroïdien*, et l'*hyo-épiglottique*, et cinq intrinsèques : le *crico-thyroïdien*, le *crico-aryténoïdien postérieur*, le *crico-aryténoïdien latéral*, le *thyro-aryténoïdien* et l'*aryténoïdien*. Tous ces muscles sont pairs, excepté l'aryténoïdien et l'hyo-épiglottique. Ceux du premier groupe ont une de leurs attaches au dehors du larynx ; les autres sont fixés à leur origine comme à leur terminaison sur les pièces de cet organe (fig. 10).

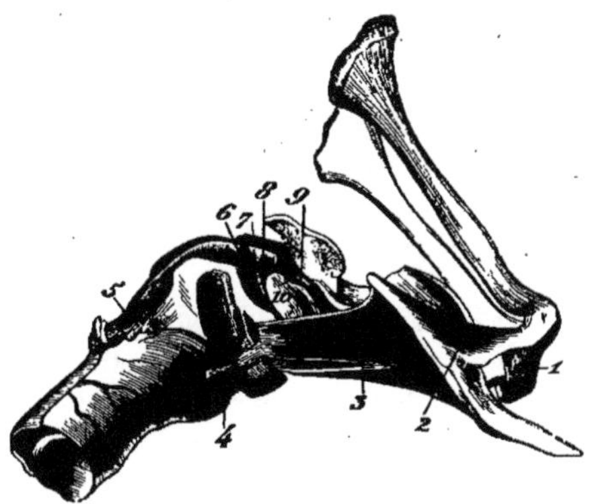

Fig. 10. — Muscles du larynx [*].

Sterno-thyroïdien. — Il a été déjà décrit dans la région cervicale inférieure (Voy. t. I, p. 379).

Hyo-thyroïdien (fig. 10, 3). — L'hyo-thyroïdien ou thyro-hyoïdien est une bande charnue plus large en avant qu'en arrière, dont les fibres, d'autant plus longues qu'elles sont plus inférieures, prennent origine sur toute l'étendue de la corne laryngée de l'hyoïde et se terminent sur la face externe de l'aile du thyroïde. Ce muscle recouvre la partie inférieure du cartilage thyroïde ainsi que la membrane hyo-thyroïdienne. Il est recouvert par la glande maxillaire et par le muscle omohyoïdien.

Par sa contraction, il fait entrer le larynx dans la fourche hyoïdienne et le porte ainsi en avant et en haut.

Hyo-épiglottique. — C'est un petit muscle cylindroïde ou fusiforme, situé sous la muqueuse de la base de la langue, dans l'épaisseur du repli glosso-épiglottique, muscle dont les fibres sont noyées au milieu d'une masse de tissu adipeux et s'étendent de la face supérieure du basi-hyal à la face antéro-inférieure de l'épiglotte. On croit qu'il concourt à ramener l'épiglotte dans sa position normale après le passage du bol alimentaire ; mais il faut bien dire que ce cartilage revient ainsi en avant surtout à cause de son élasticité propre et de celle des faisceaux ligamenteux qui le fixent au thyroïde. Aussi pensons-nous que le muscle hyo-épiglottique a pour fonction principale de tendre les cordes vocales lorsque la glotte se ferme par le rapprochement des aryténoïdes.

Crico-thyroïdien (fig. 10, 11). — Ce petit muscle, appliqué sur le côté du cartilage cricoïde, est allongé de haut en bas et constitué par des fibres assez fortement tendineuses qui se portent obliquement de bas en haut et d'arrière en avant, du cartilage précité au bord postérieur de la plaque thyroïdienne. Il est croisé inférieurement par le tendon terminal du sterno-thyroïdien.

Le crico-thyroïdien raccourcit le larynx inférieurement en faisant entrer davantage le cricoïde dans l'espace compris entre les ailes du thyroïde. Et ce mouvement a pour conséquence de relever, par un effet de bascule, la partie antérieure du chaton et de tendre les cordes vocales en allongeant la glotte.

Si l'on paralyse ce muscle en sectionnant le nerf laryngé externe, la voix devient rauque.

Crico-aryténoïdien postérieur (fig. 10, 5). — C'est le plus puissant des muscles de cette région. Ses fibres, dirigées en avant et en dehors, prennent leur origine sur le chaton du cricoïde, qu'elles recouvrent, et sur la crête médiane de ce chaton. Elles convergent toutes, en devenant plus ou moins tendineuses, vers le tubercule postérieur du cartilage aryténoïde, sur lequel elles se terminent. Recouvert par l'œsophage, le crico-pharyngien et le crico-œsophagien, ce muscle n'est séparé de celui du côté opposé que par la crête médiane du chaton du cricoïde.

Les crico-aryténoïdiens postérieurs dilatent l'entrée du larynx, ainsi que la glotte, en faisant basculer les cartilages aryténoïdes sur le cricoïde et en les écartant l'un de l'autre par leurs bords antérieur et inférieur. Ils agissent par un levier du premier genre. En tirant en dedans l'apophyse musculaire de l'aryténoïde (bras de la puissance), ils provoquent un déplacement en dehors de l'apophyse vocale.

Crico-aryténoïdien latéral (fig. 10, 6). — Muscle triangulaire, caché par la plaque du thyroïde, formé de faisceaux qui prennent leur origine sur le côté de la circonférence antérieure du cricoïde et se dirigent en haut pour se terminer sur le tubercule du cartilage aryténoïde, en dehors du crico-aryténoïdien postérieur.

C'est précisément un antagoniste de ce dernier muscle, c'est-à-dire un constricteur du larynx ; il agit sur le même levier, mais dans une autre direction.

Thyro-aryténoïdien (fig. 10, 8, 9). — Logé sous l'aile du thyroïde, qu'il faut réséquer pour le découvrir, ce muscle comprend deux faisceaux entre lesquels fait hernie un cul-de-sac de la muqueuse qui constitue le ventricule de la glotte.

Le *faisceau antérieur* est une longue et pâle bandelette qui prend son origine sur la face interne de l'aile du thyroïde, près de l'angle rentrant de ce cartilage, et qui monte ensuite jusqu'au cartilage aryténoïde, dont elle contourne la face externe, pour s'unir, sur la ligne médiane, avec le faisceau analogue du côté opposé en mêlant ses fibres à celles du muscle aryténoïdien. Chemin faisant, cette bandelette recouvre le repli muqueux aryténo-épiglottique.

Le *faisceau postérieur*, plus large que l'antérieur, se comporte à peu près comme lui. Il part du même point, un peu en arrière, et se termine sur la crête externe du cartilage aryténoïde ; mais ses fibres les plus antérieures franchissent cette crête et se réunissent au muscle aryténoïdien. Par sa face interne, il répond à la corde vocale. Son bord postérieur se confond avec le bord antérieur du muscle crico-aryténoïdien latéral.

Quelquefois les deux faisceaux du thyro-aryténoïdien ne sont point dictincts l'un de l'autre, et l'on ne trouve plus qu'une large bandelette charnue appliquée sur le ventricule de la glotte.

On devine que ce muscle est un constricteur de la glotte et de la portion sus-glottique du larynx.

Par son faisceau postérieur, appliqué sur la face externe des cordes vocales, il agit puissamment dans la phonation en modifiant la tension et l'écartement de celles-ci.

Aryténoïdien. — Situé sous la muqueuse pharyngienne, au-dessus des carti-lages aryténoïdes, l'aryténoïdien, le plus petit des muscles du larynx, se com-pose de deux moitiés latérales, dont les fibres partent d'un raphé médian et se portent, en divergeant, sur la partie supérieure de la face externe des cartilages précités, où elles se terminent en s'insérant sur la crête qui divise cette face et en se réunissant avec le muscle thyro-aryténoïdien.

Les auteurs ne s'entendent pas sur le rôle dévolu à ce muscle. Les uns en font un dilatateur du larynx, en admettant qu'il prend point fixe au raphé médian et fait basculer chacun des aryténoïdes à la manière du crico-aryténoïdien posté-rieur.

Les autres, considérant la position du muscle en avant des articulations crico-aryténoïdiennes, ainsi que ses rapports de continuité avec le thyro-aryté-noïdien, pensent au contraire que c'est un constricteur, agissant surtout sur la glotte interaryténoïdienne.

4° Membrane muqueuse. — La muqueuse du larynx se continue en haut avec celle de la bouche et du pharynx, en bas avec celle de la trachée ; c'est une membrane mince, lisse et unie, qui tapisse toute la surface intérieure de l'organe. Si nous la suivons à partir de son ouverture supérieure, nous la voyons s'étaler sur la face postérieure de l'épiglotte et la face interne des aryté-noïdes, former par côté les replis aryténo-épiglottiques, s'enfoncer dans les ven-tricules, passer sur les cordes vocales, revêtir la face intérieure du cricoïde, et se prolonger enfin dans la trachée. Elle est partout très adhérente, excepté au niveau des ventricules et des replis aryténo-épiglottiques.

L'*épithélium* est stratifié pavimenteux à la surface de l'épiglotte, sur les cordes vocales, ainsi qu'à la partie supérieure des replis aryténo-épiglottiques ; il est stratifié cylindrique et vibratile dans tous les autres points.

Le *chorion* est presque partout dépourvu de papilles et formé, dans sa couche superficielle, par du tissu adénoïde ; un grand nombre de fibres élastiques s'observent dans sa couche profonde. Il se fait remarquer, au niveau des cordes vocales, par sa texture dense et fibreuse et par un certain nombre de papilles noyées dans l'épithélium stratifié pavimenteux de cette région.

Les *glandules* annexées à la muqueuse laryngée sont abondantes et du type racémeux. Elles sont surtout développées à la face postérieure de l'épiglotte, où elles sont déposées dans de petites excavations de ce cartilage ; on en trouve aussi à la face interne des aryténoïdes, dans les replis aryténo-épiglottiques, au niveau des ventricules, et jusque sur les cordes vocales, sans excepter la région sous-glottique.

Signalons enfin, indépendamment de l'infiltration lymphoïde dont nous avons parlé ci-dessus, l'existence de véritables *follicules clos* en divers points de l'épaisseur du chorion muqueux, particulièrement au niveau de l'épiglotte et du ventricule.

La muqueuse du larynx possède une exquise sensibilité, grâce à laquelle l'entrée du tube aérifère se trouve interdite aux particules alimentaires solides ou liquides qui, pendant le mouvement de déglutition, tendraient à se dévier de leur route normale pour s'engager dans les voies respiratoires. En effet, le moindre attouchement met en jeu cette sensibilité et détermine une énergique excitation réflexe sur les muscles constricteurs du larynx et de la poitrine : d'où résultent l'occlusion presque complète du tube laryngien et une toux violente qui expulse au dehors les substances dont le contact a déterminé l'irritation de la membrane laryngienne. Il n'est personne qui n'ait éprouvé les effets de cette action réflexe, et qui ne connaisse par expérience la grande sensibilité du larynx, pour avoir *avalé de travers*.

5° Vaisseaux et Nerfs. — Le sang est apporté au larynx par les branches laryngées de l'artère *thyro-laryngienne*. Ces vaisseaux pénètrent dans l'organe en passant entre le cartilage cricoïde et le bord postérieur du thyroïde ; leurs ramifications rampent sur le ventricule de la glotte, le muscle thyro-aryténoïdien, et s'épuisent dans l'épaisseur des muscles et de la muqueuse. Les dernières forment à la surface de certaines régions de la muqueuse des arborisations rougeâtres.

Les *veines* sont satellites des divisions artérielles.

Les *lymphatiques* forment un réseau superficiel dans l'épaisseur de la muqueuse et un réseau sous-muqueux.

C'est le *pneumogastrique* qui envoie à cet appareil ses principaux nerfs, c'est-à-dire le *laryngé supérieur* et le *laryngé inférieur* ou récurrent. Le premier se distribue à la muqueuse de la partie supérieure du larynx et de l'entrée de la glotte, à laquelle il donne l'exquise sensibilité qui la distingue ; en outre, il anime le muscle crico-thyroïdien. Le second, principalement moteur, se rend dans les muscles, moins le crico-thyroïdien ; il communique aussi la sensibilité à la muqueuse de la portion sous-glottique ; et la présence, dans cette portion du larynx, de filets nerveux de même provenance que ceux de la trachée, explique ce fait bien connu des physiologistes : que la sensibilité de la partie inférieure du larynx est obtuse comme celle de la trachée et infiniment moins délicate que celle de l'entrée de la glotte et de la région sus-glottique, communiquée par le nerf laryngé supérieur.

Le larynx étant connu dans tous les éléments de sa structure, nous allons l'envisager maintenant au point de vue de sa conformation extérieure, puis de la conformation intérieure. Nous terminerons par quelques notions sommaires sur ses fonctions.

Conformation extérieure. — La surface extérieure du larynx peut se diviser en quatre plans, un *supérieur* ou *postérieur*, un *inférieur* ou *antérieur* et *deux latéraux*.

Le *plan supérieur*, formé par le muscle aryténoïdien et les crico-aryténoïdiens postérieurs, se trouve couvert par le pharynx et l'œsophage ; dans sa moitié antérieure, il est tapissé directement par la muqueuse pharyngienne.

Le *plan inférieur* présente, d'avant en arrière : la membrane hyo-thyroïdienne, le corps du thyroïde (dont la saillie correspond à la pomme d'Adam chez l'Homme), la membrane crico-thyroïdienne, la partie inférieure du cricoïde et enfin le ligament crico-trachéal. On y remarque, sur le côté, la partie inférieure des muscles hyo-thyroïdiens et crico-thyroïdiens. Ce plan répond aux deux muscles réunis omo-hyoïdiens, qui le recouvrent entièrement, ainsi qu'aux sterno-hyoïdiens.

Les *plans latéraux* montrent la face externe des muscles hyo-thyroïdiens et crico-thyroïdiens, celle du cartilage cricoïde et des ailes du thyroïde. Ils offrent le trou qui livre passage au nerf laryngé supérieur, et donnent insertion aux muscles thyro- et crico-pharyngiens. Ils sont croisés par la glande maxillaire.

CONFORMATION INTÉRIEURE DU LARYNX (fig. 11). — La surface intérieure du larynx n'est nullement en rapport avec la configuration et les dimensions extérieures de cet organe, parce que le cartilage thyroïde ne concourt à la cavité laryngienne que par son angle rentrant, tandis qu'il lui est complètement étranger par ses lames. Cette surface se divise en trois régions parfaitement distinctes : une moyenne, appelée *glotte*, une supérieure ou *sus-glottique*, une inférieure ou *sous-glottique*.

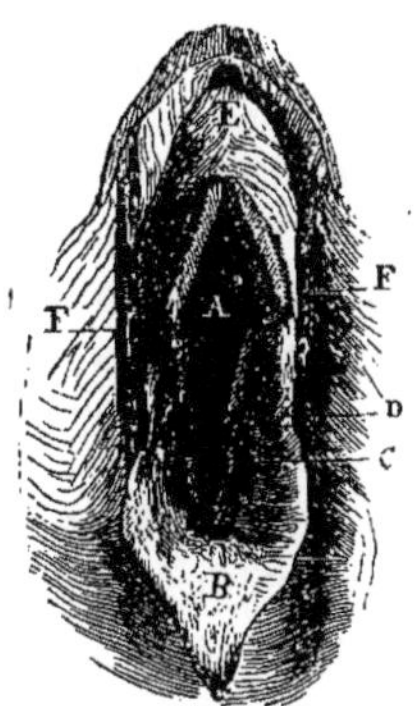

Fig. 11. — Entrée du larynx [*].

a. La *glotte* est un espace étroit, en forme de boutonnière, que l'on peut diviser en deux parties : une partie inférieure comprise entre les cordes vocales et affectant la forme d'un triangle isocèle dont le sommet correspond à l'angle rentrant du thyroïde, c'est la *glotte vocale* ou *glotte interligamenteuse*, et une partie supérieure, comprise entre les aryténoïdes et figurant aussi un triangle, opposé et confondu par la base avec le précédent, moins long, mais plus large, c'est la *glotte interaryténoïdienne* ou *intercartilagineuse*, que les physiologistes appellent aussi *glotte respiratoire*.

La glotte est la région la plus rétrécie de l'intérieur du larynx ; mais elle est extrêmement variable de dimensions sous l'action des muscles intrinsèques de l'organe, qui, comme nous l'avons vu, n'ont d'autre but que de la dilater ou de la rétrécir, tout en imprimant aux cordes vocales divers degrés de tension ou de relâchement.

b. La *portion sus-glottique* ou vestibule du larynx est plus large que la glotte, mais toujours comprimée latéralement, surtout dans la région comprise entre les aryténoïdes ; elle présente : 1° les *deux ventricules du larynx* ou ventricules de la glotte, excavations latérales, dilatées à leur fond, lesquelles pénètrent entre le bord antérieur des cordes vocales et les prolongements de la base de l'épiglotte, en s'insinuant même entre les faisceaux du muscle thyro-aryténoïdien pour venir prendre contact avec la face interne des ailes du thyroïde. L'entrée de ces culs-de-sac est allongée comme une boutonnière chez le Cheval, tandis que chez

---

[*] A, glotte ; B, épiglotte ; C, entrée du ventricule latéral ; D, corde vocale ; E, infundibulum œsophagien, ouvert ; F, F, piliers postérieurs du voile du palais.

l'Ane c'est un petit orifice circulaire de quelques millimètres de diamètre ; — 2º le *sinus sous-épiglottique*, dépression profonde creusée à la base de l'épiglotte, au-devant de l'insertion inférieure des cordes vocales ; — 3º enfin *l'entrée du larynx*, c'est-à-dire l'ouverture pharyngienne de cet organe, ouverture vaste et béante, de forme ovalaire, plus allongée chez le Cheval que chez l'Ane, circonscrite : en haut, par le bord antérieur des aryténoïdes formant bec d'aiguière, en bas, par les bords latéraux de l'épiglotte, par côté par les replis muqueux aryténo-épiglottiques. L'entrée du larynx fait une saillie remarquable au fond de la cavité du pharynx, comme le montre la figure 11.

c. La *portion sous-glottique* du larynx est la plus large des trois ; elle se continue directement avec le canal intérieur de la trachée. On y voit : en avant, la saillie formée par le bord postérieur ou inférieur des cordes vocales, en haut, une légère dépression à peine marquée qu'on appelle *sinus sous-aryténoïdien* et qui correspond à un petit intervalle situé entre le chaton du cricoïde et le bord postérieur des aryténoïdes.

Fonctions. — Comme tube destiné au passage de l'air pendant l'acte de la respiration, le larynx ne donne lieu à aucune considération physiologique bien intéressante. Il est cependant digne de remarque que cet organe, à l'instar des naseaux, se dilate ou se resserre suivant le volume de la colonne d'air introduite dans le poumon ou chassée de cet organe, et que sa paralysie, même unilatérale, détermine une gêne de la respiration qui, pendant les allures vives, se traduit par le cornage.

L'étude physiologique du larynx acquiert un véritable intérêt quand on l'envisage comme organe de phonation ; mais on comprendra que nous ne nous étendions pas ici sur un pareil sujet, qui n'est plus de notre domaine ; ce qui a été dit du rôle des cordes vocales laissant du reste dans l'esprit de l'anatomiste une idée tout à fait suffisante, quoique sommaire, du mécanisme qui préside à l'exercice de cette fonction, et de la part qu'y prend le larynx. Nous nous bornerons à dire que le son se produit à la glotte et que presque tous les muscles du larynx sont liés à la phonation ; un seul paraît être plus spécialement en rapport avec la respiration, c'est le crico-aryténoïdien postérieur. Les poumons, les bronches et la trachée font l'office d'un porte-vent élastique, susceptible de resserrement et de dilatation, d'allongement et de raccourcissement. Le thorax agit comme un soufflet qui chasse l'air à travers le larynx avec une force que la volonté peut faire varier à l'infini. Quant aux voies aériennes supérieures, pharynx, fosses nasales, isthme du gosier, tout le monde sait qu'elles ne sont pas sans influence sur le son produit dans le larynx. C'est en traversant la bouche, que, chez l'Homme, la voix s'articule en un véritable langage.

§ 2. — Trachée.

Préparation. — Suivre la même marche que pour la préparation de l'œsophage.

La trachée, dite aussi *trachée-artère*, est un tube flexible et élastique, formé d'une succession de cerceaux cartilagineux qui le rendent irrégulier et comme rude au toucher (de là son nom, dérivé de τραχύς, âpre). Elle fait suite au larynx et se termine au-dessus de la base du cœur par une bifurcation qui donne naissance aux bronches (fig. 12 et 16).

Forme. — Ce tube est un cylindre, plus ou moins aplati d'avant en arrière, dont la partie postérieure aurait été remplacée par une surface plane. Régulièrement arrondi et annelé en avant et par côté, il est en arrière à peu près plan, à paroi dépressible et pour ainsi dire membraneuse ; on voit là, en effet, les extrémités amincies et élargies de ses cerceaux cartilagineux.

Rien n'est plus commun que les déformations de la trachée chez le Cheval, surtout à la partie inférieure du cou ; la plus fréquente consiste dans un extrême aplatissement, accompagné de l'écartement des extrémités de ses cerceaux et de l'élargissement de son plan membraneux postérieur qui se déprime en gouttière. Il n'est pas rare non plus de lui voir éprouver un mouvement de torsion qui porte d'un côté ou de l'autre sa face postérieure ; etc.

TRAJET. — Partie du larynx, en haut du cou, la trachée descend au-devant des muscles longs du cou jusqu'à l'entrée de la poitrine, en suivant le bord inférieur de l'encolure. Elle s'infléchit ensuite supérieurement pour s'introduire dans la poitrine et continuer son trajet dans le médiastin antérieur, à peu près horizontalement, en s'éloignant de plus en plus de la colonne vertébrale. Arrivée au-dessus de l'oreillette gauche, sitôt après avoir croisé à droite la crosse de l'aorte, elle présente sa bifurcation terminale.

RAPPORTS. — *Dans sa partie cervicale*, la trachée, entourée d'un tissu conjonctif lâche et abondant, se trouve contenue dans une sorte d'enveloppe charnue que lui forment la plupart des muscles de la région cervicale inférieure, savoir : les sterno-hyoïdiens et thyroïdiens, en avant ; les sterno-maxillaires, situés d'abord en avant, puis sur les côtés ; les omo-hyoïdiens, se portant l'un vers l'autre au-devant de sa partie supérieure ; les

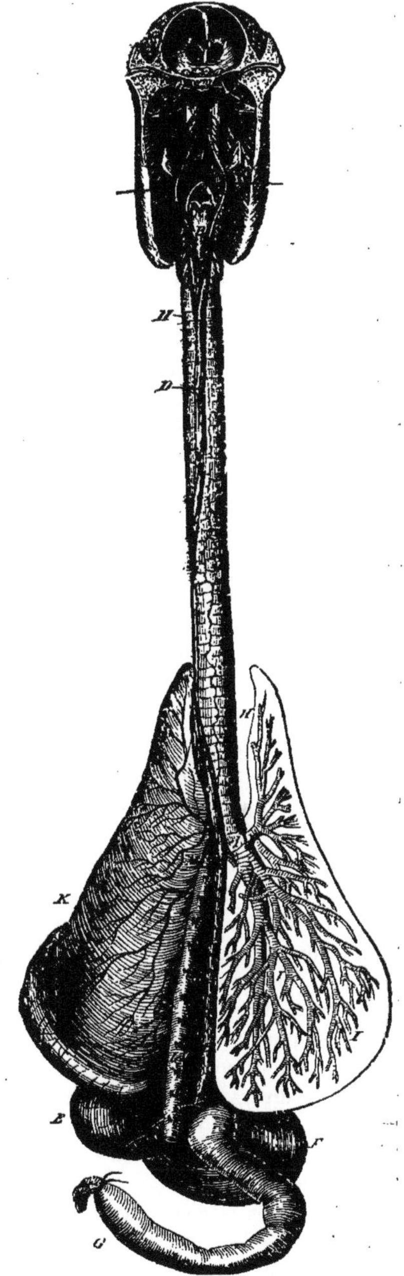

Fig. 12. — Vue d'ensemble de l'appareil respiratoire du Cheval (face dorsale).

A, cavité pharyngienne, ouverte pour montrer l'entrée de l'œsophage B, et l'entrée du larynx C ; D, œsophage ; E, sac gauche de l'estomac ; F, sac droit du même ; G, duodénum ; H, trachée ; I, arbre bronchique droit ; K, poumon gauche ; L, aorte thoracique ; M, origine commune des artères bronchiques, œsophagiennes et premières intercostales aortiques.

scalènes, qui l'encadrent de chaque côté, en bas du cou ; les longs du cou, qui répondent à son plan postérieur par l'intermédiaire d'un tissu conjonctif très abondant ; enfin le peaussier du cou, formant une enveloppe générale dont la moindre épaisseur se remarque en avant de la partie moyenne du cou, endroit d'élection pour l'opération de la trachéotomie.

La trachée est encore en rapport dans sa partie cervicale : 1° avec l'œsophage, qui descend, comme on sait, sur le milieu de la face postérieure d'abord, puis se dévie sur le côté gauche ; 2° avec les artères carotides primitives, qui longent en arrière les deux bords de ce tube aérien après l'avoir croisé obliquement à la partie inférieure du cou. Ces vaisseaux sont accompagnés chacun par le cordon vaguo-sympathique et le récurrent.

Lorsque la tête et l'encolure sont en extension, la trachée cervicale s'allonge, se tend et s'applique plus étroitement contre les muscles longs du cou ; elle se relâche au contraire et tend à s'éloigner de la colonne vertébrale quand ces mêmes parties sont en flexion.

Dans sa portion thoracique, la trachée, comprise entre les deux lames du médiastin antérieur, répond : en haut, au long du cou et à l'œsophage ; en bas, aux troncs brachiaux, à l'aorte antérieure qui les fournit, à la veine cave antérieure, aux nerfs cardiaques et récurrents, à la base du cœur ; par côté, aux ganglions cervicaux inférieurs du grand sympathique, aux vaisseaux vertébraux, cervico- et dorso-musculaires. Elle est croisée à droite par la grande veine azygos, à gauche par la crosse de l'aorte. Le canal thoracique la longe du côté gauche pour gagner son embouchure, au sommet de la veine cave antérieure ; mais il est quelquefois reporté du côté opposé.

STRUCTURE. — La trachée comprend dans sa structure : les *cerceaux cartilagineux* qui en forment la base, les *ligaments* qui unissent ces cerceaux, la *muqueuse* étalée à la face interne du conduit, une *couche musculeuse* qui double cette dernière membrane, en arrière seulement, enfin des *vaisseaux* et des *nerfs*.

a. *Cerceaux cartilagineux.* — Ces cerceaux, au nombre d'une cinquantaine environ, ne forment point des anneaux complets ; ils sont interrompus sur le plan postérieur de la trachée. Ce sont des espèces d'arcs flexibles constitués par une lame aplatie de cartilage hyalin, dont les extrémités, élargies et très amincies, se mettent en regard l'une de l'autre, ou se rejoignent tout à fait dans le plus grand nombre des cerceaux, ou même se chevauchent dans quelques-uns. Ces extrémités se tiennent à distance les unes des autres quand la trachée est déformée par aplatissement ; il peut même arriver, si la torsion est combinée à l'aplatissement, qu'une des extrémités de ces arcs se redresse, tandis que l'autre se recourbe vers l'intérieur, de telle manière que chacun d'eux affecte la forme d'un **6**. Il n'est pas rare de voir deux cerceaux voisins se souder, ou bien un cerceau se bifurquer à l'une ou l'autre de ses extrémités ou même à toutes les deux ; cela ne laisse pas que de rendre le dénombrement de ces pièces assez difficile. En général, les cerceaux de la partie moyenne de la trachée sont plus larges que ceux de l'origine ou de la terminaison. Sur le plan supérieur de la portion thoracique de cet organe, on voit souvent de grandes plaques cartilagineuses complémentaires, servant à consolider cette partie de la paroi. Le dernier anneau, qui sert de transition entre la trachée et les bronches, est généralement divisé en plusieurs pièces de manière à former un éperon intérieur entre l'origine des deux bronches.

Avec l'âge, les cartilages de la trachée sont sujets à l'ossification ; mais cette altération est moins fréquente que dans les cartilages hyalins du larynx.

b. *Ligaments.* — Les anneaux de la trachée sont unis par leur bord au moyen de ligaments membraneux, élastiques, qui leur permettent de s'écarter ou de s'approcher, et de se prêter ainsi à l'allongement ou au raccourcissement du tube qu'ils constituent. Ces ligaments se perdent vers le plan postérieur, où ils se confondent avec une mince couche conjonctive qui unit les extrémités des cerceaux. Remarquons au surplus qu'ils ne s'arrêtent pas aux bords adjacents des anneaux qu'ils réunissent ; ils se continuent les uns avec les autres en passant sur les deux faces de ceux-ci, de manière à former un cylindre fibro-élastique indiscontinu qui naît de la circonférence inférieure du cricoïde et se poursuit jusque dans la paroi des bronches ; aussi beaucoup d'auteurs décrivent-ils en commun, sous le nom de *tunique fibro-cartilagineuse*, les cartilages de la trachée ou des bronches et les ligaments qui les unissent.

La membrane crico-trachéale qui réunit le premier cerceau de la trachée à l'anneau cricoïdien donne à ces deux pièces beaucoup plus de jeu que n'en ont les cerceaux trachéaux entre eux. L'origine de ce tube peut s'abriter sous le chaton ou en sortir plus ou moins.

c. *Couche musculaire.* — Cette couche est propre au plan postérieur de la trachée ; elle est formée de faisceaux transversaux, d'un blanc rosé, attachés par leurs extrémités sur la face interne des cerceaux. Sa contraction détermine indubitablement la diminution du diamètre latéral de la trachée, en resserrant les arcs que représentent les pièces constituantes de ce tube cartilagineux ; elle peut aussi s'opposer à la dilatation qui tend à se produire, dans certaines circonstances, sous l'effort de la colonne d'air expiré. Cette couche, qualifiée parfois de *muscle trachéal*, est constituée par des fibres musculaires lisses.

d. *Muqueuse.* — Continue avec celle du larynx et d'autre part avec celle des bronches, cette membrane revêt toute la surface intérieure de la trachée, surface régulière, dépourvue des reliefs annulaires qu'on observe extérieurement. La muqueuse trachéale est finement plissée dans le sens longitudinal, mince, très adhérente et très glanduleuse. Son épithélium est stratifié cylindrique et vibratile. Son chorion est infiltré de globules blancs dans sa couche superficielle, très riche en faisceaux longitudinaux de fibres élastiques dans sa couche profonde. Il est tout à fait dépourvu de papilles.

Quant aux *glandes*, ce sont des glandes en grappe semblables à celles que nous avons signalées dans le larynx ; on les trouve principalement dans les intervalles des anneaux cartilagineux et au niveau de la couche charnue.

Un caractère qui distingue essentiellement la muqueuse de la trachée de celle du larynx, c'est son peu de sensibilité.

e. *Vaisseaux et nerfs.* — Le sang est apporté aux divers tissus entrant dans la constitution de la trachée par de *petites artères* émanées des vaisseaux qui passent à proximité, c'est-à-dire des carotides, des thyroïdiennes et des branches collatérales des troncs brachiaux. Il est ramené par des veines satellites de ces petites artères.

Les *lymphatiques* forment un réseau très riche dans l'épaisseur de la muqueuse, puis un réseau sous-muqueux d'où partent des troncules qui sortent entre les cerceaux cartilagineux pour descendre ensuite sur les côtés du tube en s'unissant de proche en proche à ceux de la gouttière de la jugulaire.

Les nerfs viennent du récurrent et du grand sympathique ; ils présentent de petits ganglions sur leur trajet.

Fonctions. — Tube de conduction pour l'air inspiré ou expiré, la trachée n'a pas d'autre rôle à remplir.

§ 3. — Bronches.

Préparation. — Après avoir extrait le poumon de la cavité thoracique, on le remplira d'eau en fixant la trachée au robinet d'une fontaine ; puis on disséquera les bronches en détruisant le tissu pulmonaire par déchirement et trituration. Si l'on veut suivre les bronches un peu loin et se rendre un compte exact de leur mode de ramescence, il est nécessaire d'en prendre le moule au moyen d'une substance solidifiable que l'on coule dans la trachée. le poumon étant en place, telle que l'alliage Darcet, ou bien une masse à la résine, ou encore de la celloïdine. On plonge ensuite le poumon dans un bain d'acide chlorhydrique concentré ou de potasse, qui en corrode le tissu, et l'on a ainsi de superbes préparations comme celle représentée figure 21.

Branches terminales de la trachée, les deux bronches pénètrent presque aussitôt dans les poumons et s'y divisent successivement en une multitude de rameaux, de manière à constituer chacune un *arbre bronchique* (fig. 12 et 13).

Les anthropotomistes distinguent les *bronches proprement dites* ou bronches extrapulmonaires, dont la forme annelée et la structure rappellent tout à fait celles de la trachée, et les *ramifications bronchiques* ou bronches intrapulmonaires, qui offrent une structure particulière. Cette division ne saurait être admise en anatomie vétérinaire, attendu que, dès leur origine, les bronches pénètrent dans les poumons et offrent la forme et la structure caractéristiques des bronches intrapulmonaires, notamment le morcellement de la charpente cartilagineuse et le développement périphérique de la couche charnue. Toutefois, dans ce paragraphe, nous ne suivrons les ramifications bronchiques que jusqu'à leur entrée dans les lobules du poumon, c'est-à-dire que nous n'envisagerons que les bronches extralobulaires ; les intralobulaires seront étudiées à propos de la structure du poumon.

Disposition générale et mode de ramescence. — Les deux *troncs bronchiques* ou bronches souches s'écartent à angle aigu (50° à 60° environ). Le gauche est sensiblement plus petit que le droit, ce qui est corrélatif à la différence de volume des deux poumons. L'œsophage passe au-dessus de leur angle de bifurcation, un peu à gauche. Les ganglions bronchiques sont appliqués sur leur origine. Chaque tronc pénètre dans le poumon correspondant au niveau du *hile*, en même temps que les vaisseaux sanguins ; et l'ensemble de la bronche et des vaisseaux constitue ce qu'on appelle la *racine du poumon*. Les artères pulmonaires pénètrent immédiatement au-dessous des bronches ; les veines pulmonaires sortent au-dessous du point d'entrée des artères (fig. 18 et 19) ; enfin l'artère et la veine bronchiques rampent sur le plan supérieur de ces tuyaux aériens.

Une fois dans les poumons, les troncs bronchiques se poursuivent vers la base de ceux-ci en se dirigeant en arrière et en dehors, dans une position plus rapprochée du bord supérieur que de l'inférieur, et voisine de la face interne. Ils émettent sur leur trajet et en toutes directions de gros rameaux collatéraux qui finissent par les épuiser ; mais ils ne perdent leur indépendance que tout à leur extrémité, où ils se divisent suivant le procédé dichotomique. Les bronches collatérales primaires, c'est-à-dire fournies directement par les bronches souches sont au nombre de douze à quinze pour chaque poumon ; elles sont très variables de calibre et émises sans aucune régularité ; les plus volumineuses se dirigent

en général en bas et en dehors, attendu que le tronc qui les émet n'occupe pas
le centre du poumon, mais est plus voisin du bord supérieur que de l'inférieur,
de la face interne que de l'externe. D'autre part, ce tronc s'épuisant progressivement, les dernières collatérales qu'il donne sont naturellement plus petites
que les premières. En principe, les bronches collatérales naissent à angle aigu ;
une exception est à faire toutefois pour la bronche destinée au sommet de
chacun des poumons (bronche apicale), laquelle forme un angle obtus avec le
tronc bronchique : exception qui s'explique par ce fait que le point d'entrée de
celui-ci dans ces organes ne coïncide pas avec leur sommet.

La ramescence bronchique n'est pas la même dans les deux poumons ; elle
présente des différences en rapport avec leurs différences de forme et de loba-
tion. C'est ainsi que le lobe azygos du poumon droit est desservi par une bronche
collatérale primaire que l'on chercherait en vain du côté gauche, et que la
bronche apicale droite est plus volumineuse que la gauche et s'insère plus près
de la bifurcation trachéale : son orifice se trouve à l'entrée même du tronc bronchique correspondant, tandis qu'il est à une certaine distance de l'autre côté.

Peu après son entrée dans le poumon, chaque tronc bronchique est croisé de
dessous en dessus et de dedans en dehors, par l'artère pulmonaire correspondante,
qui le contourne en dehors pour venir se placer sur son plan supérieur (fig. 13).
Le conduit aérien se trouve ainsi divisé en une *portion épartérielle*, c'est-à-dire
située en amont du croisement artériel et une *portion hypartérielle*, c'est-à-dire

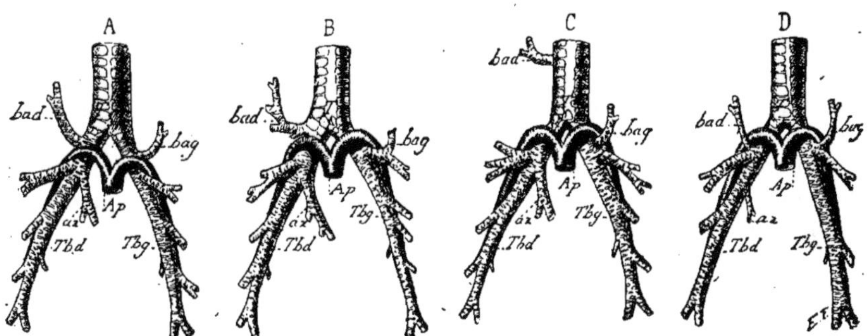

Fig. 13. — (Demi-schématique). Rapports des bronches avec les artères pulmonaires * (face ventrale).

située au-dessous de ce même croisement. Chez les Solipèdes, les Camélidés,
les Éléphants, les deux bronches apicales sont épartérielles (fig. 13, A) ; tandis
que dans la grande généralité des Mammifères, ainsi que dans l'Homme, celle
du poumon droit est épartérielle et la gauche, hypartérielle (fig. 13, B et C). Il
est exceptionnel que les deux bronches des sommets pulmonaires soient hypartérielles, cependant cela s'observe dans le porc-épic (fig. 13, D). Aeby accorde
une grande importance à ces rapports des bronches avec l'artère pulmonaire, au
point de vue de l'homologation des lobes de l'un et de l'autre poumon ; c'est
ainsi qu'il arrive à conclure que, chez les animaux dont la bronche apicale droite

* A, chez les Solipèdes (les deux bronches apicales sont épartérielles) ; B, chez le Chien, le Chat, le Lapin,
l'Homme (la bronche apicale droite est épartérielle, la gauche est hypartérielle) ; C, chez le Bœuf, le Mouton, la
Chèvre, le Porc (la bronche apicale droite, épartérielle, se détache de la trachée ; la gauche, née du tronc
bronchique, est hypartérielle) ; D, chez le Porc-Épic (les deux bronches apicales sont hypartérielles). — *Tbd*, tronc
bronchique droit ; *Tbg*, tronc bronchique gauche ; *bad*, bronche apicale droite ; *bag*, bronche apicale gauche ;
ax, bronche azygos ; *Ap*, artère pulmonaire.

est épartérielle tandis que la gauche est hypartérielle, le sommet du poumon droit représente un lobe surajouté qui n'a pas son équivalent à gauche ?

D'Hardiviller, corroborant cette conclusion, a émis cette hypothèse : que les deux poumons sont primitivement symétriques chez l'embryon, chacun d'eux possédant une bronche épartérielle. Ces deux bronches pourraient se développer concurremment (Solipèdes), s'atrophier et disparaître l'une et l'autre (porc-épic), ou bien, comme dans le plus grand nombre des Mammifères, la gauche s'atrophier et la droite se développer seule. Ainsi se produiraient les variétés de rapports dont nous venons de parler [1].

Les bronches collatérales primaires se comportent chacune comme le tronc dont elles procèdent : elles émettent des *collatérales secondaires*, lesquelles émettent à leur tour des *collatérales tertiaires*, et ainsi de suite jusqu'aux ramifications aboutissant aux lobules pulmonaires, dont le calibre ne dépasse guère un millimètre. Nulle part on ne rencontre ni communications, ni anastomoses.

FORME. CAPACITÉ. RAPPORTS. — Les tuyaux bronchiques ne sont point déprimés comme la trachée ; ils sont régulièrement cylindriques.

Leur capacité totale va croissant à partir de la trachée, en sorte que l'air se distribue dans un espace de plus en plus vaste. Si les divisions bronchiques diminuent de calibre au fur et à mesure que l'on s'éloigne du tronc qui leur a donné naissance, leur multiplication fait donc ample compensation.

Les bronches extralobulaires, accompagnées comme il a été dit plus haut par les vaisseaux et les nerfs du poumon, adhèrent au parenchyme de cet organe par un tissu conjonctif qui devient de moins en moins abondant. Quand elles sont réduites à un diamètre de 4 à 5 millimètres environ, cette adhérence est telle qu'on ne peut plus guère les isoler sans de nombreuses ruptures.

STRUCTURE. — La structure des tubes bronchiques dérive de celle de la trachée ; elle comprend donc : *une charpente cartilagineuse* noyée dans une tunique fibro-élastique, une *couche charnue*, une *membrane muqueuse*, des *vaisseaux* et des *nerfs*.

a. *Charpente cartilagineuse.* — Cette charpente comprend, pour chaque bronche, une série d'anneaux transversaux réunis bord à bord ; mais ces anneaux sont irréguliers, et, au lieu d'être formés chacun d'une seule lame incurvée en arc, ils sont fragmentés et répartis sur toute la périphérie du canal, de sorte qu'il n'existe plus de plan membraneux comme dans la trachée. Chaque anneau est constitué par plusieurs pièces anguleuses, généralement losangiques, qui se chevauchent par leurs extrémités et sont réunies les unes aux autres et comme englobées dans une membrane fibreuse, élastique, qui fait suite à celle de la trachée. A mesure que les bronches diminuent de calibre, ces pièces de charpente se rapetissent, s'écartent les unes des autres et peu à peu disparaissent ; en sorte que ces tuyaux deviennent tout à fait membraneux à l'intérieur des lobules pulmonaires.

Les bronches cartilagineuses, grâce au morcellement de leur charpente, peuvent d'ailleurs, comme les bronches membraneuses, se prêter aux mouvements de dilatation et de resserrement du poumon, ce qui n'eût guère été possible avec un squelette annelé comme celui de la trachée.

---

1. J'ai vu, chez un Veau, les deux branches apicales prendre naissance symétriquement sur les troncs bronchiques et être l'une et l'autre hypartérielles. Le sommet du poumon droit n'était pas plus développé ni plus avancé que celui du poumon gauche.

b. *Membrane charnue.* — La couche charnue est très mince; mais, au lieu d'être limitée à un plan, comme dans la trachée, elle se développe sur tout le pourtour du conduit envisagé. Elle est connue sous le nom de *muscle bronchique* ou *de Reisseissen.* Elle se poursuit jusque dans les bronchioles intralobulaires.

c. *Membrane muqueuse.* — Cette membrane, qui se distingue de celle de la trachée par sa grande sensibilité, constitue à elle seule la paroi des divisions bronchiques ultimes. Dans un poumon distendu, la coupe de la membrane charnue et de la muqueuse est exactement circulaire; mais, sur les coupes histologiques ordinaires, ces membranes sont plissées en festons à la face interne de la charpente cartilagineuse.

Les glandules bronchiques sont fort nombreuses et situées les unes en dedans, les autres en dehors du muscle de Reisseissen. Elles sont du même type que celles de la trachée. Elles disparaissent vers l'entrée des lobules pulmonaires.

d. *Vaisseaux et nerfs.* — Les divisions vasculaires et nerveuses qui s'épuisent dans le tissu des bronches viennent des vaisseaux et des nerfs satellites de ces tuyaux, c'est-à-dire des *artères, veines* et *nerfs bronchiques;* toutefois les dernières bronches reçoivent aussi du sang de l'artère pulmonaire. Les *lymphatiques* profonds du poumon suivent l'arborisation bronchique pour se rendre dans les ganglions bronchiques.

DIFFÉRENCES

Ane. — Ce qui frappe de prime abord dans le larynx de l'Ane comparé à celui du Cheval, ce sont ses grandes dimensions transversales. Ainsi, tandis que chez le Cheval la distance comprise entre le bec aryténoïdien et la pointe de l'épiglotte est environ deux fois plus grande que celle qui sépare les replis aryténo-épiglottiques, le rapport de ces deux distances est de 3 : 2 chez l'Ane. L'ouverture triangulaire comprise entre les aryténoïdes et la base de l'épiglotte est à peu près équilatérale chez celui-ci; elle est allongée d'avant en arrière dans le Cheval. (Comparez les deux figures 11 et 14.)

Une autre différence asinienne que nous avons déjà mentionnée consiste dans le rétré

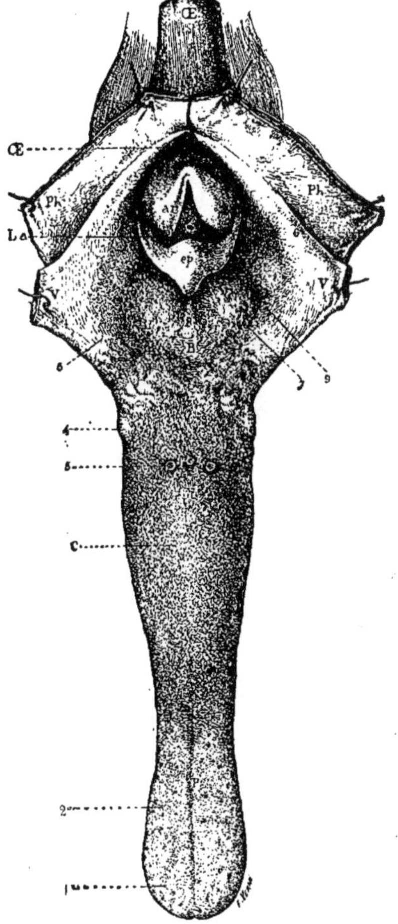

Fig. 14. — Langue d'un Ane, vue par sa face dorsale, avec l'entrée du larynx et l'entrée de l'œsophage, le voile du palais ayant été coupé par le milieu et ses deux moitiés déjetées latéralement [*].

* B, base de la langue ; C, corps ; P, partie libre ou pointe ; V, voile du palais ; P*h*, paroi pharyngienne ; Œ, œsophage ; *ep*, épiglotte ; *ar*, aryténoïdes ; L*a*, entrée du larynx ; 1, papilles fongiformes ; 2, papilles filiformes ; 3, trous borgnes de Morgagni qui, par une exception fréquente chez l'Ane, sont au nombre de trois au lieu de deux ; 4, organe folié ; 5, pilier antérieur du voile ; 6, pilier postérieur ; 7, cryptes amygdaloïdes de la base de la langue ; 8, repli glosso-épiglottique ; 9, fosse amygdalienne.

cissement de l'entrée du ventricule de la glotte ; cette entrée figure un petit orifice circulaire, de 5 à 8 millimètres de diamètre, situé entre la partie inférieure de la corde vocale et la corne de l'épiglotte.

Signalons enfin, puisque l'occasion s'en présente, que les piliers postérieurs du voile du palais, qui entourent le larynx, sont très souvent pigmentés chez l'Ane ainsi que la muqueuse de l'origine de l'œsophage.

Mulet. — Le larynx des Mulets est en général plus ressemblant à celui de l'Ane qu'à celui du Cheval.

Bœuf. — 1° *Larynx* (fig. 15). — Le cartilage *cricoïde* est très épais, surtout à sa circonférence antérieure ; son chaton est oblique de haut en bas et d'avant en arrière et relevé d'une forte crête médiane qui donne insertion aux fibres charnues du plan inférieur de l'œsophage. La circonférence antérieure est dépourvue d'échancrure et à peu près sur le même plan ; elle décrit une ellipse allongée dans le sens dorso-ventral ; la circonférence postérieure est beaucoup moins haute, vu l'obliquité du chaton, et très proéminente au niveau de ce dernier. Le cartilage *thyroïde* rappelle assez bien le plastron d'une cuirasse qui serait plus large et plus épaisse en arrière qu'en avant, légèrement étranglée dans son milieu et pourvue postérieurement d'une forte proéminence médiane, envahie de bonne heure par l'ossifica-

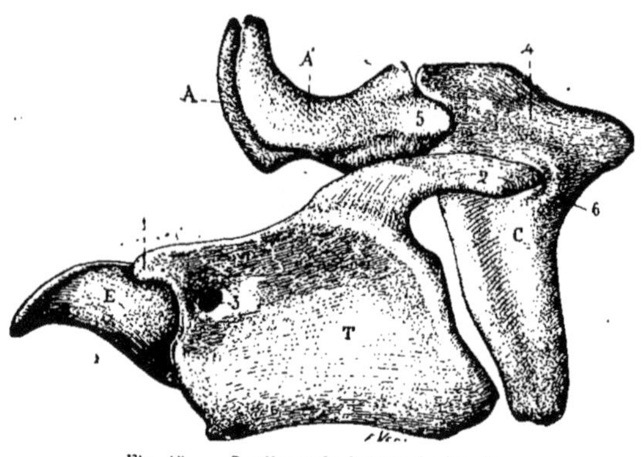

Fig. 15. — Cartilages du larynx du Bœuf '.

tion. Les deux cornes qui l'unissent à la fourche hyoïdienne sont peu prononcées et parfois nulles. Celles qui s'articulent avec le cricoïde sont au contraire très allongées et recourbées en bas. Un trou s'observe souvent, de chaque côté, au point d'entrée du nerf laryngé supérieur ; d'autres fois ce n'est qu'une échancrure. L'*épiglotte* est moins allongée que celle du Cheval, plus large, arrondie à l'extrémité au lieu d'être pointue, et lâchement unie au thyroïde ; en outre elle n'a pas de prolongements à sa base. Les *aryténoïdes* ont leur bec d'aiguière moins aigu que dans les Solipèdes ; par contre leur apophyse vocale est plus longue.

Comme différences des muscles, il convient de signaler les suivantes : le *crico-thyroïdien* et le *crico-aryténoïdien latéral* sont épais ; le *crico-aryténoïdien postérieur*, très allongé ; le *thyro-aryténoïdien* est extrêmement développé et progressivement épaissi d'avant en arrière, mais indivis, car le ventricule de la glotte ne le traverse pas ; les faisceaux antérieurs de ce muscle s'arrêtent à un petit cordon fibreux qui les sépare de l'aryténoïdien. Il existe en outre assez souvent un autre *thyro-aryténoïdien* qui manque aux Solipèdes : c'est un petit faisceau qui croise obliquement la partie antérieure du précédent en s'étendant de l'apophyse musculaire de l'aryténoïde à la partie antéro-inférieure du thyroïde, et qui paraît équivaloir au thyro-aryténoïdien supérieur de l'Homme. L'*hyo-épiglottique* est remarquable par son volume et surtout par la bifidité de son origine : il part en effet de l'une et de l'autre branche inférieure de l'hyoïde ainsi que de leurs articulations avec le corps de cet os ; et il est capable de rapprocher ces deux branches l'une de l'autre et ainsi de suppléer à l'absence du muscle transversal de l'hyoïde.

Considéré à l'intérieur, le larynx du Bœuf est plus simple que celui des Solipèdes, car les cordes vocales et les ventricules sont presque effacés. Les cordes vocales sont très courtes et insérées tout à fait à l'arrière du cartilage thyroïde. La glotte interaryténoïdienne est au moins aussi haute que la glotte intervocale ; elle ne se ferme jamais complètement, le rapprochement des apophyses vocales des aryténoïdes laisse au-dessus un petit canal infundibuliforme.

2° *Trachée.* — La trachée est plus ou moins comprimée d'un côté à l'autre ; ses cerceaux, au nombre d'une cinquantaine, présentent souvent leurs extrémités adossées et relevées en une crête médiane.

3° *Bronches.* — La bronche du sommet du poumon droit est seule épartérielle ; en outre elle prend origine sur la trachée, à quelque distance de la bifurcation qui donne naissance aux troncs bronchiques ; c'est pourquoi certains auteurs écrivent que la trachée des Ruminants se termine par trois bronches au lieu de deux (fig. 13, C).

Mouton et Chèvre. — Le *larynx* du Mouton et de la Chèvre diffère de celui du Bœuf : 1° par son cricoïde dont la circonférence antérieure est très oblique relativement à l'axe du larynx, tandis que le chaton est à peu près plan ; 2° par son thyroïde plus développé dans le sens dorso-ventral que dans le sens antéro-postérieur, et dont la corne hyoïdienne est toujours bien prononcée ; 3° par son épiglotte arrondie chez le Mouton, pointue chez la Chèvre ; 4° par ses aryténoïdes, dont le bec d'aiguière participe des différences offertes par l'épiglotte. Les muscles n'offrent rien qui mérite d'être signalé ; c'est assez dire que l'hyo-épiglottique est bifide comme dans les Bovidés et supplée à l'absence du transversal de l'hyoïde. Les cordes vocales sont courtes et peu saillantes ; les ventricules de la glotte n'existent pas ; par contre, le sinus sous-épiglottique forme un petit cratère assez profond.

La *trachée* est formée d'une cinquantaine de cerceaux, dont les extrémités se relèvent pour la plupart, chez la Chèvre, de manière à border une gouttière membraneuse où se loge l'œsophage.

Les *bronches* n'offrent rien de particulier relativement au Bœuf.

Chameaux. — Le *larynx* des Chameaux est remarquable par la grande longueur de ses aryténoïdes ; par son thyroïde en forme de cuirasse bombée et carénée sur la ligne médiane, et à peu près dépourvu d'appendice à son union avec l'hyoïde ; par son cricoïde énorme, agrandi par suite de soudure avec le premier cerceau trachéal.

Les muscles ressemblent à ceux du Bœuf, sauf l'absence du thyro-aryténoïdien oblique et la non-bifidité de l'hyo-épiglottique.

L'intérieur de l'organe ne présente rien à signaler comparativement au Bœuf.

La *trachée* est longue de 1ᵐ,30 à 1ᵐ,50, mais relativement petite et assez régulièrement cylindrique ; elle comprend soixante-cinq à soixante-dix cerceaux.

Les *bronches* ressemblent à celles des autres Ruminants ; c'est-à-dire que la bronche apicale du poumon droit est émise par la trachée.

Lamas. — Le cricoïde est très large, mais non soudé au premier cerceau trachéal. Le thyroïde ne soude pas ses branches sur la ligne médiane ; elles sont seulement unies par un ligament. Les aryténoïdes sont moins allongés que dans les Chameaux. Pour le reste, comme chez ces derniers.

Porc. — Le *larynx* du Porc est remarquable par sa longueur et sa grande mobilité, ainsi que par diverses particularités de structure. Il descend jusqu'à l'intervalle de la 4ᵉ avec la 5ᵉ vertèbre cervicale. Le *cricoïde* est très épais, comprimé latéralement, rapidement ossifié, évasé à sa circonférence antérieure, et fortement oblique relativement à l'axe du larynx, comme s'il avait été tiré en arrière et en bas. Le *thyroïde* est extrêmement développé en longueur et disposé en cuirasse hémi-cylindrique comme celui des Ruminants ; il présente une crête médiane mais point de tubérosité formant pomme d'Adam. Il est dépourvu de cornes hyoïdiennes, très mince à son bord antérieur, épais et ossifié vers le postérieur. Il embrasse complètement le chaton du cricoïde. L'*épiglotte*, isolée, a la forme d'un losange allongé transversalement, fortement incurvé sur sa face inférieure ; elle est très large et tend à embrasser les aryténoïdes par côté. Mais ce qui la distingue principalement, c'est l'étendue de ses déplacements lui permettant de s'éloigner à plusieurs centimètres du thyroïde ; en effet, elle s'unit à sa base avec la membrane hyo-thyroïdienne, qui se trouve ainsi divisée en une partie antérieure, aponévrotique et inextensible, et une partie postérieure, beaucoup plus étendue et extrêmement élastique ; de la sorte, l'épiglotte se trouve fixée d'une manière invariable à la fourche de l'hyoïde, tandis qu'elle est jusqu'à un certain point indépendante du larynx. Les *aryténoïdes* sont très longs et soudés entre eux au niveau de leur bec d'aiguière, qui a la forme d'une gorge de poulie limitée de chaque côté par une encoche. Leur apophyse vocale est dirigée postérieurement et un peu recourbée en haut, de telle sorte que les cordes vocales sont beaucoup plus longues que dans le Bœuf ; elles sont en outre très obliques de haut en bas et d'avant en arrière. Ces cordes, peu saillantes mais remarquablement élastiques, sont divisées chacune par une longue fente en forme de boutonnière qui donne accès dans un ventricule dirigé en avant et en haut, sous le muscle thyro-aryténoïdien ; on pourrait donc ici distinguer, comme chez l'Homme, une corde vocale antérieure ou supérieure et une corde vocale postérieure ou inférieure, avec cette différence toutefois qu'elles sont toutes deux sur le même plan latéral et que la supérieure est de beaucoup la plus développée, tandis que l'inférieure est réduite à un pli muqueux.

La muqueuse, en se portant du bord inférieur de l'aryténoïde au thyroïde, forme antérieurement un repli que l'on a tendance à prendre, à première vue, pour la corde vocale ; ce repli est en effet situé en dedans et en arrière du repli aryténo-épiglottique, qui embrasse l'aryténoïde par côté pour se réunir à celui du côté opposé.

Comme particularités des muscles, nous signalerons les suivantes : Le *thyro-aryténoïdien* est simple, relégué à la partie postérieure du thyroïde, mais extrêmement fort, surtout en avant. La partie de la muqueuse qu'il ne recouvre pas présente de nombreuses glandules. L'*aryténoïdien* est très petit, localisé vers le bord postérieur des aryténoïdes. Il y a deux *crico-thyroïdiens* de chaque côté, l'un externe, à fibres obliques, qui représente le muscle ordinaire, l'autre interne, à fibres transverses. L'*hyo-épiglottique* est simple.

Ajoutons, pour terminer, que la glotte est située très profondément et que sa portion interaryténoïdienne figure une sorte d'entonnoir toujours ouvert qui fait suite au bec d'aiguière de l'entrée du larynx.

La *trachée* est assez exactement circulaire; ses cerceaux, au nombre d'une trentaine, offrent en général un chevauchement de leurs extrémités.

La *bronche* apicale droite prend origine sur la trachée comme chez les Ruminants; toutes les autres bronches sont hypartérielles.

Chien. — *Larynx*. — Le *cricoïde* rappelle, à la dimension près, celui des Solipèdes, mais son chaton ne proémine pas sur la circonférence postérieure. Le *thyroïde* est relativement court et ressemble plutôt à un anneau incomplet qu'à un plastron de cuirasse; il présente de chaque côté une corne hyoïdienne et une corne cricoïdienne, ainsi qu'une crête externe pour les attaches des muscles hyo-thyroïdien et thyro-pharyngien. L'*épiglotte* a la forme d'un losange allongé d'avant en arrière, dont les angles latéraux sont relevés en pointe; sa partie libre, c'est-à-dire située au-devant des angles latéraux, forme une gouttière nettement triangulaire. Les *aryténoïdes* présentent, à la base de leur bec d'aiguière, deux petits cartilages annexes qui se logent dans l'épaisseur des replis aryténo-épiglottiques : ce sont les *cartilages cunéiformes* ou de *Wrisberg*. Chacun d'eux a la forme d'un croissant dont la corne supérieure se dirige en avant vers les angles latéraux de l'épiglotte, tandis que la corne inférieure s'unit au thyroïde par un pli de la muqueuse qui rappelle tout à fait la corde vocale supérieure de l'homme. Entre ce pli et la corde vocale proprement dite, s'ouvre le ventricule glottique, par une grande fente.

Comme particularités myologiques, il faut signaler : la grande épaisseur du *crico-thyroïdien*; la situation élevée du *thyro-hyoïdien* sur les branches du thyroïde; la bifidité inférieure de l'*hyo-épiglottique*, qui est disposé comme dans le Bœuf (en l'absence du transversal de l'hyoïde); le développement relativement considérable de l'*aryténoïdien*, qui est formé de deux corps charnus latéraux; enfin l'existence de deux *thyro-aryténoïdiens* : le postérieur se comportant comme d'ordinaire, l'antérieur se réunissant en écharpe avec celui du côté opposé, derrière le bec aryténoïdien, et s'insérant d'autre part sur la corne inférieure du cartilage de Wrisberg. Ce dernier muscle serait donc mieux nommé cunéo-aryténoïdien que thyro-aryténoïdien.

La glotte ressemble à celle des Solipèdes.

Trachée. — La trachée ne présente rien de particulier; elle comprend quarante à quarante-cinq cerceaux, qui ne se rejoignent généralement pas et ménagent ainsi un espace membraneux très net.

Bronches. — Les bronches des sommets pulmonaires naissent l'une et l'autre des troncs bronchiques, la droite plus en avant que la gauche, comme chez les Solipèdes; mais la première seule est épartérielle; l'autre procède d'un tronc commun avec la bronche suivante.

Chat. — Le *larynx* du Chat, comparé à celui du Chien, se fait remarquer : par son cricoïde large et fort; par son thyroïde à ailes obliques, pourvues d'une grande corne hyoïdienne; par son épiglotte longue et pointue, de forme triangulaire; par l'absence des cartilages de Wrisberg; par l'épaisseur des replis aryténo-épiglottiques, qui renferment des amas glandulaires; enfin par l'existence en dedans de ces replis de deux cordes vocales supérieures très nettes, qui limitent, de chaque côté du larynx, deux ventricules : 1° un ventricule interne ou intervocal peu profond; 2° un ventricule externe, plus spacieux, compris entre la corde vocale supérieure et le repli aryténo-épiglottique. Notons enfin que le muscle thyro-aryténoïdien du Chat est simple; le supérieur ou antérieur fait défaut.

La *trachée* comprend le même nombre de cerceaux que dans le Chien; mais en général ils se chevauchent à l'extrémité de telle sorte que l'on voit à l'intérieur du tube une crête régnant tout le long du plan postérieur.

Les *bronches* n'offrent rien de particulier comparativement au Chien.

Lapin. — Parmi les particularités du *larynx* sur le Lapin, nous signalerons : 1° l'obliquité du cricoïde, dont la partie inférieure laisse avec le thyroïde un grand intervalle comblé par la membrane crico-thyroïdienne; 2° le grand développement des cornes hyoïdiennes du thyroïde; 3° la forme bilobée de l'épiglotte due à une échancrure de son extrémité libre; ce cartilage est très mince, mais relativement grand; il offre à sa base deux petites pointes; 4° l'annexion aux aryténoïdes de cartilages de Wrisberg logés dans les replis aryténo-épiglottiques; 5° la situation de l'ouverture des ventricules glottiques au-devant des cartilages de Wrisberg, à une certaine distance des cordes vocales.

La *trachée* n'offre rien de particulier; elle comprend une cinquantaine de cerceaux.

Les *bronches* sont disposées en principe comme dans le Chat.

ARTICLE III. — CAVITÉ THORACIQUE ET PLÈVRES.

A. Cavité thoracique. — La *cavité thoracique* ou *pectorale* loge non seulement le poumon, mais encore le cœur et les gros vaisseaux qui partent de cet organe ou qui s'y rendent, avec une partie de l'œsophage et de la trachée, ainsi que des nerfs aussi remarquables par leur nombre que par leur importance physiologique.

SITUATION. — On sait que le thorax a pour base la cage osseuse formée par les côtes, le sternum et le corps des vertèbres dorsales. Suspendue à la portion moyenne du rachis, cette cage est transformée en cavité close par les muscles intercostaux, qui ferment les espaces à jour situés entre les côtes, et par le diaphragme, vaste cloison musculo-aponévrotique séparant le thorax de l'abdomen.

CONFORMATION INTÉRIEURE (fig. 16). — Considérée dans son ensemble, la cavité, hortacique représente l'intérieur d'un cône creux, couché horizontalement, déprimé d'un côté à l'autre, surtout en avant, vers son sommet, et dont la base formée par le diaphragme, est coupée très· obliquement de haut en bas et d'arrière en avant, ce qui rend le diamètre antéro-postérieur de la cavité beaucoup plus grand en haut qu'en bas (la différence est plus du double).

La surface intérieure de cette cavité conique peut se diviser en six régions : un

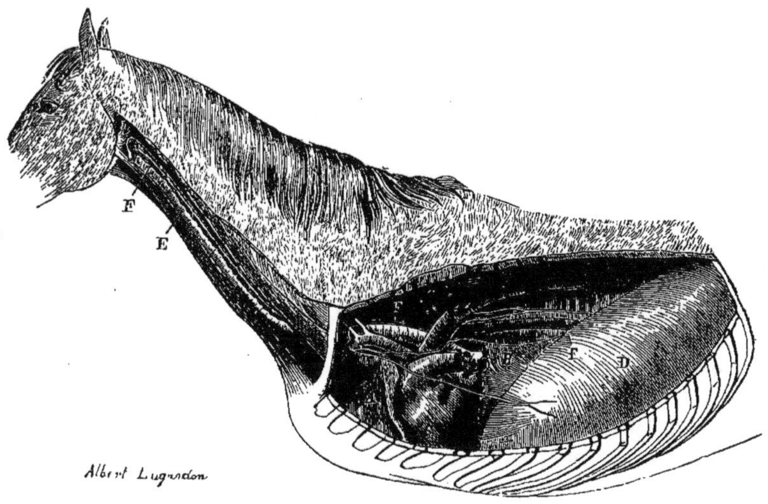

Fig. 16. — Cavité pectorale et région inférieure du cou du Cheval, pour montrer la trachée, l'œsophage et les autres organes contenus dans le médiastin *.

plan *supérieur*, un *plan inférieur, deux plans latéraux*, une *base* ou *plan postérieur* et un *sommet* ou *entrée*.

a. Le *plan supérieur* présente : sur la ligne médiane, une forte saillie résultant de la réunion des corps vertébraux; latéralement, deux gouttières profondes dites *vertébro-costales*. Ces gouttières, plus larges en arrière qu'en avant, formées par l'extrémité supérieure des arcs costaux, logent le bord supérieur des poumons; tandis que la saillie médiane se place entre ces deux organes. Couverte en avant par l'extrémité postérieure des muscles longs du cou, cette saillie

* E, trachée; F, F, F, œsophage; C, cœur dans son péricarde; D, diaphragme; A, médiastin antérieur; B, médiastin postérieur.

répond, dans le reste de son étendue, à l'aorte postérieure, au canal thoracique et à la grande veine azygos; on y remarque, par côté, la chaîne sympathique dorsale, croisant inférieurement la série des articulations costo-vertébrales.

b. Le *plan inférieur*, beaucoup plus court que le précédent, se trouve comme lui plus étroit en avant qu'en arrière. Il a pour base : la face supérieure du sternum, les cartilages des côtes sternales et le muscle triangulaire du sternum. Il donne attache, en arrière, au sac fibreux qui contient le cœur.

c. Les *plans latéraux*, plus étendus que les deux premiers, sont concaves sur leurs deux diamètres, c'est-à-dire de haut en bas et d'avant en arrière. Constitués par la face interne des côtes et des muscles intercostaux, ils sont en rapport avec la face externe du poumon, qui ne leur adhère en aucun point.

d. La *base* ou *paroi postérieure*, formée par la face convexe du diaphragme, est circonscrite, sur son contour extérieur, par le cercle des cartilages asternaux et par la dernière côte. On y voit les trois ouvertures qui traversent la cloison diaphragmatique : orifice aortique, orifice œsophagien et orifice cave.

Avant que la poitrine soit couverte, le diaphragme est maintenu tendu par une sorte d'action aspiratrice exercée sur sa face antérieure par la base des poumons; sa convexité très forte détermine alors un véritable empiétement de la cavité abdominale sur la cavité thoracique, et une certaine zone de son pourtour se trouve immédiatement appliquée contre la paroi costale; ce n'est que dans les inspirations forcées que cette espèce de sinus costo-diaphragmatique, dit *sinus pleural postérieur*, s'ouvre et admet le bord postérieur du poumon jusqu'à son fond.

e. Le *sommet* ou *entrée du thorax* représente une ouverture ovalaire, allongée verticalement, comprise entre les deux premières côtes et les muscles longs du cou, ouverture obstruée en partie par un énorme paquet de ganglions lymphatiques, et livrant passage à la trachée, à l'œsophage, aux artères axillaires et carotides, à la veine cave antérieure, aux nerfs pneumogastriques, grands sympathiques, laryngés inférieurs et diaphragmatiques.

Telle est la cavité thoracique. Comme l'abdomen, elle est pourvue d'un revêtement séreux qu'il nous reste à examiner.

B. *Plèvres*. — Le revêtement séreux du thorax comprend deux membranes distinctes, désignées sous le nom de *plèvres* (πγευρά, le côté). Ces membranes constituent deux sacs adossés l'un contre l'autre dans le plan médian et formant ainsi une cloison, appelée *médiastin*, qui divise la cavité thoracique en deux compartiments latéraux. Chaque plèvre tapisse donc une des parois externes ou costales du thorax et la moitié correspondante de la paroi diaphragmatique, puis se replie dans le plan médian vertical et antéro-postérieur de la cavité, pour concourir à la formation du médiastin, d'où elle se projette sur le poumon : disposition qui montre quatre portions dans la plèvre, savoir : une *costale*, une *diaphragmatique*, une *médiastine*, représentant dans leur ensemble le *feuillet pariétal* de la membrane, et une *pulmonaire* ou *viscérale*.

a. La *plèvre costale* est appliquée sur la face interne des côtes et des muscles intercostaux internes. Doublée sur sa face adhérente, au niveau de chaque espace intercostal, par une lame de tissu jaune élastique, cette membrane répond, par sa face libre, au poumon, avec lequel elle ne contracte normalement aucune adhérence. Elle se continue : en arrière, avec le feuillet diaphragmatique au fond du sinus pleural postérieur; en avant, en haut et en bas, avec la plèvre médiastine. Au niveau de l'entrée de la poitrine, elle donne lieu à un cul-de-sac qui ferme cette entrée et que l'on appelle *cul-de-sac* ou *sinus antérieur* de la plèvre, calotte, dôme pleural.

b. La *plèvre diaphragmatique* adhère d'une manière peu serrée à la portion charnue du muscle, mais l'union est plus intime sur la portion aponévrotique. Ce feuillet se met en rapport, par sa face libre, avec la base du poumon ; il se confond avec le médiastin par la partie interne de sa périphérie.

c. La *plèvre médiastine* s'adosse à celle du côté opposé et produit ainsi la cloison médiane qui divise la cavité thoracique en deux compartiments latéraux (fig. 16). Plusieurs organes sont compris entre les deux lames de cette cloison ; mais il faut citer le cœur en première ligne. En anatomie vétérinaire, on appelle *médiastin antérieur* la partie de la cloison qui est en avant de ce viscère ; le nom de *médiastin postérieur* est réservé à la partie située en arrière : termes qui n'ont pas la même signification qu'en anatomie humaine, mais dont nous ne changerons cependant point la valeur, de peur d'être mal compris. — Le *médiastin antérieur*, plus épais que le postérieur, mais beaucoup moins étendu, contient supérieurement la trachée, l'œsophage, l'aorte antérieure et ses divisions, la veine cave antérieure, le canal thoracique, les nerfs cardiaques, pneumogastriques, récurrents et diaphragmatiques ; il comprend aussi le thymus chez le fœtus et le très jeune sujet. Il ne présente aucune adhérence avec le poumon. — Le *médiastin postérieur* est incomparablement plus étroit en bas qu'en haut, à cause de la position oblique du diaphragme. Sa partie inférieure, toujours déviée à gauche, est extrêmement mince et percée de petits trous qui lui donnent l'apparence d'une dentelle. Traversé tout à fait en haut par l'aorte postérieure, la veine azygos et le canal thoracique, ce médiastin livre passage un peu plus bas, entre ses deux lames, à l'œsophage, aux cordons œsophagiens des pneumogastriques et au nerf diaphragmatique gauche. Ce sont les lames de ce médiastin qui se réfléchissent sur le poumon pour constituer la plèvre viscérale ; il en résulte un petit méso, ou *ligament du poumon*, qui s'étend sur une ligne horizontale depuis la racine pulmonaire jusqu'à la face antérieure du diaphragme.

Chez les Solipèdes, les deux poumons adhèrent presque toujours l'un à l'autre par une certaine étendue de leur face interne, au niveau du lobule azygos ; il s'ensuit une interruption du médiastin, comme si ledit lobule, en débordant du côté gauche, avait déterminé l'oblitération partielle de la cloison séreuse interpulmonaire.

Il importe de retenir l'aspect cribriforme du médiastin postérieur à sa partie inférieure, car il explique que la pleurésie est presque toujours double chez les Solipèdes et partant beaucoup plus grave, en général, que dans les autres espèces [1].

d. La *plèvre pulmonaire* ou *viscérale*, continue, comme il vient d'être dit, avec la plèvre médiastine, se met en contact par sa face libre avec le feuillet pariétal de la membrane. Son autre face adhère assez intimement, chez les Solipèdes, au tissu propre du poumon.

Indépendamment de ces quatre feuillets séreux, la plèvre droite fournit un repli particulier qui s'élève de la paroi inférieure de la cavité thoracique et vient envelopper la veine cave postérieure et le nerf diaphragmatique droit, l'un et

---

1. D'après M. le professeur G. Barrier, les perforations du médiastin des Solipèdes se produisent le plus souvent accidentellement, sur le cadavre, lorsque, la poitrine étant ouverte, les poumons se rétractent et tirent sur cette cloison.

l'autre situés au fond d'une scissure spéciale du poumon correspondant. Ce repli offre la même réticulation que le médiastin postérieur.

Pour étudier maintenant les diverses portions des plèvres dans leur ensemble, leurs rapports réciproques et leurs connexions avec les organes contenus dans la cavité thoracique, nous supposerons trois coupes segmentales de cette cavité (fig. 17) : l'une passant derrière le cœur; l'autre pratiquée au niveau des racines du poumon et divisant le cœur; la troisième traversant le médiastin antérieur, un peu en avant du ventricule droit.

Qu'on prenne sur la première coupe (celle de droite) la plèvre costale au point a, qu'on la suive en haut jusqu'au point b, on la verra alors se replier en

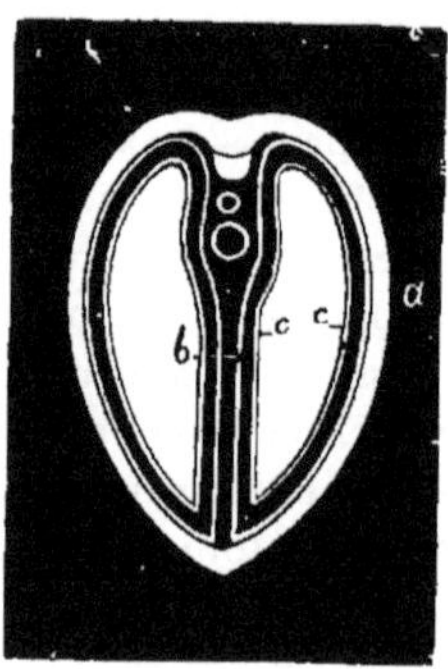
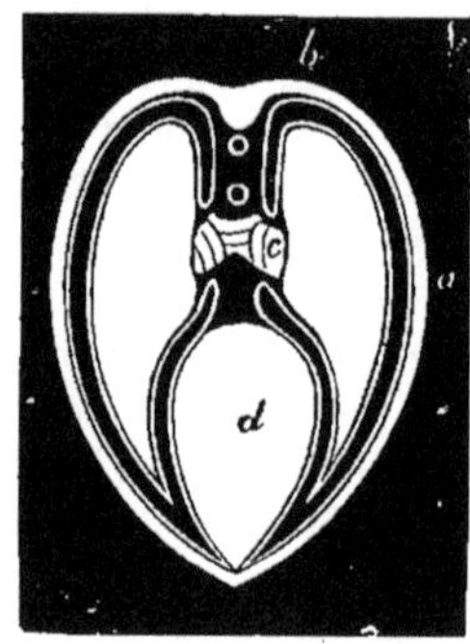
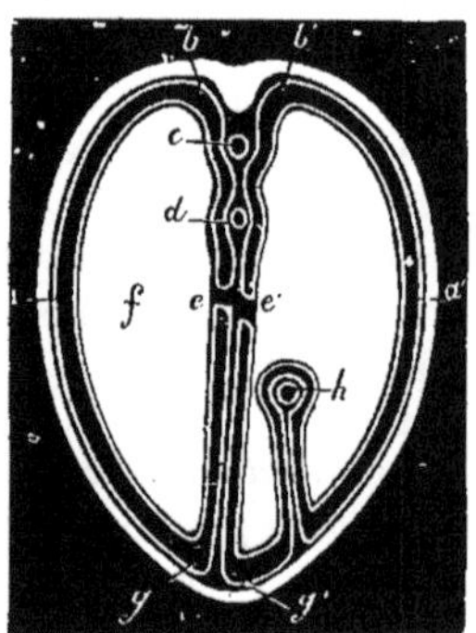

Fig. 17. — Coupes théoriques segmentales. de la cavité thoracique, destinées à montrer la disposition des plèvres.

bas pour former le feuillet médiastin, s'appliquer sur l'aorte c et sur l'œsophage d, puis se réfléchir au point e sur le poumon f, en enveloppant l'organe

toutes parts; revenir au point c, abandonner alors le poumon, se réfléchir de nouveau pour achever la formation de la cloison médiastine b g, et regagner enfin le point de départ a. Du côté droit, les choses offrent une légère variante. Après s'être portée du point a' au point b', puis au point c', après s'être développée autour du poumon, avoir été ramenée en e', et s'être réfléchie dans le plan médian jusqu'au point g', la plèvre droite abandonne la paroi thoracique inférieure, pour s'aller jeter autour de la veine cave postérieure et revenir en a', son point de départ.

La deuxième coupe montre la plèvre, arrivée au point b, descendant sur la racine du poumon c, se développant ensuite autour de cet organe pour revenir en c, et se réfléchissant sur le péricarde d pour regagner le point a.

Sur la troisième coupe (celle de gauche), on voit la plèvre pariétale a b sans aucune continuité avec la plèvre viscérale c, attendu que les sommets des poumons sont libres de toute attache, le mésopulmonum ne commençant qu'à partir de la racine du viscère.

STRUCTURE. — Comme toutes les séreuses, les plèvres ont une face libre tapissée par une couche endothéliale parfaitement lisse, toujours en contact avec elle-même et constamment lubrifiée par une sérosité qui facilite le glissement du poumon sur les parois de la cavité thoracique. Leur face profonde est unie aux parties sous-jacentes par un tissu conjonctif dépourvu de graisse, si ce n'est au niveau du médiastin antérieur et du péricarde; l'adhérence est plus intime pour le feuillet viscéral que pour le pariétal.

La plèvre possède des *vaisseaux* sanguins et lymphatiques qui forment deux réseaux : un premier, sous-séreux, à mailles larges ; un second, sous-endothélial, à mailles plus fines.

Les *nerfs* viennent du sympathique et du pneumogastrique pour la plèvre pulmonaire, du diaphragmatique et des intercostaux pour la plèvre pariétale.

FONCTIONS. — Le thorax n'est pas une simple cavité de réception ; il joue un rôle très important dans l'acte de la respiration. On sait, en effet, qu'il se dilate et se resserre alternativement par le jeu du diaphragme et des côtes (Voy. t. I, p. 88 et 284). Or, le poumon, étant immédiatement appliqué sur les parois thoraciques et ne pouvant à aucun moment en être séparé, suit cette cavité dans ses mouvements, c'est-à-dire qu'il se dilate en aspirant l'air atmosphérique, puis se rétracte en expulsant celui-ci après lui avoir soustrait une certaine quantité d'oxygène qu'il remplace par une quantité proportionnelle d'acide carbonique.

Les mouvements du thorax constituent donc le phénomène initial de la respiration ; tous les autres actes de la fonction en dépendent ; aussi, dans le langage ordinaire, le terme « respirer » exprime purement et simplement le jeu de soufflet de la poitrine.

DIFFÉRENCES

Dans le **Bœuf**, le thorax présente, à sa partie supérieure surtout, une longueur moindre que dans les Solipèdes, en raison du peu d'obliquité et du mode d'attache du diaphragme sur les côtes (Voy. t. I, p. 409). Du reste, la capacité totale de cette cavité se trouve certainement inférieure à celle qu'offre la poitrine du Cheval. Il en est de même, relativement bien entendu, dans le **Mouton**, la **Chèvre** et le **Porc** ; tandis que le **Chien** possède, sous ce rapport, une incontestable supériorité, même sur les Solipèdes. Ajoutons que tous ces animaux, sans exception, se distinguent du Cheval, de l'Ane et du Mulet par la conformation du médiastin postérieur, lequel n'est plus découpé à jour dans sa partie inférieure, mais solide, aussi épais et aussi complet en ce point que partout ailleurs ; aussi l'épanchement consécutif à a pleurésie se localise-t-il aisément dans l'un des sacs pleuraux chez les premiers animaux, andis que cette localisation est rare dans les seconds.

ARTICLE IV. — POUMON.

Préparation. — On étudiera la disposition du poumon dans la cavité thoracique en plaçant un sujet en deuxième position ; en ouvrant la poitrine par l'excision des côtes, comme dans la figure 16, et en insufflant l'organe par la trachée au moyen d'un tube à robinet. Pour l'étude de sa conformation extérieure, le poumon devra être sorti de sa cavité de réception, avec le cœur et les gros vaisseaux, et insufflé comme précédemment.

Organe essentiel de la respiration, le poumon (πνεύμων, de πνεῖν, je respire) est un viscère spongieux, logé dans la cavité thoracique et divisé en deux moitiés latérales qui occupent chacune l'un des sacs séreux formés par les plèvres. On décrit indifféremment *deux lobes pulmonaires* ou *deux poumons*, l'un *droit* et l'autre *gauche*, celui-ci un peu moins volumineux que l'autre (fig. 18 et 19).

VOLUME. CONFIGURATION. RAPPORTS. — Les poumons affectent dans leur ensemble la forme de la cavité thoracique, qu'ils remplissent exactement et dont ils suivent toutes les variations de capacité. Mais, pour physiologique qu'elle soit, cette forme n'est pas naturelle ; elle représente un état de distension de l'organe, imposé par le vide qui règne dans la cavité pectorale ; aussi à peine cette dernière est-elle ouverte que les poumons, obéissant librement à leur élasticité, s'affaissent sur eux-mêmes et se réduisent des trois quarts au moins de leur volume. La tendance du poumon à se rétracter explique l'action de ventouse qu'il exerce sur le diaphragme et qui maintient celui-ci tendu, tant que la poitrine est fermée.

G. Colin estime en moyenne à 35 litres la capacité du poumon du Cheval et à 3 litres ou 3ᴵ,5 la quantité d'air qui se déplace à chaque mouvement respiratoire.

Considéré dans sa forme physiologique, chacun des poumons offre à étudier : une *face externe*, une *face interne*, une *base*, un *sommet*, un *bord supérieur*, un *bord inférieur*, un *bord postérieur*.

La *face externe* ou *costale* est convexe et moulée sur la paroi latérale du thorax.

La *face interne* ou *médiastine* forme un plan vertical séparé du poumon opposé par le médiastin (excepté vers sa partie inférieure où les deux poumons

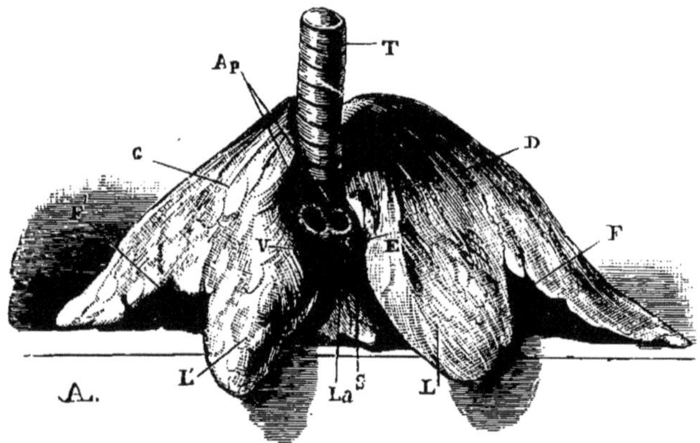

Fig. 18. — Poumon de Cheval reposant sur sa face diaphragmatique et vu par son sommet [*].

adhèrent directement l'un à l'autre). Elle offre : 1° une partie antérieure, peu étendue, appliquée contre le médiastin antérieur ; 2° au niveau du cœur, une excavation dans laquelle est logé cet organe avec son enveloppe (fig. 19, E, E') ; 3° immédiatement en arrière et au-dessus de cette excavation, le *hile du poumon*, c'est-à-dire les points d'entrée du tronc bronchique et de l'artère pulmonaire, et de sortie des veines pulmonaires, — l'ensemble de ces vaisseaux constituant la *racine du poumon* ; 4° une portion postérieure plus étendue que les deux autres et répondant au médiastin postérieur, sur lequel elle s'attache au moyen d'un repli déjà signalé que l'on appelle *ligament du poumon*. Ce méso enveloppe la racine du poumon, longe l'œsophage en dessous, puis croise ce conduit pour venir se terminer au-dessus, sur la face antérieure du diaphragme. Deux gouttières s'observent sur cette portion du poumon : l'une près du bord supérieur de l'organe pour recevoir l'aorte postérieure, l'autre, située plus bas, plus marquée à gauche qu'à droite et destinée à l'œsophage.

Dans le poumon droit, cette face médiastine présente, en arrière de l'excavation cardiaque, un petit lobule particulier, dépassant la ligne médiane, lequel manque du côté gauche : c'est le lobule azygos (*lobus impar*), qu'on observe chez tous les Quadrupèdes (fig. 19, H).

La *base* ou *face diaphragmatique*, coupée obliquement de haut en bas et d'arrière en avant, est concave et moulée sur la face antérieure du diaphragme. On y voit, sur le poumon droit, la face postérieure du lobule azygos, et une sorte d'échancrure profonde creusée entre ce lobule et le lobe principal pour le passage de la veine cave postérieure et du nerf diaphragmatique droit (fig. 19, I).

Le *sommet* du viscère occupe le cul-de-sac antérieur de la plèvre ; c'est une sorte d'appendice que les vétérinaires appellent communément le *lobule antérieur* du poumon (fig. 18 et 19, L, L').

Le *bord supérieur* (postérieur chez l'Homme) remplit la gouttière costo-vertébrale ; il est donc arrondi, convexe et progressivement épaissi d'avant en arrière.

L'*inférieur*, beaucoup plus court, mince et tranchant, est profondément échancré au niveau du cœur, et cette échancrure cardiaque est notablement plus étendue

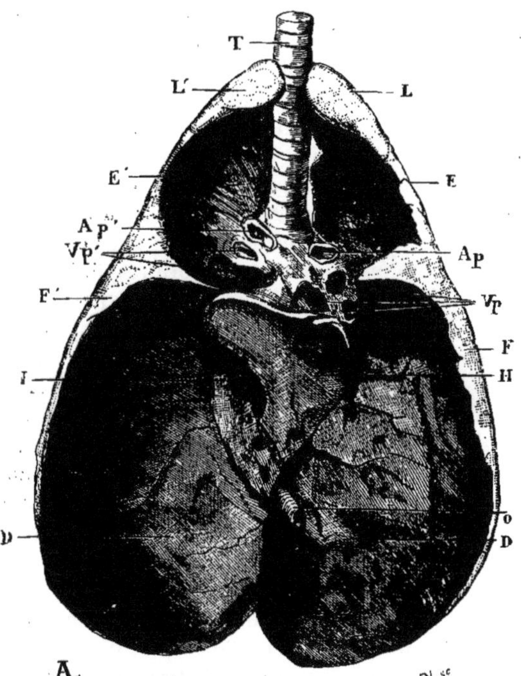

Fig. 19. — Poumon de Cheval suspendu par la trachée, montrant sa face diaphragmatique et son excavation cardiaque *.

à gauche qu'à droite : raison principale qui fait choisir la paroi thoracique gauche pour l'auscultation du cœur (fig. 18, F, F').

Le *bord postérieur* est ellipsoïde et circonscrit de toutes parts la face diaphragmatique, qu'il sépare des faces costale et médiastine. D'un côté, il est adjacent à son homologue de l'autre poumon ; de l'autre côté, il s'insinue dans le sinus costo-diaphragmatique ou sinus pleural postérieur, dont il n'atteint le fond que dans les inspirations forcées.

Structure. — Une *enveloppe séreuse*, un *tissu propre*, des *vaisseaux sanguins*, des *lymphatiques*, des *nerfs* : tels sont les éléments qui entrent dans l'organisation du poumon.

A. **Enveloppe séreuse.** — Cette enveloppe n'est autre chose que la plèvre viscérale ou plèvre pulmonaire ; elle est très adhérente au tissu propre, mais parfaitement libre relativement à la plèvre pariétale, à laquelle elle ne tient que par le méso signalé sur le médiastin.

<hr>

* T, trachée ; L, L', lobules antérieurs ; E, E', excavation cardiaque ; Ap, Ap', branches de l'artère pulmonaire à leur entrée dans le poumon ; Vp, Vp', veines pulmonaires à leur sortie du poumon ; F, F', face externe de l'un et de l'autre poumon ; DD, base ou face diaphragmatique des poumons ; H, lobule azygos du poumon droit ; I, gouttière de la veine cave postérieure ; O, œsophage passant entre les deux poumons.

B. Tissu propre. — Nous envisagerons successivement ses caractères physiques et ses caractères anatomiques.

I. Caractères physiques. — Le tissu pulmonaire se présente, chez l'adulte, avec une belle couleur rosée, plus ou moins foncée suivant son degré d'insufflation et suivant la quantité de sang qu'il renferme ; c'est ainsi que le poumon du côté sur lequel l'animal est mort est toujours plus coloré que son congénère, par suite de l'hypostase sanguine. Chez le fœtus, qui n'a pas encore respiré, le poumon offre une coloration rouge foncé rappelant un peu celle du foie.

Le tissu pulmonaire, tout en étant mou et spongieux, présente une très grande force de résistance ; il ne se déchire qu'à une forte pression et alors il en résulte de l'emphysème. Son élasticité est considérable ; c'est elle qui provoque l'affaissement du poumon quand on fait entrer l'air dans les plèvres.

Grâce à l'air que renferment ses alvéoles, le tissu pulmonaire est d'une légèreté remarquable ; il surnage quand on le plonge dans l'eau. Au contraire, chez le fœtus qui n'a pas encore respiré, le tissu, n'étant pas infiltré d'air, est plus dense que l'eau ; mais il suffit de l'insuffler pour qu'il surnage.

Si le poids spécifique du poumon est plus considérable avant la naissance qu'après la naissance, il n'en est pas de même pour le poids absolu, qui est au maximum de 1/60ᵉ du poids du corps chez le fœtus, tandis qu'il atteint 1/30ᵉ à 1/40ᵉ après la naissance. En effet, jusqu'au moment où la fonction respiratoire s'établit, le poumon ne reçoit de sang que juste la quantité nécessaire pour la nutrition de son tissu, l'artère pulmonaire se dérivant en grande partie sur l'aorte par le canal artériel ; tandis que, dès l'établissement de la respiration, le débit de cette artère se fait entièrement dans le poumon, qui gagne ainsi beaucoup en poids, tout en devenant plus léger spécifiquement par le fait de l'introduction de l'air dans ses alvéoles déplissés.

On peut mettre à profit la connaissance de ces faits pour déterminer si un poumon donné provient d'un sujet qui a respiré ou d'un sujet mort avant d'être mis au monde. Si on plonge le tissu dans l'eau, cette épreuve s'appelle *docimasie pulmonaire hydrostatique* ; si on cherche le rapport du poids du poumon au poids total du corps, c'est la *docimasie pulmonaire par la balance* ou *procédé de Ploucquet.*

II. Caractères anatomiques. — Le tissu pulmonaire se décompose en un grand nombre de petits lobules, d'environ un centimètre cube, séparés par des cloisons conjonctives qui semblent procéder du chorion de la membrane séreuse extérieure. Cette segmentation en lobules est un fait d'organisation commun à tous les Mammifères, mais elle se démontre plus facilement chez les uns que chez les autres : peu évidente dans les Solipèdes et surtout chez les Carnivores, elle est au contraire très apparente chez le Bœuf, vu l'épaisseur des travées conjonctives interlobulaires ; on la voit aussi plus ou moins distinctement chez les autres Ruminants et chez le Porc.

Le lobule constituant l'unité génétique du poumon, nous allons étudier sa structure avec détail, comme nous l'avons fait précédemment pour le lobule hépatique.

Lobule pulmonaire. — Les lobules pulmonaires sont très variables de forme : les superficiels représentent généralement une pyramide dont la base répond à la surface du poumon ; les profonds, couchés le long des tuyaux bronchiques, sont taillés à facettes d'une manière irrégulière et moulés les uns sur les autres ;

ẻnfin ceux qui occupent le bord inférieur ou le postérieur affectent la forme d'un coin. Nous prendrons pour type un lobule pyramidal de la superficie de l'organe, dont nous ferons connaître la morphologie interne d'après les recherches récentes de MM. Laguesse et d'Hardiviller, et ensuite la structure.

a. *Morphologie* (fig. 20). — Ce lobule reçoit à son sommet une petite bronche d'environ un millimètre de diamètre, laquelle pénètre à son intérieur suivant son axe et se termine par une bifurcation, à peu près à mi-hauteur du lobule, non sans avoir émis préalablement des branches collatérales. Celles-ci sont plus ou moins nombreuses suivant la longueur du tronc qui les émet; on en trouve ordinairement 2 ou 3, quelquefois 4; chacune se divise bientôt en deux branches plus ou moins égales, qui se divisent de même une ou plusieurs fois de suite, de manière à donner de 6 à 24 bronchioles. Les branches terminales du tronc bronchique intralobulaire subissent de même

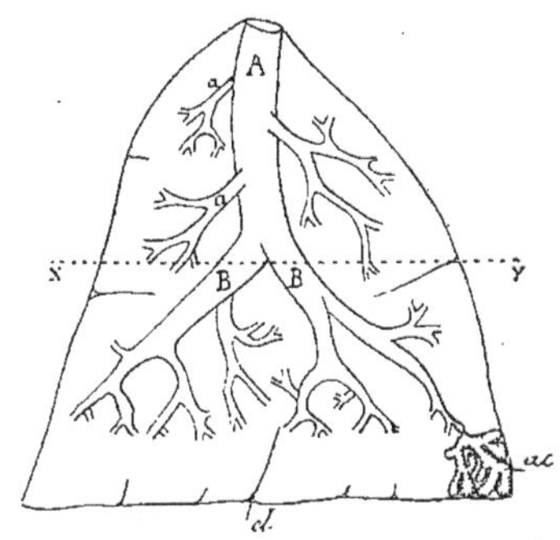

Fig. 20. — Schéma d'un lobule pulmonaire d'après Laguesse et d'Hardiviller *.

plusieurs divisions dichotomiques successives et constituent un panache de 30 à 50 bronchioles, qui, ajoutées aux précédentes, forment un total de 50 à 100 divisions et même davantage, terminées par autant d'acini.

Chaque bronchiole acineuse se continue par un bouquet de *canaux alvéolaires* ou *canaux respiratoires* ; mais il n'y a pas ici une brusque transition, comme on se le figure généralement, ni un changement radical dans le mode de ramescence; la bronchiole présente d'abord quelques soufflures alvéolaires plus ou moins disséminées, puis elle se divise en deux conduits plus larges, presque entièrement couverts d'alvéoles serrés, lesquels conduits se bifurquent à leur tour une ou plusieurs fois. En d'autres termes, la division dichotomique se poursuit jusqu'au bout; mais, comme elle se répète coup sur coup et que les canaux alvéolaires

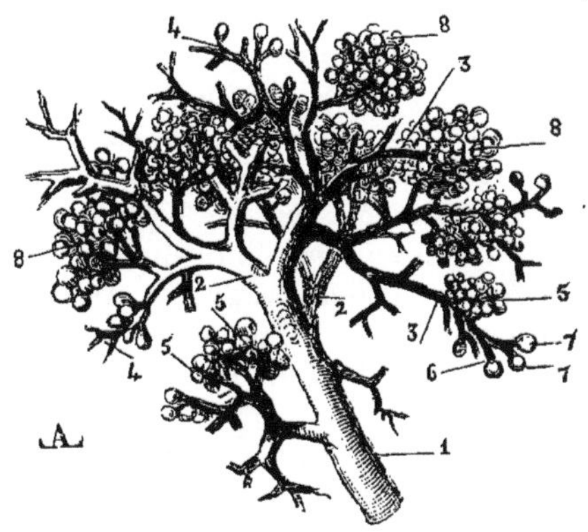

Fig. 21. — Moulage à l'alliage Darcet des cavités intérieures d'un lobule pulmonaire d'un âne (grossi cinq fois) **.

sont courts et larges, il en résulte une ramification en chou-fleur. On donne le nom d'*acinus* à l'ensemble des canaux alvéolaires portés par une même bronchiole, et celui d'*infundibulum* à l'extrémité, ordinairement renflée, de chaque canal respiratoire. Les culs-de-sac qui boursouflent ceux-ci ne sont

---

* A, bronche intralobulaire; *a, a,* ses branches collatérales; B, B, ses deux branches terminales; *ac,* bouquet de canaux alvéolaires constituant un acinus *ac; cl,* cloisons conjonctives divisant le lobule en lobulins ; XY, ligne fictive coupant le lobule en deux étages : l'un desservi par le tronc de la bronche, l'autre par ses branches terminales.

** 1, bronche lobulaire de 1 millimètre et demi de calibre à son entrée dans le lobule, émettant deux branches collatérales avant de se bifurquer en ses deux branches terminales 2, 2, les unes et les autres s'épuisant en ramifications 3 et 4, qui se terminent par les acini 8, 8, se décomposant en canaux respiratoires 6, et ceux-ci en vésicules 5, 7. (Il a fallu casser un certain nombre d'acini pour mieux voir les autres.)

autre chose que les *alvéoles* ou *vésicules pulmonaires* ; on les voit parfaitement à l'œil nu sur le poumon insufflé, et, mieux encore, sur le poumon injecté à l'alliage Darcet et traité ensuite par corrosion (fig. 21).

Sachant qu'une bronchiole, avant de se diviser en canaux respiratoires, présente souvent des alvéoles disséminés, il n'est pas toujours facile de dire où commence l'acinus pulmonaire. Parfois l'on remarque dans celui-ci un canal alvéolaire principal, longé par une artère qui a apporté obstacle à l'expansion alvéolaire, en sorte que ledit canal a gardé en cet endroit la structure d'une bronchiole, tandis qu'ailleurs il présente celle de la membrane respiratoire.

Telle est, sommairement exposée, la morphologie cavitaire du lobule pulmonaire des Mammifères. On voit qu'elle rappelle celle d'une glande en grappe.

b. *Structure.* — La structure de ce lobule offre à envisager : les bronches, la paroi des alvéoles ou membrane respiratoire, le tissu conjonctif interstitiel, enfin les vaisseaux et les nerfs.

Les bronches intralobulaires sont dépourvues de squelette cartilagineux et de glandes ; par contre, elles conservent leurs éléments musculaires jusqu'à la fin ; ces bronches membraneuses sont même les plus contractiles.

La paroi des alvéoles est constituée par une mince membrane conjonctive supportant le réseau capillaire sanguin de l'hématose et doublée extérieurement de très nombreuses fibres élastiques. Le réseau de l'hématose est un des plus riches de l'économie ; il se modèle sur chaque alvéole, dont il occupe environ les deux tiers de la surface et dont il circonscrit l'entrée par un vaisseau circulaire interalvéolaire. On a cru longtemps qu'il était à nu sur la face interne des alvéoles et que le contact immédiat de l'air était nécessaire à l'accomplissement des échanges respiratoires ; cependant il eût été contraire à la règle de voir des cavités en communication avec le dehors qui ne soient pas revêtues d'un épithélium. Et en effet, grâce au nitrate d'argent, les histologistes ont fini par découvrir l'épithélium pulmonaire, faisant suite à celui des bronches, épithélium pavimenteux, excessivement mince, semblable à l'endothélium d'une séreuse. Au surplus, il n'acquiert cette minceur qu'après la naissance, par le fait du déploiement des alvéoles. Dans le fœtus, il est formé de cellules cylindriques remplissant à peu près entièrement les cavités alvéolaires.

Le tissu conjonctif interstitiel forme au lobule une enveloppe plus ou moins épaisse, puis un axe accompagnant les bronches intralobulaires et les artères dans leur distribution. Il est extrêmement peu abondant entre les acini divers, ainsi qu'entre les canaux alvéolaires d'un même acinus ; fort souvent, les parois des vésicules voisines sont confondues. Toutefois, on remarque quelques cloisons qui pénètrent le lobule à sa périphérie et le divisent en segments que Grancher a proposé d'appeler *lobulins*.

Il n'y a, pour chaque lobule pulmonaire, qu'un seul vaisseau afférent, l'artère lobulaire, représentée par une division de l'artère pulmonaire, qui accompagne la bronche intralobulaire, se ramifie avec elle et se résout enfin dans la paroi des alvéoles en le superbe réseau capillaire dont il a été parlé ci-dessus. Les artères bronchiques s'épuisent sur les bronches extralobulaires. Les vaisseaux sanguins efférents du lobule n'ont pas une distribution parallèle à celle des artères : au lieu de former autant de territoires que de lobules, ils se rassemblent à la périphérie de ces derniers et communiquent largement d'un lobule à l'autre. De ce réseau interlobulaire partent les veines pulmonaires centrales qui suivent en sens inverse les bronches extralobulaires pour gagner le hile du viscère. Les lymphatiques des lobules pulmonaires sont encore mal connus ; ils paraissent suivre les bronches sans aller toutefois jusqu'aux acini. Quant aux nerfs, Retzius les a vus se prolonger en suivant la ramescence bronchique jusqu'à la paroi des alvéoles où ils se termineraient par des extrémités libres.

C. **Vaisseaux et nerfs du poumon.** — I. Vaisseaux sanguins. — Les vaisseaux sanguins du poumon sont de deux ordres : les vaisseaux fonctionnels où de l'hématose et les vaisseaux nourriciers.

Vaisseaux fonctionnels. — Ce sont : l'artère et les veines pulmonaires ; celle-là apportant du sang noir, celles-ci ramenant au cœur le sang hématosé. L'artère pulmonaire se ramifie exactement comme les bronches et en suivant leur distribution ; elle s'épuise en capillaires dans la paroi des alvéoles ainsi que dans les bronches intralobulaires. Les veines pulmonaires procèdent du réseau de l'hématose et, accessoirement, des capillaires des dernières divisions bronchiques et de ceux du réseau sous-pleural ; elles se rassemblent d'abord à la périphérie des lobules, comme nous l'avons déjà dit, puis elles suivent les bronches extralobulaires en se jetant successivement les unes dans les autres et enfin viennent sortir par le hile du poumon, au nombre de 2 à 4 pour chaque poumon, pour s'aboucher aussitôt avec l'oreillette gauche du cœur.

Ces deux sortes de vaisseaux participent d'une manière nécessaire au rôle physiologique du poumon, comme la veine porte à la fonction du foie ; c'est pour cela qu'on les a distingués des autres veines ou artères de l'organe pulmonaire en les désignant sous le nom de *vaisseaux fonctionnels* ; mais il ne faudrait pas croire qu'ils soient exclus de toute espèce de participation aux actes de nutrition ; les artères bronchiques n'arrivant pas jusqu'à l'intérieur des lobules, ceux-ci sont évidemment nourris par les vaisseaux pulmonaires.

Vaisseaux nourriciers. — On désigne ainsi les artères et les veines bronchiques. Les artères bronchiques, au nombre de deux à l'origine, pénètrent une dans chaque poumon en se plaçant sur le plan supérieur du tronc bronchique correspondant. Elles se ramifient avec les bronches, s'accolent à elles et les accompagnent jusqu'aux lobules, mais sans y pénétrer. Elles sont beaucoup plus petites que les ramifications de l'artère pulmonaire et s'en distinguent en outre par la couleur vermeille du sang qu'elles transportent. Chemin faisant, elles abandonnent des rameaux aux bronches, aux artères et aux veines pulmonaires, aux ganglions bronchiques et enfin au tissu conjonctif péribronchique ou interlobulaire et à la plèvre. Les veines bronchiques ne correspondent qu'à une partie du territoire des artères de même nom : toutes celles qui naissent des fines bronches vont en effet se jeter dans les veines pulmonaires ; et même celles qui émanent des bronches plus volumineuses, tronc bronchique y compris, s'anastomosent fréquemment avec ces dernières.

On a cru longtemps à l'indépendance des deux systèmes artériels du poumon ; cependant les recherches de Zuckerkandl, confirmant les assertions anciennes de Ruysch, ont mis hors de doute l'existence d'anastomoses entre ces deux systèmes : les unes sous-pleurales, particulièrement nombreuses sur la face interne des poumons, les autres profondes, s'effectuant à la surface des bronches.

II. **Lymphatiques.** — Les lymphatiques sont très nombreux; les profonds suivent l'arborisation bronchique jusqu'à l'intérieur des lobules ou bien se logent dans le tissu conjonctif interlobulaire; les superficiels cheminent sous la plèvre; les uns et les autres sont en communication par des branches qui sortent des espaces interlobulaires superficiels. Ils aboutissent finalement aux ganglions bronchiques situés au niveau du hile du poumon.

III. **Nerfs.** — Les nerfs proviennent des pneumogastriques et des grands sympathiques. Ils pénètrent avec les bronches et en suivent la distribution. Ils se terminent soit dans la couche musculaire et dans la muqueuse de celles-ci, soit dans la paroi des vaisseaux, soit même dans la membrane respiratoire (Voy. ci-dessus la structure du lobule). On trouve sur leur trajet de petits ganglions microscopiques.

FONCTION. — Rappeler que le poumon est le siège de l'absorption de l'oxygène de l'air et de l'élimination de l'acide carbonique du sang ainsi que d'une certaine quantité de vapeur d'eau, phénomènes accompagnés de la transformation du sang noir en sang rouge et du refroidissement du sang veineux : c'est donner sur la fonction de cet organe les seuls renseignements authentiques qu'il soit nécessaire de connaître en anatomie.

DÉVELOPPEMENT. — Bien que le poumon n'entre en fonction qu'à la naissance, il se développe de fort bonne heure chez l'embryon (Voy. chapitre d'embryologie). Pendant toute la durée de la vie intra-utérine, sa texture lobuleuse est beaucoup mieux marquée que dans l'adulte ; il apparaît alors exactement constitué comme les glandes en grappe. Les vésicules existent, mais affaissées sur elles-mêmes; leurs cavités ne deviennent réelles que par le déploiement qu'elles éprouvent au moment où s'établit la respiration. Rappelons ici les différences de couleur et de densité qui distinguent le tissu pulmonaire du fœtus de celui de l'adulte, ainsi que la moindre irrigation sanguine du premier, due à ce que le sang de l'artère pulmonaire passe presque entièrement dans l'aorte postérieure par le canal artériel.

Au point de vue de l'anatomie comparée et de l'embryologie, le poumon peut être assimilé à un diverticule du pharynx, à une sorte de glande acineuse, plus ou moins développée suivant les espèces : tantôt folliculaire, tantôt racémeuse. Un grand nombre de Vertébrés ont cet organe en forme de sac, plus ou moins alvéolé à la face interne et parfois directement appendu au pharynx ; il en est même chez lesquels ce sac est simple, c'est-à-dire représente un seul avéole. Dans les Vertébrés supérieurs, le poumon forme, comme nous l'avons vu, une masse spongieuse, composée d'un nombre incalculable d'alvéoles, appendus par groupes aux extrémités d'un arbre aérophore qui distribue l'air dans toute sa masse. On pourrait distinguer suivant la complication intérieure de l'organe, des poumons *uni-alvéolaires*, *uni-acineux*, *uni-lobulaires*, tous directement appendus au pharynx, sans l'intermédiaire d'un canal aérifère ; puis des *poumons à trachée sans arborisation bronchique*; enfin des *poumons spongieux desservis par un arbre aérophore.*

DIFFÉRENCES

Bœuf. — La forme d'ensemble des poumons du Bœuf (fig. 22) ne diffère point de celle qu'on observe chez les Solipèdes. On remarquera cependant que le poumon droit présente à son bord inférieur trois échancrures qui le divisent en quatre lobes (ce qui, avec le lobule azygos commun à tous les Quadrupèdes, porte à cinq le nombre ordinaire des divisions de cet organe). On distingue d'avant en arrière: 1° le *lobe du sommet* ou *lobe apical,* qui se recourbe en avant du cœur et embrasse la trachée par-dessous ; 2° deux *lobes cardiaques,* situés l'un au-dessus et en avant de l'autre et couvrant le cœur d'une manière incomplète ; 3° enfin le *lobe diaphragmatique* ou lobe de la base, qui est de beaucoup le plus volumineux. Le lobe apical et le lobe cardiaque supérieur sont desservis par la même bronche, naissant directement de la trachée et pénétrant par un hile spé-

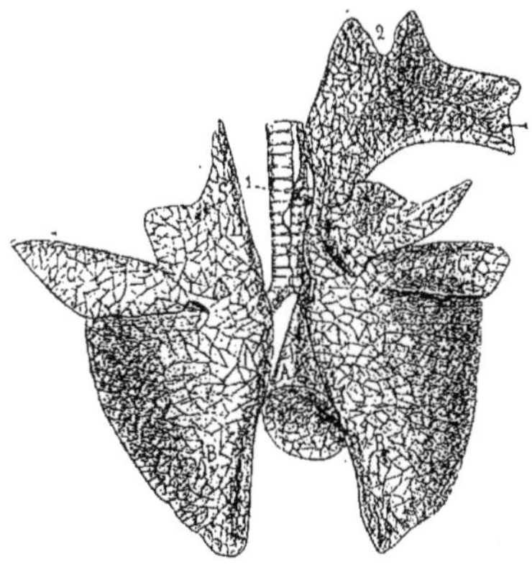

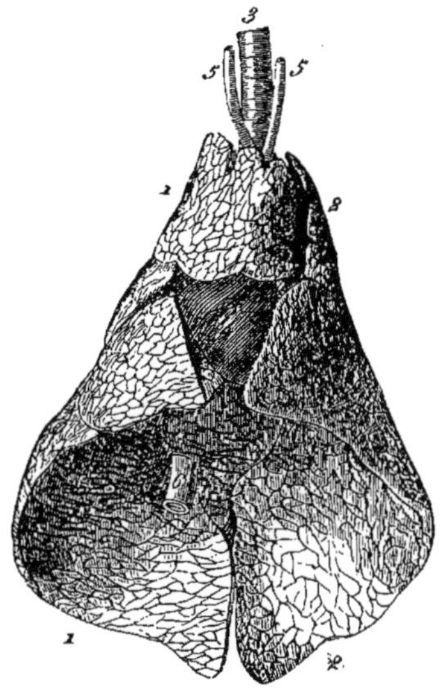

Fig. 22. — Poumon de Bœuf vu par-dessus. après rétraction, le sommet du poumon droit étant érigné en dehors *.

Fig. 23. — Ensemble des poumons et du cœur d'un Mouton, suspendus par la trachée **.

cial avec les vaisseaux fonctionnels correspondants ; en sorte que la face interne du poumon droit présente deux hiles au lieu d'un et deux pédicules broncho-vasculaires. — Le poumon gauche est beaucoup moins volumineux que le droit et divisé seulement en deux lobes, un postérieur, diaphragmatique, et un antérieur, cordi-apical.

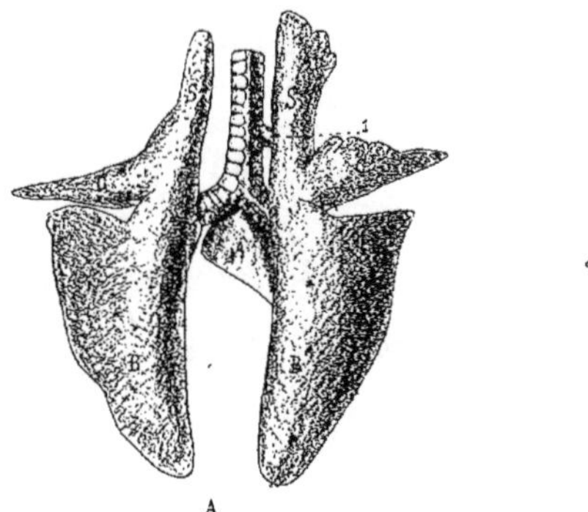

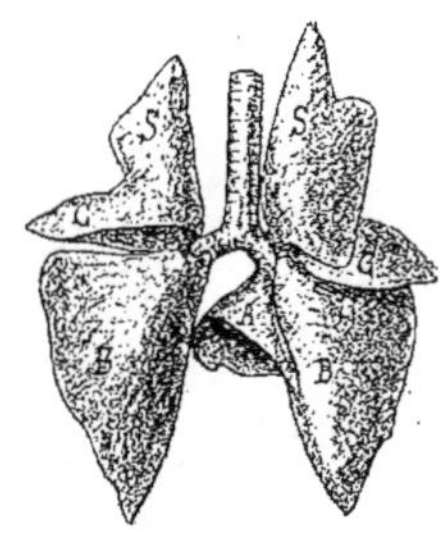

A   B

Fig. 24. — A, Poumon de Porc. — B, Poumon de Chat ***.

La constitution lobulaire des poumons du Bœuf est particulièrement évidente, vu l'épaisseur des cloisons qui séparent les lobules les uns des autres. Ces cloisons sont formées d'un tissu conjonctif lâche, facile à dissocier et à insuffler, qui sert de soutien à des espaces lym-

---

* S, lobes du sommet ; C, lobes cardiaques ; B, lobes de la base. — Du côté droit, on voit un lobe cardiaque supplémentaire. S², ainsi que le lobe azygos A. — 1, bronche trachéale ; 2, gouttière trachéale du sommet du poumon droit.
** 1, sommet du poumon droit recourbé au-devant du cœur ; 2, sommet du poumon gauche ; 3, trachée ; 4, cœur ; 5, carotides ; 6, veine cave postérieure *.
*** S, lobe du sommet ; C, lobe cardiaque ; B, lobe de la base ; A, lobule azygos ; 1, bronche trachéale.

phatiques réticulés et comme caverneux, mais tapissés partout par l'endothélium festonné qui caractérise les voies lymphatiques. Cette particularité, sur laquelle Renaut et Pierret ont

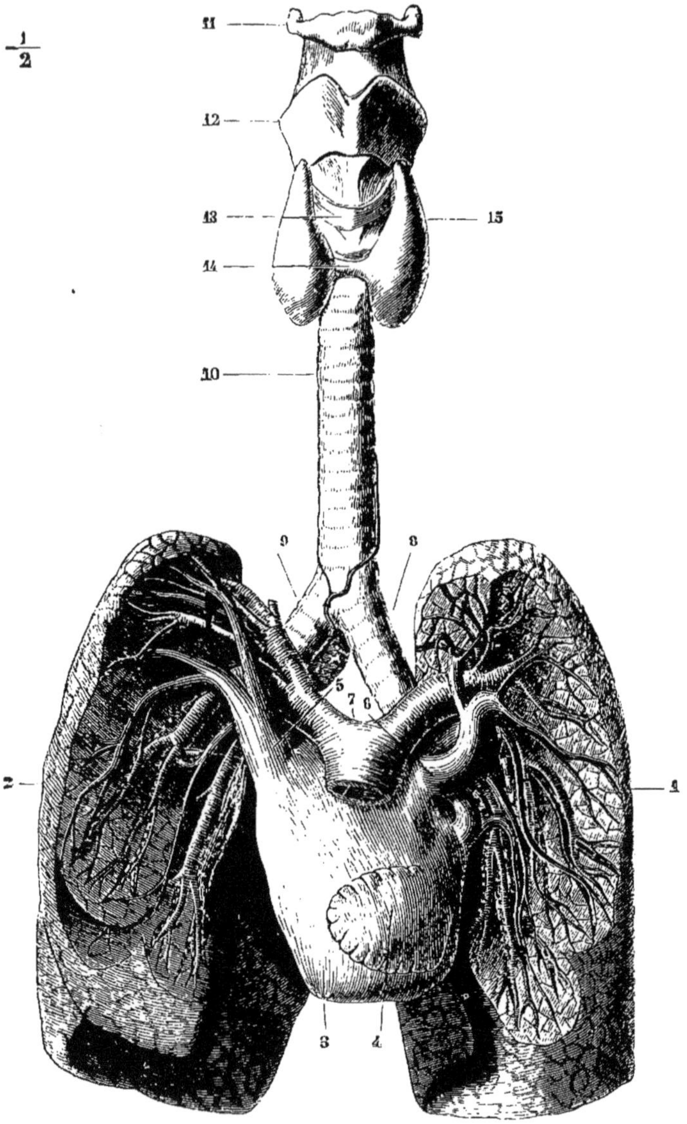

Fig. 25. — Appareil respiratoire de l'Homme (vue antérieure) *.

attiré l'attention, explique l'aspect spécial des lésions de la péripneumonie : on voit alors, en effet, les lobules pulmonaires enserrés de travées épaissies, jaunâtres, remplies de lymphe

* 1, poumon gauche ; 2, poumon droit ; 3, oreillette gauche gonflée par l'injection ; 4, auricule gauche ; 5, veine pulmonaire antérieure droite ; 6, veine pulmonaire antérieure gauche ; 7, artère pulmonaire ; 8, bronche gauche ; 9, bronche droite ; 10, trachée ; 11, os hyoïde ; 12, cartilage thyroïde ; 13, cartilage cricoïde ; 14, isthme du corps thyroïde ; 15, lobe latéral du corps thyroïde. — *Nota*. Les poumons ont été disséqués pour montrer le trajet des grosses branches aériennes, artérielles et veineuses (Beaunis et Bouchard).

coagulée ; et cela n'est pas le fait d'un simple œdème fibrineux du tissu conjonctif, mais d'une véritable lymphangite interlobulaire.

Mouton et Chèvre. — Les poumons du Mouton et de la Chèvre (fig. 23) ressemblent à ceux du Bœuf, avec cette différence que les cloisons interlobulaires sont beaucoup moins épaisses et ne renferment pas de système caverneux lymphatique. D'autre part, le lobe antérieur du poumon gauche est ordinairement divisé par une échancrure en un lobe apical et un lobe cardiaque, en sorte que ledit poumon montre trois lobes au lieu de deux. Dans la Chèvre, il n'est pas rare de trouver réunis les deux lobes cardiaques du poumon droit.

Chameaux et Lamas. — Les poumons des Camélidés se distinguent nettement de ceux des autres Ruminants par leur forme entière, non découpée ; le lobule azygos du poumon droit est la seule division que l'on observe. Mais, comme dans les autres Ruminants, le sommet du poumon droit est beaucoup plus long et développé que celui du poumon gauche, et recourbé en avant du cœur ; il reçoit aussi sa bronche directement de la trachée. La texture lobulaire est moins manifeste encore que dans le Mouton et la Chèvre.

Porc (fig. 24, A). — Le poumon gauche ressemble à celui du Bœuf ; il se compose d'un lobe antérieur ou préhilaire, formant une pointe apicale et une pointe cardiaque, et d'un lobe postérieur ou rétrohilaire, appliqué sur le diaphragme. L'incisure qui les sépare s'étend jusque vers la racine de l'organe.

Le poumon droit, lobule azygos à part, présente essentiellement la même division que le gauche ; mais les deux pointes du lobe préhilaire sont séparées par une échancrure, de manière à figurer deux lobes bien distincts. Remarquons en outre que le sommet de ce poumon est notablement plus long et plus avancé que son homologue de l'autre côté, et qu'il reçoit sa bronche de la trachée directement. La constitution lobulaire n'est guère plus manifeste que chez les petits Ruminants.

Chien. — Chez le Chien, les poumons, considérés dans leur forme physiologique, enveloppent presque complètement le cœur ; il n'existe d'échancrure cardiaque bien marquée ni à droite ni à gauche. Le poumon gauche est divisé jusqu'à la racine par une incisure dorso-ventrale, et sa partie antérieure est elle-même subdivisée par une échancrure plus ou moins profonde en un lobe apical et un lobe cardiaque, en sorte qu'il comprend trois lobes successifs. Le poumon droit se compose de trois lobes externes, analogues à ceux du poumon gauche, et d'un lobe interne ou azygos. Le lobe apical est, conformément à la règle générale, plus développé qu'à gauche ; il est desservi par le tronc bronchique correspondant et non pas par la trachée. Le lobe cardiaque est complètement indépendant du précédent, car l'incisure qui l'en sépare s'étend jusqu'au pédicule broncho-vasculaire. Le lobe diaphragmatique ressemble à son homologue de l'autre côté. Quant au lobe azygos, il est très développé en longueur et enclavé comme un coin entre les deux poumons ; il s'étend depuis le cœur jusqu'au diaphragme et présente vers son milieu une petite languette externe qui embrasse la veine cave postérieure. Remarquons enfin que les lobules du poumon du Chien sont petits, très serrés et partant peu manifestes, et que le tissu pulmonaire est plus ou moins maculé de points et de lignes noirs, par suite d'*anthracose*, c'est-à-dire d'infiltration par des poussières charbonneuses amenées par l'air inspiré.

Chat (fig. 24, B). — Les poumons du Chat ressemblent beaucoup à ceux du Chien ; ils s'en distinguent toutefois par le lobule azygos qui est beaucoup moins allongé, triangulaire, et n'arrive pas jusqu'à l'extrémité postérieure du viscère.

Lapin. — Le poumon gauche est divisé en deux lobes, le droit en quatre, y compris le lobule azygos ; toutes ces divisions sont produites par des incisures qui vont jusqu'à la racine pulmonaire. Le sommet des deux poumons est peu proéminent, surtout du côté gauche ; il laisse à découvert toute la partie antérieure du cœur. Le lobule azygos ne s'étend pas jusqu'à la partie postérieure des poumons. En somme, la particularité la plus frappante c'est le peu de développement des sommets.

ANNEXES DE L'APPAREIL RESPIRATOIRE

On a l'habitude de rattacher à l'appareil respiratoire, pour de simples raisons de voisinage, les *glandes thyroïdes* et le *thymus*, organes à sécrétion interne qui n'ont certainement aucun rôle dans la respiration.

Article 1er. — APPAREIL THYROÏDIEN [1].

L'appareil thyroïdien comprend, chez nos animaux domestiques, trois variétés d'organes : les glandes ou corps thyroïdes, les thyroïdes accessoires ou glandules thyroïdiennes, et les glandes parathyroïdes.

A. — **Glandes thyroïdes.**

1° **Cheval.** — Chez le Cheval, les corps thyroïdes, au nombre de deux, sont indépendants l'un de l'autre, situés au-dessous du larynx, sur les côtés des premiers anneaux de la trachée (fig. 26).

Forme. Rapports. — Ils ont la forme d'un ovoïde, de la grosseur d'une noix, dont l'extrémité supérieure est plus obtuse que l'inférieure.

La *face externe*, fortement convexe, se trouve en rapport avec les muscles sterno-hyoïdien, sterno-thyroïdien, omohyoïdien et sterno-maxillaire, quelquefois même avec la face interne de l'extrémité inféro-postérieure de la parotide. La *face interne*, plane ou plan-concave, se moule sur le pourtour latéral de la trachée en ne lui adhérant que très lâchement. Le *bord postérieur* est en rapport indirect avec la glande sous-maxillaire et le faisceau vasculo-nerveux constitué par la carotide et le pneumogastrique.

Chez le fœtus et le poulain, les extrémités inférieures des glandes thyroïdes sont réunies par un mince cordon qui passe en avant de la trachée et que l'on désigne sous le nom d'*isthme thyroïdien*. Il est rare que cet isthme persiste dans l'adulte ; mais on en trouve souvent le principe sous forme d'un petit prolongement en virgule de l'extrémité inféro-interne de chaque glande.

Structure. — Les corps thyroïdes sont constitués par un tissu ferme, résistant, de couleur brune, qui, sur la coupe, laisse écouler un liquide abondant, appelé liquide ou suc thyroïdien. Le parenchyme est enfermé dans une membrane fibreuse, mince, mais résistante, dont les prolongements internes édifient toute la charpente conjonctive centrale.

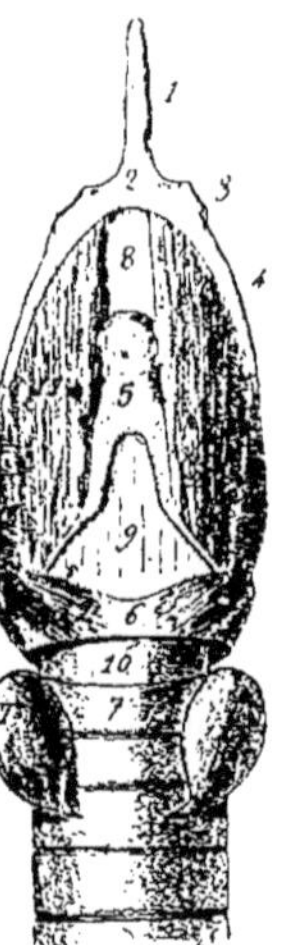

Fig. 26. — Corps thyroïdes, larynx, et origine de la trachée du Cheval, vus par devant [*].

Ce parenchyme est formé de lobules séparés par les cloisonnements conjonctifs sus-mentionnés, et chaque lobule est lui-même constitué par des vésicules sphériques ou polyédriques ayant toutes la même constitution : une paroi périphérique, une couche interne de cellules de revêtement, et un contenu liquide, visqueux, de couleur jaune brun.

Vaisseaux et nerfs. — Les vaisseaux sanguins sont relativement énormes. Les artères, au nombre de deux, viennent de la carotide primitive. La *thyroïdienne*

1. Nous tenons de M. le professeur Moussu (d'Alfort), dont les travaux sur la *physiologie de l'appareil thyroïdien* sont bien connus, les principaux documents de cet article.

* 1, appendice lingual de l'hyoïde ; 2, basi-hyal ; 3, facette articulaire répondant à l'hypo-hyal ; 4, uro-hyal ; 5, cartilage thyroïde du larynx ; 6, cartilage cricoïde ; 7, premier cerceau de la trachée ; 8, membrane thyro-hyoïdienne ; 9, membrane crico-thyroïdienne ; 10, membrane crico-trachéale ; 11, muscle thyro-hoïdien ; 12, muscle crico-thyroïdien ; T, corps thyroïdes.

inférieure ou accessoire, la plus faible, naît à la hauteur du sixième ou septième anneau de la trachée ; elle se porte en haut et en avant et se divise en deux ou trois branches qui abordent le corps thyroïde par l'extrémité inférieure. La *thyroïdienne supérieure* ou thyro-laryngienne, beaucoup plus volumineuse, se détache de la carotide à la hauteur des premiers anneaux de la trachée, fournit l'artère laryngée, puis se bifurque et se subdivise pour donner trois ou quatre ramifications qui pénètrent dans l'extrémité supérieure de la glande. Ces ramifications s'anastomosent avec celles de la thyroïdienne inférieure. — Les *veines*, satellites des artères, se déversent dans la jugulaire, généralement par un seul tronc.

Les *lymphatiques* sont très abondants, soit à la surface, soit à l'intérieur des corps thyroïdes ; ils forment un riche réseau capillaire autour des follicules.

Les *nerfs*, très minces, accompagnent les divisions de l'artère thyroïdienne supérieure. Ils viennent du sympathique surtout, et aussi des deux premières paires cervicales.

Ane. — Chez l'Ane, les corps thyroïdes conservent la même disposition générale que dans le Cheval, mais se montrent plus aplatis et pourvus presque toujours d'un isthme thyroïdien bien développé. Il n'est pas extrêmement rare de voir se brancher sur le bord supérieur de cet isthme un prolongement long et grêle qui s'élève au-devant du larynx jusqu'au basi-hyal, sur la ligne médiane ou par côté : c'est la *pyramide de Lalouette* (fig. 27).

La face interne des thyroïdes recouvre la partie inférieure du cartilage cricoïde et le premier anneau de la trachée. La face externe se trouve cachée par l'épanouissement tendineux et aponévrotique du muscle sterno-maxillaire.

Les artères thyroïdiennes, inférieure et supérieure, sont ordinairement très rapprochées ; la première naît de la carotide à la hauteur du deuxième ou troisième anneau, la seconde à 1 ou 2 centimètres au-dessus. Elles se portent horizontalement en avant, se bifurquent et se subdivisent en fournissant souvent, par anastomose avec celles du côté opposé, une ou deux grêles arcades prétrachéales.

Bœuf. — Les glandes thyroïdes du Bœuf, situées toujours dans la région sous-laryngienne, sont beaucoup plus aplaties et plus larges que dans les espèces précédentes. Leur couleur est moins foncée, leur forme plus irrégulière et leur stroma conjonctif semble beaucoup plus dense. Elles sont réunies chez les sujets jeunes par un isthme bien développé.

Le mode d'irrigation reste identique ; mais c'est la thyroïdienne supérieure qui y préside seule ; l'inférieure fait défaut.

Mouton et Chèvre. — Chez le Mouton et la Chèvre, les corps thyroïdes ont la forme de massues, à extrémité supérieure largement renflée et arrondie, et à extrémité inférieure amincie, aplatie, et parfois réunies l'une à l'autre par un isthme. Ils sont appliqués sur les parties latérales de la trachée et s'étendent du deuxième au huitième ou neuvième anneau.

Les artères thyroïdiennes supérieures sont d'ordinaire les seules qui servent à l'irrigation de ces organes ; les inférieures sont très inconstantes ou très réduites comme dimensions.

Camélidés. — Chez les Camélidés, les thyroïdes sont aplaties et allongées sur le côté des cinq ou six premiers cerceaux de la trachée et dépourvus d'isthme. Elles reçoivent le sang de la thyroïdienne supérieure.

Porc. — Les corps thyroïdes du Cochon sont relativement volumineux, allongés et épais, très rapprochés l'un de l'autre, quoique indépendants. Ils sont situés tout à fait en bas du cou et méritent bien leur nom (θυρεός, bouclier), car ils couvrent la trachée à la manière d'un bouclier. Leur principale artère vient de la cervicale inférieure.

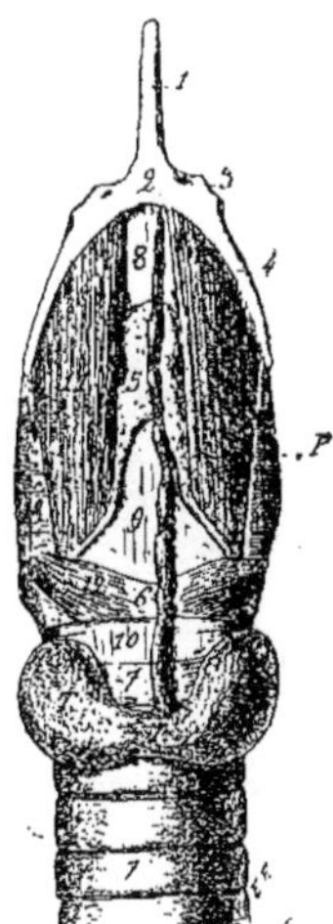

Fig. 27. — Corps thyroïdes, larynx et origine de la trachée d'un Ane, vus par devant. (Les corps thyroïdes sont réunis par un isthme 1, dont se détache une longue pyramide de Lalouette, P*.)

* 1, appendice lingual de l'hyoïde ; 2, basi-hyal ; 3, facette articulaire répondant à l'hypo-hyal ; 4, uro-hyal ; 5, cartilage thyroïde du larynx ; 6, cartilage cricoïde ; 7, premier cerceau de la trachée ; 8, membrane thyro-hyoïdienne ; 9, membrane crico-thyroïdienne ; 10, membrane crico-trachéale ; 11, muscle thyro-hyoïdien ; 12, muscle crico-thyroïdien. T, corps thyroïdes.

Chien. — Les glandes thyroïdes chez le Chien ont la forme d'un ellipsoïde aplati. Elles sont appliquées sur les côtés de la trachée, immédiatement au-dessous du larynx et jusque vers le septième anneau trachéal. L'existence d'un isthme thyroïdien est très inconstante.

L'irrigation sanguine est effectuée par une seule grosse artère thyroïdienne supérieure qui plonge dans l'épaisseur de l'organe vers le tiers supérieur.

Chat. — Chez le Chat, les glandes thyroïdes sont plus aplaties, plus amincies inférieurement, mais elles occupent la même position générale que chez le Chien. — L'artère thyroïdienne supérieure se détache de la carotide à la hauteur du cartilage cricoïde. La thyroïdienne inférieure, très mince, naît beaucoup plus bas.

Lapin. — Cachés sous les muscles sterno-hyoïdiens et sterno-thyroïdiens, les corps thyroïdes apparaissent chez le Lapin comme deux petits organes aplatis, plaqués sur les côtés de la trachée, du premier au huitième ou neuvième anneau, et réunis en avant par une mince bandelette.

B. — Thyroïdes accessoires ou glandules thyroïdiennes.

On donne le nom de *glandules thyroïdiennes* à de petits nodules isolés de tissu thyroïdien typique, nodules en quelque sorte aberrants, séparés de l'organe principal, mais en possédant tous les caractères : anatomiques, histologiques et physiologiques.

Leur situation est très variable ; on les rencontre ordinairement au voisinage des corps thyroïdes, mais elles peuvent s'en trouver très loin, par exemple le long de la trachée, à l'entrée du thorax et jusque dans la poitrine, entre les lames du médiastin.

Chez le Cheval, l'Ane et le Bœuf, ces glandules accessoires se rencontrent de préférence le long du trajet de l'artère thyroïdienne supérieure ou vers l'extrémité supérieure de l'organe principal. Elles ont le volume d'une lentille ou d'un pois.

Chez la Chèvre, le Mouton, le Lapin et le Porc, ces glandules accessoires sont rares. Chez le Chien, au contraire, leur présence est fréquente. On peut en rencontrer jusqu'à trois ou quatre de chaque côté, ainsi qu'un nodule médian sous-laryngien, entre l'insertion des muscles sterno-hyoïdiens, lequel n'est sans doute qu'un vestige de la pyramide de Lalouette (fig. 28, *g*).

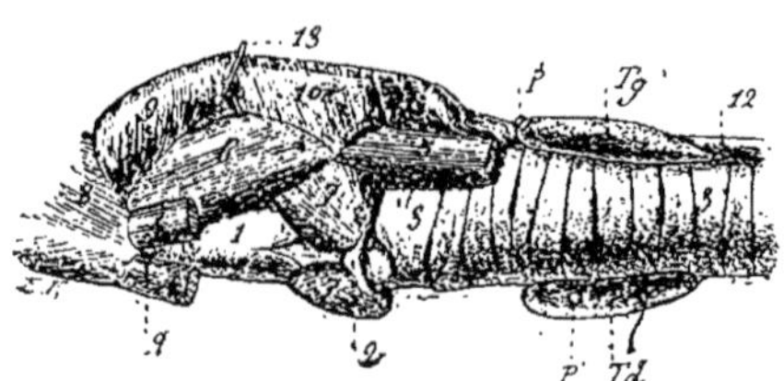

Fig. 28. — Appareil thyroïdien du Chien. Vue antéro-latérale du larynx et de l'origine de la trachée. Le corps thyroïde droit est érigné pour montrer sa face interne *.

C. — Parathyroïdes.

Sandström a donné le nom de *parathyroïdes* à de petits organes situés dans le voisinage des glandes thyroïdes, mais qui en diffèrent essentiellement par leur origine, par leur aspect et surtout par leur structure (d'apparence embryonnaire) et par leur fonction. Il y en a généralement quatre, deux de chaque côté, l'une externe ou superficielle, l'autre interne ou profonde, celle-ci incluse dans le corps thyroïde correspondant.

Chez le *Cheval*, on les découvre dans le tissu conjonctif qui englobe l'extré-

---

* *Tg*, corps thyroïde gauche ; *Td*, corps thyroïde droit ; *g*, une thyroïde accessoire : *p*, parathyroïde externe : *p'*, parathyroïde interne ; 1, cartilage thyroïde du larynx ; 2, cricoïde ; 3, premier anneau de la trachée ; 4, insertion terminale des sterno-hyoïdiens ; 5, terminaison du sterno-thyroïdien ; 6, thyro-hyoïdien ; 7, crico-thyroïdien ; 8, basioglosse ; 9, hyo-pharyngien ; 10, thyro-pharyngien ; 11, crico-pharyngien ; 12, œsophage ; 13, nerf laryngé supérieur.

mité supérieure du corps thyroïde ; il n'y en a le plus souvent qu'une de chaque côté, pourvue d'une artériole spéciale, division de la thyroïdienne supérieure. Bien que de couleur plus pâle et de consistance moins ferme que le tissu thyroïdien, les parathyroïdes peuvent être confondues à première vue avec les glandules thyroïdiennes accessoires, et souvent la différenciation exige uné étude histologique.

Chez le **Bœuf**, les parathyroïdes se trouvent vers l'extrémité inférieure ou à la face interne de l'organe principal.

Chez le **Chien**, elles sont au nombre de quatre, deux de chaque côté, et se distinguent en parathyroïdes externes et parathyroïdes internes (fig. 28, *p* et *p'*). — Les parathyroïdes externes, de la grosseur d'un grain de mil ou de chènevis, sont ordinairement enchâssées dans une petite anfractuosité du bord supéro-externe de l'organe principal ; les internes sont incluses vers le tiers supérieur de la face interne. Les unes et les autres sont pourvues d'une artériole spéciale.

Chez le **Chat**, les dispositions sont identiques à celles décrites chez le Chien.

Chez le **Mouton** et la **Chèore**, la parathyroïde externe se trouve d'ordinaire à une certaine distance des glandes thyroïdes, dans le tissu conjonctif de la face interne de la glande sous-maxillaire. Elle est pourvue d'une artériole spéciale et la distinction d'avec les glandules hématiques de la région nécessite une certaine habitude des choses de l'anatomie. La parathyroïde interne est généralement enchâssée dans l'épaisseur même du corps thyroïde.

Chez le **Lapin**, la parathyroïde externe, allongée en fuseau, se trouve parfois vers l'extrémité supérieure du corps principal, mais plus souvent au-dessous, dans la gouttière jugulaire, le long de la carotide. La parathyroïde interne est enclavée au tiers supérieur de la face interne de l'organe.

D. — Fonctions de l'appareil thyroïdien.

Il y a lieu de distinguer, ainsi que l'a établi M. Moussu, la *fonction thyroïdienne* et la *fonction parathyroïdienne*.

La première, dévolue aux corps thyroïdes et aux thyroïdes accessoires, qui n'en sont que des parties aberrantes, est une fonction trophique, présidant au développement général de l'organisme. En effet, la suppression radicale de ces organes entraîne toujours des accidents irrémédiables, mais différents suivant qu'il s'agit de sujets adultes ou de sujets jeunes : chez les jeunes (Poulains, Veaux, Porcelets, Agneaux, jeunes Chiens, etc.), il s'ensuit toujours une évolution vers l'état crétinoïde (crétinisme myxœdémateux ou crétinisme atrophique suivant les espèces). Chez les adultes, cette suppression n'a plus de retentissement sur la stature ou le format, d'ores et déjà acquis, mais elle provoque le développement d'une cachexie progressive, simple chez les Herbivores, myxœdémateuse chez les Carnivores et les Omnivores.

La dégénérescence hypertrophique du corps thyroïde est bien connue sous le nom de *goitre*.

Quant à la fonction parathyroïdienne, elle semble présider à certains phénomènes immédiats de la nutrition des tissus. L'ablation totale des glandules parathyroïdiennes entraîne toujours, chez les Carnivores et les Rongeurs (Chien, Chat, Lapin, etc.), l'apparition d'accidents rapidement mortels, caractérisés par de la tachycardie, de la dyspnée, des secousses cloniques et de la tétanie. L'ablation partielle ne donne que des accidents temporaires. — Chez les Herbivores, ces ablations n'ont pas encore donné de résultats comparables, permettant des conclusions définitives.

ARTICLE II. — THYMUS.

Le thymus est, comme les corps thyroïdes, une glande sans canal excréteur, c'est-à-dire à sécrétion interne, annexée à la trachée ; mais il en diffère en ce qu'il est un organe transitoire, n'existant que chez les fœtus et les tout jeunes sujets ; il est rare qu'il persiste jusqu'à l'âge adulte ; en général sa régression commence peu de temps après la naissance, ce qui démontre suffisamment que sa fonction est corrélative à la vie intra-utérine. Il est commun de trouver dans le médiastin antérieur de l'adulte un vestige de thymus, plus ou moins envahi par le tissu adipeux.

CARACTÈRES EXTÉRIEURS. RAPPORTS. — Le thymus est un organe mou, de couleur blanchâtre et d'un aspect ridé rappelant celui des glandes salivaires, aspect qui lui a valu le nom de *ris* dans le langage de la boucherie (ris de veau). Il est formé de deux lobes latéraux immédiatement accolés l'un à l'autre et comme confondus sur la ligne médiane, et se trouve allongé sous la trachée, partie dans la poitrine entre les lames du médiastin antérieur, partie dans la région inférieure du cou. Son extrémité supérieure ou sommet se divise souvent en deux branches dites *cornes du thymus*, par suite de la séparation des deux lobes constituants. Son extrémité inférieure ou base s'applique contre le péricarde.

STRUCTURE. — Le thymus se compose : 1° d'une *capsule conjonctive* dont émanent de nombreuses cloisons formant un stroma intérieur ; 2° d'un tissu propre donnant un liquide laiteux sur la coupe et se décomposant par la dissection en une multitude de *lobules* agrégés autour d'un cordon central. Les lobules d'un même lobe, ayant été disséqués et disjoints par traction, ressemblent à ces chapelets de champignons que les ménagères font sécher (fig. 29). Cette dissection et ce déroulement sont particulièrement faciles avec le thymus du Veau.

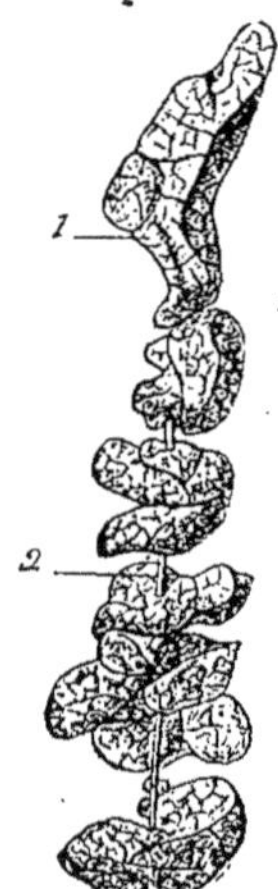

Fig. 29. — Extrémité supérieure de l'un des deux lobes thymiques du Veau, après dissociation des lobules [*].

Le thymus est primitivement une glande racémeuse, formée aux dépens de l'épithélium de la troisième fente branchiale. Il se transforme ensuite en organe lymphoïde, grâce à un remaniement de sa substance opéré par le tissu conjonctif, les vaisseaux et les leucocytes. Son cordon central, qui était primitivement épithélial, passe à l'état conjonctif.

Au microscope, les lobules du thymus se décomposent en parties plus petites, de $0^{mm},3$ à $0^{mm},6$ qu'on appelle *follicules*. Chaque follicule comprend une *couche corticale* et une *couche médullaire*. La première a tout à fait la structure d'un follicule clos, c'est-à-dire qu'on y voit un tissu réticulé, serré, très vasculaire, dont les mailles sont remplies de leucocytes. La seconde possède aussi un réticulum adénoïde, mais plus lâche, moins vasculaire, et renfermant, indépendamment des cellules lymphatiques, des cellules granuleuses jaunâtres, des cellules géantes à noyaux multiples et enfin des espèces de globes épithéliaux à cellules concentriques, que l'on appelle *corpuscules de Hassal*. La signification de ces

[*] 1, lobules ; 2, cordon axial.

divers éléments est encore discutée, mais on tend à croire que ce sont des vestiges de l'épithélium du thymus glandulaire primitif.

Vaisseaux et nerfs. — Les *artères* thymiques sont multiples ; elles procèdent des artères du voisinage. Les *veines* sont fort nombreuses et suivent les trajets les plus divers. Les *lymphatiques* sont très nombreux aussi ; ils naissent à l'intérieur même des follicules et se rassemblent dans le tissu conjonctif interlobulaire ; ils forment quelques troncs qui se jettent dans les ganglions prépectoraux. Les *nerfs* proviennent du grand sympathique et peut-être aussi du pneumogastrique ; leur mode de terminaison est encore inconnu.

Fonction. — On ne sait encore rien de positif sur la fonction du thymus. C'est sans doute une glande à sécrétion interne, dont le produit agit sur le développement de l'embryon et du jeune sujet, puisqu'elle disparaît en général quelques mois après la naissance ; nous disons en général et pas toujours, parce qu'il n'est point d'amphithéâtre où l'on n'ait parfois rencontré le thymus chez des individus adultes et même âgés.

DIFFÉRENCES

Dans les **Ruminants** et le **Porc**, le thymus est relativement plus volumineux que dans le Poulain et il s'élève jusqu'au voisinage du larynx.

Dans les **Carnivores**, au contraire, le thymus est petit et complètement logé entre les deux lames du médiastin antérieur. Il persiste plus longtemps après la naissance et ne disparaît guère, chez les Chiens, avant l'âge d'un an.

CHAPITRE II

APPAREIL RESPIRATOIRE CHEZ LES OISEAUX

Les organes qui composent cet appareil présentent, dans les Oiseaux, des conditions toutes spéciales qui influent d'une manière remarquable sur le mécanisme de la fonction respiratoire. Nous indiquerons les modifications introduites dans le mode suivant lequel s'exécute cette fonction, après avoir examiné les caractères de *l'appareil tubulaire* qui amène l'air dans le *poumon*, ceux de cet organe lui-même, et enfin les *réservoirs aériens* qui lui sont annexés.

De l'appareil tubulaire qui amène l'air dans le poumon. — Cet appareil, quand on le compare à celui des Mammifères, n'offre point de différences bien sensibles, du moins chez nos Oiseaux domestiques.

Les *narines*, percées sur la valve supérieure du bec, sont dépourvues d'ailes membraneuses et mobiles. C'est par une fente longue, étroite, située en arrière de la voûte palatine, que les fosses nasales s'ouvrent dans le pharynx. Une rangée transversale de petites papilles cornées, placées à l'extrémité antérieure de cette fente, représente le vestige du voile palatin.

Le *larynx* n'a point d'épiglotte, ce qui n'empêche en rien l'occlusion complète de la glotte au moment du passage des aliments, car l'orifice laryngien est circonscrit par deux lèvres latérales qui se rapprochent alors de la manière la plus exacte.

Ce sont des anneaux cartilagineux complets, très sujets à l'ossification, et non point de simples arcs, qui forment la *trachée*. Dans les Oiseaux chanteurs, la dernière pièce de ce tube représente un second larynx ou *syrinx*, organe véritable de la voix modulée de ces animaux : disposition qui se reproduit, à l'état rudimentaire, chez les Oiseaux de basse-cour, car leur dernière pièce trachéale, légèrement renflée, offre, du côté de l'origine des bronches, une lame membraneuse dont la vibration produit les cris ou le chant. Quelques autres particularités singulières, relatives à la trachée, mériteraient encore d'être décrites ici si elles n'étaient l'apanage exclusif de quelques animaux sauvages. Contentons-nous d'indiquer la présence du *tambour* osseux qui existe à l'extrémité terminale de la trachée chez les Canards, et les remarquables circonvolutions décrites par ce tube dans l'épaisseur du bréchet chez les Grues et les Cygnes mâles.

Les *bronches* n'offrent plus, dans leur structure, que des anneaux incomplets. Elles plongent dans le poumon en pénétrant par la face inférieure de celui-ci, qu'elles atteignent vers l'union de son tiers antérieur avec les deux tiers postérieurs. Nous reviendrons, en décrivant l'organe pulmonaire, sur leur mode de ramescence et la nature des rapports qu'elles entretiennent avec le tissu propre de cet organe.

Des poumons. — Voici comment les décrit Sappey dans son remarquable mémoire [1] :

« Les poumons de l'Oiseau sont situés sur les parties latérales des vertèbres du dos, qui les séparent, et adossés à la voûte de la cavité thoracique, à laquelle ils adhèrent ; leur couleur rosée rappelle celle que ces organes présentent chez l'Homme et les Mammifères pendant la durée de la vie intra-utérine et quelque temps après la naissance ; ils sont surtout remarquables par les proportions restreintes de leur volume, qui représente à peine la huitième partie de la capacité du thorax. Leur configuration s'éloigne à la fois et de la forme conique qu'affectent les poumons des Mammifères, et de la forme ovoïde qui est propre aux poumons des Reptiles ; elle est semi-ellipsoïde : en opposant base à base les deux poumons d'un Mammifère, on pourrait la reproduire ; pour obtenir les mêmes résultats avec les poumons d'un Reptile, il faudrait les diviser dans le sens de leur grand axe.

« Cette forme permet de distinguer, sur les poumons de l'Oiseau, *deux faces :* l'une convexe, l'autre concave ; *deux bords :* l'un interne, l'autre externe ; *deux extrémités :* l'une antérieure, l'autre postérieure.

« La *face convexe*, appelée aussi *face dorsale, costale* ou *supérieure*, correspond en dedans aux vertèbres dorsales, et en dehors aux côtes et aux muscles intercostaux ; elle se moule exactement sur les parois du thorax, et, comme les côtes font saillie à la surface interne de ces parois, il en résulte que la face costale des poumons est creusée de sillons transversaux qui lui donnent un aspect lobulé ; mais ces lobes ou lobules n'offrent rien de commun avec ceux qui composent l'organe de l'hématose chez les Mammifères. Dans cette dernière classe, l'existence des lobes et des lobules pulmonaires est un fait réel qui reconnaît pour cause la division dichotomique des bronches ; dans les Oiseaux, elle est seulement apparente et dépend de l'épaisseur moindre que présente le poumon au niveau de chaque côte. Cette face, complètement imperforée, est recouverte d'une couche mince de tissu cellulaire qui l'unit à la voûte du thorax.

---

1. Sappey, *Recherches sur l'appareil respiratoire des Oiseaux.* Paris, 1857.

« La *face plane* ou *concave* regarde en bas ; elle est en rapport avec le diaphragme, qui la sépare des viscères du thorax et de l'abdomen ; de là les noms de *face inférieure, diaphragmatique* ou *viscérale*, sous lesquels elle sera désignée. Comme la précédente, elle est tapissée d'une couche de tissu cellulaire condensé, qui établit des adhérences avec le diaphragme ; mais elle en diffère par les orifices qu'elle présente, orifices qui sont au nombre de cinq et qui constituent de véritables canaux à travers lesquels l'air atmosphérique flue et reflue sans cesse du poumon vers les réservoirs, et des réservoirs vers le poumon.

« Les *bords* sont parallèles à l'axe du corps ; l'interne est rectiligne, épais et mousse ; l'externe convexe, mince et tranchant.

« Des deux extrémités, l'*antérieure*, très aiguë, occupe l'angle rentrant formé par le rachis en dedans, la première côte en dehors ; la *postérieure*, plus considérable, affecte une forme arrondie. »

Sous le rapport de la structure, ce qui distingue le poumon de l'Oiseau de celui du Mammifère, c'est le mode de distribution et de terminaison des canaux aériens. En effet, chez les Mammifères, les gros tuyaux bronchiques, placés au centre du poumon, envoient leurs divisions vers la surface de l'organe, c'est-à-dire que ces divisions sont centrifuges ; dans les Oiseaux, ces mêmes tuyaux sont disposés à la périphérie du poumon et envoient vers le centre leurs différents rameaux, qui offrent ainsi la disposition centripète. D'un autre côté, la division en arborisation des canaux bronchiques chez les Mammifères est remplacée, dans les Oiseaux, par la ramescence penniforme. Enfin les bronchules terminales, au lieu d'aboutir à une série de vésicules closes, comme chez les Mammifères, s'anastomosent, dans les Oiseaux, les unes avec les autres, de manière à former un réseau aérien inextricable.

Voici, du reste, comment Sappey a développé les connaissances acquises sur cet intéressant sujet :

Parvenu dans le tissu pulmonaire, il (le tronc bronchique) se dilate, se divise, se rétrécit progressivement en suivant sa direction primitive, et gagne ainsi l'extrémité postérieure de l'organe, où il se termine en s'ouvrant dans le réservoir abdominal.

Ce tronc aérifère présente donc deux portions bien distinctes, l'une extrapulmonaire et l'autre intrapulmonaire.

La première offre la plus grande analogie avec les bronches des Mammifères ; comme celle-ci, en effet, elle est membraneuse à sa partie interne, élastique et fibreuse dans le reste de son étendue, pourvue en dehors de cerceaux cartilagineux qui embrassent les trois quarts de sa circonférence, et doublée à l'intérieur par une membrane muqueuse que caractérisent sa couleur d'un rose pâle et son adhérence très prononcée.

La seconde diffère de la précédente par ses dimensions, sa forme et sa structure. Ses dimensions sont plus considérables, ce qui résulte de la dilatation qu'elle éprouve à son entrée dans le poumon ; pris au niveau de cette dilatation, le diamètre de la portion intrapulmonaire est à celui de la portion extrapulmonaire :: 3 : 2. A partir de ce renflement, elle diminue de capacité par l'émission des branches qu'elle fournit et perd sa forme cylindrique pour prendre celle d'un cône tronqué à son sommet. Ses parois sont presque entièrement dépourvues de cerceaux cartilagineux, en sorte que l'origine des principaux conduits est constamment membraneuse.

Les conduits aérifères qui naissent de ce tronc commun, pour aller constituer la charpente du poumon, sont remarquables par l'uniformité de nombre, de forme et de direction qu'ils présentent dans toutes les classes d'Oiseaux. On en compte généralement douze, dont les origines sont ainsi réparties : sept s'échelonnent régulièrement sur la paroi externe ; quatre prennent naissance sur la paroi interne du tronc par une série d'orifices également disposés en séries linéaires ; le douzième part de sa paroi inférieure, et se dirige aussitôt en bas et en dehors, pour aller s'ouvrir dans le réservoir diaphragmatique postérieur. Ce dernier pourrait être considéré comme une branche de terminaison du tronc principal.

Tous les canaux qui ont pour point de départ les orifices disposés en séries linéaires sur les parois interne et externe du tronc générateur offrent cette disposition commune, qu'ils se portent dès leur naissance à la périphérie du poumon, qu'ils se divisent et se subdivisent sur cette périphérie, qu'ils la recouvrent de leurs ramifications adossées, et ne l'abandonnent, pour rentrer dans le parenchyme pulmonaire, qu'après avoir subi dans leur volume une réduction considérable.

Les conduits qui partent des orifices situés sur la paroi interne du tronc aérifère se ramifient sur la face inférieure du poumon ; ceux qui font suite aux orifices échelonnés sur la paroi externe se distribuent sur la face opposée. Les premiers constituent les bronches diaphragmatiques, et les seconds, les bronches costales.

Les *bronches diaphragmatiques*, au nombre de quatre, comme les orifices qui leur donnent naissance, peuvent être distinguées par les noms numériques de première, seconde, troisième et quatrième, en procédant d'avant en arrière ; la première bronche diaphragmatique se porte horizontalement en avant, la seconde transversalement en dedans, la troisième obliquement en dedans et en arrière, la quatrième directement en arrière. En ayant égard à leur direction divergente, qui rappelle la forme d'un éventail, on pourrait aussi les désigner sous les dénominations de bronches diaphragmatiques antérieure, interne et postérieures. Pour différencier ces deux dernières, nous appellerons grande bronche diaphragmatique postérieure celle qui se dirige obliquement en arrière et en dedans, qui est en effet beaucoup plus volumineuse, et petite bronche diaphragmatique postérieure celle qui se porte directement en arrière.

Les *bronches costales*, au nombre de sept, peuvent être aussi désignées sous les noms de première, seconde, troisième, etc., en procédant d'avant en arrière ; parallèles à leur origine, et juxtaposées à la manière de tuyaux d'orgue, elles s'écartent après avoir parcouru un certain trajet, et affectent, par cette divergence, la forme en éventail que nous avons déjà observée dans la disposition des bronches diaphragmatiques. Comme ces dernières, les bronches costales deviennent périphériques dès leur naissance ; comme elles aussi, elles rayonnent du centre à la circonférence. La première bronche costale se porte très obliquement en haut et en dedans pour atteindre l'extrémité antérieure du poumon ; tous les rameaux qu'elle fournit naissent de sa paroi antérieure ; ceux qui sont les plus rapprochés de son origine s'infléchissent pour gagner le bord externe de l'organe ; les suivants se dirigent en avant, les autres en avant et en dedans ; tous ces rameaux marchent à la rencontre de ceux qui proviennent de la bronche diaphragmatique antérieure, mais ils ne s'anastomosent point avec eux ; les uns et les autres, parvenus au contact, plongent dans le tissu pulmonaire, de telle sorte que, lorsqu'on insuffle le poumon, on observe entre ces deux ordres de ramifications un sillon très manifeste et parfaitement distinct de ceux qui sont dus à la saillie des côtes ; ce sillon représente évidemment, mais à l'état rudimentaire, les scissures interlobaires du poumon des Quadrupèdes.

La deuxième, la troisième et la quatrième bronches costales suivent une direction transversale et se ramifient sur le bord interne du poumon ; la cinquième et la sixième s'inclinent vers l'extrémité postérieure de cet organe ; la septième, très petite, atteint cette extrémité et s'y épuise.

La première bronche costale est la plus volumineuse ; les suivantes diminuent graduellement de calibre. A leur point d'émergence, elles adhèrent d'une manière assez intime aux côtes. Toutes sont imperforées et se distinguent essentiellement par cette imperforation générale de celles qui occupent la face opposée.

Les *canalicules aérifères* « fournis par ces tuyaux principaux » ne diffèrent pas sensiblement de calibre dans les diverses bronches : ceux qui naissent des canaux les plus volumineux, comme ceux qui proviennent des plus petits, ceux qui occupent l'origine d'une bronche, comme ceux qui émanent de ses ramifications, offrent un égal diamètre ; leurs dimensions sont seulement en rapport avec le volume total du poumon. Tous se détachent à angle droit de la paroi pulmonaire de chaque bronche et se jettent perpendiculairement dans le poumon ; tous, depuis leur naissance jusqu'à leur terminaison, conservent le même diamètre et par conséquent la même forme cylindrique. Si l'on compare ce mode de ramification avec celui qu'on observe dans les Mammifères, on voit qu'il en diffère considérablement. Dans cette dernière classe, les conduits aérifères affectent la division dichotomique propre aux artères et aux veines ; le résultat de toutes ces divisions est une série de canaux à capacité décroissante, dont l'ensemble est arboriforme. Dans les Oiseaux, on n'observe que deux ordres de conduits ; les uns, primitifs et périphériques, disposés sur un axe générateur comme les barbes d'une plume sur leur tige ; les autres, secondaires et parenchymateux, implantés sur la paroi pulmonaire des premiers, comme les poils d'une brosse sur leur base commune. Ces deux dispositions sont évidemment semblables ; seulement les canaux périphériques, qui sont peu nombreux, ne forment de chaque côté qu'une rangée unique, tandis que les canalicules, qui sont très multipliés, en forment plusieurs. Par conséquent, on peut dire que le mode de ramification propre aux Mammifères est essentiellement dichotomique et celui qu'on observe chez les Oiseaux essentiellement penniforme.

Indépendamment des canalicules qui viennent de la paroi pulmonaire des bronches dia-phragmatiques et costales, il en est d'autres qui naissent directement du tronc générateur ; mais ces derniers, par leurs dimensions, leur direction, leur forme et leur disposition géné-rale, ne diffèrent nullement des précédents.

Quel est le mode de terminaison de tous ces conduits ? Malgré l'importance que présente cette question, elle a été généralement négligée ; et cependant, de sa solution seule pou-vaient naître les analogies et les différences nécessaires pour le parallèle qu'on a voulu de tout temps établir entre le poumon des Oiseaux et celui des autres Vertébrés : nos recher-ches spéciales pour arriver à des données sur ce point d'anatomie nous conduisent à conclure que tous les canalicules aérifères s'ouvrent les uns dans les autres, et consti-tuent, par ces anastomoses, un plexus inextricable, dont les diverses parties communiquent entre elles.

Disons pour terminer que « les parois des canalicules pulmonaires, examinées à la loupe, paraissent hérissées à l'intérieur de saillies, de cloisons irrégulières qui circonscrivent des aréoles et leur donnent un aspect celluleux ».

DES RÉSERVOIRS AÉRIENS[1] (fig. 30). — « Dans les Oiseaux, la muqueuse bron-chique se continue, au niveau des orifices que présente le poumon, avec des cavités utriculiformes qui se développent entre les parois du thorax et de l'ab-domen d'une part, et les viscères thoraciques et abdominaux de l'autre.

« Ces réservoirs aériens existent dans tous les Vertébrés de la seconde classe. Dans tous, ils sont situés à la périphérie des viscères du tronc, de telle sorte que Carus a pu dire avec raison que les poumons chez les Oiseaux renferment tous les autres viscères ; de telle sorte encore que, lorsqu'ils se distendent par l'entrée de l'air, ils ont pour effet commun d'abaisser ces viscères en les repoussant vers le plan médian. Dans tous, ils sont indépendants les uns des autres, mais en libre communication, soit avec un poumon par un orifice unique, soit avec les os par une ou plusieurs ouvertures. Dans tous, enfin, ils se présentent au nombre de neuf.

« Ces réservoirs sont : le *sac thoracique* situé à la partie antérieure du thorax, les deux *réservoirs cervicaux* situés à la base du cou, les deux *réservoirs dia-phragmatiques antérieurs* placés entre les deux diaphragmes, les deux *réservoirs diaphragmatiques postérieurs* placés aussi entre les deux diaphragmes, en arrière des précédents (Voy. t. I, p. 511), enfin les deux *réservoirs abdominaux* adossés à la paroi supérieure de l'abdomen. De ces neuf réservoirs, le premier est impair et symétrique ; les autres sont pairs et semblablement disposés de chaque côté du plan médian.

« Les réservoirs thoraciques et cervicaux sont situés au-dessous et en avant des poumons ; les réservoirs abdominaux, en arrière de ces organes, et les quatre réservoirs diaphragmatiques à leur partie inférieure, entre les précé-dents ; de là, la dénomination de réservoirs moyens sous laquelle nous désigne-rons quelquefois ces derniers par opposition aux premiers, que nous appelle-rons réservoirs antérieurs et aux seconds, qui prendront le nom de réservoirs postérieurs. »

Étude particulière des réservoirs aériens. — 1º *Réservoir thoracique* (fig. 30, 2). — Il est situé au-dessus des clavicules et de l'espace interclaviculaire, dans la cavité du thorax, dont il franchit l'enceinte, pour se porter de chaque côté vers la racine des ailes, autour de l'arti-culation de l'épaule. Ce réservoir est en rapport : en haut, avec la trachée et l'œsophage sur le plan médian ; avec les poumons et l'origine des réservoirs cervicaux sur les parties laté-rales ; en bas, avec le sternum, les clavicules et l'aponévrose interclaviculaire ; en arrière, avec le cœur et les réservoirs diaphragmatiques antérieurs, au-dessous desquels il se pro-

1. Ce que nous disons de ces réservoirs est encore tiré du mémoire de Sappey (*Recherches sur l'appareil respiratoire des Oiseaux*. Paris, 1847, in-4º).

longe, en formant de chaque côté une longue pointe ; en avant, avec les téguments du cou, qu'il soulève en hémisphère chez les Palmipèdes, et qui se dépriment angulairement dans les autres classes ; sur les côtés, avec les côtes sternales, les deux clavicules et la membrane qui les unit.

Les prolongements qui naissent des parties latérales de ce réservoir, et traversent les parois du thorax pour se porter autour de l'articulation de l'épaule, sont au nombre de trois ; on peut les distinguer en inférieur ou sous-pectoral, supérieur ou sous-scapulaire, et moyen ou huméral.

Le *prolongement sous-pectoral* (fig. 30, *d*) sort du réservoir thoracique par un orifice situé en arrière de la clavicule postérieure, et se porte au-dessous du tendon du muscle grand pectoral, où il s'épanouit sous la forme d'une cavité lenticulaire. Les rapports qu'il affecte avec ce muscle sont remarquables : chez les Oiseaux plus encore que chez l'Homme et un grand nombre de Quadrupèdes, le tendon du grand pectoral est formé de deux parties, l'une directe et l'autre réfléchie ; c'est entre les deux lames de ce tendon que ce petit sac aérien s'insinue en contractant avec elles une adhérence très solide, adhérence qui a pour effet, au moment où le grand pectoral se contracte, de dilater la cellule sous-jacente et d'y appeler une plus grande quantité d'air.

Les *prolongements sous-scapulaire* et *huméral* communiquent avec le réservoir principal par une ouverture commune placée en arrière du petit muscle adducteur de l'humérus. Après avoir franchi cet orifice, le sac sous-scapulaire s'étale sous l'omoplate et le muscle sous-scapulaire, qu'il sépare des côtes et des intercostaux correspondants ; il se développe surtout dans le sens longitudinal.

Le prolongement huméral occupe le creux de l'aisselle ; il est plus petit que les précédents, de forme pyramidale, et s'ouvre par son sommet dans une fosse infundibuliforme qui conduit dans le canal de l'humérus.

Le réservoir thoracique diffère de tous les autres par les replis extrêmement nombreux qui cloisonnent sa cavité. La membrane qui le forme étant en effet continue à elle-même, tout organe qui traversera le thorax deviendra la cause d'une plicature dans laquelle elle l'emprisonnera en s'adossant à elle-même ; et comme la cavité thoracique est traversée par la trachée et l'œsophage, par les muscles qui meuvent le larynx inférieur, par des artères et des

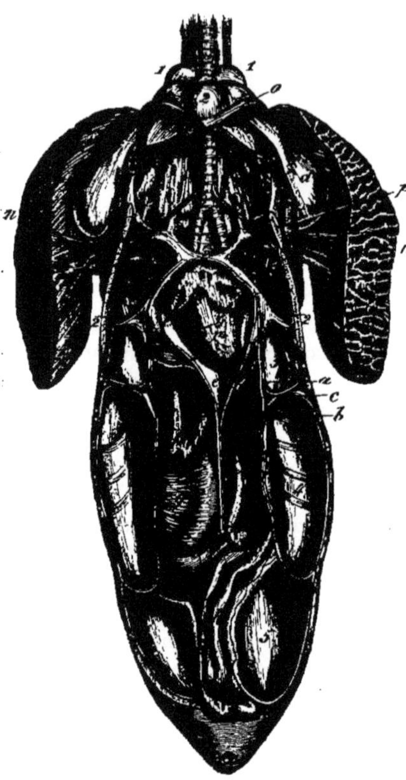

Fig. 30. — Vue générale des réservoirs aériens du Canard, ouverts par leur partie inférieure et rapports de ces réservoirs avec les principaux viscères du tronc*.

veines, on comprend comment ce réservoir devient irrégulier par l'effet de ces divers cloisonnements, et comment aussi les autres sacs aériens situés entre les viscères et les parois du tronc, c'est-à-dire entre deux surfaces simplement contiguës, conservent la forme régulière qui leur est propre.

Le réservoir thoracique communique avec l'un et l'autre poumon par un orifice infundibuliforme situé sur le côté externe de l'embouchure de chaque bronche ; cet orifice est dilaté au moment de l'inspiration par la contraction des deux premiers faisceaux du diaphragme pulmonaire.

2° *Réservoirs cervicaux* (fig. 30, 1). — Ils sont situés au-dessus du précédent, à la

* 1, 1, extrémité antérieure des réservoirs cervicaux ; 2, réservoir thoracique ; 3, réservoir diaphragmatique antérieur ; 4, réservoir diaphragmatique postérieur ; 5, réservoir abdominal. — *a*, membrane constituant le réservoir diaphragmatique antérieur ; *b*, membrane du réservoir diaphragmatique postérieur ; *c*, coupe du diaphragme thoraco-abdominal ; *d*, prolongement sous-pectoral du réservoir thoracique ; *e*, péricarde ; *f, f*, foie ; *g*, gésier ; *h*, intestins ; *m*, cœur ; *n, n*, muscle grand pectoral coupé transversalement un peu au-dessus de son insertion à l'humérus ; *o*, clavicule ; *p*, os coracoïdien du côté droit coupé et repoussé au dehors (Sappey).

partie inférieure du cou et antérieure du poumon; insufflés après avoir été isolés des parties environnantes, ils se présentent sous la forme de deux cônes, dont la base arrondie regarde en avant, et dont le sommet pédiculé se dirige en arrière.

Supérieurement, ces réservoirs s'adossent aux muscles cervicaux.

Inférieurement, ils correspondent au sac aérien du thorax, dont ils sont séparés par la trachée, l'œsophage, les nerfs pneumogastriques et les veines jugulaires.

En dedans, ils sont juxtaposés, et constituent par cette juxtaposition une cloison médiane qui contient dans son épaisseur les deux artères carotides primitives.

En dehors, ils sont en rapport avec l'origine des nerfs cervicaux, à chacun desquels ils fournissent une petite gaine, avec l'artère vertébrale, qu'ils entourent sans la contenir dans leur cavité, avec un muscle peaussier et la peau.

Par leur sommet, ils communiquent avec la bronche diaphragmatique antérieure.

Par leur base, ils émettent un prolongement qui conduit l'air atmosphérique dans toutes les vertèbres du cou, dans toutes celles du dos, dans toutes les côtes vertébrales, et enfin dans l'intérieur du canal rachidien.

Dans leur portion cervicale, ces prolongements se présentent sous la forme de deux conduits étendus de la base des réservoirs cervicaux à la base du crâne, où ils se terminent; parallèles et contigus aux artères vertébrales, ils habitent comme elles les canaux creusés dans l'épaisseur des apophyses transverses.

De leur partie externe naissent, au niveau des six dernières vertèbres cervicales, autant de diverticulums qui se portent de chaque côté, au milieu des muscles postérieurs du cou, s'adossent les uns aux autres, s'entourent d'une membrane fibreuse commune, et semblent former une sorte de canal à la partie inférieure de cette région; mais, lorsqu'on enlève la membrane fibreuse qui les entoure, il devient facile de les isoler; on reconnaît alors qu'ils sont complètement indépendants et assez semblables à de petites cornues. Très développés chez les Palmipèdes, ils n'existent dans les autres classes qu'à l'état rudimentaire.

Sur le côté interne des mêmes conduits, on voit, au niveau de chaque vertèbre, un ou plusieurs orifices par lesquels l'air pénètre dans leur partie antérieure, et, à la hauteur de chaque trou de conjugaison, un autre orifice qui verse le même fluide dans le canal rachidien; de la communication établie par ces derniers orifices entre l'appareil respiratoire et la cavité du rachis, il suit que, chez les Oiseaux, la région cervicale est parcourue par trois courants atmosphériques, deux latéraux ou intratransversaires, parallèles aux artères vertébrales, le troisième médian ou intrarachidien, parallèle à la moelle épinière.

De même que le tissu médullaire est remplacé par un fluide aériforme dans les os des Oiseaux, de même on pouvait penser que le liquide sous-arachnoïdien était remplacé par ce même fluide autour de leur moelle épinière; l'observation justifie en effet cette prévision : la dure-mère, dont la capacité est si supérieure au volume de la moelle chez les Mammifères, mesure exactement le volume de cet organe chez les Oiseaux, de telle sorte qu'il n'existe entre les surfaces fibreuse et nerveuse aucun espace qui puisse se prêter à une accumulation de liquide; ce fait anatomique suffit pour démontrer l'absence du liquide sous-arachnoïdien chez les Oiseaux. En niant l'existence de ce fluide, nous devons ajouter que, dans cette classe de Vertébrés comme dans la précédente, le prolongement rachidien est entouré d'une triple enveloppe; que dans l'une et dans l'autre, entre la pie-mère et la dure-mère, on trouve une membrane mince et transparente, dont les parois sont lubrifiées par un fluide séreux; mais ici ce fluide ne se présente pas à l'état de collection, il humecte seulement les parois de l'arachnoïde.

Considérés dans la portion dorsale, les prolongements qui naissent des réservoirs cervicaux présentent une disposition tout à fait différente de celle que nous venons d'exposer.

Le courant intrarachidien, parvenu au niveau du thorax, se termine en pénétrant dans la première vertèbre du dos; après avoir parcouru toutes les parties de cette vertèbre, ce courant en sort par un orifice latéral, et s'épanche dans un petit sac aérien situé entre les deux premières côtes à l'origine du premier nerf dorsal; de ce sac, il passe dans la seconde vertèbre par un pertuis placé sur sa partie latérale et antérieure, puis reflue de celle-ci dans un nouveau sac aérien développé entre la seconde et la troisième côte; et passant de la même manière dans la troisième vertèbre pour s'épancher dans un troisième sac intercostal, il arrive de proche en proche jusqu'à la dernière vertèbre du dos. Dans leur portion dorsale, les prolongements émanés des réservoirs cervicaux forment donc aussi deux courants, seulement ces courants sont constitués alternativement par les vertèbres et les petits sacs aériens placés sur leur partie latérale. En même temps que ces saccules reçoivent l'air de la vertèbre qui les précède, et le transmettent à celle qui les suit, ils communiquent ce fluide à toutes les côtes vertébrales.

Dans aucun ordre d'Oiseaux les courants aériens qui partent des réservoirs cervicaux ne communiquent avec ceux qui circulent dans le crâne. Les liquides injectés, soit par la portion aérienne du canal vertébral, soit par les prolongements latéraux du cou, ne pénètrent

jamais dans les os de cette cavité. Pensant que l'injection pénétrerait peut-être plus facilement en la chassant dans une direction inverse, nous avons perforé les os du crâne ; à cette
perforation, nous avons adapté l'extrémité d'une seringue d'acier remplie de mercure ; mais
le métal n'est point parvenu dans les prolongements aérifères du cou. De cette double expérience, nous avons dû conclure que les os du crâne n'ont aucune communication avec l'appareil respiratoire.

3° *Réservoirs diaphragmatiques antérieurs* (fig. 30, 3). — Placés entre les deux diaphragmes, ils correspondent : en avant, au réservoir thoracique, auquel ils sont adossés ; en
arrière, aux réservoirs diaphragmatiques postérieurs ; en dehors, aux côtes et aux muscles
intercostaux ; en dedans, au diaphragme thoraco-abdominal et à l'œsophage ; en bas, à la
partie la plus reculée du réservoir thoracique ; en haut, au diaphragme pulmonaire, qui les
sépare du poumon correspondant.

Ces sacs aériens communiquent avec l'organe de l'hématose par une ouverture circulaire qui a son siège à l'origine même de la grande bronche diaphragmatique postérieure ; souvent il existe une seconde ouverture de communication en dehors de l'embouchure du tronc aérifère ; ce réservoir est le seul qui reçoit l'air du poumon par un double
orifice.

4° *Réservoirs diaphragmatiques postérieurs* (fig. 30, 4). — De forme ovoïde comme les
précédents, situés comme eux dans l'intervalle qui sépare les deux diaphragmes, ces sacs
aériens sont en contact, par leur partie antérieure, avec les réservoirs diaphragmatiques
antérieurs auxquels ils s'adossent pour former une cloison verticale et transversale. Tantôt
cette cloison se porte un peu plus en avant, et alors le réservoir antérieur est plus petit :
c'est ce qu'on observe particulièrement chez les Palmipèdes. Tantôt elle s'incline en arrière,
et alors le réservoir antérieur devient plus considérable : cette seconde disposition est particulière aux Gallinacés. Quelquefois enfin cette cloison divise l'espace intercepté entre les
deux diaphragmes en deux cavités égales ; les Oiseaux rapaces nous offrent de nombreux
exemples d'une semblable égalité.

En arrière, ces réservoirs s'adossent aux sacs abdominaux, dont ils sont séparés par le
diaphragme thoraco-abdominal ; en bas, ils répondent aux côtes sternales et aux parties
latérales du sternum ; en haut, au diaphragme pulmonaire ; en dedans, au diaphragme
thoraco-abdominal ; en dehors, aux côtes vertébrales et aux muscles intercostaux.

Une ouverture parabolique, située sur la partie moyenne du bord externe du poumon, ou
un peu plus en arrière, établit leur communication avec l'organe de l'hématose. Cet orifice,
remarquable par ses grandes dimensions, occupe l'extrémité terminale d'une bronche
volumineuse qui suit la direction du tronc générateur, de telle sorte que ce tronc semble
se porter directement vers le réservoir diaphragmatique postérieur et s'y ouvrir à plein
canal.

5° *Réservoirs abdominaux* (fig. 30, 5). — Les deux sacs aériens situés dans l'abdomen se
présentent, lorsqu'ils sont distendus par l'insufflation, sous la forme de deux énormes
vessies, dont la capacité pour chacune d'elles diffère peu du volume du tronc. Situés entre
les parois supérieure et latérales de l'abdomen d'une part, et les viscères abdominaux de
l'autre, ils ne peuvent se dilater sans refouler en bas et en dedans la masse intestinale.

Leur extrémité antérieure, continue au poumon, s'infléchit en quelque sorte pour passer
sous l'arcade fibreuse étendue du rachis au bassin.

Leur extrémité postérieure, renflée et volumineuse, répond au cloaque.

En dehors, ils adhèrent par du tissu cellulaire au diaphragme thoraco-abdominal, aux
parois de l'abdomen et à celles du bassin.

En dedans, ils sont en contact avec la masse intestinale et les testicules ou l'ovaire.

En bas et en avant, ils s'appuient sur une cloison fibreuse qui divise chez tous les Oiseaux
la cavité abdominale en deux cavités plus petites, l'une antérieure, qui représente l'abdomen et qui loge le foie, l'autre postérieure, qui représente le bassin et qui loge l'estomac et
les intestins. Cette cloison fibreuse, extrêmement remarquable dans les grands Oiseaux, et
particulièrement dans l'Autruche, où elle a été décrite par Perrault sous le nom de diaphragme transversal, s'insère à toute la circonférence des os du bassin et soutient l'estomac
ainsi que le tube intestinal. En bas et en arrière, les réservoirs abdominaux sont couchés
sur les intestins.

En haut, ces mêmes sacs tapissent la face inférieure des reins, et fournissent, au niveau
de ces organes, trois prolongements : 1° un prolongement sus-rénal ; 2° deux prolongements
fémoraux.

Le prolongement sus-rénal part du réservoir principal, au niveau de la partie postérieure
et externe des reins ; de là, il se porte obliquement en haut et en avant pour s'étaler sur la
face supérieure de l'organe sécréteur de l'urine, qui s'abaisse lorsqu'on insuffle le sac abdominal. Parvenus au bord interne des reins, ces prolongements s'introduisent entre les apophyses transverses des vertèbres sacrées, et remontent d'arrière en avant jusqu'à la hauteur
des deux dernières vertèbres du dos, en constituant deux canaux triangulaires situés

au-dessus du sacrum, dans les gouttières sacrées, et séparés l'un de l'autre par la série des apophyses épineuses correspondantes. Les prolongements sus-rénaux n'existent pas dans tous les Oiseaux; on les observe particulièrement dans les Gallinacés et les Rapaces diurnes. Dans quelques Palmipèdes, le Cygne par exemple, ils sont également très développés; dans l'Autruche, ils sont remplacés par les canaux sus-rachidiens.

Les prolongements fémoraux, au nombre de deux, l'un antérieur, plus petit, l'autre postérieur, plus grand, naissent du réservoir abdominal au niveau des cavités cotyloïdes, et sortent du bassin en traversant les orifices osseux qui livrent passage aux vaisseaux cruraux; après avoir franchi les limites de ces cavités, ils s'épanouissent autour de l'articulation coxo-fémorale et se terminent en cæcum, dans le plus grand nombre des Oiseaux. Dans les Oiseaux de proie diurnes, ils communiquent avec le canal du fémur par un orifice situé à la partie antérieure du grand trochanter. Ces mêmes prolongements, très développés chez l'Autruche, s'ouvrent également chez elle dans la cavité fémorale; ce n'est pas sans surprise que l'on voit cette disposition, particulière aux Oiseaux les plus remarquables par la rapidité et la puissance du vol, se présenter également dans celui auquel la locomotion aérienne a été le plus entièrement refusée.

Les réservoirs de l'abdomen communiquent avec le poumon par un orifice situé sous l'arcade fibreuse du diaphragme, et disposé en pomme d'arrosoir.

Communication des réservoirs aériens avec les os. — Les communications de l'appareil respiratoire avec le squelette des Oiseaux sont extrêmement nombreuses. Nous examinerons successivement celles qui se rattachent à chaque réservoir.

Les os qui puisent le fluide atmosphérique dans le réservoir thoracique sont : 1° la clavicule antérieure, qui est perforée à ses deux extrémités; 2° les clavicules postérieures (os coracoïdes), qui le sont un peu au-dessous de leur extrémité scapulaire; 3° le sternum, qui présente deux séries d'orifices : les uns médians, qui conduisent l'air dans la crête sternale; les autres latéraux, très petits, au nombre de six à huit, correspondant aux espaces intercostaux; 4° les omoplates, qui offrent un ou plusieurs pertuis à leur extrémité antérieure et qui puisent l'air dans le prolongement sous-scapulaire; 5° les humérus, qui reçoivent l'air du prolongement huméral par une fossette située à la partie inférieure et interne de leur tête articulaire; 6° enfin les côtes sternales, qui laissent pénétrer ce fluide par de petits pertuis situés à leur extrémité inférieure. En résumé, huit os, sans compter les côtes sternales, dont le nombre varie, empruntent l'air qui les pénètre au réservoir du thorax.

Les réservoirs cervicaux conduisent l'air : 1° dans toutes les vertèbres cervicales; 2° dans toutes les vertèbres dorsales; 3° dans toutes les côtes vertébrales. Les vertèbres du cou sont aérées dans leur partie antérieure par les courants qui accompagnent l'artère vertébrale, et dans leur partie postérieure par le courant intrarachidien; les premiers s'insinuent dans le segment antérieur par un ou plusieurs orifices creusés sur la paroi interne des canaux intratransversaires; le courant médian pénètre dans le segment postérieur par deux orifices, l'un droit et l'autre gauche, situés sur la paroi interne et médullaire de ce segment. La première vertèbre du dos est pourvue d'air de la même manière par les courants médian et latéraux du cou. Cet air, après avoir parcouru la première vertèbre, sort par ses parties latérales, pour s'épancher dans un petit saccule; de ce saccule, il passe dans la partie supérieure de la seconde vertèbre, sort de celle-ci par sa partie inférieure pour s'épancher de nouveau dans un saccule latéral, et parvient ainsi jusqu'à la dernière vertèbre dorsale. Ces mêmes saccules alimentent d'air les côtes vertébrales qui reçoivent le fluide par de très petits pertuis situés à leur extrémité rachidienne.

Les réservoirs diaphragmatiques ne présentent aucune communication osseuse.

Les réservoirs abdominaux alimentent : 1° le sacrum; 2° les vertèbres coccygiennes; 3° les os iliaques; 4° les fémurs. L'air qui parcourt le sacrum, le coccyx et les os iliaques vient directement des prolongements sus-rénaux, et celui qui remplit la cavité du fémur des prolongements fémoraux.

Dans l'énumération que nous venons de faire des communications du squelette avec l'appareil respiratoire, nous avons pris pour type le squelette le plus aérifère, celui des Oiseaux de proie diurnes, tels que l'Aigle, le Milan, l'Épervier, etc.; mais les os qui communiquent avec les sacs aériens sont moins nombreux dans les autres classes. Sous ce rapport, ils peuvent être rangés en trois catégories : 1° ceux qui sont aérifères dans toutes les classes; 2° ceux qui le sont dans certaines classes seulement; 3° enfin ceux qui ne le sont dans aucune classe.

Les os constamment aérifères sont les vertèbres cervicales et dorsales, le sternum, et nous ajouterons les humérus, bien qu'ils ne soient pas aérifères dans l'Autruche.

Les os aérifères dans quelques classes seulement sont : la fourchette, les clavicules, les omoplates, les côtes vertébrales, les côtes sternales, le sacrum, le coccyx et les fémurs.

Enfin les os qui ne deviennent jamais aérifères sont ceux de l'avant-bras et de la main, ceux de la jambe et du pied.

Structure des réservoirs aériens. — Les parois de ces cavités sont essentiellement formées d'une mince membrane cellulo-séreuse, fortifiée sur quelques points par une enveloppe extérieure de tissu fibreux élastique. Des vaisseaux sanguins, longs et grêles, rampent dans l'épaisseur de ces parois ; ils appartiennent, non pas à la circulation pulmonaire, mais au système de la circulation générale ; ainsi les artères naissent de l'arbre aortique, et les vaisseaux veineux se jettent, soit directement, soit indirectement, dans les veines caves. On n'a point trouvé de lymphatiques dans les sacs aérifères.

Mécanisme de la respiration dans les Oiseaux. — La disposition anatomique que nous venons de faire connaître, d'après Sappey, diffère à tant d'égards de ce qui existe chez les Mammifères qu'elle doit apporter d'importantes modifications dans le mécanisme de la fonction respiratoire. Il ne nous appartient point de faire l'histoire de ces modifications ; nous ne pouvons cependant nous dispenser d'en indiquer sommairement les principaux caractères, pour faire comprendre, au moins d'une manière générale, la signification de l'organisation spéciale qu'offre l'appareil de l'hématose chez les Oiseaux.

On remarquera d'abord que le peu de mobilité des côtes vertébrales et l'adhérence du poumon à la face interne de ces os ne permettent qu'une bien faible dilatation du viscère au moment du mouvement inspiratoire. Aussi n'est-ce point à cette dilatation qu'est due la pénétration de l'air extérieur au sein du tissu pulmonaire. L'air est appelé, dans ce tissu, d'une autre manière, et c'est par la dilatation des réservoirs diaphragmatiques. La position de ces réservoirs leur permet effectivement de s'agrandir par le jeu des côtes inférieures sur les supérieures ; l'air se précipite alors dans leur cavité, après avoir traversé les gros tuyaux bronchiques qui viennent s'y ouvrir et une certaine région du réseau capillaire formé par les canalicules aériens, réseau dans lequel l'air se met en rapport médiat avec le sang, et subit les transformations dues à l'action réciproque de ces deux fluides. L'air atmosphérique arrive donc dans les sacs diaphragmatiques, partie à l'état pur, partie altéré par son contact avec le sang. Au moment de l'expiration, ce gaz prend de nouveau la route qu'il avait suivie lors de son introduction, traverse une seconde fois le poumon et se trouve ainsi respiré derechef avant d'être chassé au dehors. On voit donc que les transformations hématosiques qui s'accomplissent dans le poumon s'opèrent dans les deux temps du mécanisme respiratoire, pendant l'inspiration et pendant l'expiration.

En étudiant la part que les autres réservoirs prennent à ce mécanisme, Sappey est arrivé à prouver qu'ils se comportent en antagonistes des premiers, c'est-à-dire qu'ils se resserrent dans l'inspiration et se dilatent quand survient l'expiration. Sans doute qu'au moment de la contraction des réservoirs moyens, une petite quantité du gaz qu'ils contiennent reflue dans les sacs antérieurs et postérieurs en passant à travers le poumon ; sans doute encore que ceux-ci cèdent, au contraire, une partie de leur contenu aux sacs diaphragmatiques au moment de l'expansion qui appelle l'air atmosphérique dans ces réservoirs. M. Sappey a vu, du reste, que ce contenu est toujours constitué par de l'air entièrement vicié, tandis que l'air des réservoirs moyens n'a été respiré qu'en partie.

Il est bon d'ajouter que là ne se borne point le rôle des sacs aériens. On démontre qu'ils exercent une influence très prononcée : 1° sur la locomotion, en rendant, par leur position, l'équilibre plus stable ; 2° sur la voix, dont ils augmentent l'étendue et la puissance ; 3° enfin, sur la régulation de la chaleur du corps.

D'après M. Soum[1], ce dernier rôle serait le plus important : il y aurait là une sorte de transpiration interne qui suppléerait à l'absence des glandes sudoripares dans la peau et exercerait une action réfrigérante nécessaire à l'équilibration normale de la température du corps.

CORPS THYROÏDIEN. — Les *corps thyroïdes* n'offrent rien de bien particulier ; ils sont allongés sur le côté de la trachée ; chez le pigeon, par exemple, ils représentent de petits cylindres rouge brun, d'environ un centimètre de longueur.

THYMUS. — Le *thymus* commence immédiatement en arrière de l'hyoïde et s'étend aux trois quarts de la longueur du cou, mais il s'arrête avant l'entrée de la poitrine. En le soulevant, on reconnaît que chacun de ses lobes est formé d'une espèce de ruban décrivant plusieurs méandres, dont les replis chevauchent les uns sur les autres.

1. Soum, *Sur les sacs aériens des Oiseaux* (*Annales de la Société linnéenne de Lyon*, année 1895).

LIVRE QUATRIÈME

APPAREIL URO-GÉNITAL

L'appareil uro-génital comprend les *organes urinaires* et les *organes génitaux*, inséparables les uns des autres, soit à cause de leur continuité anatomique, soit à cause de leur mode de développement. Les organes urinaires, abstraction faite du canal de l'urètre, sont disposés de la même manière dans les deux sexes, tandis que les organes génitaux diffèrent du tout au tout chez le mâle et la femelle. Nous étudierons donc successivement les *organes urinaires*, les *organes génitaux* du *mâle* et les *organes génitaux de la femelle*.

CHAPITRE PREMIER

ORGANES URINAIRES

L'appareil urinaire, quoique très simple dans sa constitution, joue un rôle dépuratif de premier ordre, puisqu'il est chargé d'élaborer et d'éliminer les éléments de l'urine, liquide éminemment excrémentitiel. C'est un des principaux émonctoires de l'économie. Il se compose : 1° de deux organes sécréteurs, les *reins* ; 2° d'un système de canaux excréteurs comprenant les *uretères*, la *vessie* et l'*urètre*. A ces organes, nous rattacherons, à titre d'annexes, les *capsules surrénales* ou *reins succenturiés*, qui, bien que ne prenant aucune part à la fonction urinaire, entretiennent d'intimes relations anatomiques avec les reins.

Préparation.— Placer l'animal en première position. Abattre l'un des membres postérieurs. Extraire les intestins de l'abdomen, en prenant les précautions indiquées page 614 (t. I). Faire passer un trait de scie un peu en dehors de la symphyse pelvienne ; scier en second lieu le col de l'ilium du côté opposé au membre abdominal restant ; et faire sauter la portion de coxal comprise entre ces deux traits de scie. La cavité pelvienne étant ainsi ouverte, l'ensemble de l'appareil urinaire est mis en évidence. Pour compléter la préparation, il faut : 1° soulever le péritoine, afin de montrer que l'appareil urinaire est situé en dehors de cette séreuse ; 2° débarrasser les uretères et les reins du tissu cellulo-adipeux qui les entoure en conservant les vaisseaux de ces derniers organes, ainsi que leurs rapports avec le pancréas et les capsules surrénales ; 3° insuffler la vessie et disséquer le col de ce réservoir, en ayant soin de conserver le repli péritonéal orbiculaire qui enveloppe son cul-de-sac antérieur.

Sur le mâle, l'insufflation de la vessie est très simple ; on lie le tube urétral de l'extrémité de la verge et l'on insuffle par un uretère. Pour pratiquer cette opération sur la femelle, il faut préalablement fermer le méat urinaire ; on y arrive en tirant à l'entrée de la vulve, à l'aide de deux érignes, les lèvres de ce méat, puis en plaçant deux épingles en croix dans l'épaisseur de la muqueuse et en jetant un nœud de fil en avant de celles-ci ; ensuite, on insuffle par l'uretère.

Indépendamment de cette préparation sur place, il sera bon d'avoir sous les yeux l'ensemble de l'appareil urinaire isolé, étalé sur une table et disposé à peu près comme dans la figure 31. Cette pièce permet d'étudier : 1° au moyen de coupes, la structure des reins et la disposition du bassinet ; 2° le mode de terminaison des uretères ; 3° l'intérieur de la vessie.

Article 1er. — REINS.

Situation. Moyens de fixité. — Les reins sont deux organes glanduleux

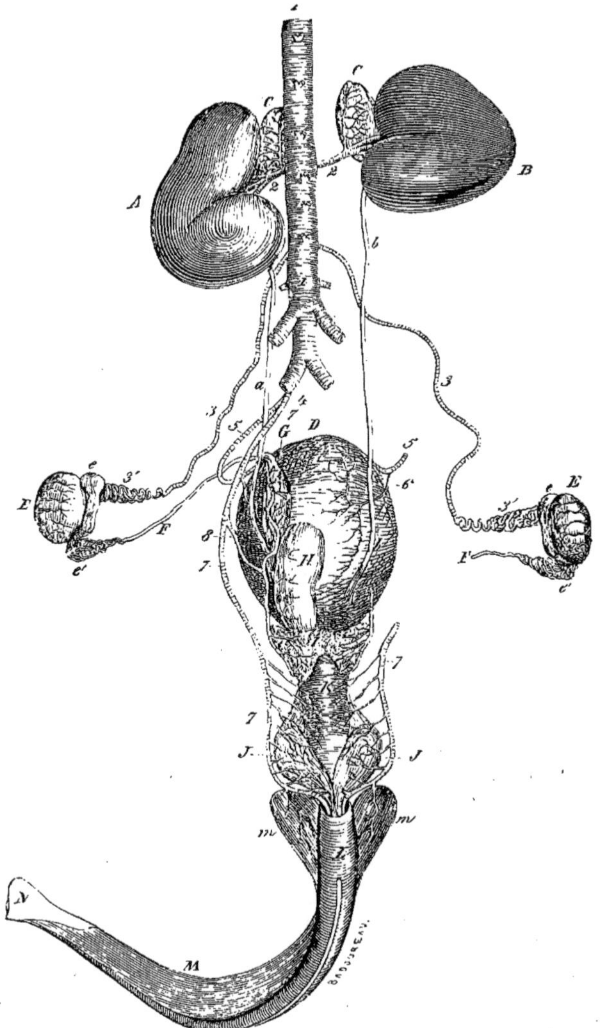

Fig. 34. — Vue générale, par le plan supérieur, de l'appareil génito-urinaire du mâle, avec les vaisseaux artériels '.

situés dans la cavité abdominale, à droite et à gauche de la région sous-lom-

' A, rein gauche ; B, rein droit ; *a. b*, uretères ; C, C, capsules surrénales ; D, vessie urinaire ; E. E. testicule ; *e*, tête de l'épididyme ; *e'*, queue de l'épididyme ; F, canal déférent ; G, renflement pelvien du canal déférent : H, vésicule séminale gauche (la droite a été enlevée avec le canal déférent du même côté, pour montrer l'insertion de l'uretère dans la vessie) ; I, prostate ; J, glandes de Cowper ; K, portion membraneuse ou intrapelvienne du canal de l'uretère ; L. portion bulbeuse du même ; M, corps caverneux du pénis ; *m, m'*, ses racines ; N. tête du pénis. — 1, aorte abdominale ; 2, 2, artères rénales donnant la principale artère capsulaire ; 3. artère grande testiculaire ou spermatique ; 4, origine commune des artères honteuse interne et ombilicale ; 6. branche vésicale de cette artère ; 7, artère honteuse interne ; 8, sa branche vésico-prostatique.

baire, appliqués contre les muscles grands psoas, et maintenus dans cette position : 1° par une atmosphère de tissu cellulo-graisseux [1] ; 2° par le péritoine qui passe au-dessous d'eux ; 3° par les vaisseaux sanguins qui les pénètrent du côté interne ; 4° par la pression des organes digestifs contenus dans la cavité abdominale.

Leur *situation* n'est pas absolument symétrique, car le *droit* s'avance jusqu'au-dessous des deux dernières côtes, tandis que le *gauche* ne dépasse guère, en avant, la dix-huitième. Celui-ci est donc plus postérieur que celui-là.

Poids. — Le poids des reins présente de nombreuses variations individuelles. Le droit est toujours plus volumineux et plus lourd que le gauche. En moyenne, le poids du premier est de 750 grammes environ, celui du second de 710 grammes.

Conformation extérieure (fig. 31). — Étudiés dans leur conformation extérieure, les reins se présentent avec une forme spéciale qui sert souvent de terme de comparaison dans le langage, et qui rappelle plus ou moins celle d'un haricot. Toutefois les deux reins ne sont pas tout à fait semblables ; le droit est plus ressemblant à un cœur de carte à jouer qu'à un haricot.

Aplatis de dessus en dessous, les reins offrent deux faces et une circonférence décomposable en trois bords. La *face supérieure* est à peu près lisse ; l'*inférieure* présente toujours quelques sillons dans lesquels rampent des vaisseaux artériels ; en outre, le rein droit en possède un constant qui correspond au passage de l'uretère. Des trois *bords*, l'interne seul offre un certain intérêt ; il présente en effet une profonde échancrure, dite *hile*, où abordent les vaisseaux et les nerfs, et d'où sort le canal excréteur. Les deux autres bords, antérieur et postérieur, se confondent en une sorte de grande courbure.

Rapports. — Les rapports que ces deux glandes entretiennent avec les parties voisines doivent être examinés en particulier pour chacune d'elles. — Le *rein droit* répond, par sa face supérieure, au grand psoas et à la partie supérieure du diaphragme ; sa limite la plus antérieure correspond à l'avant-dernière côte. Sa face inférieure, recouverte incomplètement par le péritoine, adhère dans la plus grande partie de son étendue, soit au pancréas et à la capsule surrénale, soit à la base du cæcum, au moyen d'un tissu conjonctif lâche et abondant. Le bord interne est en contact avec la veine cave postérieure et le petit psoas ; l'antérieur, avec la base du lobe droit du foie et le lobule de Spigel, par l'intermédiaire du péritoine ; quant au postérieur, il est enveloppé par la membrane péritonéale. — Le *rein gauche* affecte, par sa face supérieure, les mêmes connexions que le droit, mais il ne dépasse guère la dernière côte en avant. Sa face inférieure est couverte presque tout entière par le péritoine ; elle répond, en dedans et en avant, à la capsule surrénale. Le bord interne est longé par l'aorte ; l'antérieur touche la base de la rate et l'extrémité gauche du pancréas ; le postérieur est, comme la face inférieure, en rapport avec la membrane séreuse de la cavité abdominale.

Conformation intérieure. — Si l'on pratique une coupe horizontale du rein (fig. 32), on constate qu'il est creusé d'une cavité dite *bassinet rénal*, où vient se rendre l'urine sécrétée dans la glande, et qui sert d'origine à l'uretère. Placé au centre du rein, près du hile, le bassinet ou cavité pyélique est allongé

---

1. Dans certaines espèces, les reins se trouvent contenus dans une véritable capsule adipeuse.

d'avant en arrière et déprimé de dessus en dessous. On y remarque, en dedans, un large *infundibulum* qui représente l'origine de l'uretère. En regard de cet entonnoir se trouve une *crête* courbe, très saillante, qui parcourt le côté externe du bassinet dans toute sa longueur, et sur laquelle on remarque les orifices des tubes urinifères, d'où l'on voit aisément sourdre l'urine quand on presse entre les doigts le tissu du rein. A la base de cette crête, de part et d'autre, on remarque quelques petits diverticules, dont deux plus développés, situés en

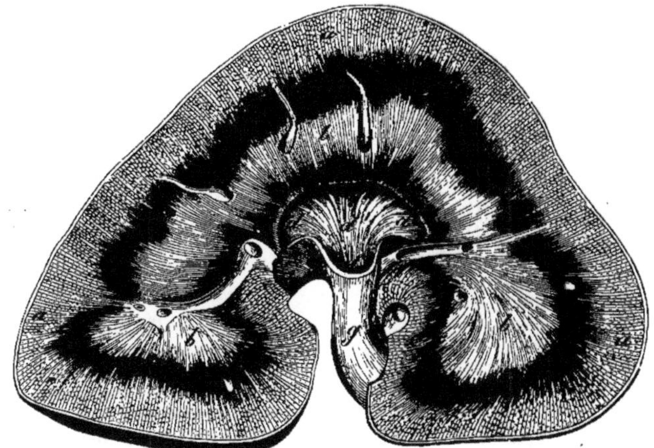

Fig. 32. — Coupe horizontale (c'est-à-dire frontale) du rein du Cheval*.

avant et en arrière de l'infundibulum, ont reçu le nom de *bras du bassinet*. Ces diverticules sont la trace de prolongements qui, dans certaines espèces, comme les chameaux, font rayonner la cavité pyélique dans toute l'épaisseur du rein.

Le bassinet est tapissé par une muqueuse plissée transversalement, qui se continue d'une part avec celle de l'uretère, et d'autre part avec l'épithélium des tubes urinifères qui viennent s'ouvrir sur le bord de la crête. Celle-ci n'est revêtue que d'un épithélium simple ; la muqueuse pyélique proprement dite s'arrête à sa base. Toutefois, les prolongements correspondant aux diverticules dont il a été parlé plus haut, se poursuivent dans le tissu du rein en accompagnant les vaisseaux jusqu'à la zone sous-corticale. La muqueuse du bassinet renferme, au niveau de ses plis, de petites grandes acineuses (Paladino et Egli).

Structure. — Les reins présentent à étudier dans leur structure : 1° une enveloppe fibreuse ; 2° un tissu propre ; 3° des vaisseaux et des nerfs.

1° **Membrane d'enveloppe**. — C'est une capsule fibreuse, blanchâtre, mince et résistante, qui adhère à la substance du rein par une multitude de tractus conjonctivo-vasculaires assez faciles à déchirer. Elle s'engage dans le hile et se replie autour des vaisseaux en formant des gaines qui pénètrent avec eux dans l'organe.

2° **Tissu propre**. — Le tissu glanduleux des reins se présente à l'extérieur avec

* *a*, couche corticale ; *b*, couche médullaire ; *c*, partie périphérique de celle-ci ; *d*, intérieur du bassinet ; *d'*, *d'*, bras du bassinet ; *e*, bord de la crête ; *f*, infundibulum ; *g*, uretère.

une couleur rouge brun, plus ou moins foncée suivant les individus. Il est lourd, friable, facile à déchirer quand il est privé de sa membrane d'enveloppe. La substance qui compose ce tissu n'est pas homogène : très foncée à l'exté-

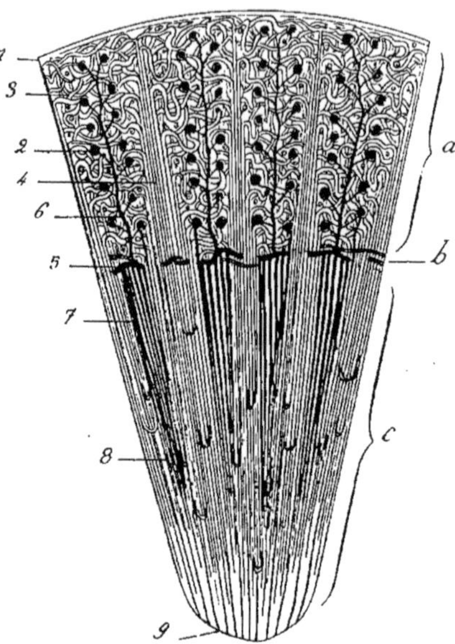

Fig. 33. — Schéma de la structure d'une pyramide de Malpighi.

rieur, où elle forme ce qu'on appelle la *couche corticale*, elle devient blanchâtre autour du bassinet rénal, où elle constitue la *couche médullaire*; celle-ci prend une teinte lie de vin à son contact avec la première, et souvent même près du bassinet. Ces deux couches ne sont point nettement délimitées; elles se pénètrent réciproquement et figurent ainsi à leur point de jonction des festons irréguliers, qu'on aperçoit très bien sur une coupe horizontale du rein (fig. 32). A la loupe et surtout au microscope, on voit une sorte d'irradiation de la substance médullaire dans la corticale, qui produit ce que l'on appelle les *pyramides de Ferrein* ou *rayons médullaires* (fig. 33).

Un autre caractère que celui de la coloration distingue encore la substance corticale de la substance médullaire. En effet, la première présente un aspect grenu et est parsemée de petites sphères rougeâtres, facilement visibles à l'œil nu, que l'on appelle *corpuscules de Malpighi*, tandis que la substance médullaire paraît fibreuse et rayonnée.

Chez le Cheval, le tissu du rein ne peut être divisé en lobules ou *pyramides de Malpighi*, comme on le voit chez l'Homme, le Porc et mieux encore chez le Bœuf; la couche médullaire, comme la corticale, est indiscontinue : on remarque toutefois de gros vaisseaux rayonnants qui marquent les limites des pyramides soudées (fig. 32). A l'œil nu, ce tissu semble formé par des fibres qui partent de tous les points de la surface extérieure de l'organe pour venir converger vers la crête du bassinet. Le microscope démontre que ces fibres sont creuses intérieurement et répondent aux *tubes urinifères* ou *de Bellini*. Un *stroma* conjonctif délicat, très rare dans la substance corticale, plus abondant dans la couche médullaire, surtout au voisinage du bassinet, soutient les vaisseaux et les nerfs, et réunit les uns aux autres les tubes glandulaires. On a signalé, dans ce stroma, la présence de fibres musculaires lisses, particulièrement à la périphérie, sous la membrane d'enveloppe et à la base de la crête du bassinet.

Les *tubes urinifères* sont constitués par une membrane propre, amorphe, très mince et de nature élastique, tapissée à sa face interne par un épithélium

---

* *a*, couche corticale ; *b*, zone sous-corticale ou des arcades vasculaires ; *c*, couche médullaire ; 1, capsule fibreuse ; 2, corpuscules de Malpighi ; 3, tubes contournés formant le « labyrinthe » ; 4, pyramides de Ferrein ; 5, arcades artérielles et veineuses de la zone sous-corticale ; 6, artères glomérulaires ; 7, vaisseaux veineux de la substance médullaire ou veines droites ; 8, anses de réflexion des tubes de Henle ; 9, sommet de la pyramide de Malpighi formant une papille où débouchent les tubes urinifères.

simple, facilement altérable, dont les cellules sont polygonales dans certains points, polyédriques dans d'autres, transparentes, striées ou granuleuses (Voy. les ouvrages d'histologie).

Les tubes urinifères n'ont pas partout le même diamètre ni la même direction

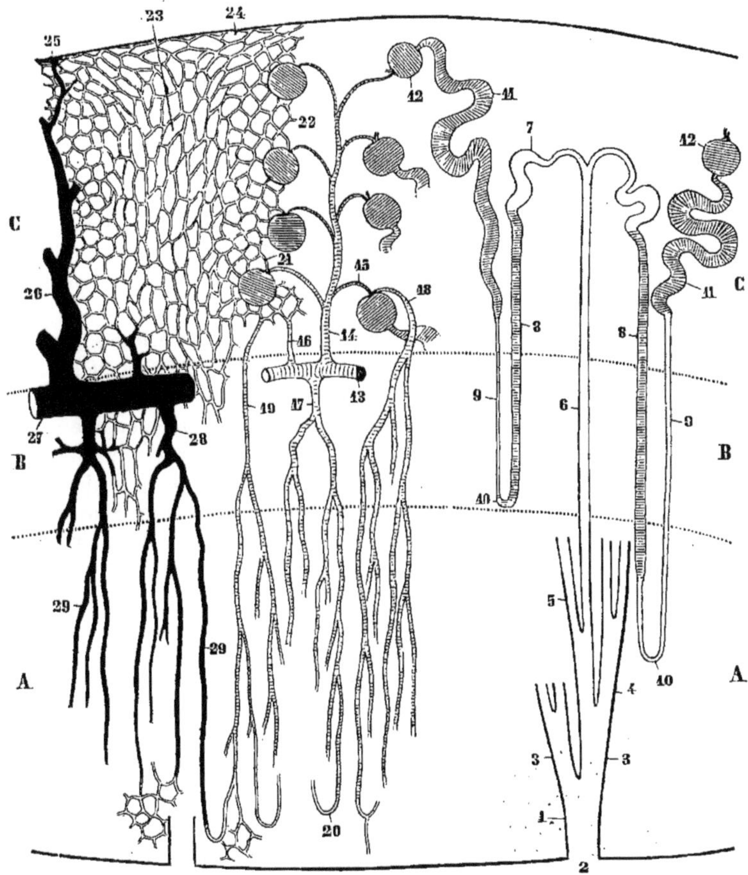

Fig. 34. — Structure du rein. Figure schématique *.

(fig. 34). En les prenant à leur terminaison, sur la crête du bassinet, et en les suivant jusqu'à leur origine, aux corpuscules de Malpighi, on constate qu'ils s'ouvrent sur celle-ci par des orifices de 0^{mm},2 à 0^{mm},3 de diamètre et que, pendant

* A, substance médullaire; B, substance limitante; C, substance corticale; 1, canal papillaire; 2, son embouchure sur la papille rénale ou sur la crête du bassinet; 3, premières branches de bifurcation; 4, deuxièmes branches de bifurcation; 5, troisièmes branches de bifurcation; 6, tube droit; 7, tube d'union; 8, tube large de l'anse de Henle; 9, tube mince; 10, anse de Henle; 11, tube contourné; 12, corpuscule de Malpighi; 13, arcade artérielle sous-corticale; 14, artère glomérulaire; 15, rameau afférent des glomérules; 16, rameau allant directement aux capillaires corticaux; 17, artère de la substance médullaire procédant directement d'une arcade sous-corticale; 18, artère de la substance médullaire faisant suite à un rameau efférent d'un glomérule; 19, autre artère médullaire venant du réseau capillaire cortical; 20, anse vasculaire des pyramides; 21, branche efférente d'un glomérule allant au réseau capillaire cortical; 22, réseau capillaire de la partie glomérulaire de la substance corticale; 23, réseau capillaire des pyramides de Ferrein; 24, réseau superficiel; 25, étoile de Verheyen; 26, veine revenant des capillaires de l'écorce; 27, tronc veineux sous-cortical; 28, veine médullaire; 29, leurs ramifications initiales. — *Nota*. La partie ombrée des canalicules urinifères représente les parties dans lesquelles l'épithélium est foncé et d'aspect granuleux. (Beaunis et Bouchard.)

leur trajet à travers la substance médullaire, ils se divisent dichotomiquement, c'est-à-dire que chacun d'eux se bifurque et que les branches de la bifurcation se bifurquent à leur tour un peu plus loin, et ainsi de suite deux ou trois fois, de manière à produire une dizaine de tubes rectilignes, qualifiés de *tubes droits*, dont les derniers n'ont pas plus de 0^{mm},05 et s'élèvent dans la substance médullaire jusqu'aux confins de la substance corticale et même jusque dans les pyramides de Ferrein. Là, chaque tube se divise en deux ou en un plus grand nombre de branches flexueuses, dites *tubes d'union*, qui descendent brusquement dans la substance médullaire, pour remonter ensuite en formant une sorte d'U très allongé, connu sous le nom de *tube de Henle* ou tube ansiforme. La branche ascendante de cette anse, remarquable à son diamètre exigu, se renfle en arrivant dans la substance corticale et se continue par un gros tube très flexueux, appelé *tube contourné*, dont les méandres enchevêtrés avec ceux des tubes voisins constituent ce que Ludwig a appelé le *labyrinthe* du rein (fig. 33). Enfin, le tube contourné, après s'être rétréci en un *col* étroit, s'abouche sur un *corpuscule de Malpighi*.

Les *corpuscules de Malpighi* sont de petites vésicules sphériques représentant des espèces de culs-de-sac ampullaires à l'origine des tubes de Bellini, culs-de-sacs contenant un peloton capillaire sanguin, connu sous le nom de *glomérule de Malpighi* (fig. 35). La paroi de ces vésicules est constituée par une membrane propre et un épithélium qui font suite à la membrane propre et à l'épithélium des tubes contournés : c'est la *capsule de Müller*. D'autre part, le glomérule vasculaire ne pouvait être à nu dans la cavité du corpuscule de Malpighi ; aussi l'épithélium se réfléchit-il à sa surface, de telle manière que l'on pourrait distinguer ici, par analogie avec les séreuses, un épithélium pariétal et un épithélium viscéral, ce dernier extrêmement mince. Remarquons enfin, avec Ludwig, que l'artériole afférente du glomérule de Malpighi est beaucoup plus volumineuse que l'efférente, ce qui indique que le sang traverse celui-ci sous une certaine pression et y abandonne une partie de sa substance.

3° **Vaisseaux et nerfs.** — *a.* Chaque rein possède une *artère* et une *veine* spéciales, remarquables par leur énorme volume.

L'*artère* forme plusieurs branches qui gagnent le rein par son bord interne et par sa face inférieure. Ces branches se divisent en un certain nombre de rameaux principaux qui se disposent en arcades incomplètes sur les limites de la substance corticale et de la substance médullaire. Et de ces arcades partent des artères qui se rendent dans les deux substances (fig. 33 et 34). Parmi celles destinées à l'écorce, les unes, réparties assez régulièrement, fournissent de chaque côté les rameaux afférents des *glomérules de Malpighi* : ce sont les *artères glomérulaires* ; les autres forment un réseau capillaire polyédrique autour des tubes contournés et des corpuscules, réseau dans lequel se jettent les rameaux efférents des glomérules (fig. 36).

D'après divers auteurs, le réseau capillaire de la couche corticale serait alimenté exclusivement par les artérioles efférentes des glomérules de Malpighi, en sorte que tout le sang en circulation dans cette couche traverserait préalablement les glomérules ; il n'y aurait point de branches afférentes directes.

Les artères de la substance médullaire descendent parallèlement aux tubes droits et s'anastomosent par des branches transversales de manière à former un réseau à mailles allongées.

La *veine rénale* sort par le hile. Elle se constitue par un système de vaisseaux convergents disposés en principe comme les artères (fig. 34); c'est-à-dire que l'on trouve une voûte veineuse sous-corticale à laquelle aboutissent des veines droites ou ascendantes ramenant le sang de la couche médullaire, et des veines descendantes accompagnant les artères glomérulaires et prenant naissance sous la capsule de l'organe par de petites étoiles à cinq ou six branches connues sous le nom d'*étoiles de Verheyen*. Les veines descendantes ne reçoivent rien

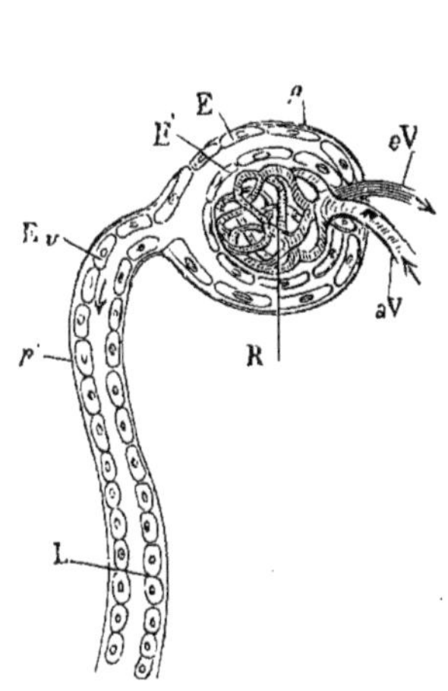

Fig. 35. — Schéma du corpuscule de Malpighi [*].

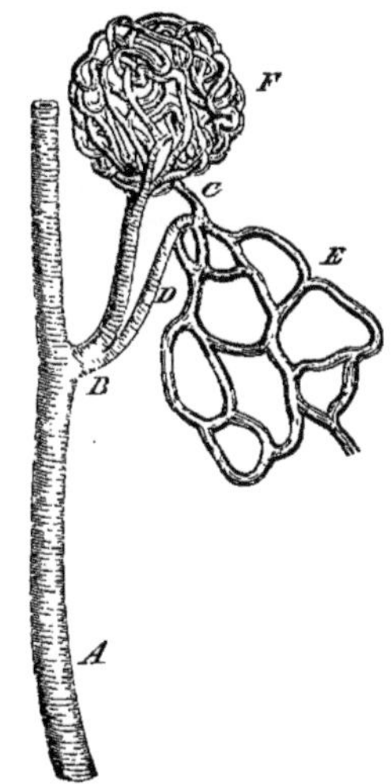

Fig. 36. — Glomérule rénal [**].

des glomérules de Malpighi ; leurs affluents émanent du réseau capillaire cortical ; les glomérules précités sont, comme nous l'avons vu, interposés entre deux artères.

b. Les *lymphatiques*, abondants dans la masse de l'organe, rares à sa surface, forment des réseaux dont les branches collectives sortent par le hile et se rendent dans les ganglions lombaires qui s'échelonnent le long du bord interne du rein.

c. Les *nerfs*, émanés du *plexus solaire*, forment autour des divisions artérielles, des plexus sur le trajet desquels on rencontre quelques ganglions microscopiques. Leurs fibrilles terminales ont été poursuivies récemment jusqu'à l'épithélium des tubes contournés et même jusqu'à l'intérieur des glomérules de Malpighi ?

DÉVELOPPEMENT. — Le rein succède au corps de Wolff comme organe urinaire ; aussi les embryologistes le qualifient-ils de *métanéphros*. Il apparaît néanmoins de fort bonne heure chez l'embryon, et il est primitivement lobulé ; mais ses lobules se soudent progressivement, de telle sorte qu'ils ont complètement disparu à la naissance ; les petites irrégularités de sa surface sont alors les seuls indices de sa constitution primitive.

Fonctions. — Les reins sécrètent l'urine. Cette sécrétion ne s'opère point d'une manière égale dans toutes les parties de leur tissu. L'abondance des vaisseaux dans la substance corticale, la présence des corpuscules de Malpighi et les flexuosités décrites par les tubes urinifères indiquent assez que cette substance est le siège principal, sinon exclusif, du mouvement sécrétoire. De quelle manière s'opère cette sécrétion ? On s'accorde aujourd'hui à croire que les principes aqueux et salins de l'urine filtrent à travers les parois des vaisseaux des glomérules. La différence de volume des deux vaisseaux, afférent et efférent, de ceux-ci justifie cette hypothèse. Les tubes du labyrinthe seraient chargés de la sécrétion des autres principes et peut-être aussi de la résorption de certaines matières utiles extravasées des glomérules.

Article 11. — VOIES D'EXCRÉTION DE L'URINE.

Le *bassinet* a été décrit avec le rein ; l'*urètre* le sera avec les organes génitaux ; en sorte que nous n'avons à décrire ici que les *uretères* et la *vessie*.

A. — Uretères (fig. 31).

L'uretère (de οὖρον, urine) est un canal membraneux, du diamètre d'une très grosse plume à écrire, qui conduit l'urine du bassinet rénal dans la vessie. Nous considérerons successivement son origine, son trajet, sa terminaison, sa structure.

Origine. — On sait que l'origine de l'uretère est représentée par l'infundibulum du bassinet. Ce canal sort du rein par le hile, décrit une courbe à concavité externe, sur la face inférieure du rein, s'infléchit en arrière en abandonnant l'organe qui lui donne naissance, pour se placer sur le côté de la colonne vertébrale.

Trajet (t. I, fig. 352). — Le trajet qu'il accomplit ensuite s'effectue à peu près en ligne droite, jusqu'à l'entrée du bassin. On voit ce tube longer l'aorte ou la veine cave postérieure, selon le côté auquel il appartient, appliqué contre le petit psoas, au-dessus du péritoine. Arrivé à l'entrée du pelvis, il croise obliquement les branches terminales de l'aorte, s'enveloppe d'un court frein péritonéal qui le maintient contre la paroi latérale de cette cavité, ou, s'il s'agit d'une femelle, se loge entre les lames du ligament large ; puis, il se poursuit au delà du péritoine, dans l'arrière-fond du bassin, pour gagner la partie postérieure et supérieure de la vessie. Sa portion pelvienne est légèrement oblique de haut en bas, d'avant en arrière et de dehors en dedans, de manière à s'éloigner de plus en plus de la colonne vertébrale, en croisant la direction du rectum, et à converger vers l'uretère du côté opposé.

Terminaison. — La terminaison de l'uretère s'opère de la manière suivante : au lieu de s'ouvrir directement dans la vessie en traversant d'une seule fois et perpendiculairement les deux tuniques de ce réservoir, il perce d'abord la membrane musculeuse, parcourt un trajet de 2 à 3 centimètres entre cette membrane et la muqueuse, et finit alors par s'ouvrir à la surface de cette dernière (fig. 37) : disposition qui a pour effet d'empêcher l'urine de refluer, lors des efforts d'expulsion, dans le conduit qui l'a apportée ; la portion intermembraneuse de ce conduit se trouve en effet fortement comprimée par la pression extérieure qu'exerce à ce moment la couche charnue, et par la résistance intérieure que l'urine accumulée dans la vessie oppose à cette pression. Le but que la nature s'est proposé en instituant ce mode de terminaison de l'uretère est si bien rempli, qu'on peut insuffler de l'air dans la vessie par ce conduit, après avoir lié le canal de l'urètre, et presser ensuite vigoureusement sur l'organe distendu sans faire sortir la plus petite bulle par l'uretère resté librement ouvert.

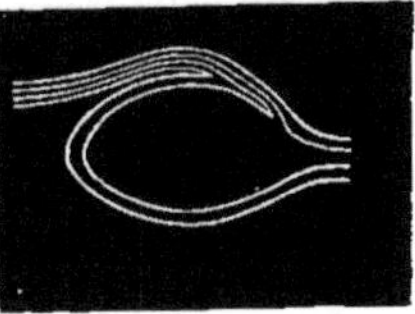

Fig. 37. — Coupe théorique de la vessie, destinée à montrer le mode de terminaison de l'uretère.

STRUCTURE. — Le conduit excréteur du rein se compose de trois tuniques :

1° Une tunique interne, *muqueuse*, continue, en avant, avec la muqueuse du bassinet, en arrière, avec celle de la vessie ; elle est très mince, pâle, plissée longitudinalement, et possède un épithélium stratifié pavimenteux, ainsi que de petits follicules glandulaires.

2° Une couche moyenne, *musculeuse*, difficilement décomposable en deux plans : un plan superficiel à fibres circulaires, un plan profond à fibres longitudinales ; disposition précisément inverse de celle de la tunique charnue de l'intestin, dont les fibres longitudinales sont superficielles, tandis que les profondes sont circulaires.

3° Une tunique externe ou *adventice*, formée par du tissu conjonctif semé de fibres élastiques.

FONCTION. — Par les contractions péristaltiques de sa tunique charnue, l'uretère peut accélérer le transport de l'urine.

B. — **Vessie** (fig. 31 et 38).

SITUATION. — La vessie est un réservoir musculo-membraneux, situé sur le plancher de la cavité pelvienne, où il occupe plus ou moins de place suivant la quantité d'urine qu'il contient ; il peut même déborder les pubis et s'avancer sur la paroi abdominale inférieure.

FORME. — Considérée dans un état moyen de plénitude, la vessie représente un ovoïde dont la grosse extrémité, tournée en avant, forme un *cul-de-sac* arrondi, sur le fond duquel on remarque une espèce de cicatrice qui provient de l'oblitération de l'ouraque. L'autre extrémité se termine en arrière par un rétrécissement fortement prononcé qu'on appelle *col de la vessie*, et qui donne naissance au canal de l'urètre.

POIDS. — Son poids moyen, en état de vacuité, est de 450 grammes environ.

RAPPORTS. MOYENS DE FIXITÉ. — Chez le mâle, la vessie répond : en haut, aux vésicules séminales, aux renflements pelviens des canaux déférents, ainsi qu'au rectum ; en bas, à la paroi inférieure du bassin, sur laquelle elle repose ; par côté, aux parois latérales de cette même cavité. Chez la femelle, la face supérieure est en rapport avec le vagin, qui sépare la vessie du rectum. Quand la vessie est distendue par l'urine, elle répond aussi à l'utérus. — Son extrémité postérieure ou *col*, flanquée de côté par les lobes de la prostate, est fixée, en bas, au plancher du bassin, à l'aide d'un ligament particulier, représentant un faisceau aplati de fibres élastiques et contractiles, détaché de la membrane charnue et épanoui sur la face inférieure du sphincter urétral, lequel faisceau se porte en arrière et en bas, pour se terminer à la surface du muscle obturateur interne. L'extrémité antérieure, cul-de-sac ou pôle de la vessie, répond ordinairement à la courbure pelvienne du côlon replié.

On remarquera que ce cul-de-sac est coiffé d'une calotte séreuse qui se prolonge sur la partie moyenne de l'organe, plus en haut qu'en bas. Cette calotte, continue avec le feuillet pariétal du péritoine et fortement adhérente à la couche charnue de la vessie, constitue le principal appareil de fixité de ce réservoir; sa disposition est exactement semblable en principe à celle des autres membranes séreuses viscérales. Ainsi, le péritoine, après avoir tapissé les parois du bassin, se réfléchit sur les organes contenus dans cette cavité et en particulier sur la vessie, autour de laquelle il forme un repli orbiculaire. Ce repli donne lui-même naissance à trois replis secondaires, sortes de lames séreuses qu'on est convenu, bien gratuitement du reste, d'appeler les *ligaments de la vessie*. L'une de ces lames, impaire et verticale, va de la partie inférieure du cul-de-sac vésical à la symphyse pubienne ; il n'est pas rare de la voir se prolonger en avant, sur la paroi inférieure de l'abdomen, jusqu'à l'ombilic ; elle porte, dit-on, à son bord libre, un mince ourlet, dernier vestige du canal ouraque ; si cet ourlet existe, ce qui nous semble douteux, il ne peut avoir la signification qu'on veut bien lui attribuer, car l'ouraque n'a point, comme les artères ombilicales, une portion abdominale ; il commence seulement au niveau de l'ombilic et appartient tout entier au cordon ombilical. Les deux autres lames séreuses, paires et horizontales, se portent des côtés du cul-de sac vésical aux parois latérales du bassin ; elles présentent à leur bord libre un gros cordon qui n'est autre chose que l'artère ombilicale oblitérée.

Grâce à cette disposition du péritoine, la vessie se trouve divisée en deux régions parfaitement distinctes : l'une antérieure, enveloppée d'un feuillet séreux, l'autre postérieure, se mettant en rapport avec les organes environnants par l'intermédiaire d'un tissu conjonctif lâche et abondant. Cela permet de pénétrer dans ce réservoir, en passant par le rectum, sans traverser la cavité péritonéale. Le tissu conjonctif du fond du bassin, constamment mêlé à des pelotons adipeux autour du col de la vessie, se prête, aussi bien que la membrane séreuse de la région antérieure, aux changements de forme et aux déplacements continuels de la poche urinaire.

Intérieur. — Cette poche, étudiée à l'intérieur, offre des plis et des rides plus ou moins marqués suivant son degré de plénitude. On y remarque, en arrière, l'ouverture du col, qui communique avec le canal de l'urètre, et, un peu plus haut, les embouchures des uretères. Ces trois orifices circonscrivent un espace triangulaire qui a reçu le nom de *trigone vésical* ou *trigone de Lieutaud*, espace limité latéralement par deux légères saillies marquant le trajet des canaux déférents dans l'épaisseur de la paroi vésicale.

Structure. — La structure de la vessie est fort simple. Deux membranes composent les parois de ce réservoir : l'interne est une muqueuse ; l'externe est musculeuse. Dans la région antérieure, on trouve en outre la calotte péritonéale dont il a été parlé plus haut.

La *muqueuse* est pâle, mince, et continue avec celles des uretères et de l'urètre. Elle est très adhérente au niveau du trigone et au contraire facile à plisser dans le reste de son étendue. Elle présente au voisinage du col des papilles ainsi que quelques glandes rudimentaires. Son épithélium stratifié pavimenteux se fait remarquer par l'irrégularité de ses cellules.

Cette muqueuse est, pendant la vie, complètement dénuée du pouvoir d'absorption ; mais après la mort, elle laisse diffuser l'urine.

La *tunique charnue*, parfois désignée sous le nom de *muscle vésical*, est formée

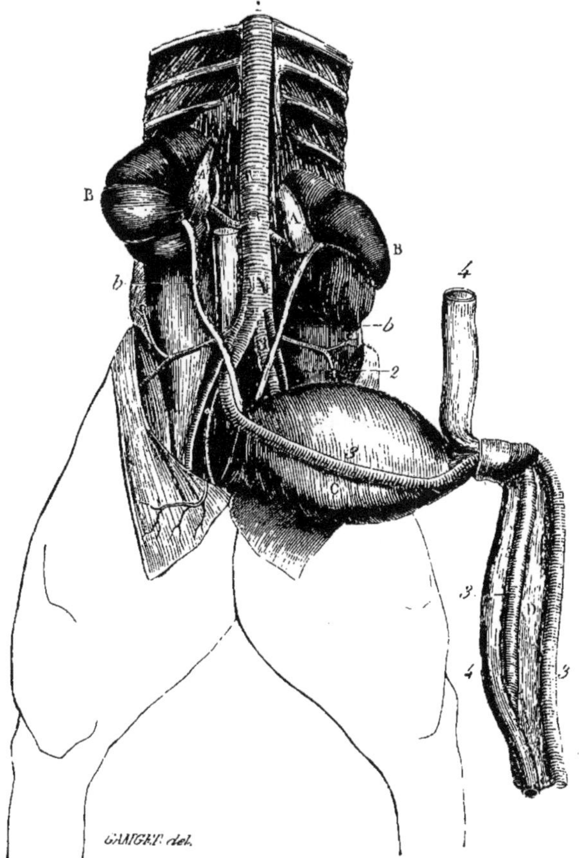

Fig. 38. — Les reins et la vessie, chez le fœtus des Solipèdes *.

par des faisceaux de fibres lisses dont la disposition est très compliquée. Chez l'Homme, on y distingue trois plans superposés : un superficiel à fibres longitudinales, un moyen à fibres circulaires, un profond à faisceaux plexiformes. Mais, chez le Cheval, dont la vessie est relativement mince, cette texture est très difficile à montrer ; on voit, à l'état intriqué, des fibres longitudinales, circulaires, obliques, spiroïdes, tourbillonnantes même vers le fond de l'organe ; les profondes sont réticulées. Au lieu de se renforcer autour du col, cette mus-

* A, capsules surrénales ; B, reins ; *b*, uretères ; C, vessie ; D, ouraque ; 1, aorte ; 2, artère iliaque externe ; 3, artère ombilicale ; 4, veine ombilicale. (On voit que la vessie s'étend en avant jusqu'à l'anneau ombilical.)

culature s'amincit et disparaît à l'origine de l'urètre ; le véritable sphincter de la vessie, c'est le muscle qui entoure la portion membraneuse de ce canal.

Vaisseaux et nerfs. — Les parois de la vessie reçoivent le sang de plusieurs sources. Les principaux rameaux proviennent de *l'artère vésico-prostatique*, branche de la honteuse interne ; l'artère ombilicale en fournit aussi quelques-uns qui atteignent l'organe par son cul-de-sac antérieur. Les veines correspondent aux artères ; elles se réunissent à la partie postérieure en un véritable plexus qui se dégorge dans les veines honteuses internes. Les *lymphatiques* vont aux ganglions sous-lombaires ; ils naissent à la fois dans la muqueuse et dans la musculeuse. Les *nerfs* sont fournis par le plexus pelvien ou hypogastrique et par les branches inférieures des deux dernières paires sacrées ; leurs ramifications rampent surtout entre la couche charnue et la muqueuse en se distribuant à ces deux couches ; on a pu les suivre jusqu'à l'intérieur de l'épithélium. Elles présentent sur leur trajet de nombreux ganglions microscopiques.

Développement. — L'étude du développement du réservoir urinaire est fort intéressante. La vessie n'est autre chose en somme que la portion intra-abdominale de l'allantoïde ; jusqu'au moment de la naissance, elle est en communication avec la cavité allantoïdienne par le canal de *l'ouraque*, qui fait suite à son extrémité antérieure et traverse l'ombilic avec les vaisseaux du cordon ombilical (fig. 38). Elle est alors allongée en fuseau et percée à ses deux extrémités. Au lieu d'être cantonnée dans la cavité pelvienne, elle s'avance sur la paroi abdominale inférieure jusqu'à l'ouverture ombilicale, flanquée par les deux artères du même nom qui lui sont reliées par des replis du péritoine ; son extrémité postérieure est seule engagée dans le bassin ; l'antérieure forme un véritable col continu avec l'ouraque, comme le col proprement dit, avec l'urètre (fig. 38). Et sa capacité est relativement plus considérable que chez l'adulte. A l'époque de la naissance, ce col antérieur se sépare de l'ouraque et se transforme en cul-de-sac libre ; la vessie se retire alors peu à peu dans la cavité pelvienne, en entraînant avec elle les artères ombilicales, qui bientôt s'oblitèrent ; elle ne tarde pas à prendre la position qu'elle conservera définitivement.

Fonctions. — Le rôle de la vessie est d'une incontestable utilité. Elle sert de réservoir à l'urine, et, en permettant l'accumulation et l'expulsion intermittentes de ce liquide excrémentitiel, elle épargne aux animaux la position désagréable dans laquelle ils se fussent trouvés s'il eût coulé au dehors, goutte à goutte, d'une manière continue, au fur et à mesure de sa production. C'est en outre le principal agent d'expulsion de l'urine ; la contraction la plus vigoureuse des muscles abdominaux ne produit pas la plus petite miction si le muscle vésical n'entre en jeu.

C. — Urètre.

Nous ferons la description de ce conduit dans l'étude des organes génitaux ; car, chez le mâle, il est commun à l'appareil urinaire et à l'appareil générateur ; chez la femelle même, il est en connexion très intime avec ce dernier.

Article III. — CAPSULES SURRÉNALES.

Situation. Forme. — Les *capsules surrénales*, encore appelées *reins succentu-riés*, sont deux petits corps glandiformes que l'on trouve appliqués sur la face inférieure des reins, en avant du hile et tout près du bord interne (fig. 31 et 38).

Elles sont allongées d'avant en arrière, aplaties de dessus en dessous et irrégulièrement lobées à leur surface. Leur longueur est de 5 à 6 centimètres sur 3 à 4 de largeur. Les deux capsules surrénales n'ont pas le même volume ; la droite est un peu plus grosse que la gauche.

Moyens de fixité. Rapports. — Un tissu conjonctif abondant, des vaisseaux, des filets nerveux, rattachent les capsules surrénales aux organes voisins. La droite répond en avant, au foie ; en haut, au rein droit ; en dedans, à la veine cave postérieure et aux ramifications du plexus solaire. La gauche ne touche pas au foie, ni à la rate, et, par son bord interne, elle est appliquée contre l'aorte postérieure et la grande mésentérique. Le pancréas couvre complètement la première, tandis qu'il laisse la seconde partiellement à découvert.

Structure. — Les capsules surrénales comprennent dans leur constitution : une enveloppe fibreuse et un tissu propre, lequel se subdivise en substance corticale et en substance médullaire, enfin des vaisseaux et des nerfs.

a. La *membrane d'enveloppe* est très résistante, très adhérente au tissu propre ; elle émet, par sa face interne, des lamelles qui s'enfoncent dans ce dernier en limitant des espèces de loges à coupe hexagonale, dans l'intérieur desquelles sont disposés les éléments de la substance corticale. Ces loges se transforment en un délicat réseau dans la substance médullaire.

On a signalé des fibres musculaires lisses dans l'enveloppe des capsules surrénales.

b. La *substance corticale* offre une couleur brun foncé ; elle renferme dans les alvéoles de son stroma conjonctif des amas ou cordons épithéliaux, disposés d'une manière irrégulière, mais en général dans le sens radiaire. Ces cordons anastomosés entre eux sont formés de cellules polyédriques, granuleuses, souvent graisseuses chez l'adulte.

c. La *substance médullaire* est jaunâtre, beaucoup plus pâle que la précédente ; elle est aussi plus molle, plus altérable sur le cadavre ; mais la cavité centrale qu'on y a parfois décrite n'existe pas. Cette couche a pour base un réticulum conjonctif délicat, dont les mailles sont remplies de petits cordons épithéliaux fortement anastomosés, structure qui ne diffère pas essentiellement de celle que nous avons fait connaître précédemment. On remarque toutefois que les cellules sont plus volumineuses que dans la substance corticale et affectent souvent une forme étoilée qui les fait ressembler à des cellules nerveuses.

d. Vaisseaux et nerfs. — Comme les reins qui leur sont contigus, les capsules surrénales reçoivent une grande quantité de sang, eu égard à leur petit volume. Les artères sont des branches de la grande mésentérique ou de la rénale ; elles forment un réseau capillaire qui enlace étroitement les cordons et amas épithéliaux. Les veines se réunissent sur la limite des deux substances, corticale et médullaire, en un réseau d'où partent des branches qui convergent sur un gros tronc collecteur occupant le centre de la substance médullaire et sortant de l'organe pour se jeter dans la veine rénale. Indépendamment de cette grosse veine centrale, on voit s'échapper un nombre variable de petites veines accessoires.

Comparativement aux veines, les lymphatiques sont peu nombreux et peu développés.

Les nerfs sont extrêmement abondants; Kölliker en a compté jusqu'à 33 pour une seule capsule surrénale, chez l'homme. Ils proviennent du plexus solaire et viennent se terminer principalement dans la substance médullaire, où ils constituent un plexus serré, entremêlé de nombreuses cellules ganglionnaires.

Développement. — Les capsules surrénales apparaissent à la même époque que les reins, mais se développent plus rapidement que ces organes. Pendant la première période embryonnaire, elles surpassent les reins en poids et en volume. Ce n'est qu'à la longue que ceux-ci acquièrent toute leur prépondérance.

Malgré l'intime connexion de situation de ces organes, à l'état normal, il est remarquable que, dans les cas assez fréquents où les reins sont en hétérotopie, les capsules surrénales restent en place.

Capsules surrénales accessoires. — Dans ces dernières années, on a signalé l'existence, chez l'Homme et divers animaux, de *capsules surrénales accessoires*, soit dans l'épaisseur des reins, soit à l'entour des ganglions semi-lunaires du sympathique, ou même à leur intérieur, soit au voisinage des glandes génitales. Ces petits corps, en nombre variable et dont le volume va d'une tête d'épingle à un pois, auraient exactement la structure des capsules surrénales normales et en partageraient la fonction.

Fonction. — Celle-ci est, grâce aux recherches de MM. Abelous et Langlois, beaucoup moins énigmatique qu'autrefois. On sait en effet que les capsules surrénales sont, comme les corps thyroïdes, des glandes à sécrétion interne, dont le produit, encore indéterminé, est déversé dans le sang, où il remplit un rôle important, voire même indispensable, pour la dépuration de l'économie, en neutralisant ou en détruisant certains déchets toxiques de la nutrition.

DIFFÉRENCES

Bœuf. — 1° *Reins* (fig. 39). — Les reins du Bœuf ont une forme allongée d'avant en arrière tout à fait caractéristique. De plus, ils conservent toute la vie la disposition lobulée qu'ils offrent à titre transitoire chez les autres animaux. Chaque rein est composé de l'assemblage d'une vingtaine de petits reins secondaires, de diverses formes et grandeurs, qui convergent vers une excavation de la face inférieure de l'organe représentant le hile.

Si l'on enlève les origines de l'uretère et les vaisseaux, on découvre au fond de cette sorte de sinus une trentaine de mamelons ou *papilles* médullaires sur lesquelles débouchent les tubes urinifères, isolément ou dans un cul-de-sac dont la papille est percée à son sommet. Un certain nombre de ces papilles sont étroitement assemblées par deux, trois ou même quatre, et reçues dans le même *calice*. On désigne sous ce nom des ramifications évasées du bassinet qui logent les papilles à leur intérieur et s'insèrent dans une rainure de leur base. Comme certains calices contiennent plusieurs papilles, on ne compte que quinze à vingt calices pour une trentaine de papilles. Dans le principe, il y avait autant de lobules que de papilles; mais, au cours du développement, un certain nombre de lobules se soudent et il n'en reste plus de trace à l'extérieur. Le *bassinet* est une espèce de carrefour allongé où débouchent les calices, et d'où l'on voit partir l'uretère vers le milieu ou le tiers postérieur de sa longueur (fig. 39). Les calices ne débouchent pas isolément dans le bassinet, mais par groupes, de manière à constituer une sorte de ramification.

Les deux reins du Bœuf diffèrent par leur forme, leur position et leur volume. Le rein droit est plus aplati, plus régulièrement elliptique que le gauche; on dirait que celui-ci a été ployé sur lui-même de dehors en dedans à sa partie antérieure, de telle manière que son hile est en grande partie couvert. En outre, le premier s'avance davantage vers le diaphragme

et se trouve plus exactement appliqué sous les lombes, tandis que l'autre est très détaché
presque flottant; aussi recommande-t-on, dans le cas de ponction du rumen, de diriger
le trocart en bas, afin d'éviter d'atteindre le rein gauche. Notons enfin que, contrairement
à ce que l'on observe chez les Solipèdes, le rein gauche est plus lourd que le droit: nous
avons trouvé chez un animal : 790 grammes pour le premier, 690 pour le second ; chez un
autre sujet : 460 grammes et 380 grammes.

2º *Uretères.* — Les uretères n'offrent rien de particulier à signaler.

3º *Vessie.* — La vessie est proportionnellement plus capace et plus allongée que celle du

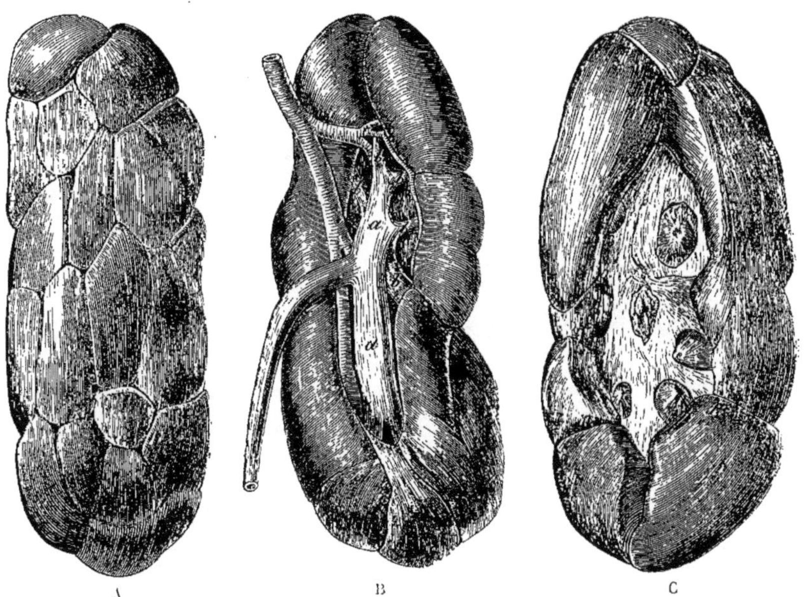

Fig. 39. — Reins de Bœuf*.

Cheval, mais moins épaisse de paroi ; elle est complètement enveloppée par le péritoine. Les
embouchures des uretères sont très rapprochées l'une de l'autre et reportées au voisinage
du col.

4º *Capsules surrénales.* — Les capsules surrénales rappellent celles du Cheval ; pourtant,
elles sont un peu plus étranglées dans leur partie moyenne et légèrement incurvées. D'autre
part, elles sont situées tout à fait en avant des reins, et la gauche est séparée du rein correspondant.

Mouton et Chèvre. — Les *reins* de ces animaux ne sont pas lobulés comme ceux du Bœuf :
ils sont simples de forme et de constitution comme ceux des Solipèdes, et ressemblent tout
à fait à des haricots. Leur hile occupe le milieu du bord interne ; le bassinet qui y est
enfermé ne présente pas trace de calices ; on y voit saillir une épaisse crête médullaire
indiscontinue, à la base de laquelle s'insère la muqueuse pyélique, en irradiant quatre ou
cinq digitations, de chaque côté, qui accompagnent les vaisseaux dans la substance médullaire.
Le rein gauche est flottant comme chez le Bœuf ; le droit est appliqué sur les psoas et
s'avance jusqu'au foie en s'imprimant profondément sur le lobule de Spigel. Le poids moyen
de ces organes est d'environ 120 grammes.

Les uretères, la vessie et les capsules surrénales n'offrent rien de particulier comparativement au Bœuf.

Chameaux. — Les *reins* des Chameaux ressemblent extérieurement à ceux des Moutons et
des Chèvres. Leur volume est considérable : Vallon donne, pour le Dromadaire, les poids de
800 grammes pour le rein gauche, de 780 grammes pour le droit ; nous avons trouvé, chez un
animal de cette même espèce, 1 085 grammes pour le rein gauche, 1 120 grammes pour le droit.

* A, rein droit vu par sa face externe et supérieure. — B, rein gauche vu par sa face interne et inférieure : a, a, bassinet ; b, b, b, branches du bassinet se terminant aux calices ; c, uretère ; d, artère rénale. —
C, sinus rénal du rein gauche débarrassé du bassinet et de ses ramifications, ainsi que des vaisseaux, pour montrer
les papilles et la rainure de leur base où s'inséraient les calices. On ne voit que sept papilles ; les autres sont
cachées sous les bords du sinus rénal.

La dyssymétrie de position de ces deux organes est extrême : le bord antérieur du gauche arrive à peine au niveau du bord postérieur du droit: d'où il résulte une direction fortement oblique de l'artère rénale gauche; on dirait que le rein de ce côté a été refoulé en arrière par la panse jusque vers l'entrée du bassin; tandis que l'autre rein s'avance vers le foie, sur le bord supérieur duquel il s'imprime fortement.

La particularité la plus singulière de ces organes réside dans le bassinet. Cette cavité, située au fond du hile, présente une crête médullaire indiscontinue, à la base de laquelle on voit s'enfoncer, de chaque côté, une douzaine de diverticules qui rayonnent dans la substance rénale et s'y anastomosent en un réseau cavitaire complexe et pour ainsi dire labyrinthique, dont les figures 40 et 41 donneront une idée. Ainsi, la substance médullaire est une

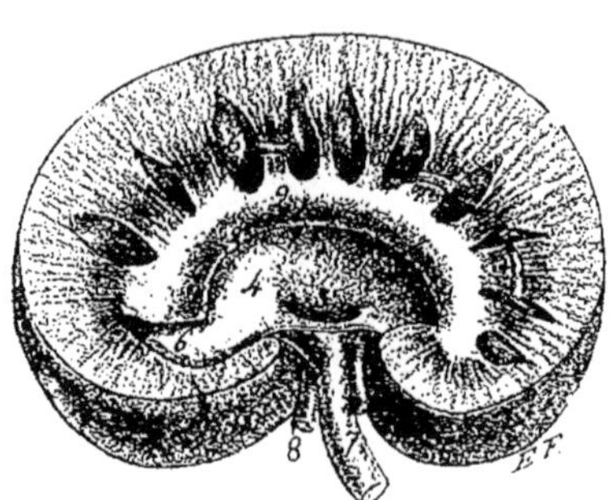

Fig. 40. — Coupe frontale d'un rein de Chameau *.

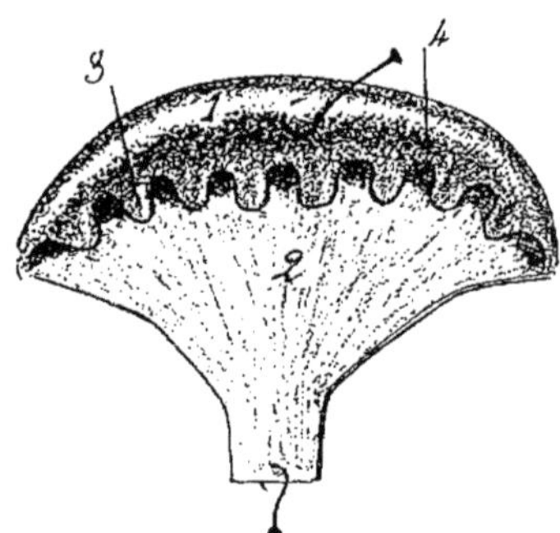

Fig. 41. — Crête du bassinet d'un rein de Chameau, soulevée pour montrer les contreforts de l'un des côtés de sa base entre lesquels la cavité pyélique lance ses diverticules dans la substance médullaire **.

sorte d'éponge qui a le bassinet pour déversoir. La muqueuse pyélique lance dans ces diverticules des prolongements qui accompagnent les vaisseaux jusqu'à la substance corticale.

Cette disposition n'est peut-être pas aussi extraordinaire qu'elle peut paraître de prime abord, attendu qu'on en trouve la trace dans tous les reins unipapillaires (Solipèdes, Moutons, Chèvre, Chien, Chat, etc.); la muqueuse pyélique ne s'arrête jamais, en effet, à la base de la crête du bassinet : elle émet, comme nous l'avons vu, des tractus rayonnants qui plongent dans la substance du rein en accompagnant les vaisseaux jusqu'à leurs arcades sous-corticales : la différence consiste seulement en ce que ces prolongements sont enserrés par la couche médullaire et peu ramifiés, de telle sorte que le système diverticulaire du bassinet paraît être oblitéré [1].

L'*uretère* et la *vessie* n'offrent rien de particulier. Le péritoine s'étend jusque sur l'urètre.

Les *capsules surrénales* sont relativement petites et situées vers l'origine des artères rénales; en sorte que la gauche se trouve éloignée du rein correspondant.

Lamas. — Les *reins* ont la forme extérieure, la position et les connexions de ceux des Chameaux; mais ils n'en ont pas la conformation intérieure; ils ressemblent, sous ce rapport, à ceux des Moutons et des Chèvres.

Porc. — Les *reins* du Cochon ont la forme de haricots allongés et aplatis (fig. 42); ils sont assez exactement deux fois plus longs que larges et unis de surface. Le hile est une simple échancrure, du côté de la face supérieure, où il donne issue à l'uretère; tandis que, sur la face inférieure, il se divise en deux échancrures secondaires où pénètrent les branches des artères rénales. Ces organes sont à peu près égaux en poids (150 à 200 grammes). Le gauche est plus antérieur que le droit; il s'avance jusqu'au bord postérieur de l'avant-dernière côte, alors que ce dernier n'arrive pas jusqu'à la dernière côte et ne s'imprime pas sur le foie. Le rein gauche se distingue en outre par son hile plus resserré.

Si les reins du Porc sont simples extérieurement, ils ne le sont pas intérieurement, attendu que leur substance médullaire se divise en une dizaine de papilles plus ou moins surbaissées.

1. Voy. à ce sujet : F.-X. Lesbre, *Recherches anatomiques sur les Camélidés* (*Archives du Muséum d'Histoire naturelle de Lyon*, t. VIII).

* 1, couche corticale; 2, couche médullaire; 3, crête du bassinet; 4, bassinet; 5, infundibulum initial de l'uretère; 6, diverticules du bassinet ramifiés dans la substance du rein et accompagnés par des prolongements de la muqueuse; 7, uretère; 8, une branche de l'artère rénale à son entrée dans le hile.
** 1, crête du bassinet; 2, muqueuse du bassinet; 3, contreforts de la base de la crête du bassinet; 4, entrées des diverticules pyéliques.

faisant saillie dans le bassinet (fig. 42). Celui-ci, complètement enfermé dans le hile, est très
étendu dans le sens antéro-postérieur et pourvu de deux bras incurvés en crochet, où l'on
voit deux papilles allongées en forme de crête, comme si, à cet endroit, la substance
médullaire ne s'était pas divisée. La muqueuse émet des prolongements qui s'enfoncent
dans le rein au niveau des intervalles des papilles; mais il n'y a pas là de véritables calices;
les papilles font saillie à travers de simples orifices de la paroi du bassinet. D'autre part,

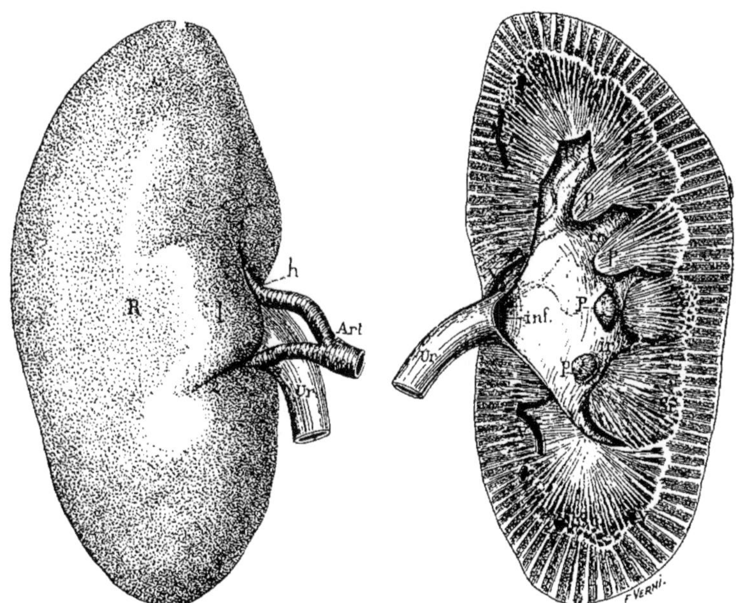

Fig. 42. — Reins du Porc ; le droit entier, le gauche vu sur une coupe frontale *.

elles se joignent à leur base et l'on ne voit pas, comme chez l'Homme, s'intercaler entre
elles ces prolongements de la substance corticale qu'on appelle *colonnes de Berlin* (fig. 43).
    Les *uretères* sont relativement larges, mais ils diminuent de calibre postérieurement.
    La *vessie* est très vaste, très extensible et susceptible de s'avancer beaucoup sur la paroi
abdominale.
    Les *capsules surrénales* sont relativement volumineuses, prismatiques plutôt que discoïdes.
Comme elles sont sensiblement de niveau, la droite dépasse en avant le rein correspondant,
tandis que la gauche est appliquée tout entière sur la partie préhilaire du bord interne du
rein de son côté.
    Chien. — Les *reins* du Chien ressemblent beaucoup, comme configuration, à ceux du
Mouton et de la Chèvre, ils sont seulement moins allongés et à hile plus resserré. D'autre
part, ils sont à peu près symétriquement placés et appliqués l'un et l'autre sous les lombes;
cependant le droit est ordinairement un peu plus antérieur que le gauche. Ils pèsent à eux
deux 1/140e à 1/185e du poids du corps, d'après Ellenberger et Baum, soit, en moyenne,
45 à 60 grammes chacun.
    Leur conformation intérieure est semblable à celle que nous avons déjà décrite dans le
Mouton et la Chèvre. Le meilleur moyen de distinguer un rein de gros Chien d'un rein de
Mouton ou de Chèvre, c'est de voir s'il y a ou non, à la superficie, des étoiles de Verheyen.
Ces petites arborisations veineuses sous-capsulaires sont très évidentes et très nombreuses
sur les reins de Chien.
    Les *uretères* viennent s'ouvrir tout près du col de la vessie, mais assez loin l'un de l'autre.
    La *vessie* est remarquable par sa forme arrondie et par la grande épaisseur de sa tunique

---

* R, face inférieure du rein droit ; *l*, lobe du hile ; *Art*, artère rénale dont les deux branches pénètrent dans les
échancrures (*h*) du hile ; Ur, origine de l'uretère ; P, papilles médullaires faisant saillie dans le bassinet par des
orifices *ad hoc* ; *ir*, irradiations de la muqueuse pyélique dans les intervalles des papilles ; *inf*, infundibulum
initial de l'uretère.

musculaire, dont les faisceaux sont très visibles, surtout à l'état de rétraction. Ce réservoir est, comme dans tous les animaux autres que les Solipèdes, complètement revêtu par le péritoine.

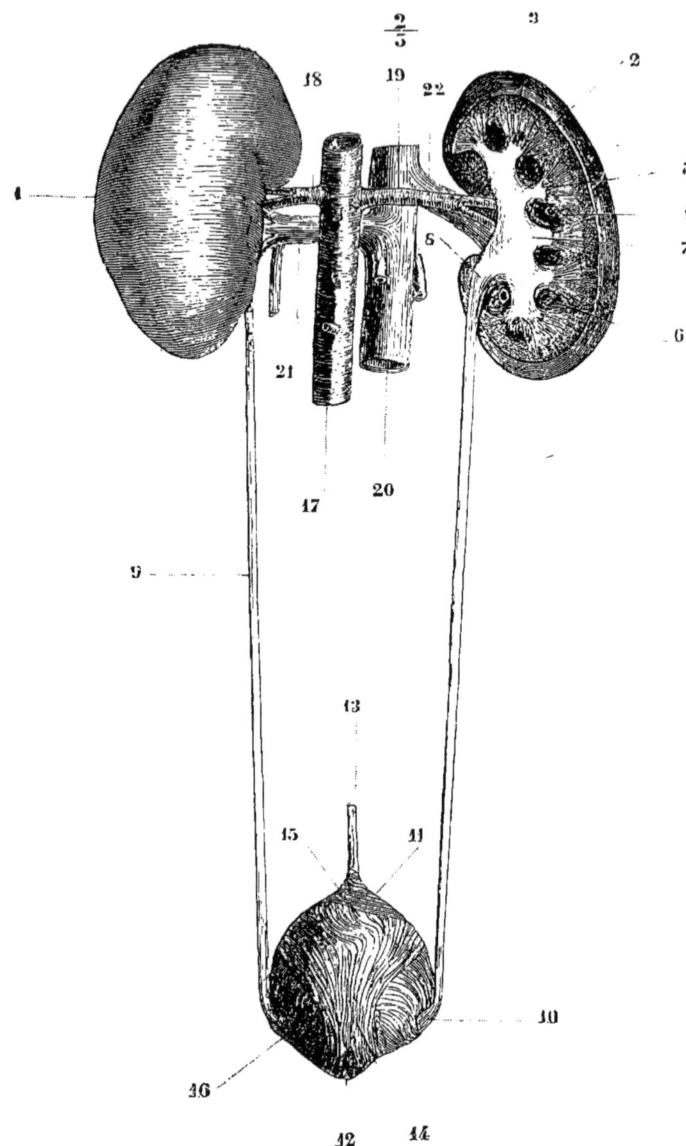

Fig. 43. — Appareil urinaire de la Femme, vue postérieure, c'est-à-dire dorsale *.

* 1, rein gauche ; 2, coupe du rein droit ; 3, substance corticale ; 4, colonnes de Bertin ; 5, pyramides de Malpighi ; 6, vaisseaux ; 7, calices distendus par l'urine ; 8, bassinet ; 9, uretère ; 10, pénétration de l'uretère dans les parois de la vessie ; 11, sommet de la vessie ; 12, bas-fond de la vessie ; 13, ouraque ; 14. 15. fibres longitudinales de la vessie ; 16, fibres transversales ; 17, aorte ; 18, artère rénale gauche ; 19, artère rénale droite ; 20, veine cave inférieure ; 21, veine rénale gauche ; 22, veine rénale droite (Beaunis et Bouchard).

Les *capsules surrénales* sont oblongues, un peu aplaties, et situées près du bord interne des reins, qu'elles dépassent presque toujours en avant. Elles ont un reflet chatoyant jaunâtre.

Chat. — Les *reins* du Chat se distinguent de ceux du Chien (volume à part) par leur forme plus arrondie et surtout par leurs veinules sous-capsulaires, qui, au lieu de figurer de petites étoiles multiples, se collectent sur chaque face du viscère en quatre ou cinq troncs qui convergent vers le hile (fig. 44). Ils sont en outre remarquables, chez les sujets d'un certain âge, par leur couleur jaunâtre, simulant une dégénérescence graisseuse de la substance corticale. Le poids de chacun d'eux varie de 15 à 30 grammes.

Lapin. — Les *reins* du Lapin ont sensiblement la même configuration extérieure et intérieure que ceux du Chat, mais ils sont plus petits, de couleur rouge-chocolat, et dépourvus, à leur superficie, d'arborisations veineuses ainsi que d'étoiles de Verheyen. Le droit est beaucoup plus antérieur que le gauche.

Les *uretères* sont très longs et débouchent dans une *vessie* elle-même allongée, qui se dilate énormément à l'état de réplétion.

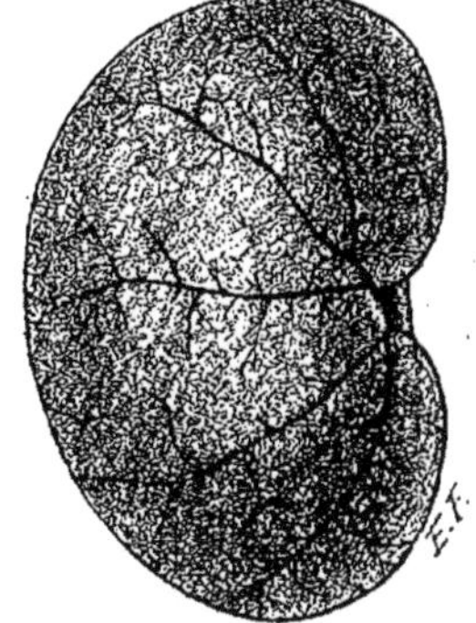

Fig. 44. — Rein droit du Chat vu par la face inférieure.

Les *capsules surrénales* sont deux petits disques jaunâtres, arrondis, situés au-devant de l'origine des artères rénales ; la gauche ne touche pas le rein correspondant.

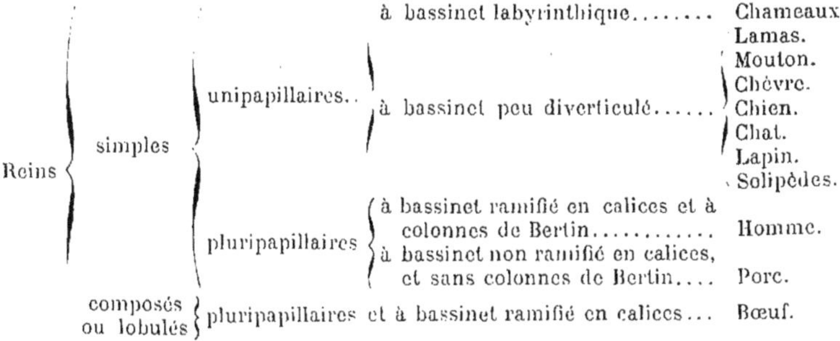

Tableau synoptique de la constitution du rein chez les Mammifères domestiques et chez l'Homme.

Reins	simples	unipapillaires	à bassinet labyrinthique	Chameaux. Lamas.
			à bassinet peu diverticulé	Mouton. Chèvre. Chien. Chat. Lapin. Solipèdes.
		pluripapillaires	à bassinet ramifié en calices et à colonnes de Bertin	Homme.
			à bassinet non ramifié en calices, et sans colonnes de Bertin	Porc.
	composés ou lobulés	pluripapillaires et à bassinet ramifié en calices		Bœuf.

Nous avons eu l'occasion de signaler les transitions qui existent entre ces divers types de rein et de dire notamment que, dans le principe, tous les reins sont lobulés, et qu'ils se simplifient au cours du développement par coalescence des pyramides de Malpighi, dont les limites restent toujours indiquées sur une coupe par les gros vaisseaux de la zone sous-corticale.

CHAPITRE II

ORGANES DE LA GÉNÉRATION

On sait que, dans le règne organique, les individus possèdent la faculté de se reproduire et de perpétuer ainsi les espèces auxquelles ils appartiennent. Chez les Mammifères, ainsi que chez presque tous les Vertébrés, la *génération* d'un nouvel être exige le concours de deux individus, l'un *mâle* et l'autre *femelle*, qui s'accouplent dans certaines circonstances déterminées. Celui-ci fournit l'*œuf* ou *ovule* ; celui-là, le *spermatozoïde*, contenu dans une liqueur fécondante appelée *sperme* ou vulgairement *semence*. De la réunion de ces deux éléments, résulte le germe d'un nouvel être. Et cette réunion est connue sous le nom de *fécondation*.

Nous avons donc à étudier séparément les organes *génitaux* ou *générateurs du mâle*, et les *organes génitaux* ou *générateurs de la femelle*.

A. — ORGANES GÉNITAUX DU MALE.

Le sperme est élaboré au sein des deux *testicules*, organes globuleux, surmontés chacun d'un petit corps allongé, l'*épididyme*, auquel fait suite un long conduit excréteur, appelé *canal déférent* ou *spermiducte*, qui porte un réservoir annexe, la *vésicule séminale*, remplissant à l'égard du sperme le même rôle que la vésicule biliaire à l'égard de la bile. La partie terminale de ce conduit, c'est-à-dire postérieure à la vésicule séminale, prend le nom de *canal éjaculateur*; elle débouche à l'origine de l'*urètre*, canal prenant naissance au col de la vessie et servant tour à tour à l'évacuation de l'urine et du sperme. L'urètre, pourvu sur son trajet de trois glandes accessoires, la *prostate* et les *glandes de Cowper*, est un canal impair qui, à sa sortie du bassin, s'incorpore à une tige érectile, le *corps caverneux*, avec laquelle il forme le *pénis* ou *verge*, organe qui, dans l'acte du rapprochement des sexes, est introduit dans le vagin pour y porter le fluide spermatique (Voy. fig. 31).

Nous allons étudier successivement toutes ces parties, dans l'ordre même où nous venons de les énumérer, et en les groupant sous trois chefs, d'après leur développement embryologique : 1° les *glandes génitales*; 2° les *voies génitales* (dérivant des corps de Wolff chez l'embryon); 3° le *canal uro-génital* (dérivant du sinus de même nom chez l'embryon).

Préparation. — Pour bien voir la disposition des organes génitaux du mâle, il faut disséquer ceux-ci en place et les détacher ensuite du bassin afin de les étaler avec facilité.

Le sujet destiné à la préparation des organes en place sera dépouillé, à l'exception du périnée, du scrotum, d'une partie de la face interne des cuisses et de la face inférieure de l'abdomen, à partir d'une ligne transversale qui se porterait d'une hanche à l'autre. On enlèvera les intestins, en divisant les parois abdominales en avant de la ligne indiquée ci-dessus; puis on fera l'ablation du membre postérieur gauche, en respectant en arrière le ligament sacro-sciatique. Enfin, après avoir gonflé le rectum et la vessie, débarrassés de leur contenu naturel, le premier avec des étoupes, la seconde avec de l'air que l'on insuffle par l'uretère et que l'on retient en liant le méat urinaire, on procède à la dissection des organes génitaux internes. Cette dissection se fait comme celle de la vessie et de l'anus; en enlevant le ligament sacro-sciatique et le tissu cellulo-adipeux de l'arrière-fond du bassin, tout en ayant soin de respecter le péritoine dans le point où il se jette des parois sur les organes pelviens. On sciera, après coup, la portion d'ischium qui ne sert à l'attache d'aucun organe important à cette étude.

En détachant la peau de la face interne de la cuisse gauche, et en poursuivant cette opération jusqu'à la ligne médiane, on découvre la portion fixe de la verge et l'un des sacs dartoïques. La séparation du scrotum et du dartos est une opération laborieuse, à cause de la finesse et de l'adhérence de la peau au niveau des bourses; elle doit être faite avec un bon scalpel et en y apportant toutes sortes de précautions. On achèvera la préparation en disséquant les ligaments suspenseurs du corps caverneux et du fourreau, ce qui, d'ailleurs, ne présente aucune difficulté.

ARTICLE Ier. — TESTICULES ET LEURS ENVELOPPES.

Les *testicules* ou *glandes séminales* sont deux organes glandulaires, suspendus de chaque côté de la verge, dans le pli de l'aine, où ils occupent une double poche constituée par les bourses. Nous commencerons par décrire celles-ci pour revenir ensuite aux organes qui s'y trouvent contenus.

§ Ier. — Bourses ou enveloppes des testicules.

Les bourses se composent de cinq tuniques superposées, qui sont, en allant de la profondeur à la superficie : 1° une tunique séreuse dite *vaginale*; 2° une

tunique *fibreuse* ; 3° une tunique musculeuse, que sa couleur rouge a fait qualifier d'*érythroïde* (ερυθρός, rouge et εἶδος, ressemblance) ; 4° une tunique conjonc-
tivo-musculaire, à fibres lisses, dite *dartos* ; 5° enfin la peau prenant ici le nom
de *scrotum* (fig. 45).

1° **Tunique vaginale**. — La tunique vaginale, que, par un pléonasme vicieux, on
appelle souvent *gaine vaginale*, n'est, chez nos animaux domestiques, qu'un diverticule du péritoine, ayant en quelque sorte fait hernie à travers le canal inguinal pour constituer un sac piriforme, pendant sous l'anneau inguinal inférieur, où se trouvent logés le testicule et son cordon supenseur.

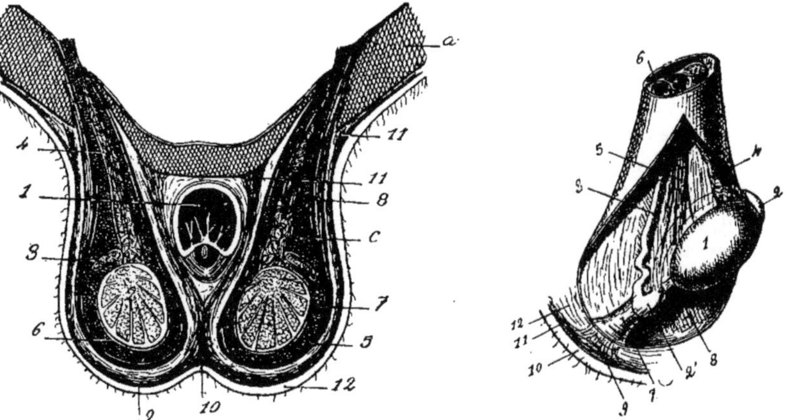

Fig. 45. — Coupe schématique passant à travers les testicules et leurs enveloppes *.

Fig. 46. — Intérieur de la vaginale d'un Poulain nouveau-né **.

Ce sac est allongé de haut en bas, oblique de dehors en dedans et d'avant en
arrière. Considéré extérieurement, il offre à étudier son fond ou cul-de-sac, son
collet ou goulot et son orifice de communication avec la cavité abdominale.

Le *fond* est renflé pour loger le testicule avec l'épididyme. Le *goulot* ou *collet*
se rétrécit progressivement de bas en haut et s'engage dans le canal inguinal ;
il contient le cordon testiculaire. L'entrée porte le nom d'*anneau vaginal* ; elle
livre passage aux vaisseaux spermatiques et au canal déférent. A l'état normal,
elle permet juste l'introduction du doigt ; mais elle peut être naturellement
ou accidentellement dilatée, ce qui peut avoir pour conséquence une hernie
inguinale.

Il ne faut pas confondre l'anneau vaginal avec l'anneau inguinal supérieur. Le premier
est, comme nous venons de le voir, un orifice réel, donnant accès dans la gaine vaginale ; le

* *a*, paroi abdominale inférieure interrompue par les deux trajets inguinaux ; *c*, corps vasculaire du cordon
testiculaire ; 1, coupe transverse de la verge ; 2, coupe transverse du testicule ; 3, coupe transverse de
l'épididyme ; 4, cavité de la vaginale ; 5, feuillet pariétal de la vaginale ; 6, feuillet viscéral de la vaginale ;
7, tunique fibreuse représentée par un fort trait noir ; 8, crémaster ; 9, dartos ; 10, septum résultant de
l'adossement des deux sacs dartoïques ; 11, insertion du dartos au pourtour de l'anneau inguinal inférieur. **Entre
le dartos et la fibreuse on voit une couche claire qui représente la tunique celluleuse ou fascia de Cowper.**
— 12, scrotum.

** Ouverte du côté interne pour montrer le testicule, le cordon testiculaire et le mésorchium, ainsi qu'un reste du
gubernaculum testis. — 1, testicule ; 2, tête de l'épididyme ; 2', queue de l'épididyme attachée à l'extrémité
postérieure du testicule par le ligament testiculaire ; 3, canal déférent ; 4, corps vasculaire du cordon ; 5, muscle
blanc du cordon ou crémaster interne ; 6, coupe du mésorchium montrant sa division en méso vasculaire et
méso déférentiel ; 7, gubernaculum testis qui se réduira à une simple plaque d'adhérence quand la descente testiculaire sera achevée ; 8, cavité de la vaginale ; 9, ligament scrotal ; 10, scrotum ; 11, dartos ; 12, couche lamelleuse
sous-dartosienne. (On remarquera que le mésorchium est beaucoup plus ample qu'il le sera plus tard après
achèvement de la descente du testicule.)

second est un orifice correspondant à l'ouverture supérieure du trajet inguinal, orifice virtuel, car il enserre le précédent, à la manière de deux anneaux entrant juste l'un dans l'autre. Cette distinction a son importance ; par exemple, chez l'Homme, l'anneau vaginal étant oblitéré et la cavité séreuse du testicule étant ainsi indépendante de la cavité abdominale, il s'ensuit que la hernie inguinale se fait par l'anneau inguinal supérieur et que l'organe hernié se crée sa place en dehors de la vaginale; tandis que, chez nos animaux, la hernie inguinale se fait le plus souvent par l'anneau vaginal, en sorte que l'organe hernié vient se loger dans la gaine vaginale même, contre le testicule; c'est en vérité une ectopie plutôt qu'une hernie véritable.

Considérée intérieurement, la gaine vaginale présente deux feuillets, un pariétal et un viscéral, interceptant entre eux une cavité virtuelle.

Le *feuillet pariétal* est doublé extérieurement par la tunique fibreuse, à laquelle il s'unit d'une manière inséparable, en formant une tunique fibro-séreuse que beaucoup d'auteurs étrangers décrivent sous le nom de *vaginale*.

Le *feuillet viscéral* revêt le testicule et le cordon testiculaire, lesquels en effet ne pouvaient rester à nu dans une cavité séreuse. Il est en continuité avec le précédent par un frein séreux analogue à un mésentère, qui se détache de haut en bas de la paroi postérieure de la vaginale et se projette sur le cordon testiculaire et le bord épididymaire du testicule, ainsi que le montre la figure 46. Il contient, entre le canal déférent et le corps vasculaire du cordon, un faisceau de fibres musculaires lisses qui s'épanouit au-dessus du testicule, et que H. Bouley a désigné sous le nom de *muscle blanc du cordon* ou *crémaster interne* (fig. 46,5). Le canal déférent se détache sur la face interne de ce méso, fixé par un repli secondaire que l'on peut suivre jusqu'à l'anneau vaginal (fig. 46,6); là, les deux méso (déférentiel et vasculaire) se séparent l'un de l'autre pour accompagner respectivement : les vaisseaux jusqu'à la région lombaire, le canal excréteur dans la cavité pelvienne.

2° **Tunique fibreuse.** — La tunique fibreuse est, comme nous l'avons déjà dit, inséparable du feuillet pariétal de la vaginale ; elle en répète donc exactement la disposition. C'est une membrane aponévrotique, très mince au niveau du cordon testiculaire, plus épaisse et résistante au niveau du testicule. Elle est aussi notablement amincie dans les points couverts par le muscle crémaster, c'est-à-dire sur la face externe. On peut la suivre dans le trajet inguinal jusqu'à l'anneau inguinal supérieur, au pourtour duquel elle se continue avec le *fascia transversalis*. Cette tunique paraît n'être qu'une extension de ce fascia sous-péritonéal, tout comme la tunique vaginale n'est qu'une extension du péritoine.

3° **Tunique érythroïde ou crémaster.** — Cette tunique musculeuse n'est complète que dans les animaux qui, comme les Rongeurs, font rentrer périodiquement leurs testicules dans l'abdomen. Chez les autres Mammifères, elle forme un muscle localisé, bien défini, à fibres longitudinales, que l'on appelle *crémaster* (de κρεμάω, je suspends). Ce muscle constitue, chez nos animaux domestiques, le Lapin excepté, une bande, d'un rouge vif, qui s'attache en haut sur l'aponévrose lombo-iliaque au voisinage de l'anneau inguinal supérieur, descend dans le canal inguinal, enveloppe, en dehors seulement, la partie moyenne de la gaine fibro-séreuse du testicule et s'épanouit inférieurement sur le fond de cette gaine, où l'on voit ses fibres se terminer par de petits tendons qui s'insèrent à la superficie de la couche fibreuse. L'enveloppe formée par le crémaster est donc très incomplète; la plus grande partie du testicule et le côté interne du cordon ne sont point entourés par cette tunique musculeuse.

Elle est en rapport : par sa face profonde, avec la membrane fibreuse, à laquelle elle est unie par un tissu conjonctif assez abondant; par sa face superficielle, avec la paroi postérieure du canal inguinal et avec le dartos.

C'est la contraction du crémaster qui détermine les mouvements d'ascension brusque du testicule. Ce muscle semble n'être qu'un faisceau séparé du petit oblique de l'abdomen; aussi se contracte-t-il dans toutes les circonstances où les muscles du ventre entrent en jeu, par exemple dans la toux, dans l'effort, et tout particulièrement pendant le coït. Pendant l'opération de la castration, il oppose une grande résistance à la main qui doit maintenir le testicule au fond des bourses.

4° **Dartos**. — Le dartos (de δέρω, j'écorche) est une couche conjonctive, chargée de fibres élastiques et de fibres musculaires lisses, qui paraît résulter d'une différenciation du tissu conjonctif sous-cutané. Il ne remonte pas dans le canal inguinal, et, conséquemment, ne recouvre point la partie de la gaine vaginale qui s'y trouve engagée. Il forme une poche au-dessous de l'anneau inguinal inférieur et se répand au pourtour de celui-ci sur les parties environnantes, auxquelles il adhère assez intimement. C'est ainsi qu'on le voit se prolonger, en s'amincissant graduellement, dans le fourreau et sur la verge elle-même, sur la tunique abdominale et dans l'entre-deux des cuisses. — Les deux poches dartoïques sont parfaitement indépendantes l'une de l'autre ; elles ne se confondent point, mais s'adossent seulement sur la ligne médiane, en formant une double cloison dont les lames s'écartent supérieurement pour livrer passage à la verge. — Le dartos est recouvert par le scrotum, auquel il adhère beaucoup; il recouvre lui-même les tuniques fibreuse et érythroïde, dont il est séparé par un tissu conjonctif abondant et lamelleux que beaucoup d'anatomistes décrivent à part sous le nom de *tunique celluleuse* ou *fascia de Cowper*. Les lamelles de ce tissu sous-dartosien doivent être incisées jusqu'à la dernière pour permettre l'*énucléation* du testicule dans l'opération de la castration à testicules couverts. Il se condense vers la queue de l'épididyme de manière à constituer une adhérence très forte entre le dartos et la couche fibreuse. Comme, d'autre part, celle-ci est solidement unie en ce même point à la queue de l'épididyme, il s'ensuit une union directe de la glande génitale à son enveloppe tégumentaire, à travers les différentes couches des bourses; c'est là un vestige du *gubernaculum testis* du fœtus (fig. 46).

Le dartos détermine les mouvements vermiculaires et les rides dont les bourses sont le siège, par exemple sous l'influence du froid.

5° **Scrotum**. — Les différentes membranes que nous venons d'examiner sont paires, c'est-à-dire qu'il en existe une pour chaque testicule ; le scrotum (de *scrotum*, sac ou bourse de cuir), qu'il nous reste à examiner, constitue une poche commune aux deux testicules, présentant seulement un sillon correspondant à leur intervalle. Cette tunique est tout simplement la portion de peau qui recouvre la région testiculaire, peau mince, très pigmentée et si adhérente au dartos qu'on l'en isole difficilement; elle est recouverte d'un duvet très court et très fin ; des follicules sébacés extrêmement nombreux, contenus dans son épaisseur, sécrètent une humeur onctueuse qui rend sa surface douce au toucher.

Jetons maintenant un coup d'œil d'ensemble sur les enveloppes des testicules: il est manifeste qu'aucune d'elles ne représente une partie vraiment nouvelle et surajoutée; toutes peuvent être rattachées aux diverses couches de la paroi ventrale, comme s'il y avait eu refoulement de cette paroi. C'est ce que rappellera le tableau suivant :

Gaine vaginale	= péritoine.
Tunique fibreuse	= fascia transversalis (couche sous-péritonéale).
Tunique érythroïde	= paroi musculeuse.
Fascia de Cowper	= fascia superficialis.
Dartos	= tissu conjonctif sous-cutané.
Scrotum	= peau.

Les trois dernières couches, que l'on pourrait désigner en commun sous le nom de *bourses tégumentaires*, restent extérieures au conduit inguinal ; seules les trois premières s'y engagent et s'élèvent jusqu'à l'anneau inguinal supérieur.

VAISSEAUX ET NERFS. — Le sang est apporté aux bourses par l'*artère honteuse externe*. Il est repris par les veines de même nom. Les *lymphatiques* vont aux ganglions inguinaux superficiels. Les *nerfs* sont fournis par la branche inférieure de la troisième paire lombaire : ce sont les *nerfs inguinaux*, au nombre de trois, un interne et deux externes.

§ 2. — **Testicules.**

CONFORMATION EXTÉRIEURE. — Chaque testicule représente un ovoïde comprimé d'un côté à l'autre, logé dans le cul-de-sac de la gaine vaginale, et suspendu à l'extrémité du cordon testiculaire dans une direction oblique de haut en bas et d'avant en arrière. La description de cet organe est extrèmement simple ; elle comporte l'étude de *deux faces, deux bords* et *deux extrémités*.

Les *faces*, l'une *externe*, l'autre *interne*, sont lisses et arrondies. — Le *bord inférieur* est convexe et libre comme les faces. Le *supérieur*, à peu près droit, est en rapport avec l'épididyme, qui lui adhère par sa tête et par sa queue, mais s'en écarte par la partie moyenne. — Les *extrémités* sont régulièrement obtuses ; la *postérieure* située plus bas que l'*antérieure*.

POIDS. — Chez le fœtus et le jeune sujet, les testicules sont relativement petits. Ils s'accroissent rapidement à l'époque où s'établit la sécrétion spermatique et atteignent alors un poids de 200 à 300 grammes chacun.

MOYENS DE FIXITÉ. — Le testicule est suspendu par son bord supérieur au *cordon testiculaire* ou *spermatique*, gros funicule contenu dans le goulot de la gaine vaginale, et formé par les vaisseaux spermatiques et le canal déférent, fixés, comme nous l'avons dit, à la paroi postérieure de la gaine vaginale, par le frein établissant continuité entre les deux feuillets séreux de cette gaine [1].

Les deux testicules n'occupent pas une position tout à fait symétrique : en général le gauche est un peu plus pendant que le droit et situé un peu plus en arrière, ce qui peut prévenir leurs compressions réciproques sous l'influence des mouvements d'adduction des membres postérieurs.

Bien que ces organes soient libres au fond de la vaginale, ils ne peuvent cependant éprouver de grands déplacements dans cette cavité, qui est d'ailleurs virtuelle ; le mouvement d'ascension en vertu duquel ils fuient devant la main qui cherche à les saisir implique une invagination de la tunique fibro-séreuse.

---

[1]. En anatomie chirurgicale, on se sert aussi du terme *cordon testiculaire* pour désigner l'ensemble des vaisseaux spermatiques, du canal déférent et de l'enveloppe constituée à ces conduits par les tuniques fibro-séreuse et érythroïde, ensemble d'organes sur lequel on applique les casseaux dans l'opération de la castration à testicules couverts.

Structure (fig. 47 et 48). — Indépendamment du feuillet séreux qui revêt le testicule extérieurement, il entre dans la structure de cette glande : 1° une *membrane fibreuse*; 2° un *tissu propre* ; 3° des *vaisseaux* et des *nerfs*.

1° *Membrane fibreuse*. — Cette membrane, qui a reçu le nom d'*albuginée*, forme autour du testicule une espèce de coque épaisse, extrêmement résistante, creusée dans son épaisseur de vacuoles sinueuses qui logent les grosses ramifications des vaisseaux spermatiques. Elle est tapissée à sa face externe par le feuillet viscéral de la gaine vaginale qui lui adhère d'une manière très intime; sa face interne envoie dans la substance propre de la glande de minces cloisons qui la divisent en lobules coniques ou pyramidaux. Toutes ces cloisons se réunissent vers le bord supérieur du testicule et en avant ; aussi la tunique albuginée

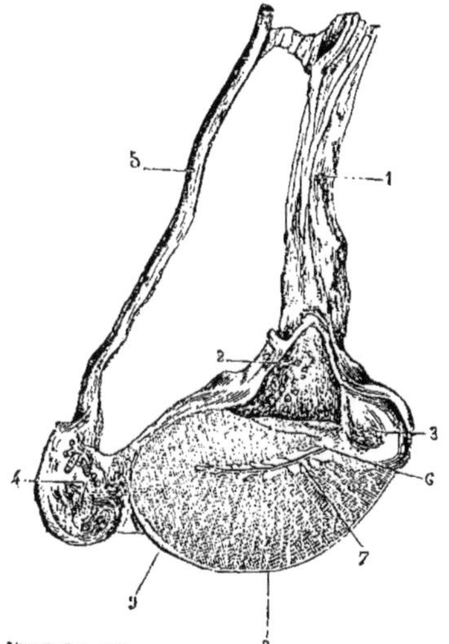
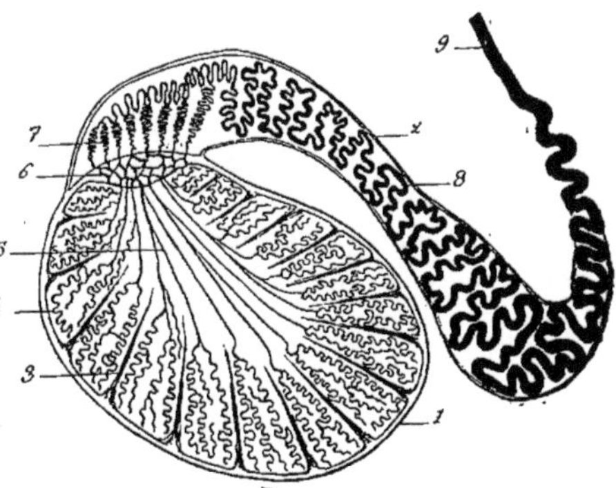

Fig. 47. — Coupe sagittale du testicule du Cheval passant par le corps d'Highmore *.

Fig. 48. — Schéma de la structure canaliculaire du testicule et de l'épididyme **.

présente-t-elle à ce niveau un épaississement, peu marqué chez les Solipèdes, auquel on a donné le nom de *corps d'Highmore*; c'est là que les conduits séminifères la traversent pour gagner l'épididyme.

2° *Tissu propre*. — La substance propre du testicule ressemble à une pulpe d'un brun jaunâtre, renfermée dans la coque albuginée. Elle est divisée par les prolongements de cette dernière en petits lobules distincts et indépendants les uns des autres, dont le nombre varie de deux à trois cents, et qui ont tous la même organisation. Chacun d'eux résulte du pelotonnement de deux, trois ou quatre tubes filiformes, ayant jusqu'à un et deux mètres de longueur. Ces tubes, appelés *canalicules séminifères* ou *séminipares*, s'anastomosent fréquemment ensemble, s'entortillent les uns sur les autres, et présentent de nombreux petits cæcums sur leur trajet. Ils sont déroulables comme un peloton de fil, et l'on estime que s'ils étaient tous déroulés et ajoutés bout à bout, ils feraient une longueur d'environ un kilomètre pour chaque testicule. Une de leurs extrémités

* 1, corps vasculaire du cordon testiculaire, recouvert de son feuillet séreux ; 2, coupe des vaisseaux flexueux du cordon ; 3, tête de l'épididyme ; 4, queue de l'épididyme ; 5. canal déférent ; 6, corps d'Highmore ; 7, traînée blanchâtre correspondant aux canaux droits ; 8, tunique albuginée lançant de sa face interne des prolongements qui divisent la masse du testicule en lobules ; 9, surface de l'albuginée.

** 1, albuginée testiculaire; 2, albuginée épididymaire; 3, cloisons interlobulaires ; 4, tubes contournés ; 5, tubes droits ; 6, *rete testis* ou réseau de Haller ; 7, canaux ou cônes efférents ; 8, conduit épididymaire ; 9, déférent.

se termine en cul-de-sac ; l'autre se détache du lobule et aboutit à un système central de canaux excréteurs dont nous allons maintenant nous occuper.

Quand on incise un testicule verticalement et suivant sa longueur, de manière à partager le corps d'Highmore en deux moitiés latérales, on voit, dans la substance testiculaire, une traînée blanchâtre, souvent peu apparente, qui s'étend, en décrivant une courbe à concavité supérieure, du corps d'Highmore vers l'extrémité postérieure du testicule (fig. 47), où elle se perd insensiblement, et l'on découvre une grande quantité de prolongements fibrillaires partant de cette traînée et rayonnant dans toutes les directions. Une injection mercurielle, poussée par le canal déférent, permet de reconnaître que cette partie du testicule est formée principalement par un faisceau ramifié de canaux rectilignes, à parois très minces, qui se jettent de proche en proche les uns dans les autres, et se réunissent, en arrivant près du corps d'Highmore, en une vingtaine de branches principales, de 0^{mm},3 à 0^{mm},6 de diamètre. Ces canaux, auxquels on a donné le nom de *canalicules droits*, pour les distinguer des *canalicules pelotonnés*, reçoivent ceux-ci à leur sortie des lobules. Ils sont entourés par de nombreux vaisseaux sanguins et soutenus par les tractus fibreux émanant de l'albuginée, qui semblent converger vers le point qu'ils occupent. Arrivés au corps d'Highmore, les canalicules droits le traversent d'outre en outre, en formant dans son épaisseur un réseau anastomotique connu sous le nom de *rete testis* ou *réseau de Haller*, et ils se continuent dans l'épididyme par 10 à 15 *canaux efférents* (fig. 48).

Les *canalicules séminifères*, pris au sein d'un lobule, ont un diamètre de 0^{mm},20 à 0^{mm},25. Leurs parois sont essentiellement constituées par deux couches : une membrane propre, hyaline, doublée extérieurement de lamelles conjonctives stratifiées, et un épithélium complexe, dont procèdent les spermatozoïdes grâce à une évolution appelée *spermatogenèse*, dont l'étude appartient aux ouvrages d'histologie.

Les tubes droits sont de simples canaux excréteurs ; leur membrane propre est imperceptible et leur épithélium est formé d'une seule rangée de cellules cylindriques basses ou cubiques. Les tubes du *rete testis* semblent creusés dans le tissu fibreux du corps d'Highmore ; leur épithélium est formé de cellules cubiques tendant à la forme pavimenteuse ; il devient brusquement cylindrique et vibratile dans les canaux efférents.

Les intervalles des tubes séminifères sont occupés par un stroma conjonctif, chargé de vaisseaux sanguins et lymphatiques, dans lequel on remarque de nombreuses cellules épithélioïdes, à granulations jaunâtres, dont le rôle n'est pas encore connu.

3° *Vaisseaux et Nerfs.* — Le sang est apporté au testicule par l'artère *grande testiculaire*, qui lui est presque exclusivement destinée. Cette artère, après avoir décrit dans le cordon un grand nombre de flexuosités très remarquables, arrive sur le testicule et le pénètre par son bord supérieur, en arrière et en dedans de la tête de l'épididyme. Elle ne plonge pas immédiatement dans la substance glandulaire ; on la voit suivre, dans l'épaisseur même de la tunique albuginée, les bords de l'organe, qu'elle entoure d'un cercle complet, d'où partent des divisions qui se répandent sur les faces, et d'où s'échappent les fines ramifications artérielles qui pénètrent dans le tissu propre du testicule en accompagnant les cloisons lobulaires.

Les *veines*, très volumineuses et souvent variqueuses, sont les unes superficielles, les autres profondes. Les premières, au nombre d'une quinzaine sur
chaque face du testicule, sont à peine flexueuses, parallèles entre elles et situées
dans l'épaisseur de l'albuginée; elles se jettent dans une grosse veine annulaire
longeant le bord supérieur du testicule, et dont partent les veines du
cordon. Les veines profondes se rassemblent dans les cloisons interlobulaires
et aboutissent dans une veine principale située au-dessous du bord supérieur
de l'organe, qui débouche par ses deux extrémités dans la veine annulaire extérieure.

Les veines du cordon testiculaire se distinguent en antérieures et postérieures;
les premières, en se groupant, s'anastomosant et se circonvolutionnant autour
de l'artère grande testiculaire, constituent le *plexus pampiniforme*; les autres
se réunissent bientôt en une seule veine, dite *veine droite funiculaire*, qui monte
tout droit derrière les précédentes et se jette avec elles, par un tronc unique,
dans la veine cave postérieure, près des veines rénales.

Les *lymphatiques* existent surtout sous le feuillet séreux et sous la tunique
albuginée. Ils commencent par des capillaires situés dans le tissu conjonctif
interstitiel et formant un réseau très riche dont les mailles sont occupées par
les canalicules séminifères. En sortant de l'albuginée, ils suivent le cordon
testiculaire pour aller se terminer dans les ganglions sous-lombaires.

Les *nerfs*, fournis par la chaîne sympathique, suivent, à l'état de plexus,
l'artère spermatique et le canal déférent. Ils se partagent entre l'albuginée, les
vaisseaux et les canalicules séminifères.

FONCTION. — Les testicules sécrètent le sperme. Ce liquide, tel qu'il sort
de son organe sécréteur, c'est-à-dire avant d'être délayé par le produit des
glandes annexées à ses voies d'excrétion, est visqueux, blanchâtre, inodore,
légèrement alcalin. Dans une petite quantité de véhicule, il renferme une masse
innombrable de *spermatozoïdes* (fig. 49). Ces éléments ont été découverts en 1677
par un étudiant de Dantzig, Louis Hamm, élève de Leuwenhoeck. Les premiers
observateurs qui les virent s'agiter dans le sperme comme de petites anguillules,
crurent avoir affaire à des animalcules tels que des vers ou
dès infusoires, et c'est ainsi que s'expliquent les noms de
spermatozoïdes, zoospermes, spermatozoaires qu'on leur a
donnés. On crut ensuite qu'ils possédaient une organisation
complète, miniature de celle de l'animal dont ils proviennent (chez l'Homme, c'était l'homonculus), et qu'ils
n'avaient qu'à grandir pour donner un nouvel individu.
Aujourd'hui, après maintes recherches laborieuses, on
sait pertinemment que le spermatozoïde n'est qu'une cellule différenciée et mobilisée de l'épithélium des tubes contournés du testicule et qu'il équivaut rigoureusement à
l'ovule, avec lequel il se marie dans l'acte de la fécondation.

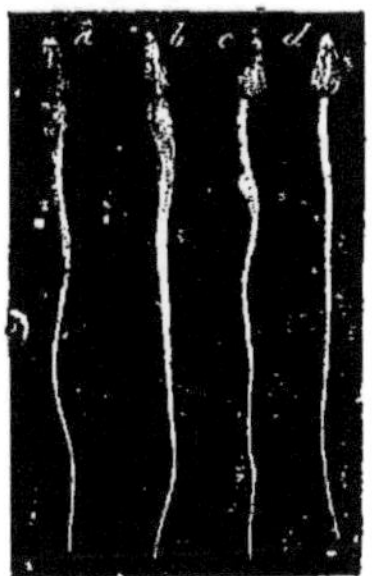

Fig. 49. — Spermatozoïdes
du Lapin, d'après Köl-
liker [*].

Il se compose d'une *tête*, d'un *corps* et d'une *queue*, le
tout long d'environ $0^{mm},055$. La *tête* est un renflement qui représente le noyau
de la cellule spermatique. Sa forme est très variable suivant l'espèce : piriforme

[*] *a. b*, spermatozoïdes recueillis dans le testicule ; *c*, spermatozoïde du canal déférent ; *d*, spermatozoïde des
vésicules séminales.

chez le Lapin, le Chien, le Chevreuil ; ovoïde allongée chez le Taureau ; oblongue chez le Cheval ; en massue chez le Bélier et le Verrat ; en forme de virgule renversée chez le Rat, de bâtonnet chez les Oiseaux, etc. — Le *corps* ou segment intermédiaire se confond à première vue avec la queue ; il équivaut au corps protoplasmique de la cellule que représente le spermatozoïde. — La *queue* est un filament moteur, terminé en pointe, figurant un long cil vibratile.

Les spermatozoïdes se meuvent par des ondulations de la queue ; ils peuvent parcourir environ 3 à 4 millimètres dans une minute. Leurs mouvements persistent plusieurs jours dans les organes génitaux de la femelle. Ils sont arrêtés brusquement par l'eau, les acides, l'étincelle électrique, etc.; tandis qu'ils sont réveillés au contraire par les liquides alcalins. Chose curieuse, ils sont absolument immobiles dans les tubes du testicule, à cause sans doute de la concentration du sperme. (Pour plus de détails sur les spermatozoïdes et la spermatogenèse, consulter les ouvrages d'histologie.)

Migration des testicules[1].

Les testicules se développent à la région sous-lombaire de l'abdomen, dans la même position que les ovaires de la femelle. Ils conservent cette situation chez les Vertébrés ovipares, ainsi que dans bon nombre de Mammifères que l'on qualifie d'*enorchides* (Monotrèmes, Édentés, Cétacés, Sirénides, Proboscidiens, etc.). Mais, dans les autres Mammifères, notamment dans tous ceux qui nous intéressent ici, ils subissent à un moment donné une migration à travers les trajets inguinaux et viennent se loger dans les bourses ; c'est pourquoi ces animaux sont qualifiés d'*exorchides* ou *phanérorchides*.

Cette migration se fait plus ou moins tôt, suivant les espèces ; elle est très précoce dans les Bovidés et les Ovidés, qui ont leurs testicules descendus à la fin du premier tiers de la gestation ; elle est au contraire tardive dans les Carnivores, les Porcins, les Solipèdes, où elle ne s'achève qu'après la naissance.

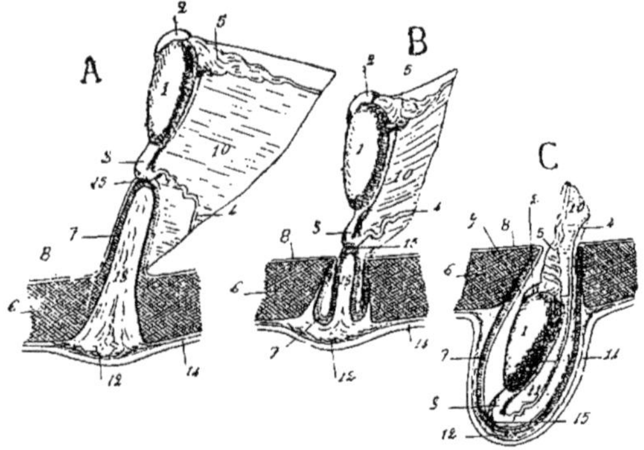

Enfin, elle peut être *définitive* ou *intermittente*. Elle est définitive dans le plus grand nombre des exorchides, chez lesquels la gaine vaginale se resserre en un long collet à sa partie supérieure, de manière à interdire un retour dans la cavité abdominale. Chez l'Homme et les Anthropoïdes, on observe même une oblitération complète de la communication vagino-abdominale, peu de temps après la naissance. — Elle est intermittente dans la plupart des Rongeurs et des Insectivores, lesquels sont alternativement enorchides et exorchides suivant leur volonté et surtout suivant les périodes de rut et de coït.

Fig. 50. — État du testicule et des bourses chez le Lapin[*].

Dans ces derniers animaux, la formation scrotale n'est jamais bien accusée ; la tunique érythroïde forme une poche complète, comprenant souvent plusieurs plans de fibres ; et, d'autre part, la vaginale est largement ouverte, susceptible de se retourner comme un doigt de gant

1. Voy. à ce sujet : F.-X. Lesbre, *Études sur le phénomène de la descente des testicules* (*Journal de médecine vétérinaire et de zootechnie.* Lyon, 1901).

[*] A, quand le testicule est dans le ventre ; C, quand il est descendu ; B, quand il est en voie de descente ; 1, testicule ; 2, tête de l'épididyme ; 3, queue de l'épididyme ; 4, déférent ; 5, vaisseaux spermatiques ; 6, coupe schématique de la paroi abdominale ; 7, bourse crémastérique ; 8, péritoine et fascia transversalis (non distingués sur le dessin) ; 9, péritoine et fascia transversalis évaginés dans le trajet inguinal et formant le feuillet pariétal de la vaginale avec la tunique fibreuse ; 10, mésorchium avant la descente ; 11, mésorchium après la descente ; 12, dartos ; 13, intérieur du cône vaginal ; 14, scrotum ; 15, adhérence caudo-épididymaire, vestige du gubernaculum testis.

quand le testicule remonte dans l'abdomen, et de former alors une sorte de cæcum ouvert en bas dans le canal inguinal et tapissé intérieurement par la couche crémastérienne ; ainsi le testicule reprend sa position à la région sous-lombaire, au bord d'une sorte de « ligament large » et il ne tient au fond de cette sorte de cône rentrant que par la queue de son épididyme, comme on le voit figure 50, A.

Les choses étant en cet état, il suffit d'une poussée vers l'extérieur pour que la vaginale passe de l'état d'invagination à l'état d'évagination en entraînant à son intérieur le testicule et ses annexes, ainsi qu'on le voit figure 50, B et C.

Chez les Solipèdes, pendant les derniers mois de la vie intra-utérine et les premiers de la vie extérieure, on peut de même, sur le cadavre, tirer le testicule dans l'abdomen et le

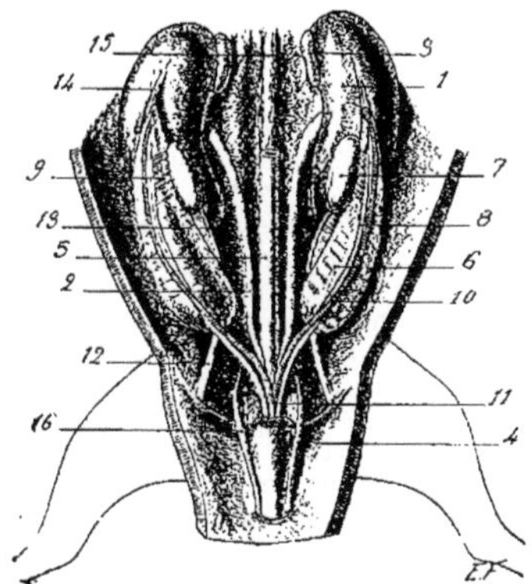
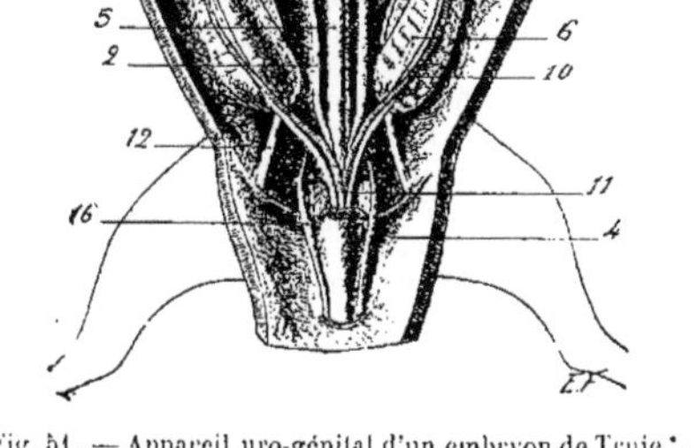

Fig. 51. — Appareil uro-génital d'un embryon de Truie *.

Fig. 52. — Schéma du testicule et de la région inguinale d'un fœtus de Jument au moment où commence l'évagination péritonéale **.

rétablir ensuite dans les bourses, en invaginant et évaginant tour à tour les bourses internes. Le muscle crémaster se trouve ainsi alternativement intérieur et ascendant, ou extérieur et descendant, par rapport à la vaginale.

Voyons maintenant comment se fait la première descente des testicules. L'embryologie apprend que la glande génitale, testicule ou ovaire, se développe au côté interne du corps de Wolf, fixée avec lui à la région sous-lombaire par un méso qui prend l'ampleur d'un véritable « ligament large » (fig. 51). Ce repli péritonéal porte vers son bord libre ou antérieur l'artère spermatique ou bien l'artère utéro-ovarienne, suivant le sexe, toutes deux décrivant de nombreuses flexuosités. Sur sa face externe, on voit un repli secondaire, falciforme, allant de la partie inférieure de la glande génitale à l'anneau inguinal supérieur : c'est le *ligament inguinal*, qui, chez la femelle, persiste à l'état de « ligament rond », tandis que, chez le mâle, il s'épaissit et se renfle en un funicule qu'on appelle, depuis Hunter, *gubernaculum testis*, vu son rôle de gouvernail ou de pilote dans la descente du testicule.

Le gubernaculum testis ne s'arrête pas à l'anneau inguinal supérieur ; il se continue à travers le canal inguinal jusqu'au tissu conjonctif sous-cutané ou dartos ; mais, à cette époque du développement, il n'y a pas encore trace de diverticule vaginal ; le péritoine, arrivé au pourtour de l'anneau inguinal supérieur, se réfléchit en dedans sur le gubernaculum, en sorte que ce dernier se divise en deux sections très nettes : une section séreuse ou intra-abdominale et une section extraséreuse ou inguinale ; celle-ci désignée spécialement sous le nom de *processus inguinal du gubernaculum*: celle-là subdivisée en deux parties : l'une très courte, dite *ligament du testicule*, qui va du testicule à la queue de l'épididyme ; l'autre, plus étendue, se poursuivant jusqu'à l'anneau inguinal supérieur. La queue de l'épididyme est en effet primitivement séparée du testicule ; c'est la rétraction du ligament testiculaire qui amène ces parties au contact.

Tel est l'état des choses avant la descente (fig. 51 et 52).

* 1, rein ; 2, uretère ; 3, capsule surrénale ; 4, vessie (renversée avec la paroi abdominale inférieure) ; 5, intestin ; 6, corps de Wolf ; 7, glande génitale ; 8, canal de Wolf ; 9, canalicules de Wolf se greffant sur la glande génitale pour former l'épididyme ; 10, canal de Müller ; 11, cordon génital constitué par les deux canaux de Wolf et les deux canaux de Müller réunis ; 12, ligament inguinal du corps de Wolf ; 13, ligament testiculaire prolongeant le précédent ; 14, ligament antérieur ou diaphragmatique du corps de Wolf ; 15, aorte sous-lombaire ; 16, artère ombilicale flanquant la vessie.

** 1, testicule ; 2, épididyme ; 2', queue de l'épididyme ; 3, vaisseaux spermatiques ; 4, ligament du testicule ; 5, *gubernaculum testis* ; 6, sa portion extraséreuse, dite processus inguinal ; 7, coupe de la paroi abdominale ; 8, péritoine ; 9, dartos ; 10, peau.

Vient ensuite une époque, variable selon les espèces et les individus, mais toujours pendant la vie intra-utérine, où l'on voit se former une petite dépression péritonéale, à l'endroit où le gubernaculum entre dans la paroi abdominale : c'est la première trace de la gaine vaginale, qui s'enfoncera peu à peu dans le trajet inguinal, suivie du testicule, lequel se présente toujours par la queue de l'épididyme, comme s'il était tiré par le gubernaculum en état de rétraction. Celui-ci, à force de se rétracter, finit par se réduire à une plaque d'adhérence fibreuse entre la queue de l'épididyme et la vaginale, et son processus inguinal forme de même une autre adhérence, plus ou moins perceptible, entre la tunique fibreuse et le dartos (ligament scrotal).

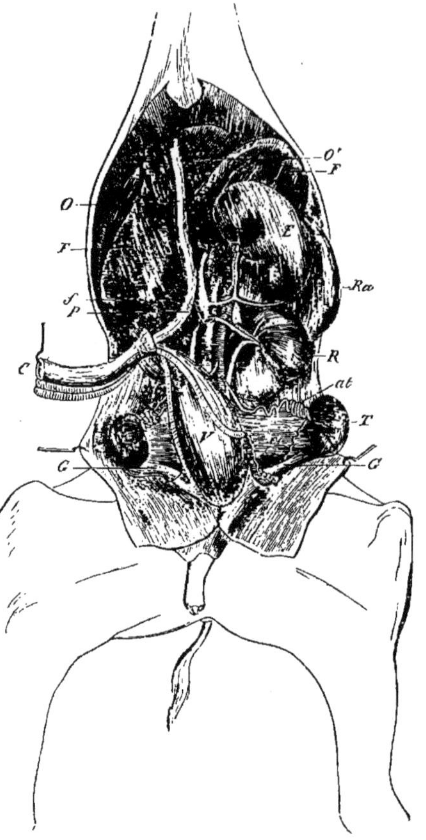

On le voit, parmi les enveloppes du testicule, les unes, préexistant à la descente, sont seulement soulevées vers l'extérieur (bourses tégumentaires) ; les autres se développent par le fait même de cette descente (tuniques fibro-séreuse et érythroïde).

Quant au frein séreux unissant les deux feuillets de la gaine vaginale, ce n'est autre chose que le ligament large du testicule, ou mésorchium, entraîné dans la cavité d'évagination du péritoine.

Arrivons maintenant à l'explication du phénomène.

Beaucoup d'auteurs, parmi lesquels Bramann, Kölliker, Sappey, O. Hertwig, croient que la descente du testicule résulte d'une inégalité d'accroissement entre le gubernaculum et les parties circonvoisines. Si, en effet, celui-là ne s'accroît pas ou s'accroît peu pendant que celles-ci s'accroissent beaucoup, il s'ensuit fatalement une descente apparente du testicule. Telle longueur du gubernaculum qui, dans le fœtus des premiers âges, correspond à la distance des lombes aux bourses extérieures, peut devenir, dans la suite, inférieure à la longueur même du canal inguinal ; or, comme l'extrémité inférieure de ce funicule prend point fixe à la peau, l'extrémité opposée, avec le testicule attenant, serait obligée de s'enfoncer dans ledit canal. Dans cette hypothèse, on le voit, le gubernaculum n'est qu'un pilote, guidant le testicule mais n'intervenant pas activement dans sa descente.

Fig. 53. — Organes génito-urinaires internes, avec l'estomac, le foie et la rate, chez un fœtus de Jument *.

Cette manière de voir renferme certainement une grande part de vérité : il n'est pas douteux que le défaut d'accroissement du gubernaculum pendant que s'amplifie le mésorchium, suffit à rapprocher le testicule de l'anneau inguinal supérieur ; mais il est évident aussi que la rétraction gubernaculaire intervient ensuite puissamment pour lui faire franchir le canal inguinal et l'amener au fond des bourses ; ne voit-on pas, en effet, que cette rétraction progressive aboutit à transformer le gubernaculum en une simple plaque d'adhérence de la queue de l'épididyme avec le fond des bourses ?

Quelle est donc la structure de ce funicule ?

Les uns avec Vicq d'Azyr, Meckel, Bichat, etc., lui attribuent une structure purement conjonctive ou fibreuse et comparent sa rétractilité à celle d'un tissu de cicatrice.

---

* R, rein gauche ; V, vessie ; T, testicule ; at, artère grande testiculaire ; G, gubernaculum testis ; e, épididyme (cette lettre e se trouve placée au centre de la lame séreuse qui suspend le testicule à la région sous-lombaire et formera, après la descente de cet organe dans les bourses, le frein qui établit la continuité entre les deux feuillets de la gaine vaginale) ; E, estomac ; F, foie ; f, lobule de Spigel ; P, veine porte ; C, cordon ombilical ; O, veine ombilicale ; O', trajet intrahépatique de cette veine, indiqué par un double trait ponctué.

Les autres, avec Kölliker, Hertwig, lui donnent la structure du dartos, c'est-à-dire une structure fibreuse mélangée de fibres musculaires lisses, et dès lors lui accordent une certaine contractilité tonique qui se combinerait à sa rétractilité.

D'autres enfin affirment que la portion intra-abdominale du gubernaculum contient en outre une écorce de fibres musculaires striées représentant un véritable crémaster; en sorte qu'il y aurait là : 1° une colonne axiale, conjonctive, mêlée de fibres lisses; 2° un plan musculaire à fibres striées (crémaster ascendant); 3° enfin un revêtement péritonéal. Seule la partie axiale se prolongerait dans le trajet inguinal, jusqu'au dartos. La contraction des fibres crémastériennes amènerait le testicule à l'anneau inguinal supérieur et la descente s'achèverait par l'action de la partie centrale du gubernaculum. En même temps, le péritoine gubernaculaire se déchausserait et se retournerait comme un doigt de gant, tout en s'enfonçant dans le trajet inguinal, de manière à constituer la cavité vaginale. Le tissu conjonctif sous-péritonéal et la couche musculaire striée sous-jacente participeraient à ce retournement pour se différencier ensuite en tunique fibreuse et crémaster.

On dirait que la partie centrale du gubernaculum retourne la partie superficielle comme un bas dont on dépouillerait la jambe en le renversant de haut en bas jusqu'au pied, représentant le testicule. Et cette partie centrale est assimilable à une cheville du dartos qui s'élèverait jusqu'au testicule en refoulant la paroi musculo-séreuse de l'abdomen. La rétraction de cette cheville ne ferait que retourner vers l'extérieur la paroi refoulée, en entraînant le testicule, ainsi qu'on le voit dans la figure 50. Cette comparaison est, à notre avis, la meilleure manière de faire comprendre le phénomène de la descente testiculaire.

Cependant M. Soulié, de la Faculté de médecine de Toulouse, considérant que le péritoine vaginal précède le testicule dans le trajet inguinal, et dès lors n'est pas poussé par lui, comme on le croyait autrefois, pense qu'il est au contraire tiré du dehors, pour ainsi dire, par le processus inguinal du gubernaculum et qu'il se développe par accroissement exogène, en même temps que les bourses tégumentaires se soulèvent. De la sorte, le déchaussement séreux du gubernaculum ne contribuerait que fort peu à la formation de la vaginale, et le crémaster ne préexisterait pas sous la séreuse gubernaculaire ; il se développerait sur place dans le canal inguinal [1].

Il est certain que l'évagination du cône musculo-séreux qui fait écorce au gubernaculum commence à sa base et non à son fond, et que, dès lors, la gaine vaginale précède le testicule dans le trajet inguinal ; mais il n'est pas moins vrai que celle-ci se constitue pour une bonne part par déchaussement et retournement du péritoine gubernaculaire, et que le crémaster, d'abord inclus dans le gubernaculum, inverse sa situation pendant la descente, ainsi que nous l'avons exposé plus haut. C'est un fait facile à vérifier chez les animaux à descente testiculaire tardive, tels que les Équidés, les Carnivores et les Porcins. D'ailleurs si le crémaster se développait en place dans le canal inguinal, on en trouverait au moins la trace chez les Cryptorchides; or, on ne l'a jamais rencontré, que nous sachions, dans un trajet inguinal ne contenant pas de vaginale. D'autre part, ce muscle existe dans le ligament rond de la Jument, de la Chienne et d'autres femelles sous forme d'une petite bandelette rouge que les anatomistes vétérinaires sont unanimes à considérer comme un crémaster.

Quant aux animaux chez lesquels la descente testiculaire est très précoce, comme les Bovidés et les Ovidés, il est possible que le crémaster ne se différencie qu'après la migration du testicule, par conséquent *in situ* ; mais les éléments de cette formation doivent préexister à la descente, à leur place accoutumée.

Chez les Solipèdes, l'évagination péritonéale commence en général vers le dernier tiers de la gestation. A l'époque de la naissance, on sent très bien les testicules dans les aines ; l'anneau vaginal est encore très ouvert, et, sous une poussée ascendante, ces organes peuvent rentrer dans le ventre et la vaginale se retourner comme chez les Rongeurs. Quelques semaines après la naissance, ils paraissent remonter dans les canaux inguinaux, pour ne parachever leur descente qu'à un âge très variable : six mois, huit mois, dix mois, un an et même plus tard. Jusqu'à trois ans, il y a des chances de voir descendre un testicule arrêté dans sa migration.

En ce qui concerne la remontée que les testicules du Poulain semblent éprouver quelque temps après la naissance, nous avons établi qu'elle n'est qu'apparente et que, en réalité, c'est le canal inguinal qui s'allonge et enferme temporairement le testicule. Ce canal a à peine deux centimètres de hauteur chez les nouveau-nés, tandis qu'on peut y engager toute la main chez les adultes. Il est probable que, par suite de l'abaissement du ventre et de la flexion de la cuisse, ces deux parties s'accolent sur une plus grande étendue de manière à augmenter la profondeur du pli de l'aine.

Cryptorchidie. — La cryptorchidie (de χρύπτειν, cacher, et ὄρχις, testicule) est une anomalie dans laquelle le testicule ne subit pas sa migration normale ou la subit incomplètement. On l'observe fréquemment dans les espèces à migration testiculaire tardive, comme les Solipèdes. Elle peut être *simple*, c'est-à-dire unilatérale, si elle n'intéresse qu'un seul

---

1. Soulié, *Recherches sur la migration des testicules dans les principaux groupes de Mammifères.* Toulouse, 1895.

testicule ; *double* c'est-à-dire bilatérale, si elle les intéresse tous les deux. D'autre part, suivant son degré, on la qualifie *d'abdominale* lorsque le testicule est resté dans le ventre, ou *d'inguinale* quand il s'est arrêté dans l'aine. La cryptorchidie inguinale ou fausse cryptorchidie est la persistance d'un état qui s'observe normalement chez les Solipèdes pendant les premiers mois de la vie : la gaine vaginale est alors bien développée ainsi que le crémaster. Tandis que, dans la cryptorchidie abdominale, le canal inguinal est vide ou ne renferme qu'un principe de vaginale ; le gubernaculum est généralement atrophié ; la queue de l'épididyme est détachée et plus ou moins déroulée ; le testicule est petit, mou et dégénéré, incapable de fonctionner, en sorte que l'individu est infécond si la cryptorchidie abdominale est double.

Article II. — VOIES GÉNITALES.

Nous décrirons sous ce titre l'épididyme, le canal déférent et leurs annexes, c'est-à-dire les voies qui se développent aux dépens du corps de Wolff.

§ 1er. — **Épididyme** (fig. 54).

L'épididyme (de ἐπι, sur ; διδυμος, testicule) est un corps allongé, appliqué contre le bord supérieur du testicule, un peu en dehors. On lui considère, en allant d'avant en arrière, une tête, un corps et une queue.

La *tête* (*globus major*), se superpose à l'extrémité antérieure du testicule et lui adhère intimement ; elle reçoit les canaux efférents de cet organe.

Le *corps*, ou partie moyenne, est rétréci, aplati d'un côté à l'autre, libre et saillant en dehors, croisé en dedans par des vaisseaux spermatiques, et attaché au testicule par une lame séreuse très courte.

La *queue* (*globus minor*) est plus détachée du testicule que la tête ; elle se recourbe en haut et en dedans pour se continuer par le canal déférent. Elle est fixée, d'une part au testicule, d'autre part au fond des bourses, par un vestige de gubernaculum dont il a été déjà parlé.

Structure. — L'épididyme comprend dans sa structure : 1° une membrane fibreuse ou albuginée, tapissée extérieurement par le feuillet viscéral de la gaine vaginale ; 2° un complexus de canaux qui font suite à ceux du testicule.

L'*albuginée épididymaire* est en continuité avec celle du testicule au niveau de la tête de l'épididyme ; elle est beaucoup plus mince que cette dernière et passe insensiblement à l'état cellulaire au niveau de l'origine du canal déférent.

Les *canaux épididymaires* sortent du testicule au nombre de douze à vingt, qu'on appelle *canaux* ou *cônes efférents* (fig. 48). Après avoir décrit de nombreux replis, ils se jettent successivement dans un canal collecteur, extrêmement circonvolutionné, qui, déroulé, ne mesure pas moins de 6 ou 7 mètres de longueur chez l'Homme. Le diamètre de ce canal s'accroît au fur et à mesure que l'on s'éloigne des cônes efférents et en même temps ses flexuosités diminuent, de sorte que l'on arrive insensiblement au canal déférent.

La structure des parois des canaux de l'épididyme n'est pas la même partout. Elle comprend, au niveau des cônes efférents, un épithélium vibratile simple et une couche externe de fibres musculaires lisses circulaires. Plus loin, la couche musculaire s'épaissit de plus en plus, tout en prenant des fibres longitudinales, et l'épithélium est constitué par des cellules très hautes, pourvues de très longs cils vibratiles ; à la base de ces éléments, apparaît une nouvelle couche de cellules arrondies qui s'intercalent entre les précédentes et paraissent destinées à les remplacer.

L'épididyme reçoit ses rameaux artériels et ses filets nerveux des mêmes sources que le testicule.

§ 2. — Canal déférent.

Le canal déférent est un conduit, de la grosseur d'une plume à écrire, qui s'étend de la queue de l'épididyme jusqu'au col de la vésicule séminale (fig. 54).

TRAJET. RAPPORTS. — D'abord flexueux, puis rectiligne, il s'élève dans la gaine vaginale, en arrière et en dedans du corps pampiniforme, avec lequel il constitue le cordon testiculaire, jusqu'à l'anneau vaginal. Il franchit cet orifice et se

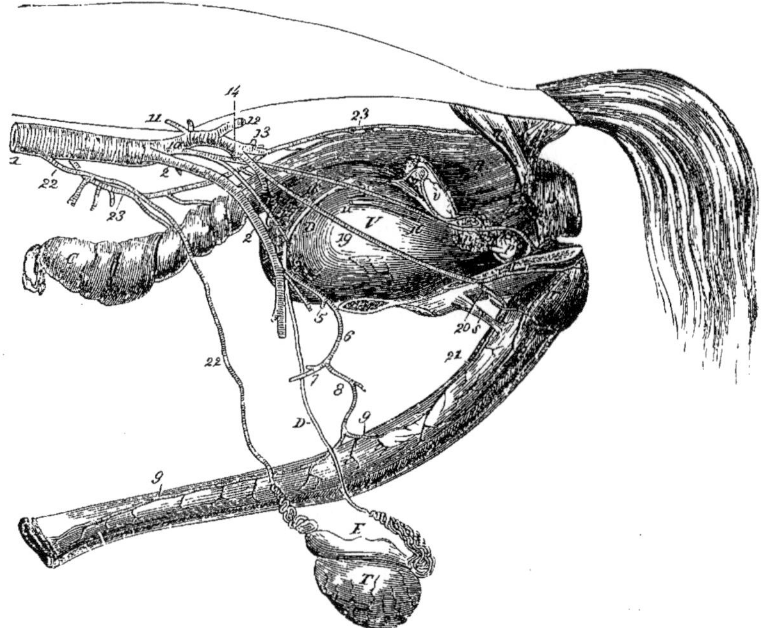

Fig. 54. — Organes génitaux du mâle (vue latérale) [*].

continue dans la cavité abdominale, où il croise obliquement, du côté interne l'uretère et l'artère ombilicale oblitérée. Puis il s'infléchit en arrière, se place au-dessus de la vessie, se renfle alors tout à coup et se prolonge ainsi jusqu'au col de ce réservoir. Là il pénètre sous la prostate en se rétrécissant brusquement et il vient s'ouvrir à l'intérieur de l'orifice éjaculateur.

Ce trajet permet de le diviser en : une *portion testiculaire*, une *portion funiculaire* et une *portion abdomino-pelvienne*. La première chemine en arrière et

[*] 1, aorte abdominale ; 2, artère iliaque externe ; 3, origine commune de la prépubienne et de la grande musculaire postérieure de la cuisse ; 4, artère prépubienne ; 5, artère abdominale postérieure ; 6, artère honteuse externe ; 7, artère sous-cutanée abdominale ; 8, artère dorsale antérieure de la verge ; 9, 9, rameaux antérieur et postérieur de cette artère ; 10, artère iliaque interne ; 11, dernière artère lombaire ; 12, artère sacrée latérale ; 13, artère fessière ; 14, artère ilio-lombaire ; 15, artère ombilicale ; 16, artère honteuse interne ; 17, sa branche vésico-prostatique ; 18, artère iliaco-fémorale ; 19, artère obturatrice ; 20, artère caverneuse ; 21, artère dorsale postérieure de la verge (branche de la caverneuse) ; 22, artère grande testiculaire ; 23, artère mésentérique postérieure. — C, terminaison du côlon flottant ; R, rectum ; S, sphincter de l'anus ; l, muscle suspenseur et rétracteur de la verge ; l', projection sous-caudale du rectum ; V, vessie ; u, uretère ; T, testicule ; E, épididyme ; D, canal déférent ; v, vésicule séminale ; P, prostate ; p, glande de Cowper ; r, racine du pénis couverte du muscle schiocaverneux ; s, ligament suspenseur du corps caverneux.

en dedans de l'épididyme ; elle présente des flexuosités qui s'effacent progressivement, en même temps que le canal augmente de volume. La deuxième fait partie du cordon testiculaire (d'où l'épithète de funiculaire). La troisième est remarquable par le renflement qu'elle présente au niveau de la face supérieure de la vessie, renflement connu sous le nom d'*ampoule* ou *renflement pelvien* du canal déférent, au-dessus et en dehors duquel se place la vésicule séminale.

MOYENS DE FIXITÉ. — Le canal spermatique est fixé à l'intérieur de la gaine vaginale par un très court repli séreux, dépendance du frein qui développe ses deux feuillets autour des vaisseaux du cordon testiculaire (Voy. fig. 46). Ce repli l'accompagne dans la cavité abdominale jusqu'au fond du cul-de-sac pelvien du péritoine. En outre, les deux renflements pelviens, convergents l'un vers l'autre, sont unis entre eux par une lame séreuse triangulaire (méso interdéférentiel) (fig. 55) entre les deux feuillets de laquelle on voit l'*utricule prostatique* ou *utérus masculin*, organe rudimentaire dont nous parlerons plus loin.

INTÉRIEUR. — La lumière du canal déférent est très étroite dans la plus grande partie de son étendue ; elle s'élargit au niveau de l'ampoule où elle offre une disposition aréolaire très marquée.

STRUCTURE. — Trois tuniques constituent la paroi du canal déférent, sans compter le péritoine : une *tunique celluleuse*, une *tunique musculeuse* et une *tunique muqueuse*. Celle-ci est très mince, mais très étendue, car elle s'enfonce dans toutes les dépressions du renflement pelvien ; elle ne renferme pas de véritables glandes ; son épithélium cylindrique présente des granulations spéciales qui lui donnent une coloration foncée. La tunique musculeuse est formée de trois plans de fibres lisses : un plan profond, souvent peu distinct, à fibres longitudinales ; un plan moyen à fibres circulaires ; et un plan superficiel, à fibres longitudinales. Elle est proportionnellement très épaisse et c'est à sa grande densité que le conduit doit la consistance d'un cordon dur et rigide. Quant à la tunique celluleuse ou adventice, elle se confond avec le tissu conjonctif ambiant.

Des *vaisseaux* et des *nerfs* complètent cette structure.

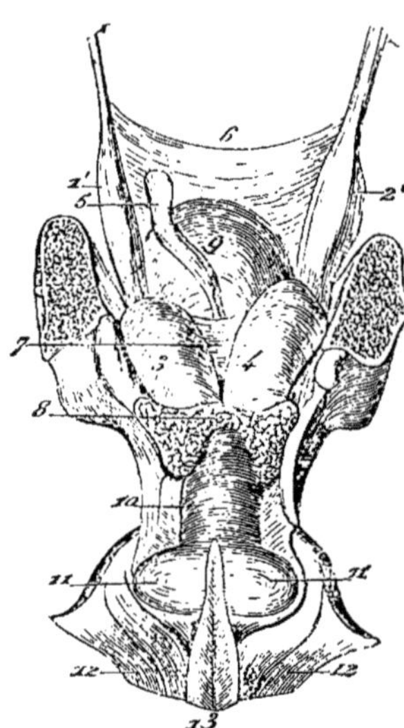

Fig. 55. — Organes génito-urinaires du plancher du bassin *.

§ 3. — Vésicule séminale.

Les *vésicules séminales* sont deux poches ovoïdes, dont le volume varie avec l'état de plénitude, poches situées dans la cavité pelvienne, au-dessus de la vessie et du canal déférent (fig. 54, *v*, et 55, 3 et 4).

CONFORMATION EXTÉRIEURE ET RAPPORTS. — Chaque vésicule séminale présente à étudier : une *partie moyenne* et deux *extrémités*.

La *partie moyenne*, enveloppée par un tissu conjonctif lâche et abondant, est en rapport en haut avec le rectum, en bas avec la vessie et le canal déférent.

L'*extrémité antérieure*, la plus grosse, forme un cul-de-sac arrondi, recouvert, de la même manière à peu près que la vessie, par la membrane péritonéale, qui fournit à ce point un très petit frein triangulaire unissant les deux vésicules séminales.

L'*extrémité postérieure* s'effile en un *col* ou *goulot* étroit qui s'insinue sous la prostate et s'abouche, à angle très aigu, avec l'extrémité terminale du conduit déférent pour constituer le canal éjaculateur.

STRUCTURE. — Les parois de cette poche comprennent dans leur structure les mêmes tuniques que le canal déférent, auquel elle fait diverticule.

La *muqueuse* est très mince, très délicate et très folliculeuse. Elle offre de nombreux plis effaçables par la distension.

La *couche musculeuse* montre, vers le fond du cul-de-sac, plusieurs faisceaux de fibres contractiles qui s'irradient à la surface extérieure du péritoine et dans le tissu conjonctif environnant.

La *couche celluleuse* est relativement mince, très riche en vaisseaux et en nerfs.

Le sang vient de l'artère vésico-prostatique, les nerfs, du plexus pelvien.

FONCTIONS. — La vésicule séminale sert de réservoir d'attente pour le sperme, dans les intervalles des éjaculations. Il se pourrait que ce liquide y refluât par suite d'une action aspiratrice qui aurait pour cause la dilatation opérée par les faisceaux rayonnants de la tunique musculeuse. Elle contribue en outre, vraisemblablement à délayer le sperme, grâce aux nombreuses glandes de sa muqueuse.

Quand les vaisseaux éjaculateurs s'oblitèrent, le produit des vésicules séminales, s'accumulant à leur intérieur, les distend peu à peu, au point de leur donner des dimensions énormes. Nous avons trouvé plus d'une fois, sur des sujets de dissection, surtout des chevaux hongres, des vésicules séminales presque aussi grosses que la vessie et renfermant un liquide brunâtre, trouble, gluant, ne contenant pas trace de spermatozoïdes.

§ 4. — Canal éjaculateur et utricule prostatique.

Le canal éjaculateur résulte de la réunion, à angle très aigu, du canal déférent et de la vésicule séminale. C'est un conduit extrêmement court chez le cheval (un centimètre environ), compris entre la prostate et l'urètre et s'ouvrant à l'intérieur de celui-ci, sur les côtés du *verumontanum*, saillie dont il sera parlé plus loin. Les deux orifices éjaculateurs sont très près l'un de l'autre (fig. 56), quelquefois côte à côte ; ils sont entourés chacun d'un petit pli muqueux qui les transforme en une sorte d'ampoule, au fond et en dedans de laquelle débouche le canal déférent. Cette ampoule ostiale est à vrai dire tout le canal éjaculateur du Cheval. Elle est généralement plus ouverte chez les sujets châtrés que chez les entiers ; parfois elle est assez large chez les premiers pour permettre l'introduction du bout du doigt.

En arrière et très près des orifices éjaculateurs, on voit un petit orifice médian, où l'on peut engager à peine une aiguille à tricoter : c'est l'embouchure de l'*utricule prostatique* ou *utérus masculin*, petite poche allongée, comprise entre les deux feuillets péritonéaux du méso interdéférentiel et terminée antérieurement soit par un renflement en massue, soit par une bifurcation (fig. 55, 5).

L'utricule prostatique sécrète un liquide qui est versé à l'intérieur de l'urètre. Mais c'est une sécrétion sans importance ; d'ailleurs, cet organe fait assez souvent défaut. On est aujourd'hui d'accord pour le considérer comme un vestige des canaux de Müller de l'embryon, représentant à la fois l'utérus et le vagin de la femelle.

ARTICLE III. — CANAL URO-GÉNITAL ET SES ANNEXES.

§ 1er. — Urètre.

L'urètre (de οὔρειν, uriner) est le canal excréteur de l'urine ; il sert en outre, chez le mâle, à l'évacuation du sperme, d'où le nom de *canal uro-génital* qu'on lui donne quelquefois.

C'est un long conduit commençant au col de la vessie et se terminant à l'extrémité de la verge par un orifice dit *méal urinaire*.

TRAJET (fig. 31 et 54). — Quand on le suit de son origine à sa terminaison, on le voit marcher horizontalement en arrière, puis contourner l'arcade ischiale de haut en bas, en se ployant à angle aigu, sortir du bassin, se placer d'abord entre les deux racines du corps caverneux, puis dans la gouttière dont cette tige érectile est creusée sur son bord inférieur, et arriver ainsi à l'extrémité du pénis, où il se termine par un petit prolongement appelé *tube urétral*.

Le canal de l'urètre se décompose donc, dans son trajet, en deux portions bien distinctes : l'une *intrapelvienne*, la plus courte ; l'autre, *extrapelvienne*, réunie au corps caverneux pour former la verge.

La première portion est dite aussi *portion membraneuse*, parce que sa paroi est mince et souple, dépourvue de tissu érectile ; tandis que la seconde est qualifiée de *portion bulbeuse* ou *spongieuse*, à cause du tissu érectile qui entre dans sa constitution, tissu érectile propre, indépendant de celui qui forme le corps caverneux.

INTÉRIEUR (fig. 56). — Considéré à l'intérieur, l'urètre ne présente pas le même calibre dans toute son étendue. Très rétréci à son origine, c'est-à-dire au col de la vessie, il s'agrandit presque subitement au niveau de la prostate ; cette dilatation s'étend jusqu'à la courbure décrite sur l'arcade ischiale, où elle s'éteint peu à peu. Le canal conserve alors les mêmes dimensions réduites dans tout le reste de son étendue, dimensions susceptibles d'augmenter pendant le passage de l'urine ou du sperme et permettant l'introduction d'une sonde de la grosseur du doigt. On remarque cependant, en arrière du tube urétral, une petite dilatation ovoïde rappelant la *fosse naviculaire* de l'Homme.

Lisse dans toute la portion extrapelvienne, la surface intérieure du canal de l'urètre présente, près du col vésical et sur sa paroi supérieure, les orifices d'excrétion de la prostate, disposées irrégulièrement de chaque côté d'une légère crête longitudinale qui se continue dans la vessie en se bifurquant et se termine, d'autre part, juste au niveau des orifices éjaculateurs, par une saillie connue sous le nom de *verumontanum*. Plus en arrière, se montrent, sur deux séries très rapprochées de petits tubercules, les orifices excréteurs des glandes de Cowper, ainsi que d'autres points saillants, perforés, qui correspondent à des glandules du volume d'un grain de mil, équivalentes aux glandes de Littre de l'Homme.

RAPPORTS. — La portion intrapelvienne du canal de l'urètre est en rapport : en haut, avec la prostate, qui lui adhère intimement, et avec le rectum, auquel l'unit le tissu conjonctif lâche et abondant de l'arrière-fond du bassin ; en bas, le conduit repose sans adhérence sur le muscle obturateur interne. Hors du bassin, le canal de l'urètre se trouve uni de la manière la plus étroite au corps caverneux, qui l'enveloppe à moitié ; sa partie libre est longée par les muscles blancs dits *suspenseurs et rétracteurs de la verge*.

STRUCTURE. — Les parois de l'urètre comprennent : 1° une *membrane muqueuse* ; 2° une *enveloppe érectile* ; 3° des *muscles* ; 4° des *vaisseaux* et des *nerfs*.

1° **Muqueuse**. — C'est une membrane assez délicate, se continuant d'une part avec celle de la vessie, d'autre part avec le tégument qui enveloppe la tête du pénis. Elle est aussi en rapport de continuité avec la muqueuse des voies spermatiques et avec celle de l'utricule prostatique.

Elle est très élastique, plissée et en contact avec elle-même en dehors du temps de la miction et de l'éjaculation. Son derme est extrêmement riche en fibres élastiques et pourvu de papilles vers le bout de la verge.

L'épithélium repose sur une membrane vitrée manifeste ; il est stratifié cylindrique, à cellules superficielles basses ; mais il devient stratifié pavimenteux dans la région munie de papilles.

Cette muqueuse présente des glandes et des cryptes. Les glandes sont du type racémeux ; on en trouve dans

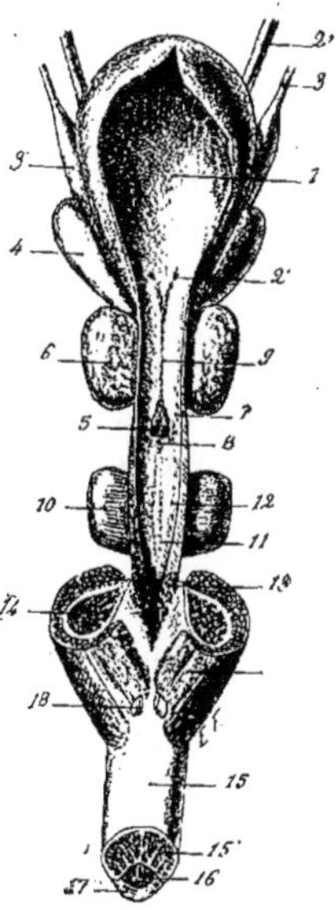

Fig. 56. — Organes génito-urinaires intrapelviens et origine de la verge. (La vessie et la portion membraneuse de l'urètre sont ouverts par leur face ventrale *.)

les deux portions de l'urètre ; mais leurs orifices excréteurs sont particulièrement visibles dans la portion membraneuse (*glandes de Littre*). Les *cryptes* ou *lacunes de Morgagni* ne sont que des dépressions plus ou moins grandes, en forme de cul-de-sac, très manifestes chez l'Homme, que l'on rencontre surtout dans la portion bulbeuse du canal.

2° **Enveloppe érectile**. — Cette enveloppe, appliquée sur la face externe de la membrane muqueuse, ne recouvre point la portion intrapelvienne du canal. Elle commence un peu au-dessus du contour ischial, en arrière des glandes de Cowper, par une partie renflée, bilobée, à laquelle on donne le nom de *bulbe de l'urètre*. Elle se termine par un autre renflement extrêmement développé, dans lequel plonge l'extrémité antérieure du corps caverneux, et qui constitue la *tête de la verge* ou *gland*.

On a cru longtemps que le rebord saillant, dit couronne du gland, marquait la limite du tissu érectile propre de l'urètre ; il n'en est rien ; MM. Forgeot et Gras [1] ont montré que ce tissu se continue sur une longueur de 10 à 12 centimètres à la face dorsale du corps caverneux, bridé en ce point par une aponévrose inextensible (fig. 57).

Ses aréoles sont infiniment plus larges et plus extensibles que celles du corps caverneux.

3° **Muscles.** — Les muscles de l'urètre, rouges et à fibres striées, sont : le *sphincter de l'urètre*, le *bulbo-caverneux*, le *compresseur de la glande de Cowper* et le *transverse du périnée*.

a. *Sphincter de l'urètre* [2]. — Ce muscle est décrit chez l'Homme sous le nom de sphincter externe, par opposition au sphincter interne, à fibres lisses, qui entoure la portion initiale du canal. Mais, chez les Solipèdes, ce dernier n'est pas distinct ; les éléments en sont dispersés dans l'épaisseur de la prostate. Le sphincter rouge est situé en arrière de cette glande, sur la muqueuse de la portion membraneuse du canal, que ses fibres enveloppent circulairement. Il est formé de deux portions, l'une supérieure, l'autre inférieure dont les fibres transverses se réunissent sur les côtés, sans prendre aucune attache sur les parois latérales du bassin. — En arrière, les fibres du plan supérieur se confondent avec les compresseurs des glandes de Cowper.

Le sphincter de l'urètre resserre la portion membraneuse de ce canal, de manière à s'opposer à la sortie de l'urine de la vessie et à chasser le sperme vers le dehors au moment où il débouche des canaux éjaculateurs. Son rôle dans l'éjaculation paraît être le plus important.

b. *Bulbo-caverneux ou accélérateur.* — Composé de fibres transversales qui entourent circulairement l'urètre, depuis l'arcade ischiale jusqu'à l'extrémité libre du pénis, ce muscle sera aussi étudié comme un organe impair et symétrique, divisé en deux portions latérales par un raphé médian régnant tout le long de la face libre de l'urètre pénien. Les fibres partant de ce raphé se portent à droite et à gauche, s'enfoncent dans la gouttière du corps caverneux, et gagnent la face supérieure du canal, en s'avançant à la rencontre les unes des autres, mais sans arriver à se rejoindre, en sorte que l'urètre en est incomplètement entouré. L'adhérence intime de ce canal avec le corps caverneux explique la forme en croissant que présente la section du muscle qui nous occupe.

Le bulbo-caverneux doit son nom d'accélérateur au rôle qu'il remplit dans la projection du sperme hors du canal de l'urètre, projection dont il est l'agent essentiel.

c. *Compresseur des glandes de Cowper.* — Ce muscle se compose de deux plans de fibres, l'un supérieur, l'autre inférieur, confondus sur la périphérie des glandes de Cowper, auxquelles il communique sa couleur rouge.

---

1. *Système veineux de la verge chez les animaux domestiques* (*Journal de l'École vétérinaire de Lyon*, 1903).

2. Jusqu'à présent, cet organe avait été décrit dans les ouvrages d'anatomie vétérinaire sous le nom de *muscle de Wilson*. Dans un travail intitulé : *Recherches sur l'anatomie comparée du périnée*, publié dans le *Journal de l'anatomie*, M. Paulet s'élève avec raison contre cette dénomination qui consacrait une erreur d'interprétation. Nous adoptons son opinion, tant pour ce muscle que pour l'ischio-urétral, que nous appellerons, comme lui, *muscle compresseur des glandes de Cowper*.

Le plan supérieur se continue, pour ainsi dire, avec la partie supérieure du sphincter urétral. Le plan inférieur s'attache, en arrière, par quelques fibres aponévrotiques à l'arcade ischiale.

Il tire en arrière la portion membraneuse de l'urètre, avec les glandes de Cowper, à l'égard desquelles il joue le rôle indiqué par son nom.

d. *Transverse du périnée.* — C'est un petit faisceau rubané, très mince, souvent peu distinct du muscle ischio-anal. Il s'étend transversalement de la tubérosité ischiale, sur laquelle il s'attache par l'intermédiaire du ligament sacro-sciatique, à la ligne médiane du périnée, où ses fibres, confondues avec celles du muscle homologue du côté opposé, semblent s'insérer sur le muscle bulbo-caverneux, à l'origine même de celui-ci.

Le transverse du périnée dilate l'entrée de la portion bulbeuse du canal de l'urètre et favorise l'action du bulbo-caverneux en tendant son raphé.

4° **Vaisseaux et nerfs.** — Le sang arrive au canal de l'urètre par les *artères bulbeuses* et les deux paires d'*artères dorsales du pénis.* Il est ramené au dehors par des *veines* volumineuses, souvent variqueuses, qui sont satellites des artères. Les *lymphatiques* forment, au-dessous de la muqueuse, un réseau très riche dont les troncs se rendent surtout aux ganglions inguinaux ; quelques-uns gagnent les ganglions sous-lombaires. Les *filets nerveux* viennent du honteux interne et du grand sympathique.

§ 2. — Glandes annexées au canal de l'urètre (fig. 55 et 56).

A. **Prostate.** — Cette glande, impaire et symétrique, de couleur grisâtre, est située tout à fait à l'origine du canal de l'urètre, en travers du col de la vessie. Un étranglement moyen la divise en deux lobes latéraux volumineux qui se portent légèrement en avant.

Sa face supérieure répond au rectum par l'intermédiaire du tissu conjonctif de l'arrière-fond de la cavité pelvienne.

L'inférieure, moulée sur le col de la vessie et l'origine de l'urètre, embrasse ces parties en haut et par côté en leur adhérant étroitement. Elle recouvre l'extrémité terminale des canaux déférents, le col ou goulot des vésicules séminales et les canaux éjaculateurs.

Le volume de la prostate varie beaucoup suivant les âges : d'abord très petite, elle s'accroît subitement quand l'animal devient apte à se reproduire, puis s'atrophie ou dégénère quand arrive la vieillesse. La castration provoque aussi son atrophie ou sa dégénérescence. Il est évident que le rôle de cette glande se rattache essentiellement à la fonction sexuelle.

STRUCTURE. — La prostate comprend dans sa structure un *stroma* et du *tissu glandulaire.*

a. Le *stroma* est formé d'un mélange de tissu conjonctif et de fibres musculaires lisses; il constitue une enveloppe serrée et un système de cloisons intérieures.

b. Le *tissu propre* est formé de glandes en grappe agminées, débouchant dans l'urètre par douze ou quinze orifices excréteurs, de chaque côté du verumontanum. Les culs-de-sac de ces glandes se font remarquer par leurs grandes dimensions et leurs irrégularités. Ils sont revêtus d'un épithélium formé de cellules polyédriques, entre lesquelles s'intercalent de petites cellules globuleuses, épithélium qui se poursuit dans les canaux excréteurs en augmentant de hauteur et en prenant des cils vibratiles dans les plus gros canaux.

Les vaisseaux sanguins, les lymphatiques et les nerfs ont la même provenance que ceux des vésicules séminales.

Fonction. — La prostate sécrète un fluide visqueux qui est versé en abondance dans l'urètre au moment qui précède l'éjaculation, et facilite ainsi l'expulsion du sperme. Souvent il se forme dans les culs-de-sac de cette glande, chez les sujets âgés, des concrétions arrondies qui peuvent entraîner des obstructions avec dégénérescence hypertrophique.

B. **Glandes de Cowper.** — Encore appelées *glandes de Méry, glandes bulbo-urétrales, petites prostates,* ce sont deux corps globuleux, d'une consistance ferme et d'une texture plus serrée que la prostate proprement dite, dont ils ne diffèrent que par l'épithélium cylindrique de leurs culs-de-sac. Ils sont situés sur le côté de l'urètre, dans la région du périnée, au-dessus de l'arcade ischiale, et sont entièrement enveloppées par une couche rouge, assez épaisse, que forment autour d'eux leurs muscles compresseurs.

Le liquide sécrété par ces glandes est versé dans l'urètre, près de la ligne médiane du plan supérieur, par deux séries d'orifices en saillie, très rapprochées l'une de l'autre. Il présente les mêmes propriétés physiques que celui de la prostate et sert aussi à délayer le sperme et à faciliter son éjaculation.

§ 3. — Corps caverneux.

Le *corps caverneux* est une tige érectile cylindroïde qui forme la base du pénis et supporte la portion extrapelvienne de l'urètre, tige située entre les deux cuisses, prolongée sous le ventre, attachée en arrière sur l'arcade ischiale par deux racines et terminée en avant par une extrémité libre qui est englobée dans le renflement érectile de la tête de la verge.

Conformation extérieure. — Déprimée d'un côté à l'autre, cette tige offre à étudier deux *faces,* deux *bords* et deux *extrémités.*

Les *faces* sont latérales, planes et dépourvues de toutes particularités dignes d'intérêt.

Le *bord supérieur* ou *bord dorsal* est le plus épais. Il est arrondi d'un côté à l'autre, et en rapport avec un magnifique plexus veineux. — L'*inférieur* est creusé dans toute son étendue d'une gouttière profonde qui loge le canal de l'urètre (fig. 58).

L'*extrémité postérieure* est bifurquée (fig. 56). Les deux branches de cette bifurcation, constituant les *racines du pénis,* sont fixées sur l'arcade ischiale, l'une à droite, l'autre à gauche, et recouvertes par les deux *ischio-caverneux,* muscles courts, épais et puissants, entrecoupés de nombreuses intersections tendineuses, cachés eux-mêmes en partie par les demi-membraneux, prenant leur origine sur la crête ischiale et se terminant sur la membrane d'enveloppe des racines du pénis, qu'ils recouvrent en arrière et en dehors. — Quant à l'*extrémité antérieure* du corps caverneux, elle forme une pointe mousse entourée par le tissu spongieux de la tête de la verge (fig. 57).

Moyens de fixité. — Le principal est constitué par l'insertion des deux racines de l'organe sur l'arcade ischiale. On trouve de plus un double *ligament suspenseur* procédant de la symphyse ischiale, où il se confond avec les attaches supérieures du muscle du plat de la cuisse, et se portant sur le bord dorsal du corps caverneux, un peu en avant du point de réunion des deux racines (fig. 54).

Structure. — L'organe érectile représenté par le corps caverneux est formé extérieurement d'une enveloppe fibreuse ou albuginée, blanche, élastique, remarquable par la grande épaisseur qu'elle présente, surtout au bord dorsal, et laissant échapper de sa face interne un certain nombre de trabécules lamelleuses, qui cloisonnent le tissu érectile. Sur les coupes transversales, ces trabécules sont disposées en éventail autour de la gouttière urétrale ; une de ces lames, dirigée verticalement du bord supérieur au bord inférieur (septum médian) divise le corps caverneux en deux moitiés latérales, comme si les deux racines de l'organe étaient simplement accolées l'une à l'autre, mais non confondues ; mais elle est généralement très incomplète et on ne la retrouve même point dans toute la longueur de la tige caverneuse.

Il est des animaux, comme le chien dont le corps caverneux est formé de deux moitiés latérales, complètement séparées par un septum médian ; aussi beaucoup d'anatomistes décrivent-ils deux corps caverneux au lieu d'un.

Les prolongements lamelleux de l'albuginée se divisent et subdivisent en lamelles élastiques qui se perdent dans le système trabéculaire du tissu érectile, système dont les mailles ou aréoles sont beaucoup plus fines, beaucoup moins extensibles que celles du corps spongieux de l'urètre. On trouve, dans ces trabécules, des fibres conjonctives, des fibres élastiques et des faisceaux de fibres musculaires lisses. Quant aux aréoles, on les prendrait à première vue pour de simples lacunes ; mais on sait, depuis Ch. Legros (1868), qu'elles sont partout revêtues d'un endothélium et que les tissus érectiles sont essentiellement constitués par un réseau capillaire variqueux, dont les dilatations peuvent à un moment donné contenir une masse considérable de sang, réseau faisant corps avec une trame fibro-élastique où l'on trouve souvent des faisceaux de fibres musculaires lisses.

Le sang s'accumule dans les réseaux érectiles sous la double influence d'une action vasodilatatrice qui augmente son afflux, et d'une compression des voies de retour qui diminue sa sortie ; dès lors la tension qu'il acquiert détermine l'érection. Quand ces deux phénomènes viennent à cesser, le tissu revient sur lui-même par son élasticité et par la contraction des fibres lisses qui peuvent l'infiltrer ; il se vide ainsi du sang accumulé à son intérieur.

Le sang est apporté aux corps caverneux par les *artères caverneuses et dorsales de la verge*, lesquelles se font remarquer par leurs parois épaisses et très contractiles et par la disposition en tire-bouchon de leurs dernières branches, précédant le réseau érectile (artères hélicines). — Les veines collatérales de ces artères sortent en de nombreux points de la surface du corps caverneux et vont s'ajouter aux veines venues du gland pour former le plexus dorsal de la verge. Au niveau de ses racines, quelques veines émanant du corps caverneux se réunissent à celles du bulbe urétral. Les *nerfs* proviennent du *honteux interne* et du *grand sympathique*.

§ 4. — **Pénis ou verge.**

Le *pénis* ou *verge*, organe copulateur du mâle, résulte de l'accolement du corps caverneux et de la portion spongieuse ou extrapelvienne du canal de l'urètre.

On a fait une description particulière de ces deux parties; il reste à considérer dans son ensemble l'organe qu'elles constituent (fig. 54, 57 et 58).

La verge commence au niveau de l'arcade ischiale, descend entre les cuisses, passe entre les deux sacs dartoïques contenant les testicules (fig. 45), et se prolonge sous le ventre, où elle se termine par une extrémité libre.

Toute la partie comprise entre l'arcade ischiale, et les bourses, cachée et maintenue profondément entre les tissus environnants, prend le nom de *portion fixe*. Le reste de l'organe, c'est-à-dire la moitié antérieure, s'appelle au contraire la *partie libre,* parce qu'elle forme en effet un appendice détaché, soutenu dans le repli cutané qui constitue le *fourreau.*

La PORTION FIXE occupe la région périnéale et l'entre-deux des cuisses, où

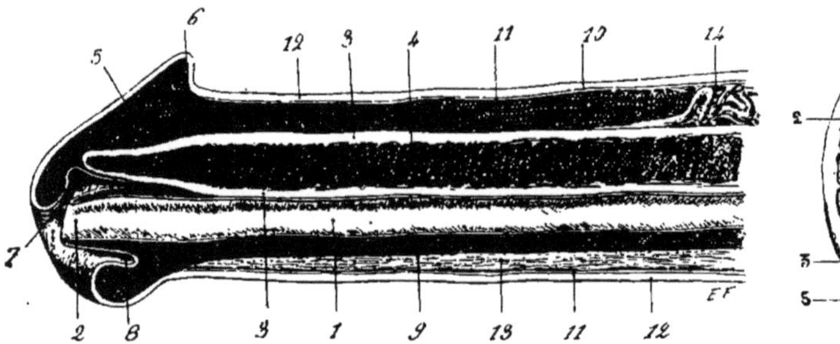

Fig. 57. — Coupe longitudinale médiane de l'extrémité libre du pénis du Cheval, après injection de ses tissus érectiles *.

Fig. 58. — Coupe transversale de la verge du Cheval, montrant les rapports de l'urètre avec le corps caverneux **.

elle est enveloppée d'artères, de veines, de nerfs, et d'une grande quantité de tissu conjonctif.

La PORTION LIBRE, logée dans le fourreau pendant l'état d'inactivité de l'organe, sort de ce repli cutané quand la verge s'allonge et se gonfle au moment de l'érection. On la voit alors couverte d'une membrane tégumentaire, lisse, onctueuse, très papillaire, de couleur variable, mais le plus souvent noirâtre ou marbrée. — Sa *base* présente un léger renflement annulaire dû à l'accumulation, sous ce tégument, d'une petite masse de tissu élastique et contractile. — Son *extrémité, tête de la verge* ou *gland*, constitue un renflement limité en arrière par un rebord circulaire saillant, appelé *couronne du gland.* Ce renflement, échancré en bas, prend, au moment de l'éjaculation, un développement considérable et offre alors la forme d'une pomme d'arrosoir. Il a pour base l'expansion terminale du tissu érectile propre de l'urètre et présente, sur son plan antérieur : 1° au centre, une saillie arrondie, due à la pointe antérieure du corps caverneux; 2° au-dessous, le *tube urétral*, entouré d'une fosse circulaire; 3° au fond de cette fosse et sous l'urètre, l'orifice d'une cavité biloculaire, dite *sinus*

* 1, canal de l'urètre, partagé par le milieu ; 2, tube urétral ; 3, albuginée du corps caverneux ; 4, tissu érectile du corps caverneux ; 5, tissu érectile du gland ; 6, couronne du gland ; 7, pointe terminale du corps caverneux ; 8, sinus urétral ; 9, couche spongieuse de l'urètre, en continuité avec le tissu érectile du gland ; 10, couche érectile prolongeant le gland sur la face dorsale du corps caverneux ; 11, fascia pénis ; 12, tégument de la verge ; 13, raphé du muscle bulbo-caverneux ; 14, commencement du plexus veineux du dos de la verge.
** 1, tissu érectile du corps caverneux ; 2, enveloppe du corps caverneux ; 3, canal de l'urètre ; 4, couche spongieuse de ce canal ; 5, muscle bulbo-caverneux ; 6, coupe des muscles blancs suspenseurs et rétracteurs de la verge.

urétral, cavité élargie à son fond, dans laquelle s'accumule une matière sébacée qui se durcit parfois au point de gêner l'écoulement de l'urine en comprimant le tube urétral ; 4° tout à fait en bas, l'*échancrure sous-urétrale*.

Le derme qui recouvre la tête de la verge est riche en nerfs ; ceux-ci présentent des corpuscules de Kraüse et des massues terminales.

Pour achever la description d'ensemble de la verge, nous n'avons plus qu'à faire connaître : 1° deux *muscles suspenseurs* et *rétracteurs* qui concourent, avec l'élasticité naturelle de l'enveloppe fibreuse du corps caverneux, à la ramener à sa position de repos quand cesse le phénomène de l'érection ; 2° les *aponévroses* qui l'assujettissent dans la région périnéale ; 3° enfin le repli tégumentaire qui enveloppe sa partie libre à l'état de repos, c'est-à-dire le *fourreau* ou *prépuce*.

A. Muscles suspenseurs et rétracteurs de la verge. — Au nombre de deux, ces muscles, formés de fibres lisses, figurent des cordons blancs aplatis, prenant naissance à la face inférieure du sacrum, descendant en avant du sphincter anal, entre le muscle rétracteur de l'anus et la paroi du rectum, auquel ils abandonnent de nombreux et courts faisceaux émanés de leur bord postérieur, puis se réunissant sur la ligne médiane, au-dessous de l'anus, en formant ainsi, autour de l'extrémité terminale du rectum, un véritable anneau suspenseur dont nous avons déjà parlé, t. I, p. 647. Ils se prolongent ensuite, accolés l'un à l'autre et intimement unis, sur le muscle bulbo-caverneux, dont ils suivent le raphé médian, pour aller se perdre dans son tissu, au voisinage de l'extrémité libre du pénis.

B. Aponévroses du périnée. — Au fond de l'entre-deux des cuisses, la verge est recouverte par deux lames fibreuses superposées : la *superficielle*, fibro-élastique, semble s'élever de la face interne des cuisses, où elle se confond avec le dartos, et vient se perdre, par dissociation de ses fibres, sur les côtés du sphincter anal. Elle est en rapport : par sa face externe, avec la peau ; par sa face interne, avec l'aponévrose périnéale profonde. Sur la ligne médiane, elle reçoit l'insertion d'un faisceau musculaire détaché du sphincter de l'anus. L'*aponévrose profonde*, composée de tissu fibreux blanc, inextensible, paraît équivaloir au fascia superficialis. Elle est en rapport par sa face externe avec la précédente, par sa face interne avec le bulbo-caverneux, les ischio-caverneux et les muscles blancs rétracteurs. Elle s'insinue à droite et à gauche, entre l'ischio-caverneux et le demi-membraneux pour aller se fixer latéralement sur la tubérosité ischiatique. On peut la poursuivre, avec un peu d'attention, jusque dans la cavité pelvienne, entre la vessie et le rectum, où elle délimite deux loges indépendantes : l'une supérieure, défécatrice ; l'autre inférieure, uro-génitale.

C. Fourreau. — Le fourreau est un repli de la peau abdominale, formant une cavité qui loge et soutient l'extrémité libre de la verge. Cette cavité, constituée par une sorte d'invagination du tégument, s'efface entièrement au moment de l'érection, quand l'organe copulateur grossit et s'allonge.

En considérant la peau à l'entrée du fourreau, on la voit s'enfoncer dans cette cavité et former à son fond un cul-de-sac circulaire pour se réfléchir sur la partie libre de la verge. Le point de continuité entre la peau du fourreau et le tégument de celle-ci est indiqué par le bourrelet annulaire dont il a été déjà question plus haut.

Le fourreau offre donc à considérer : un *tégument externe* ayant les caractères de la peau circonvoisine, et un *tégument interne* tenant le milieu, par son organisation, entre la peau et les muqueuses. Ce dernier est en effet entièrement dépourvu de poils, mince, onctueux et irrégulièrement plissé; il renferme, dans son épaisseur ou sous sa face adhérente, un nombre considérable de glandes sébacées sécrétant une matière grasse, gris noirâtre, dite *smegma*

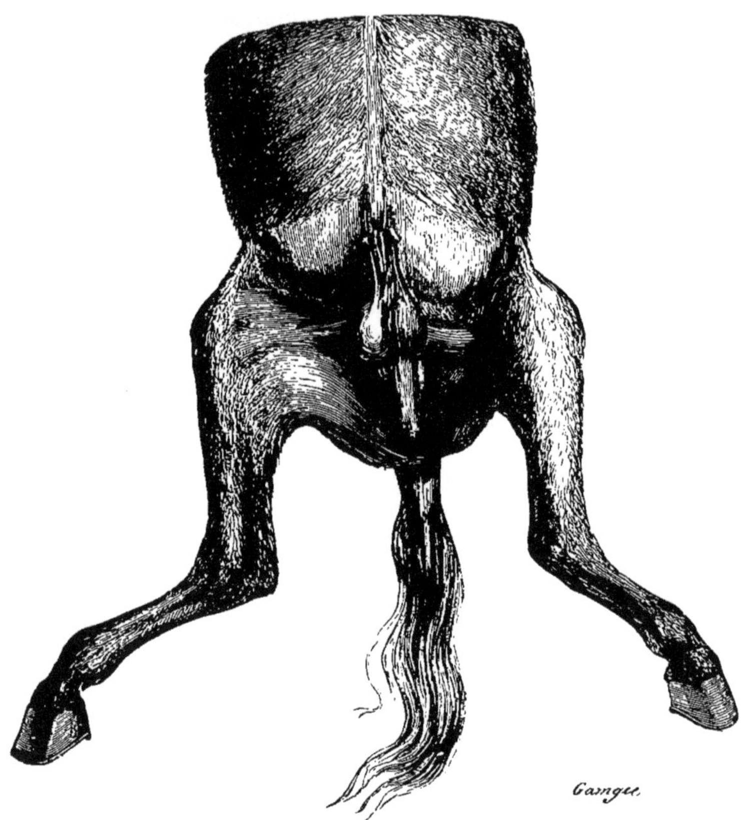

Fig. 59. — Vue extérieure du fourreau et des bourses, chez l'Âne.

préputial, vulgairement *cambouis*. En haut, il est appliqué directement sur la tunique abdominale.

Le repli cutané qui, en bas et par côté, circonscrit la cavité du fourreau contient, entre ses deux feuillets, du tissu conjonctif lâche et de nombreuses fibres élastiques; celles-ci se rassemblent en deux expansions latérales qui viennent prendre attache sur la tunique abdominale et que l'on appelle *ligaments suspenseurs du fourreau*.

Vaisseaux et nerfs. — Les *artères* du fourreau proviennent de la sous-cutanée abdominale et de la dorsale antérieure de la verge. Les *veines* sont satellites des artères. Les *lymphatiques* se rendent aux ganglions inguinaux superficiels. Les *nerfs* sont fournis par les nerfs inguinaux et les honteux internes.

Chez l'**Ane**, il existe, près de l'entrée du fourreau et de chaque côté, une petite saillie qui est la trace du trayon mammaire de la femelle (fig. 59), saillie que l'on rencontre quelquefois chez le Cheval.

DIFFÉRENCES

1° **Taureau** (fig. 60 à 63).

A. Bourses. — Le collet de la *gaine vaginale* est long et effilé ; il s'ouvre dans le ventre par un orifice relativement petit, situé à peu près au niveau du point d'union des branches d'origine du muscle couturier. Le *scrotum* est généralement rosé ; mais, dans certaines races, il est pigmenté à sa partie inférieure ; il porte en avant quatre petits mamelons, quelquefois deux seulement, vestiges de glandes mammaires.

B. Testicules. — Les testicules sont très volumineux chez l'adulte, ellipsoïdes et allongés verticalement. La masse qu'ils représentent à l'extérieur avec leurs enveloppes pend longuement dans l'entre-deux des cuisses. Le tissu propre de ces organes est de couleur jaune d'or ; il montre une sorte de tige axiale blanchâtre correspondant aux tubes droits, laquelle aboutit à un corps d'Highmore et à un *rete testis* très marqués. L'albuginée est très mince.

C. Épididyme. — L'épididyme est directement appliqué sur le bord postérieur et les deux extrémités du testicule. Il contourne l'extrémité supérieure de telle sorte que sa tête recouvre une partie du bord antérieur de celui-ci, tout en se ployant sur elle-même. La partie moyenne, plus étroite que chez les Solipèdes, figure un cordon saillant en dehors qui longe la glande séminale postérieurement. La queue forme un appendice, libre d'adhérence aux bourses, qui s'infléchit de dehors en dedans et de bas en haut pour se continuer par le canal déférent.

D. Canal déférent. — Celui-ci est très flexueux dans toute sa portion testiculaire, où il est enveloppé par une extension de l'albuginée. Il se renfle comme dans les Solipèdes, lorsqu'il arrive au-dessus de la vessie, et il s'accole au canal du côté opposé. Ainsi réunis, les deux renflements pelviens franchissent le col de la vessie en passant au-dessus des vésicules séminales, s'engagent sous la prostate et se terminent à l'intérieur de l'urètre par deux orifices elliptiques percés sur un *verumontanum* très saillant.

E. Vésicules séminales. — Les vésicules séminales n'ont plus le même aspect que dans le Cheval ; elles sont allongées, compactes et irrégulières de surface. Leur aspect bosselé et lobulé est dû à ce qu'elles sont formées d'un tube pelotonné sur lui-même, que l'on peut dérouler par certains artifices de dissection. Ces masses jaunâtres, creusées au centre d'une étroite cavité qui n'est bien apparente qu'à leur partie postérieure, ont l'apparence de deux glandes, plutôt que de réservoirs séminaux ; aussi les a-t-on décrites quelquefois sous le nom de *prostates latérales*. Elles sont constituées par des glandes acineuses enfermées dans un stroma de tissu conjonctif et de fibres musculaires lisses, glandes s'ouvrant dans un canal central commun qui débouche dans l'urètre avec le canal déférent par les orifices éjaculateurs ci-dessus mentionnés.

F. Urètre. — Le calibre de ce canal va en diminuant régulièrement depuis son origine jusqu'à sa terminaison. Le méat urinaire, au lieu d'être porté par un tube urétral, est percé en fente à l'extrémité de la verge. Examiné à l'intérieur, l'urètre du Taureau présente : 1° un verumontanum court mais très saillant, sur les côtés duquel nous avons déjà signalé les orifices éjaculateurs ; ce verumontanum se continue dans le col de la vessie par une légère crête qui se bifurque en avant pour atteindre les embouchures des uretères ; d'autre part il se prolonge en arrière par deux plis muqueux, bientôt effacés, qui circonscrivent un petit cul-de-sac correspondant rigoureusement au point d'embouchure de l'utricule prostatique des Solipèdes ; 2° une valvule particulière située vers l'arcade ischiale, sur le plan supérieur du canal, valvule semi-lunaire, dont le bord libre est dirigé en arrière et présente les deux orifices très étroits par lesquels débouchent les glandes de Cowper.

La structure de l'urètre offre aussi de notables différences. Les parois de la portion intra-pelvienne sont beaucoup plus épaisses que dans le Cheval. Le sphincter urétral atteint en bas et par côté près de 2 centimètres d'épaisseur ; il présente sur le plan supérieur une sorte de raphé aponévrotique. Entre ce muscle et la muqueuse, on remarque un riche plexus veineux simulant une couche érectile. Lorsque le canal s'infléchit de haut en bas sur l'arcade ischiale, le tissu érectile véritable apparaît, formant le *bulbe de l'urètre* ; mais la saillie énorme du canal à cet endroit est due principalement au muscle bulbo-caverneux, comme le montre la figure 61. Ce dernier muscle est en effet extrêmement puissant ; son épaisseur fait compensation à son peu de longueur ; au lieu de s'étendre sur toute la longueur de la verge ainsi que dans les Solipèdes, il est cantonné à l'origine de celle-ci, entre les deux racines du corps caverneux (fig. 60).

Les autres muscles n'offrent rien de bien particulier.

G. GLANDES ANNEXES. — La *prostate* est peu volumineuse, de couleur blanc jaunâtre; elle forme sur l'origine de l'urètre un petit renflement transversal sous lequel s'engagent les

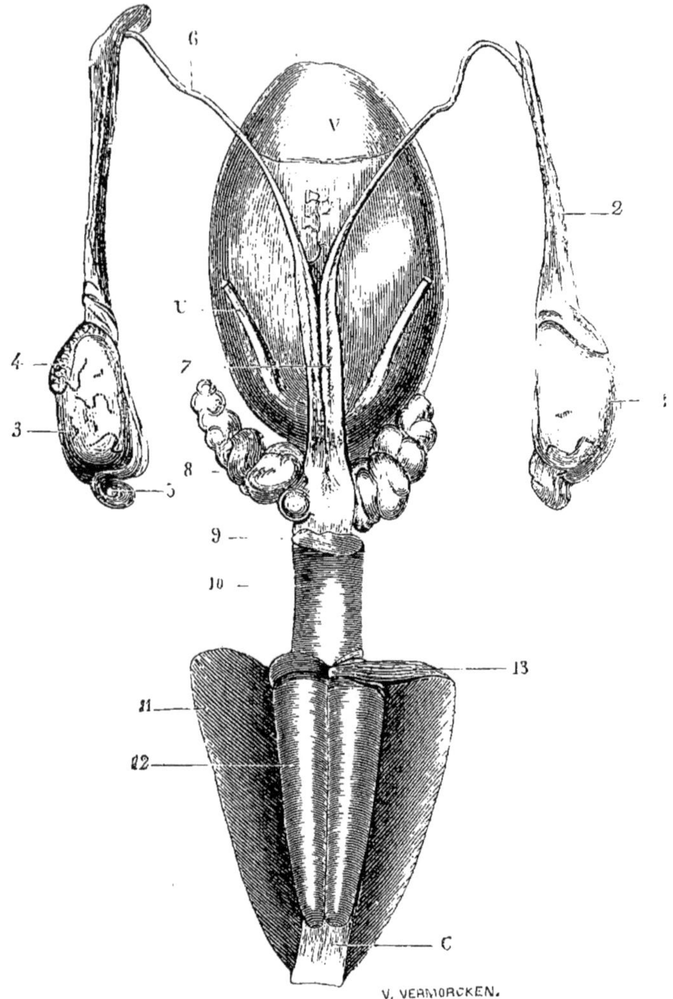

Fig. 60. — Organes génitaux internes d'un jeune Taureau, vus par leur face supérieure*.

canaux déférents; mais ce n'est pas là toute la prostate; cette glande s'enfonce sous le sphincter urétral et se prolonge assez loin sur la portion membraneuse du canal. Les *glandes de Cowper*, quoique très développées, passent facilement inaperçues, car elles sont chevauchées par le bulbo-caverneux, avec lequel on tend à les confondre; ce sont deux gros lobes arrondis, réunis l'un à l'autre par leur commun muscle compresseur et versant leur

V, vessie. — U, uretère. — C, urètre pénien enveloppé par le corps caverneux. — 1, testicule dans sa tunique fibro-séreuse; 2, crémaster; 3, testicule mis à nu; 4, tête de l'épididyme; 5, queue de l'épididyme; 6, canal déférent; 7, renflements des canaux déférents; 8, vésicule séminale; 9, prostate; 10, portion intrapelvienne de l'urètre entourée par le sphincter urétral; 11, muscle ischio-caverneux; 12, muscle bulbo-caverneux; 13, muscle transverse du périnée couvrant la glande de Cowper (celle-ci se montre à découvert de l'autre côté, à l'origine même du bulbo-caverneux).

produit dans l'urètre, sous le bord libre de la valvule dont il a été parlé plus haut, c'est-à-dire à l'origine même de la verge, par un unique orifice de chaque côté.

II. Verge. — La verge du Taureau est longue, mince, très prolongée sous le ventre; elle est d'abord aplatie d'un côté à l'autre, puis cylindrique, ensuite légèrement aplatie de dessus en dessous. La partie libre a la forme d'un cône allongé, pointu et légèrement asymétrique; elle est revêtue d'une muqueuse rosée, dermo-papillaire, très sensible, et présente sous son extrémité l'ouverture du canal de l'urètre (fig. 62). Au niveau du périnée, la verge est enfermée dans une gaine aponévrotique constituée, comme chez les Solipèdes, par un feuillet superficiel en continuité avec le dartos et par un feuillet profond, mince, fibreux et inextensible; elle décrit, avant de s'engager entre les testicules, deux courbures successives, la première à convexité antérieure, la seconde à convexité postérieure : c'est l'S *pénien* ou *inflexion sigmoïde*. Les muscles blancs suspenseurs et rétracteurs viennent s'attacher au niveau de la deuxième courbure, mais sans s'y arrêter : ils se prolongent jusqu'à l'extrémité du pénis en s'accolant à lui de chaque côté.

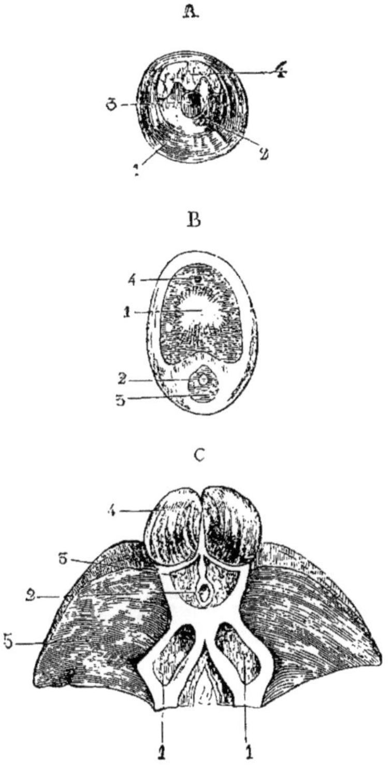

Le *corps caverneux*, au lieu de former une gouttière pour loger l'urètre, l'enferme complétement dans son enveloppe, à partir de la jonction de ses racines. Celles-ci sont recouvertes par deux puissants muscles ischio-caverneux; elles se confondent rapidement en une tige simple, n'offrant pas trace de duplicité, tige se terminant par une pointe effilée à l'extrémité même du pénis. Le corps caverneux se dilate très peu pendant l'érection; il est en effet entouré d'une enveloppe très épaisse, blanc nacré, presque inextensible; et d'autre part on trouve à son intérieur, suivant son axe, un gros cordon fibreux, très dense, dont s'échappent une multitude de travées rayonnantes (fig. 61, B). Le tissu érectile se trouve ainsi peu développé et à mailles extrêmement fines. Il dégorge le sang d'abord dans deux canaux situés inférieurement, puis dans trois, deux inférieurs et un supérieur, et enfin, au voisinage des racines, dans un canal unique situé vers le bord supérieur. Ces veines collectrices, incluses dans le tissu érectile, se voient très bien sur les coupes du corps caverneux.

Fig. 61. — Coupes du canal de l'urètre du Taureau pratiquées à différentes hauteurs[*].

La couche spongieuse de l'*urètre* pénien peut se diviser en trois parties continues l'une à l'autre : une postérieure constituant le bulbe, recouverte par l'énorme muscle bulbo-caverneux ; une moyenne incluse dans l'albuginée du corps caverneux et ainsi très limitée dans son gonflement érectile;

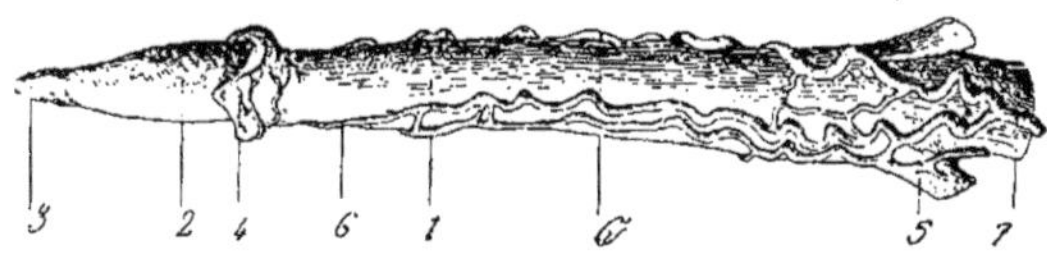

Fig. 62. — Extrémité de la verge du Taureau, vue par la face supérieure (d'après MM. Forgeot et Gras)[**].

une antérieure entourant la pointe du corps caverneux et formant une toute petite saillie, à peine érectile, qui est un vestige de gland.

En résumé, la verge du Taureau se dilate très peu pendant l'érection ; à ce moment elle s'allonge par l'effacement de ses courbures plutôt qu'elle n'augmente réellement de longueur.

[*] *A. Au niveau de la portion intrapelvienne.* — 1, sphincter urétral; 2, plexus veineux simulant une couche érectile ; 3, lumière du canal ; 4, prostate.
B. Vers le milieu du pénis. — 1, cordon fibreux axial du corps caverneux; 2, lumière de l'urètre; 3, tissu érectile de ce canal.
C. Au niveau des racines du pénis. — 1, 1, racines du corps caverneux; 2, lumière de l'urètre ; 3, couche érectile de ce canal; 4, muscle bulbo-caverneux ; 5, muscle ischio-caverneux.
[**] 1, corps caverneux; 2, gland; 3, méat urinaire ; 4, repli tégumentaire du fourreau ; 5, muscle blanc rétracteur ; 6, veines se réunissant en arrière en un tronc (7) qui suit le dos de la verge.

Quand l'érection cesse, le pénis est retiré dans la cavité préputiale par la contraction et l'élasticité des muscles blancs suspenseurs, qui reforment la double inflexion de l'organe en arrière des testicules.

I. Fourreau. — Le fourreau est étroit, peu saillant; il s'avance sous le ventre beaucoup plus loin que dans les Solipèdes, et il se termine par un petit appendice garni d'un bouquet de poils longs et roides. Sa cavité est revêtue d'un tégument nettement muqueux qui se

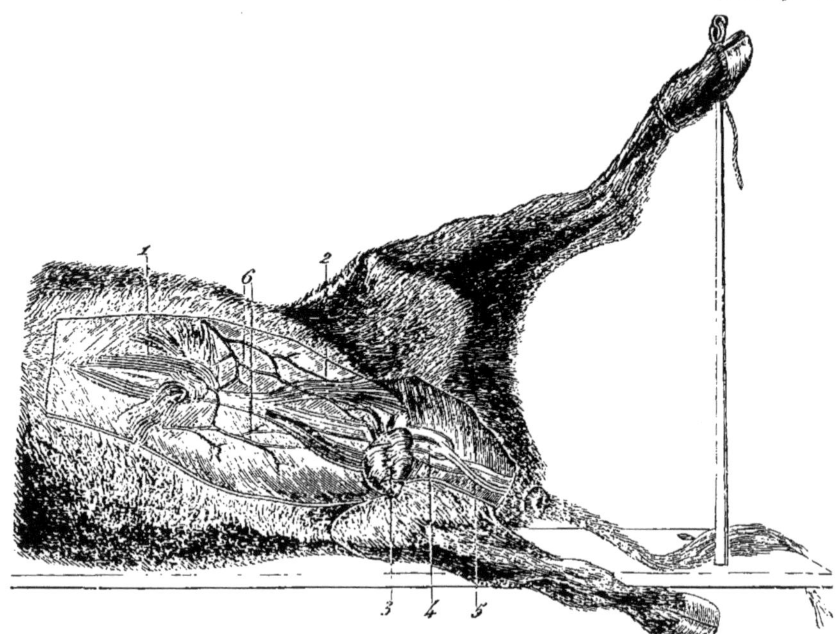

Fig. 63. — Pénis et muscles du fourreau, chez le Taureau *.

réfléchit sur la verge au niveau d'un bourrelet annulaire. Vers l'entrée, on y voit de gros follicules pilo-sébacés. Cette gaine tégumentaire est mue par quatre muscles peaussiers : deux postérieurs, *rétracteurs*, tirant le fourreau en arrière et concourant ainsi à découvrir la verge au moment de l'érection ; deux antérieurs, *protracteurs*, ramenant le manchon préputial à sa position première; ces derniers se retrouvent même chez la vache où ils paraissent sans usage. La figure 63 nous dispensera de décrire tous ces muscles, qui dépendent évidemment du peaussier du tronc.

2o Bélier et Bouc.

Les organes génitaux du Bélier et du Bouc ressemblent beaucoup à ceux du Taureau ; nous n'en signalerons que les différences.

Le *scrotum* du Bouc est épais, couvert de poils grossiers, excepté sur la partie qui correspond à la queue de l'épididyme. Celui du Bélier est plus mince, plus souple, couvert d'un fin duvet et, présente souvent, à sa partie inférieure, un bouquet de laine qu'il n'est pas rare de voir s'étendre sur le périnée. Celui du Bœuf est à peu près glabre. Dans les deux premiers animaux, on voit en avant de la base du scrotum deux mamelons qui sont particulièrement développés chez le Bouc.

Les *testicules* et leurs *voies d'excrétion*, glandes annexes comprises, n'offrent rien de bien particulier jusqu'à la verge; nous signalerons cependant l'existence d'un grand nombre de petites papilles récurrentes, perforées, sur la paroi supérieure de l'urètre pelvien, papilles correspondant aux orifices excréteurs de la prostate.

* 1, muscle protracteur du fourreau ; 2, muscle rétracteur ; 3, testicules renfermés dans le sac scrotal ; 4, S pénien ; 5, muscles blancs suspenseurs et rétracteurs de la verge fixés sur la seconde courbure de l'S pénien; 6, veine sous-cutanée abdominale.

La *verge*, grêle, longue, avec une double courbure sigmoïde, comme dans le Taureau, offre plusieurs particularités remarquables (fig. 64) : 1° Le canal de l'urètre se prolonge en un *appendice vermiforme* de 3 à 4 centimètres au delà de la partie inférieure du gland. 2° Le corps caverneux n'enferme pas complètement ce canal; il le contient dans une simple gouttière. 3° Le gland est plus accentué que dans le Taureau et tout à fait irrégulier, asymétrique ; il est recourbé en crochet à l'extrémité et présente, à droite de l'origine du tube urétral, une sorte d'appendice cunéiforme qui contraste par sa couleur blanche avec la nuance rosée du reste du gland ; à gauche, on remarque un tubercule allongé qui se détache de sa base. Le corps caverneux se termine en pointe à l'intérieur du gland, qui appartient comme on le sait au tissu érectile propre de l'urètre. M. Nicolas a montré que l'appendice vermiforme est soutenu par deux cordons fibreux autour desquels existent quelques mailles érectiles.

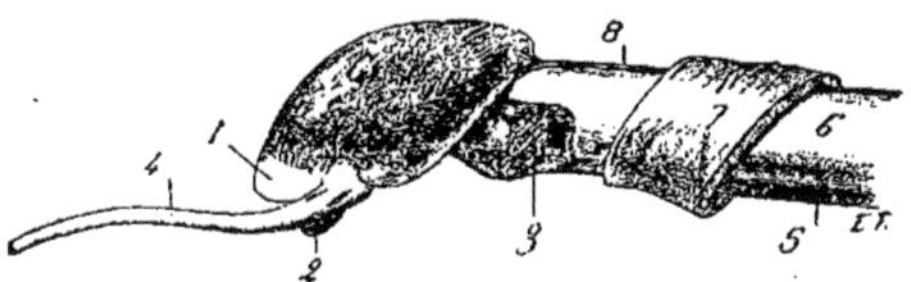

Fig. 64. — Extrémité de la verge du Bélier, vu par la face gauche *.

3° Chameaux.

Les *testicules* des Chameaux, ainsi que ceux du Chien, du Chat, du Porc, sont situés dans la région périnéale, à une petite distance de l'anus, ce qui oblige les gaines vaginales et les cordons testiculaires à s'allonger dans l'entre-deux des cuisses, à la sortie des anneaux inguinaux inférieurs. Le bord libre regarde en arrière, tandis que le bord épididymaire est tourné vers la profondeur. L'extrémité inférieure correspond à la tête de l'épididyme ; la supérieure à la queue. On dirait que ces organes, comparés à ceux du Taureau ou du Bélier, ont éprouvé une inversion complète de leurs extrémités, en même temps qu'ils se sont portés en arrière vers l'anus. Les testicules des Solipèdes ont une position correspondant en quelque sorte au premier stade de cette inversion.

Le testicule gauche des Chameaux est ordinairement plus saillant que le droit. Ces organes sont relativement petits. Leur tissu propre est de couleur brune et nettement divisé en lobes où l'on distingue parfaitement les tubes séminifères à l'œil nu.

L'*épididyme* ressemble beaucoup plus à celui d'un Solipède qu'à celui d'un Ruminant. Le muscle blanc du cordon, ou *cremaster interne*, est relativement volumineux. Le *canal déférent* est petit, à peine renflé au-dessus de la vessie ; il ne se joint à son congénère qu'au moment où il s'introduit sous la prostate. Les *vésicules séminales* font défaut, ainsi que l'*utricule prostatique*.

L'*urètre* se rétrécit beaucoup dans la portion incorporée à la verge ; il se termine sous le gland à l'extrémité d'un petit appendice taillé en sifflet et entouré de deux bouquets de papilles. La portion intrapelvienne du canal est enveloppée d'un sphincter épais ; elle reçoit le produit d'une prostate assez semblable à celle des Solipèdes et de deux glandes de Cowper dissimulées dans l'épaisseur de la musculature. La portion extrapelvienne est couverte, à l'origine, d'un volumineux muscle bulbo-caverneux qui s'atténue progressivement et finit vers la première inflexion du pénis. Au delà, l'urètre disparaît à l'intérieur du corps caverneux, complètement entouré par l'enveloppe de celui-ci ; ce canal n'a donc ici pour paroi propre que sa muqueuse et sa couche érectile, cette dernière parcourue par deux gros sinus veineux qui lui servent de déversoir.

Le *corps caverneux* ressemble beaucoup à celui du Bœuf ; il montre sur les sections une épaisse albuginée ainsi qu'un cordon fibreux central qui restreignent singulièrement sa dilatation au moment de l'érection.

La *verge* est à peine aussi grosse que celle du Taureau et notablement moins longue. Elle décrit, comme elle, à l'état de repos, une double courbure en **S** qui s'efface pendant l'érection ; mais cet S pénien, au lieu d'être en arrière des testicules, se trouve en avant. Le gland est allongé transversalement, recourbé en crochet et hérissé d'odontoïdes à sa base. L'urètre débouche, comme il a été déjà dit, sur un appendice qui se détache de la partie inférieure.

Le *fourreau* diffère de celui des Ruminants ordinaires en ce que son entrée est percée sur une forte saillie cutanée recourbée en arrière et se détachant sous le ventre à la manière d'une grosse tétine. Ce cône préputial peut se redresser en avant ou reformer son incurvation postérieure, grâce à des muscles protracteurs ou rétracteurs dont les fibres rayonnent

---

* G, gland ; 1, crochet terminal du gland ; 2, tubercule du sommet du gland ; 3, tubercule de la base ; 4, appendice vermiforme ; 5, canal de l'urètre dans une gouttière du corps caverneux ; 6, corps caverneux ; 7, tégument interne du fourreau, à sa réflexion sur le gland.

sur la tunique abdominale, soit en avant, soit en arrière. Les urines sont toujours évacuées en un jet postérieur, comme dans la femelle ; mais, lors de l'érection et de l'accouplement, le fourreau se redresse et la verge s'avance sous le ventre comme dans les autres Quadrupèdes.

Quatre petits mamelons se remarquent en arrière du fourreau.

4° **Lamas**.

Les organes génitaux des Lamas présentent, comparativement à ceux des Chameaux, les différences suivantes :

Les testicules sont presque globuleux ; le corps de l'épididyme s'y juxtapose sans intervalle ; par contre la tête de cet organe s'en détache en se ployant sur elle-même. Les canaux déférents s'accolent l'un à l'autre sur une certaine longueur avant de se terminer dans l'urètre. La prostate est très forte, globuleuse, à peine bilobée. Les glandes de Cowper sont volumineuses et très distinctes. Le bulbo-caverneux est partagé en deux moitiés latérales par un profond sillon médian correspondant à son raphé.

La verge ne présente pas de gland à proprement parler : son extrémité libre, plus ou moins recourbée inférieurement, se divise en deux pointes inégales, superposées, qui ont la consistance du cartilage ; la pointe supérieure appartient au corps caverneux, l'inférieure au canal de l'urètre, qui débouche à son extrémité. A ce niveau, le tissu érectile a cédé la place au tissu cartilagineux, en sorte que l'extrémité du pénis est toujours favorablement disposée pour la pénétration.

5° **Porc** (fig. 65).

Les *testicules* sont arrondis, situés sous l'anus, comme chez les Camélidés, et enveloppés de bourses peu détachées des parties voisines, c'est-à-dire peu apparentes, qui figurent simplement deux saillies hémisphériques à la surface du périnée. La queue de l'*épididyme* est volumineuse. Le canal déférent ne présente pas de renflement pelvien bien manifeste ; il ne se joint pas à son congénère. Les *vésicules séminales* font défaut ; les auteurs qui les décrivent nous paraissent avoir pris pour telles les lobes latéraux de la *prostate*. Cette glande présente en effet deux lobes latéraux, détachés en appendice, et un médian, prolongé sous le sphincter urétral ; ce dernier équivalant à la prostate tout entière des Bovidés et des Ovidés.

Les *glandes de Cowper* sont allongées sur la paroi supérieure de l'urètre pelvien et réunies par un isthme de manière à figurer une espèce d'**H** dont les deux branches latérales seraient renflées en arrière. Chacune d'elles est pourvue d'un canal excréteur qui se détache de l'extrémité postérieure, et vient se jeter dans l'urètre sous l'origine du bulbo-caverneux, après un trajet visible de 1 à 2 centimètres. Elles ne sont pas recouvertes d'un muscle compresseur.

Le *sphincter urétral* est très épais comme dans les Ruminants, aponévrotique sur son plan supérieur. Le *bulbo-caverneux* est énorme mais très court ; il figure un gros lobe arrondi, appliqué sur le bulbe de l'urètre.

A l'intérieur de l'*urètre* pelvien, on remarque, indépendamment des deux orifices éjaculateurs, percés sur un gros tubercule muqueux, et des deux orifices des glandes de Cowper, abrités sous une valvule, une infinité de petits orifices excréteurs correspondant à des glandules sous-muqueuses.

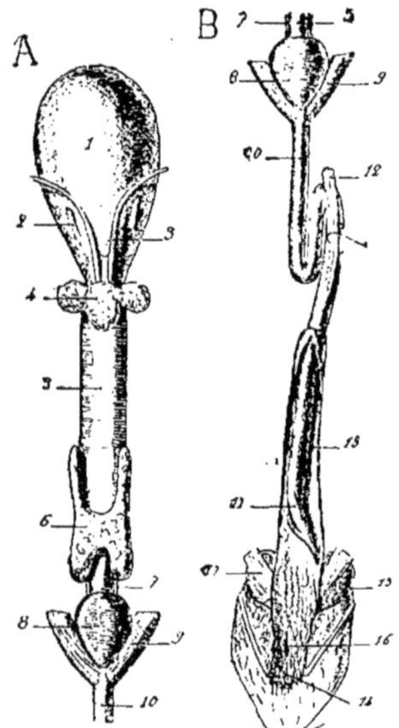

Fig. 65. — Organes génitaux du Verrat [*].

La *verge* est longue et grêle comme chez les Ruminants, et elle décrit une double courbure en **S** entre les cuisses. Sa partie libre, pointue, se contourne en spirale à la manière d'un tire-bouchon, surtout pendant l'érection ; l'urètre s'ouvre sur le côté droit de l'extrémité par un méat en forme de fente. Le corps caverneux

[*] A, *Organes génitaux internes.* — 1. vessie ; 2, uretères ; 3, canal déférent ; 4, prostate ; 5, urètre pelvien ; 6, glandes de Cowper ; 7, leur canal excréteur ; 8, muscle bulbo-caverneux ; 9, racines du pénis couvertes par les ischio-caverneux ; 10, origine de la verge.

B, *Organes génitaux extrapelviens.* — 5, fin de l'urètre pelvien flanqué par les deux canaux excréteurs (7) des glandes de Cowper ; 8, muscle bulbo-caverneux ; 9, racines du pénis ; 10, pénis érigné de côté, pour montrer sa double courbure sigmoïde, 11, extrémité du pénis ; 12, muscle blanc rétracteur ; 13, cavité préputiale ; 14, vibrisses de l'entrée de cette cavité ; 15, bourse de Lacauchie ; 16, orifice de ladite bourse ; 17, muscle compresseur de la même.

forme la pointe du pénis ; il n'y a pas de gland. L'urètre est logé dans une gouttière de cette tige et participe à sa torsion ; il est longé inférieurement par deux veines ; son tissu érectile est relativement abondant, mais il se perd avant d'atteindre la pointe de la verge.

Le *fourreau* est étroit et plus allongé encore que dans les Ruminants ; il présente à son entrée des espèces de vibrisses, comme il en existe dans le Taureau, le Bélier et le Bouc ; à son fond un grand nombre de glandules. D'autre part, il forme contre la paroi abdominale une poche spéciale à deux diverticules latéraux, bien étudiée par Lacauchie : c'est la *bourse de Lacauchie* ou *poche préputiale*, qui communique avec la cavité du fourreau par un orifice relativement étroit. Deux petits muscles, équivalents aux rétracteurs du fourreau des Ruminants, sont appliqués sur cette poche et peuvent servir à la comprimer. Elle sécrète un liquide onctueux, d'odeur pénétrante, qui se mêle à l'urine. Et cette même odeur se retrouve dans la chair de ces animaux.

6° Chien (fig. 66).

Les *testicules* du Chien sont situés sous l'anus comme ceux du Porc, mais ils sont plus ovoïdes et plus saillants. Leur pulpe est grisâtre, pas très adhérente à l'albuginée.

L'*épididyme* est très épais, exactement appliqué contre le testicule ; il montre ses canaux à travers l'albuginée.

Les *canaux déférents* sont très durs, légèrement renflés au-dessus du col de la vessie, où ils se joignent l'un à l'autre. Ils sont dépourvus de *vésicules séminales*.

La *prostate* entoure complètement le col de la vessie et l'origine de l'urètre ; elle est volumineuse, jaunâtre, arrondie et à peine bilobée ; sa face supérieure est échancrée antérieurement pour recevoir le col de la vessie et les canaux déférents. Cette glande se prolonge sous le sphincter de l'urètre par de petits lobules. Les *glandes de Cowper* font défaut.

Le canal de l'*urètre* présente vers l'arcade ischiale un bulbe volumineux, couvert d'un fort muscle bulbo-caverneux, divisé en deux moitiés par un sillon médian et terminé en pointe dans l'angle de jonction des racines du corps caverneux. Aux muscles *ischio-caverneux*, couvrant les racines de la verge, sont annexés deux petits faisceaux charnus transversaux, prenant naissance sur la face supérieure des ischiums et se réunissant l'un à l'autre entre l'arcade ischiale et l'urètre, en formant un anneau fibreux inséré par deux brides sur les côtés de la symphyse, anneau livrant passage à une grosse veine ramenant le sang du pénis :

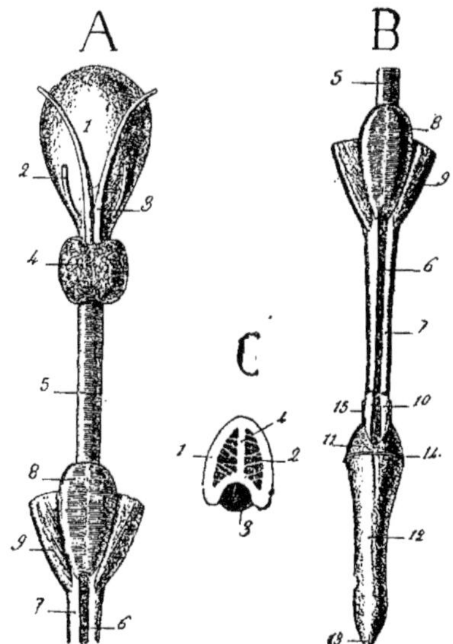

Fig. 66. — Organes génitaux du Chien [*].

ce sont les muscles *ischio-urétraux* d'Ellenberger et Baum ; ils contribuent à l'érection en comprimant la veine précitée.

La *verge* est longue de 15 à 20 centimètres et divisible en deux segments, de longueur à peu près égale, dont l'antérieur renferme l'os pénien.

La partie postérieure, aplatie d'un côté à l'autre, est constituée par le corps caverneux logeant le canal de l'urètre dans une gouttière de son bord inférieur. Les racines du corps caverneux sont presque opposées l'une à l'autre, en ligne transverse ; elles se réunissent sans se confondre ; en sorte que la coupe de l'organe montre deux corps érectiles indépendants, séparés par une cloison médiane (fig. 66, C).

La partie antérieure ou partie libre de la verge a pour base un os, dit *os pénien*, qu'on trouve chez d'autres Mammifères de divers ordres et qui est destiné à favoriser l'introduction de la verge dans les organes génitaux de la femelle. Cet os fait suite au corps caverneux, dont

---

[*] A, *Organes génitaux internes.* — 1, vessie ; 2, uretère ; 3, canal déférent ; 4, prostate ; 5, urètre membraneux ; 6, urètre pénien ; 7, corps caverneux ; 8, muscle bulbo-caverneux ; 9, racines du corps caverneux couvertes par les muscles ischio-caverneux.

B, *Organes génitaux extrapelviens.* — 5, fin de l'urètre pelvien ; 6, urètre pénien ; 7, corps caverneux ; 8, muscle bulbo-caverneux ; 9, racines du corps caverneux couverts par les muscles ischio-caverneux ; 10, extrémité postérieure de l'os pénien, 11, renflement postérieur du gland ; 12, renflement antérieur du même ; 13, méat urinaire ; 14, ligne de réflexion du tégument du fourreau.

C, *Coupe de la verge en arrière de l'os pénien.* — 1, albuginée du corps caverneux ; 2, tissu érectile de ce même corps ; 3, canal de l'urètre avec sa couche spongieuse ; 4, septum médian du corps caverneux.

il n'est qu'une partie ossifiée ; il est allongé, conoïde, creusé d'une gouttière dans laquelle est reçu l'urètre, et continué en avant par un petit cordon fibreux qui se perd dans la pointe de la verge.

Le tissu spongieux de l'urètre enveloppe l'os pénien en formant deux renflements érectiles distincts, l'un antérieur, l'autre postérieur. Le premier est allongé, terminé en massue vers l'extrémité de la verge, où il forme une pointe brusque, dirigée en bas, au-dessous de laquelle est percé le méat urinaire. Le second est un gros bourrelet circulaire, situé à la base de la partie libre du pénis, très épais en arrière, aminci antérieurement, où il se laisse chevaucher par le précédent. L'ensemble de ces deux masses érectiles constitue un gland allongé, renflé à ses deux extrémités mais surtout à la base, aminci dans sa partie moyenne. Bien que contigus et dépendants l'un et l'autre du tissu érectile de l'urètre, ces deux renflements sont indépendants et s'érigent isolément pendant la copulation. Le postérieur se dégorge dans deux veines particulières qui suivent le dos de la verge, passent entre les ligaments suspenseurs du corps caverneux et forment un seul tronc qui rentre dans le bassin en traversant l'anneau des muscles ischio-urétraux. Ce renflement prend pendant le coït des dimensions considérables qui empêchent la sortie du pénis et le rivent en quelque sorte dans le vagin jusqu'au retour de la flaccidité ; la longue durée du coït est en effet rendue nécessaire par l'absence de réservoirs spermatiques.

On rencontre, chez le Chien, deux petits muscles qui paraissent destinés à relever le pénis et à le diriger convenablement pour son introduction dans les parties sexuelles de la femelle, en raison de ce que son érection préalable est toujours faible ; ce sont deux faisceaux qui procèdent des racines péniennes, se portent en avant et se réunissent par un tendon commun sur le bord dorsal de la verge. Ils représentent ainsi la corde d'un arc et sont antagonistes des muscles blancs suspenseurs et rétracteurs. C'est encore une annexe de l'ischio-caverneux, que l'on pourrait décrire à part sous le nom de *sous-ischio-caverneux*.

Le *fourreau*, étroit et long, couvert en dehors par des poils ordinaires, est revêtu intérieurement d'une muqueuse mince et rosée, semblable à celle qui tapisse la partie libre du pénis. Il est pourvu de deux muscles protracteurs formant deux longues bandelettes entourant son ouverture et se poursuivant en avant jusqu'à l'extrémité postérieure du sternum.

Nous décrirons ici les *glandes anales*, car elles se rattachent à la peau et non à l'intestin. J. Chatin en a fait une bonne étude. Ce sont deux masses ovalaires, d'environ 2 centimètres de diamètre, situées sur les côtés de la terminaison du rectum et revêtues d'une couche musculaire striée ; elles sont constituées par des acini racémeux, de $0^{mm},5$ à $0^{mm},10$, tapissés par des cellules polyédriques, et collectant leur produit dans une petite bourse centrale, d'où part un court canal excréteur qui vient s'ouvrir sur la marge de l'anus par un orifice incomplètement masqué par un repli cutané. Le produit sécrété est un liquide trouble, jaune brunâtre, d'odeur fétide et de réaction acide, qui a sans doute son utilité dans la recherche des sexes. Les glandes ou bourses anales existent chez la femelle comme chez le mâle.

7° Chat.

Comparativement au Chien, on observe :
1° Que les bourses font moins de saillie dans la région du périnée ;
2° Que le canal de l'urètre fait suite à un long col vésical ;
3° Que la prostate, très nettement bilobée, n'entoure pas complètement l'urètre ;
4° Qu'il y a deux glandes de Cowper volumineuses ;
5° Que la verge est courte, dirigée en arrière à l'état de repos, tandis qu'en état d'érection elle se dirige en avant pour l'accouplement. Sa partie libre est conique, revêtue d'un tégument hérissé de petites papilles cornées, dirigées vers la base et susceptibles de se redresser pendant l'érection, papilles faisant défaut à l'extrémité même du pénis. Elle a pour base un petit os pénien qu'entoure une couche de tissu érectile, épanouissement de celui de l'urètre.

Le reste de l'appareil n'offre rien de particulier comparativement au Chien.

8° Lapin.

Les bourses sont à peine accusées à l'extérieur. Le crémaster est à l'état de sac enveloppant complètement la vaginale, sac qui peut s'invaginer dans le ventre ou s'évaginer dans l'aine suivant que le testicule monte ou descend. Le Lapin, ainsi que la plupart des Rongeurs, est en effet alternativement exorchide ou enorchide selon les périodes de rut et de coït. Quand le testicule est descendu, la vaginale est couchée sous la face inférieure du bassin ; quand il est dans le ventre, elle est retournée comme l'indique la figure 50. L'anneau vaginal est juste de dimension pour ces passages alternatifs du testicule, qui est lui-même atténué à l'extrémité inférieure pour les faciliter.

L'épididyme est étroitement juxtaposé au testicule, sauf sa queue qui forme appendice ; sa tête, aplatie, se recourbe en crochet autour de l'extrémité supérieure de la glande séminale.

Le canal déférent est séparé des vaisseaux du testicule, comme s'il y avait deux cordons testiculaires dans chaque gaine vaginale; il présente au-dessus de la vessie une ampoule fusiforme très prononcée, mais il est dépourvu de vésicule séminale véritable; il débouche dans l'urètre par un orifice relativement grand, percé sur une petite papille.

Entre les orifices d'embouchure des canaux déférents, on voit, dissimulée sous une petite valvule, l'ouverture d'un utricule prostatique très développé, que les auteurs décrivent généralement sous le nom de *vésicule séminale:* C'est une vésicule médiane, allongée, superposée à l'intervalle des renflements pelviens des canaux déférents, au contact immédiat du rectum, plus ou moins nettement bifurquée à l'extrémité antérieure, terminée postérieurement par un col très court qui s'insinue sous la prostate. Il est évident qu'il s'agit là d'un organe représentant l'utérus et le vagin et non pas d'une vésicule séminale.

Le canal de l'urètre, très dilatable, a des parois minces, exclusivement membraneuses; il

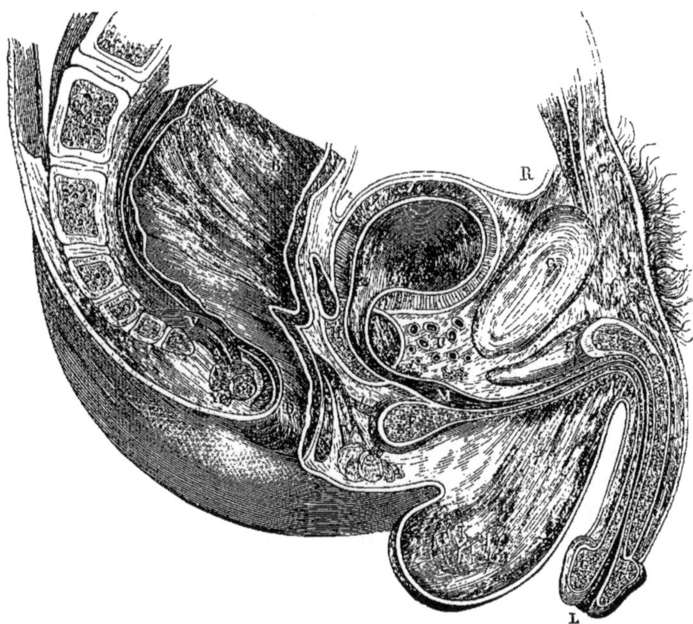

Fig. 67. — Coupe antéro-postérieure et médiane du bassin, chez l'Homme, d'après Legendre*.

n'a pas de renflement érectile à son extrémité. La prostate est oblongue, volumineuse, située en travers de l'origine de l'urètre; elle recouvre aussi la terminaison des canaux déférents et une grande partie de l'utricule prostatique. On lui reconnaît un lobe médian et deux lobes latéraux. Il existe en outre deux glandes de Cowper, ovoïdes, couvertes par un muscle compresseur.

La verge est courte, dirigée obliquement en arrière, mais susceptible de se porter en avant lors de l'érection, ainsi que chez le Chat. Son extrémité, légèrement atténuée en pointe et percée d'un méat urinaire assez grand, est dépourvue des papilles que l'on observe chez ce dernier animal; elle est logée dans un fourreau dont la face externe est garnie de poils plus longs que ceux des régions voisines, fourreau au fond duquel deux petites glandes ovoïdes, de couleur brune versent une substance très odorante : ce sont les *glandes prépu-tiales*, qu'il ne faut pas confondre avec les *glandes anales*, leurs voisines.

Celles-ci sont placées de chaque côté du rectum, à petite distance de l'anus; elles déversent leur produit au fond de deux cryptes cutanés ouverts sur les côtés de l'anus et du fourreau; et l'on suppose que ce produit sert à faciliter l'expulsion des excréments. Chaque glande anale présente deux canaux excréteurs : l'un, percé sur une papille, correspond à la glande anale proprement dite, l'autre, débouchant tout au fond de la bourse cutanée, correspond à ce que l'on appelle parfois *la glande rectale*; mais l'une et l'autre se développent purement et simplement aux dépens de la peau et non aux dépens de l'intestin. Et il en est de même pour les glandes anales de tous les animaux qui en possèdent.

Revenons maintenant à la verge. Son bord dorsal est tranchant; l'autre bord est creusé d'un sillon logeant l'urètre. Le corps caverneux présente une enveloppe épaisse et un septum médian; toutefois, ce dernier s'amincit et disparaît vers l'extrémité de la verge. Parmi les muscles, nous signalerons : 1° un muscle rétracteur du fourreau, qui se fixe autour du pénis: 2° deux ischio-caverneux énormes : 3° un bulbo-caverneux rudimentaire, qui semble disparaître vers l'extrémité de la verge; 4° un muscle long et plat dont les fibres, dirigées obliquement de haut en bas et d'avant en arrière, commencent sur les bords du coccyx pour se terminer sur les faces de la portion profonde du corps caverneux; en se contractant, il rapproche le pénis de la face inférieure des vertèbres coccygiennes; 5° un muscle formé de deux ventres charnus attachés sur l'arcade ischiale et prolongé en arrière par un tendon qui se fixe sur le dos de la verge. Ce muscle, que nous proposons d'appeler *sous-ischio-caverneux*, remplit un rôle important dans l'accouplement. En effet, nous avons constaté, pendant une injection, que, lorsque la verge est en érection, elle devient tout simplement verticale; or, cette position est impropre à la copulation; c'est alors qu'intervient la contraction du muscle sous-ischio-caverneux qui a pour résultat l'élévation du pénis, son rapprochement de l'abdomen et la possibilité du coït.

Chez le *Léporide*, animal que l'on a prétendu être issu d'un croisement du Lièvre et du Lapin, M. Arloing a constaté une parfaite ressemblance entre les organes génitaux du Léporide mâle et ceux du Lapin, et l'existence d'un sperme riche en spermatozoïdes actifs. Les Léporides ont donc tout ce qu'il faut pour se reproduire *inter se*. Si l'on considère d'autre part que leur organisation tout entière est celle des Lapins, on est porté à conclure avec Cornevin et Lesbre, qu'il ne s'agit là que d'une race spéciale de l'espèce cuniculine.

B. — ORGANES GÉNITAUX DE LA FEMELLE.

Les organes génitaux de la femelle rappellent ceux du mâle par leur disposition générale. Ainsi, on trouve : 1° deux organes essentiels, analogues aux testicules et dans lesquels se forment les ovules; ce sont les *ovaires*, qui, comme les testicules, proviennent des éminences génitales de l'embryon; 2° un système de conduits s'étendant du voisinage de l'ovaire vers l'extérieur et comprenant les *trompes de Fallope*, l'*utérus*, le *vagin*, lesquels dérivent des canaux de Müller de l'embryon, comme l'épididyme et le canal déférent du mâle dérivent du corps de Wolff; 3° enfin la *vulve*, procédant du sinus uro-génital de l'embryon, ainsi que l'urètre et le pénis du mâle.

A ces trois sections successives d'organes continus, il faut ajouter des glandes cutanées particulières, qui, dans beaucoup d'espèces, existent à l'état de vestige chez le mâle, nous voulons parler des *mamelles*, organes préposés à la sécrétion du lait, première nourriture des jeunes Mammifères.

Préparation. — Pour préparer les organes génitaux de la femelle, en conservant autant que possible leurs rapports normaux, il faut opérer de la manière suivante :

1° Placer le sujet en première position et le dépouiller en ayant soin de laisser la peau sur le périnée et les mamelles; on conserve, attenant au pubis, la portion de paroi abdominale sur laquelle reposent ces dernières, et on enlève les intestins d'après le procédé classique, en laissant une certaine longueur de côlon flottant. Enfin, on sépare le train postérieur, à l'aide d'un trait de scie passant au niveau de la seizième vertèbre dorsale.

2° Avant de procéder à la dissection, il est bon d'injecter le bulbe du vagin par l'artère honteuse interne prise au voisinage de son origine, et indispensable d'insuffler l'utérus et la vessie.

Pour insuffler l'utérus, on fait saillir le col à travers une incision pratiquée au fond du vagin, sur la ligne médiane; on introduit un chalumeau de paille ou un tube à insufflation dans l'utérus, on injecte de l'air, et quand la distension est jugée suffisante, on ferme le col avec un fort fil ciré. On gonfle la vessie en poussant de l'air par un uretère; mais pour retenir ce gaz, il faut fermer le canal de l'urètre. Pour cela, on va à la recherche du méat urinaire avec l'indicateur de la main gauche; on porte une érigne sur cet orifice et on l'attire à l'entrée de la vulve; on y plante alors deux épingles en croix à travers la muqueuse, et on applique en avant de celles-ci une ligature avec du fil ciré; on coupe, avec des pinces, la pointe des épingles et on laisse les organes reprendre leur position naturelle.

Enfin, on dilate légèrement le vagin et le rectum en y engageant des boulettes d'étoupe.

3° Quand ces préparatifs sont achevés, on désarticule l'un des membres postérieurs ; on enlève l'insertion supérieure des fessiers, des muscles cruraux postérieurs, ainsi que le ligament sacro-sciatique. En se débarrassant du tissu cellulo-adipeux de l'arrière-fond du bassin, on dégage le col de la vessie, le.rectum et la vulve ; on a soin de respecter le repli péritonéal qui embrasse la région moyenne du vagin. On découvre le muscle constricteur de la vulve en enlevant la peau par lambeaux à l'aide des ciseaux, comme on le fait pour la préparation de l'orbiculaire des lèvres. On scie après coup la portion de l'ischium qui cache quelques-uns des détails de la préparation.

4° Lorsqu'on aura étudié les organes en place, on les enlèvera, en conservant les ligaments larges, et on les étalera sur un plateau. C'est sur une pièce ainsi dégagée de ses relations avec le bassin qu'on étudiera la disposition intérieure des organes.

5° Une injection poussée dans le sinus galactophore permettra de prendre une bonne idée de la disposition générale de la glande mammaire.

ARTICLE 1er. — OVAIRES.

SITUATION. FORME. RAPPORTS. — Les *ovaires* (*testes muliebres* des anciens anatomistes, testicules de la femelle), sont deux corps ovoïdes, plus petits que les testicules, mais de même forme, situés dans la cavité abdominale [1], et suspendus à la région sous-lombaire, où ils répondent aux circonvolutions intestinales, un peu en arrière des reins. Lisses à leur surface, ces organes présentent au milieu de leur plan supéro-postérieur, une scissure profonde plus ou moins oblique, qui rappelle le *hile* du rein, et qui donne attache au pavillon de la trompe.

MOYENS DE FIXITÉ. — L'ovaire flotte au bord antérieur du « ligament large ». Il est encore soutenu par les vaisseaux qui le pénètrent et rattaché à l'extrémité de la corne utérine par un petit cordon de fibres musculaires lisses qu'on appelle *ligament de l'ovaire* ou *ligament utéro-ovarien*. Ce ligament, situé en dedans du ligament large, forme avec lui une sorte de niche ou de bourse largement ouverte, comme si ce dernier s'était dédoublé à son bord antérieur.

STRUCTURE. — L'organisation des ovaires comprend : une *tunique albuginée*, un *tissu propre*, divisé en une couche corticale et une couche médullaire, enfin des *vaisseaux* et des *nerfs*.

a. **Tunique albuginée.** — L'albuginée de l'ovaire est très mince, confondue avec le stroma fibreux intérieur, dont elle n'est qu'une couche superficielle ; elle n'est d'ailleurs bien distincte qu'à partir d'un certain âge. Le péritoine fait défaut à la surface de l'ovaire, ou plutôt il est remplacé par un épithélium simple, cylindrique, connu sous le nom d'*épithélium germinatif*.

b. **Tissu propre.** — Le tissu propre de l'ovaire, plus consistant que celui du testicule, est dur et crie sous l'instrument tranchant ; il s'offre aux yeux avec une teinte grisâtre, plus ou moins marbrée, et se divise, comme nous l'avons déjà dit, en deux couches, distinctes par leur aspect et par leur structure (fig. 68).

1° La *couche médullaire*, la plus rapprochée du hile, est un peu rougeâtre et spongieuse ; elle est formée par un entre-croisement de fibres connectives, de fibres musculaires lisses, et par un grand nombre de vaisseaux qui partent du centre pour rayonner vers la périphérie.

2° La *couche corticale* a pour base un stroma conjonctif très dense, peu vas-

---

1. On voit quelquefois les ovaires subir une migration à travers les trajets inguinaux sous l'influence d'un gubernaculum semblable à celui qui entraine les testicules. Ainsi M. Dupont, de Plazac, a observé sur quatre Truies la présence des ovaires dans la région périnéale où ils occupaient de petites cavités analogues aux bourses du mâle (*Journal des vétérinaires du Midi*, décembre 1869). Cette anomalie est particulièrement fréquente chez les femelles affectées d'hermaphrodisme.

culaire à l'œil nu, dans lequel sont contenus les *ovisacs* ou *follicules de de Graaf*; on l'appelle souvent couche *ovigène* ou *ovifère*.

Les ovisacs sont à différents degrés de développement (fig. 68); les plus petits

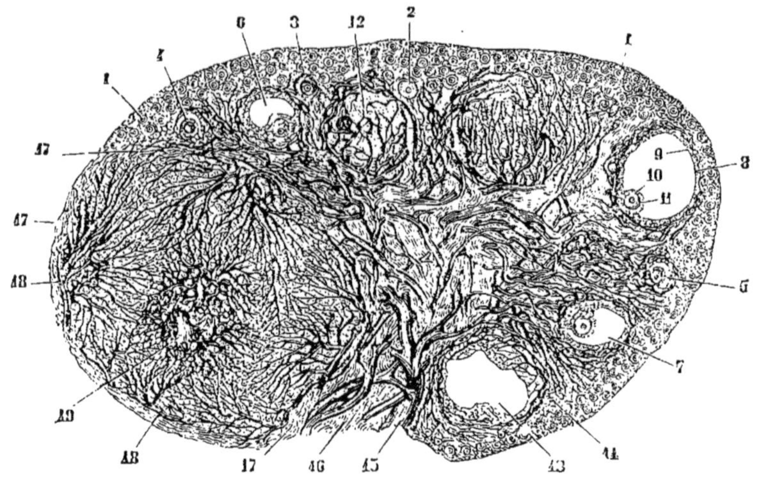

Fig. 68. — Coupe de l'ovaire, d'après Schrœn [*].

sont invisibles à l'œil nu (30 à 40 μ), et situés au-dessous de la tunique albuginée. Ils descendent vers la couche profonde au fur et à mesure qu'ils augmentent de volume, sans s'éloigner pour cela de la surface. Quand ils sont au terme de leur croissance, ils sont remplis d'un liquide citrin, transparent, et à l'état de vésicules grosses comme un grain de plomb, voire même comme un pois ; alors ils soulèvent la surface de l'ovaire et finissent par éclater ; c'est ainsi que l'ovule qu'ils renferment est mis en liberté. Dans cet état, on les appelle *vésicules de de Graaf*.

Une vésicule de de Graaf à l'état de maturité, c'est-à-dire sur le point de faire déhiscence, se compose d'une enveloppe et d'un contenu (fig. 69). — L'*enveloppe* comprend : une *membrane fibreuse* ou *thèque*, se confondant en dehors avec le stroma de l'ovaire, et dans laquelle on peut reconnaître deux couches, dont l'interne est riche en vaisseaux; puis un épithélium stratifié, très granuleux (*granulosa*), formé de

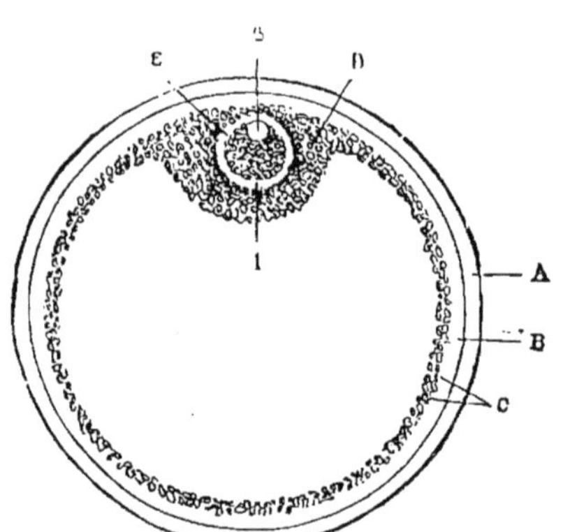

Fig. 69. — Vésicule de de Graaf [**].

[*] 1, follicules corticaux ; 2, mêmes follicules plus volumineux ; 3, 4, les mêmes passant à l'état de vésicules de de Graaf ; 5, 6, 7, 8, vésicules de de Graaf bien développées ; 9, granulosa ; 10, ovule ; 11, cumulus proliger ; 12, follicule qui n'a point été ouvert par la coupe, entouré par un réseau vasculaire ; 13, follicule dont le contenu s'est échappé en partie ; 14, stroma de la zone corticale ; 15, vaisseaux pénétrant par le hile de la glande ; 16, stroma du hile ; 17, membrane circonscrivant un vaste corps jaune qui occupe toute la partie gauche de la figure ; 18, 18', artères du corps jaune ; 19, sa veine centrale.

[**] A, couche externe de la thèque ; B, sa couche interne ; C, granulosa ; D, cumulus proliger ; E, ovule ; 1, sa zone pellucide ; 2, son vitellus ; 3, son noyau ou vésicule germinative.

petites cellules rondes ou polygonales. Au fond du follicule, cet épithélium forme un amas, *cumulus proliger*, au centre duquel existe l'*ovule* ou œuf du Mammifère. — Le *contenu* est un liquide jaunâtre, transparent, qui devient rougeâtre par son mélange avec une certaine quantité de sang au moment de la rupture de la vésicule.

Quant à l'*ovule*, c'est une cellule de 1 à 2/10ᵉ de millimètre de diamètre, renfermée au milieu du disque ou cumulus proligère. Il a pour paroi une membrane épaisse, finement striée suivant son épaisseur, appelée *zone transparente* ou *pellucide*, sorte de cuticule élaborée par les cellules environnantes. Son protoplasma, granuleux, porte le nom de *vitellus*. Son noyau, plus ou moins excentrique, s'appelle *vésicule germinative* ou *vésicule de Purkinje* ; il présente à son intérieur un ou plusieurs nucléoles, dits *taches germinatives* ou *taches de Wagner*.

c. Vaisseaux et nerfs. — Les divisions artérielles, grosses et flexueuses, viennent de l'*artère utéro-ovarienne* ; elles rampent dans des vacuoles de la tunique albuginée avant de gagner la substance propre en s'y enfonçant par le hile. — Les veines sont d'un calibre énorme ; elles forment un réseau très riche dans la couche médullaire, et, à la sortie de l'organe elles se circonvolutionnent en un paquet rappelant en petit le plexus pampiniforme du cordon testiculaire, paquet que l'on désigne quelquefois sous le nom de *bulbe de l'ovaire*. Elles se dégorgent, par l'intermédiaire de la veine utéro-ovarique, dans la veine cave postérieure, près des veines rénales. — Les *lymphatiques*, très abondants dans la substance médullaire et anastomosés en réseau autour de chaque follicule graafien, vont aux ganglions sous-lombaires, rassemblés en cinq ou six troncules qui suivent les vaisseaux sanguins. — Les *nerfs* proviennent du plexus ovarien qui se rattache à celui de la petite mésentérique. Leur mode de terminaison n'est pas encore bien connu.

Développement et fonction. — Nous renvoyons au chapitre d'*embryologie* pour l'étude complète du développement de l'ovaire. Nous nous bornerons ici à signaler le volume relativement énorme de cet organe chez les fœtus femelles de Solipèdes ; il est souvent aussi gros que dans l'animal adulte ; la figure 70 montre la proportion de volume

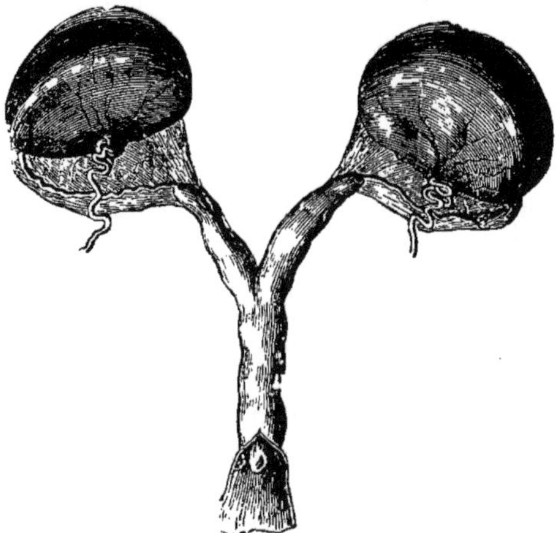

Fig. 70. — Ovaires, oviductes et utérus d'un fœtus de Jument de six mois de gestation.

de l'ovaire et de l'utérus chez un fœtus de Jument de six mois de gestation ; ici, c'est l'utérus qui paraît être annexé à l'ovaire, tandis que chez l'adulte l'utérus est tout à fait prépondérant, à ce point que les ovaires et les oviductes sont souvent qualifiés d'*organes annexes*.

L'ovaire se constitue donc de très bonne heure, mais il n'entre en fonction que longtemps après la naissance, à l'âge dit de puberté chez la Femme. A partir de cette époque, on voit un certain nombre d'ovisacs passer successivement à l'état vésiculaire et faire déhiscence à la surface de l'organe pour mettre leurs œufs en liberté. Cette *ponte ovarique* coïncide avec les menstrues chez la Femme, avec les chaleurs chez les brutes ; elle libère à chaque fois un nombre d'œufs proportionnel au nombre de petits que la femelle peut mettre bas à chaque portée (c'est-à-dire de un à vingt environ). Elle s'arrête souvent bien avant que la femelle ait atteint le terme de son existence (ménopause chez la Femme) ; et alors les ovaires passent à l'état de masses fibreuses, semées de kystes en divers endroits occupés autrefois par des follicules graafiens.

Ces notions générales étant posées, nous allons maintenant étudier rapidement : 1° le développement des ovisacs ; 2° leur rupture ou déhiscence ; 3° les phénomènes dont ils sont le siège après cette rupture ; 4° enfin leur régression à la fin ainsi que dans le cours de la période sexuelle.

a. *Développement des ovisacs.* — Les ovisacs procèdent de l'épithélium germinatif qui recouvre l'éminence génitale de l'embryon, par des bourgeons cylindriques ramifiés et anastomosés, connus sous le nom de *cordons de Pflüger*. Ces cordons épithéliaux renferment des ovules de distance en distance, semblables à ceux de l'épithélium superficiel ; ils s'étranglent bientôt dans les intervalles des ovules et finissent par s'égrener en une multitude de petits segments qui deviennent autant d'ovisacs.

Chaque segment est en effet formé d'un ovule au centre, et d'une couronne de petites cellules à la périphérie. Que ces dernières prolifèrent et s'entassent en refoulant le stroma ambiant ; que celui-ci s'ordonne en capsule à leur périphérie ; qu'une cavité se produise au sein de cet amas cellulaire, où s'accumule peu à peu un liquide séreux, et le segment en question se transformera en une véritable vésicule de de Graaf.

b. *Déhiscence des vésicules de de Graaf.* — Ces vésicules ne prennent tout leur développement qu'après la puberté ; alors l'ovaire se vascularise beaucoup et un certain nombre d'entre elles augmentent de volume, se distendent et finissent par éclater à la surface de l'organe, de manière à projeter au dehors de leur cavité le disque proligère et l'ovule. Celui-ci est reçu dans la trompe et conduit vers l'utérus.

c. *Corps jaunes.* — La vésicule de de Graaf, après sa rupture, donne lieu à une cicatrice exubérante qu'on appelle, à cause de sa couleur, *corps jaune*. On distingue : les *corps jaunes vrais* ou corps jaunes de la gestation, et les *corps jaunes faux*, succédant à des vésicules dont l'ovule n'a pas été fécondé. Les premiers sont beaucoup plus volumineux et durables que les seconds : complètement développés au deuxième mois de la grossesse chez la Femme, ils conservent leur volume jusqu'au sixième mois et décroissent à partir de ce moment pour ne disparaître que plusieurs mois après l'accouchement. Tandis que les corps jaunes faux se développent en trois semaines et diminuent presque aussitôt.

Les corps jaunes résultent de l'hypertrophie du tissu réticulé de la thèque ; ils doivent leur couleur à de grosses cellules épithélioïdes, à granulations jaunâtres, comme on en trouve en grand nombre dans tout le stroma ovarique.

d. *Régression des ovisacs.* — La ponte ovarique ne met en liberté qu'une faible minorité des ovules contenus dans les ovaires, par exemple 400 à 500 tout au plus chez la Femme, pour de nombreux milliers qui s'étaient formés. La multitude des ovules restants disparaît sur place par une sorte de résorption ; si bien que, à un moment donné, il n'en reste plus un seul. Cette espèce d'atrésie des ovisacs commence dès la jeunesse ; elle est particulièrement active chez les Mammifères, dont le stroma ovarique est compact et abondant, comme si ce stroma étouffait les follicules logés dans ses mailles.

Telles sont, très résumées, les fonctions de l'ovaire, déduites de l'évolution de son tissu.

ARTICLE II. — VOIES GÉNITALES (CANAUX DE MULLER).

§ 1ᵉʳ. — Trompes utérines ou oviductes (fig. 70 et 72).

CONFIGURATION. TRAJET. RAPPORTS. — La trompe utérine, trompe de Fallope ou oviducte, est un petit canal flexueux logé dans le ligament large, près de son bord antérieur, c'est-à-dire dans la paroi externe de la bourse séreuse de l'ovaire, la paroi interne étant formée par le ligament utéro-ovarien. Il commence au voisinage de l'ovaire par une extrémité libre, évasée, constituant le *pavillon de la trompe*, et se termine sur le cul-de-sac de la corne utérine en s'abouchant avec celle-ci. Son calibre intérieur ne peut guère admettre qu'un très mince chalumeau de paille dans la partie moyenne ; il est encore plus étroit vers l'extrémité utérine ; mais il s'agrandit près de l'ovaire au point de permettre l'introduction d'une grosse plume à écrire.

L'orifice de l'*extrémité utérine* est percé sur un tout petit tubercule, très dur, que l'on sent parfaitement au toucher à travers la paroi de la matrice.

L'*extrémité ovarique* présente, chez tous les Mammifères, une disposition fort remarquable. Elle s'ouvre dans la cavité du péritoine, près de la scissure de l'ovaire, au centre de l'évasement que nous avons appelé *pavillon de la trompe*, pavillon fixé au côté externe de l'ovaire par un petit ligament dit tubo-ovarique, et découpé à sa circonférence en plusieurs prolongements lancéolés, inégaux, flottant librement dans l'abdomen, à l'exception d'un qui se continue avec le ligament tubo-ovarique ; il en résulte un aspect déchiqueté qui a valu au pavillon de la trompe le nom de *morceau frangé* (*morsus diaboli* des anciens anatomistes).

Deux faits anatomiques importants s'observent donc à l'origine de l'oviducte : 1° la discontinuité entre une glande et son canal excréteur (si tant est que l'ovaire puisse être assimilé à une glande) ; 2° la communication d'une cavité séreuse avec l'extérieur.

STRUCTURE. — L'oviducte est formé d'une couche séreuse, d'une couche contractile et d'une membrane muqueuse.

La *séreuse* est fournie par le ligament large ; c'est donc une dépendance du péritoine.

La *musculeuse* est constituée par des fibres lisses disposées sur deux plans : un plan profond de fibres circulaires, un plan superficiel de fibres longitudinales. Ces fibres se poursuivent, à l'état disséminé, dans l'épaisseur du pavillon.

La *muqueuse* se fait remarquer par ses plis longitudinaux qui, d'une part, s'étendent en rayonnant jusqu'aux franges du pavillon, d'autre part, diminuent graduellement vers l'extrémité utérine ; les plus grands portent des plis secondaires sur chacune de leurs faces. Le conduit tubaire se trouve ainsi partiellement obstrué, de manière à ralentir la marche de l'ovule et du spermatozoïde et à favoriser leur rencontre. Cette muqueuse s'arrête brusquement sur le bord des franges du pavillon, où elle se continue avec le péritoine. Elle est dépourvue de glandes et revêtue d'un épithélium simple, cylindrique et vibratile.

FONCTION. — Canal excréteur de l'ovaire, la trompe utérine saisit l'ovule chassé de la vésicule de de Graaf et le transporte dans la matrice. Il faut donc qu'au moment de la rupture de chaque vésicule le morceau frangé s'applique sur l'ovaire pour recevoir l'œuf et en quelque sorte le déglutir. On ne sait au juste par quel mécanisme cela se produit; les fibres musculaires du pavillon n'y sont certainement pas étrangères; le gonflement du bulbe de l'ovaire y contribue aussi peut-être. Quoi qu'il en soit, ce mécanisme est quelquefois insuffisant; l'œuf tombe alors dans la cavité abdominale, et, comme il peut avoir été fécondé dès sa sortie de l'ovaire, il s'y greffe et s'y développe, fait qui constitue la variété la plus remarquable des gestations extra-utérines.

L'oviducte sert en outre de passage aux spermatozoïdes, qui vont à la recherche des œufs; cette rencontre (fécondation) se fait généralement à la partie supérieure du conduit.

§ 2. — Utérus ou matrice (fig. 71 et 72).

L'utérus (de *utriculus*, outre), encore appelé matrice (de *mater*, mère) est un sac membraneux dans lequel arrive et se développe l'ovule fécondé.

SITUATION. — Il est situé dans la cavité abdominale, à la région sous-lombaire et à l'entrée de la cavité pelvienne, où son extrémité postérieure se trouve engagée.

FORME. RAPPORTS. — Dans sa moitié postérieure, il représente un réservoir simple, cylindroïde, légèrement déprimé de dessus en dessous, qu'on appelle *corps de l'utérus*. Dans sa moitié antérieure, il est bifide, c'est-à-dire divisé en *deux cornes* recourbées en haut.

Le *corps* répond, par sa *face supérieure*, au rectum, qui repose sur lui après avoir passé entre les deux cornes; il reçoit, sur les côtés de cette face, l'insertion des ligaments larges. Ses *faces latérales* et *inférieure* sont en rapport avec les circonvolutions intestinales et notamment avec la courbure pelvienne du gros côlon. — Son *extrémité antérieure* se continue, sans délimitation, avec chacune des cornes par une bifurcation à angle aigu. La *postérieure* se continue avec le vagin, au niveau d'un rétrécissement qui prend le nom de *col de l'utérus*.

Les *cornes*, mêlées aux diverses portions de l'intestin qui occupent la même région, offrent : une *courbure inférieure* ou *grande courbure*, convexe et libre; une *courbure supérieure* ou *petite courbure*, concave, sur laquelle s'attachent les ligaments suspenseurs; une *extrémité postérieure* ou *base*, en continuité avec le corps de l'organe; une *extrémité antérieure* ou *sommet*, arrondie en cul-de-sac, tournée en haut, présentant l'insertion de l'oviducte.

MOYENS DE FIXITÉ. — Flottant dans la cavité abdominale à la manière des intestins, l'utérus se trouve attaché comme eux par des méso péritonéaux, qui le suspendent à la région sous-lombaire et qui ont reçu la dénomination de *ligaments larges* ou *ligaments suspenseurs de l'utérus*. Il est en outre fixé par sa continuité avec le vagin.

Les *ligaments larges*, au nombre de deux, sont plus développés en avant qu'en arrière, et irrégulièrement triangulaires. Rapprochés l'un de l'autre en arrière, écartés en avant comme les branches d'un **V**, ils partent de la paroi sous-lombo-sacrée et descendent vers l'utérus pour se fixer, par leur bord inférieur, sur les côtés de la face supérieure du corps et sur la petite courbure des cornes. Leur bord [antérieur est libre ; il soutient les oviductes et les ovaires ;

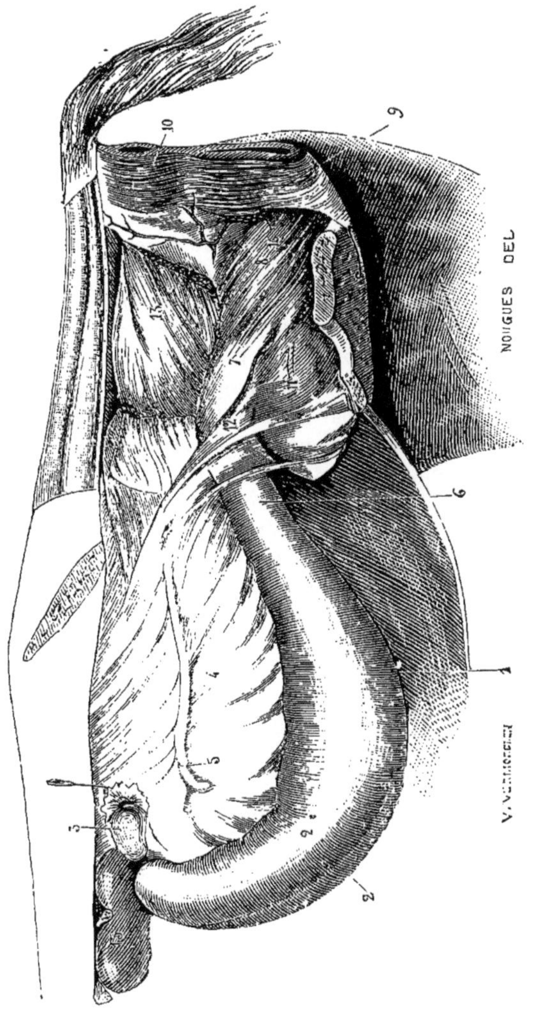

Fig. 71. — Organes génitaux de la Jument (vue latérale).

* 1, corps de l'utérus ; 2, 2, cornes utérines ; 3, ovaire avec le pavillon de la trompe (on a tiré ces organes en dehors à l'aide de l'épingne) ; 4, ligament large ; 5, ligament rond ; 6, col de l'utérus ; 7, vagin ; 8, constricteur antérieur de la vulve ; 9, constricteur postérieur de la vulve ; 10, sphincter de l'anus ; 11, vessie ; 12, uretère ; 13, rectum ; 14, repli circulaire du péritoine embrassant le rectum ; 15, rein ; 16, bulbe de la vulve.

l'oviducte est compris entre les deux lames séreuses du ligament ; l'ovaire, placé en dedans de ce ligament, reçoit une lamelle détachée de la lame principale, et formant avec elle, en dessous de l'ovaire, une sorte de petite cupule, dite *bourse de l'ovaire*, que nous trouverons bien plus développée dans d'autres espèces.

Un autre repli secondaire est à signaler sur la face externe du ligament large :

c'est le *ligament rond*, vestige du gubernaculum testis du mâle (fig. 71, 5). Il prend naissance en avant, au voisinage de l'ovaire, par un petit appendice renflé et vient se perdre en arrière à l'anneau inguinal supérieur. Il renferme, entre les deux feuillets qui le constituent, un muscle grêle, tout à fait semblable au crémaster du mâle, avant la descente du testicule dans les bourses, ainsi que des vaisseaux, des nerfs et des fibres musculaires lisses.

Dans certaines espèces, comme la Femme, le ligament rond se continue très distinctement dans le trajet inguinal, ainsi que le gubernaculum testis. On conçoit donc que l'hypertrophie anormale de ce ligament puisse déterminer une migration de l'ovaire, semblable à celle qu'éprouve normalement le testicule.

On désigne, chez l'Homme, sous le nom d'*ailerons* des ligaments larges, les trois replis secondaires constituant le ligament rond et les deux lames latérales circonscrivant la bourse ovarique.

INTÉRIEUR. — La surface intérieure de l'utérus offre des plis muqueux qui existent déjà chez le fœtus, plis rangés en séries longitudinales, ineffaçables par la distension, mais disparaissant pendant la gestation sous l'influence du travail d'agrandissement dont la cavité utérine est le siège.

Cette cavité se subdivise en *cavité du corps* et *cavités des cornes*. Celles-ci sont percées à leur fond par l'orifice presque imperceptible de la trompe de Fallope. Celle-là communique avec le vagin par un étroit canal, connu sous le nom de *cavité du col*. Chez toutes les femelles domestiques, la truie et la lapine exceptées, on voit ce canal se prolonger au fond du vagin à la manière d'un robinet dans un tonneau et former ainsi une saillie, toujours très prononcée, qui s'efface seulement au moment du part. C'est sur cette éminence qu'est percé l'orifice vaginal du col utérin, orifice au pourtour duquel la muqueuse, passant tout à coup d'un espace rétréci dans un espace dilaté, présente des plis rayonnants qui donnent à la saillie du col l'apparence d'une fleur radiée ; de là le nom de *fleur épanouie* que l'on donne, en anatomie vétérinaire, à cette saillie, correspondant au *museau de tanche* de la Femme.

STRUCTURE. — Les parois de la matrice sont composées de trois tuniques superposées : une *externe*, séreuse ; une *moyenne*, charnue ; une *interne*, muqueuse ; avec des *vaisseaux* et des *nerfs*.

a. La *tunique séreuse* enveloppe tout l'organe ; c'est une expansion des ligaments larges ; elle se prolonge en arrière sur l'extrémité postérieure du vagin et se replie ensuite circulairement autour de ce canal pour se porter, soit sur le rectum, soit sur la vessie, soit sur les parois latérales du bassin, en formant deux culs-de-sac principaux : l'un supérieur, *recto-utérin*, ou cul-de-sac de Douglas ; l'autre inférieur, *vésico-utérin*. Elle se porte en outre d'une corne utérine à l'autre, de manière à réunir leur base par un petit frein triangulaire, peu développé chez les Solipèdes.

b. La *tunique charnue* ou *muscle utérin* est formée de faisceaux de fibres lisses, disposés en long, en travers, obliquement, et plus ou moins inextricables. Le clivage de cette tunique en trois plans de fibres est tout à fait artificiel, du moins en dehors de la gestation. Nous nous bornerons à dire que les faisceaux superficiels s'irradient dans l'épaisseur des ligaments larges, en divers endroits, et s'y dispersent un peu partout, jusqu'au voisinage de l'ovaire. Ces fibres musculaires du ligament large trouvent leur équivalent dans le muscle blanc ou crémaster interne du cordon testiculaire du mâle.

Chez la femelle en état de gestation, le muscle de l'utérus ne s'amincit pas en proportion de l'ampliation subie par le viscère ; parfois même il s'épaissit, grâce à une augmentation de volume et, peut-être aussi, à une multiplication·

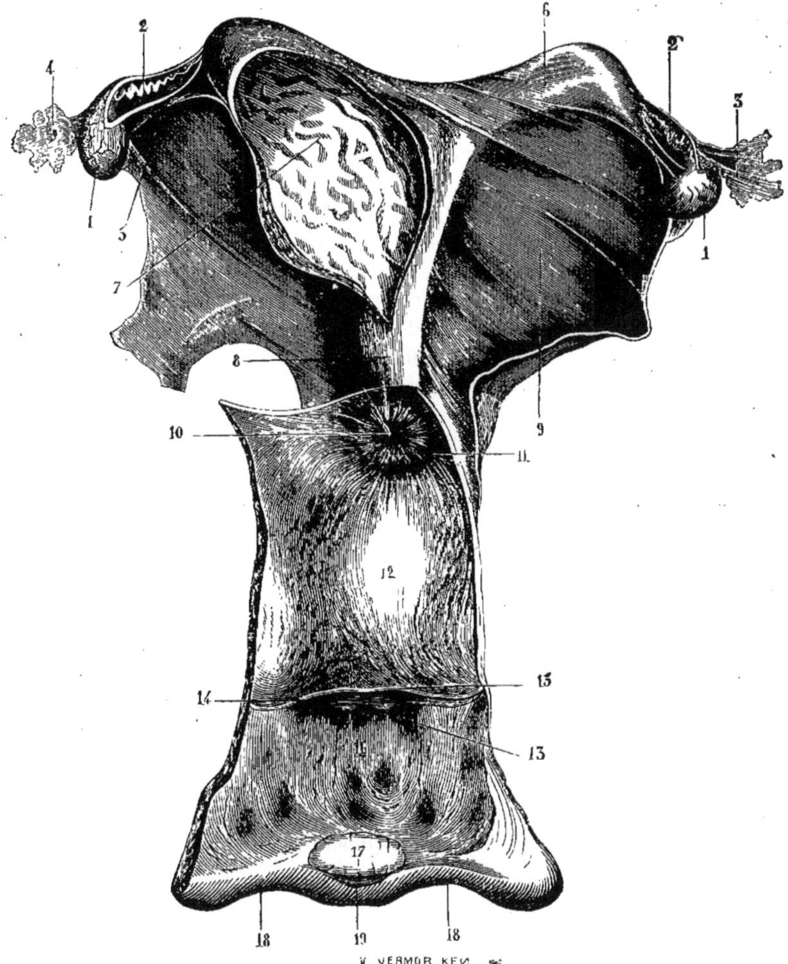

Fig. 72. — Organes génitaux de la Jument, isolés et ouverts en partie par la face supérieure *.

de ses fibres ; alors les faisceaux sont plus gros, plus distincts et légèrement colorés en rouge.

c. La *tunique muqueuse* est en continuité immédiate avec la couche charnue, sans interposition de tissu conjonctif sous-muqueux. C'est une membrane plissée,

*1, 1, ovaires ; 2, 2, trompes de Fallope ; 3, pavillon de la trompe (face externe) ; 4, pavillon de la trompe (face interne avec l'orifice au milieu) ; 5, ligament de l'ovaire ; 6, corne utérine intacte ; 7, corne utérine ouverte ; 8, corps de l'utérus (face supérieure) ; 9, ligament large (face interne) ; 10, orifice du col de l'utérus avec les plis muqueux qui forment la fleur épanouie ; 11, cul-de-sac du vagin ; 12, intérieur du vagin ; 13, méat urinaire ; 14, valvule du méat urinaire ; 15, hymen ; 16, intérieur de la vulve ; 17, clitoris ; 18, 18, lèvres de la vulve ; 19, commissure inférieure de la vulve.

mince, délicate, très friable, formée par un chorion resté à l'état embryonnaire, c'est-à-dire très riche en cellules et en substance amorphe, dépourvu de fibres élastiques, et par un épithélium simple, cylindrique et vibratile. Elle contient dans son épaisseur un grand nombre de glandes en tube, simples ou divisées à leur fond, plus ou moins sinueuses, à l'intérieur desquelles l'épithélium s'invagine sans se modifier. Au niveau du col, la muqueuse devient plus pâle et plus consistante ; les glandes sont plus nombreuses, ramifiées et comme racémeuses ; l'épithélium superficiel a ses cellules plus hautes, entremêlées de nombreuses cellules caliciformes ; il devient ensuite stratifié pavimenteux, de manière à faire transition à l'épithélium vaginal au voisinage de l'orifice du col.

Vaisseaux et nerfs. — Le sang, amené dans l'utérus par les *artères utérines* et *utéro-ovariennes*, est transporté hors de l'organe par des *veines* satellites, entièrement dépourvues de valvules.

Chez les femelles qui ont eu plusieurs portées, ces vaisseaux se distinguent par leur énorme volume, par les flexuosités qu'ils décrivent et par l'adhérence des parois des veines aux tissus environnants.

Les *lymphatiques* qui sortent de la matrice sont aussi remarquables par leur nombre que par leurs dimensions. Ils gagnent la région sous-lombaire.

Les *nerfs* sont généralement enlacés autour des vaisseaux ; ils proviennent du plexus de la petite mésentérique et du plexus hypogastrique.

Développement. — Étroit dans le fœtus et la femelle adulte qui n'a point encore été fécondée, l'utérus prend plus d'ampleur chez les bêtes qui ont mis bas plusieurs fois. Nous étudierons dans le chapitre consacré à l'embryologie les changements qu'il éprouve pendant la gestation et après l'accouchement.

Fonctions. — L'utérus est l'organe de la gestation, c'est-à-dire le lieu où l'œuf fécondé trouve les conditions les plus favorables à son développement. C'est dans cette sorte de chambre incubatrice que le germe s'arrête, se greffe et séjourne jusqu'à édification complète du nouvel être, puisant les matériaux nutritifs dans le sang de la mère et y déversant ses déchets.

La matrice est aussi l'agent d'expulsion du fœtus et, comme le fait remarquer Cruveilhier, cette dernière fonction est peut-être la principale, puisque l'on sait que l'œuf peut se greffer sur un point quelconque de la cavité abdominale et s'y développer normalement, tandis que l'accouchement ne peut avoir lieu que lorsque l'œuf s'est développé dans la matrice.

§ 3. — **Vagin.**

Le *vagin* est un conduit musculo-membraneux, à minces parois, faisant suite à l'utérus et se continuant lui-même par la vulve (fig. 71 et 72).

Conformation extérieure. Rapports. — Situé dans la cavité pelvienne, qu'il traverse horizontalement d'avant en arrière, le vagin a la forme d'un cylindre dont les dimensions sont extrêmement variables : d'ordinaire, ses parois sont au contact d'elles-mêmes, tandis que, au moment du coït et surtout de l'accouchement, elles peuvent se dilater au point d'occuper toute la place libre dans la cavité pelvienne.

Il est en rapport, par l'intermédiaire d'un tissu conjonctif lâche, plus ou moins chargé de graisse : en haut, avec le rectum ; en bas, avec la vessie ; par côté, avec les parois latérales du bassin et les uretères.

CONFORMATION INTÉRIEURE. — La surface intérieure du vagin, toujours lubrifiée par un mucus abondant, est plissée longitudinalement. On y remarque, en avant, au fond du canal, la saillie formée par le col utérin, c'est-à-dire le *museau de tanche* ou *fleur épanouie*. En arrière, cette surface se continue, au niveau d'un rétrécissement plus ou moins marqué, avec celle de la vulve, suivant une démarcation établie par un vestige de membrane hymen.

STRUCTURE. — Étudié dans sa structure, le vagin se montre formé de deux couches : une *interne*, muqueuse ; une *externe*, musculeuse. Nous faisons abstraction du péritoine qui ne revêt que la partie tout à fait antérieure.

a. La *muqueuse*, continue avec celles de la vulve et de l'utérus, adhère intimement à la tunique charnue ; elle est formée d'un épithélium stratifié pavimenteux et d'un chorion papillaire contenant une quantité plus ou moins considérable de fibres élastiques ; ce chorion est infiltré de leucocytes qui, en certains points, donnent lieu à de véritables follicules clos. Les glandes font défaut.

b. La *musculeuse* est rosée, traversée par un grand nombre de vaisseaux veineux, et entourée, dans la plus grande partie de son étendue, d'une couche abondante de tissu conjonctif qui la met en rapport avec les organes renfermés dans la cavité pelvienne ; mais, en avant, elle se trouve enveloppée par la membrane péritonéale, repliée circulairement autour du canal vaginal pour se continuer sur l'utérus. Les faisceaux de fibres musculaires lisses qui la composent ont une disposition qui ne présente rien de bien régulier ; les longitudinaux et les circulaires ne forment point des couches distinctes ; beaucoup s'intriquent en plexus à l'entour des veines ou irradient à l'extérieur dans le tissu conjonctif ambiant.

VAISSEAUX ET NERFS. — Le sang est apporté à ces membranes par des rameaux de la *honteuse interne* ; il en sort par des veines nombreuses disposées en plexus autour de l'organe et se dégorgeant dans le tronc satellite de l'artère précitée. Les *lymphatiques* se rendent aux ganglions pelviens. Les *nerfs* viennent du *plexus pelvien*.

FONCTIONS. — Le vagin reçoit l'organe mâle pendant l'accouplement et livre passage au fœtus au moment de l'accouchement.

ARTICLE III. — SINUS URO-GÉNITAL OU VULVE.

La vulve (*pudendum* de certains anatomistes) n'est pas une simple ouverture extérieure des voies génitales, c'est à la fois le vestibule de celles-ci et l'embouchure des voies urinaires (fig. 71 et 72). Située dans la région périnéale, immédiatement au-dessous de l'anus, elle offre à considérer son *ouverture extérieure*, sa *cavité intérieure* et sa *structure*.

A. OUVERTURE EXTÉRIEURE. — La vulve s'ouvre au dehors par une fente allongée verticalement, présentant deux *lèvres* et deux *commissures*. — Les *lèvres*, tapissées en dehors par une peau riche en pigment, fine, lisse, onctueuse et dépourvue de poils, sont revêtues en dedans par la muqueuse ; leur bord libre offre la limite nette et précise des deux téguments. — La *commissure supérieure* est très aiguë et répond presque à l'anus, dont elle est séparée néanmoins par un espace étroit constituant le *périnée*[1]. — La *commissure inférieure* est obtuse et arrondie ; elle loge le clitoris, qui s'y trouve caché.

B. Cavité intérieure. — Cette cavité, aplatie d'un côté à l'autre, à parois contiguës, n'est guère moins longue que le vagin, avec lequel il ne faut pas la confondre. La démarcation entre la vulve et le vagin est nettement établie par le méat urinaire qui, chez la jument, est à une douzaine de centimètres environ de l'ouverture extérieure, ainsi que par l'hymen. La cavité vulvaire offre à étudier : le *clitoris*, le *méat urinaire* et sa *valvule*, enfin la *membrane hymen*. On ne voit rien qui rappelle les *petites lèvres* de la vulve de la Femme.

Clitoris. — Le clitoris est un organe érectile que l'on désigne parfois sous le nom de verge de la femelle (*membrum muliebre*), mais qui représente non pas la verge tout entière du mâle, mais seulement une miniature du corps caverneux. Long d'environ 5 centimètres, il commence par deux racines fixées sur l'arcade ischiale et recouvertes de deux muscles ischio-caverneux rudimentaires. Après s'être attaché sur la symphyse ischiale, au moyen d'un ligament suspenseur analogue à celui du mâle, il se dirige en arrière et vient faire saillie dans la cavité vulvaire, vers la commissure inférieure. Son extrémité libre, ainsi logée dans cette commissure, s'enveloppe d'un capuchon muqueux (*prépuce du clitoris*), plissé en différents sens, marbré de pigment et creusé, vers le centre, d'une cavité folliculeuse où s'accumule une matière sébacée.

L'organisation du clitoris rappelle de tous points celle du corps caverneux pénien : charpente fibreuse, tissu érectile, vaisseaux et nerfs, tout se ressemble de la manière la plus exacte ; mais il n'y a pas de gouttière urétrale.

C'est l'attouchement exercé par la verge du mâle sur cet organe, pendant la copulation, qui développe principalement l'excitation vénérienne.

Méat urinaire et sa valvule. — Le canal de l'urètre, chez la femelle, correspond à la portion prostatique de celui du mâle ; c'est plutôt un col vésical allongé qu'un véritable urètre, car il est exclusivement *urinaire*, au lieu d'être *uro-génital*. Il est excessivement court chez la Jument ; il s'engage presque immédiatement dans l'épaisseur de la paroi inférieure du vagin, et, après un trajet de quelques centimètres, s'ouvre à l'intérieur de la cavité vulvaire par un orifice couvert d'une large valvule muqueuse. C'est là le *méat urinaire* et sa *valvule*.

Le *méat* se trouve au fond de la vulve, sur son plan inférieur, à une douzaine de centimètres de l'extérieur. Il est plus large que celui du mâle et peut admettre des sondes d'un assez fort calibre, pour le cathétérisme de la vessie.

La *valvule* a son bord libre tourné en arrière, de manière à diriger les urines vers l'extérieur et à empêcher leur reflux du côté du vagin.

Hymen. — L'hymen (de ὑμήν, membrane) est une cloison incomplète qui se forme à la limite du vagin et de la vulve, au-dessus du méat urinaire, par adossement de leurs muqueuses, mais qui est beaucoup moins développée en général que chez la Femme. Le plus souvent cette membrane est réduite, chez la Jument, à un repli muqueux transversal, plus ou moins déchiqueté, qui surmonte le méat urinaire ; mais il n'est pas extrêmement rare de la trouver plus étendue, de telle manière qu'elle flotte dans la vulve en un ou plusieurs appendices pédiculés[2].

---

1. Par extension, on donne aussi le nom de périnée à l'espace qui s'étend, dans l'entre-deux des cuisses, entre la commissure inférieure de la vulve et les mamelles.

2. Goubaux en a cité quelques exemples dans un mémoire inséré dans le *Recueil de médecine vétérinaire*, sur la parturition chez les femelles domestiques, 1873.

C. **Structure.** — La vulve offre à étudier dans sa structure : 1° la *muqueuse* qui tapisse sa cavité intérieure ; 2° un corps érectile appliqué de chaque côté sur cette membrane et désigné sous le nom de *bulbe* ; 3° *deux muscles constricteurs*, l'un *antérieur*, l'autre *postérieur* ; 4° *deux ligaments musculeux* ; 5° la *peau extérieure* ; 6° enfin des *vaisseaux* et des *nerfs*.

1° *Membrane muqueuse.* — Continue avec celles du vagin et de la vessie, cette membrane offre une couleur rosée qui peut passer au rouge vif à l'époque des chaleurs. Souvent elle présente, près du bord libre des lèvres, des taches pigmentaires qui la colorent en noir ou lui donnent une teinte marbrée : c'est le cas ordinaire pour le capuchon clitoridien. Elle possède dans son épaisseur une grande quantité de follicules muqueux et de glandes sébacées. Celles-ci existent au niveau des lèvres et se trouvent surtout accumulées sur le clitoris, ainsi que dans l'espace compris entre cet organe érectile et la commissure inférieure, où on les voit confluer dans plusieurs petits sinus. Le chorion de la muqueuse vulvaire est hérissé de papilles. L'épithélium est stratifié pavimenteux.

2° *Bulbe.* — Le bulbe de la vulve, improprement appelé bulbe du vagin, est une formation érectile, à larges aréoles, qui équivaut rigoureusement au bulbe de l'urètre du mâle. Il est divisé en deux branches partant des environs des racines clitoridiennes et s'élevant sur les côtés de la vulve pour se terminer par un lobe arrondi. Recouvert par le constricteur postérieur de la vulve, ce bulbe érectile communique inférieurement avec les veines caverneuses. L'afflux du sang dans les cellules de son tissu resserre la cavité vulvaire et concourt à rendre plus parfaite la coaptation des organes copulateurs pendant l'acte de l'accouplement.

3° *Muscles de la vulve.* — Imparfaitement décrits et déterminés dans les ouvrages d'anatomie vétérinaire, ils appartiennent à la catégorie des muscles volontaires. Nous en reconnaissons deux, que nous décrirons sous les noms de *constricteur postérieur* et *constricteur antérieur* (fig. 71).

Constricteur postérieur. — Appliqué sur le bulbe et disposé en sphincter autour de la fente vulvaire, ce muscle équivaut au bulbo-caverneux du mâle. Supérieurement, ses fibres se confondent avec celles du sphincter anal ou s'attachent au sacrum par l'intermédiaire des ligaments suspenseurs. Inférieurement, les plus antérieures se fixent sur la base du clitoris ; les moyennes se prolongent dans l'entre-deux des cuisses et s'insèrent à la face interne de la peau ; les autres contournent la commissure.

En dedans, il répond au bulbe et à la muqueuse de la vulve. Sa face externe est séparée de la peau des lèvres par un tissu dartoïque très vasculaire, susceptible d'éprouver la contraction tonique, tissu au milieu duquel on rencontre toujours plusieurs faisceaux rouges, isolés du muscle qui nous occupe.

En se contractant pendant la copulation, le constricteur postérieur resserre l'entrée de la vulve, comprime la verge, et, comme en raison de son attache au clitoris, il ne peut entrer en action sans relever cet organe érectile, il l'applique sur l'organe du mâle, en rendant ainsi les attouchements plus sensibles. — Chez les femelles en chaleur, on voit souvent les mouvements du clitoris amener cet organe en dehors, surtout après l'expulsion de l'urine ; dans ce cas, les fibres du constricteur attachées sur le clitoris relèvent celui-ci par sa base, et celles qui prennent leur appui sur la peau de l'entre-deux des cuisses abaissent la commissure inférieure : double action qui découvre nécessairement le tubercule érectile logé dans cette commissure, en entre-bâillant la vulve.

Constricteur antérieur. — Ce muscle, équivalent au sphincter urétral du mâle, est formé de fibres arciformes qui enveloppent en dessous et par côté les parois de la vulve et de l'urètre ainsi que la partie postérieure du vagin, et dont les extrémités sont continuées, au moyen de faisceaux aponévrotiques, jusque sur les côtés du rectum, où elles se perdent ; quelques-unes vont même sur la face inférieure du sacrum. En arrière, il se confond avec le précédent.

Chez les vieilles Juments, il est extrêmement atrophié et parfois à peine distinct. Il resserre la cavité vulvaire et en même temps ferme l'urètre.

4° *Ligaments musculeux de la vulve*. — Trace des cordons suspenseurs et rétracteurs de la verge du mâle, ces ligaments se montrent disposés de la même manière à leur origine. Après s'être réunis sous le rectum, ils descendent en plusieurs faisceaux dans les lèvres de la vulve et se perdent parmi les fibres du constricteur postérieur.

5° *Peau extérieure*. — Elle est fine, noire, dépourvue de poils, lisse, onctueuse et fortement adhérente aux tissus sous-jacents.

6° *Vaisseaux et nerfs*. — Le sang arrive à la vulve par l'artère *honteuse interne* et par la *caverneuse*, cette dernière émanant de l'obturatrice. Il se dégorge dans les veines correspondantes. Les *lymphatiques* vont aux ganglions sous-lombaires.

Les *nerfs* proviennent du honteux interne, branche inférieure de la quatrième paire sacrée.

Article IV. — MAMELLES.

Les mamelles sont des organes glanduleux chargés de sécréter le lait, fluide destiné à l'alimentation des nouveau-nés pendant les premiers mois qui suivent la naissance. Rudimentaires pendant la jeunesse, elles se développent à l'âge où les femelles deviennent aptes à la reproduction, prennent tout leur volume à la fin de la gestation, entrent en pleine activité après la mise-bas, enfin se tarissent et reviennent sur elles-mêmes quand la période d'allaitement est terminée.

Situation. — Elles sont au nombre de deux, accolées l'une à l'autre et placées dans la région inguinale, où elles occupent la place des bourses du mâle.

Forme. — A l'extérieur, elles figurent deux masses hémisphériques, séparées l'une de l'autre par un sillon médian, peu profond, et présentent chacune, au centre, un prolongement, dit *trayon*, *mamelon* ou *téline*, percé à son extrémité libre de deux orifices, quelquefois trois, d'où s'échappe le lait. C'est par ce prolongement que le petit sujet opère la succion.

Moyens de fixité. — Ces deux masses sont fixées dans leur position par la peau qui les recouvre, peau mince, noirâtre, couverte d'un duvet court et fin, et tout à fait dépourvue de poils aux environs du mamelon ainsi que sur ce prolongement, où la surface cutanée se montre lisse, grasse et onctueuse. Elles sont en outre attachées à la tunique abdominale à l'aide de plusieurs lames élastiques, larges et courtes, rappelant les ligaments suspenseurs du fourreau du mâle.

Structure. — Étudiées dans leur structure, les glandes mammaires offrent à considérer : 1° la *peau* de leur surface ; 2° une *enveloppe fibreuse* jaune ; 3° un *stroma* conjonctivo-adipeux ; 4° le *tissu glandulaire* proprement dit ; 5° enfin des *vaisseaux* et des *nerfs*.

a. *Peau*. — La peau des mamelles, indépendamment des caractères signalés plus haut, se fait remarquer par les nombreuses glandes sébacées qu'elle renferme à la base de la tétine, et aussi par le tissu conjonctif d'aspect dartoïque qui double sa face interne.

b. *Enveloppe fibreuse*. — Cette enveloppe, adossée sur la ligne médiane à son homologue, est formée de plusieurs lames jaunes, élastiques, qui s'attachent à la tunique abdominale par l'intermédiaire des ligaments suspenseurs dont il a été parlé plus haut. Elle envoie dans l'épaisseur de la glande un certain nombre de cloisons interposées aux principaux lobules.

c. *Stroma*. — Le stroma interstitiel de la mamelle est formé par du tissu conjonctif lâche, plus ou moins envahi par de la graisse; il est en continuité avec l'enveloppe élastique dont il vient d'être parlé.

d. *Tissu glandulaire*. — Ce tissu, gris jaunâtre, est disposé à la manière des glandes en grappe, c'est-à-dire qu'il se décompose en *lobules* et ceux-ci en grains ou *acini*, rassemblés aux extrémités de canaux excréteurs qui se jettent de proche en proche les uns dans les autres et finissent par constituer une quinzaine de conduits principaux, dits galactophores, aboutissant à la base du mamelon dans deux et quelquefois trois ou même quatre réservoirs qu'on appelle *sinus galactophores*, lesquels communiquent presque toujours à leur base, mais se prolongent par autant de canaux excréteurs définitifs, dont les orifices, toujours très étroits, se voient à l'extrémité libre de la tétine. Il appartient aux ouvrages d'histologie d'étudier en détail la structure de toutes ces parties. Nous nous bornerons à dire ici que le tissu glandulaire éprouve des flux et reflux de développement en corrélation avec l'état de repos ou d'activité de l'organe. Les culs-de-sac sécréteurs ne commencent à se différencier que lorsque la femelle arrive à l'âge de se reproduire, et la glande ne prend sa constitution racémeuse caractéristique qu'à l'approche de son entrée en fonction. En dehors de la gestation, les culs-de-sac s'atrophient et disparaissent en grand nombre ; le stroma devient plus abondant, comme s'il y avait retour vers l'état embryonnaire. Passé l'âge de la reproduction, cette régression se continue définitivement et il peut arriver que la mamelle se réduise à une simple plaque fibro-adipeuse contenant seulement des vestiges de canaux lactifères, comme on le remarque chez les tout jeunes sujets.

e. *Vaisseaux et nerfs*. — Les *artères* viennent de la honteuse externe. Les *veines* se jettent dans des troncs satellites des artères. Les *lymphatiques* vont aux ganglions inguinaux superficiels. Les *nerfs* proviennent des nerfs inguinaux et du plexus de la petite mésentérique.

DIFFÉRENCES

1° Vache (fig. 73).

A. Les **ovaires** sont relativement beaucoup plus petits que chez la Jument, et aussi plus aplatis, de couleur jaunâtre sur la coupe. Ils sont dépourvus de hile et moins avancés dans la cavité abdominale que chez les Solipèdes ; ils se trouvent dans le même plan transversal que le fond de l'angle de bifurcation de la matrice.

D'autre part, le ligament large, en se rabattant sur lui-même, les recouvre d'une sorte de capuchon séreux, ainsi qu'on le voit à gauche de la figure 73.

B. Les **oviductes** sont plus longs, plus larges mais moins flexueux que chez la Jument; ils font suite d'une manière presque insensible à l'extrémité effilée des cornes utérines.

C. L'**utérus** s'avance moins dans la cavité abdominale que chez la Jument; il ne dépasse guère un plan transversal tangent aux angles externes de l'ilium ; ce qui revient à dire que, l'animal étant sur le dos, l'utérus arrive seulement jusqu'au niveau de la quatrième ou cinquième vertèbre lombaire.

Considéré au point de vue de sa forme, il se fait remarquer par son corps relativement court et par ses cornes légèrement circonvolutionnées, concaves inférieurement, soudées à

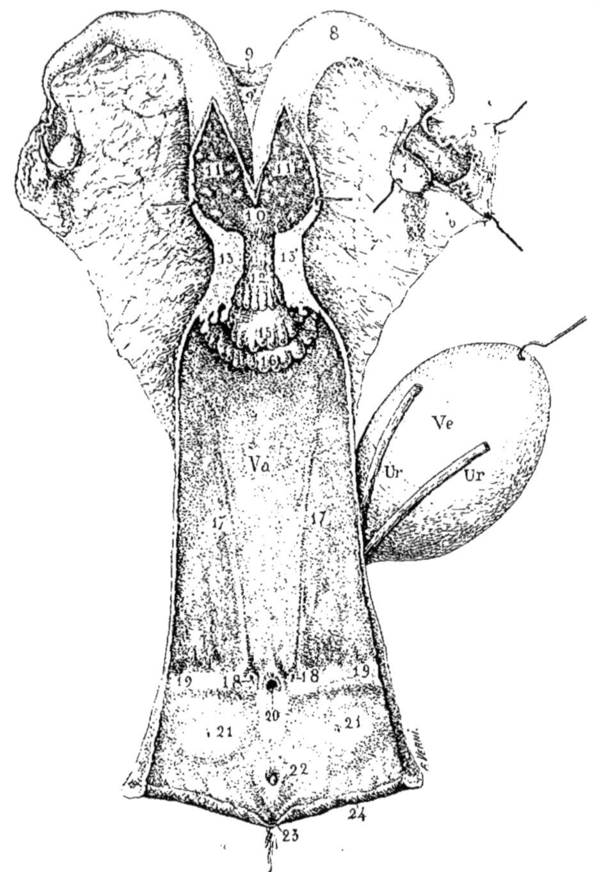

Fig. 73. — Vue d'ensemble des organes génitaux de la Vache. isolés et ouverts par le plan supérieur *.

la base, effilées à l'extrémité, cornes réunies l'une à l'autre, dans l'angle de leur séparation, par deux freins musculo-séreux, superposés et inégaux.

Les ligaments larges offrent aussi des caractères différentiels importants : ils sont très amples et fortement écartés l'un de l'autre en avant, vers leur attache sous-lombaire, qui se prolonge même sur la paroi du flanc ; d'autre part, ils s'étendent assez profondément dans le bassin, le long du vagin. Au lieu de s'insérer sur le plan supérieur des organes qu'ils suspendent ; ils s'attachent sur le plan inférieur, en sorte que ceux-ci proéminent au-dessus

<hr>

* Ve, vessie érignée latéralement ; Ur. uretères ; Va, vagin ; 1, ovaire (encapuchonné du côté gauche de la figure sorti de sa bourse séreuse du côté droit) ; 2, ligament de l'ovaire ; 3. bulbe vasculaire ; 4, bourse ovarique ; 5, oviducte (on voit très bien, du côté droit, son pavillon et son orifice initial ainsi que le ligament tubo-ovarique) ; 7, ligaments larges étalés sur un plan ; 8, cornes utérines ; 9, 9', les deux freins musculo-séreux qui unissent les cornes utérines à la base ; 10, cavité du corps de l'utérus ; 11, cavités des cornes ; 12, cavité du col ; 13, paroi très épaisse du col ; 15, 16, fleurs épanouies (il y en a une troisième dans la cavité du col) ; 17, canaux de Gaertner insufflés et soulevant légèrement la muqueuse ; 18, orifices de ces canaux ; 19, ligne de démarcation entre le vagin et la vulve ; 20, méat urinaire suivi d'une gouttière ; 21, orifice excréteur de la glande de Bartholin ; 22, clitoris dans son prépuce ouvert ; 23, commissure inférieure de la vulve ; 24, lèvres de la vulve.

de cette attache, et non pas au-dessous, comme chez la Jument. Ce mode de suspension entraîne pour les cornes utérines, vu leur concavité inférieure, une sorte de torsion de l'extrémité en dehors et en haut ; tandis que leur base, bien que tirée dans le même sens, conserve sa direction, maintenue qu'elle est d'une manière fixe et invariable par le corps du viscère. — Les ligaments larges de la Vache contiennent de nombreux faisceaux de fibres musculaires lisses, extrêmement visibles, qui s'élèvent, en se dispersant, de l'utérus vers les lombes ou les ovaires.

La cavité intérieure de la matrice est moins ample que dans la Jument ; on y voit un grand nombre (80 à 120) de tubercules muqueux arrondis, pâles, creusés pour la plupart d'un crypte dans leur centre : ce sont les *cotylédons*, qui marquent les endroits où se fera éventuellement la greffe placentaire. Ces cotylédons se développent beaucoup pendant la gestation ; il peut même s'en former, dit-on, de nouveaux ; ils sont surtout abondants dans les cornes, relativement rares dans le corps ; nous en reparlerons en faisant l'histoire du fœtus. — Le col est plus long et plus étroit que chez la Jument, très épais de paroi, dur et comme scléreux ; il s'ouvre dans le vagin au centre de deux fleurs épanouies, disposées successivement et concentriquement, et découpées en petits lobes inégaux, irréguliers, qui ont une consistance presque cartilagineuse. Une troisième et parfois même une quatrième fleur épanouie, graduellement décroissantes, sont échelonnées dans la cavité du col jusqu'au voisinage du corps. Celui-ci, considéré à l'intérieur, n'a pas plus de 2 à 3 centimètres de longueur, attendu que les cornes s'accolent l'une à l'autre avant de se séparer et sont ainsi notablement plus longues qu'elles ne paraissent du dehors.

Comme particularités de structure, nous signalerons seulement l'épaisseur de la musculature dont les faisceaux se continuent très manifestement dans l'épaisseur des ligaments larges.

Le **vagin** est très long relativement à la vulve, sa paroi moins amincie que chez la Jument ; nous avons trouvé en moyenne 0^m,30 du méat urinaire à la fleur épanouie, 0^m,12 du méat urinaire au dehors. La paroi de cette cavité est parcourue, de chaque côté de son plan inférieur, par un petit canal, dit de *Gaertner*, qui s'ouvre dans la vulve à côté du méat urinaire et se dirige vers le col utérin en s'écartant progressivement de son homologue (fig. 73. 17). Il se termine en cul-de-sac en un endroit assez variable suivant les individus ; quelquefois il se poursuit plus ou moins loin au delà du vagin, le long de l'insertion du ligament large sur l'utérus. Ces canaux de Gaertner, sur le trajet desquels se développent souvent des kystes plus ou moins volumineux, alignés en chapelet, ne sont autre chose que les *canaux de Wolff* de l'embryon, c'est-à-dire des canaux déférents.

Vers la continuité avec la vulve, sur une zone de 4 ou 5 centimètres, la muqueuse vaginale présente de fins plis qui s'arrêtent net en arrière en formant une sorte de ligne frangée, établissant une démarcation nette entre le vagin et la vulve.

La **vulve** a des lèvres épaisses, dont la commissure inférieure est aiguë et munie d'un bouquet de poils. Le méat urinaire est suivi d'une sorte de gouttière, circonscrite par les extrémités prolongées de sa valvule. Ce méat permet l'introduction du pouce. A 3 ou 4 centimètres de profondeur, on trouve, sur la paroi inférieure du canal de l'urètre, une valvule dirigée en arrière, surmontant un cul-de-sac qu'il faut savoir éviter dans le cathétérisme de la vessie ; on recommande pour cela d'introduire la sonde en suivant la paroi supérieure du canal de manière à passer par-dessus la valvule. L'urètre de la Vache est beaucoup plus long que celui de la Jument (une douzaine de centimètres) ; c'est manifestement l'équivalent du long col vésical du Taureau. Il effectue son trajet moitié librement, moitié dans l'épaisseur de la paroi vaginale.

Le clitoris est petit et entortillé, dissimulé au fond d'une sorte de fourreau dont l'entrée est plus ou moins atrésiée ; cette entrée a été ouverte de force sur la figure 73.

A quelques centimètres de l'ouverture de la vulve, on trouve dans l'épaisseur de ses parois latérales deux glandes connues sous le nom de *glandes vulvo-vaginales ou de Bartholin*, organes en forme d'amande, dont l'extrémité renflée est dirigée par en haut. Elles débouchent chacune dans la vulve par un unique canal excréteur, sorte de sinus s'ouvrant sur les côtés de cette cavité, à peu près à égale distance du méat urinaire et des lèvres vulvaires. Ce sont des glandes en grappe, d'une teinte jaunâtre, qui équivalent évidemment aux glandes de Cowper du mâle. G. Colin en a constaté l'augmentation de volume et l'hypersécrétion pendant la période des chaleurs. Elles sécrètent un liquide visqueux qui s'écoule principalement au moment du coït et a pour usage de lubrifier les parties génitales.

La peau de la vulve renferme une multitude de glandes sébacées, de couleur jaune, qui donnent à sa section un aspect caractéristique.

Les **mamelles** de la Vache sont au nombre de quatre, deux de chaque côté ; elles forment une masse volumineuse, occupant la même région que celles de la Jument, et qu'on appelle le *pis*. Cette masse porte inférieurement quatre grosses tétines ou trayons disposées en quadrilatère et correspondant chacune à une mamelle indépendante ; il n'est pas vrai que les deux mamelles de chaque côté soient en communication ; bien que confondues extérieurement et enveloppées dans une même capsule fibreuse, elles n'offrent aucune continuité de leur tissu glandulaire et peuvent contracter maladie à l'exclusion l'une de l'autre. Chaque trayon est percé au sommet d'un unique orifice, donnant accès dans un vaste sinus galactophore, confluent général de tous les conduits lactifères.

Les artères et les nerfs de ces mamelles ont même provenance que chez la Jument, c'est-à-dire qu'ils sortent des anneaux inguinaux inférieurs. Les veines méritent une mention particulière : à leur sortie de l'enveloppe fibreuse de ces organes, elles se rassemblent pour la plupart sur une sorte de ceinture vasculaire qui circonscrit la face supérieure du pis, ceinture ayant pour voies de décharge : 1° deux veines périnéales ou mammaires postérieures, s'élevant vers l'arcade ischiale; 2° deux veines honteuses externes ou mammaires supérieures, s'engageant dans les canaux inguinaux; 3° enfin deux veines sous-cutanées abdominales ou mammaires antérieures, rampant de chaque côté du ventre pour gagner un orifice de la paroi abdominale, à la faveur duquel elles vont se jeter dans les veines thoraciques internes. Toutes ces veines sont remarquables par leur volume et leurs flexuosités chez les Vaches bonnes laitières (Voy. le chapitre des *Veines*).

On rencontre très fréquemment, chez ces animaux, des mamelles supplémentaires, situées en arrière des normales, anomalie connue sous le nom de *polymastie* ou *polythélie*. Tantôt c'est un ou deux petits trayons rudimentaires et imperforés; tantôt ce sont des mamelles aussi développées que les autres et susceptibles d'entrer en sécrétion. Sanson a signalé une Vache de l'école de Grignon qui avait sept trayons donnant tous du lait. Nous en avons vu plusieurs qui possédaient six mamelles bien développées, régulièrement alignées en deux séries latérales, et, chez l'une d'entre elles, il existait en plus un septième trayon rudimentaire, situé postérieurement.

<h3 align="center">2° Brebis et Chèvre.</h3>

L'appareil générateur de ces femelles est essentiellement disposé comme celui de la Vache, sauf les particularités suivantes : 1° Les cornes utérines sont très longues, mais accolées dans une grande étendue comme les canons d'un fusil à deux coups; leur partie libre, dirigée latéralement, s'atténue en pointe à l'extrémité et se circonvolutionne comme chez la Vache. — 2° Les cotylédons de l'intérieur de la matrice, envisagés pendant la gestation sont, chez la Brebis, creusés en cupule à leur centre et justifient parfaitement le nom de cotylédons (tiré de κοτύλη, écuelle), tandis que ceux de la Vache sont convexes et que ceux de la Chèvre offrent une forme intermédiaire, c'est-à-dire plus ou moins plane et nummulaire. Toutefois, il convient de dire que les cotylédons utérins de cette dernière espèce sont un peu dissemblables; les plus grands sont minces et plats, discoïdes; les plus petits

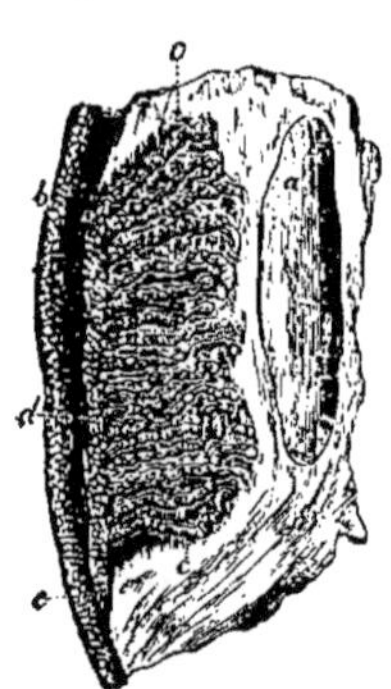

Fig. 74. — Ovaire et organe de Rosenmüller d'un fœtus de Cobaye à mi-terme de la gestation [*].

s'excavent au centre et tendent à la forme ovine [1]. — 3° Le vagin est proportionnellement moins long que chez la Vache (7 à 8 centimètres), dépourvu en général de canaux de Gaertner dans l'épaisseur de sa paroi. — 4° La vulve, moitié moins longue que le vagin, ne présente point de glandes de Bartholin; son clitoris est très court. — 5° Les mamelles sont au nombre de deux seulement, comme chez la Jument ou l'Anesse; mais elles forment un *pis* volumineux et pendant, terminé par deux trayons, percés chacun d'un seul orifice. Il n'est pas rare de rencontrer deux mamelles surnuméraires plus ou moins développées et susceptibles même de donner du lait; ces mamelles, contrairement à ce que l'on observe chez la Vache, sont ordinairement situées en avant des normales. Entre la Brebis et la Chèvre, on observe quelques différences au point de vue du pis, qui est en général piriforme et très pendant chez celle-ci, terminé par deux grosses tétines; tandis qu'il est plus arrondi, moins détaché de l'abdomen chez celle-là et offre deux tétines plus petites, un peu reportées en avant. — 6° Prenant a signalé chez la Brebis, au contact de l'ovaire, dans l'épaisseur du ligament large, entre l'extrémité externe de l'ovaire et le pavillon de l'oviducte, un groupe de tout petits canaux flexueux, branchés sur un conduit commun et plongeant d'autre part dans la substance médullaire de l'ovaire en s'anastomosant entre eux : c'est un vestige du corps de Wolff connu sous le nom d'*organe de Rosenmüller, parovarium, époophoron*, qui équivaut rigoureusement à l'épididyme du mâle; la partie qui plonge dans la glande génitale est un *rete ovaris* rappelant le *rete testis*. Il n'existe pas trace de ce vestige chez la Vache et

<hr>

1. Voy. Cornevin et Lesbre, *Caractères myologiques et splanchnologiques différentiels du Mouton et de la Chèvre* (*Journal de l'École vétérinaire de Lyon*, 1892).

[*] *a*, ovaire; *b*, trompe de Fallope; *c, c*, canalicules du corps de Wolff; *d*, canal commun sur lequel sont branchés les précédents canalicules.

la Chèvre, du moins à l'état normal ; mais on le rencontre chez la Femme et diverses autres femelles, notamment celle du cobaye (fig. 74).

3° Chameaux.

Les *ovaires* sont relativement petits, de la grosseur d'un pois ou d'une noisette, et dissimulés dans une sorte de niche formée par le bord antérieur des ligaments larges ; leur stroma est peu abondant et les ovisacs soulèvent plus ou moins la surface de l'organe.

Les *oviductes*, longs mais petits, durs au toucher, sont rectilignes dans la plus grande partie de leur trajet ; ils s'ouvrent au fond des cornes utérines sur une grosse papille conique, de consistance cartilagineuse.

L'*utérus*, comparé à celui de la Vache ou de la Jument, est petit ; ses cornes sont rectilignes, extrêmement divergentes, de manière à former avec le corps un **T** plutôt qu'un **Y** ; en outre, elles sont inégales, la droite étant plus courte que la gauche ; elles ont sensiblement le même calibre à l'extrémité qu'à la base et la transition avec les oviductes est aussi brusque que dans les Solipèdes. Les ligaments larges sont extrêmement amples et divergents ; leur insertion s'étend transversalement sur les flancs, surtout du côté gauche ; ils se prolongent d'autre part jusqu'au fond du bassin ; ils suspendent l'utérus et le vagin par le plan inférieur ainsi qu'on l'observe dans les autres Ruminants. Lorsqu'on ouvre la matrice, on remarque tout d'abord une cloison médiane qui s'étend jusqu'à une petite distance du col et qui résulte de ce que les cornes s'accolent et se soudent en arrière de leur angle de séparation. La muqueuse est dépourvue de toute saillie cotylédonaire ; elle est pigmentée et de teinte plus ou moins livide. L'orifice de communication avec le vagin est un anneau percé au centre d'une cloison transverse qui semble produite par l'accolement des parois des cavités qu'elle sépare, anneau autour duquel rayonnent de nombreux plis muqueux. Soit en deçà, c'est-à-dire dans la matrice, soit au delà, c'est-à-dire au fond du vagin, on voit d'autres fleurs épanouies, ébauchant autant de cols secondaires progressivement décroissants à partir du col primaire.

Le *vagin* a une longueur de 30 à 35 centimètres ; c'est un canal très ample et très extensible, où l'on peut facilement loger les deux poings réunis ; sa muqueuse forme en arrière des plis très accentués qui se terminent à la limite de la vulve par des franges rougeâtres établissant une démarcation très nette entre les deux cavités.

La *vulve* n'a pas plus de 3 à 5 centimètres de profondeur ; son orifice d'entrée est petit, limité par des lèvres épaisses et saillantes, velues, présentant à leur commissure inférieure une petite saillie conique, perforée à l'extrémité, qui représente le clitoris enveloppé de son prépuce. Le méat urinaire est peu ouvert ; on y introduit à peine le bout du petit doigt ; de chaque côté, on voit l'entrée d'un tout petit cul-de-sac qui s'enfonce à 1 ou 2 centimètres dans l'épaisseur de la paroi vaginale et qui est sans nul doute un principe de canaux de Gaertner.

Les *mamelles* sont au nombre de quatre ; mais, à part cette analogie de nombre, elles ressemblent beaucoup plus à celles de la Jument qu'à celles de la Vache. Les mamelons antérieurs sont notablement plus développés que les postérieurs et donnent plus de lait ; les uns et les autres présentent les orifices de trois canaux galactophores.

Quand on dépouille la peau de l'abdomen, on découvre trois faisceaux musculeux, de couleur foncée, qui s'étendent à la surface de la tunique abdominale, de la partie antérieure des mamelles à la région de l'ombilic : c'est évidemment le représentant du muscle protracteur du fourreau du mâle, que l'on trouve aussi chez la vache.

4° Truie (fig. 75 et 76).

Les *ovaires* de la Truie adulte sont en moyenne gros comme une noisette et pourvus d'un hile très accusé ; ils présentent un aspect lobulé qui rappelle la grappe ovarique des Oiseaux, et sont complètement recouverts par le vaste capuchon que leur forme le ligament large, capuchon à l'intérieur duquel s'ouvre le pavillon de l'oviducte, par un orifice où l'on introduit sans peine le bout taillé d'un crayon.

Les vésicules de de Graaf atteignent jusqu'à 1 centimètre de diamètre, et c'est précisément en raison de la saillie de ces vésicules et du grand nombre arrivant simultanément à maturité que l'ovaire affecte sa forme lobulée caractéristique. Au voisinage du hile, on a signalé dans le ligament large la présence de l'organe de Rosenmüller?

Les *oviductes* sont longs et relativement larges (2 à 4 millimètres) ; ils font suite sans démarcation très tranchée à l'extrémité des cornes de la matrice, contournent les ovaires en décrivant quelques grandes flexuosités et viennent s'ouvrir au-dessus de ces organes, auxquels ils se fixent par une frange de leur pavillon, ainsi que d'habitude. Celui-ci est large et très évasé.

L'*utérus* se fait remarquer par l'extrême longueur et les circonvolutions multiples de ses cornes, qui les feraient prendre facilement pour une partie de l'intestin grêle. Ces cornes sont effilées à l'extrémité et souvent un peu inégales. Le corps est court. L'organe dans son ensemble ne dépasse guère un plan transversal tangent aux hanches. Les ligaments larges sont très vastes; ils étendent leur attache supérieure jusqu'au voisinage des reins et s'insèrent inférieurement comme chez les Ruminants.

Considérée à l'intérieur, la matrice du Porc se fait remarquer par l'absence de col saillant

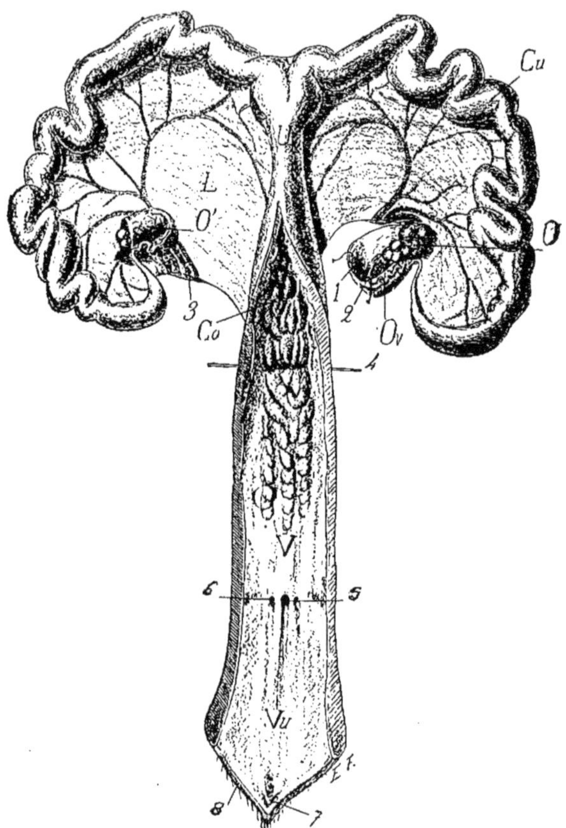

Fig. 75. — Organes génitaux de la Truie, isolés et partiellement ouverts par le plan supérieur *.

dans le vagin; les deux cavités se font suite sans démarcation bien tranchée; on voit seulement quelques rangées de saillies papillaires formant des espèces de fleurs épanouies étagées. La muqueuse tout entière est hérissée de crêtes et de saillies plus ou moins développées. L'éperon d'accolement des cornes n'a pas plus de 2 à 3 centimètres de longueur. La cavité du corps est longue de 5 à 6 centimètres; celle de chaque corne peut atteindre 45 à 50 centimètres après déroulement.

Le *vagin* est en continuité insensible avec le corps de l'utérus; ses parois sont épaisses; sa muqueuse offre deux ou trois gros plis longitudinaux rappelant les colonnes du vagin de la Femme. Il y a des canaux de Gaertner, comme chez la Vache.

La *vulve* ne présente pas trace de membrane hymen, non plus que chez les Ruminants: la commissure inférieure de son ouverture d'entrée est encore plus aiguë que dans ceux-ci;

* O, ovaire (encapuchonné à gauche, désencapuchonné à droite) ; Or, oviducte ; Cu, corne utérine ; U, corps de l'utérus ; Co, cavité du col ; V, vagin ; Vu, vulve; L, ligament large; 1, orifice de la trompe de Fallope ; 2, ligament tubo-ovarien ; 3, bulbe vasculaire ; 4, ligne fictive indiquant approximativement la démarcation entre l'utérus et le vagin ; 5, méat urinaire suivi d'une espèce de gouttière ; 6, orifice des canaux de Gaertner ; 7, clitoris ; 8, lèvres de a vulve.

un grand nombre de petites glandes mucipares déversent leur produit dans cette cavité.

Les mamelles sont disposées sur deux rangées latérales, depuis le pli de l'aine jusque sous la poitrine; chaque rangée comprend cinq, six ou même sept glandes; mais il n'est pas rare de trouver une mamelle de plus d'un côté que de l'autre, par exemple : 5-6 ou 6-7. Chaque mamelle est pourvue d'une tétine pointue, percée de deux orifices à l'extrémité qui correspondent à deux sinus galactophores. Il est remarquable que les glandes antérieures sont plus développées que les postérieures, tandis que nous allons constater l'inverse chez la Chienne.

Le sang des mamelles de la Truie provient de l'artère honteuse externe ainsi que des artères abdominales, antérieure et postérieure, anastomosées de chaque côté dans la paroi du ventre. Il se collecte au retour dans deux grandes arcades veineuses sous-cutanées qui longent ces glandes en dehors et aboutissent en arrière au canal inguinal (veine honteuse externe), en avant à un trou de la paroi abdominale qui les conduit à la veine thoracique interne.

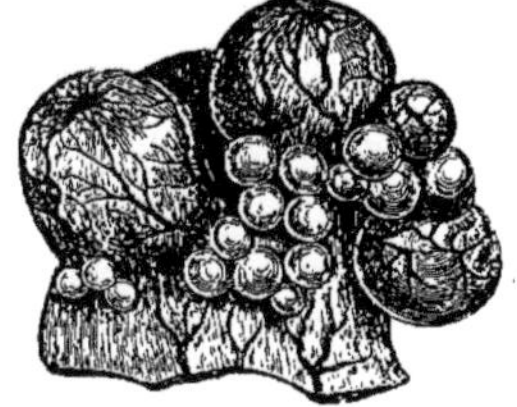

Fig. 76. — Ovaire de Truie, d'après Pouchet. (Deux vésicules de de Graaf arrivées à maturité commencent à s'ouvrir pour laisser échapper l'œuf.)

5° Chienne (fig. 77).

Les *ovaires* sont de petites masses ellipsoïdes, gris rougeâtre, enfermées chacune dans une poche péritonéale, plus ou moins adipeuse, dont l'orifice, en forme de fente, est trop petit (3 à 4 millimètres) pour permettre leur sortie; ces organes sont dépourvus de hile. Leur surface est bosselée par les vésicules de de Graaf. Leur situation est très antérieure, elle correspond au niveau de la troisième ou quatrième vertèbre lombaire, c'est-à-dire à la partie postérieure des reins; et l'ovaire gauche est souvent un peu plus avancé que le droit.

Vu le rapprochement extrême de l'ovaire et de l'extrémité de la corne utérine, l'*oviducte* est court; il n'atteint quelques centimètres de longueur qu'en contournant celui-ci pour venir s'ouvrir, comme d'ordinaire, au-dessus et en dedans de son extrémité supérieure, à l'intérieur même de la bourse ovarique. Il est en outre très petit et à peine sinueux.

L'*utérus* est pourvu de cornes longues et grêles, *non circonvolutionnées*, et de calibre sensiblement uniforme sur toute leur longueur; en moyenne, elles atteignent une quinzaine de centimètres, tandis que le corps du viscère ne dépasse guère 3 ou 4 centimètres; encore ce dernier est-il plus court à l'intérieur par suite de l'existence d'un éperon au sommet de l'angle de bifurcation des cornes. La continuité avec le vagin est marquée par un changement brusque de calibre, celui-ci étant deux fois plus dilaté au moins que la matrice. L'orifice de communication entre les deux cavités est percé sur un museau de tanche plus ou moins volumineux, dépourvu de ces plis muqueux qui, dans les autres espèces, forment la fleur épanouie, et prolongé sur la paroi supérieure du vagin par une sorte de pilier. Les ligaments larges, au lieu d'avoir leur maximum d'amplitude à leur bord antérieur et de figurer des triangles, sont en forme de demi-cercle, car leur bord antérieur est relativement court. Ils s'insèrent sur le plan supérieur de l'utérus et du vagin et ils portent sur leur face externe un « ligament rond » contenant un petit crémaster qui se poursuit à travers le canal inguinal jusqu'à la peau de la face interne de la cuisse. De cette même face externe, se détachent les ligaments latéraux de la vessie, qui encadrent un vaste cul-de-sac vésico-utérin où l'on peut introduire les cinq doigts de la main, réunis en cône.

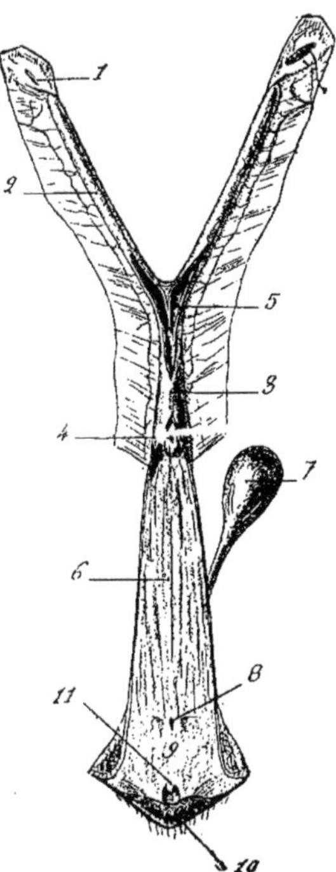

Fig. 77. — Organes génitaux de la Chienne, isolés et partiellement ouverts par le plan supérieur [1].

* 1. entrée de la bourse ovarique dont l'ovaire ne peut sortir (à droite cette entrée a été dilatée avec une érigne); 2, cornes utérines; 3, corps utérin; 4, orifice vaginal du col; 5, éperon intérieur formé par l'accolement des deux cornes; 6, vagin avec sa muqueuse plissée; 7, vessie rétractée et tirée en dehors; 8, méat urinaire; 9, cavité de la vulve; 10, commissure inférieure de la vulve; 11, clitoris dans son fourreau ouvert.

Le *vagin* est relativement long, progressivement dilaté d'avant en arrière; sa muqueuse, pâle, porte un grand nombre de plis longitudinaux, légèrement sinueux, ineffaçables par distension. Les canaux de Gaertner font défaut.

La *vulve* est séparée du vagin par un rudiment d'hymen. Son ouverture extérieure est triangulaire, aiguë à la commissure inférieure. Sa muqueuse est lisse et ordinairement plus foncée que celle du vagin. Le méat urinaire, en forme de fente, termine un canal de l'urètre de 4 centimètres de longueur en moyenne; on voit, de chaque côté, une petite fossette longitudinale marquant les points d'embouchure des canaux de Gaertner absents. Le clitoris est très petit et très voisin de la commissure inférieure de l'ouverture vulvaire: il est entouré d'un bourrelet muqueux constituant un fourreau diverticulé à son fond. Les glandes de Bartholin font défaut.

Les *mamelles* sont disposées comme chez la Truie, et généralement au nombre de cinq paires, rarement de quatre, distinguées en pectorales, abdominales et inguinales. Ces dernières sont toujours les plus développées. Les tétines, coniques et obtuses, sont percées chacune de cinq à huit orifices, de $0^{mm},2$ à $0^{mm},6$ de diamètre, où aboutissent les canaux galactophores; ceux-ci se dilatent en ampoule près de leur embouchure chez les Chiennes qui nourrissent leurs petits.

Avant que les mamelles soient entrées en fonction, leurs tétines sont courtes et comme enfoncées dans une invagination cutanée; tandis qu'elles sont longues et étirées chez les Chiennes qui ont déjà nourri. Pareils faits s'observent d'ailleurs chez les Truies.

Les mâles possèdent des mamelles rudimentaires, ainsi que les verrats.

<h3 style="text-align:center">6° Chatte.</h3>

Les organes génitaux de la chatte ressemblent beaucoup à ceux de la chienne. Nous signalerons seulement : 1° que l'entrée de la bourse ovarique est un peu plus ouverte que chez celle-ci, de manière à permettre l'énucléation de l'ovaire ; 2° que la commissure inférieure de la vulve est arrondie au lieu d'être pointue et loge un petit clitoris renfermant un noyau cartilagineux; 3° enfin, que les mamelles sont ordinairement au nombre de quatre de chaque côté : deux pectorales et deux abdominales.

<h3 style="text-align:center">7° Lapine.</h3>

Les *ovaires* de la Lapine (fig. 78) sont ovoïdes et plus ou moins bosselés par les follicules de de Graaf, ainsi que chez la Chienne et la Chatte ; mais ils ne sont pas enfermés dans une bourse séreuse. Leur teinte générale est d'un blanc légèrement rosé. Ils sont à une certaine

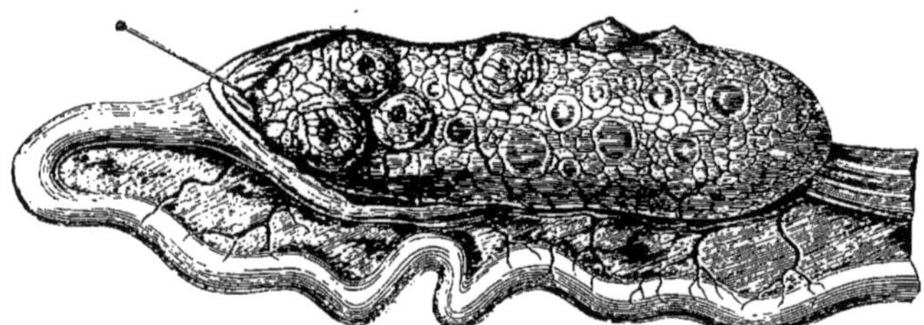

Fig. 78. — Ovaire et oviducte de Lapine, grossis trois fois, d'après G. Colin. (Plusieurs vésicules de de Graaf ne sont pas encore arrivées à leur complet développement ; quelques-unes ont déjà émis leur ovule.)

distance des cornes de la matrice, d'où il résulte que les *oviductes* sont relativement longs (10 centimètres environ). Le pavillon de ces conduits est très développé; il se replie de haut en bas et d'avant en arrière pour venir se fixer à l'ovaire.

L'*utérus* n'est pas seulement bicorne comme dans les précédentes espèces, il est double, ou plutôt il y a deux utérus distincts, accolés l'un à l'autre en arrière, divergents dans le reste de leur étendue. Chaque utérus a la forme d'un cylindre de 10 à 12 centimètres de longueur en moyenne, légèrement flexueux, dont le cul-de-sac terminal reçoit l'embouchure de l'oviducte correspondant, tandis que l'autre extrémité s'ouvre au fond du vagin au centre d'une petite fleur épanouie; il y a donc là deux orifices utérins placés côte à côte. Les ligaments larges se fixent d'après le mode que nous avons décrit chez la Vache; aussi les utérus sont-ils tirés en dehors et en haut.

Le *vagin* est aplati de haut en bas et progressivement dilaté d'avant en arrière; sa longueur est de 5 à 8 centimètres environ; sa muqueuse est plissée longitudinalement.

La *vulve* est longue de 6 centimètres environ et presque entièrement située au delà de l'arcade ischiale, attachée avec le rectum à la face inférieure du coccyx. La muqueuse est lisse. L'orifice extérieur présente des *grandes* et des *petites lèvres* : les premières sont garnies d'un bouquet de poils longs et fins près de leur commissure inférieure ; les secondes commencent vers la commissure supérieure et viennent se fixer inférieurement sur les bords du clitoris. Ce dernier organe a pour base un corps caverneux de 4 centimètres de longueur ; sa partie libre, aplatie et effilée, peut devenir très saillante lorsqu'on tire les lèvres de la vulve en avant et être prise à ce moment pour un pénis. Un muscle sous-ischio-caverneux, semblable à celui du mâle, est susceptible d'abaisser le clitoris avec la partie inférieure de la vulve.

A gauche du méat urinaire, on voit ordinairement l'orifice d'un canal de Gaertner qui disparaît bientôt dans la paroi du vagin, pour reparaître plus loin, au voisinage de l'utérus gauche. Signalons enfin l'existence de glandes de Bartholin, de glandes préputiales (dans la cavité du clitoris), et enfin de glandes anales semblables à celles du mâle.

Quant aux *mamelles*, elles sont au nombre de six à dix, disposées en deux séries comme dans la Chienne ; les antérieures sont plus petites que les postérieures. Elles se développent énormément pendant la gestation.

Les organes génitaux du *Léporide femelle* ressemblent à ceux de la Lapine et présentent tous les caractères anatomiques de la fécondité.

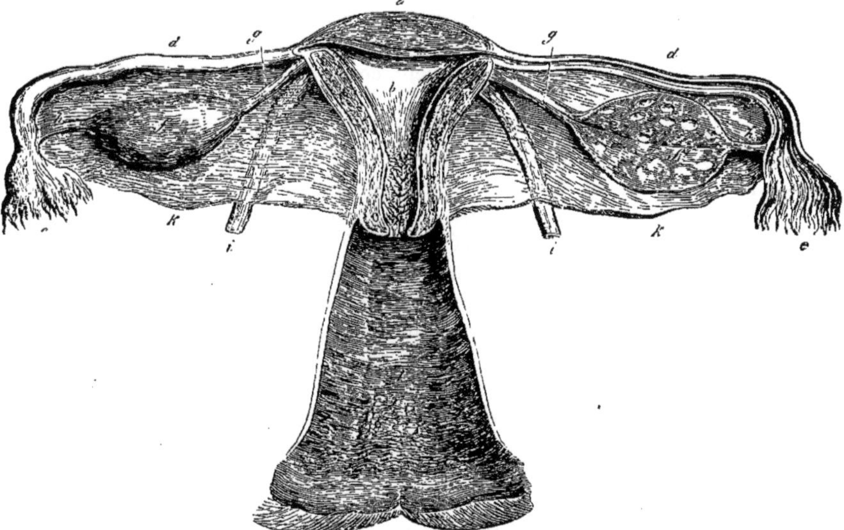

Fig. 79. — Organes génitaux de la Femme*.

Tableau synoptique des différences morphologiques de l'utérus chez les Mammifères domestiques et chez l'Homme.

Utérus	Simple (fig. 79)	Femme et tous les Primates.
	Bicorne : À cornes droites ou seulement arquées	Solipèdes. Camélidés. Chienne. Chatte.
	Bicorne : À cornes flexueuses	Vache. Brebis. Chèvre.
	Bicorne : À cornes circonvolutionnées comme l'intestin grêle	Truie.
	Double	Lapine.

Nota. — La longueur des cornes de la matrice, comparativement au corps de cet organe, est assez généralement en rapport avec le nombre des petits que la femelle peut mettre bas après chaque portée.

* 1. L'utérus et le vagin sont ouverts ; l'ovaire est fendu d'un côté, ainsi que la trompe. — *a*, fond de l'utérus ; *b*, cavité de l'utérus ; *c*, cavité du col ; *d*, trompe utérine ; *e*, pavillon de la trompe ; *f, f*, ovaire ; *g*, ligament de l'ovaire ; *i*, ligament rond ; *k*, ligament large ; *l*, vagin.

APPAREIL URO-GÉNITAL CHEZ LES OISEAUX

a. Dans les Oiseaux, les deux *reins*, situés à la même hauteur, sont appliqués contre la colonne vertébrale, immédiatement en arrière du poumon et dans les régions lombaire et pelvienne, où ils occupent plusieurs fosses creusées le long de la face supérieure du bassin. Leur forme est assez irrégulière, plus ou moins allongée, dépendante des os et des autres parties contre lesquelles ces organes sont appliqués et pour ainsi dire moulés. Dans beaucoup d'Oiseaux cependant, on peut y reconnaître trois lobes successifs, plus ou moins séparés par des scissures : un lobe antérieur ou iléo-lombaire, un lobe moyen ou pelvien antérieur, le plus étroit, et enfin un lobe postérieur ou pelvien postérieur, généralement le plus volumineux et encastré profondément dans le bassin. Les deux lobes pelviens ont souvent leur bord interne et supérieur échancré par une série de scissures transversales, produites par la saillie des apophyses transverses des vertèbres sacrées, absolument comme les poumons par les saillies des côtes.

L'*appareil excréteur urinaire* est incomplet. Il n'est formé que par les uretères, qui s'ouvrent dans le cloaque, où l'urine se mêle aux excréments. Un seul Oiseau possède une vessie, disposée d'une manière particulière, c'est l'**Autruche.**

L'*urine* des Oiseaux, comme celle des Reptiles, est blanche et semi-liquide ; elle se concrète à l'air et ressemble alors à de la chaux éteinte : c'est ce qui a fait croire au vulgaire que ces animaux « ne pissent pas ».

Les *capsules surrénales* forment, contre la partie antéro-interne du premier lobe de chaque rein, une masse arrondie, de couleur jaunâtre, grosse comme un pois chez les Oiseaux de basse-cour.

b. Les *organes génitaux du mâle* se composent de deux testicules et d'un appareil excréteur plus simple que dans les Mammifères. Les *testicules* sont situés dans la cavité abdominale, à la région sous-lombaire, sous l'extrémité antérieure des reins. Leur forme est généralement ovoïde et leur volume très variable selon les saisons ; à l'époque des amours, ils sont toujours énormément développés. L'*épididyme* est peu distinct. Le *canal déférent* s'échappe en dedans de l'extrémité postérieure du testicule en décrivant des flexuosités ; il longe le côté interne de l'uretère et du rein correspondants et arrive au cloaque, où il se termine par un orifice sur lequel nous allons revenir. Chez le Canard, il présente, près de sa terminaison, une petite vésicule ovale, toujours remplie de sperme.

L'*organe de la copulation* varie avec les espèces. Dans les **Gallinacés**, il n'est représenté que par une petite papille placée en bas, près de la marge de l'ouverture du cloaque, entre les deux orifices des canaux déférents, papille creusée d'un sillon dans lequel coule le sperme. Chez les **Palmipèdes**, cet organe est beaucoup plus développé et offre une disposition singulière : rentré dans une cavité tubuleuse du cloaque, il devient extérieur au moment de la copulation par le renversement de cette cavité, qui se retourne à la manière d'un doigt de gant ; il apparaît alors sous la forme d'un appendice long, pendant, contourné en tire-bouchon.

c. Le développement du fœtus se faisant en dehors de la mère, les *organes génitaux de la femelle*, chez les Oiseaux, se trouvent réduits à l'organe producteur de l'œuf et au conduit dans lequel s'engage celui-ci à sa sortie de l'ovaire. Il n'existe qu'un seul *ovaire*, celui du côté gauche, le droit s'atrophiant de très bonne heure dans la presque unanimité des espèces. Cet ovaire (fig. 80), situé,

comme les testicules, dans la cavité abdominale, à la région sous-lombaire, constitue une grappe plus ou moins volumineuse, composée d'un grand nombre d'ovisacs à tous les degrés de développement : les uns, très jeunes, petits et blanchâtres ; les autres, plus avancés en âge, offrant un volume plus considérable et une couleur jaune. Ces ovisacs sont formés d'une paroi conjonctive, très vasculaire, revêtue intérieurement d'un épithélium cylindrique, et d'un contenu qui n'est autre chose que le jaune de l'œuf ou vitellus. A l'époque de la maturité, l'enveloppe se fend circulairement

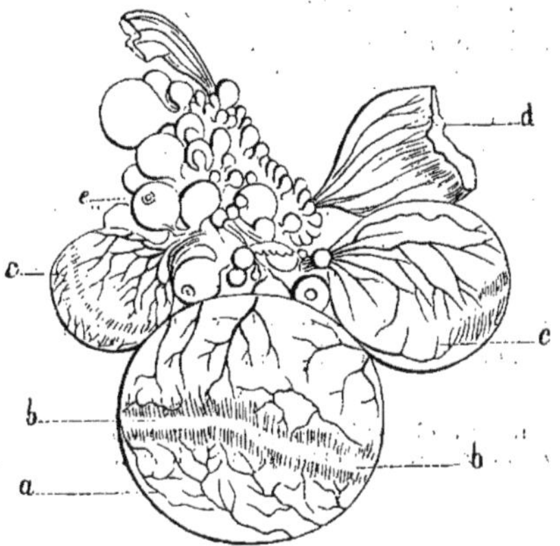

Fig. 80. — Ovaire de Poule [*].

suivant une ligne équatoriale et laisse échapper son contenu. Les œufs libérés par cette sorte de ponte ovarique sont donc réduits au jaune.

L'oviducte est long, très large, très dilatable, très flexueux, fixé à la paroi

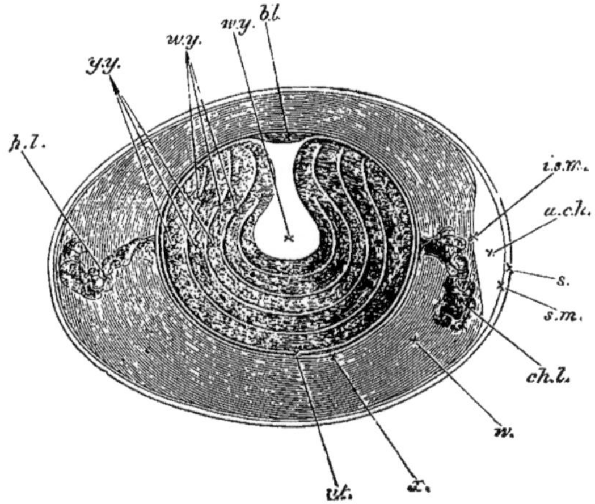

Fig. 81. — Coupe diagrammatique d'un œuf de Poule non couvé (d'après Allen Thomson) [**].

dorsale du corps par une espèce de mésentère. Il commence près de l'ovaire par un vaste *pavillon*, non frangé, et se termine dans le cloaque par un orifice relativement étroit qui s'agrandit considérablement au moment du passage de l'œuf[1]. Celui-ci, constitué à son entrée dans l'oviducte par la partie fondamentale désignée sous le nom de *jaune* ou de *vitellus*, s'enveloppe, en cheminant vers le cloaque, d'une sphère albumineuse, puis de deux membranes coquillières, et enfin d'une coquille (fig. 81). L'oviducte des Oiseaux ne joue donc pas seulement le rôle d'un canal excréteur, puisqu'il participe à la formation des annexes de l'œuf. Il est formé de trois membranes : une *externe*, séreuse, maintenant le tube replié ; une *moyenne*, musculeuse ; une *interne*, muqueuse et essentiellement glandulaire.

Il existe dans les deux sexes, au-dessus du cloaque, un diverticulum, appelé *bourse de Fabricius*, que l'on extirpe en Bretagne pour stériliser les femelles des Oiseaux domestiques.

1. On a observé des cas de ponte abdominale. M. Reul en a cité quelques exemples (*Annales vét. de Bruxelles*, 1877) dans lesquels la ponte abdominale avait été causée par une atrésie de l'oviducte.

LIVRE CINQUIÈME

APPAREIL DE LA CIRCULATION

L'économie animale est incessamment parcourue par des fluides au nombre de deux : le *sang* et la *lymphe*.

Le *sang* est un liquide coloré en rouge clair ou en rouge brun par des globules particuliers (hématies), dans lequel les tissus puisent non seulement les matériaux de la nutrition et des sécrétions, mais encore le principe excitateur qui vivifie la substance organique (oxygène). Ce liquide prend les noms de *sang rouge* ou *artériel* et de *sang noir* ou *veineux*, suivant sa couleur plus ou moins foncée.

La *lymphe*, autrefois appelée *sang blanc*, est un fluide transparent, de couleur citrine, puisé au sein de la plupart des organes. Celle qui revient de la portion abdominale du canal alimentaire se charge, pendant la période digestive, d'une partie des substances réparatrices élaborées au sein de cet appareil ; elle se distingue alors par son aspect lactescent, et on lui donne le nom particulier de *chyle*.

Ces fluides sont charriés dans les *vaisseaux*, tubes continus les uns aux autres et distingués, d'après leur contenu, en *vaisseaux sanguins* et *vaisseaux lymphatiques*.

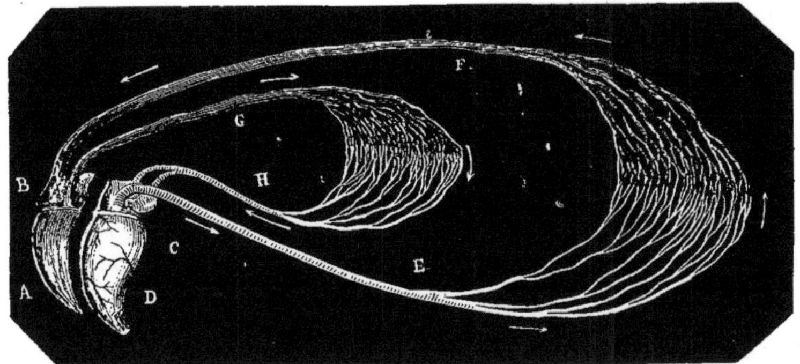

Fig. 82. — Schéma de l'appareil circulatoire sanguin des Mammifères et des Oiseaux, c'est-à-dire des animaux à circulation double et complète *.

Le système des vaisseaux sanguins se compose d'un organe central, pulsatile, le *cœur*, sorte de muscle creux qui donne l'impulsion au sang. Dans les Mammifères et les Oiseaux, la cavité de cet organe est divisée par une épaisse cloison verticale en deux poches, parfaitement indépendantes, dont l'une, placée sur le trajet du sang noir, pousse ce fluide dans le poumon (cœur veineux), tandis

* A, B, ventricule et oreillette du cœur à sang noir ; C, D, oreillette et ventricule du cœur à sang rouge ; G, artère pulmonaire ; H, veines pulmonaires ; E, aorte ; F, veines de la grande circulation.

que l'autre, située sur le trajet du sang rouge, le chasse dans toutes les parties du corps (cœur artériel). Chacune d'elles est subdivisée en deux compartiments superposés, par un étranglement circulaire au niveau duquel existe une soupape membraneuse qui se soulève à certains moments donnés et forme alors une cloison horizontale complète, tendue entre les deux compartiments. Le compartiment supérieur, appelé *oreillette*, reçoit l'embouchure des *veines*, c'est-à-dire des vaisseaux centripètes; l'inférieur, connu sous le nom de *ventricule*, donne naissance aux *artères*, c'est-à-dire aux vaisseaux centrifuges. Il y a donc deux cœurs : l'un à sang noir, l'autre à sang rouge (fig. 81).

Du ventricule du cœur à sang noir part l'*artère pulmonaire*, qui s'épuise dans le poumon en ce superbe réseau capillaire de l'hématose que nous avons vu s'épanouir dans la paroi des vésicules pulmonaires et d'où le sang revient par les *veines pulmonaires* se jeter dans l'oreille du cœur à sang rouge. Ainsi se trouve constitué un premier circuit qu'on appelle la *petite circulation* ou *circulation pulmonaire*, à l'intérieur duquel le sang est noir dans la partie artérielle, rouge dans la partie veineuse.

Du ventricule du cœur à sang rouge part l'*aorte*, qui va distribuer le sang dans toutes les parties du corps et dans le poumon lui-même, de manière à constituer le réseau capillaire général ou de la nutrition, à la traversée duquel le sang, abandonnant son oxygène et recevant en échange de l'acide carbonique, passe de la nuance vermeille à la couleur foncée. Ce liquide revient ensuite, par des veines, dans l'oreillette du cœur à sang noir. Ainsi se trouve constitué un deuxième circuit, à l'intérieur duquel le sang est rouge dans les artères, noir dans les veines : c'est la *grande circulation* ou *circulation générale*.

On remarquera que, nulle part, les deux sangs, rouge et noir, ne sont en communication, si ce n'est à travers les réseaux capillaires où ils se convertissent l'un en l'autre. La figure 81 marque nettement, par deux nuances, claire ou ombrée, les domaines respectifs de ces deux sangs : au noir appartient l'un des deux cœurs avec la partie centrifuge de la petite circulation et la partie centripète de la grande circulation ; — au rouge appartient l'autre cœur, avec la partie centrifuge de la grande circulation et la partie centripète de la petite circulation.

Une pareille circulation, caractéristique des Mammifères et des Oiseaux, est connue en anatomie comparée sous le nom de *circulation double et complète*.

Quant aux *vaisseaux lymphatiques* ou *vaisseaux absorbants*, ils ne forment pas de circuit, mais un système de conduits à direction convergente prenant naissance à la périphérie, par des radicules capillaires, dans l'intimité de la plupart des tissus et organes, et venant déboucher par deux troncs collecteurs dans l'appareil circulatoire sanguin, sur la partie centripète de la grande circulation, non loin du cœur. Ce sont en quelque sorte des canaux de drainage destinés à recueillir le plasma extravasé des capillaires sanguins et à le ramener dans le torrent circulatoire.

En résumé, nous avons à faire connaître, dans l'appareil de la circulation : 1° le *cœur*; 2° les *artères* ; 3° les *veines*; 4° les *lymphatiques*. L'étude des *capillaires*, innombrables petits vaisseaux, plus fins encore que des cheveux, microscopiques, établissant continuité entre les dernières ramifications des artères et les premières divisions veineuses, relève de l'histologie.

En angéiologie, il est de règle de ne suivre les vaisseaux que jusqu'à leur point d'entrée dans les organes, ou à partir de leurs points de sortie. C'est à propos de la structure de ceux-ci qu'on fait connaître la terminaison des artères ou le mode d'origine des veines et des lymphatiques.

PREMIÈRE SECTION

CŒUR

L'histoire du cœur comprendra : 1° une vue générale du viscère ; 2° l'étude de sa conformation extérieure ; 3° celle de sa conformation intérieure ; 4° l'indication de sa structure ; 5° la description du péricarde, cavité séreuse qui le contient ; 6° enfin, un aperçu de son rôle physiologique.

1. — Cœur dans son ensemble.

Idée générale. — Nous avons dit plus haut qu'une cloison intérieure, connue sous le nom de *septum cardiaque*, divise le cœur en cœur à sang noir et cœur à sang rouge.

Chez l'Homme, ces deux parties, placées l'une à côté de l'autre, ont reçu les noms de *cœur droit* (ou veineux) et *cœur gauche* (ou artériel). Chez les Quadrupèdes, le cœur semble avoir éprouvé un mouvement de rotation sur son axe, qui a porté en avant le cœur droit et en arrière le cœur gauche ; en sorte que les appellations « antérieur et postérieur » seraient ici bien mieux justifiées que celles de droit et gauche. Il est, en effet, remarquable que le viscère qui nous occupe est toujours aplati dans le même sens que la poitrine, c'est-à-dire d'avant en arrière chez l'Homme, d'un côté à l'autre chez les animaux.

Il faut ajouter toutefois que si, dans notre espèce, les deux cœurs sont surtout droit et gauche, ils sont aussi un peu antérieur et postérieur ; réciproquement, si, dans les animaux, les deux cœurs sont surtout placés l'un en avant de l'autre, ils le sont aussi un peu l'un à côté de l'autre ; en sorte que les appellations de cœur droit et cœur gauche appliquées à l'Homme ne sont pas plus rigoureuses que celles de cœur antérieur et cœur postérieur appliquées aux animaux.

Situation (fig. 16 et 83). — Le cœur, renfermé dans un sac fibro-séreux qu'on désigne sous le nom de *péricarde*, est placé dans la poitrine, entre les deux lames du médiastin, en regard des troisième, quatrième, cinquième et sixième côtes, en avant du diaphragme, qui le sépare des viscères abdominaux, au-dessus du sternum, qui semble le supporter, au-dessous de la colonne vertébrale, à laquelle il est suspendu au moyen des gros vaisseaux.

Forme et direction. — Le cœur présente la forme d'un conoïde renversé, légèrement déprimé d'un côté à l'autre, dont l'axe, obliquement dirigé de haut en bas et d'avant en arrière, se dévie légèrement à droite, à son extrémité supérieure, à gauche, à l'inférieure.

Volume. — Sur un Cheval de taille moyenne, le grand axe du cœur a environ 26 centimètres ; le diamètre antéro-postérieur, mesuré près de la base, 19 centimètres ; le diamètre latéral, 13 à 14 centimètres seulement.

Poids. — Le poids du cœur varie avec la taille des animaux, et partant dans des proportions considérables ; il est d'autre part très sujet à l'hypertrophie pathologique. En moyenne, il est de 3 kilogrammes environ.

Capacité. — Il est fort difficile, pour ne pas dire impossible, d'obtenir une mesure exacte des cavités du cœur, car ces cavités sont tantôt dans un état de relâchement, tantôt dans un état de rétraction, qui faussent les résultats de la mensuration. Le raisonnement conduit à penser que les deux cœurs ont exacte-

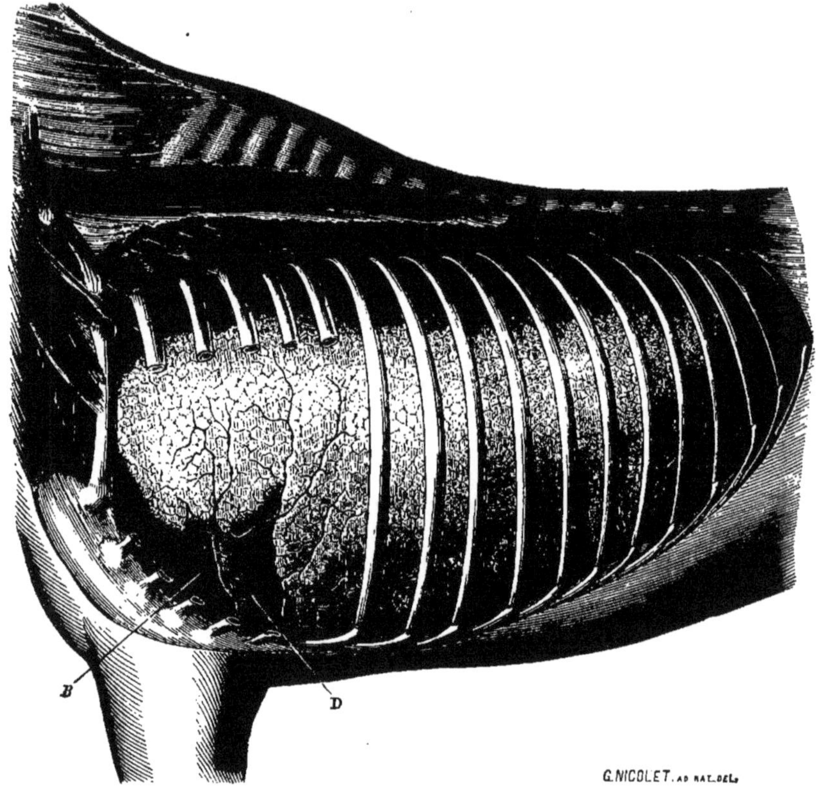

Fig. 83. — Cœur et poumon du Cheval, en place (d'après G. Colin) *.

ment la même capacité, puisqu'ils se renvoient le sang de l'un à l'autre ; et cette capacité serait de 6 à 7 décilitres en moyenne ; l'oreillette serait un peu plus petite que le ventricule correspondant. Mais plusieurs observateurs, s'appuyant sur des mesures prises dans les meilleures conditions possibles, affirment que la capacité du cœur droit est supérieure à celle du cœur gauche. Cette inégalité, si elle existe réellement, peut s'expliquer par ce fait que le cœur droit est plus sujet à s'engorger que le gauche, vu que le poumon, unique organe où il lance le sang, est exposé à de très grandes irrégularités de circulation.

* Le poumon est dilaté comme au moment de l'inspiration. On voit l'échancrure qui laisse la partie inférieure de la face gauche du cœur en contact avec la paroi costale. — B, ventricule droit ; D, ventricule gauche.

2. Conformation extérieure (fig. 84 et 85).

Préparation. — Enlever le cœur en conservant une certaine longueur des vaisseaux artériels et veineux ; remplir ses cavités avec des étoupes et débarrasser les sillons du tissu adipeux qui s'y trouve déposé.

Le conoïde représenté par le cœur est divisé par un sillon horizontal en deux parties inégales : l'une supérieure, comprenant les *oreillettes* ou *masse auriculaire* ; l'autre inférieure, principale, formée par les *ventricules* ou *masse ventriculaire*.

A. Masse ventriculaire. — C'est elle qui détermine la forme conoïde du cœur,

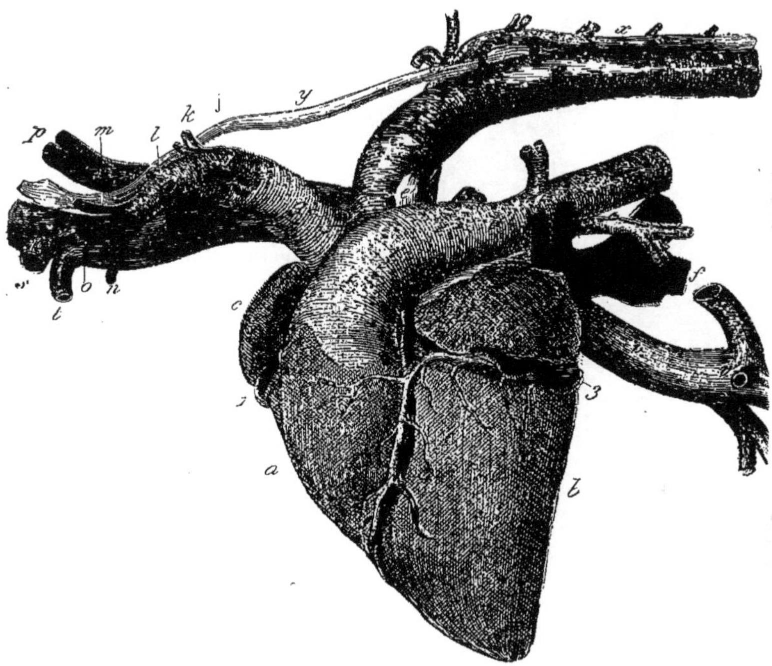

Fig. 84. — Le cœur du Cheval et les principaux vaisseaux (face gauche) *.

dont elle constitue la plus grande partie. Grâce au léger aplatissement qui déprime l'organe dans le sens latéral, on peut y considérer une *face droite*, une *face gauche*, un *bord antérieur*, un *bord postérieur*, un *sommet*, une *base*.

La *face droite* (fig. 85), lisse et arrondie, est parcourue par un sillon vasculaire, parallèle à l'axe du cœur, qui partage cette face en deux sections : l'une antÉ-

* *a*, ventricule droit ; *b*, ventricule gauche ; *c*, oreillette droite ; *d*, oreillette gauche ; *e*, artère pulmonaire ; *e'*, canal artériel oblitéré ; *f*, veines pulmonaires ; *g*, aorte antérieure ; *h*, tronc brachial gauche ; *i*, tronc brachio-céphalique ; *j*, origine de l'artère dorsale ; *k*, origine de la cervicale supérieure ; *l*, origine de la vertébrale ; *m*, origine de la cervicale inférieure ; *n*, origine de la thoracique interne ; *o*, origine de la thoracique externe ; *p*, artères carotides ; *q*, aorte postérieure ; *r*, veine cave antérieure ; *s*, veine axillaire ; *t*, veine thoracique interne ; *u*, veine dorso-cervicale ; *v*, veine cave postérieure ; *v'*, embouchure des veines sus-hépatiques et diaphragmatiques ; *x*, veines azygos ; *y*, canal thoracique ; *z*, embouchure de ce vaisseau, placée vers l'origine de la veine cave antérieure ; 1, artère cardiaque droite ; 2, artère cardiaque gauche ; 3, branche auriculo-ventriculaire de cette dernière ; 4, sa branche ventriculaire ; 5, veine cardiaque ou coronaire.

rieure, appartenant au ventricule droit ; l'autre postérieure, moins étendue, faisant partie du ventricule gauche.

La *face gauche* (fig. 84), disposée de la même manière, offre également, sur la limite des deux ventricules, un sillon, dont la direction croise légèrement d'arrière en avant et de haut en bas le grand diamètre du cœur, et qui est beaucoup plus rapproché du bord antérieur que du postérieur.

Ces deux faces répondent, par l'intermédiaire du péricarde, aux plèvres et aux lobes pulmonaires qui les séparent du thorax, excepté vers la partie moyenne et le sommet de l'organe, où elles se mettent directement en rapport avec les parois thoraciques à travers l'échancrure pratiquée au bord inférieur des poumons, échancrure qu'on sait être plus prononcée à gauche qu'à droite (fig. 83).

Les *bords* sont épais, lisses et arrondis. L'*antérieur*, formé par le ventricule droit et toujours un peu flasque, est fortement oblique de haut en bas et d'avant en arrière ; il s'incline donc sur le sternum, plus ou moins suivant les sujets.

Le *bord postérieur*, beaucoup moins long que l'antérieur et ferme au toucher, affecte une direction à peu près verticale. Supérieurement, il est séparé du diaphragme par le poumon ; mais en bas, il est tout à fait rapproché de cette cloison musculeuse.

Le *sommet*, ou pointe du cône ventriculaire, est mousse, légèrement arrondi, contourné à gauche, et formé en entier par le ventricule du cœur à sang rouge.

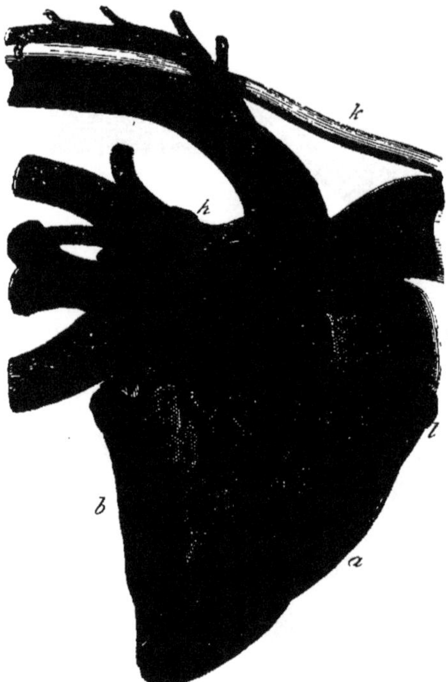

Fig. 83. — Le cœur du Cheval et les principaux vaisseaux (face droite) *.

La *base* répond, à droite, en avant et en arrière, à la masse auriculaire ; elle laisse échapper, à gauche et un peu en avant, les deux troncs artériels aortique et pulmonaire.

B. **Masse auriculaire.** — Allongée d'avant en arrière, disposée en croissant au-dessus du côté droit de la base des ventricules, étranglée dans sa partie moyenne sur la limite des deux oreillettes, la masse auriculaire présente à étudier : *trois faces, deux extrémités* et *une base*.

La *face supérieure* est divisée par un étranglement moyen en deux sections convexes qui répondent chacune à une oreillette. La section antérieure ou droite offre l'insertion des veines cave antérieure et azygos ; la postérieure ou gauche, celle des veines pulmonaires. La trachée, les bronches et l'artère pulmonaire passent au-dessus de cette face (fig. 16).

La *face droite*, la plus étendue dans le sens antéro-postérieur, se confond avec la précédente et se divise comme elle en deux parties ; la droite ou anté-rieure reçoit en arrière et en bas l'insertion des veines cave postérieure, coro-naire et bronchique (fig. 85).

La *face gauche*, c'est-à-dire concentrique, concave d'avant en arrière, embrasse les troncs artériels qui s'échappent de la base des ventricules.

Les *extrémités*, l'une *antérieure*, l'autre *postérieure*, constituent deux appen-dices détachés, nommés *auricules*, qui se recourbent l'un vers l'autre en s'apla-tissant de dessus en dessous. Le bord convexe de ces appendices est crénelé comme la crète d'un coq, plus ou moins suivant les sujets. Leur partie culmi-nante s'avance jusqu'auprès de l'artère pulmonaire, en couvrant les artères cardiaques à leur origine (fig. 84).

La *base* de la masse auriculaire, opposée à la base des ventricules, s'en trouve séparée sur la périphérie par le sillon horizontal du cœur, dit auriculo-ventri-culaire.

3. Conformation intérieure (fig. 86 à 89).

Préparation. — Il suffit de pratiquer une incision longitudinale en avant et en arrière de l'organe, pour pénétrer dans ses deux loges. Arrivé à une petite distance du sillon auriculo-ventriculaire, on continuera chacune de ces incisions dans le sens transversal, afin de faire un lambeau qu'on pourra rabattre pour mieux voir les orifices de la base des ventricules. S'il s'agit d'étudier spécialement les valvules, on se trouvera bien d'injecter au suif les cavités du cœur et les deux troncs artériels, après quoi on pratiquera des fenêtres aux ventricules et à la paroi des artères pour enlever avec soin avec la pointe d'un scalpel le suif solidifié à l'entour des valvules, de manière à dégager celles-ci et à les voir parfaitement en place.

Si le cœur, envisagé à l'extérieur, représente un organe unique, il n'en est plus de même quand on le considère à l'intérieur. La cloison verticale qui le divise en deux poches biloculaires en fait réellement deux cœurs, l'un pour le sang noir, l'autre pour le sang rouge ; nous étudierons successivement ces deux cavités en commençant toutefois par le septum qui les sépare.

A. **Septum cardiaque**. — La partie supérieure de ce septum, placée entre les deux oreillettes, prend le nom de *cloison interauriculaire*. La partie inférieure constitue la *cloison interventriculaire*. — La première, mince et peu étendue, est traversée chez le fœtus par le *trou de Botal*. — La seconde, épaisse de plu-sieurs centimètres dans son centre, s'amincit un peu sur les bords ; elle est con-vexe du côté du ventricule droit, concave sur la face opposée.

B. **Cœur à sang noir**. — Les deux loges superposées qui composent cette poche sont situées en avant et à droite : aussi les appelle-t-on indifféremment *cavités antérieures* ou *droites* du cœur ; mais elles sont plus connues sous ce dernier nom, quoique le premier leur convienne beaucoup mieux en anatomie vétérinaire.

VENTRICULE DROIT. — Le ventricule droit représente un cône creux, dont la coupe horizontale ressemble à un croissant, le plan postérieur de ce ventricule étant comme refoulé dans la cavité par le ventricule gauche.

Cette cavité offre *deux parois, un sommet, une base*.

La *paroi antérieure* est concave ; son épaisseur, plus considérable en haut qu'en bas, équivaut à 15 millimètres en moyenne. — La *paroi postérieure* est convexe, formée par la cloison interventriculaire.

Toutes deux sont hérissées de colonnes charnues que nous commencerons
par examiner d'une manière générale, parce qu'on les retrouve dans les quatre
loges du cœur. Ces colonnes charnues sont de trois ordres; — les unes, appelées
piliers du cœur ou *muscles papillaires* sont épaisses et courtes, fixées par leur
base aux parois des ventricules, libres à leur sommet qui est plus ou moins
divisé et comme digité pour recevoir l'insertion des cordages tendineux des
valvules auriculo-ventriculaires; — celles de la deuxième espèce, libres dans
leur partie moyenne, s'attachent par leurs deux extrémités aux parois du cœur;

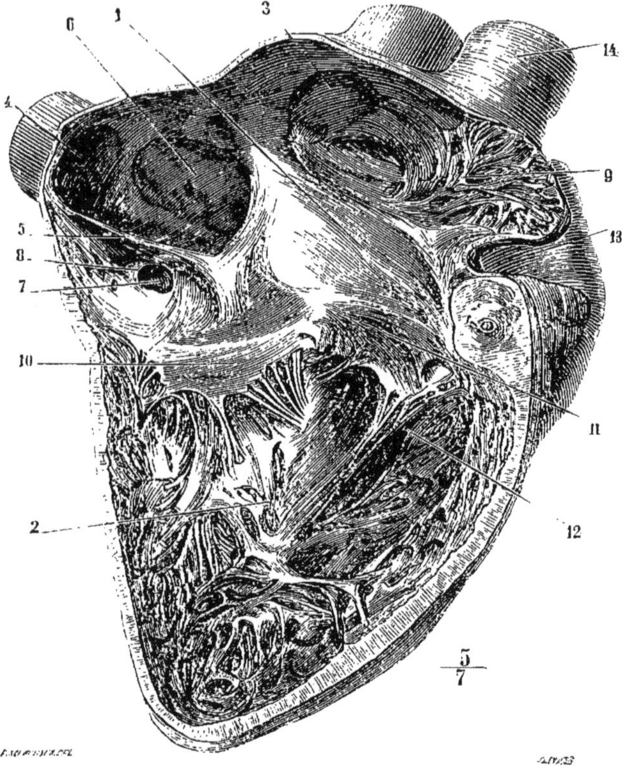

Fig. 86. — Surface interne de l'oreillette et du ventricule droits du cœur de l'Homme *.

— les troisièmes adhèrent dans toute leur longueur au tissu cardiaque, sur
lequel elles sont comme sculptées en relief.

Dans le ventricule droit, on trouve deux colonnes de la première espèce,
c'est-à-dire deux piliers, rarement trois : l'une sur la paroi antérieure, l'autre
sur la postérieure. — Les colonnes du deuxième ordre sont au nombre de deux
ou trois principales, étendues d'une paroi à l'autre, ou attachées sur deux

points différents de la même paroi. Il en existe un nombre assez considérable de petites, entremêlées aux colonnes de la troisième espèce. — Celles-ci, abondantes surtout dans les angles de réunion des deux faces, s'entre-croisent de mille manières et forment des aréoles en réseau, d'une disposition plus ou moins compliquée.

Sommet. — Le *sommet* du ventricule droit ne descend pas jusqu'à la pointe du cœur; il en est distant de 4 centimètres environ.

Base. — La base est percée de deux grandes ouvertures : l'*orifice auriculo-ventriculaire* et l'*orifice pulmonaire*.

Orifice auriculo-ventriculaire (fig. 87, VD). — Situé au niveau de l'étranglement qui partage le cœur droit en deux compartiments superposés, cet orifice, très largement béant et presque régulièrement circulaire, fait communiquer ces deux compartiments, c'est-à-dire l'oreillette et le ventricule. Il est pourvu d'un repli valvuleux, chargé de le boucher exactement quand le ventricule se contracte pour chasser le sang dans le poumon, et appelé *valvule tricuspide* (de *tres*, trois, et *cuspis*, pointe) ou *triglochine* (de τρί, trois, et γλώχιν, pointe), à cause de sa forme. Cette valvule offre en effet : 1° un bord supérieur, attaché sur tout le pourtour de l'orifice auriculo-ventriculaire; 2° un bord inférieur, libre, découpé en trois festons par trois profondes échancrures et fixé aux parois ventriculaires, sur le sommet des piliers principalement, au moyen de cordages tendineux qui se ramifient en arrivant

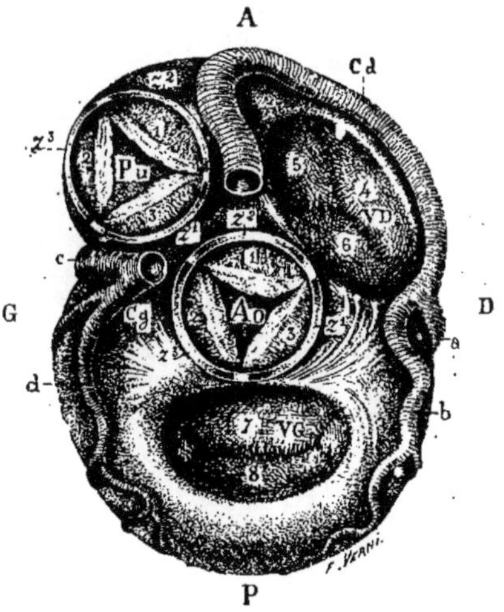

Fig. 87. — Orifices de la base des ventricules du cœur du Cheval. (Les oreillettes ont été excisées suivant le sillon auriculo-ventriculaire.) *

à la valvule : l'un de ces festons, placé sur la limite de l'orifice aurico-ventriculaire et de l'orifice pulmonaire, constitue une espèce de cloison verticale qui partage la cavité ventriculaire, vers sa base, en deux compartiments, l'un droit ou auriculaire, l'autre gauche ou artériel; les autres festons sont appliqués sur les parois antérieure et postérieure du ventricule; — 3° une face externe, recevant l'insertion d'un grand nombre de cordes tendineuses; — 4° une face interne, parfaitement unie, qui devient supérieure quand la valvule se relève pour boucher l'orifice, et qui constitue alors le plancher de la cavité auriculaire.

Orifice pulmonaire (fig. 87, Pu). — Cet orifice représente l'embouchure de l'artère pulmonaire. Situé à gauche du précédent, sur un plan un peu plus élevé, il occupe le sommet d'une sorte d'infundibulum que forme en haut le compartiment gauche du ventricule. Il est plus petit que l'orifice auriculo-ventriculaire, dont il est séparé par une sorte d'éperon musculeux sur lequel s'attache la pointe gauche de la valvule tricuspide. Sa forme est celle d'un triangle équilatéral curviligne, inscrit dans un cercle en laissant trois espaces déprimés en culs-de-sac, connus sous le nom de *sinus de Valsalva* (fig. 87, 1, 2 et 3).

L'orifice pulmonaire est garni de *trois valvules*, dites *sigmoïdes* ou *semilunaires*, suspendues à l'entrée de l'artère pulmonaire, d'après une remarque fort ingénieuse de Winslow, comme trois nids de pigeon réunis en triangle. Ces valvules, remarquables par leur grande minceur, qui ne nuit en rien à leur solidité, présentent : un bord externe, convexe, attaché sur le pourtour de l'orifice et sur les parois de l'artère pulmonaire ; un bord libre, droit quand on le tend, concave quand il est abandonné à lui-même, pourvu quelquefois dans son milieu d'un petit noyau fort dur, le *nodule d'Arantius ;* une face supérieure, concave ; une face inférieure, convexe. Les valvules sigmoïdes se relèvent et s'appliquent sur les parois du vaisseau dont elles garnissent l'entrée, quand le ventricule entre en contraction pour envoyer le sang veineux dans le poumon. Lorsque cette contraction cesse, elles s'abaissent et s'adossent les unes contre les autres par la partie de leur face inférieure qui avoisine leur bord libre,

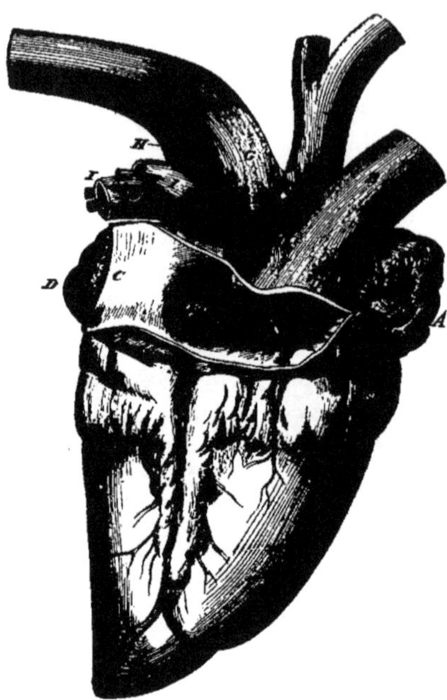

Fig. 88. — Cœur d'un fœtus de Vache, face droite. La veine cave postérieure a été ouverte pour montrer le trou de Botal (d'après Colin) *.

de manière à s'opposer au reflux du sang dans la cavité ventriculaire [1].

OREILLETTE DROITE. — La cavité de l'oreillette droite représente une sorte de couvercle, fortement concave, qui surmonte l'orifice auriculo-ventriculaire et se prolonge antérieurement par un cul-de-sac recourbé. Elle offre à étudier : ce *cul-de-sac antérieur,* une *paroi postérieure,* une *paroi externe,* une *paroi interne,* une *paroi supérieure* ou *plafond,* et enfin l'*orifice auriculo-ventriculaire* qui occupe en entier le *plancher* de la cavité. Cet orifice ayant déjà été décrit, nous n'avons point à nous en occuper ici.

1. On a répété à satiété que l'occlusion des orifices artériels résulte de la juxtaposition du *bord libre* des valvules sigmoïdes ; on a même fait jouer dans cette occlusion un rôle au petit nodule que présente parfois ce bord vers son milieu, ce nodule étant considéré comme chargé de boucher l'espace triangulaire central que les trois valvules abaissées étaient censées intercepter entre leurs points de tangence. Or, en pénétrant avec le doigt dans l'artère pulmonaire, chez l'animal vivant, pour explorer le jeu de ces replis membraneux, on reconnaît aisément qu'ils se mettent en contact par une grande partie de leur face convexe et non pas seulement par leur bord libre. Cette disposition est telle qu'on réussit difficilement à produire une insuffisance en maintenant avec le doigt l'une des valvules relevée contre les parois du vaisseau ; les autres viennent chercher le doigt et s'appliquent autour de lui en fermant exactement l'orifice.

* A, oreillette droite ; B, veine cave antérieure ; C, paroi de la veine cave postérieure ouverte ; D, oreillette gauche ; E, trou de Botal ; F, sa valvule ; G, aorte après la bifurcation qui donne naissance à l'aorte antérieure ; H, canal artériel ; I, I, les deux branches de l'artère pulmonaire.

Le *cul-de-sac antérieur* est creusé dans l'auricule; il est divisé, par un grand nombre de colonnes charnues de la deuxième et de la troisième espèce, en aréoles profondes d'une disposition compliquée.

La *paroi postérieure* répond à la cloison interauriculaire; elle est lisse et offre ordinairement un cul-de-sac oblique plus ou moins profond, situé juste en regard de l'embouchure de la veine cave postérieure : c'est la trace du *trou de Botal* qui, chez le fœtus, fait communiquer les deux oreillettes (fig. 88, E). Ce cul-de-sac, bordé par l'*anneau de Vieussens* et appelé *fosse ovale*, n'est séparé de la cavité auriculaire gauche que par une mince membrane, vestige de la valvule qui circonscrit chez le fœtus l'ouverture interauriculaire [1].

La *paroi externe* est aréolaire et percée tout à fait en arrière et en bas de deux orifices : l'un, le plus vaste, est l'embouchure de la veine cave postérieure; l'autre, celle de la grande veine coronaire. Tous deux sont privés de valvules; mais, à une petite distance, on en trouve une dans la veine coronaire, connue sous le nom de *valvule de Thébésius*. Le tronc des veines bronchiques s'ouvre quelquefois isolément, à côté de la veine coronaire, au lieu de faire embouchure commune.

La *paroi interne* est lisse.

La *paroi supérieure* ou *plafond* de l'oreillette offre l'embouchure de la veine cave antérieure et celle de la veine azygos, celle-ci seule pourvue de valvules, qui ne sont même point constantes. Sur cette paroi encore se remarquent, en avant, des aréoles séparées par des colonnes charnues.

L'épaisseur des parois de l'oreillette droite est rendue fort irrégulière par les reliefs sculptés sur la face interne de cette cavité. Dans quelques points, cette épaisseur atteint un centimètre; dans d'autres, par exemple au niveau des petits culs-de-sac formés par le fond des aréoles, elle est tellement réduite, quelquefois, que la paroi auriculaire semble exclusivement constituée par l'adossement des deux séreuses externe et interne.

C. **Cœur à sang rouge.** — Il est encore appelé *cœur postérieur* et, plus souvent, *cœur gauche*. Sa disposition générale rappelle assez exactement celle du cœur à sang noir.

Ventricule gauche. — C'est une cavité cylindro-conique, dont la coupe transversale donne la figure d'un cercle irrégulier. — Ses *parois* atteignent 3 à 4 centimètres d'épaisseur, excepté vers la pointe du cœur, où elles offrent une minceur extrême ; elles sont moins réticulées que celles du ventricule droit; on y remarque toutefois des colonnes charnues des trois ordres, notamment deux énormes piliers latéraux, pour l'attache des tendons de la valvule auriculo-ventriculaire. — Le *sommet* de la cavité forme un cul-de-sac aréolaire qui occupe la pointe du cœur. La *base* est percée d'un orifice auriculo-ventriculaire et d'un orifice artériel dit aortique.

L'*orifice auriculo-ventriculaire* (fig. 87, VG), exactement semblable à celui du ventricule droit, mais plus petit, est garni d'une membrane circulaire appelée *valvule bicuspide*, parce qu'elle est découpée en deux festons principaux, l'un antérieur, l'autre postérieur; ou encore *valvule mitrale*, parce que ces festons

<hr>

1. Zangger et Zundel ont observé des cas de persistance du trou de Botal sur des Poulains et même des Chevaux. Goubaux a relevé quinze cas de ce genre, dont treize sur des sujets de l'espèce bovine âgés de quatre mois à vingt ans, un sur le Mouton et le dernier sur le Chien. Le même anatomiste a rencontré une communication anormale entre les deux ventricules sur un Cheval adulte. J. Chatin a étudié une anomalie semblable chez une jeune Hémione.

simulent dans leur ensemble les deux valves d'une mitre d'évêque. Le feston antérieur, le plus grand, est attaché sur la limite des deux orifices, de manière à isoler de la cavité du ventricule un diverticulum aortique qui répond de tous points à l'infundibulum pulmonaire. Le feston postérieur s'applique sur la paroi du ventricule. Entre les deux existent d'habitude deux festons secondaires qui portent le nombre total à quatre; souvent il n'existe qu'un seul repli accessoire, situé du côté droit et passablement développé : la valvule est alors tricuspide

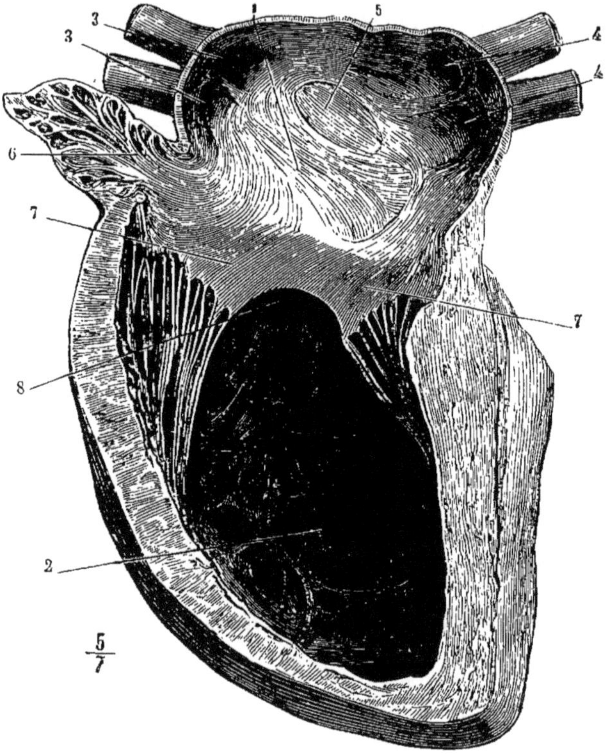

Fig. 89. — Surface interne de l'oreillette et du ventricule gauches du cœur de l'Homme *.

comme celle du cœur à sang noir; quelquefois on trouve du côté gauche deux de ces replis rudimentaires, c'est-à-dire cinq festons en tout.

L'*orifice aortique* (fig. 87, A*a*), ainsi nommé parce qu'il constitue l'origine de l'artère aorte, se trouve immédiatement en avant de l'ouverture auriculo-ventriculaire, dont il n'est séparé que par un fort mince éperon musculeux, sur lequel s'attache le bord adhérent du feston antérieur de la valvule mitrale. Il ne diffère en rien de l'orifice pulmonaire et se trouve pourvu, comme lui, de *trois valvules sigmoïdes.*

* 1, oreillette gauche; 2, ventricule gauche; 3, 3, 4, 4, ouvertures des veines pulmonaires; 5, empreinte de la fosse ovale dans l'oreillette gauche (elle était mieux marquée sur le sujet qui a servi à la préparation qu'elle ne l'est d'habitude); 6, auricule gauche; 7, 7, valvule mitrale; 8, le ventricule se continue en dessous de la valvule mitrale pour aboutir à l'orifice aortique (Beaunis et Bouchard).

Oreillette gauche. — Elle forme, comme l'oreillette droite, une sorte de couvercle au-dessus de l'orifice auriculo-ventriculaire. Lisse en arrière, en avant, en dedans et en dehors, la cavité de cette oreillette présente un cul-de-sac réticulé qui occupe l'auricule, et une paroi supérieure, également aréolaire, percée de quatre à huit orifices, embouchures des veines pulmonaires ; ces orifices ne sont point garnis de valvules ; ils sont disposés en deux groupes, un pour chaque poumon.

4. Structure.

Préparation. — Avant de procéder à la dissection des fibres charnues du cœur, il est indispensable de tenir ce viscère dans l'eau bouillante pendant une demi-heure ou trois quarts d'heure. En le sortant de l'eau bouillante, il faut immédiatement le plonger dans l'eau froide pour éviter la dessiccation de la séreuse qui le recouvre. Ce feuillet doit être enlevé rapidement, puis on débarrasse les sillons des vaisseaux et du tissu adipeux qui les remplissent ; alors les fibres musculaires superficielles deviennent très apparentes. On arrive au même résultat en plongeant le cœur dans du vinaigre ou dans de l'acide azotique étendu. Pour isoler les ventricules l'un de l'autre et des fibres unitives, on peut suivre le procédé ci-dessous : après avoir enlevé la masse auriculaire et disséqué les anneaux fibreux, on incise les fibres unitives, autour de ces anneaux, avec la pointe du scalpel, en ayant soin de limiter l'instrument afin qu'il n'entame pas les fibres propres ; puis, à l'aide de l'ongle ou du manche du scalpel, on suit la limite plus ou moins artificielle de ces deux séries de plans charnus en décrivant une spire ; les vaisseaux qui traversent les parois du cœur sont autant de petits obstacles qu'il faut détruire avec l'instrument tranchant. On opère de la même façon dans l'épaisseur de la cloison interventriculaire pour séparer les deux sacs formés par les fibres propres.

Le cœur comprend dans sa structure du tissu musculaire, dit *myocarde*, compris entre deux séreuses : d'une part l'*endocarde* qui revêt les cavités intérieures de l'organe, d'autre part l'*épicarde* ou feuillet viscéral du péricarde.

1° **Myocarde.** — Le muscle du cœur offre à considérer : 1° la *charpente fibreuse* sur laquelle il prend appui comme sur un véritable squelette ; 2° le *tissu musculaire* proprement dit ; 3° enfin les *vaisseaux* et les *nerfs*.

A. Anneaux fibreux ou Cercles tendineux de Lower (fig. 90). — Encore appelés *zones fibreuses* du cœur, ces anneaux sont au nombre de quatre, un pour chacun des orifices percés à la base de la masse ventriculaire. Ils représentent pour les fibres musculaires du cœur les leviers osseux sur lesquels naissent et se terminent les fibres des muscles de l'appareil locomoteur.

Les *deux zones artérielles* se trouvent à l'origine même des artères pulmonaire et aorte, où l'on sent très bien au toucher un tissu scléreux, rigide, qui fait contraste avec la paroi élastique de ces vaisseaux et s'en distingue en outre par sa couleur blanchâtre. Elles constituent deux anneaux complets, non pas disposés circulairement au pourtour des orifices pulmonaire et aortique, mais divisés en trois festons réguliers à concavité supérieure et interne, qui correspondent aux valvules sigmoïdes. Ces zones se continuent supérieurement avec les parois des artères. Leur contour interne et inférieur envoie trois minces prolongements dans la duplicature séreuse qui constitue les valvules sigmoïdes.

Les *zones auriculo-ventriculaires* se voient très bien lorsqu'on a décapité les oreillettes (fig. 87) ; elles n'entourent point complètement les orifices qu'elles circonscrivent : ce sont des tendons aplatis, brillants, nacrés, adossés l'un contre l'autre au niveau de la cloison interventriculaire et contre l'anneau aortique, lesquels tendons se contournent à droite et à gauche autour des orifices auriculo-ventriculaires, mais sans se joindre tout à fait à leurs extrémités, qui se perdent par plusieurs fibrilles dans le tissu musculaire des ventricules. En haut, ces zones donnent attache aux fibres charnues des oreillettes ; en bas, aux faisceaux ventriculaires. Leur bord interne et inférieur se prolonge dans les valvules mitrale ou tricuspide et se continue, par l'intermédiaire de ces valvules, avec les cordages tendineux fixés au parois des ventricules. On voit même quelques-uns de ces cordages, les plus forts généralement, s'insérer directement sur les zones auriculo-ventriculaires, après s'être ramifiés sur la face externe de la valvule.

On rencontre souvent chez les Solipèdes, dans le point d'adossement de la

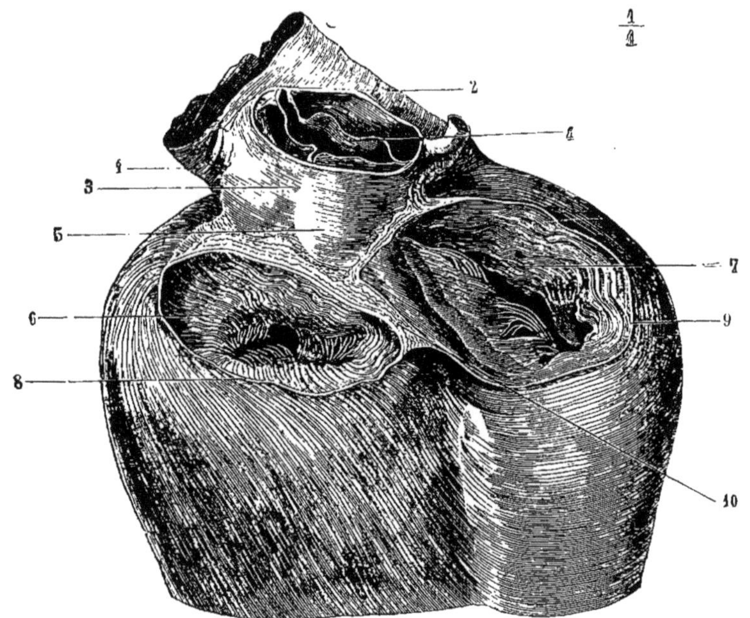

Fig. 90. — Zones fibreuses auriculo-ventriculaires (d'après Parchappe).

zone aortique avec les zones auriculo-ventriculaires, un noyau cartilagineux plus ou moins développé, susceptible de s'ossifier chez quelques rares individus : d'où résulte un *os du cœur*, semblable à ceux que nous aurons lieu de signaler chez le Bœuf.

B. Tissu musculaire. — Le tissu musculaire dont est composée la masse du cœur appartient au système de la vie organique, puisqu'il se contracte sans la participation de la volonté. Cependant il est formé de fibres rouges striées. Toutefois, ces fibres diffèrent de celles des muscles de l'appareil locomoteur par divers caractères : elles sont ramifiées et anastomosées en un réseau à mailles extrêmement étroites, et de plus composées de segments soudés bout à bout qu'on appelle *segments de Weissmann*, sortes de prismes simples ou

* 1, artère pulmonaire ; 2, bord supérieur de l'infundibulum ; 3, aorte, 4, valvules sigmoïdes ; 5, bosselures de l'aorte correspondant aux sinus de Valsalva ; 6, orifice auriculo-ventriculaire gauche ; 7, orifice auriculo-ventriculaire droit ; 8, anneau fibreux gauche ; 9, anneau fibreux droit ; 10, adossement des deux anneaux.

divisés dont les plans de soudure se profilent par des traits en escalier (traits scalariformes d'Eberth). Chaque segment de Weissmann comprend : 1° au centre, un ou deux noyaux avec nucléole ; 2° des cylindres contractiles, de longueur inégale, disposés autour du noyau; 3° du protoplasma enveloppant le noyau, unissant entre eux les cylindres contractiles et, finalement, s'étalant à la superficie en guise de sarcolemme.

Entre les fibres du myocarde, il existe très peu de tissu conjonctif; il n'y a pas trace des intersections fibreuses qu'on voit généralement dans les autres muscles; le périmysium est ici réduit à sa plus simple expression et l'on s'explique que les anciens anatomistes aient pu croire que le myocarde était tout muscle.

Le mode de groupement des fibres cardiaques est extrêmement difficile à démêler, soit en raison de leurs anastomoses, soit à cause de la rareté du tissu conjonctif; aussi cette texture a-t-elle été l'objet d'un grand nombre de recherches parmi lesquelles il convient de citer celles de Sténon, Winslow et Gerdy. Nous décrirons successivement, comme indépendantes les unes des autres, les fibres des ventricules et celles des oreillettes.

1° Fibres des ventricules. — D'après la remarque de Winslow, on peut comparer les ventricules, au point de vue de l'arrangement des fibres qui les constituent essentiellement, à *deux sacs musculeux inclus dans un troisième*, c'est-à-dire que chaque

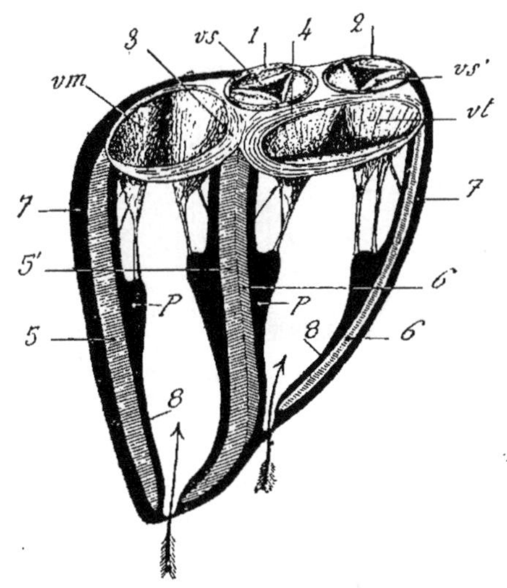

Fig. 91. — Schéma de la texture du myocarde au niveau des ventricules (face droite) [*].

ventricule est formé de *fibres musculaires propres*, recouvertes extérieurement et intérieurement par une couche de *fibres unitives* qui enveloppent en commun les deux ventricules (fig. 91).

Les unes et les autres ont pour caractères de partir des zones fibreuses susdécrites et de s'y terminer par l'autre extrémité après avoir effectué dans la paroi ventriculaire un trajet plus ou moins long.

a. *Fibres propres.* — Elles représentent dans leur ensemble, pour chaque cavité, un conoïde creux, percé à ses deux extrémités : à l'extrémité supérieure, par les orifices auriculo-ventriculaire et artériel; à l'extrémité inférieure, par une ouverture qui admet les fibres réfléchies de la couche commune. Toutes forment des anses attachées par leurs extrémités au pourtour des orifices supérieurs, sur les zones fibreuses, et enroulées plus ou moins obliquement autour de l'axe des ventricules. C'est de l'adossement du système gauche et du système droit que résulte la cloison interventriculaire. Ce plan d'adossement se distingue assez nettement sur les coupes transversales de ladite cloison, grâce à un alignement de vaisseaux contenus dans une fine travée conjonctive ; et il est remarquable que la partie de la cloison appartenant au ventricule gauche est au moins deux fois plus épaisse que celle dépendant du ventricule droit.

b. *Fibres unitives*. — Ces fibres sont disposées en une coque extérieure dans laquelle sont contenues les fibres propres. Elles partent des zones fibreuses de la base du cœur et descendent vers le sommet de l'organe : celles du côté droit, en s'inclinant en avant (fig. 93) ; les antérieures, en suivant la direction du grand axe des ventricules ; celles de la face gauche, en se dirigeant de haut en bas et d'avant en arrière ; les postérieures, en s'enroulant de gauche à droite autour du ventricule à sang rouge. Arrivées près de la pointe du cœur, elles se contournent de gauche à droite et d'avant en arrière, en formant une spire tourbillonnante (*vortex*) (fig. 92), puis se réfléchissent de bas en haut pour pénétrer dans les ventricules, par l'extrémité inférieure de ceux-ci, s'étaler dans chacun d'eux à la face interne du plan de fibres propres, et remonter jusqu'aux zones

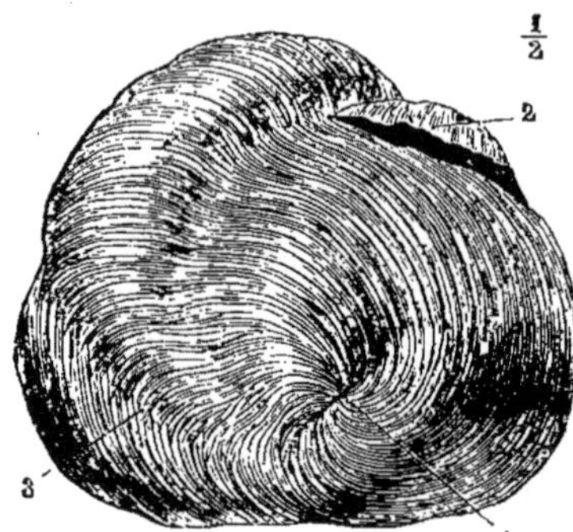

Fig. 92. — Tourbillon de la pointe du cœur (d'après Bourgery) *.

fibreuses de la base du cœur, sur lesquelles on les voit se terminer. Un certain nombre de ces fibres réfléchies se disposent en relief pour constituer les piliers charnus, et gagnent les zones auriculo-ventriculaires par l'intermédiaire des cordages tendineux des valvules (fig. 91).

Toutes les fibres n'attendent pas d'avoir gagné la pointe du cœur pour remonter vers les zones fibreuses. Un certain nombre se réfléchissent dans la couche qu'elles forment, à des hauteurs différentes. Gerdy les a comparées à des cornets emboîtés les uns dans les autres et aplatis dans le sens des parois des ventricules.

Telle est la disposition générale des fibres unitives des ventricules. Elles forment, on le voit, un plan superficiel et un plan profond ou réfléchi, entre lesquels sont compris les faisceaux propres à chaque poche ventriculaire. Dans leur ensemble elles figurent un huit de chiffre dont la boucle la plus petite est placée autour de la pointe du cœur. En ce point, les fibres musculaires se tassent et laissent au centre de la boucle du huit un très petit espace par où il est possible d'introduire un stylet dans le ventricule sans percer autre chose que les séreuses externe et interne de l'organe.

2° Fibres des oreillettes. — Les fibres des oreillettes sont ou communes aux deux cavités, ou propres à chacune d'elles (fig. 93).

Les *fibres unitives* constituent deux minces bandelettes, l'une droite, l'autre gauche, se portant d'une oreillette sur l'autre.

Les *fibres propres* se répartissent en nombreux faisceaux ; quelques-uns dis-

* 1, tourbillon et pertuis de la pointe du cœur ; 2, auricule ; 3, entre-croisement des fibres unitives antérieures et postérieures.

posés en anneaux autour de l'orifice auriculo-ventriculaire, d'autres en anses entre-croisées, les derniers en sphincters qui entourent les embouchures des veines.

Ces fibres sont arrangées d'une telle façon, qu'en se contractant elles resserrent les oreillettes par leur plan supérieur, leurs plans latéraux et leurs extrémités, et poussent le sang vers les orifices auriculo-ventriculaires.

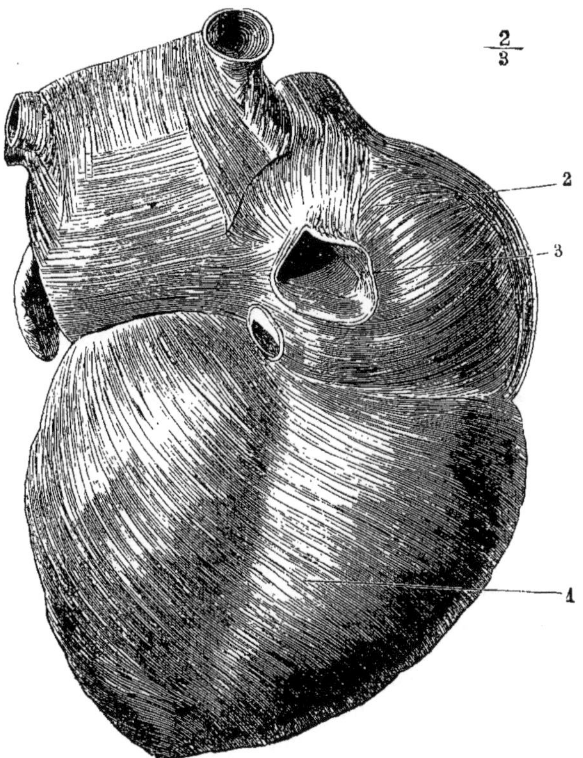

Fig. 93. — Fibres unitives de la face droite du cœur (d'après Bourgery)*.

C. VAISSEAUX ET NERFS. — *a*) Le sang est apporté au tissu musculaire du cœur par deux gros vaisseaux, les *artères coronaires* ou *cardiaques*, qui émanent du tronc aortique au niveau des valvules sigmoïdes, juste assez haut pour que celles-ci, en se relevant, ne ferment pas leur orifice. Elles se partagent ensuite chacune en deux branches principales : l'une qui rampe dans le sillon horizontal, l'autre dans le sillon vertical du cœur, de manière à figurer dans leur ensemble deux cercles qui entourent le cœur en se coupant à angle droit comme un équateur et un méridien.

b) Le sang est entraîné hors des parois du cœur par une seule *veine* importante qui se jette dans l'oreillette droite, immédiatement au-dessous de l'em-

* 1, fibres unitives des ventricules ; 2, oreillette droite ; 3, veine cave postérieure sous laquelle on voit l'embouchure de la grande veine cardiaque.

bouchure de la veine cave postérieure. Il existe aussi quelques veines accessoires, dites petites veines cardiaques, qui se jettent directement dans les cavités du cœur, principalement dans l'oreillette droite, par de petits orifices connus sous le nom de *foramina* ou *foraminula* (Voy. plus loin le chapitre des veines).

Le réseau capillaire sanguin ressemble à celui des muscles striés ordinaires, avec cette différence que les mailles en sont plus fines et les vaisseaux plus délicats, plus fragiles.

c) Les *lymphatiques* constituent deux réseaux sous-séreux : l'un profond, *sous-endocardique*; l'autre superficiel, *sous-épicardique*. Il n'y en a pas dans l'épaisseur même du myocarde, où la lymphe circule interstitiellement comme dans les pores d'une éponge. Les espaces qui ont été décrits sous le nom de *fentes de Henle*, entre les faisceaux charnus, ne sont que des mailles conjonctives. — Le réseau lymphatique sous-endocardique est surtout riche au niveau des ventricules; il lance des branches à l'intérieur des valvules et de leurs tendons, et débouche par quelques troncules dans le réseau superficiel. Celui-ci est également beaucoup plus serré sur les ventricules que sur les oreillettes; Sappey n'est arrivé à l'injecter à la surface de ces dernières que chez le Cheval et le Bœuf; il aboutit à quelques troncs qui suivent en sens inverse les artères coronaires pour arriver aux ganglions sous-trachéaux.

d) Les *nerfs* sont fournis par le plexus cardiaque, à la constitution duquel participent le pneumogastrique et le grand sympathique. Ils atteignent la base des ventricules en suivant les deux troncs aortique et pulmonaire et se distribuent ensuite avec les deux artères coronaires, donnant des rameaux superficiels, sous-épicardiques, et des rameaux profonds, à destination du myocarde et de l'endocarde. Formés en grande majorité par des fibres amyéliniques, ces nerfs présentent sur leur trajet un grand nombre de ganglions microscopiques disséminés, qui sont particulièrement abondants à la surface des oreillettes, autour des embouchures veineuses et sur la partie supérieure des ventricules, le long du sillon auriculo-ventriculaire. Chez la grenouille, on distingue trois amas principaux : le *ganglion de Ludwig*, dans la cloison interauriculaire, le *ganglion de Remak*, à l'embouchure de la veine cave postérieure, et enfin le *ganglion de Bidder*, au voisinage du sillon auriculo-ventriculaire, à la base de l'oreillette droite.

Les nerfs du cœur se poursuivent au delà des ganglions, à l'état de filaments cylindraxiles, extrêmement ténus et plexiformes, qui viennent se terminer soit au contact des fibres musculaires (terminaisons motrices), soit dans l'épaisseur de l'endocarde, de l'épicarde, ou dans le périmysium (terminaisons sensitives).

2° **Endocarde.** — L'endocarde ou tunique interne du cœur tapisse les quatre cavités de cet organe. Il y a donc un endocarde pour le cœur droit et un pour le cœur gauche, indépendants chez l'adulte, en continuité l'un avec l'autre chez e fœtus, par le trou de Botal. La plupart des anatomistes assimilent cette membrane à une séreuse; cette assimilation n'est soutenable qu'à la condition de la généraliser à la tunique interne de tout l'arbre vasculaire, c'est-à-dire à l'endartère et à l'endoveine.

Les deux endocardes s'étalent sur les parois auriculaires et ventriculaires en en suivant tous les accidents; ils recouvrent donc les colonnes charnues ou tendineuses attachées sur ces parois et se prolongent dans les veines et les artères pour constituer la tunique interne de ces vaisseaux. Au niveau des orifices auriculo-ventriculaires et artériels, ils forment des espèces de duplicatures qui constituent les valvules de ces orifices, duplicatures entre les deux lames desquelles on trouve : du tissu conjonctif mêlé de fibres élastiques dans les valvules auriculo-ventriculaires, une lame conjonctive doublée sur deux faces de fibres élastiques dans les valvules sigmoïdes. Il est digne de remarque que les fibres élastiques des valvules sont plus abondantes à gauche qu'à droite.

L'endocarde du cœur droit reflète une teinte rougeâtre, plus foncée dans le ventricule que dans l'oreillette. Cette teinte est légèrement jaunâtre dans le cœur gauche, surtout sur les parois auriculaires, ce qu'il faut attribuer à la plus grande épaisseur de la membrane et à sa richesse en éléments élastiques.

D'une manière générale, l'endocarde est composé : 1° d'un endothélium superficiel, formé de cellules polygonales, d'une extrême minceur ; 2° d'une couche profonde ou chorion qui fait corps avec le myocarde et ne peut s'en séparer. Ce chorion est constitué par une trame connective très fine et très serrée, traversée de réseaux de fines fibres élastiques et semée de cellules aplaties ainsi que de fibres musculaires lisses. Il n'y a de vaisseaux que dans la partie confinant au myocarde, laquelle figure une sorte de tissu conjonctif sous-endocardique.

Nous renvoyons aux ouvrages d'histologie pour l'étude des *réseaux de Purkinje* que l'on remarque sous l'endocarde de divers animaux.

3° **Épicarde.** — L'épicarde ou séreuse externe du cœur sera décrit ci-après comme le feuillet viscéral du péricarde ou enveloppe du cœur.

5. Péricarde (fig. 16, C).

Préparation. — Placer l'animal en deuxième position, et enlever les côtes sternales, en les séparant de leurs cartilages, puis en luxant les articulations costo-vertébrales. Cette préparation permet d'étudier la situation et la disposition générale du cœur et du péricarde. Pour examiner à l'aise ces deux parties, il faudra les extraire de la cavité thoracique en détachant par arrachement l'insertion sternale du péricarde et ouvrir celui-ci.

Le péricarde est un sac membraneux qui renferme le cœur, le fixe dans la cavité thoracique et lui constitue, à l'intérieur de la grande cavité pectorale, une cavité séreuse propre où il joue librement.

Il est formé d'un feuillet fibreux en dedans duquel se trouve étalée une membrane séreuse divisée en deux parties, l'une pariétale, l'autre viscérale.

A. Sac fibreux. — Le *sac fibreux* ou *péricarde fibreux* présente à peu près la forme générale du cœur. — Sa *surface interne* est tapissée par le feuillet pariétal de la membrane séreuse, qui lui adhère autant que le feuillet pariétal de la gaine vaginale du testicule adhère à la tunique fibreuse ; aussi beaucoup d'anatomistes étrangers restreignent-ils la signification du mot péricarde à ces deux feuillets confondus, formant le sac qui enveloppe le cœur ; tandis qu'ils rattachent à celui-ci, sous le nom d'*épicarde*, ce que les anatomistes français appellent le feuillet viscéral de la séreuse péricardique. — Sa *surface externe* répond aux deux lames du médiastin. — Son *sommet*, déprimé d'un côté à l'autre et allongé d'avant en arrière, s'attache solidement sur la face supérieure du sternum, depuis la quatrième côte jusqu'à l'origine du cartilage xiphoïde. — Par sa *base*, il se fixe sur les gros vaisseaux qui arrivent au cœur ou qui en sortent, en se continuant avec leur gaine celluleuse, et envoie quelques fibres jusque sur les muscles longs du cou. L'artère pulmonaire, jusqu'à sa bifurcation, se trouve contenue dans le péricarde, ainsi que l'aorte primitive.

B. Séreuse. — La *séreuse du péricarde* a été comparée fort heureusement par Bichat à un bonnet de coton dont la partie externe représenterait le feuillet pariétal, et la partie rentrée le feuillet viscéral de cette membrane. La *lame pariétale* adhère de la manière la plus intime à la face interne du feuillet fibreux; on la voit se réfléchir autour des artères pulmonaire et aorte, et sur les veines caves et pulmonaires pour former la partie viscérale. — La *lame viscérale* ou *épicarde* enveloppe en commun les deux troncs artériels, recouvre une petite partie des veines caves, de l'antérieure surtout, tapisse les veines pulmonaires, à leur insertion seulement, et descend ensuite sur les oreillettes et les ventricules. La face libre de cette lame se met en contact avec celle du feuillet pariétal. La face adhérente est appliquée sur le tissu du cœur ou des gros troncs vasculaires, excepté au niveau des sillons auriculo-ventriculaire et interventriculaire, où la membrane séreuse repose sur les vaisseaux coronaires et le tissu adipeux qu'on trouve constamment accumulé sur leur trajet.

Chez l'animal vivant, la cavité du péricarde n'est jamais remplie entièrement par le cœur, dont les mouvements sont ainsi rendus beaucoup plus libres. Toutefois comme elle ne contient point de gaz ni une sensible proportion de liquide, ses parois sont immédiatement appliquées sur la surface du viscère [1].

C. Vaisseaux et nerfs. — Le péricarde proprement dit reçoit le sang par les artères médiastines. Il est desservi pour la circulation de retour par de petites veines satellites. Les lymphatiques y sont surtout abondants dans sa couche séreuse. On y trouve aussi quelques filets nerveux provenant du sympathique, du phrénique et du pneumogastrique.

Quant à l'épicarde, nous avons déjà fait connaître sa vascularisation et son innervation à propos du myocarde, nous n'y reviendrons pas.

<h3 align="center">6. Action du cœur.</h3>

Le cœur a pour fonction d'entretenir le mouvement circulatoire du sang par les contractions rythmiques des deux poches dont il est creusé. La poche droite envoie au poumon le fluide sanguin, qui revient ensuite dans la poche gauche. Celle-ci lance ce même fluide dans toutes les parties du corps, d'où il est ramené au cœur droit. Ces contractions ont lieu simultanément dans les deux compartiments cardiaques de même nom.

En prenant le cœur au moment où il est en repos, c'est-à-dire dans l'intervalle de deux contractions, on s'assure que ses deux poches se remplissent rapidement

---

1. Chez les Chevaux en santé, l'humeur exhalée dans le péricarde est juste suffisante pour mouiller et lubrifier la surface libre de la membrane séreuse Mais, chez les bêtes usées et affaiblies par l'âge, les privations ou la maladie, il est rare de ne point voir cette humeur accumulée en plus ou moins grande quantité. Il est bien entendu que cette constatation, pour avoir quelque valeur, doit être faite *immédiatement* après la mort, car l'accumulation de liquide dans les cavités séreuses, par exhalation cadavérique, est un fait commun à tous les animaux, quels qu'ils soient.

du sang qui afflue par les orifices véineux. Lorsque la réplétion est suffisante, les oreillettes se resserrent légèrement en poussant une partie du fluide qu'elles renferment dans les ventricules, et ceux-ci se contractent immédiatement après pour chasser le sang dans les arbres artériels. Ce passage du sang dans les artères est un effet nécessaire de la contraction des ventricules, parce qu'au moment de cette contraction, les valvules auriculo-ventriculaires se relèvent et empêchent ainsi le reflux du sang dans les oreillettes; ce liquide est donc forcé de suivre la voie des orifices artériels, dont les valvules s'écartent sous l'effort impulsif communiqué aux colonnes sanguines. Quand le cœur revient au repos, les mêmes valvules s'abaissent, empêchent le retour du sang dans les ventricules, tandis que les valvules mitrale et tricuspide s'affaissent contre les parois de ces cavités et permettent de nouveau le passage du sang par les orifices auriculo-ventriculaires.

On désigne par le nom de *systole* l'état de contraction des cavités du cœur, et par celui de *diastole*, leur état de repos ou de relâchement. Il y a donc pour chaque révolution cardiaque : 1° *diastole générale* de l'organe, pendant laquelle se remplissent ses cavités par l'afflux du sang veineux ; 2° *systole des oreillettes*, ayant pour effet d'achever la réplétion des ventricules ; 3° *systole des ventricules*, poussant le sang dans les artères; après quoi survient une nouvelle période de diastole générale.

DIFFÉRENCES

Le cœur de l'**Ane** ressemble à celui du Cheval; cependant les deux ventricules présentent une certaine torsion de l'un sur l'autre que l'on n'observe pas au même degré chez ce dernier animal, et en vertu de laquelle le sommet du ventricule droit se dévie sur la face droite du viscère au lieu de correspondre à son bord antérieur. Le sillon interventriculaire de la face gauche indique extérieurement cette déviation en tournant à droite à son extrémité.

Le cœur du **Bœuf** (fig. 94) est plus allongé, plus régulièrement conique que celui des Solipèdes. Il est un peu moins volumineux relativement au poids du corps que chez les Solipèdes (Voy. tableau ci-dessus); en outre, vu la différence d'épaisseur de la partie antérieure des deux poumons, il est beaucoup plus rapproché de la paroi costale gauche que de la paroi costale droite. La masse ventriculaire présente un sillon longitudinal supplémentaire, rampant au voisinage du bord postérieur, du côté de la face gauche, sillon qui vient se perdre à la pointe de l'organe (fig. 94, 16). On remarque sur la face gauche du cœur une veine manquant aux Solipèdes : c'est l'*hémi-azygos*, qui, après avoir croisé l'artère pulmonaire, contourne la partie postérieure de l'oreillette gauche pour venir déboucher dans l'oreillette droite, sous la veine cave postérieure, en commun avec les veines cardiaques.

L'intérieur du viscère se fait remarquer par une colonne charnue du deuxième ordre presque aussi grosse que le doigt, qui se porte d'une paroi à l'autre du ventricule à sang noir, colonne qui est au contraire extrêmement grêle chez les Solipèdes.

La structure elle-même offre un caractère différentiel important, consistant dans l'existence, chez les animaux d'un certain âge, de deux petits os développés aux dépens de l'anneau fibreux aortique : l'un, le plus grand, est placé à droite, dans le point où l'anneau artériel s'adosse aux zones auriculo-ventriculaires ; l'autre, situé à gauche, est loin d'être constant. Le premier, long d'environ 3 centimètres, a la forme d'un triangle allongé d'avant en arrière, incurvé à gauche, dont la base est dirigée en haut, et dont la face gauche contourne à droite l'orifice aortique. Les os du cœur du Bœuf, qui intriguèrent si vivement Galien, résultent purement et simplement d'une ossification partielle du squelette fibreux du viscère, ossification qui peut d'ailleurs se produire à titre anormal dans d'autres espèces, telles que les Solipèdes et les Porcins.

Dans le **Mouton** et la **Chèvre**, le cœur offre les particularités de conformation de celui du Bœuf, c'est-à-dire qu'il est très allongé de haut en bas, conique, et pourvu d'un sillon vasculaire vers son bord postérieur. Son poids moyen est d'environ 300 grammes. Le sommet du péricarde, au lieu d'adhérer directement au sternum par une vaste surface, ne lui est attaché que par l'intermédiaire du médiastin, renforcé de deux ligaments sterno péricar-, diques, plus ou moins évidents, l'un antérieur, l'autre postérieur. Le cœur se trouve ainsi suspendu plutôt que supporté.

Par sa forme générale, le cœur des **Chameaux** ressemble plus à celui des Solipèdes qu'à celui des autres Ruminants. Il n'a que deux sillons longitudinaux, lesquels correspondent à

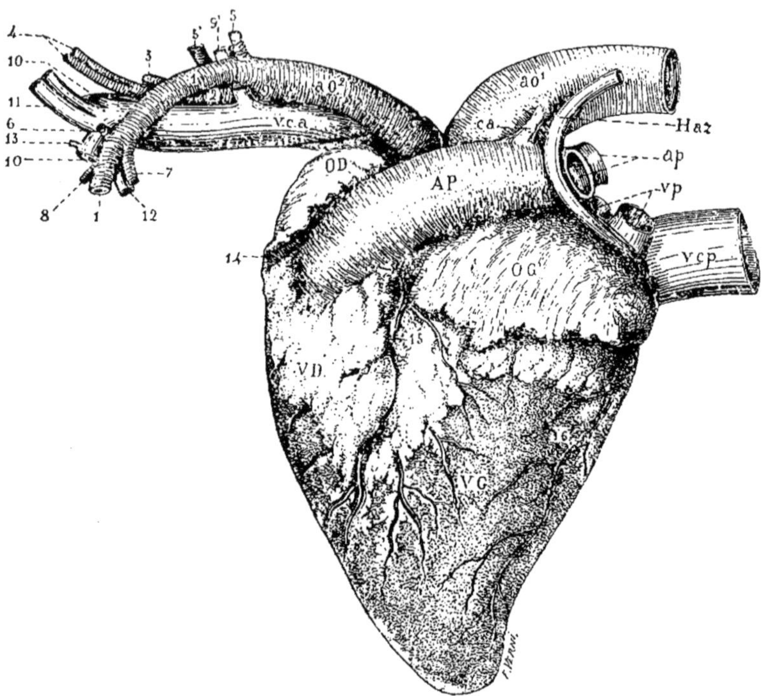

Fig. 94. — Cœur de Bœuf, face gauche (la graisse des sillons vasculaires n'a pas été enlevée)*.

la cloison interventriculaire ; le sillon longitudinal postérieur est très incomplet, négligeable. Mais on trouve dans le ventricule droit la grosse colonne charnue du deuxième genre que nous avons signalée chez le Bœuf. Comme Vallon, nous avons cherché en vain les os du cœur ; cependant Leuckart et Mayer signalent une petite ossification dans l'épaisseur de l'anneau fibreux aortique. Il est probable que cette particularité est sujette à varier suivant les individus et surtout suivant leur âge.

Le cœur des **Lamas** diffère de celui des Chameaux par sa pointe longue et aiguë.

Le cœur du **Porc** (fig. 95), beaucoup moins allongé que celui des Ruminants et dépourvu de sillon sur le bord postérieur, ressemble à celui des Solipèdes. Il est toutefois plus émoussé à la pointe que ce dernier ; d'autre part, son auricule gauche est découpée inférieurement en trois pointes assez caractéristiques, et de plus située sur un plan moins élevé que sa congénère. Vu par la face droite, ce viscère montre son sillon interventriculaire très reporté en arrière, ce qui témoigne d'une forte obliquité latérale du septum. La direction de l'organe est notablement plus oblique que dans les espèces précédentes ; aussi le péricarde se fixe-t-il à la fois sur le sternum, depuis la troisième côte jusqu'à l'appendice xiphoïde, et sur la partie inférieure du diaphragme. Il existe une veine hémi-azygos comme dans les Bovidés et les Ovidés.

Dans le **Chien** et le **Chat**, le cœur est plus arrondi que dans les autres animaux ; il est ovoïde, presque globuleux, et tellement oblique que son bord antérieur, devenu inférieur, tend à se coucher sur le sternum, et que sa pointe, extrêmement émoussée, touche la face antérieure du diaphragme. Les deux orifices artériels de la base des ventricules sont à peu près sur la même ligne transversale, l'orifice pulmonaire à gauche de l'orifice aortique. Le péricarde ne s'unit au sternum que par l'intermédiaire du médiastin ; par contre, il prend une attache sur la partie inférieure du diaphragme, au moyen d'un ligament de

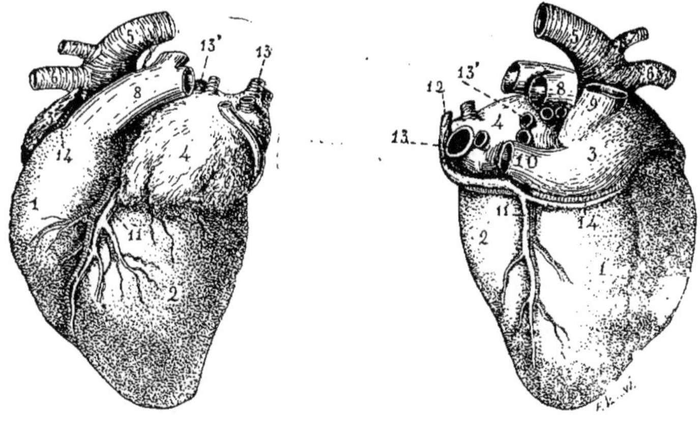

Face gauche.   Face droite.

Fig. 95. — Cœur de Porc *.

2 ou 3 centimètres de long, dans l'épaisseur duquel ce muscle lance quelques faisceaux charnus.

Le cœur du **Lapin**, couché sur le sternum comme celui des Carnivores, s'en distingue par sa forme conoïde et par sa situation plus antérieure. Il s'avance jusqu'auprès de l'entrée du thorax.

Chez l'**Homme** (fig. 96), le cœur est ovoïde comme celui des Carnivores. Sa direction est modifiée en raison de l'aplatissement dorso-ventral de la poitrine comme s'il avait tourné sur lui-même d'un quart de tour. Il se trouve ainsi en travers du plan médian du thorax. La face gauche, chez les animaux, est devenue face antérieure et s'applique contre le sternum ; la face droite, devenue postérieure, s'oppose à la colonne vertébrale ; le bord antérieur est ici le bord droit, et le postérieur, le bord gauche. L'organe est oblique de haut en bas, d'arrière en avant et de droite à gauche, par conséquent l'oreillette droite est située à droite du sternum, entre les troisième et quatrième côtes, et la pointe, au niveau du sixième espace intercostal gauche.

Le péricarde est un sac conique ; mais, au lieu de présenter sa base en haut, celle-ci repose sur le centre aponévrotique du diaphragme ; son sommet se perd sur les gros vaisseaux et adhère à la face postérieure du sternum.

Poids du cœur, comparé au poids du corps et rapporté à un kilogramme de ce poids
(d'après G. Colin).

			gr.		gr.
Cheval	103e à 171e partie du corps.		5,82 à	9,62	de cœur par kilogr.
Ane	108e à 171e	—	9,23 à	9,82	—
Bœuf gras	174e à 265e	—	3,77 à	5,72	—
Bélier	159e à 283e	—	3,53 à	6,28	—
Porc	163e à 303e	—	2,29 à	6,10	—
Chien	76e à 173e	—	5,90 à	13,05	—
Chat	117e à 253e	—	3,95 à	8,54	—

* 1, ventricule droit ; 2, ventricule gauche ; 3, oreillette droite ; 4, oreillette gauche ; 5, crosse de l'aorte ; 6, tronc brachio-céphalique ; 7, tronc brachial gauche ; 8, artère pulmonaire ; 9, veine cave antérieure ; 10, veine cave postérieure ; 11, 11, les deux racines de la grande veine coronaire ; 12, veine hémi-azygos ; 13 et 13' les deux groupes des veines pulmonaires ; 14, 14, les deux artères coronaires.

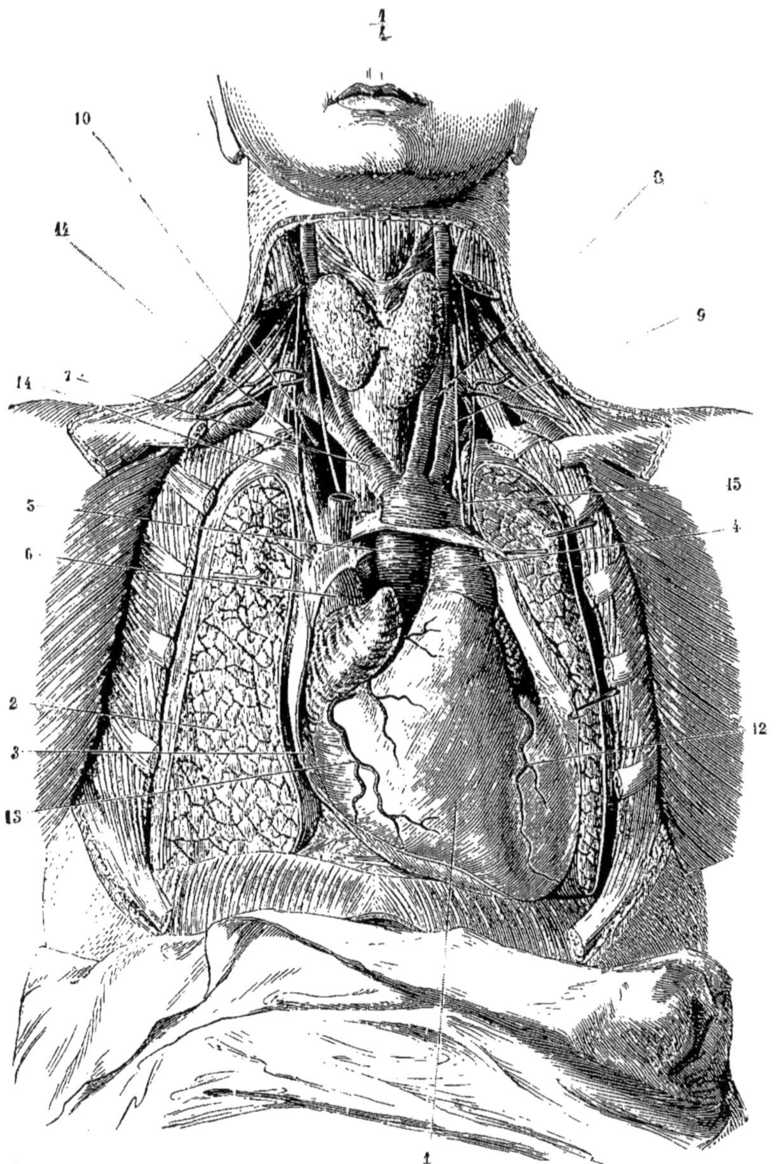

Fig. 96. — Cœur et gros vaisseaux de l'Homme. Origine des artères du cou *.

* 1, cœur ; 2, poumon ; 3, péricarde ouvert ; 4, artère pulmonaire ; 5, aorte ; 6, veine cave supérieure ; 7, tronc brachio-céphalique ; 8, carotide primitive gauche ; 9, sous-clavière gauche ; 10, mammaire interne coupée ; 11, diaphragmatique supérieure ; 12, coronaire cardiaque antérieure ; 13, coronaire cardiaque postérieure ; 14, nerf phrénique ; 15, nerf pneumogastrique (Beaunis et Bouchard).

DEUXIÈME SECTION
ARTÈRES

CHAPITRE PREMIER
CONSIDÉRATIONS GÉNÉRALES

On donne le nom d'*artères* aux vaisseaux centrifuges, c'est-à-dire à ceux qui portent le sang du cœur à toutes les parties de l'organisme.

Ces vaisseaux procèdent du cœur par deux troncs, parfaitement indépendants chez l'animal adulte, qui naissent, l'un du ventricule droit, l'autre du ventricule gauche. Le premier, affecté au transport du sang noir, constitue l'*artère pulmonaire*, vaisseau centrifuge de la petite circulation. Le second, destiné au sang rouge, n'est autre que l'*aorte*, vaisseau centrifuge de la grande circulation.

Il existe donc deux systèmes d'artères : celui de la petite circulation et celui de la grande circulation (Voy. fig. 82).

FORME D'ENSEMBLE. — Les artères de l'un et de l'autre système représentent une succession non interrompue de canaux de plus en plus étroits, qui naissent tous d'un tronc commun. On peut en comparer l'ensemble à un arbre dont le tronc serait figuré par l'artère pulmonaire ou par l'aorte, et dont les branches, rameaux et ramuscules seraient représentés par les divisions qui naissent successivement de ces vaisseaux. Cette ramescence est irrégulière comme celle des arbres dicotylédones. Le volume total des divisions artérielles l'emporte beaucoup sur celui du tronc, attendu qu'il est de règle à peu près constante que, chaque fois qu'une artère se bifurque, les aires ou surfaces de section des deux branches de bifurcation, réunies ensemble, dépassent l'aire du tronc générateur ; en sorte que, si l'on ramenait par la pensée toutes les ramifications d'un même système artériel à un vaisseau unique, on trouverait que ce vaisseau va sans cesse en s'élargissant, de son origine à sa terminaison, c'est-à-dire que c'est un cône creux dont le sommet s'ouvre dans l'un des ventricules, tandis que la base correspond aux réseaux capillaires.

FORME PARTICULIÈRE. — Chaque artère affecte la forme d'un tube régulièrement cylindrique, quel que soit son volume ; c'est-à-dire que, en général, le diamètre d'une artère ne change pas tant qu'elle ne subit pas de division ; ce diamètre diminue seulement aux points d'émission des collatérales. Par conséquent, le vaisseau unique, idéal, résumant toutes les artères d'un même système, n'est pas un véritable cône, mais bien une succession de cylindres placés bout à bout et progressivement croissants à partir du cœur.

MODE D'ORIGINE. — Les rameaux artériels se détachent angulairement des branches-mères qui leur donnent naissance. Tantôt l'angle de séparation est plus ou moins aigu (c'est le cas le plus commun); tantôt il est droit; tantôt il est obtus. On conçoit que l'ouverture de cet angle exerce une influence assez prononcée sur le cours du sang ; par exemple, le sang d'un vaisseau principal, en s'engageant dans la lumière d'un vaisseau secondaire qui naît du premier à angle obtus. éprouve un ralentissement notable, à cause du changement de direction qu'il est obligé de subir ; au contraire, la vitesse du sang n'est point modifiée d'une manière appréciable dans les vaisseaux qui se séparent de leur tronc d'origine en formant avec lui un angle très aigu. Vers le point de séparation, on remarque toujours à l'intérieur du vaisseau une sorte d'éperon dont le bord tranchant, tourné du côté du cœur, divise le courant sanguin et diminue ainsi les résistances. Cet éperon rappelle le double plan incliné que l'on construit au-devant des piles d'un pont pour diviser le courant de l'eau à droite et à gauche.

Trajet. — Dans le trajet parcouru par une artère, il importe de considérer : la *situation* occupée par le vaisseau, sa *direction*, ses *rapports* et les *anastomoses* qui le font communiquer avec les vaisseaux voisins.

a. *Situation.* — Les artères de quelque volume ont une tendance marquée à s'éloigner des parties superficielles et à se loger parmi les parties profondes, de manière à se dérober pour ainsi dire à l'action des causes vulnérantes extérieures ; et cette tendance est d'autant plus prononcée que leur volume est plus considérable ; elle cesse de se manifester dans les ramuscules de peu d'importance. Ces vaisseaux occupent donc, soit les grandes cavités du tronc, soit les interstices profonds de la face interne des membres. Quand ils franchissent une articulation, c'est toujours du côté de la flexion ; or, comme les articulations des membres se fléchissent alternativement en sens opposé, il en résulte, pour les artères de ces régions, une disposition plus ou moins hélicoïde, manifeste pour l'artère fémorale qui contourne la face postérieure du fémur pour devenir l'artère poplitée, pour l'artère humérale qui, située d'abord en dedans de l'articulation scapulo-humérale, tourne autour de l'humérus pour se placer en avant de l'articulation du coude, etc.

b. *Direction.* — Les artères sont tantôt rectilignes, tantôt plus ou moins flexueuses. Cette dernière disposition a évidemment pour résultat d'empêcher la dilacération des vaisseaux dans les organes susceptibles d'allongement et de raccourcissement, de dilatation et de resserrement, ainsi qu'on le remarque pour la langue, l'estomac, le cœur, — ou de modérer l'impétuosité de l'afflux sanguin à l'abord d'organes délicats, comme cela s'observe pour les carotides internes et les artères spermatiques.

c. *Rapports.* — Dans leur trajet, les artères peuvent se mettre en rapport avec les veines, les nerfs, les muscles, les os, la peau, le tissu conjonctif, etc.

α. Sur presque tous les points de l'économie, les artères entretiennent avec les veines les rapports les plus intimes : tantôt avec deux de ces vaisseaux, et alors l'artère est placée entre eux ; tantôt avec un seul, qui est ordinairement superficiel (exemple : artère carotide et veine jugulaire).

β. Aux artères et à leurs veines *satellites*, s'adjoignent très fréquemment des *nerfs*, dépendant du système cérébro-spinal ou du système ganglionnaire. Ceux qui appartiennent à cette dernière catégorie se distinguent par l'enlacement réticulaire qu'ils forment autour des artères viscérales, et qui leur a valu l'appellation de *plexus*. Les autres se juxtaposent aux vaisseaux et forment avec eux ce qu'on appelle, en anatomie topographique, un *paquet* ou *faisceau vasculonerveux*.

γ. Un très grand nombre d'artères sont logées dans les interstices des muscles et affectent avec ces organes des rapports fort importants à connaître au point de vue chirurgical. Certains muscles marchant parallèlement avec une artère importante sont désignés pour cette raison sous le nom de *muscles satelli.es* ; ils servent de guide au chirurgien dans la recherche des artères, par le relief plus ou moins saillant qui révèle leur présence sous la peau (exemples : le sterno-maxillaire relativement à la carotide, le grand palmaire relativement à la radiale).

Il est digne de remarque que les artères ne sont pas comprises dans les fascias qui engainent les muscles ; elles occupent presque toujours, avec leurs veines et nerfs satellites, des loges spéciales résultant de l'adossement de ces fascias. Quand elles traversent l'épaisseur d'un muscle, ce qui arrive quelquefois, elles sont entourées par une arcade ou un anneau fibreux qui les protège contre la compression qui aurait pu résulter de la contraction de ce muscle ; cette arcade ou cet anneau reçoit par sa convexité l'insertion des fibres du muscle, et, d'autre part, est fixé à une partie résistante telle qu'un os ou une aponévrose, de telle manière que l'espace circonscrit ait plus de tendance à s'agrandir qu'à se resserrer.

δ. Rien n'est plus commun que de voir les artères en rapport direct avec les os : témoins l'aorte, les intercostales, l'humérale, la fémorale, etc. Il n'est pas rare non plus de rencontrer une couche charnue plus ou moins épaisse entre les artères et les pièces du squelette. Dans tous les cas, la connaissance des connexions des artères avec les os importe au chirurgien, car elle permet d'interrompre temporairement la circulation de ces vaisseaux, en exerçant une pression extérieure sur les points de leur trajet qui répondent aux pièces osseuses, et en obstruant ainsi leur calibre par aplatissement. Les artères qui rampent sur les os y laissent ordinairement leur empreinte.

ε. En vertu de leur situation profonde, les artères sont en général éloignées de la peau ; il en est cependant, à la tête et aux extrémités, qui rampent presque immédiatement sous la face interne de cette membrane. On en profite pour y prendre le pouls, lorsqu'il est possible de les comprimer contre un plan résistant (exemples : la faciale des grands animaux, la radiale de l'Homme).

ζ. Enfin toutes les artères sont enveloppées d'une couche de tissu conjonctif qui leur forme une sorte de gaine, généralement difficile à déchirer avec le seul secours des doigts, et à isoler des parties avoisinantes, des veines principalement. Ce tissu conjonctif, plus ou moins abondant suivant les régions, est toujours assez lâche pour permettre aux artères de rouler et de se déplacer avec la plus grande facilité, de fuir ainsi sous l'effort des corps vulnérants introduits accidentellement dans les tissus. Une pareille mobilité est éminemment protectrice ; elle explique comment les artères peuvent échapper à l'atteinte de projectiles ou d'instruments tranchants qui avaient pénétré juste à leur niveau.

d. *Anastomoses*. — Très souvent, les branches artérielles sont reliées entre elles par des communications qui ont reçu le nom d'*anastomoses*, et qui assurent la distribution du sang en la régularisant. On distingue :

1° Des *anastomoses par convergence*, formées par deux vaisseaux qui se joignent angulairement, à leur extrémité terminale, pour constituer un troisième tronc, plus volumineux ;

2° Des *anastomoses en arcade* ou *par inosculation*, dues à l'abouchement de deux branches qui s'infléchissent l'une vers l'autre, se rencontrent et se réunissent à plein canal. De l'arcade ainsi formée, peuvent s'échapper un ou plusieurs rameaux ;

3° Des *anastomoses transversales*, représentées par de courts rameaux jetés transversalement entre deux artères parallèles ;

4° Des *anastomoses mixtes* ou *composées*, dans lesquelles on retrouve une combinaison des différents types précédents.

Les anastomoses, relativement rares entre les troncs, se multiplient au fur et à mesure qu'on se rapproche des capillaires et constituent de véritables *plexus* plus ou moins inextricables.

Il est très important d'être renseigné sur ces communications, soit au point de vue physiologique, soit au point de vue chirurgical. Par exemple, elles permettent de lier, dans des cas extrêmes, l'artère principale d'une région sans que celle-ci éprouve un trouble nutritif considérable, le sang continuant à y arriver par les voies collatérales, qui, d'abord très petites, se dilatent peu à peu et s'adaptent à leur accroissement de débit. Mais si elles présentent cet immense avantage, elles ont aussi des inconvénients ; nous voulons parler de la nécessité où elles mettent le chirurgien, en présence d'une hémorragie artérielle, de ligaturer les deux bouts du vaisseau ouvert. S'il se bornait à fermer le bout central, le sang arrivant encore au bout périphérique par les anastomoses contractées avec les artères voisines continuerait à couler.

Nous rattacherons aux anastomoses les *canaux dérivatifs de Sucquet* et les *réseaux admirables* [1].

DISTRIBUTION. — Les branches qu'une artère distribue dans les organes environnants se distinguent en *terminales* et *collatérales*.

Les troncs artériels, après avoir accompli un certain trajet, se divisent en plusieurs branches, presque toujours deux, qui continuent le vaisseau primitif et prennent le nom de *branches terminales*, parce qu'elles commencent en effet à l'extrémité terminale de ce vaisseau.

Quant aux *branches collatérales*, elles naissent à diverses hauteurs sur le trajet même des artères, en s'échappant latéralement. Il est à remarquer que le nombre des collatérales augmente au fur et à mesure que les artères deviennent plus superficielles.

La distinction des artères en branches terminales et branches collatérales

---

1. Les *canaux dérivatifs de Sucquet* ou *anastomoses artério-veineuses* sont encore l'objet de discussions entre les anatomistes. Ce seraient de petits vaisseaux établissant des communications directes, non capillaires, entre artères et veines voisines, principalement à la tête et à l'extrémité des membres. Quelques auteurs affirment avoir vu ces canaux chez l'Homme ; mais la plupart de ceux qui les admettent se basent simplement sur des faits de retour par les veines d'une matière relativement grossière injectée par les artères, telle que du suif ou de la cire colorée par du noir de fumée. Il n'est aucun anatomiste qui n'ait constaté en effet de pareils faits dans des injections artérielles de la tête ou des membres ; mais ce qu'il faudrait prouver, c'est que ces prétendus canaux de dérivation ne sont pas purement et simplement des capillaires accidentellement dilatés sous la poussée de l'injection. Bourceret décrit, dans les extrémités des membres : 1° une *circulation nutritive*, desservie par les capillaires ordinaires ; 2° une *circulation fonctionnelle*, essentiellement calorifiante, qui aurait pour vaisseaux afférents les canaux de Sucquet : hypothèse qui reste à démontrer.

Sous le nom de *réseaux admirables* (*rete mirabile*), on désigne une sorte de chevelu de petites branches communicantes, interceptant le trajet de certaines artères pour ralentir le cours du sang. Par exemple, une artère se résout tout à coup en une multitude de rameaux, anastomosés de manière complexe, puis se reconstitue un peu plus loin par réunion de ces rameaux ; il s'ensuit un réseau admirable. Chez les Ruminants et le Porc, nous aurons lieu de signaler de ces curieux réseaux dans l'orbite, ainsi que sur le plancher de la cavité crânienne. Chez certains Édentés, tels que les Paresseux, on en trouve sur le trajet des artères des membres. On en chercherait en vain chez les Solipèdes, le Chien, le Chat, le Lapin, non plus que chez l'Homme. Toutefois, on peut rencontrer dans ces animaux certaines dispositions constituant un principe de réseau admirable, par exemple une artère se divisant en deux branches qui se réunissent un peu plus loin en circonscrivant une sorte de boutonnière, ou encore, une artère émettant une collatérale qui, après un certain trajet, rejoint le tronc générateur : ce que l'on appelle un *vas aberrans*.

n'est pas toujours facile à établir et est loin d'avoir une valeur absolue ; il arrive assez souvent que, pour faciliter les descriptions, le même tronc est divisé arbitrairement en sections successives, considérées comme autant d'artères différentes : par exemple, la poplitée n'est que le prolongement de la fémorale, laquelle fait suite à l'iliaque externe. Il est de règle qu'une artère d'un membre change de nom en passant d'un article dans un autre.

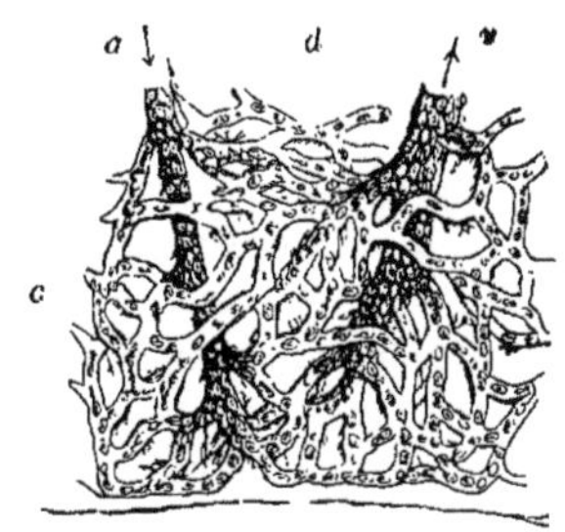

Fig. 97. — Schéma d'un réseau capillaire vu au microscope [*].

TERMINAISON. — Les artères se terminent dans l'épaisseur des tissus par des ramuscules excessivement ténus, fort nombreux et si fréquemment anastomosés entre eux qu'ils se disposent en un plexus ou réseau microscopique à mailles très serrées. L'ensemble de ces ramuscules représente le *système capillaire* (fig. 97). En se reconstituant, de proche en proche, en rameaux de plus en plus considérables, ils donnent naissance aux veines. Le système capillaire n'est donc qu'un lacis ou réseau de canaux microscopiques, innombrables, intermédiaires aux veines et aux artères.

On a cru longtemps que, dans les *tissus érectiles*, les artérioles s'ouvraient directement dans les mailles de ces tissus, qui auraient été de véritables lacunes situées entre les artères et les veines et tenant lieu de capillaires. Mais aujourd'hui on sait que les tissus érectiles sont essentiellement constitués par un réseau capillaire variqueux, dont les dilatations, qui font corps avec la trame fibro-élastique de ces tissus, ont été prises à tort pour des lacunes ; le nitrate d'argent révèle là, comme ailleurs, un endothélium indiscontinu. Au surplus, au début du développement, le réseau capillaire du futur tissu érectile ne se distingue point d'un autre ; ce n'est que plus tard qu'il devient variqueux.

STRUCTURE. — Les parois des artères offrent une épaisseur et une rigidité qui permettent à ces vaisseaux de rester béants même quand ils sont vides de sang, ainsi qu'on l'observe généralement après la mort. Les anciens anatomistes, trompés par cette vacuité des artères sur le cadavre, les supposaient destinées pendant la vie à la circulation de l'air et des « esprits vitaux ». C'était une grave erreur : les artères ne renferment jamais que du sang ; leur béance est due tout simplement aux propriétés physiques des tissus qui en composent les parois, et leur ordinaire vacuité après la mort tient à ce que le sang a été chassé par leur contraction dans les capillaires et les veines pendant les derniers moments de la vie.

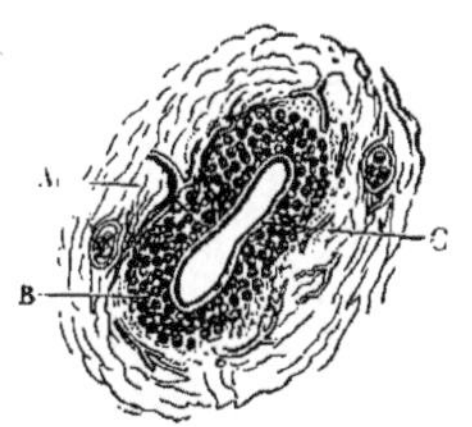

Fig. 98. — Coupe transversale d'une artère collatérale des doigts. Type musculaire (d'après Gimbert) [**].

Trois tuniques superposées constituent la paroi artérielle : une *interne*, une *moyenne*, une *externe* (fig. 97).

a. La *tunique interne* ou *endartère* se continue : d'une part avec l'endocarde, d'autre part avec les capillaires et les veines. C'est une pellicule transparente, dont la surface libre, lisse et d'apparence séreuse, est en rapport direct avec le sang. Elle se compose d'un endothélium à cellules allongées, effilées aux extrémités, et d'une couche élastique, d'aspect finement strié sur la section (Voy. les ouvrages d'histologie). La limite de rétraction de l'endartère paraît inférieure à celle des autres tuniques, car elle est toujours sinueuse sur les coupes transverses que l'on examine au microscope.

b. La *tunique moyenne* est la plus épaisse, mais aussi la plus fragile ; elle se rompt facilement sous l'influence d'une ligature, d'une torsion ou d'un écrasement, et se rétracte alors en bourrelet de part et d'autre de la rupture. Elle est constituée par deux éléments principaux : l'élément élastique et l'élément musculaire ; le premier prédomine dans les grosses artères qui lui doivent leur couleur jaune ; le second est d'autant plus abondant que l'artère envisagée est plus petite ; ce qui revient à dire que les artères sont d'autant plus contractiles qu'elles sont plus éloignées du cœur, d'autant plus élastiques qu'elles en sont plus voisines.

c. La *tunique externe, tunique celluleuse* ou *adventice,* n'a pas de limite bien tranchée en dehors, car elle se confond insensiblement avec le tissu conjonctif lâche qui forme la gaine du vaisseau. Bien que mince et peu dense, elle jouit d'une grande force de résistance ; aussi est-il important de la ménager lorsqu'on découvre une artère que l'on veut ligaturer ; un nœud de fil serré fortement détermine la rupture des autres tuniques sans entamer celle-ci, et il en est de même pour une forte pression ou une torsion.

La structure que l'on vient d'esquisser à grands traits se modifie et d'autant plus profondément que les vaisseaux sont plus fins. C'est ainsi que les *capillaires* ont pour paroi une mince membrane tout à fait transparente, parsemée de noyaux, que le nitrate d'argent décompose en cellules aplaties, soudées bord à bord. Il semble que ces vaisseaux soient de simples tubes endothéliaux. Dans les *artérioles,* on trouve encore les trois tuniques, mais réduites à leur plus simple expression : l'interne est représentée par un endothélium ; la moyenne, par une seule couche de fibres musculaires lisses, enroulées en spire autour du vaisseau ; l'adventice, par une membrane transparente, vaguement fibrillaire, semée de cellules conjonctives de distance en distance.

d. Vaisseaux et nerfs. — Il n'y a guère que les artérioles qui soient dépourvues de *vasa vasorum* et qui puissent se nourrir par imbibition du plasma nutritif ambiant. La paroi des autres artères est irriguée par de petits vaisseaux, nés de l'artère même que l'on envisage ou bien des artères voisines. Ces vasa vasorum (fig. 98) forment un réseau superficiel à mailles quadrilatères et un réseau profond dont les branches principales sont hélicoïdales ; mais ils ne dépassent pas, en général, la

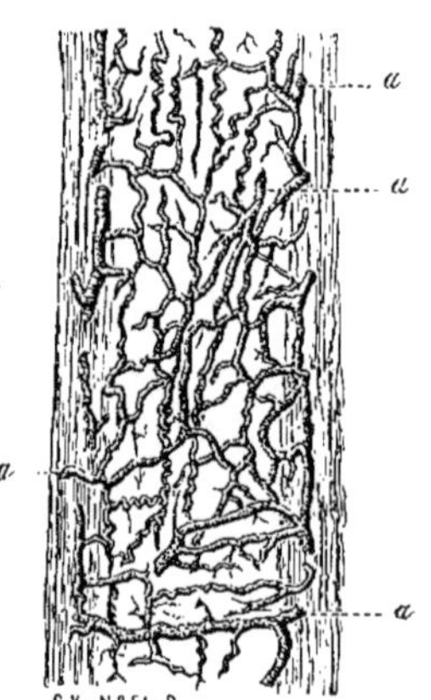

Fig. 99. — Vasa vasorum (d'après Gimbert) *.

---

* *a, a, a,* vaisseaux anastomosés dans la tunique externe.

tunique adventice ; les deux tuniques internes sont invasculaires et de ce chef très exposées à la dégénérescence (athérome).

Les vaisseaux lymphatiques entretiennent, dans certaines régions, des rapports intimes avec les artérioles ou les capillaires; par exemple, dans le foie, la rate, le cerveau, etc., ceux-ci peuvent être complètement enveloppés par ceux-là, qui forment ce qu'on appelle des *gaines lymphatiques périvasculaires*.

Les nerfs des artères ont été signalés pour la première fois par Kölliker. Ils forment de délicats plexus semés de cellules ganglionnaires, et se terminent, pour le plus grand nombre, dans la tunique moyenne, dont ils animent les

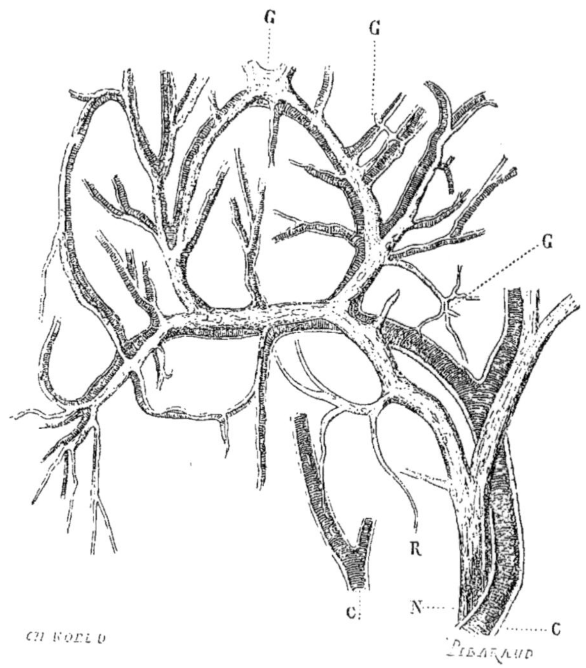

Fig. 100. — Nerfs vaso-moteurs accompagnant les artérioles de la muqueuse palatine de la Grenouille (d'après Gimbert) *.

éléments contractiles (*nerfs vaso-moteurs*). On tend à admettre aujourd'hui qu'un certain nombre d'entre eux vont jusqu'à l'endartère communiquer à celle-ci une certaine sensibilité. Tous sont constitués par des fibres de Remak.

Anomalies. — Les artères présentent fort souvent, dans leur disposition, des anomalies contre lesquelles le chirurgien doit se tenir en garde. Ces anomalies peuvent porter sur le nombre, l'origine, le volume, le trajet, les rapports, le mode de ramification et même la terminaison. Nous aurons lieu d'en signaler maintes fois au cours de la description de ces vaisseaux, et il n'est certainement pas un seul individu qui réalise complètement l'état donné comme normal pour l'espèce. Il importe peu d'ailleurs, au point de vue physiologique,

*C, C, artérioles; N, nerf vaso-moteur; G. G, G. ganglions situés aux points d'entre-croisement des ramifications de ce nerf; R, fibre de Remak isolée, au voisinage de sa terminaison.

que le sang nécessaire à la nutrition et à la fonction d'un organe vienne d'une source plutôt que d'une autre, qu'une voie collatérale devienne voie principale, que le trajet habituel soit changé, etc., pourvu que le débit et la qualité du liquide nourricier restent les mêmes. Aussi la plupart des anomalies artérielles passent-elles inaperçues du vivant de l'animal; elles ont seulement l'inconvénient d'exposer éventuellement le chirurgien à des complications hémorragiques au cours de ses opérations.

Beaucoup de ces anomalies trouvent leur explication dans l'anatomie comparée ou l'embryologie, en ce sens qu'elles réalisent des dispositions normales dans d'autres espèces ou résultent de la persistance de certains états transitoires du système vasculaire de l'embryon. Il en est aussi qu'il est impossible d'interpréter jusqu'à ce jour, autrement que par un « jeu de la nature », ce qui est, nous en convenons, une bien mauvaise interprétation.

Préparation des artères. — La préparation des artères exige deux opérations successives : l'*injection*, la *dissection*.

1° *Injection des artères.* — L'injection est une opération qui a pour but l'introduction à l'intérieur des vaisseaux d'une substance solidifiable, destinée à rendre à ces canaux le volume et la conformation qu'ils présentent pendant la vie quand ils sont remplis de sang.

Le suif coloré par du noir de fumée est la matière ou *masse à injection* dont l'emploi est le plus habituel ; mais s'il s'agit de pièces à conserver, il a l'inconvénient de devenir fragile par les températures basses et au contraire de se ramollir et de se liquéfier plus ou moins par les températures élevées. C'est pourquoi on le mélange souvent d'une certaine proportion de cire et on y ajoute, pour mieux lier la masse et la rendre plus pénétrante, un peu d'essence de térébenthine ou bien de la térébenthine de Venise. Le résultat à obtenir est que la matière à injection se fonde aisément à la température de 50 à 60° C. et qu'elle devienne solide par le refroidissement sans être cassante. Voici quelques formules de masses à injection :

1° Suif..	9 parties.
Térébenthine..	1 partie.
Noir d'ivoire délayé avec de l'essence de térébenthine.	2 parties.

Cette masse est la meilleure d'après Cruveilhier.

2° Suif..	3 parties.
Cire...	1 partie.
Noir d'ivoire, vermillon, indigo ou bleu de Prusse, préalablement délayé dans de l'essence de térébenthine.	Q. S.

Cette masse convient très bien pour les injections à conserver.

3° Suif..	420 grammes.
Cire jaune...	300 —
Térébenthine...	20 --

4° Suif..	500 grammes.
Cire blanche...	100 —
Térébenthine de Venise...............................	60 à 100 grammes.

Ces masses sont colorées diversement selon les parties à injecter : en noir avec du noir de fumée ou mieux du noir d'ivoire, en rouge avec du vermillon (cinabre), en bleu avec du bleu de Prusse, en jaune avec de l'orpiment ou du jaune de chrome, en vert avec un mélange de bleu de Prusse et d'orpiment. Généralement, on injecte les artères en rouge, les veines en bleu, les canaux glandulaires en jaune. Si l'on n'injecte qu'une sorte de vaisseaux, on emploie de préférence une masse noire.

Pour injecter les tissus érectiles, on se trouvera bien de l'emploi de l'huile de coco ou d'une masse à la gélatine; mais il s'agit là d'injections fines sur lesquelles on se renseignera dans les ouvrages de technique histologique. Pour les études d'anatomie descriptive, on évite en général l'injection des réseaux capillaires.

Une seringue de cuivre ou de laiton et une canule à robinet ajustée sur l'extrémité de la seringue sont les seuls instruments nécessaires pour pousser ces matières dans les vaisseaux artériels.

Voici les détails du manuel opératoire quand on veut faire une injection générale :

L'animal étant couché sur une table, on met l'artère carotide à nu, au moyen d'une incision pratiquée dans la gouttière jugulaire. Le vaisseau est fendu longitudinalement. Une ligature est appliquée au-dessus de l'ouverture, et la canule à robinet est fixée solidement dans la lumière de l'artère, du côté du cœur, à l'aide d'une seconde ligature. La matière à injection, préparée à l'avance, est introduite par aspiration dans la seringue. On adapte celle-ci sur l'ajutage à robinet, et l'on pousse le piston pour faire passer le contenu de l'instrument dans les canaux artériels.

Pour réussir pleinement l'opération, on devra s'astreindre aux précautions suivantes :

1° Faire l'injection sur un animal qui vient d'être tué par effusion de sang, encore chaud par conséquent.

2° Donner au suif (si c'est du suif qu'on emploie) le degré de chaleur suffisant pour que le doigt ait peine à le supporter. Plus froid, le suif se solidifie trop vite ; plus chaud, il crispe les valvules sigmoïdes, passe dans le ventricule gauche, et de là dans l'oreillette et les veines pulmonaires, accident qu'on attribue généralement à une trop forte impulsion communiquée au piston de la seringue. On évitera un excès de température en chauffant au bain-marie.

3° Éviter des efforts exagérés dans la manœuvre du piston, quoiqu'ils ne fassent point céder les valvules sigmoïdes aussi souvent qu'on veut bien le dire.

4° Arrêter l'injection quand les artères réagissent par leur élasticité sur le piston, d'une manière assez vigoureuse pour le chasser d'une extrémité à l'autre du corps de pompe.

Pour être plus sûr de ne point forcer les valvules sigmoïdes et de conserver la matière injectée dans le système artériel, on peut fixer dans le tronc aortique un bouchon que l'on introduit par le ventricule gauche, après avoir pratiqué une fenêtre dans la paroi thoracique gauche, en face du cœur, par l'ablation d'un segment de 2 ou 3 côtes, et avoir incisé le péricarde ainsi que le ventricule postérieur. Pour maintenir ce bouchon en place, il faut qu'il soit muni d'une rainure transversale dans laquelle vient se placer la ligature que l'on ferme énergiquement à l'aide d'un petit garrot de fil de fer ou de bois.

Au lieu de pousser l'injection par la carotide, on peut encore fixer une longue canule courbe au tronc aortique lui-même, en suivant le procédé qui a été indiqué pour l'introduction d'un bouchon dans ce vaisseau. Ce procédé permet d'employer, pour l'injection, du suif aussi chaud que possible, et donne ainsi de biens meilleurs résultats, car le suif peut alors pénétrer, si l'on sait se placer dans de bonnes conditions, jusqu'aux vaisseaux capillaires ; on peut même, sur certains organes, forcer la matière injectée à revenir par les veines.

Mais quel que soit le procédé mis en usage, il est plusieurs parties où l'on ne réussit jamais à faire arriver le suif, dans une injection générale : nous voulons parler des quatre extrémités. On est donc forcé de recourir à une opération spéciale pour remplir les vaisseaux de ces extrémités. Après les avoir séparées du tronc en les sciant au-dessus du carpe ou du tarse, on les laisse séjourner pendant deux heures dans un bain d'eau tenue constamment à 60 ou 70° au plus, et on les injecte alors très facilement, soit par l'artère radiale, soit par la tibiale antérieure, après avoir lié les autres artères qui présentent leur lumière ouverte sur la coupe du membre.

Si l'on voulait exécuter des injections partielles dans d'autres parties du corps, on se trouverait mieux de ne point les séparer préalablement du tronc, en se bornant à lier les vaisseaux qui pourraient établir des communications anastomotiques entre les artères à injecter et celles dont on veut éviter l'injection. Par exemple, pour les artères de la tête, il suffit de pousser le suif dans l'une des deux carotides primitives, après avoir lié l'autre au milieu du cou et les deux artères vertébrales dans l'interstice des deux portions du muscle scalène.

Les injections au suif, seul ou mélangé de cire ne laissent pas que d'être coûteuses quand il faut remplir le système vasculaire d'un grand animal ; aussi les remplace-t-on souvent par des injections au plâtre dans les amphithéâtres de nos écoles vétérinaires, et l'on obtient ainsi des pièces tout aussi réussies et parfaitement conservables, surtout s'il s'agit de la tête et des membres. Voici comment on opère :

On colore d'abord la quantité d'eau jugée nécessaire, soit avec du bleu d'outre-mer, soit avec de l'ocre rouge, soit avec du jaune de chrome, etc. ; puis on verse le plâtre peu à peu, en agitant constamment le mélange jusqu'à ce que l'on ait une bouillie bien homogène, mais très fluide, que l'on injecte avec une seringue comme dans le cas précédent. Pendant le temps que dure l'injection, un aide continue à agiter le mélange pour éviter qu'il ne dépose au fond du vase.

Pour 10 litres d'eau il faut 4 à 5 kilogrammes de *plâtre de Paris* ou plâtre des mouleurs et environ 100 grammes de matière colorante (ordinairement le bleu d'outre-mer). L'injection peut se faire sur le cadavre froid, elle est souvent plus pénétrante qu'avec le suif ; c'est ainsi, que, poussée par une carotide, elle s'étend jusqu'à l'extrémité des membres, ce qui dispense d'injections spéciales pour la main et le pied. Mais elle a l'inconvénient d'exposer les scalpels à être ébréchés au cours de la dissection, et de rendre les artères cassantes à la manipulation ; aussi faut-il préférer l'injection au suif quand il s'agit d'organes mobiles comme les viscères.

Ajoutons qu'il faut nettoyer soigneusement la seringue et la canule aussitôt après les injections au plâtre et les graisser à l'huile de pied de Bœuf.

Pour la *radiographie*, on emploie un peu boueuse que l'on pousse à froid et qui est composée d'essence de térébenthine dans laquelle on a incorporé au mortier une poudre de forte densité, bien porphyrisée, telle que du minium, du vermillon, du chromate de plomb, de la poudre de bronze ou de l'onguent mercuriel double. On a aussi préconisé, comme véhicule de ces substances métalliques une solution alcoolique de cire à cacheter.

2° *Dissection des artères.* — Il n'y a point de règles générales à donner pour la dissection des artères ; on s'inspirera des figures qui s'y rapportent.

CHAPITRE II

ARTÈRES EN PARTICULIER

Article Iᵉʳ. — ARTÈRE PULMONAIRE OU DE LA PETITE CIRCULATION.

Préparation. — Naturellement, l'artère pulmonaire n'est point remplie par l'injection générale dont nous venons d'indiquer les procédés. On l'injectera directement en poussant du suif dans le cœur droit par la veine cave antérieure, après avoir lié la veine cave postérieure.

L'artère pulmonaire, nommée par les anciens, *veine artérielle* (*vena arteriosa*), parce que, offrant tous les attributs extérieurs des artères, elle renferme du sang noir, naît de l'infundibulum du ventricule droit, se dirige en haut, puis en arrière en décrivant une courbe à concavité inféro-postérieure, et arrive au-dessus de l'oreillette gauche, où elle se divise en deux branches, une pour chaque poumon, qui pénètrent avec les bronches dans le tissu pulmonaire et s'y ramifient exclusivement (fig. 84, *e*).

Certains anatomistes réservent le nom d'*artères pulmonaires* à ces deux branches terminales, tandis qu'ils distinguent la souche sous le nom de *tronc pulmonaire*.

L'artère pulmonaire est accolée, du côté droit, au tronc aortique, et enveloppée, en commun avec ce vaisseau, par une gaine séreuse qui dépend du feuillet viscéral du péricarde. A son origine même, elle est flanquée en avant et en arrière par les auricules et les artères cardiaques. A sa sortie du péricarde, elle s'unit avec l'aorte postérieure, à l'aide d'un cordon fibreux jaune, élastique, trace du *canal artériel* qui établit, chez le fœtus, une large communication entre ces deux vaisseaux (fig. 84, *e'*).

Les parois de l'artère pulmonaire, beaucoup plus minces que celles de l'aorte, sont jaunes et élastiques comme dans les autres canaux du même ordre. Nous nous rappelons cependant les avoir vues, chez un Ane, presque entièrement formées de fibres musculeuses rougeâtres, analogues aux faisceaux charnus du cœur.

Répétons que l'artère pulmonaire transporte dans le poumon le sang noir qui est amené au cœur droit par les veines de la circulation générale.

Article II. — ARTÈRES DE LA GRANDE CIRCULATION
OU ARBRE AORTIQUE.

Si l'on jette un coup d'œil général sur l'arbre aortique, on voit le tronc de cet arbre naître de la base du ventricule gauche, s'élever sous la colonne dorso-lombaire en décrivant une courbe à concavité postéro-inférieure, puis arriver vers l'entrée du bassin, où il se termine par quatre branches dites *artères iliaques externes* et *artères iliaques internes*. A 5 ou 6 centimètres de son origine, un tronc secondaire s'en détache qui est destiné à porter le sang aux parties antérieures du corps, notamment à la tête, au cou et aux membres thoraciques : c'est l'*aorte antérieure*, qui bientôt se partage en deux nouvelles artères qu'on appelle *troncs brachiaux* ; la droite fournit, en plus des branches émises par sa congénère, le tronc commun des *carotides*, principales artères de la tête; aussi la désigne-t-on sous le nom de tronc *brachio-céphalique*.

En résumé, nous avons à décrire, dans l'arbre aortique, sept principales sections :

1º Le *tronc aortique* ou *aorte primitive*, source de toutes les artères du système à sang rouge, donnant naissance à l'aorte antérieure et à l'aorte postérieure. Ce tronc ne fournit de sang directement qu'au cœur lui-même;

2º L'*aorte antérieure* ou *ascendante*, le plus petit des deux troncs secondaires fournis par l'aorte primitive, lequel ne fournit aucune collatérale digne de mention;

3º Les *troncs brachiaux* (sous-clavières des animaux à clavicules), provenant de la bifurcation de l'artère précédente, et se portant, par leur extrémité terminale, dans les membres de devant ;

4º Les *carotides* ou artères principales de la tête, émanant du tronc brachial droit ou tronc brachio-céphalique ;

5º L'*aorte postérieure* ou *descendante*, continuation véritable du tronc aortique, se distribuant à la moitié postérieure du tronc et aux membres abdominaux ;

6º Les *artères iliaques internes* ou *troncs pelviens*, branches internes de la quadrifurcation terminale de l'artère précédente, s'épuisant en grande partie dans la région du bassin ;

7º Enfin, les *artères iliaques externes* ou *troncs cruraux*, branches externes de cette même quadrifurcation, qui se distribuent principalement aux membres postérieurs.

A. — TRONC AORTIQUE OU AORTE PRIMITIVE.

Point de départ de toutes les artères à sang rouge, le tronc aortique procède du ventricule gauche, en se continuant avec la zone fibreuse festonnée qui circonscrit l'orifice artériel de ce ventricule. Puis il se dirige en haut et un peu en avant, se bifurque après un trajet de 5 à 6 centimètres, et donne ainsi naissance à l'*aorte antérieure* et à l'*aorte postérieure*.

Son volume, inférieur à celui de ses deux branches terminales réunies, n'est pas uniforme; il présente, en effet, tout à fait à son origine, au-dessus des valvules sigmoïdes, trois dilatations en ampoule décrites sous le nom de *sinus de l'aorte* ou *sinus de Valsalva*.

Embrassée, du côté droit, dans le croissant formé par la masse auriculaire ; en rapport, du côté gauche, avec l'artère pulmonaire, qui lui est accolée au moyen d'un tissu cellulo-graisseux traversé par les nerfs cardiaques, l'aorte primitive forme, avec cette dernière artère, un faisceau enveloppé par le feuillet viscéral du péricarde, qui se réfléchit en gaine autour de ces deux vaisseaux.

Deux collatérales sont fournies directement par le tronc aortique : ce sont les *artères cardiaques* ou *coronaires*.

Artères cardiaques ou coronaires.

Il existe deux *artères cardiaques*, l'une droite, l'autre gauche, exclusivement destinées au tissu du cœur.

L'artère cardiaque droite (fig. 84, 1, et 85, *l*) prend son origine à droite et en avant de l'aorte, au niveau du bord des valvules sigmoïdes soulevées, en s'échappant perpendiculairement, c'est-à-dire à angle droit, du tronc aortique. Elle se dirige ensuite en avant, en passant à droite de l'artère pulmonaire, sous l'auricule antérieure, puis se contourne à droite et en arrière pour se placer dans la scissure auriculo-ventriculaire, qu'elle parcourt jusqu'auprès de l'origine du sillon ventriculaire droit. Là elle se divise en deux branches : l'une verticale, descendant dans ce sillon et s'anastomosant vers la pointe du cœur, qu'elle contourne en avant, avec une branche analogue de la coronaire gauche ; l'autre horizontale, plus petite, continuant le trajet primitif de l'artère dans la scissure auriculo-ventriculaire, et s'abouchant également avec l'artère du côté gauche.

L'artère cardiaque gauche (fig. 84, 2 et 3) naît à l'opposé de la précédente et sous le même angle d'incidence, passe derrière l'artère pulmonaire, et se partage, sous l'auricule gauche ou postérieure, en deux branches semblables de tous points à celles de l'artère droite. La branche descendante rampe dans le sillon ventriculaire gauche ; la branche circonflexe se loge dans le sillon coronaire ; toutes deux s'anastomosent, comme il a été dit, avec les branches analogues du vaisseau opposé.

Il résulte de cette disposition que le cœur est entouré par deux cercles artériels : l'un vertical ou ventriculaire, qu'on a comparé à un méridien ; l'autre horizontal ou auriculo-ventriculaire, assimilable à un équateur.

Dans leur trajet, qu'elles accomplissent d'une manière plus ou moins flexueuse, les artères coronaires émettent un nombre assez considérable de rameaux qui plongent bientôt dans le tissu musculaire du cœur. Du cercle vertical partent des rameaux ventriculaires exclusivement. Du cercle horizontal émergent des branches supérieures ou auriculaires et des branches inférieures ou ventriculaires ; il en est une, parmi celles-ci, qui, s'échappant de l'artère droite au niveau du coude qu'elle décrit sous l'auricule, se porte dans l'épaisseur du ventricule droit en contournant l'infundibulum pulmonaire ; ses ramifications s'anastomosent avec celles d'une branche semblable de l'artère gauche, et établissent ainsi une nouvelle communication entre les deux vaisseaux.

B. — ARTÈRE AORTE ANTÉRIEURE (fig. 84, 9, et 102, 1).

L'aorte antérieure, le plus petit des deux troncs qui succèdent à l'aorte primitive, résulte de la naissance en commun, sur la crosse aortique, des troncs brachiaux et des artères carotides. Elle n'existe, parmi nos animaux domestiques, que chez les Solipèdes et la plupart des Ruminants. Dans les autres animaux, les troncs brachiaux naissent isolément, le droit d'abord, le gauche ensuite ; et les carotides procèdent tantôt toutes les deux du tronc brachial droit (Carnivores, Porcins, Rongeurs) ; tantôt la droite, du tronc brachial droit, et la gauche directement de l'aorte, entre les deux troncs brachiaux (Homme) ; tantôt chacune du tronc brachial correspondant (Taupe) ; tantôt par un tronc commun indépendant qui se détache entre les deux troncs brachiaux (Éléphant) ; tantôt enfin toutes deux isolément dans l'intervalle des troncs brachiaux (Cétacés) (fig. 101).

Ce mode d'origine est d'ailleurs assez sujet à varier dans les individus d'une même espèce.

L'aorte antérieure des Solipèdes est parfois extrêmement courte (1 à 2 centimètres) ; d'ordinaire elle est longue de 5 ou 6 centimètres, parfois elle atteint
10 centimètres et même davantage ; dans ce dernier cas elle émet les dorsales
et parfois même les cervicales supérieures avant de se bifurquer. Elle sort du
péricarde pour se placer, dans une direction oblique de bas en haut et d'arrière

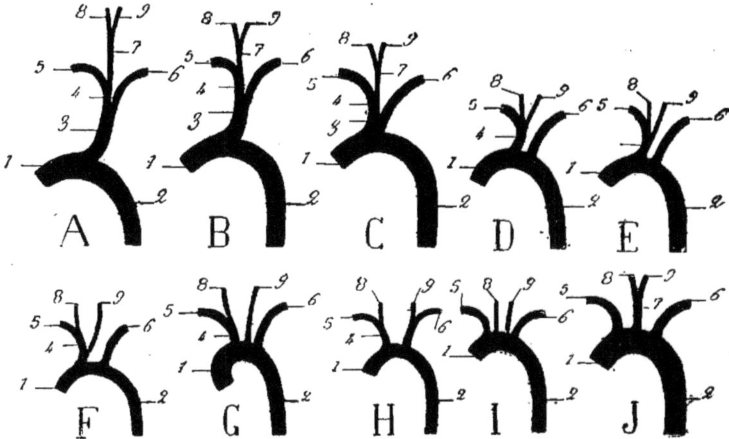

Fig. 101. — Schéma des divers modes d'origine des troncs brachiaux et des carotides primitives sur la crosse
de l'aorte *.

en avant, entre les deux lames du médiastin antérieur, au-dessus de l'auricule
droite, au-dessous de la trachée, à gauche de la veine cave antérieure. Après
avoir fourni quelques artérioles insignifiantes au péricarde et au médiastin, elle
se divise en deux branches qui constituent les *troncs brachiaux*.

C. — TRONCS BRACHIAUX (fig. 102, 2, 3).

Ces artères, telles qu'on a l'habitude de les décrire en anatomie vétérinaire,
équivalent à la fois aux artères sous-clavières et aux artères axillaires de
l'Homme. L'absence de la clavicule d'une part, la fermeture de l'aisselle d'autre
part rendraient tout à fait arbitraire la distinction de ces deux segments successifs. On décrit donc sous le nom de troncs brachiaux les vaisseaux qui
s'étendent depuis l'aorte antérieure ou la crosse de l'aorte, suivant les espèces,
jusqu'aux artères humérales.

Dans tous les Mammifères qui nous intéressent, le tronc brachial droit est
beaucoup plus gros que le gauche, parce qu'il fournit les carotides ; aussi
l'appelle-t-on communément *tronc brachio-céphalique*. Les anatomistes étrangers
le désignent aussi sous le nom d'*artère innominée (arteria anonyma)*.

Étudions maintenant les vaisseaux dont il s'agit chez les Solipèdes.

ORIGINE. — Ils se séparent l'un de l'autre à angle tout à fait aigu, le gauche
sur un plan un peu plus élevé que le droit.

* A, chez le Bœuf, le Mouton et la Chèvre ; B, chez les Solipèdes ; C, chez les Chameaux (dans les Lamas, ainsi
que dans la Girafe, le tronc brachial gauche arrive à s'isoler du tronc brachio-céphalique) ; D, chez le Porc ;
E, chez le Chien et le Chat ; F, chez le Lapin ; G, chez l'Homme ; H, chez la Taupe ; I, chez les Cétacés ; J, chez
l'Éléphant. — 1, aorte primitive ; 2, aorte postérieure ou descendante ; 3, aorte antérieure ou ascendante ; 4, tronc
brachio-céphalique ; 5, artère axillaire droite ; 6, tronc brachial gauche ; 7, tronc commun des carotides ou tronc
céphalique ; 8, carotide primitive droite ; 9, carotide primitive gauche.

Trajet. Direction. — Tous deux se dirigent en avant, entre les lames du médiastin antérieur, au-dessous de la trachée, gagnent l'entrée de la poitrine, sortent de cette cavité en contournant le bord antérieur de la première côte, sous l'insertion du scalène, puis s'infléchissent en arrière et en bas, pour se placer, l'un à droite, l'autre à gauche, à la face interne du membre antérieur, au milieu des branches nerveuses du plexus brachial, et se continuer en dedans du bras en prenant le nom d'*artère humérale,* à partir de l'interstice qui sépare le muscle sous-scapulaire du grand rond.

Dans son trajet thoracique, le tronc gauche décrit une courbe à convexité supérieure, le droit affecte une direction sensiblement rectiligne.

Rapports. — On reconnaît aux troncs brachiaux, pour l'étude des connexions, deux portions principales : l'une thoracique, placée dans la poitrine ; l'autre axillaire ou extrathoracique, située sous le membre.

Dans leur *portion thoracique,* les troncs brachiaux, d'abord accolés l'un à l'autre, s'écartent légèrement en avant pour s'appliquer sur la face interne de chacune des deux premières côtes. Ils sont accompagnés par les nerfs cardiaques, pneumogastriques, laryngés inférieurs, diaphragmatiques, et compris, comme il a été déjà dit, entre les deux lames du médiastin antérieur. Le droit occupe presque la ligne médiane sous la face inférieure de la trachée, à gauche et au-dessus de la veine cave antérieure. Le gauche remonte légèrement sur le côté de la trachée et répond généralement, en dedans, au canal thoracique.

Dans leur *portion axillaire,* les troncs brachiaux, accompagnés des troncs veineux correspondants, croisent le tendon terminal du muscle sous-scapulaire en passant au-dessus de l'insertion humérale du pectoral ascendant, parmi les branches du plexus brachial, mais embrassés plus particulièrement par les nerfs médian, brachial antérieur et cubital.

Distribution. — Les troncs brachiaux laissent échapper sur leur trajet huit branches collatérales.

Quatre naissent sur la portion thoracique : trois supérieures, les *artères dorsale, cervicale supérieure* et *vertébrale* ; une inférieure, la *thoracique interne.*

Deux se détachent au niveau de la première côte, l'une en bas, l'autre en avant : ce sont la *thoracique externe* et la *cervicale inférieure.*

Deux prennent leur origine sur la portion axillaire, la *sus-scapulaire* et la *sous-scapulaire,* toutes deux se dirigeant en haut.

Après avoir fourni ce dernier vaisseau, le tronc brachial est continué par l'*artère humérale.*

Indépendamment de toutes ces branches, le tronc brachial droit donne, près de son origine, le tronc commun des deux *artères carotides* ou *tronc céphalique,* dont l'étude sera faite dans un article séparé.

Préparation. — Le sujet étant couché sur le côté droit, on enlèvera la peau et l'on abattra le membre antérieur gauche pour faire ensuite la préparation en deux temps.

Premier temps. — Disséquer toute la portion intrathoracique du tronc brachial gauche et les branches collatérales qui s'en échappent d'après le plan de la figure 102, en ayant soin de laisser l'artère cervicale inférieure (qui a été coupée ici pour rendre le dessin plus clair) attenante, par son extrémité supérieure à la partie moyenne du mastoïdo-huméral conservée en place.

Deuxième temps. — Préparer sur le membre isolé la portion extrathoracique du vaisseau et toutes les artères qu'elle fournit en prenant pour guides les figures 103, 104 et 105.

Branches collatérales des troncs brachiaux.

1. — Artère dorsale ou mieux **dorso-intercostale** (fig. 102, 4 et 5).

Principalement destinée aux muscles et tégument du garrot, cette artère, la première fournie par le tronc brachial, se dirige en haut, croise en dehors la trachée, le canal thoracique, l'œsophage, le grand sympathique, le muscle long du cou, en cheminant sous le feuillet médiastin, et atteint le deuxième espace intercostal où elle se divise en deux branches.

a. La plus petite branche, connue sous le nom d'*artère sous-costale* correspond à l'*intercostale supérieure* de l'Homme ; elle se dirige en arrière et se place avec la chaîne sympathique sous les articulations vertébro-costales, contre le muscle long du cou ; elle fournit chemin faisant les deuxième, troisième et quatrième artères intercostales, avec les rameaux spinaux correspondants, et se termine au niveau du cinquième espace intercostal, soit en formant l'artère qui descend dans cet espace, soit en s'anastomosant par inosculation avec une branche émanée de la première intercostale aortique, soit en plongeant dans les muscles spinaux (Voy. plus loin la description des intercostales).

b. L'autre branche, dite *artère dorsale*, sort du thorax entre la deuxième et la troisième côte, s'infléchit légèrement en arrière et se porte vers le garrot en se comportant comme la *cervicale transverse* de l'Homme. Souvent elle fournit, à sa traversée du deuxième espace intercostal, l'artère de cet espace. Une fois hors de la poitrine, elle se place dans l'interstice qui sépare le transversaire du cou des muscles angulaire de l'épaule et grand dentelé, où elle se partage en plusieurs branches divergentes, dont la plupart montent vers le bord supérieur du garrot et de l'encolure en rampant sous le grand dentelé et le rhomboïde ; l'une d'elles, la plus antérieure, marche entre le splénius et le grand complexus, parallèlement à l'artère cervicale supérieure, qui lui est antérieure, et communique par ses ramuscules avec ce dernier vaisseau, ainsi qu'avec les artères vertébrale et occipito-musculaire. Cette branche, parfois volumineuse, peut suppléer en partie la cervicale supérieure, comme le cas s'est présenté sur la pièce qui a servi à dessiner la figure 102.

Du côté droit, l'artère dorso-intercostale procède toujours d'un tronc qui lui est commun avec la cervicale supérieure : disposition qui se présente quelquefois à gauche. En outre, ce tronc n'a point de rapport avec l'œsophage.

Anomalies. — Nous avons vu :

1º La sous-costale ou intercostale supérieure naître directement du tronc brachial, en arrière de la dorsale, ou bien s'échapper de la cervicale supérieure et gagner sa destination en croisant en dedans la dorsale ;

2º Cette même artère sous-costale, se jeter à sa terminaison dans le tronc bronchoœsophagien ou dans la première intercostale aortique.

3º L'artère dorsale, sortir du thorax par le troisième espace intercostal ; et alors, tantôt la cervicale supérieure a elle-même reculé d'un espace, tantôt elle effectue sa sortie normalement, c'est-à-dire par le premier espace ; dans ce dernier cas, la dorsale fournit un rameau intercostal spécial pour le deuxième espace ; dans l'autre cas, la cervicale supérieure se comporte de même à l'égard du premier.

2. — Artère cervicale supérieure ou cervicale profonde (fig. 102, 6).

Cette artère naît sur le tronc brachial en avant de la précédente ou en commun avec elle, affecte les mêmes rapports dans la cavité thoracique, sort de cette cavité en passant entre les deux premières côtes, derrière la première articulation transverso-costale, se dirige en haut et en avant, en croisant en dessous le transversaire du cou, passe dans l'interstice des deux portions du grand complexus pour se placer à la surface du long épineux et ensuite sur la lame du ligament cervical. Arrivée au niveau de l'axis, ses divisions terminales s'anastomosent avec des rameaux de l'artère occipito-musculaire, de la vertébrale, et même de la dorsale.

L'artère cervicale profonde fournit dans son trajet : 1º la première artère intercostale ; 2º des branches fort nombreuses qui s'épuisent dans les muscles et les téguments de la région cervicale supérieure, ainsi que dans le grand ligament qui occupe le plan médian de cette région ; parmi ces branches, il en est une, plus longue que les autres, qui traverse le grand complexus, pour se placer entre ce muscle et le splénius, et qui est quelquefois suppléée en grande partie par l'artère dorsale.

Anomalie. — La cervicale supérieure peut donner la sous-costale (Voy. ci-dessus). Elle peut sortir par le deuxième espace intercostal, avec la dorsale [ou isolément, celle-ci ayant reculé aussi d'un espace intercostal son point de sortie.

3. — **Artère vertébrale** (fig. 102, 7).

Née à angle aigu du tronc brachial, au niveau du premier espace intercostal, et recouverte à son origine par le feuillet médiastin, l'artère vertébrale se porte en avant et en haut, en dedans de la première côte, en dehors de l'œsophage [1], de la trachée et du ganglion cervical inférieur, et se place au fond de l'interstice qui sépare les deux portions du scalène, avec le faisceau des branches d'origine du plexus brachial, lequel est un peu supérieur au vaisseau. Puis elle passe sous l'apophyse transverse de la septième vertèbre cervicale (imperforée comme on le sait) et parcourt la série des trous transversaires, cachée sous les muscles intertransversaires, pour venir s'anastomoser à plein canal avec la branche rétrograde de l'artère occipitale, sur le côté de l'articulation axoïdo-atloïdienne, sous le muscle grand oblique de la tête.

Dans son trajet, cette artère laisse échapper au niveau de chaque espace intervertébral de nombreux rameaux qu'on peut diviser en inférieurs, supérieurs, externes et internes. Les premiers se rendent principalement dans le scalène, le long du cou, le grand droit antérieur de la tête. Les seconds, incomparablement plus forts et plus nombreux que tous les autres, sont destinés aux deux muscles complexus, au transversaire épineux du cou, au transversaire du cou et au long épineux ; ils s'anastomosent avec les divisions des artères cervicales profonde et occipito-musculaire. Les rameaux externes, fort petits, plongent dans les intertransversaires. Les internes pénètrent dans les trous de conjugaison pour aller renforcer l'artère spinale médiane.

Anomalie. — Une fois, nous avons vu la vertébrale, à la sortie du trou transversaire de la troisième vertèbre cervicale se dévier dans les muscles spinaux du cou et s'y épuiser tout entière. La rétrograde de l'occipitale se perdait dans le grand oblique de la tête et sur le côté de l'articulation axoïdo-atloïdienne.

1. A droite, les rapports avec l'œsophage manquent.

4. — **Thoracique interne ou mammaire interne** (fig. 102, 10).

L'artère thoracique interne émerge du tronc brachial au niveau de la première côte et descend immédiatement le long de la face interne de cet os

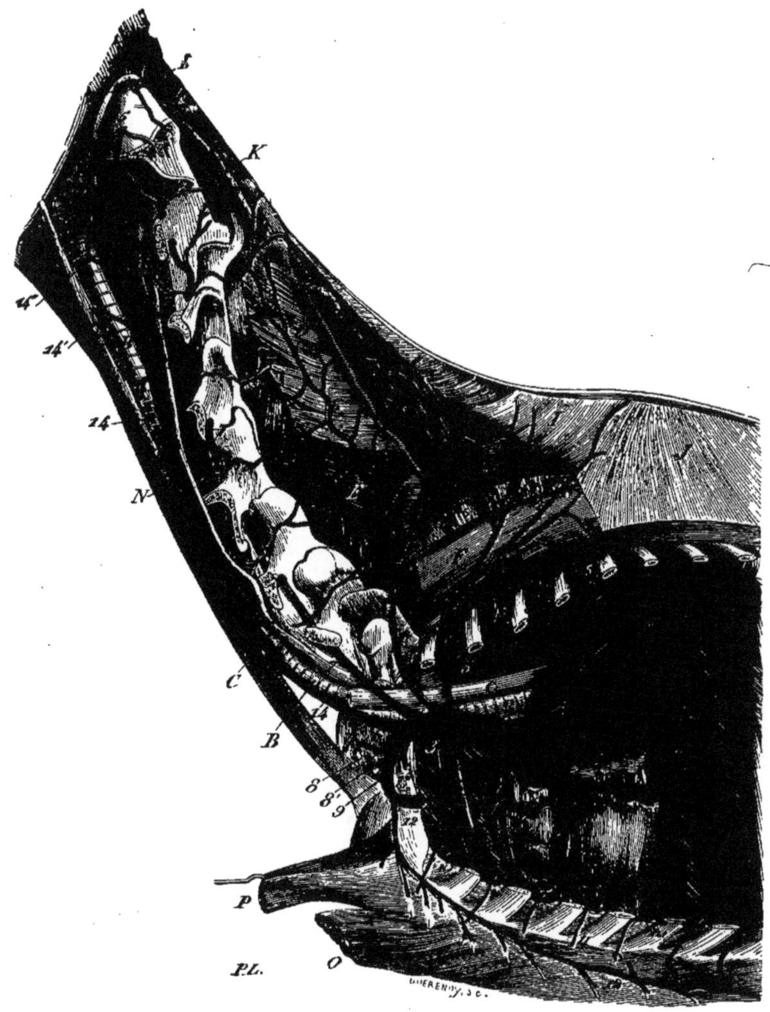

Fig. 102. — Distribution de l'aorte antérieure du Cheval *.

jusqu'à la première articulation sterno-costale, en restant couverte par la plèvre. Elle s'infléchit alors en arrière, s'engage sous le muscle triangulaire du sternum, et croise en dedans la série des cartilages sternaux, non loin des articulations chondro-sternales ; elle arrive ainsi à la base du cartilage xiphoïdien, où elle se termine par deux branches, l'une abdominale, l'autre thoracique, qu'on a nommées *artère abdominale antérieure et artère asternale*.

Dans son trajet, l'artère thoracique interne donne naissance à des rameaux collatéraux, qu'on peut distinguer en supérieurs, inférieurs et externes. — Les *rameaux supérieurs*, toujours fort minces, vont au péricarde et au médiastin. Les *inférieurs* (fig. 102, 11), très gros, traversent les espaces intercostaux pour plonger dans les muscles pectoraux, où ils rencontrent les divisions de l'artère thoracique externe. Les *rameaux externes* s'élèvent dans les espaces intercostaux ; chacun d'eux se divise généralement en deux branches, anastomosées par inosculation avec les divisions terminales des sept premières artères intercostales.

Branches terminales de la thoracique interne.

1. **Abdominale antérieure ou épigastrique supérieure.** — Ce vaisseau se sépare de l'artère asternale en formant avec elle un angle aigu, se dirige directement en arrière pour sortir de la poitrine en passant sous l'appendice xiphoïde, et se placer sur la face supérieure du muscle droit de l'abdomen. Il plonge ensuite dans ce muscle, après avoir donné des rameaux latéraux destinés aux parois du ventre, et s'anastomose par ses divisions terminales avec l'artère abdominale postérieure ou épigastrique inférieure.

2. **Asternale.** — On voit cette artère ramper en dedans du cercle cartilagineux des fausses côtes, en croisant les dentelures du muscle transverse de l'abdomen, et se terminer au niveau du treizième espace intercostal, dans lequel elle remonte pour s'anastomoser avec l'artère intercostale correspondante. Elle fournit dans son trajet : des rameaux intercostaux, qui se comportent comme les branches analogues de l'artère thoracique interne, de fins rameaux diaphragmatiques et enfin des divisions abdominales, ramifiées surtout dans le muscle transverse.

3. — **Thoracique externe, mammaire externe,** ou **thoracique inférieure.**

Principalement destinée à la couche profonde des muscles pectoraux, cette artère prend son origine à angle aigu, en avant et très près de la précédente, au point ou l'artère axillaire contourne le bord antérieur de la première côte ; elle se recourbe en arrière, pour se placer à la face interne du pectoral scapulaire et du pectoral ascendant, dans lesquels s'épuisent ses divisions collatérales et terminales (fig. 102, 12). Elle donne un fin rameau qui accompagne la veine de l'éperon et se ramifie dans le pannicule charnu.

Anomalies. — Cette artère est en balancement de volume avec la thoracique interne : quand elle est volumineuse, cette dernière se réduit d'autant ; plus souvent, elle est très grêle ; elle peut même manquer tout à fait ; elle est alors suppléée par les rameaux perforants de sa congénère.

Il n'est pas extrêmement rare que les deux thoraciques, externe et interne, naissent ensemble sur le tronc brachial ; il nous est même arrivé de les voir se réunir avec la cervicale inférieure en un gros tronc d'origine qui se détachait en dedans de la première côte.

On peut voir aussi deux thoraciques externes dont l'une naît à la manière habituelle, tandis que l'autre procède de la cervicale inférieure.

6. — Artère cervicale inférieure ou trachélo-musculaire (fig. 102, 8, 8')*.

Elle naît généralement dans l'intervalle des points d'émission des deux thoraciques, tantôt près de l'externe ou même en commun avec elle, tantôt vers l'interne. D'abord situé en dehors du golfe des jugulaires, en dedans du muscle pectoral scapulaire, au milieu des ganglions de l'entrée de la poitrine, l'artère cervicale inférieure se divise, après un court trajet, en deux branches qui se séparent à angle aigu.

De ces deux branches, l'une, *supérieure* (*cervicale ascendante*, chez l'Homme), monte entre le mastoïdo-huméral et l'omo-hyoïdien, s'épuise dans ces deux muscles, ainsi que dans les ganglions préscapulaires, le pectoral scapulaire et l'angulaire de l'épaule; l'autre, *inférieure* (*artère acromio-thoracique*, chez l'Homme), descend dans l'interstice compris entre le mastoïdo-huméral et le pectoral descendant (espace delto-pectoral), en accompagnant la veine céphalique ou veine de l'ars, et se distribue aux deux muscles précités, ainsi qu'au pectoral transverse et au pectoral scapulaire.

Anomalie. — Les deux branches de l'artère cervicale inférieure naissent parfois isolément, comme le fait s'est présenté sur la pièce de la figure 102.

7. — Artère sus-scapulaire ou scapulaire supérieure (fig. 103, 1).

Petit vaisseau, légèrement flexueux, qui s'échappe de l'artère axillaire, un peu avant qu'elle n'atteigne le tendon du muscle sous-scapulaire. Il se dirige en haut pour plonger dans l'interstice compris entre ce muscle et le sus-épineux, après avoir fourni quelques divisions à la portion réfléchie du pectoral scapulaire. Ses rameaux terminaux s'épuisent dans l'extrémité inférieure des muscles sus-épineux et sous-épineux, dans le tendon supérieur du biceps et dans l'articulation de l'épaule.

Cette artère est représentée beaucoup trop volumineuse sur la figure 103.

Anomalies. — Elle est assez variable, quant à son point d'origine. Il peut arriver qu'elle soit suppléée par une ou plusieurs branches de la cervicale inférieure.

8. — Artère sous-scapulaire ou scapulaire inférieure (fig. 103, 2).

Cette artère, remarquable par son volume considérable, naît à angle droit sur l'axillaire, au niveau de l'interstice qui sépare le grand rond du sous-scapulaire. Son origine marque la limite qu'on établit conventionnellement entre le tronc brachial et l'artère humérale.

On la voit parcourir l'interstice précité, en dedans de l'insertion du long anconé sur le bord postérieur de l'omoplate, et se porter jusqu'auprès de l'angle dorsal de cet os, où elle se termine.

Dans ce trajet, elle fournit :

1° Une *artère* qui croise le grand rond en dedans pour gagner la face interne du grand dorsal, en suivant son bord inférieur, et qui jette ses rameaux dans l'épaisseur de ce muscle ainsi que dans son annexe et le panicule charnu.

2° L'*artère circonflexe postérieure de l'épaule*, qui contourne de dedans en dehors l'articulation de l'épaule, en passant derrière cette articulation, sous le muscle long anconé, et qui, après avoir abandonné quelques rameaux collatéraux, arrive avec son nerf satellite à la face profonde du petit rond et du deltoïde, où elle se partage, avec lui, en plusieurs branches divergentes, destinées aux trois muscles déjà nommés, au brachial antérieur, à l'anconé externe, ainsi qu'au mastoïdo-huméral et au panicule charnu.

3° Des *rameaux musculaires* qui s'échappent de distance en distance sur le trajet du vaisseau, pour se diriger les uns en avant, les autres en arrière. — Les *rameaux antérieurs* se portent, soit en dedans, soit en dehors du scapulum, soit même des deux côtés de cet os, en embrassant son bord postérieur dans leur bifurcation ; les divisions internes rampent dans les scissures de la fosse sous-scapulaire, jettent leurs ramuscules dans le muscle de même nom et atteignent même le sus-épineux, ainsi que l'insertion scapulaire de l'angulaire et du grand dentelé ; les divisions externes traversent le gros extenseur de l'avant-bras pour se distribuer au sous-épineux, au sus-épineux et aux abducteurs du bras ; l'une d'elles fournit l'artère nourricière de l'omoplate. — Quant aux *rameaux postérieurs*, ils plongent dans le grand rond et le long anconé.

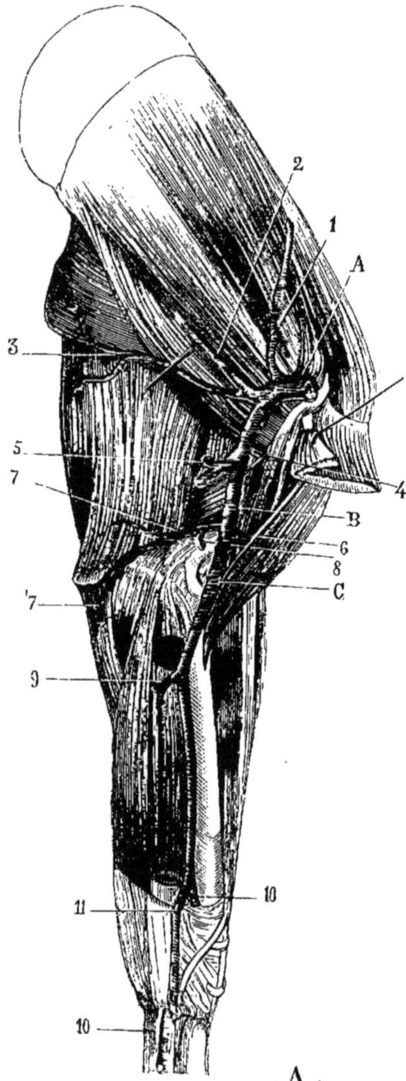

Fig. 103. — Artères de la face interne du membre thoracique du Cheval jusqu'à l'origine du métacarpe *.

* A, portion axillaire du tronc brachial ; 1, artère sus-scapulaire ; 2. artère sous-scapulaire ; 3. branche du grand dorsal de la précédente artère ; B, artère humérale ; 4, artère préhumérale ou circonflexe antérieure de l'épaule ; 5, artère collatérale externe ou humérale profonde : 6. artère principale du muscle biceps ; 7, artère collatérale interne ; 7', ce même vaisseau au point où il devient l'artère cubitale ; 8, artère nourricière de l'humérus ; C. artère radiale à son origine ; 9, une branche musculaire de la radiale : 10. 10. artère palmaire métacarpienne : 11. artère radio-palmaire ou tronc commun des interosseuses métacarpiennes.

Branche terminale du tronc brachial ou **artère humérale** (fig. 103).

Trajet. — Continuation de l'artère axillaire, qui change de nom après avoir fourni la sous-scapulaire, l'artère humérale décrit d'abord une légère courbe à concavité antérieure, pour descendre ensuite presque verticalement en dedans du membre thoracique, en croisant d'une manière oblique la direction de l'humérus, et finir au-dessus de l'extrémité inférieure de cet os par deux branches terminales qui constituent les *artères radiale* et *dorsale de l'avant-bras*.

Rapports. — Dans ce trajet, l'artère humérale répond : en avant au nerf médian et au bord postérieur du coraco-brachial, qu'elle longe exactement ; en arrière, à la veine du bras, et, par son intermédiaire, au nerf cubital ; en dehors, au tendon commun des muscles grand dorsal et grand rond, à l'insertion supérieure de l'anconé interne et à l'humérus ; en dedans, au fascia de la face interne du bras qui recouvre ce vaisseau avec sa veine satellite, ainsi que les ganglions, canaux lymphatiques et nerfs de la région.

Branches collatérales. — Parmi ces branches, on en distingue quatre qui méritent une mention particulière : ce sont : la *circonflexe antérieure de l'épaule*, la *collatérale externe*, la *collatérale interne*, enfin l'*artère principale du biceps brachial*. Nous ne ferons qu'indiquer plusieurs ramuscules irréguliers qui se rendent à ce dernier muscle, au coraco-brachial ou à l'anconé interne :

1. **Circonflexe antérieure de l'épaule** ou **préhumérale** (fig. 103, 4). — Elle naît à angle droit, se dirige en avant, passe entre les deux branches du coraco-brachial, contourne la face antérieure de l'humérus, sous la coulisse bicipitale, et se termine dans le mastoïdo-huméral. Elle donne, dans ce trajet, au muscle qu'elle traverse, au biceps et à l'articulation de l'épaule. Parmi les rameaux articulaires, il en est un qui remonte en dehors sur le tendon du sous-épineux et dont les divisions s'anastomosent avec celles de la circonflexe postérieure.

Anomalie. — Il arrive, très exceptionnellement, que ce vaisseau soit suppléé par un rameau ascendant de l'artère du biceps.

2. **Collatérale externe** ou **humérale profonde** (fig. 103, 5). — Très grosse branche qui émerge du bord postérieur de l'artère humérale, à angle presque droit, au niveau du tendon terminal commun au grand dorsal et au grand rond, et qui se divise, après un trajet fort court, en deux branches principales : l'une envoie ses rameaux dans la masse du long anconé ; l'autre s'engage sous ce muscle, en contournant, avec le nerf radial, le brachial antérieur, logé comme on sait dans la gouttière de torsion de l'humérus ; elle arrive ainsi à la face profonde de l'anconé externe et descend, avec son nerf satellite, au-devant de l'articulation du coude, où elle s'anastomose avec la radiale antérieure ; elle donne à tous les muscles anconés, moins un, l'accessoire du grand dorsal, ainsi qu'au brachial antérieur et à l'extenseur antérieur du métacarpe.

Anomalie. — Souvent elle abandonne à son origine un gros rameau destiné à la terminaison du pectoral ascendant, rameau qui peut naître isolément sur l'humérale.

3. **Collatérale interne** ou **cubitale** (fig. 103, 7). — Moins grosse que la collatérale externe, cette artère prend son origine au niveau du trou nourricier de l'humérus et se porte en arrière en rampant sur la face interne de cet os pour

s'engager sous l'ancoué accessoire du grand dorsal, où elle suit d'une manière plus ou moins flexueuse le bord inférieur de l'ancoué interne ; puis elle descend derrière l'épitrochlée et se poursuit sur la partie postérieure de l'avant-bras, qu'elle parcourt de haut en bas dans toute sa longueur, sous la gaine aponévrotique de cette région, entre les deux muscles cubitaux, accompagnée par la veine cubitale, le nerf cubital, et par le tendon de la portion olécranienne du perforant. Arrivée près du carpe, elle reçoit une branche d'anastomose de l'origine de la palmaire métacarpienne, constituant ce que l'on appelle parfois l'*arcade sus-carpienne* ; et en même temps elle émet latéralement un petit rameau qui se distribue à la face externe du carpe. Puis elle traverse la gaine carpienne en s'incrustant à la face interne de l'os pisiforme et de l'arcade fibreuse qui ferme ladite gaine pour venir s'inosculer avec la radio-palmaire et constituer l'*arcade palmaire* ou *sous-carpienne*, d'où procèdent les interosseuses du métacarpe (Voy. plus loin la description de la radio-palmaire).

Elle fournit avant de se réunir à la radio-palmaire plusieurs rameaux carpiens dont un principal contourne le bord inférieur de l'os pisiforme.

Dans son trajet antibrachial, l'artère cubitale ne donne que des ramuscules fort ténus dont l'étude importe peu. Mais, avant d'atteindre l'avant-bras, elle fournit : 1° l'artère nourricière de l'humérus ; 2° des rameaux articulaires ; 3° des branches musculaires, plus ou moins volumineuses, pour l'accessoire du grand dorsal surtout, pour l'ancoué interne et pour le pectoral transverse ; celles qui arrivent dans ce dernier muscle le traversent de part en part pour devenir sous-cutanées ; une d'entre elles accompagne la veine sous-cutanée médiane de l'avant-bras et envoie des ramuscules dans le pli du coude. — Régulières dans leur distribution, ces différentes artères présentent de nombreuses variétés d'origine, parmi lesquelles il devient difficile de distinguer la disposition la plus constante. Le dernier vaisseau signalé et l'artère nourricière de l'humérus émanent souvent du tronc huméral directement.

Il semble évident que l'artère que nous venons de décrire correspond, par sa partie initiale, à la collatérale interne inférieure de l'Homme et par sa partie terminale, à l'artère cubitale : deux vaisseaux indépendants dans notre espèce qui se réunissent bout à bout chez un grand nombre d'animaux.

4° *Artère principale du muscle biceps* (fig. 103, 6). — Elle prend naissance un peu au-dessous ou au-dessus de la précédente, et à l'opposé, c'est-à-dire en avant, puis se divise ordinairement en deux branches, l'une ascendante, l'autre descendante, qui plongent dans l'épaisseur du muscle.

Branches terminales de l'artère humérale.

1. **Artère radiale antérieure** ou mieux **dorsale de l'avant-bras**. — L'artère radiale antérieure, la moins considérable des deux branches terminales de l'humérale, se sépare à angle aigu de sa congénère, au-dessus de la surface articulaire inférieure de l'humérus. Elle descend ensuite sur la face antérieure de l'articulation du coude, en s'engageant sous l'extrémité inférieure des muscles fléchisseurs de l'avant-bras et sous l'extrémité supérieure de l'extenseur antérieur du métacarpe, où elle rencontre le nerf radial ; puis elle se prolonge, accompagnée de ce nerf, sur la face antérieure du radius, en dessous du muscle extenseur antérieur des phalanges, jusqu'auprès du carpe, où cette artère

devenue fort mince, se partage en plusieurs ramuscules qui se continuent sur le ligament capsulaire des articulations de cette région, après s'être anastomosés : du côté interne, avec les divisions d'une branche fournie par la radiale postérieure, du côté externe, avec l'artère interosseuse de l'avant-bras.

Ces ramuscules terminaux se distribuent aux articulations carpiennes ou aux gaines des tendons extenseurs, et communiquent avec les interosseuses métacarpiennes dorsales.

Quant aux branches collatérales données par la radiale antérieure, elles sont fort nombreuses et la plupart se détachent de la partie supérieure du vaisseau, c'est-à-dire vers l'articulation du coude. Elles sont destinées en partie à cette articulation, mais surtout aux masses musculaires qui la recouvrent ou l'avoisinent.

Telle est la disposition la plus habituelle de ce vaisseau ; mais il est sujet à de nombreuses variétés, principalement dans la manière dont il se comporte avec l'interosseuse de l'avant-bras, qui peut même le suppléer dans toute la partie moyenne et inférieure de son trajet. Nous reviendrons sur ce sujet en décrivant l'artère suivante.

Chez l'Homme, la dorsale de l'avant-bras fait défaut ; elle est suppléée par plusieurs petites branches d'origines diverses. La bifurcation terminale de l'humérale donne naissance à la radiale et à la cubitale.

2. **Artère radiale**, radiale postérieure ou **radiale interne** (fig. 103 et 104). — Ce vaisseau représente, par son volume et sa direction, la suite de l'artère humérale. Il descend, avec le nerf médian qui l'accompagne, d'abord sur le ligament interne de l'articulation huméro-radiale, derrière l'extrémité inférieure du biceps, puis sous le grand palmaire, son muscle satellite; il arrive ainsi, en longeant le bord interne du radius, à l'extrémité inférieure de l'avant-bras, où il se termine par deux branches, qui sont : la *radio-palmaire* ou *tronc commun des interosseuses métacarpiennes* et la *palmaire métacarpienne* ou *digitale commune*.

Branches collatérales. — Voici l'énumération des principales branches collatérales fournies par la radiale :

1° Au niveau de l'extrémité supérieure du radius, des rameaux articulaires, anastomosés avec les branches analogues de la collatérale interne du bras.

2° Un peu plus bas, de grosses divisions destinées aux muscles de la région antibrachiale postérieure, quelques-unes naissant de l'artère indiquée ci-après.

3° L'*artère interosseuse de l'avant-bras*, vaisseau assez considérable qui prend son origine au même point que les précédentes, c'est-à-dire au niveau de l'arcade radio-cubitale, et qui traverse cette arcade de dedans en dehors, après avoir croisé la face postérieure du radius, sous le muscle perforant, pour descendre ensuite le long de l'extenseur latéral des phalanges, dans la gouttière formée en dehors par la réunion des deux os de l'avant-bras. — Cette artère interosseuse fournit, immédiatement après sa sortie de l'arcade radio-cubitale, plusieurs branches à l'articulation du coude et aux muscles antibrachiaux antérieurs. A son extrémité terminale, elle se divise ordinairement en plusieurs rameaux qui se réunissent pour la plupart aux branches envoyées sur le carpe par l'artère dorsale de l'avant-bras. — Il est rare qu'elle ne présente point quelques fines anastomoses avec l'une des divisions de cette dernière artère, en avant ou en dehors de l'articulation du coude ; quelquefois elle se jette à plein canal dans ce vaisseau, ou au contraire c'est elle qui le reçoit. Dans tous les cas, il y a balancement de volume entre les deux vaisseaux, de telle sorte que l'un se réduit en proportion de l'accroissement de l'autre.

4° Plusieurs ramuscules musculaires et musculo-cutanés, sans disposition fixe, nés sur différents points du trajet de l'artère mère, au-dessous des précédentes divisions.

5° Un rameau profond, sujet aussi à de très nombreuses variétés, qui prend son origine au niveau de l'insertion radiale du perforé, descend sur la face postérieure du radius et vient s'épuiser en arrière du carpe. Ce vaisseau, que l'on pourrait appeler *artère palmaire de l'avant-bras*, est remarquable par les anastomoses que ses divisions internes contractent avec l'artère dorsale de la même région, et par celles qui unissent parfois ses rameaux externes aux branches ultimes de l'interosseuse ou de la cubitale (fig. 104, 2).

Anomalie. — Chez un Cheval, nous l'avons vu suppléé par une branche de l'interosseuse qui descendait du côté interne de la face postérieure du radius et venait se perdre dans la synoviale de la gaine carpienne.

Branches terminales de l'artère radiale.

1. **Radio-palmaire** ou **tronc commun des interosseuses métacarpiennes** (fig. 104, 5, et 105, 3). — Cette artère se sépare à angle très aigu de la palmaire métacarpienne. Elle descend en dedans et en arrière du carpe, accompagnée de la principale veine sous-cutanée du membre, comprise avec elle sous un fascia superficiel qui maintient ces deux vaisseaux dans une gouttière creusée sur la face extérieure de l'arcade carpienne. Puis elle arrive en dedans de la tête du métacarpien interne, où on la voit se porter transversalement vers le dehors du membre en passant derrière l'extrémité supérieure du ligament suspenseur du boulet, entre ce ligament et la bride carpienne du tendon perforant, pour s'anastomoser par inosculation avec la terminaison de l'artère cubitale et constituer ainsi l'*arcade sous-carpienne* ou *arcade palmaire* (fig. 104, 6).

De cette arcade palmaire, unique chez les Solipèdes, partent quatre branches principales qu'on appelle *interosseuses métacarpiennes* et que l'on distingue en *postérieures* ou *palmaires*, et *antérieures* ou *dorsales*.

a. Les *interosseuses palmaires* (fig. 104, 7, 7) naissent, l'une à droite, l'autre à gauche, au niveau de la tête des métacarpiens latéraux, descendent, chacune de leur côté, en décrivant quelques flexuosités dans le sillon angulaire formé par la face interne de ces os et la face postérieure du métacarpien médian, puis se terminent au niveau de l'extrémité inférieure des os latéraux en s'anastomosant à plein canal avec une branche de la palmaire métacarpienne. Elles fournissent quelques rameaux au ligament suspenseur du boulet, qui les recouvre, ainsi que des artérioles tendineuses et cellulo-cutanées. L'une d'elles donne l'artère médullaire du métacarpien médian.

b. Les *interosseuses dorsales* (fig. 104, 7', 7', et 105, 10) naissent à peu près du même point que les précédentes, l'une en dehors, l'autre en dedans, contournent en arrière la tête des métacarpiens latéraux et viennent se placer dans le sillon qui sépare ces os du métacarpien principal, du côté de leur face externe ou dorsale, après avoir fourni plusieurs ramuscules anastomotiques qui font communiquer les deux artères entre elles, en avant de l'extrémité

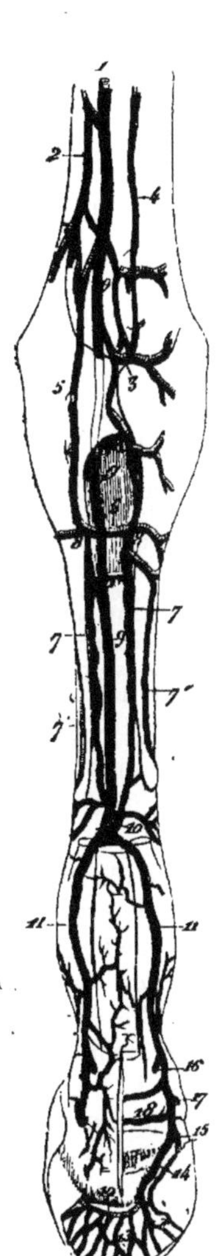

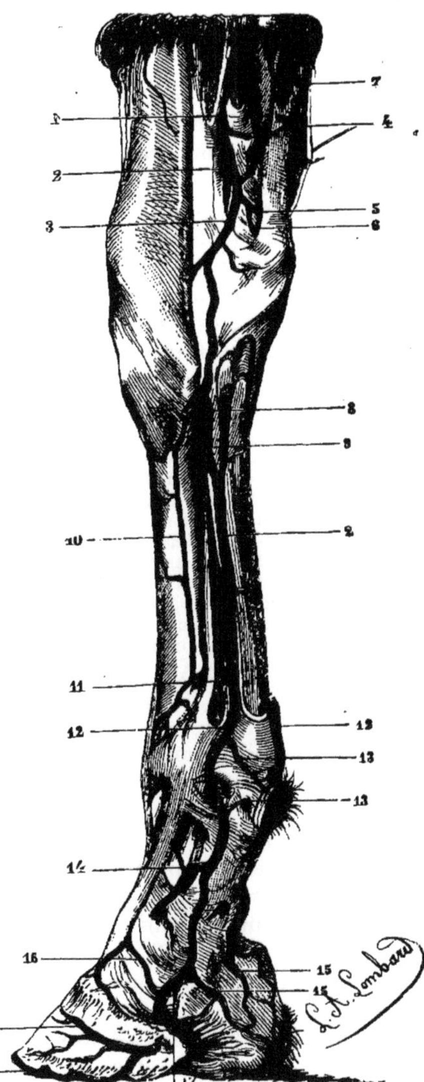

Fig. 104. — Artères de la main du Cheval vues en arrière, c'est-à-dire du côté palmaire *.

Fig. 105. — Artères de la main du Cheval vues en dedans et un peu en arrière **.

* On a enlevé les muscles et les tendons, en respectant seulement une partie du tendon perforant; la troisième phalange a été sculptée sur sa face inférieure pour mettre à nu l'anastomose semi-lunaire. — 1, artère radiale ; 2, rameau carpien innominé ; 3, arcade sus-carpienne ; 4, artère cubitale ; 5, artère radio-palmaire ou tronc commun des interosseuses métacarpiennes ; 6. arcade sous-carpienne ; 7, 7, artères interosseuses métacarpiennes palmaires ; 7', 7', artères interosseuses métacarpiennes dorsales ; 8, 8, ramuscules innominés pour les côtés du carpe ; 9, artère palmaire métacarpienne ; 10, sa branche de communication avec les artères interosseuses ; 11, 11, artères collatérales du doigt ; 12. anastomose semi-lunaire ; 13, rameaux émergents de cette anastomose ; 14, artère unguéale palmaire formant cette arcade anastomotique ; 15, origine de l'unguéale dorsale ; 16, origine de l'artère du coussinet plantaire ; 17, origine du rameau antérieur du cercle coronaire; 18, rameau postérieur du même.

** 1. artère radiale ; 2, 2, palmaire métacarpienne ; 3, radio-palmaire ou tronc commun des interosseuses métacarpiennes ; 4, artère cubitale ; 5, arcade sus-carpienne ; 6, branche qui descend de cette arcade pour concourir à former l'arcade sous-carpienne ; 7, artériole fournie à la châtaigne par le tronc commun des interosseuses métacarpiennes ; 8, arcade sous-carpienne ; 9, branche de la palmaire métacarpienne qui participe sur cette pièce à l'émission des artères interosseuses métacarpiennes ; 10, une interosseuse métacarpienne dorsale ; 11, branche de la palmaire métacarpienne destinée à la réception des interosseuses ; 12, 12, artères collatérales du doigt ; 13, 13, artérioles de l'ergot ; 14, artère perpendiculaire de Percival (l'une de ses branches inférieures, qui participe à la formation de l'artère circonflexe du bourrelet, est ici brusquement interrompue par suite de l'ablation du cartilage complémentaire de la troisième phalange) ; 15, 15, artères du coussinet plantaire ; 16, partie antérieure du cercle coronaire ; 17, partie postérieure du même ; 18, artère unguéale dorsale ; 19, artère circonflexe inférieure de la troisième phalange.

13*

supérieure du métacarpien médian, ou avec les branches terminales de la dorsale et de l'interosseuse de l'avant-bras. A leur extrémité, ces deux artères s'anastomosent avec une branche de la palmaire métacarpienne, la même qui reçoit les interosseuses palmaires.

Les interosseuses dorsales, quoique beaucoup plus fines que les palmaires (ce sont, chez les Solipèdes, des artères tout à fait rudimentaires), ne fournissent pas moins des divisions collatérales, destinées aux tendons antérieurs du métacarpe, au périoste, au tissu conjonctif et à la peau. Elles communiquent souvent avec les artères postérieures par des branches perforantes qui traversent les ligaments intermétacarpiens.

Variétés. — L'existence des interosseuses métacarpiennes, leur position et leur anastomose avec l'extrémité inférieure de la palmaire métacarpienne, sont constantes. Mais il n'en est pas de même en ce qui concerne leur mode d'origine. Dans la description type que nous venons d'en faire, nous les avons considérées comme étant fournies toutes quatre par l'arcade palmaire ou sous-carpienne réunissant l'artère cubitale à la radio-palmaire : il faut bien dire cependant que cette arcade anastomotique peut ne pas se former ; alors les interosseuses externes, au moins la dorsale proviennent de la cubitale, tandis que les autres font suite à la radio-palmaire. Ou bien ladite arcade, parfaitement constituée, n'émet que trois interosseuses, les deux palmaires et la dorsale interne, la dorsale externe étant fournie par l'interosseuse de l'avant-bras. Ou encore les quatre interosseuses métacarpiennes naissent, comme sur la figure 105, d'une grosse branche fournie par la palmaire métacarpienne au niveau de l'extrémité supérieure du métacarpe, branche qui reçoit la radio-palmaire devenue rudimentaire et la terminaison de la cubitale. Nous avons même rencontré d'autres anomalies que nous ne signalerons point, parce qu'elles sont sans intérêt et qu'on peut les rapporter aisément aux précédentes, en analysant convenablement leurs caractères.

2. **Palmaire métacarpienne ou digitale commune** (fig. 104, 9, et 105, 2)[1]. — Cette artère a été désignée à tort, jusqu'à ce jour, sous le nom de *collatérale du canon*, vu qu'elle n'a aucun rapport avec l'os du canon. La meilleure dénomination vulgaire qu'on puisse lui donner serait celle de *collatérale du tendon*.

Par son volume et sa direction, elle continue la radiale. Elle s'engage avec les tendons fléchisseurs sous l'arcade carpienne, et descend ensuite, placée au côté interne desdits tendons, accompagnée en arrière par le nerf palmaire interne, jusqu'au-dessus du boulet, près des grands sésamoïdes, où elle se partage en deux branches qui constituent les *artères collatérales* du doigt ou digitales.

Branches collatérales. — Nous signalerons :

1º Près de l'origine de l'artère, et très souvent sur la radiale elle-même, une branche qui s'anastomose, au-dessus de l'os sus-carpien, avec une division de l'artère cubitale, en formant derrière les muscles fléchisseurs des phalanges, une arcade à convexité inférieure (fig. 104, 3, et 105, 5), déjà mentionnée sous le nom d'*arcade sus-carpienne*, par opposition à l'*arcade palmaire* ou *sous-carpienne*. Cette arcade sus-carpienne, qui n'a rien de commun avec l'arcade palmaire superficielle de l'Homme, fournit plusieurs branches sans importance, ordinairement anastomosées avec d'autres rameaux venus de la radiale.

2º Dans toute l'étendue du trajet, de nombreuses et fines divisions synoviales, tendineuses ou cutanées.

3º Enfin la branche de réception des interosseuses (fig. 105, 11). Née de l'extrémité terminale du vaisseau, entre les deux artères collatérales du doigt, quel-

1. Cette artère représente la plus interne des branches fournies par l'arcade palmaire superficielle, chez l'Homme, branches que les anthropotomistes désignent sous le nom d'*artères digitales*

quefois même sur une de celles-ci, elle se trouve placée à la face postérieure du métacarpien principal, entre les deux branches du ligament suspenseur du boulet, et se dirige perpendiculairement en avant pour se diviser bientôt en deux rameaux anastomosés par inosculation avec les interosseuses palmaires du métacarpe, après avoir donné par côté deux autres rameaux qui contournent les bords du métacarpien médian, reçoivent les interosseuses dorsales et se ramifient en avant du boulet, sur la face antérieure de l'os du canon et dans l'épaisseur du ligament capsulaire de l'articulation métacarpo-phalangienne.

Branches terminales de l'artère palmaire métacarpienne.

Artères collatérales du doigt ou digitales (fig. 104 à 106). — Remarquables par leur volume, ces artères tirent de leur distribution aux organes intraongulés une véritable importance qui nous engage à les étudier avec quelque détail.

ORIGINE. — Elles succèdent à l'extrémité terminale de la collatérale du tendon et se séparent l'une de l'autre en formant un angle aigu, au-dessous de l'arcade veineuse sésamoïdienne, au-dessus de l'articulation du boulet, entre la terminaison du suspenseur du boulet et les tendons fléchisseurs des phalanges.

TRAJET. RAPPORTS. — Elles descendent, l'une à droite, l'autre à gauche, sur les côtés de l'articulation métacarpo-phalangienne, puis du tendon perforant, jusqu'à la face interne des angles saillants postérieurs de la troisième phalange, où elles se bifurquent pour former les *artères unguéale dorsale* et *unguéale palmaire*.

« Dans tout ce trajet, l'artère digitale suit le parcours des tendons fléchisseurs, sur le bord desquels elle est appuyée et maintenue par un tissu cellulaire lâche. Elle est flanquée en arrière par la branche digitale postérieure du nerf palmaire qui recouvre une partie de sa surface, l'enlace de filets nombreux et lui est assez intimement accolée pour être associée à toutes ses flexuosités et ne constituer avec elle qu'un seul cordon.

« En avant, elle est longée, mais à une petite distance, par sa veine satellite, qui repose dans tout son trajet sur les faces latérales des deux premières phalanges.

« A sa partie supérieure, près de son origine, sur les parties latérales de l'articulation métacarpo-phalangienne, l'artère digitale est croisée d'arrière en avant par la branche antérieure du nerf palmaire, et elle est recouverte dans toute son étendue par le fascia qui fait continuité à la tunique propre du coussinet plantaire, dont la bride ligamenteuse latérale (ligament de l'ergot) coupe obliquement sa direction de bas en bas et d'avant en arrière, au niveau de la partie moyenne de la première phalange [1]. »

DIVISIONS COLLATÉRALES. — Ce sont : 1° au niveau du boulet, de nombreux et fins ramuscules destinés à l'articulation métacarpo-phalangienne, mais surtout à la gaine sésamoïdienne et aux tendons qui s'y trouvent logés.

2° En regard de l'extrémité supérieure de la première phalange, un ou deux rameaux plus ou moins volumineux, légèrement ascendants, pour le tissu de l'ergot.

3° Vers le milieu du même os, le vaisseau nommé par Percival *artère perpen-*

---

1. H. Bouley, *Traité de l'organisation du pied du Cheval.* **Paris,** 1851.

diculaire, et avec juste raison, car il naît à angle droit de l'artère digitale, pour se diviser presque immédiatement en deux séries de rameaux : les uns antérieurs, les autres postérieurs. —

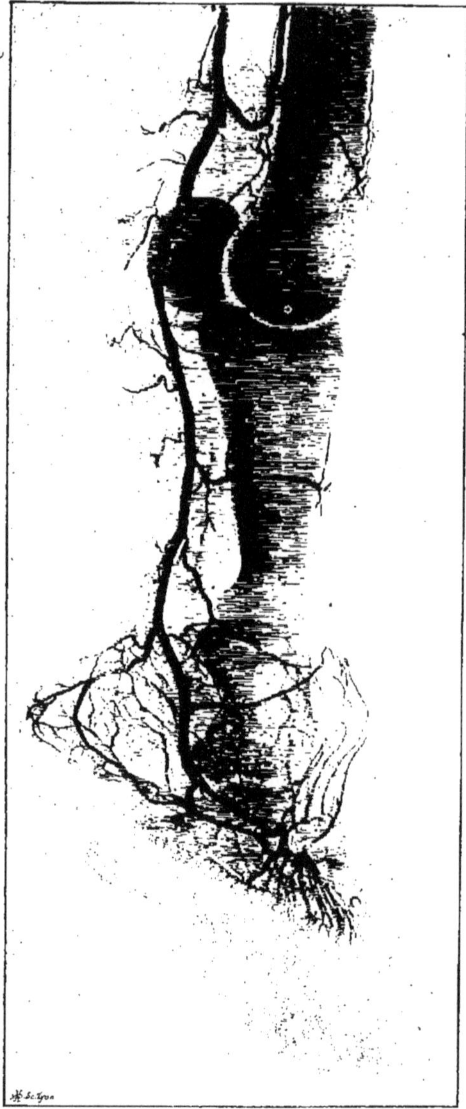

Fig. 106. — Radiographie des artères de l'extrémité digitée du Cheval, prise sur une coupe médiane (d'après MM. Porcher et Forgeot). — Figure empruntée au *Bulletin de la Société des sciences vétérinaires de Lyon*.

Les rameaux antérieurs sont presque toujours au nombre de deux principaux : l'un ascendant, passant sous la bride que le tendon extenseur reçoit du suspenseur du boulet et remontant sur le ligament capsulaire de l'articulation du boulet à la rencontre des divisions artérielles fournies à ce ligament par la collatérale du tendon ; l'autre descendant, qui gagne le côté de la deuxième phalange, où ses ramuscules s'anastomosent avec le cercle coronaire et avec l'artère circonflexe du bourrelet. — Quant aux rameaux postérieurs, le plus souvent aussi au nombre de deux principaux, l'un ascendant, l'autre descendant, ils s'insinuent entre les tendons fléchisseurs et les ligaments sésamoïdiens inférieurs, pour se distribuer à ces organes, mais surtout à la synoviale grande sésamoïdienne. On les voit quelquefois naître isolément de l'artère digitale. — Il est à remarquer que les divisions fournies par les rameaux antérieurs de l'artère perpendiculaire communiquent avec celles du côté opposé en avant de la première phalange, soit au-dessous, soit au-dessus du tendon extenseur, et que les branches postérieures offrent une série d'anastomoses analogues ; le corps de la première phalange se trouve donc enveloppé de tous côtés par un réseau artériel.

4° A différents points de la hauteur de la première et de la seconde phalange, plusieurs ramuscules tendineux ou cutanés, qui sont sans aucune espèce d'importance.

5° L'*artère du coussinet plantaire*, qui prend naissance au niveau du bord supérieur du cartilage scutiforme et se dirige obliquement en arrière et en bas, placée en dedans de l'extrémité postérieure de ce même cartilage, pour se distribuer au coussinet plantaire, ainsi qu'au tissu velouté et au bourrelet. Le rameau qui est à destination du bourrelet procède quelquefois directement de la digitale. C'est une artère récurrente fort remarquable qui s'infléchit d'arrière en avant, en croisant le bord supérieur du cartilage complémentaire de la troisième phalange, rampe sur cette plaque cartilagineuse ou dans l'épaisseur de la peau, un peu au-dessus de la cutidure, et se termine en s'anastomosant avec une branche de l'artère que nous allons maintenant signaler.

6° L'*artère* ou *cercle coronaire* [1], constituée par deux rameaux transverses, l'un antérieur, l'autre postérieur, naissant à angle droit de l'artère digitale, sous le cartilage scutiforme, et se portant autour de l'os de la couronne, à la rencontre des rameaux analogues de l'artère opposée, pour s'anastomoser avec eux à plein canal et par inosculation. Le cercle artériel qui en résulte présente donc deux parties distinctes : l'une postérieure, placée au-dessus du bord supérieur du petit sésamoïde, sous le tendon perforant ; l'autre antérieure, plus étendue, plus volumineuse, couverte, sur les côtés, par le cartilage latéral du pied, en avant ou dans sa partie moyenne, par l'expansion du tendon extenseur antérieur des phalanges.

Les ramuscules fournis par la partie postérieure du cercle sont peu nombreux, très minces et sans intérêt. Parmi les branches nées de la partie antérieure, nous ne signalerons particulièrement qu'une seule artère, paire, remarquable par son volume, son mode de distribution et son importance. Elle prend son origine vers le bord du tendon de l'extenseur et se partage presque immédiatement en deux rameaux tout à fait divergents : l'un, interne, qui passe à travers sur le tendon précité pour aller s'anastomoser avec le rameau homologue du côté opposé ; l'autre, externe, qui se porte en arrière, à la rencontre de la branche cutigérale fournie par l'artère du coussinet plantaire, et s'abouche avec ce vaisseau. De cette disposition, résulte autour de la couronne une fort belle arcade vasculaire superficielle, qui serait très bien nommée *artère circonflexe du bourrelet* ; arcade située un peu au-dessus de la cutidure, sous la peau de la couronne et comme incrustée dans cette membrane, — appuyée par ses extrémités sur les artères du coussinet plantaire, — alimentée par les deux branches principales du cercle coronaire, — fournissant des ramuscules ascendants, anastomosés avec les divisions inférieures de l'artère perpendiculaire, et de nombreux rameaux descendants qui se portent dans le bourrelet, puis dans le tissu feuilleté.

Telle est la disposition la plus habituelle du cercle coronaire et de son arcade superficielle, l'artère circonflexe du bourrelet : disposition qui varie beaucoup avec les sujets, et même dans les pieds différents d'un même sujet. Essayer de décrire les variétés que nous avons déjà observées serait ici un hors-d'œuvre. Bornons-nous à dire que ces variétés portent à peu près exclusivement sur l'origine des branches constituantes de ces vaisseaux circulaires et sur leur mode d'arrangement, sans modifier en rien la disposition générale des cercles [2].

---

1. Ainsi appelé parce qu'elle entoure l'os de la couronne ou deuxième phalange.
2. Il est une de ces variétés que nous signalerons cependant, parce qu'elle se produit assez habi-

Divisions terminales. — Ce sont, comme il a déjà été dit, les deux *artères unguéales, dorsale* et *palmaire.*

a. **L'artère unguéale dorsale** ou **antérieure** est la moins considérable des deux. Placée d'abord en dedans de l'apophyse basilaire du troisième phalangien, elle la contourne pour traverser l'échancrure qui sépare cette apophyse de l'éminence rétrossale, se loger, avec un nerf satellite, dans la scissure dorsale de l'os, qu'elle parcourt d'arrière en avant, et se terminer vers l'extrémité antérieure de cette scissure par plusieurs divisions qui s'enfoncent dans l'os du pied. — Dans son trajet, elle fournit : 1° avant de traverser l'échancrure sous-basilaire, une branche rétrograde profonde, destinée au bulbe du talon et au tissu velouté; 2° immédiatement après sa sortie de cette échancrure, une seconde branche rétrograde dont les divisions se portent en arrière sur la face externe du cartilage latéral, et une artère descendante qui rejoint la grande artère circonflexe de l'os du pied ; 3° à son passage dans la scissure qui la loge, plusieurs rameaux ascendants ou descendants, ramifiés dans les feuillets du tissu podophylleux et anastomosés : les premiers avec les divisions descendantes du cercle coronaire et de l'artère circonflexe du bourrelet, les seconds avec l'artère circonflexe de l'os du pied.

b. **L'artère unguéale palmaire** ou **postérieure** doit être regardée, à cause de son volume et de sa direction, comme la continuation de l'artère digitale. Logée d'abord avec une fine branche nerveuse dans la scissure palmaire, elle s'engage ensuite dans le sinus semi-lunaire de l'os du pied, où elle s'anastomose par inosculation avec l'artère opposée, en formant une arcade vasculaire profonde que nous désigneron avec H. Bouley sous le nom d'*anastomose semi-lunaire* (fig. 104, 12).

Deux ordres de rameaux émanent de la convexité de cette arcade.

Les uns, *ascendants,* « s'irradient dans la trame spongieuse de la troisième phalange et viennent, comme autant de racines chevelues, s'échapper par les nombreuses ouvertures de sa face antérieure, où ils forment un réseau très intriqué, en s'anastomosant, dans la trame du tissu feuilleté, avec les divisions extrêmes de l'unguéale antérieure et du cercle coronaire. C'est à ces divisions que Spooner donne le nom d'*artères antérieures des feuillets* (*anterior laminal arteries*). » (H. Bouley.)

Les autres, *descendants,* beaucoup plus considérables, nommés par Spooner *artères inférieures communicantes* (*inferior communicating arteries*), naissent à angle droit de la circonférence antérieure de l'anastomose semi-lunaire, traversent en rayonnant le tissu de la phalange et viennent sortir par les grands trous situés un peu au-dessus du bord inférieur de l'os, où ils fournissent une multitude de ramuscules ascendants qui vont concourir à former le réseau artériel du tissu feuilleté. « Puis ils s'anastomosent transversalement par une succession de petites arcades qu'ils se projettent de l'un à l'autre, et forment ainsi un grand canal circonflexe qui suit le contour de la courbe parabolique du bord tranchant de l'os du pied, du côté de sa face inférieure. » (H. Bouley.) Cette arcade vasculaire, que nous proposerons d'appeler *artère circonflexe de l'os du pied* (fig. 105, 19), pour la distinguer de la circonflexe du bourrelet, s'unit par ses extrémités aux artères unguéales dorsales, de même que cette der-

---

tuellement au membre antérieur, variété où l'on voit le rameau descendant antérieur de l'artère perpendiculaire se réunir par son extrémité terminale avec l'artère circonflexe du bourrelet, qu'il concourt à former.

nière circonflexe se joint aux artères du coussinet plantaire. Elle laisse échapper de sa concavité quatorze ou quinze rameaux convergents destinés au tissu velouté de la sole.

La disposition artérielle que nous venons de faire connaître est éminemment favorable à la circulation. En effet, lorsque les deux colonnes sanguines des artères digitales, animées d'une même quantité de mouvement, viennent à se heurter dans l'anastomose semi-lunaire, il résulte de cet afflux liquide une pression considérable qui pousse le sang avec force dans la multitude des canaux ouverts devant lui; en sorte que la troisième phalange agit comme une pomme d'arrosoir pour distribuer le sang à la membrane kératogène qui la recouvre. Il y a même là une condition prédisposante aux congestions et aux hémorragies de cette dernière, surtout dans les parties antérieures.

Remarquons enfin que les rameaux artériels émergeant de l'os s'anastomosent avec ceux qui rampent à sa surface, de telle sorte que l'une quelconque des parties du pied séparée des autres parties peut recevoir néanmoins une quantité suffisante de sang. On pourrait ligaturer les deux artères digitales au-dessous de l'émission des coronaires sans produire la mortification des organes sous-ongulés, car il se ferait une suppléance par les rameaux descendants de ces dernières et par les artères du coussinet plantaire.

D. — ARTÈRES CAROTIDES PRIMITIVES (fig. 102, 14 ; 107, 1).

Trajet. Rapports. — Ces deux vaisseaux naissent du tronc brachio-céphalique, à peu de distance de son origine, par un tronc commun, le *tronc céphalique*, qui se détache à angle aigu et se dirige en avant sous la face inférieure de la trachée, au-dessus de la veine cave antérieure, pour se terminer, vers l'entrée de la poitrine, par une bifurcation qui commence les deux carotides primitives. Ce tronc est très variable en longueur suivant les individus ; il est généralement fort court, 3 à 5 centimètres ; parfois, au contraire, il atteint 10, 15 et même 18 centimètres.

Chacune des carotides monte, au milieu d'une gaine conjonctive, le long du tube trachéal, d'abord en dessous de ce conduit, puis sur le côté, et enfin un peu en arrière de son plan latéral. Elle arrive ainsi près du larynx et de la poche gutturale, où elle se termine par trois branches qu'on appelle *carotide externe, carotide interne* et *occipitale*.

Dans ce trajet, ce vaisseau, indépendamment des connexions qu'il entretient avec la trachée, affecte encore les rapports suivants :

Sur toute son étendue, il est accompagné par le cordon nerveux qui résulte de la réunion du nerf pneumogastrique avec la portion cervicale de la chaîne sympathique, et par le nerf récurrent : celui-ci placé en dessous et en avant du vaisseau, dont il se trouve assez éloigné dans la partie inférieure de l'encolure ; celui-là situé au-dessus et en arrière, et directement accolé à l'artère.

La carotide primitive répond encore : en arrière, dans ses deux tiers supérieurs, aux muscles long du cou et grand droit antérieur de la tête ; en dehors, au scalène, vers l'extrémité inférieure du cou, et à l'omo-hyoïdien, qui la sépare de la veine jugulaire dans la partie moyenne et supérieure de l'encolure. Mais en bas, c'est-à-dire en arrivant près de l'entrée de la poitrine, ces deux vaisseaux se mettent en rapport direct, la veine en dessous et en dehors de l'artère. Si à cet endroit on fait une incision en regard du bord supérieur ou dorsal de la jugulaire, on découvre la carotide dès que la peau et le peaussier sont coupés.

Les ganglions de l'entrée de la poitrine sont aussi en contact avec les carotides, et l'artère gauche répond de plus à l'œsophage.

Branches collatérales. — Les rameaux fournis par la carotide primitive sur son trajet sont assez nombreux, mais d'un diamètre trop peu considérable pour que leur émission successive fasse varier sensiblement son calibre ; aussi les carotides représentent-elles, à peu de chose près, depuis leur origine jusqu'à leur terminaison, deux tubes assez régulièrement cylindriques. Ces branches collatérales sont destinées, soit aux muscles de la région cervicale inférieure, soit à l'œsophage et à la trachée. Deux d'entre eux vont nous occuper d'une manière toute spéciale : ce sont les *artères thyro-laryngienne* et *thyroïdienne accessoire*.

Artères thyroïdiennes (fig. 102 et 107).

1. **Thyro-laryngienne.** — Ce vaisseau, qui répond exactement à l'*artère thyroïdienne supérieure* de l'Homme, naît de la carotide primitive à quelques centimètres de sa terminaison, c'est-à-dire à la hauteur des premiers cerceaux de la trachée, puis il se porte sur le corps thyroïde correspondant dans lequel il se jette par deux branches principales qui contournent son extrémité supérieure et son bord antérieur, après avoir envoyé deux rameaux sur le larynx : un supérieur, se distribuant au muscle crico-aryténoïdien postérieur ainsi qu'aux parois pharyngiennes ; un inférieur, beaucoup plus considérable, donnant exclusivement à l'appareil laryngien. Ce dernier passe entre le cricoïde et le bord postérieur du thyroïde ; arrivé sous la face profonde du thyroïde, il se divise en plusieurs ramuscules qui se dirigent, les uns en avant, les autres en arrière ; ceux-ci rampent sur le ventricule de la glotte et le muscle thyro-aryténoïdien pour aller se perdre dans l'aryténoïdien.

Nous ne ferons que signaler les rameaux très variables qui vont soit à la trachée, soit aux muscles sterno-hyoïdien, sterno-thyroïdien et omo-hyoïdien, soit enfin à la partie inférieure de la parotide.

Il arrive quelquefois que l'artère thyro-laryngienne se trouve divisée, dès son origine, en deux branches bien distinctes, fournissant chacune une division laryngienne et une division thyroïdienne, comme dans la figure 107, 3 [1].

Nous avons déjà fait remarquer la disproportion qui existe entre le calibre considérable des branches envoyées par cette artère dans le corps thyroïde et le volume exigu de cet organe ; nous nous bornerons donc ici au rappel de cette particularité.

2. **Thyroïdienne accessoire.** — L'origine de ce vaisseau se fait en dessous du précédent, en regard du sixième ou septième anneau trachéal. Il est beaucoup plus petit et pénètre dans le corps thyroïde par son extrémité inférieure, après s'être divisé en deux ou trois rameaux.

Souvent cette artère n'envoie à la thyroïde que des ramuscules excessivement ténus et s'épuise presque entièrement dans les muscles cervicaux. Elle semble bien cependant équivaloir à la *thyroïdienne inférieure* de l'Homme, bien que celle-ci, vu la proximité du corps thyroïde et de l'entrée de la poitrine tire son origine de l'artère sous-clavière.

---

1. C'est sans doute un cas de cette nature qui s'est présenté à Rigot quand il a voulu décrire ce vaisseau qui nous occupe, car il en a fait deux artères, la *thyroïdienne* et la *laryngienne*. Mais ce cas, nous le répéterons, ne se rencontre que par exception ; et encore n'autoriserait-il pas, à supposer qu'il fût la règle, la création d'une *artère thyroïdienne* et d'une *artère laryngienne* distinctes, puisque chaque branche du vaisseau se distribue à la fois au larynx et au corps thyroïde.

Anomalie. — Plusieurs fois, chez le Cheval, nous n'avons trouvé qu'une seule artère thyroïdienne au lieu de deux. Alors c'est la thyroïdienne inférieure qui fait défaut, comme on l'observe normalement dans nombre de Quadrupèdes.

Branches terminales de la carotide primitive.

Les trois branches qui terminent la carotide primitive et portent le sang aux diverses parties de la tête sont très inégales : la carotide externe est incomparablement plus grosse que l'occipitale et la carotide interne, lesquelles ne semblent être que des jets collatéraux de la première.

Chez l'Homme, la carotide primitive se termine par une simple bifurcation donnant naissance à la carotide externe et à la carotide interne ; l'occipitale se détache de la carotide externe ; mais la différence la plus frappante relativement aux animaux consiste dans le rapport de volume des deux carotides, externe et interne : celle-ci est égale ou même supérieure à celle-là ; tandis que chez nos brutes elle est inférieure même à l'artère occipitale ; rien ne démontre avec plus d'évidence l'immense supériorité intellectuelle de l'Homme ; nous allons voir, en effet, que l'artère carotide interne porte le sang au cerveau, tandis que la carotide externe le distribue principalement à la partie faciale et en quelque sorte bestiale de la tête.

Avant d'aborder l'étude des artères de la tête, nous dirons quelques mots de leur préparation.

Préparation des artères de la tête. — Après avoir enlevé la peau avec précaution, on disséquera d'un côté les artères superficielles, c'est-à-dire la maxillaire externe, la maxillo-musculaire, le tronc temporal et l'auriculaire postérieure, en ayant soin d'exciser la glande parotide pour découvrir l'origine de ces trois derniers vaisseaux. Sur le côté opposé, on préparera les artères profondes, après avoir disposé la branche du maxillaire comme dans la *Préparation des muscles de la langue*, et fait sauter les apophyses orbitaire et zygomatique, au moyen de trois traits de scie, comme dans la figure 107, sur laquelle on se guidera, du reste, pour rechercher et suivre toutes ces artères.

On peut, à la rigueur, préparer toutes les artères sur un seul côté. Pour cela, on commence par disséquer les branches superficielles, puis on les coupe dans le milieu de leur trajet, et on rabat leur première moitié sur la parotide. On conserve la faciale intacte. On arrive ensuite sur les artères profondes en divisant et en disposant le maxillaire comme on le fait dans le deuxième procédé de préparation des muscles de la langue et du pharynx (Voy. t. I, p. 527).

I. — Artère occipitale (fig. 107, 6).

L'artère occipitale est un vaisseau légèrement flexueux, accolé au premier tiers de la carotide interne. Elle monte sous l'apophyse transverse de l'atlas, en passant derrière la poche gutturale, entre la glande maxillaire et les muscles droits antérieurs de la tête. Puis elle s'insinue entre le muscle petit droit latéral et l'arc inférieur de la vertèbre sus-indiquée, pour traverser le trou antérieur de l'aile de cette vertèbre, et se terminer par deux branches, après avoir parcouru la courte scissure qui relie ce trou à celui de l'arc postérieur. Dans ce trajet, l'artère occipitale est croisée en dehors par le nerf pneumogastrique, le spinal, le cordon cervical du grand sympathique, et accompagnée par les divisions de la branche inférieure de la première paire nerveuse cervicale.

Les deux branches terminales sont: l'*occipito-musculaire* et la *cérébro-spinale*.

Les branches collatérales, au nombre de trois, sont énumérées ci-après dans l'ordre ordinaire de leur émission : 1° l'*artère prévertébrale* ; 2° la *mastoïdienne* ; 3° la *rétrograde* ou *atloïdo-musculaire*.

Branches collatérales.

1° **Artère prévertébrale** (fig. 107, 9). — La plus petite de toutes les branches émanées de l'occipitale, cette artère se détache à angle très aigu et se divise immédiatement en plusieurs filets, les uns *musculaires*, les autres *méningés* : les premiers passent pour la plupart entre l'articulation atloïdo-occipitale et le petit droit antérieur de la tête, et s'épuisent, soit dans ce muscle, soit dans le grand droit ; les seconds, au nombre de deux généralement, sont toujours fort grêles et gagnent la dure-mère en pénétrant, l'un par le trou déchiré postérieur, l'autre par le trou condylien.

Anomalies. — La prévertébrale compte parmi les artères les plus variables d'origine. Elle peut naître sur l'occipitale, à différentes hauteurs, tantôt avant, tantôt après l'émission de la mastoïdienne, quelquefois en commun avec cette dernière. Elle peut s'échapper de la carotide primitive, seule ou avec la mastoïdienne, ou encore de la carotide interne, soit en bas, soit à mi-longueur de cette artère.

2° **Artère mastoïdienne** (fig. 107, 8). — Elle naît à angle aigu au-dessus de la précédente et se porte vers le trou mastoïdien en rampant sur la surface externe de l'apophyse jugulaire de l'occipital, sous le muscle petit oblique de la tête. Elle s'engage ensuite dans le conduit temporal par le trou sus-indiqué, pour s'anastomoser par inosculation avec l'artère sphéno-épineuse et se distribuer ensuite aux méninges craniennes.

Dans son trajet, cette artère décrit une courbe à concavité inférieure, et laisse échapper un assez grand nombre de branches collatérales. Parmi ces branches, il en est qui prennent leur origine avant l'entrée de l'artère dans le conduit osseux qu'elle parcourt, et qui sont destinées aux muscles de la nuque. D'autres naissent à l'intérieur même de ce conduit, et en sortent par les orifices dont est criblée la fosse temporale, pour se distribuer au muscle crotaphite.

Anomalies. — L'artère mastoïdienne peut, comme nous l'avons dit ci-dessus, naître directement de la carotide primitive, et fournir une branche parotidienne. Nous l'avons vue aussi passer à la surface du muscle petit oblique au lieu de s'engager en dessous et décrire une courbe brusque pour revenir s'engager dans le conduit temporal.

3° **Artère rétrograde ou atloïdo-musculaire** (fig. 107, 7). — Cette branche se présente avec un volume très variable. Elle se détache de l'occipitale sous l'apophyse transverse de l'atlas, en formant avec la branche mère un angle droit ou même obtus. Puis elle se dirige en arrière, traverse le trou inférieur de l'apophyse susdite, se place sous le muscle grand oblique de la tête et se porte, en décrivant des flexuosités, à la rencontre de l'artère vertébrale, avec laquelle on la voit s'aboucher à plein canal, après avoir fourni quelques rameaux au grand oblique et aux muscles avoisinants. Cette anastomose établit donc une voie de communication indirecte entre la vertébrale et la carotide primitive ; aussi ces deux artères peuvent-elles se suppléer mutuellement.

Anomalies. — Nous avons trouvé sur un Mulet une large anastomose, entre la rétrograde et la mastoïdienne, sous l'aile de l'atlas.

Branches terminales.

1° **Artère occipito-musculaire** (fig. 107, 10). — Couverte à son origine par le muscle grand oblique de la tête, l'artère occipito-musculaire se dirige transver

salement en dedans, à la surface des muscles droits postérieurs de la tête, et
se partage bientôt en plusieurs rameaux, les uns ascendants, les autres descen-

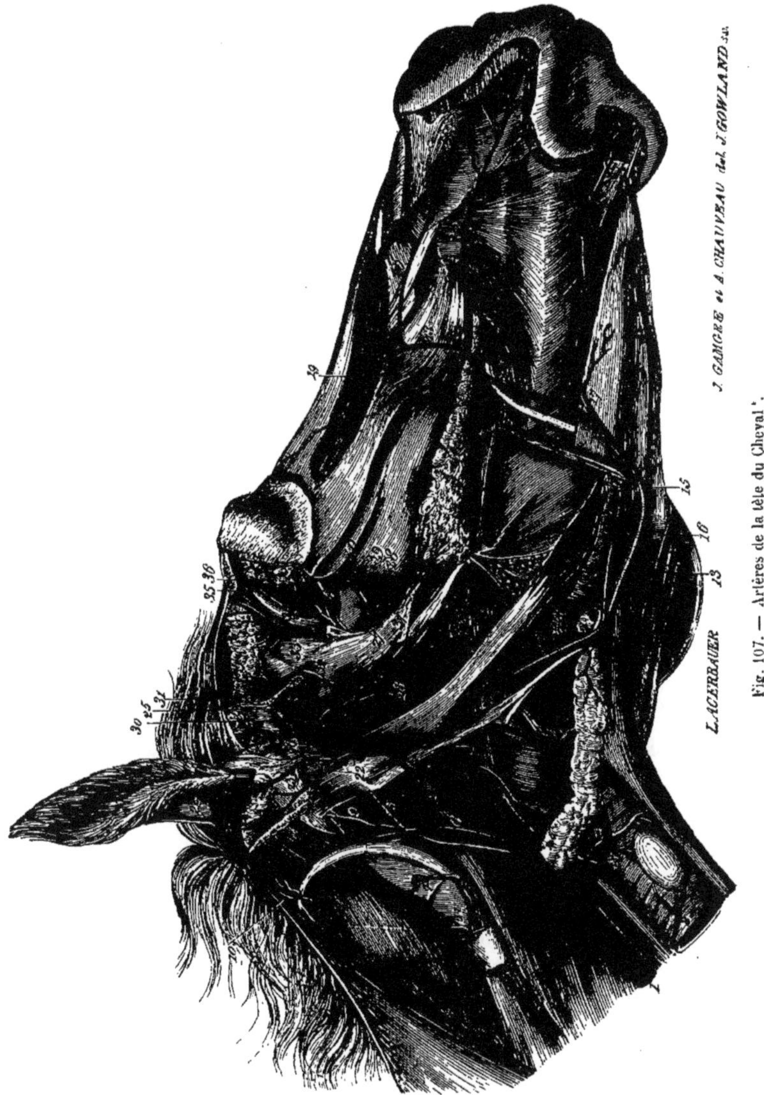

Fig. 107. — Artères de la tête du Cheval[1].

1. artère carotide primitive ; 2, thyroïdienne accessoire ; 3. 4, thyro-laryngienne (dédoublée) ; 5. carotide
interne ; 6, occipitale ; 7, atloïdo-musculaire. à la sortie du trou inférieur de l'atlas ; 8, mastoïdienne ; 9. prévertébrale ; 10, occipito-musculaire ; 11, extrémité terminale de la vertébrale, anastomosée à plein canal avec l'atloïdo-
musculaire ; 12, carotide externe ; 13, maxillaire externe ; 14, pharyngienne ; 15, linguale ; 16, sublinguale ;
17, coronaire ou labiale inférieure ; 18, coronaire ou labiale supérieure ; 19, angulaire de l'œil ; 20, nasale externe ;
21, maxillo-musculaire ; 22, 23, auriculaire postérieure ; 24, tronc temporal superficiel ; 25, sous-zygomatique ;
26, auriculaire antérieure ; 27, maxillaire interne ; 28, dentaire inférieure ; 29, faisceau d'artères ptérygoïdiennes ;
30, artère tympanique ; 31, sphéno-épineuse ; 32, temporale profonde postérieure ; 33, temporale profonde antérieure ; 34, ophtalmique ; 35. sourcilière ; 36, lacrymale ; 37, buccale ; 38, staphyline ; 39, dentaire supérieure ;
40, rameau orbitaire de ce vaisseau.

dants, mêlés aux divisions nerveuses de la branche spinale de la première paire cervicale, tous destinés aux muscles et aux téguments de la région de la nuque. Les rameaux descendants s'anastomosent avec les divisions terminales de l'artère cervicale supérieure, voire même de la dorsale.

2° **Artère cérébro-spinale** (fig. 108, 1). — Cette artère pénètre dans le canal rachidien par le trou antérieur interne de l'atlas, traverse la dure-mère et se divise en deux branches sous la face inférieure de la moelle et du bulbe. De ces deux branches, l'une, antérieure, se réunit par convergence avec la branche analogue de l'artère opposée, en arrivant vers le milieu de la longueur du bulbe, et forme ainsi le *tronc basilaire;* l'autre se porte en arrière et constitue l'origine de l'*artère spinale médiane* en s'anastomosant, après un court trajet, avec la branche correspondante de l'autre artère cérébro-spinale. Il résulte de cette distribution une sorte de losange vasculaire, situé sur la face inférieure du bulbe et de la moelle, qui reçoit à ses angles obtus les deux artères cérébro-spinales et émet aux angles aigus le tronc basilaire et l'artère spinale médiane. Quelquefois on n'observe plus cette disposition régulière, les artères cérébro-spinales se réunissent à l'extrémité postérieure du losange indiqué plus haut, comme cela s'est présenté sur la pièce qui a été dessinée figure 108.

En se plaçant au point de vue de l'anatomie comparée, il serait peut-être légitime de rattacher la rétrograde à la vertébrale et de conduire ainsi cette dernière jusqu'à l'artère occipitale, en sorte que la cérébro-spinale et l'occipito-musculaire seraient communes aux deux vaisseaux. En effet, chez l'Homme, la vertébrale, après avoir traversé tous les trous transversaires des vertèbres cervicales, même celui de l'atlas, contourne la partie supérieure de cette vertèbre et s'engage dans le crâne, où elle se réunit à celle du côté opposé pour constituer le tronc basilaire ; la terminaison de ce vaisseau comprend donc manifestement les artères que nous venons de décrire, chez les Solipèdes, sous les noms de rétrograde et de cérébro-spinale. Quant à l'occipitale de l'Homme, elle est complètement indépendante de la vertébrale et se termine tout entière dans la région occipito-nuchale.

En somme, toute la différence de ces deux artères, chez les Solipèdes, semble tenir à ce qu'elles se sont réunies dans le point où elles s'entre-croisent ; mais il est clair que l'occipitale a pour terminaison véritable le vaisseau appelé occipito-musculaire, tandis que la rétrograde et la cérébro-spinale représentent la terminaison de la vertébrale de l'Homme.

A. **Tronc basilaire** (fig. 108, 4). — C'est un vaisseau impair, peu développé comparativement à ce qu'il est chez l'Homme, qui rampe sur la face inférieure du bulbe rachidien et de la protubérance, sous l'arachnoïde viscérale, en décrivant quelques flexuosités, et qui se termine au niveau du sillon qui sépare les pédoncules cérébraux, par deux branches plus ou moins anastomotiques qui entrent dans la constitution du *polygone de Willis* (Voy. *Carotide interne*, fig. 108).

Il fournit dans son trajet :

1° Une foule de ramuscules plexueux pénétrant dans la substance du bulbe et de la protubérance, ou se distribuant aux racines des nerfs émanés de ces parties ;

2° Les *artères cérébelleuses postérieures* ou *inférieures*, vaisseaux sujets à de nombreuses anomalies d'origine, lesquels naissent ordinairement du tronc basilaire à angle droit, en arrière du bord postérieur de la protubérance, puis se portent en dehors, l'un à droite, l'autre à gauche, en rampant sur la face inférieure du bulbe, arrivent ainsi sur les bords de cet organe, et s'infléchissent alors en arrière pour se placer sous les plexus choroïdes cérébelleux, d'où ils répandent leurs ramifications sur les parties latérales et postérieures du cervelet.

3° Les *artères cérébelleuses antérieures* ou *supérieures*, au nombre de deux ou trois de chaque côté, dont une principale, seule constante : ces artères, très variables dans leur disposition, prennent leur origine sur l'extrémité terminale du tronc basilaire, c'est-à-dire en avant de la protubérance, et quelquefois même sur les communicantes postérieures; d'habitude réunies en faisceaux, elles se dirigent en dehors et un peu en arrière, en contournant les pédoncules cérébraux et viennent plonger dans la partie antérieure du cervelet.

4° Deux branches anastomosées avec l'artère carotide interne : ces branches, dont l'existence n'est pas constante, et qu'on rencontre surtout chez l'**Ane**, partent du tronc basilaire, en avant du bord postérieur de la protubérance annulaire, puis traversent la dure-mère pour pénétrer dans le sinus caverneux et se réunir aux carotides internes au niveau de leur deuxième courbure.

B. Artère spinale médiane. — Très long vaisseau logé dans le sillon inférieur de la moelle épinière et mesurant toute l'étendue de cet organe, qu'il suit d'avant en arrière. C'est de cette artère que s'échappent les ramifications qui couvrent de leurs arborisations le tissu médullaire ou pénètrent dans son épaisseur. Cette émission, qui devrait épuiser bien vite l'artère spinale médiane, ne diminue pas sensiblement son diamètre, parce qu'elle reçoit sur son trajet, et des deux côtés, de nombreux filets de renforcement émanant soit des vertébrales, soit des intercostales, soit des lombaires, soit des sacrées latérales, et pénétrant dans le canal rachidien par les trous de conjugaison. Mais en général ces rameaux de renforcement ne se jettent sur la moelle qu'après s'être anastomosés entre eux, en dehors de la dure-mère, de manière à former, sur le plancher du canal vertébral, deux canaux artériels latéraux, accolés aux sinus veineux rachidiens et réunis l'un à l'autre par des anastomoses transversales ; disposition qui se montre de la manière la plus évidente dans la région cervicale du **Bœuf** (Voy. fig. 117).

2. — Artère carotide interne (fig. 107, 5, et 108, 7).

L'une des branches terminales de la carotide primitive, la carotide interne des Solipèdes atteint à peine le calibre de l'occipitale. Elle monte d'abord vers la base du crâne, en dehors des muscles droits antérieurs de la tête, au-devant de l'atlas et s'infléchit en avant pour gagner le côté interne du trou déchiré antérieur. Dans cette première partie de son trajet, elle est soutenue dans un repli particulier de la poche gutturale, longée par le ganglion cervical supérieur, accompagnée du rameau caverneux du sympathique, et croisée de diverses manières par les nerfs qui forment le plexus guttural.

Avant d'atteindre l'orifice du trou déchiré antérieur qui lui est spécialement destiné (trou carotidien), elle traverse le confluent veineux sous-sphénoïdal et s'imprime légèrement sur la face inférieure du sphénoïde. Elle est encore baignée dans le sang veineux à son entrée dans le crâne, car elle se trouve dans le sinus caverneux. Là, comprise dans le repli pituitaire de la dure-mère, au côté interne du nerf maxillaire supérieur, elle décrit deux courbures successives et opposées : une première, dont la convexité est tournée en avant, une seconde, à convexité postérieure, au niveau de laquelle elle reçoit une branche anastomotique du tronc basilaire, branche volumineuse, à peu près constante dans l'**Ane**, rare et très grêle chez le Cheval. Après cette dernière inflexion, les deux artères carotides internes communiquent ensemble par une très grosse branche transversale, toujours flexueuse, souvent réticulée ; puis elles sortent du sinus caverneux en traversant la dure-mère, pour apparaître sur les côtés de l'hypophyse, à la face inférieure des pédoncules cérébraux.

Elles marchent alors d'arrière en avant et se terminent par deux branches avant d'atteindre le chiasma des nerfs optiques. La branche antérieure dite *communicante antérieure*, croise la bandelette optique et se porte en avant du chiasma des nerfs optiques pour s'unir avec l'artère homologue du côté opposé ; elle reçoit la branche méningée de l'artère ophtalmique, dont le calibre surpasse souvent le sien propre. La branche postérieure ou *communicante postérieure* effectue un trajet récurrent sur le côté de la glande pituitaire pour venir s'anastomoser en arrière de cette glande avec celle du côté opposé en formant à la face inférieure des pédoncules cérébraux une arcade souvent réticulée qui reçoit dans son milieu le tronc basilaire.

Anomalies. — Les anomalies d'origine de la carotide interne sont fréquentes. Fort souvent, elle naît avec l'occipitale par un tronc commun qui peut atteindre jusqu'à 6 et même 8 centimètres de longueur. D'autres fois, elle s'échappe au-dessus du point d'émission de l'occipitale, c'est-à-dire de la carotide externe.

Elle peut donner la prévertébrale, la mastoïdienne ou même ces deux vaisseaux réunis. Enfin Goubaux a constaté un cas de dédoublement de la carotide interne, laquelle, après un trajet d'un centimètre, se divisait en deux branches dont l'une se comportait à la manière ordinaire, tandis que l'autre pénétrait dans le crâne à la faveur d'une perforation anormale de l'apophyse basilaire de l'occipitale et allait se réunir au tronc basilaire à quelques millimètres en arrière de la protubérance [1].

Polygone de Willis. — De l'anastomose des artères communicantes, résulte une sorte de ceinture à l'entour de la glande pituitaire : c'est le *cercle* ou *polygone de Willis* (fig. 108), dont se détachent, de chaque côté, les trois artères cérébrales, ainsi qu'un chevelu de ramuscules qui pénètrent dans la substance des pédoncules cérébraux et des gros noyaux gris de la base du cerveau : corps striés et couches optiques. On remarque aussi un certain nombre de fins rameaux qui rampent sur la face inférieure des corps striés pour atteindre la scissure limbique, où ils s'anastomosent avec les divisions des artères cérébrales antérieures et moyennes, et d'autres qui croisent les pédoncules cérébraux pénètrent dans la grande fente cérébrale et se distribuent à la partie postérieure des hémisphères cérébraux, à la partie antérieure du cervelet ainsi qu'à la paroi des ventricules du cerveau.

Artères cérébrales (fig. 108).

1° **Cérébrale antérieure** (fig. 108, 13). — Les deux artères cérébrales antérieures naissent par un tronc commun de l'angle antérieur du polygone de Willis, c'est-à-dire au-devant du chiasma des nerfs optiques. Ce tronc plonge dans la scissure interhémisphérique en contournant le genou du corps calleux et se divise, après un court trajet, en deux cérébrales antérieures, lesquelles marchent d'avant en arrière, l'une à droite, l'autre à gauche, sur la face interne des hémisphères, à une petite distance du corps calleux, jusqu'auprès de l'extrémité postérieure de cette grande commissure. Les rameaux émis par ces artères, soit sur leur trajet, soit à leur terminaison, s'anastomosent avec ceux des autres

1. Goubaux, *Mémoire sur les anomalies que peuvent présenter les artères carotides primitives et leur divisions terminales chez le Cheval* (*Archives vétérinaires*, 1877).

artères cérébrales, ainsi qu'avec la branche cérébrale de l'artère ophtalmique.

2° **Cérébrale moyenne** (fig. 108, 12). — Encore appelée *artère sylvienne*, la cérébrale moyenne prend naissance sur la communicante antérieure, en dehors du chiasma des nerfs optiques, se loge dans la vallée de Sylvius, comprise entre le lobule piriforme et le noyau extraventriculaire du corps strié, vallée qu'elle parcourt de dedans en dehors en décrivant des flexuosités, et à l'extrémité de laquelle elle se partage en plusieurs branches qui rampent et se ramifient sur les faces latérale et supérieure du cerveau, et qui s'anastomosent par leurs divisions terminales avec celles des autres artères cérébrales. On remarquera que la plupart des ramifications des artères cérébrales disparaissent dans la profondeur des anfractuosités qui séparent les circonvolutions du cerveau, tandis que les veines restent superficielles.

3° **Artère cérébrale postérieure** (fig. 108, 11). — Elle se détache du polygone de Willis, vers le milieu de la communicante postérieure et se porte en dehors et en arrière, en rampant sur la face inférieure du pédoncule céré-

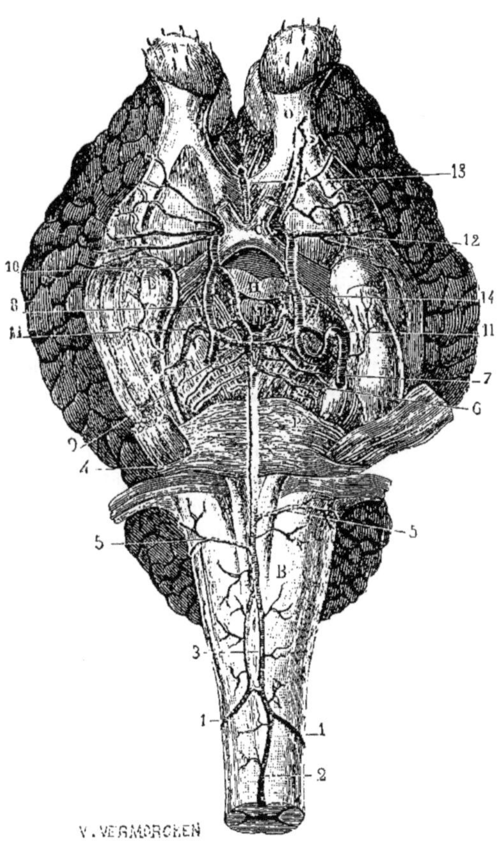

Fig. 108. — Artères de l'encéphale du Cheval *.

bral correspondant, pour atteindre la grande fente cérébrale. Elle s'engage dans cette fente en contournant le pédoncule cérébral et se termine, soit sur l'extrémité postérieure de l'hémisphère du cerveau, soit à l'intérieur de cet hémisphère, dans le plexus choroïde principalement, soit même sur le cervelet.

Que si maintenant nous jetons un coup d'œil d'ensemble sur la circulation du cerveau, nous distinguerons, avec Duret, une *circulation corticale*, alimentée par les artérioles de la

* B, bulbe rachidien ; P, protubérance annulaire ; L, lobe piriforme ; O, pédoncule du lobule olfactif; C, chiasma des nerfs optiques ; M, tubercule mamillaire ; H, glande pituitaire dont les trois quarts ont été excisés. — 1. 1, artères cérébro-spinales ; 2, artère spinale médiane ; 3, anastomose en losange des deux artères cérébro-spinales (*habituellement, les artères cérébro-spinales arrivent sur le milieu de ce losange*) ; 4, le tronc basilaire ; 5. 5, artères cérébelleuses postérieures ; 6, artères cérébelleuses antérieures ; 7, artère carotide interne avec les deux courbures successives qu'elle décrit à l'intérieur du sinus caverneux ; 8, carotide interne sur les côtés de la glande pituitaire ; 9, anastomose transversale réticulée jetée entre les deux carotides internes à l'intérieur du sinus caverneux ; 10, bifurcation de la carotide interne donnant naissance aux deux artères communicantes ; 11, 11, artères cérébrales postérieures ; 12, artère cérébrale moyenne ; 13, artère cérébrale antérieure.

pie-mère, dernières ramifications des artères cérébrales, et une *circulation opto-striée* qui reçoit le sang directement du polygone de Villis. Cette dernière est très exposée à l'hypertension et conséquemment à l'hémorragie ; elle ne communique avec la circulation corticale que par de rares et fins capillaires. La circulation corticale ou du manteau des hémisphères est alimentée par deux sortes d'artérioles qui s'échappent perpendiculairement de la pie-mère : les unes courtes, s'arrêtant dans l'écorce grise et s'y résolvant rapidement en capillaires : les autres, longues, traversant l'écorce pour se distribuer à la substance blanche. Et chacun de ces petits vaisseaux a pour ainsi dire son domaine propre ; du moins il ne communique avec ses voisins que par de très fins capillaires ; il en résulte que les suppléances sont difficiles, sinon impossibles, et que si, pour une cause ou pour une autre, l'un d'eux vient à s'obstruer ou à se rompre, il se produit presque fatalement un foyer de ramollissement.

3. — Artère carotide externe (fig. 107, 12).

Cette artère doit être considérée, à cause de son volume et de sa direction, comme la continuation de la carotide primitive, tandis que l'occipitale et la carotide interne ressemblent à de simples collatérales [1]. Arrivée à l'extrémité supérieure de la grande branche de l'hyoïde, la carotide externe passe entre cet os et le muscle stylo-hyoïdien, s'infléchit alors en formant un coude tourné en avant, et monte ensuite verticalement jusqu'auprès du col du condyle du maxillaire inférieur, où elle se termine par une bifurcation qui donne naissance à l'*artère temporale superficielle* et à la *maxillaire interne*.

Dans la première partie de son trajet, c'est-à-dire depuis son origine jusqu'à l'os hyoïde, la carotide externe continue la direction de la carotide primitive et se trouve située profondément sous la parotide et le digastrique. Elle répond : en dedans à la poche gutturale, aux nerfs glosso-pharyngien et laryngé supérieur ; en dehors, au ventre supérieur du digastrique et à son faisceau anguli-maxillaire, au nerf grand hypoglosse. — Dans sa deuxième portion, elle est comprise entre la poche gutturale, la parotide, la grande branche de l'hyoïde, et le côté interne du bord postérieur de la branche maxillaire.

Anomalie. — Il nous est arrivé de voir la carotide externe passer en dehors du muscle stylo-hyoïdien, au lieu de passer dessous et de traverser l'espace qui sépare ce muscle de la grande branche de l'hyoïde.

Les branches collatérales que cette artère fournit sont au nombre de trois principales : la *glosso-faciale*, la *maxillo-musculaire* et l'*auriculaire postérieure*. Mais elle en émet d'autres, moins importantes, qui se rendent à la glande maxillaire, à la poche gutturale, aux ganglions gutturaux et à la glande parotide.

Branches collatérales de la carotide externe.

A. ARTÈRE GLOSSO-FACIALE (fig. 107, 13).— Cette artère prend son origine sur la carotide externe, au point où celle-ci se trouve engagée sous le muscle stylo-hyoïdien ; puis elle s'infléchit immédiatement en bas, pour descendre sur le côté du pharynx, entre le bord postérieur de la grande branche hyoïdienne et le muscle sus-nommé, jusqu'au niveau de l'extrémité de la corne laryngée de

---

1. Aussi Goubaux a-t-il proposé de continuer la carotide primitive des Solipèdes jusqu'à l'intervalle du stylo-hyal et du muscle stylo-hyoïdien et de considérer comme ses branches terminales la glosso-faciale et la carotide externe (celle-ci réduite à sa portion verticale). A n'envisager que les Solipèdes, cette manière de voir serait évidemment rationnelle ; mais elle est inadmissible en anatomie comparée.

l'hyoïde, où elle se termine par deux branches : l'*artère linguale* et l'*artère faciale*, après avoir émis une seule collatérale importante, la *pharyngienne*.

La glosso-faciale est accompagnée par le nerf glosso-pharyngien, et en rapport : en dehors avec le masséter interne, en dedans avec la poche gutturale et le muscle hyo-pharyngien.

C'est un tronc qui fait défaut dans la plupart des animaux, ainsi que dans l'Homme, et qui peut même, anormalement, disparaître chez les Solipèdes, par suite de la naissance isolée de l'artère linguale et de l'artère faciale.

Anomalies. — Nous avons vu chez un âne la linguale du côté droit se détacher de la carotide primitive, à l'opposé de l'occipitale et de la carotide interne, et figurer ainsi une quatrième branche terminale de la carotide primitive. Cette artère s'élevait sur le côté du larynx, croisait l'artère faciale en dehors et atteignait enfin la langue à l'endroit ordinaire.

Goubaux a signalé deux cas où, chez le Cheval, l'artère faciale s'échappait de la maxillo-musculaire, tandis que la linguale prenait naissance sur la carotide externe à l'endroit où naît ordinairement la glosso-faciale et émettait la pharyngienne.

a. **Artère pharyngienne.** — Elle naît de la glosso-faciale, à une distance fort variable de l'origine de celle-ci et quelquefois même dans l'angle compris entre cette artère et la carotide externe. Quel que soit du reste son point d'émergence, elle se dirige toujours en avant, passe entre le stylo-pharyngien et la grande branche de l'hyoïde, puis se porte, en décrivant quelques flexuosités, vers l'apophyse ptérygoïde, sous la lame élastique qui recouvre le muscle ptérygo-pharyngien. Elle va se terminer dans le voile du palais, après avoir donné sur son trajet des rameaux ascendants et descendants qui s'épuisent dans les parois du pharynx.

Anomalies. — Indépendamment de ses variétés d'origine, la pharyngienne peut offrir des anomalies de trajet ; par exemple, nous l'avons vue passer sous le muscle stylo-pharyngien au lieu de passer entre ce muscle et le stylo-hyal.

b. **Artère linguale** (fig. 107, 15). — Les deux branches terminales de la glosso-faciale sont aussi volumineuses l'une que l'autre et écartées à angle aigu ; la supérieure, c'est-à-dire l'artère linguale, pénètre avec le nerf glosso-pharyngien sous le muscle basio-glosse, en croisant la petite branche de l'hyoïde, et se prolonge jusqu'à l'extrémité de la langue, dans l'interstice compris entre le génio-glosse et le basio-glosse, où elle rencontre les rameaux des nerfs lingual et hypoglosse.

Flexueuse dans son trajet pour se prêter à l'allongement de la langue, l'artère linguale émet un grand nombre de rameaux collatéraux qui s'échappent perpendiculairement de toute la périphérie du vaisseau, mais principalement en haut, en bas et du côté interne, pour se distribuer aux muscles et aux téguments de la langue.

Parallèles entre elles, les deux artères linguales communiquent par de fins ramuscules transversaux et s'abouchent l'une dans l'autre à leur extrémité terminale devenue très mince.

c. **Artère faciale** ou **maxillaire externe** (fig. 107, 13). — Elle longe d'abord le tendon du muscle stylo-hyoïdien et la corne laryngée de l'hyoïde ; puis passe à proximité de l'extrémité antérieure de la glande maxillaire, en croisant en dehors le nerf hypoglosse, le canal de Wharton et le tendon moyen du digastrique ; puis elle se dégage de la situation profonde qu'elle occupait pour en prendre une plus superficielle dans le fond de l'auge, où on la voit ramper à la surface du

14*

muscle ptérygoïdien interne en se dirigeant en avant vers la scissure maxillaire. Elle contourne alors cette scissure et monte sur la face, en avant du masséter, jusqu'au voisinage du trou sous-orbitaire, où elle se termine par deux petites branches, les artères *angulaire de l'œil* et *nasale externe*.

Dans son trajet long et compliqué, la faciale décrit un demi-cercle ouvert en haut et se divise très naturellement, pour l'étude des rapports, en trois portions : une profonde ou gutturale, une intramaxillaire et une faciale. — La première partie est en rapport : en dedans, avec la paroi pharyngienne, les muscles basio-glosse et omo-hyoïdien; en dehors, avec le muscle masséter interne. — La partie intramaxillaire, ou partie moyenne, longée par la veine faciale et le canal de Sténon, est appliquée sur le ptérygoïdien interne et en rapport avec les ganglions de l'auge. La partie faciale ou terminale se trouve logée à son début dans la scissure maxillaire, en avant de la veine faciale et du conduit parotidien, de sorte qu'il y a là : artère, veine, canal de Sténon. Elle monte ensuite avec ces deux canaux le long du bord antérieur du masséter, sur le maxillo-labial et le buccinateur, en dessous du peaussier, du muscle zygomatique et des ramifications du nerf facial, qui croisent perpendiculairement la direction de l'artère.

Branches terminales. — L'artère maxillaire externe se termine par deux petits rameaux qui se séparent l'un de l'autre en formant un angle obtus, et qui se dirigent l'un en haut, l'autre en bas.

Le rameau *ascendant* passe à la surface du releveur propre de la lèvre supérieure, au-dessous du muscle lacrymal, et va s'anastomoser vers l'angle interne des paupières avec les divisions du rameau orbitaire de la dentaire supérieure : c'est l'*artère angulaire de l'œil* (fig. 107, 19).

Le rameau *descendant* se porte vers la fausse narine et l'entrée des cavités nasales en rampant sous le muscle releveur commun de l'aile du nez et de la lèvre supérieure : c'est l'*artère nasale externe*, laquelle est assez souvent double (fig. 107, 20).

Branches collatérales. — Les branches collatérales de la faciale sont au nombre de trois principales : 1° la *sublinguale* qui s'échappe au point où la faciale entre dans l'auge; 2° la *labiale inférieure*, et 3° la *labiale supérieure* qui procèdent de la portion terminale du vaisseau. Il existe de plus un grand nombre de rameaux innominés, d'un intérêt secondaire, qui se portent aux parties environnantes, et principalement à la glande maxillaire, aux ganglions de l'auge, au masséter, aux muscles et aux téguments de la face, rameaux pour lesquels nous nous bornerons à cette simple mention.

Artère sublinguale (fig. 107, 14). — Cette artère prend son origine au niveau de l'extrémité antérieure de la glande maxillaire et parcourt d'arrière en avant la surface externe du muscle mylo-hyoïdien, qu'elle traverse ensuite vers l'extrémité postérieure de la glande sublinguale. Elle suit alors le bord inférieur de cette glande, à laquelle elle envoie de nombreux rameaux, et se prolonge dans le frein de la langue où elle s'épuise après avoir donné quelques filets aux muscles génio-hyoïdien et génio-glosse.

Parmi les branches que cette artère laisse échapper avant d'atteindre la glande sublinguale, il faut distinguer celles qui sont destinées au muscle mylo-hyoïdien : les unes descendantes, grêles et irrégulières; les autres ascendantes, fortes, longues, et parallèles entre elles.

Par son origine et par son trajet extrabuccal, cette artère rappelle la *sous-mentale* de l'Homme ; elle n'équivaut à la sublinguale que par sa terminaison; encore convient-il de dire que parfois elle reste, dans toute son étendue, en dehors du mylo-hyoïdien et se termine aux environs de la symphyse du menton de manière à constituer une véritable sous-mentale. La glande sublinguale reçoit alors une branche spéciale de l'artère linguale, ainsi qu'on l'observe normalement dans l'espèce humaine et dans la plupart des animaux autres que les Solipèdes.

Artère labiale inférieure ou coronaire inférieure (fig. 107, 17). — Née de la faciale à angle aigu, un peu avant l'arrivée de cette artère sur le muscle abaisseur de la lèvre inférieure, la coronaire inférieure s'engage sous ce muscle, et le suit d'arrière en avant, jusque dans le tissu de la lèvre inférieure, où elle se mêle aux ramifications du nerf mentonnier, et où elle se termine en formant une très fine arcade anastomotique avec le vaisseau du côté opposé.

Dans son trajet, elle donne des rameaux à son muscle satellite ainsi qu'au buccinateur et aux tissus de la lèvre inférieure, à laquelle elle est principalement destinée.

A son passage près du trou mentonnier, elle reçoit l'artère dentaire inférieure, à la sortie de ce trou.

Artère labiale supérieure ou coronaire supérieure (fig. 107, 18). — Celle-ci, moins considérable que la précédente, souvent même tout à fait rudimentaire, se détache de la faciale presque à angle droit, vers l'insertion fixe du muscle canin, et quelquefois sous ce muscle. Elle gagne ensuite la lèvre supérieure, avec les rameaux sous-orbitaires du nerf maxillaire supérieur, en passant sous le canin et le releveur commun de l'aile du nez et de la lèvre supérieure ; puis elle se termine sous la muqueuse de ladite lèvre en formant une arcade d'inosculation avec l'artère palato-labiale.

Les rameaux qu'elle émet se rendent à l'aile externe du nez et aux tissus de la lèvre supérieure. Quelques-uns se perdent dans les deux muscles déjà cités et dans le buccinateur.

B. Artère maxillo-musculaire (fig. 107, 12). — L'artère maxillo-musculaire est un vaisseau qui ne semble point avoir de représentant chez l'Homme. Elle émerge de la carotide externe, au-dessus du point où celle-ci se trouve comprise entre la grande branche de l'hyoïde et le muscle stylo-hyoïdien. Remarquable par l'angle très obtus qu'elle forme, à son origine, avec le vaisseau principal, cette artère descend d'abord derrière le bord postérieur de la branche maxillaire, couverte par la parotide ; puis elle se divise en deux branches qui se mettent à cheval sur ce bord : la profonde se rend dans le ptérygoïdien interne, après avoir fourni quelques ramuscules aux organes environnants ; la superficielle se dégage de dessous le bord antérieur de la parotide, au-dessus de la terminaison du sterno-maxillaire, pour plonger obliquement dans le masséter et s'épuiser au sein de ce muscle par plusieurs rameaux anastomosés avec les divisions de l'artère sous-zygomatique.

C. Artère auriculaire postérieure (fig. 107, 22). — Troisième branche collatérale de la carotide externe, l'artère auriculaire postérieure naît à angle très aigu, au-dessus et un peu en arrière de la précédente. Elle monte ensuite sous la glande parotide, derrière la base du pavillon de l'oreille, traverse les muscles cervico-auriculaires et s'élève jusqu'à l'extrémité du cartilage conchinien, en rampant sous la peau qui recouvre le plan postérieur de ce cartilage.

Dans son trajet, elle émet plusieurs rameaux auriculaires ascendants, naissant à différentes hauteurs et couvrant la conque de leurs divisions. Parmi ces rameaux, on doit distinguer le premier (fig. 107, 23), qui prend son origine au niveau du tronc temporal et se divise bientôt en deux branches : l'une, profonde, après avoir envoyé un très mince filet dans l'oreille moyenne par le trou stylo-mastoïdien, passe entre le conduit auditif externe et l'apophyse mastoïde, pour aller plonger dans le tissu adipeux sous-conchinien et dans le muscle scuto-auriculaire interne; l'autre, superficielle, englobée dans le tissu parotidien, se porte au côté externe de la conque et s'enfonce à l'intérieur de ce cartilage, avec le nerf auriculaire moyen, après avoir abandonné quelques ramuscules extérieurs. Ces deux branches naissent quelquefois isolément.

De ces rameaux auriculaires s'échappent, en outre, une multitude d'artérioles parotidiennes.

Branches terminales de la carotide externe.

A. Artère temporale superficielle ou tronc temporal (fig. 107, 24). — C'est la plus petite des deux branches terminales de la carotide externe. Après un très court trajet ascendant entre la parotide, la poche gutturale et le col du condyle maxillaire, en arrière duquel elle est située, cette artère se divise en deux branches : l'*auriculaire antérieure* et la *sous-zygomatique*.

Artère auriculaire antérieure (fig. 107, 26). — Ce vaisseau semble être, non pas par son volume, mais à cause de sa direction, la continuation du tronc temporal. Embrassé près de son origine par le nerf facial et la branche sous-zygomatique du nerf maxillaire inférieur, il monte derrière l'articulation temporo-maxillaire et l'apophyse post-glénoïdale, en dessous de la parotide, jusque sur le muscle crotaphite, dans lequel il se jette après avoir émis des artérioles parotidiennes, et des rameaux auriculaires, dont un pénètre à l'intérieur de la conque, pendant que les autres s'épuisent dans les muscles antérieurs de l'oreille et dans les téguments qui recouvrent ces muscles.

Artère sous-zygomatique (fig. 107, 25). — Plus considérable que l'auriculaire antérieure, cette artère se dégage de dessous la parotide en contournant le col du condyle du maxillaire, avec l'anastomose nerveuse qui donne naissance au plexus sous-zygomatique, et se place au-dessus de cette anastomose, sous l'articulation de la tempe. Là elle se termine par deux branches d'égal volume, l'une supérieure ou superficielle, l'autre inférieure ou profonde, toutes deux ramifiées dans l'épaisseur du masséter et anastomosées avec les divisions de l'artère maxillo-musculaire ou avec la branche massétérine de la maxillaire interne.

La *branche supérieure*, dite *artère transversale de la face*, se porte vers le bord antérieur du masséter en décrivant plusieurs flexuosités et en marchant près de la crête zygomatique. Placée d'abord à la superficie du masséter, elle s'enfonce ensuite dans ce muscle.

La *branche inférieure* ou *artère massétérine* plonge tout de suite dans la couche profonde du masséter et se distribue à ce muscle en accompagnant le nerf massétérin. Près de son origine, elle communique avec la temporale profonde postérieure par un fin rameau qui passe dans l'échancrure sigmoïde. Une de ses divisions descend parallèlement au bord postérieur du maxillaire. Chez l'Homme et quelques animaux, la massétérine vient de la maxillaire interne.

B. Artère maxillaire interne (fig. 107, 27). — Située d'abord immédiatement en dedans du condyle maxillaire, au-dessous de l'articulation de la mâchoire, cette artère se porte en avant et en dedans, vers l'entrée du conduit ptérygoïdien ou sous-sphénoïdal, en décrivant deux courbures successives, une première à concavité postérieure, une seconde à concavité antérieure. Après s'être ainsi contournée en **S**, la maxillaire interne parcourt d'arrière en avant le conduit précité, arrive dans l'hiatus orbitaire et gagne enfin la fosse ptérygo-maxillaire ou hiatus maxillaire, pour s'enfoncer dans le conduit palatin, où elle perd son nom pour prendre celui d'*artère palatine* ou *palato-labiale*.

Pour l'étude des connexions, on peut diviser le trajet de cette artère en trois portions : une postérieure ou gutturale, une moyenne ou intraosseuse, et une antérieure ou sous-orbitaire. — La portion postérieure est appliquée sur la face interne du muscle ptérygoïdien externe, recouverte en dedans par la poche gutturale, et croisée en dehors par le nerf maxillaire inférieur et quelques-uns des rameaux de ce nerf. — La portion moyenne est enveloppée par le sphénoïde. — La portion antérieure franchit, avec le nerf maxillaire supérieur, l'espace qui sépare l'hiatus orbitaire de l'hiatus maxillaire, en rampant sur l'os palatin, sous un amas considérable de tissu graisseux.

Branches collatérales. — Les artères fournies, sur son trajet, par la maxillaire interne, sont au nombre de onze principales :

Cinq naissent sur la première partie du vaisseau : deux en bas, la *dentaire inférieure* et le groupe des *ptérygoïdiennes* ; trois en haut, la *tympanique*, la *sphéno-épineuse*, la *temporale profonde postérieure*.

Deux s'échappent de la portion intraosseuse ou sphénoïdale : ce sont la *temporale profonde antérieure* et l'*artère ophtalmique*, toutes deux supérieures.

Quatre prennent leur origine sur la troisième partie de l'artère : deux inférieurement, la *buccale* et la *staphyline*, et deux supérieurement, la *dentaire supérieure* et la *nasale*.

1° **Artère dentaire inférieure** (fig. 107, 28). — Encore appelée *maxillo-dentaire*, cette artère se détache à angle droit vers le milieu de la première courbure décrite par la maxillaire interne. Elle se dirige ensuite en avant et en bas, passe entre les deux muscles ptérygoïdiens, puis entre l'interne et l'os maxillaire, s'engage avec le nerf maxillaire inférieur dans le conduit dentaire et le parcourt dans toute son étendue. Arrivée vers le trou mentonnier, elle se partage en deux rameaux : l'un profond, qui continue le trajet intraosseux du vaisseau pour aller se distribuer aux racines du crochet et des trois dents incisives ; l'autre superficiel, généralement très grêle et même presque capillaire, sortant par le trou mentonnier, avec les branches terminales du nerf maxillaire inférieur et s'anastomosant avec la coronaire inférieure.

Avant de pénétrer dans l'os maxillaire, la dentaire inférieure fournit des divisions aux muscles ptérygoïdien interne et mylo-hyoïdien.

Dans l'intérieur de son conduit, elle abandonne des rameaux diploïques ainsi que les artérioles destinées aux racines des dents molaires et au périoste alvéolo-dentaire.

Anomalie. — Il nous est arrivé de voir la dentaire inférieure se détacher de l'une des ptérygoïdiennes.

2° **Artères ptérygoïdiennes** (fig. 107, 29). — On peut dire d'une manière générale que les deux muscles ptérygoïdiens empruntent leurs artères à tous les vaisseaux qui passent près d'eux, mais il existe deux branches et quelquefois trois qui leur sont plus spécialement destinées : ce sont les *artères ptérygoï-diennes* proprement dites. Elles naissent du milieu de la deuxième courbure de la maxillaire interne, soit à angle aigu, soit à angle droit, et plongent dans les muscles ptérygoïdiens, après un court trajet en avant et en bas sur le péristaphylin externe. Ce dernier muscle et son acolyte, le péristaphylin interne, en reçoivent aussi quelques rameaux.

3° **Artère tympanique** (fig. 107, 30). — Artériole très grêle mais constante, rampant à la surface de la poche gutturale, en accompagnant le nerf tympano-lingual et pénétrant dans la caisse du tympan par la scissure de Glaser percée à la base de l'apophyse tubuliforme du temporal. Cette artère, avant de se distri-buer à la muqueuse de l'oreille moyenne, abandonne des ramuscules à la paroi de la poche gutturale et au nerf trijumeau, ramuscules qui naissent souvent directement du tronc de la maxillaire interne, à côté de la tympanique.

4° **Artère sphéno-épineuse, méningée moyenne** ou **grande méningée** (fig. 107, 31). — Née à angle obtus, à l'opposé des ptérygoïdiennes, cette artère, appliquée contre le sphénoïde, près de l'insertion temporale des muscles péristaphylins, se dirige en arrière et en haut, pénètre dans le crâne, par un orifice particulier du trou déchiré antérieur (trou petit rond), en dehors du nerf maxillaire inférieur, se place sous la dure-mère, et s'engage bientôt dans le conduit temporal, où elle s'anastomose par inosculation avec l'artère mastoïdienne. Mais avant de pénétrer dans ce conduit, l'artère sphénoépineuse laisse échap-per une branche méningée dont les ramifications, destinées à la dure-mère, font saillie à la superficie de cette membrane et rampent dans de petits sillons creusés à la face interne du crâne.

Le volume de ce vaisseau est sujet aux plus grandes variations ; il est toujours en rapport inverse avec celui de l'artère mastoïdienne.

5° **Artère temporale profonde postérieure** (fig. 107, 32). — Elle naît à angle droit immédiatement avant l'entrée de l'artère maxillaire interne dans le conduit sous-sphénoïdal. Puis elle monte, appliquée contre l'os temporal, dans le muscle crotaphite, en passant devant l'articulation temporo-maxillaire, qu'elle con-tourne pour s'infléchir en arrière. Ce vaisseau communique avec l'artère massé-térine par une fine division qui traverse l'échancrure sigmoïde de la branche maxillaire.

6° **Artère temporale profonde antérieure** (fig. 107, 33). — Née à angle droit, comme la précédente, dans l'intérieur du conduit ptérygoïdien, cette artère sort par la branche supérieure de ce conduit, s'élève contre la paroi osseuse de la fosse temporale, le long du bord antérieur du muscle crotaphite, dans lequel elle s'épuisse presque entièrement. Elle donne quelques ramuscules au tissu adipeux de la fosse temporale. Son extrémité terminale, qui arrive sous le muscle temporo-auriculaire externe, se ramifie dans ce muscle et dans la peau du front.

7° **Artère ophtalmique** (fig. 107, 34). — Ce vaisseau se présente avec une dispo-sition assez singulière. Après s'être détaché de la maxillaire interne dans le conduit sous-sphénoïdal, en avant de l'artère temporale profonde antérieure, avec laquelle il est parfois réuni, il pénètre, par l'hiatus orbitaire, dans le fond de la gaine oculaire, puis entre dans le crâne par le trou ethmoïdal, après avoir décrit une anse ouverte en arrière et en bas, laquelle passe entre les muscles de l'œil, au-dessous du droit supérieur, au-dessus du nerf optique et de l'enveloppe charnue formée à ce nerf par le droit postérieur.

Une fois dans le crâne, l'artère ophtalmique parcourt de dehors en dedans une gouttière de la fosse ethmoïdale, et se termine par deux branches : l'une *méningée*, l'autre *nasale*, après avoir fourni un ou plusieurs rameaux au cerveau.

Dans son trajet orbitaire, elle émet de nombreuses collatérales qui toutes prennent naissance sur la convexité de l'anse qu'elle décrit. Ce sont : les *artères musculaires de l'œil, ciliaires, centrale de la rétine, sourcilière* et *lacrymale*.

A l'intérieur du crâne, elle fournit en outre un ou plusieurs *rameaux cérébraux* sans compter ses branches terminales.

Nous devons une brève mention à chacun de ces vaisseaux ou groupes de vaisseaux.

a. Les *artères musculaires de l'œil* ont une destination suffisamment indiquée par leur nom. Leur nombre et leur mode d'origine varient. On en trouve ordinairement deux principales qui naissent directement de l'artère ophtalmique et d'autres plus petites fournies par la lacrymale et la sourcilière.

b. Les *artères ciliaires*, destinées au globe de l'œil et principalement à la membrane irido-choroïdienne, sont des rameaux très ténus, en nombre variable, qui émanent soit de l'artère ophtalmique directement, soit des artères musculaires, et qui traversent la partie postérieure de la sclérotique, pour arriver à la membrane moyenne de l'œil. Les unes, dites *ciliaires courtes*, s'épuisent dans la choroïde ; les autres, appelées *ciliaires longues*, se poursuivent sous la sclérotique jusqu'au pourtour de l'iris, où elles s'anastomosent en un cercle (*grand cercle artériel de l'iris*) d'où l'on voit partir de fins rameaux qui convergent vers la pupille et concourent à la formation d'un autre cercle connu sous le nom de *petit cercle artériel de l'iris*.

c. L'*artère centrale de la rétine* pénètre dans le nerf optique à une petite distance du globe oculaire, traverse avec lui la sclérotique et la choroïde et apparaît dans la rétine, au centre de la papille. Elle se divise alors en deux branches, l'une supérieure et l'autre inférieure, qui se ramifient dans l'épaisseur de cette membrane, ainsi qu'on l'expliquera plus tard. Pendant la vie fœtale, l'artère centrale de la rétine fournit encore une branche qui traverse le corps vitré, enveloppe de ses rameaux le cristallin et se termine dans la membrane pupillaire ; elle disparaît et s'atrophie en même temps que cette dernière membrane.

d. L'*artère frontale ou sourcilière* monte avec le nerf de même nom contre la paroi interne de la gaine oculaire, pour gagner le trou sus-orbitaire, traverser cet orifice et se distribuer aux muscles frontal, orbiculaire des paupières, temporo-auriculaire externe, ainsi qu'au tégument de la région (fig. 107, 35).

Anomalie. — Nous avons vu plus d'une fois l'artère frontale naître de la temporale profonde antérieure.

e. L'*artère lacrymale* rampe de bas en haut et d'arrière en avant entre les muscles du globe et la paroi supérieure de la gaine oculaire, pour aller se terminer dans la glande lacrymale et la paupière supérieure (fig. 107, 36).

f. Les *rameaux cérébraux* de l'artère ophtalmique sont en nombre variable ; souvent, on n'en compte qu'un seul d'un volume assez considérable. Ils se portent sur l'extrémité antérieure de l'hémisphère cérébral correspondant et s'anastomosent avec les divisions de l'artère cérébrale antérieure.

g. *Branches terminales*. — La *branche méningée*, après avoir donné des ramuscules aux parties antérieures de la dure-mère cranienne et particulièrement à la faulx du cerveau, s'anastomose sur la ligne médiane, en bas de l'apophyse crista-galli, avec celle du côté opposé, et se réunit ensuite à la communicante antérieure du polygone de Willis.

Quand à la *branche nasale*, elle traverse la lame criblée de l'ethmoïde et se divise en plusieurs ramuscules qui descendent soit sur les volutes ethmoïdales, soit sur la cloison médiane du nez, où leurs ramifications figurent des pinceaux artériels d'un fort bel aspect.

8° **Artère buccale** (fig. 107, 37). — L'artère buccale émerge à angle aigu de la maxillaire interne, 1 ou 2 centimètres en avant de l'hiatus orbitaire, puis descend obliquement entre l'os maxillaire et l'insertion supérieure du ptérygoïdien interne pour se terminer dans la partie postérieure des glandes molaires et des muscles buccinateur et maxillo-labial.

Elle donne dans son trajet quelques ramuscules insignifiants aux muscles ptérygoïdiens ainsi qu'au masséter, et une longue branche adipeuse destinée au coussinet de la fosse temporale, branche qui vient quelquefois directement de l'artère maxillaire interne.

9° **Artère staphyline** (fig. 107, 38). — Très grêle filet qui accompagne le nerf staphylin ou palatin postérieur dans la scissure staphyline et qui va se jeter dans le voile du palais.

10° **Artère dentaire supérieure, sus-maxillo-dentaire** ou **sous-orbitaire** (fig. 107, 39). — Ce vaisseau s'engage dans le conduit dentaire supérieur, avec le nerf maxillaire supérieur, et le parcourt dans toute sa longueur ; arrivé au trou sous-orbitaire, il se partage en deux minces rameaux, dont l'un continue le trajet du vaisseau dans l'épaisseur des os maxillaires supérieurs pour porter le sang aux alvéoles des prémolaires, de la canine et des incisives, tandis que l'autre sort par le trou sous-orbitaire avec les divisions terminales du nerf maxillaire supérieur et communique sur le côté du chanfrein avec un ramuscule de l'artère labiale supérieure.

Sur son parcours, l'artère dentaire supérieure émet plusieurs rameaux collatéraux : la plupart naissent à l'intérieur du canal dentaire et se portent, soit aux alvéoles des arrière-molaires, soit au tissu des os, soit à la membrane des sinus ; — l'un d'eux (*rameau orbitaire*), le plus considérable de tous, s'échappe de l'artère principale avant son entrée dans le conduit sus-maxillaire, rampe sur le plancher de l'orbite et se porte vers l'angle nasal de l'œil, d'où il descend sur le chanfrein, après avoir fourni quelques divisions à la caroncule lacrymale au sac lacrymal et à la paupière inférieure ; ses ramifications ultimes se rencontrent avec celles de l'artère angulaire de l'œil, l'une des branches terminales de la faciale.

11° **Artère sphéno-palatine** ou **nasale**. — Placée à son origine tout à fait au fond de la fosse ptérygo-maxillaire, cette artère prend naissance à angle droit, traverse le trou nasal ou sphéno-palatin et se partage en deux branches terminales, l'une externe, l'autre interne, qui rampent, en se ramifiant, sur les parois de la fosse nasale correspondante.

Branche terminale de la maxillaire interne. — Dans l'Homme, l'artère sphéno-palatine est considérée comme la terminaison de la maxillaire interne, tandis que, chez les Solipèdes, on décrit comme telle, et à juste titre, l'artère palatine ou palato-labiale.

Artère palatine ou **palato-labiale** (*palatine supérieure* ou *descendante* de l'Homme) (fig. 107, 3). — Suite de la maxillaire interne, ce vaisseau traverse d'abord le conduit palatin, puis il se continue dans la scissure palatine jusqu'auprès des incisives supérieures, s'infléchit alors en dedans, au-dessus d'une petite languette cartilagineuse (t. I, fig. 247, 4), et se réunit sur la ligne médiane avec l'artère du côté opposé, en formant une arcade à concavité postérieure, d'où procède un tronc impair qui s'engage dans le trou incisif, percé entre les deux os intermaxillaires.

Les artères palatines fournissent dans leur trajet une série de rameaux destinés à la partie antérieure du voile du palais, aux membranes de la voûte palatine et aux gencives des dents supérieures.

Le tronc impair qui résulte de leur anastomose se trouve, après sa sortie du trou incisif, placé immédiatement sous la muqueuse du sillon labio-gingival supérieur. Il se divise presque aussitôt en deux branches principales : l'une droite, l'autre gauche, qui se logent dans le tissu de la lèvre supérieure et se portent en arrière à la rencontre des artères coronaires supérieures, avec lesquelles on les voit s'anastomoser par inosculation, après avoir fourni sur leur trajet un grand nombre de branches destinées aux muscles, ainsi qu'aux téguments de la lèvre supérieure et des naseaux.

E. — AORTE POSTÉRIEURE.

Trajet. — Cette artère (fig. 84, 9), véritable continuation du tronc aortique dont elle égale presque le volume, se dirige en haut et en arrière en décrivant une courbe à convexité antéro-supérieure, courbe connue sous le nom de *crosse de l'aorte* et représentant assez exactement un quart de cercle. Elle gagne ainsi le côté gauche de la face inférieure du rachis, qu'elle atteint vers la septième vertèbre dorsale environ, derrière l'extrémité postérieure des muscles longs du cou. Elle se porte ensuite directement en arrière en suivant les corps vertébraux, toujours un peu déviée à gauche, mais en se rapprochant insensiblement du plan médian, qu'elle finit par occuper au niveau des piliers du diaphragme. Elle traverse alors l'anneau circonscrit par les deux piliers gauches de ce muscle, pénètre dans la cavité abdominale et se poursuit jusqu'à l'entrée du bassin, sous le corps des vertèbres lombaires, en conservant sa position médiane. Arrivée au niveau de la dernière vertèbre lombaire, plus ou moins près de l'articulation lombo-sacrée, l'aorte postérieure se termine par la double bifurcation d'où résultent les artères *iliaques externes* et *iliaques internes*.

Rapports. — Pour faciliter l'étude des connexions, on peut diviser l'aorte postérieure ou descendante en deux sections, l'une *thoracique* et l'autre *abdominale*.

a. A son origine, c'est-à-dire dans sa partie recourbée en crosse, l'*aorte thoracique* est croisée à droite par la trachée et l'œsophage ; elle répond, du côté opposé, à l'artère pulmonaire, à laquelle elle est liée par le canal artériel oblitéré, et au poumon gauche. Dans le reste de son étendue, elle est comprise entre les deux lames du médiastin postérieur et se met en rapport, par leur intermédiaire, avec le bord supérieur de l'un et de l'autre poumon, qui sont creusés d'un sillon pour la recevoir, sillon plus prononcé sur le poumon gauche que sur le droit. Elle touche, en haut, le corps des douze dernières vertèbres dorsales, par l'intermédiaire du ligament vertébral commun inférieur, et est longée à droite par le canal thoracique et la grande veine azygos. Le canal thoracique est assez souvent reporté à gauche de l'aorte dans la totalité ou une partie seulement de son étendue.

b. L'aorte abdominale, enlacée par les nerfs abdominaux du grand sympathique, répond en haut au corps des vertèbres lombaires, au tendon d'origine des piliers du diaphragme, au réservoir de Pecquet et au ligament vertébral commun inférieur; elle passe au-dessus du pancréas et du péritoine, qui revêt par son feuillet sous-lombaire les deux tiers postérieurs du vaisseau. Du côté droit, elle est accolée à la veine cave postérieure, qui la refoule peut-être légèrement à gauche du plan médian.

Branches collatérales.

Les artères émanées de l'aorte postérieure, pendant son long trajet, forment deux catégories très naturelles : les unes sont dites *pariétales*, parce qu'elles se distribuent aux parois des deux grandes cavités splanchniques, pectorale et abdominale; les autres sont des *branches viscérales*, c'est-à-dire destinées aux organes logés dans ces cavités.

Parmi les *branches pariétales*, on signale :

1° La plupart des *artères intercostales*, celles que l'on qualifie d'intercostales aortiques;

2° Les *artères diaphragmatiques*, dont l'origine est placée sur la limite des deux portions du vaisseau;

3° Les *artères lombaires*, qui continuent dans la paroi abdominale la série des intercostales;

4° L'*artère sacrée moyenne*, vaisseau inconstant et très grêle qui prolonge l'aorte sous le sacrum.

Les *branches viscérales* sont :

1° L'*artère broncho-œsophagienne*, émise par la portion thoracique de l'aorte;

2° Le *tronc cœliaque*, l'*artère grande mésentérique*, l'*artère petite mésentérique*, les *artères rénales* et les *artères génitales internes* : *grande testiculaire* et *petite testiculaire* chez le mâle, *utéro-ovarienne* et *utérine* chez la femelle, fournies par l'aorte abdominale.

La petite testiculaire et l'utérine naissent presque toujours à l'origine de l'iliaque externe. C'est pour ne pas séparer leur étude des autres artères génitales internes que nous les décrirons ici.

Préparation de l'aorte postérieure et de ses branches collatérales. — Immédiatement après avoir pratiqué l'injection d'après l'un des deux procédés indiqués à la page 178, on placera le sujet en première position, les deux membres postérieurs parfaitement étendus en arrière. Puis on ouvrira la cavité abdominale, et l'on videra la masse intestinale, en suivant les indications déjà données pour la *Préparation des intestins.* Le suif s'est tout à fait solidifié pendant les manipulations nécessitées par cette partie de l'opération, et l'on peut alors procéder sans retard à la dissection. Mais il faut auparavant enlever la paroi gauche de la cavité thoracique, en sciant les quatorze ou quinze dernières côtes à 15 ou 20 centimètres de leur extrémité supérieure d'une part, et au-dessus de l'artère mammaire interne d'autre part, en prenant préalablement la précaution de détacher, de ce côté, l'insertion périphérique du diaphragme.

Nous recommandons de préparer d'avant en arrière les diverses branches viscérales du vaisseau; le tronc broncho-œsophagien d'abord, puis le tronc cœliaque; en troisième lieu, la grande mésentérique et les artères rénales, après avoir étalé la masse intestinale comme dans la figure 110; enfin, la petite mésentérique et les artères génitales internes, après avoir disposé les intestins comme dans la figure 111.

Branches collatérales pariétales.

1. — Artères intercostales (fig. 102).

Les artères intercostales, placées, comme leur nom l'indique, dans les intervalles des côtes, sont au nombre de dix-huit de chaque côté ; la première occupe le premier espace intercostal, la dernière chemine en arrière de la dix-huitième côte.

Origine. Trajet. Distribution. — Les treize ou quatorze dernières émanent seules de l'aorte thoracique. La première vient de l'artère cervicale supérieure ; les trois ou quatre suivantes sont fournies par la dorso-intercostale.

Les intercostales aortiques s'échappent à angle droit du plan supérieur de l'aorte postérieure, au niveau du milieu du corps des vertèbres dorsales, en s'espaçant d'une manière régulière. Leur origine est d'autant plus rapprochée du point de départ des artères opposées qu'elles sont plus antérieures ; les deux ou trois premières naissent même par paire, d'un tronc commun.

Ces intercostales aortiques montent ensuite contre les corps vertébraux, en dessous de la plèvre, en croisant la direction de la chaîne nerveuse sympathique, et de plus (les artères du côté droit seulement) celle de la grande veine azygos et du canal thoracique, jusqu'à l'extrémité supérieure des espaces intercostaux, où elles se divisent en deux branches : l'une *inférieure* ou *intercostale proprement dite*, l'autre *supérieure* ou *dorso-spinale*.

Quant aux artères des premiers espaces intercostaux, leurs branches inférieures et supérieures émanent isolément du tronc qui les fournit, c'est-à-dire de l'artère cervicale supérieure pour la première intercostale, et du rameau sous-costal de l'artère dorsale pour les trois suivantes.

Branche inférieure ou intercostale. — Cette branche, la plus considérable des deux, placée sous la plèvre d'abord, puis entre les deux muscles intercostaux, se loge, avec une veine et un nerf satellites, dans la scissure de la côte antérieure, et descend vers l'extrémité inférieure de l'espace intercostal où elle se termine de la manière suivante : les douze ou treize premières s'anastomosent avec les rameaux intercostaux de l'artère thoracique interne et de sa branche asternale ; les dernières se prolongent librement dans les muscles abdominaux, où leurs divisions communiquent avec celles des artères abdominales antérieure et postérieure, ainsi qu'avec la circonflexe iliaque.

Dans leur trajet, ces branches intercostales donnent des artérioles aux plèvres, aux côtes, aux muscles de la paroi thoracique, avec des rameaux perforants qui traversent ces muscles pour se ramifier dans la peau et le pannicule charnu, rameaux perforants qui manquent, bien entendu, au niveau de la portion de paroi pectorale couverte par le membre thoracique.

Branche supérieure ou dorso-spinale. — Elle se dirige directement en haut, pour aller se distribuer aux muscles et tégument de la région dorsale, après avoir abandonné, en passant près du trou de conjugaison, un rameau transversal qui pénètre par cet orifice dans le canal vertébral, et qui est destiné à la moelle ainsi qu'à ses enveloppes. Branche de renforcement de l'artère spinale médiane, ce rameau a été déjà signalé à propos de ce dernier vaisseau (Voy. p. 207).

Variétés d'origine. — Avant de terminer l'étude des artères intercostales, nous tenons à faire remarquer qu'il existe, pour les deux premières paires aortiques, des variétés d'origine assez fréquentes. Souvent elles procèdent d'un seul et même tronc qui donne ainsi quatre branches. Souvent encore ce tronc est à la fois commun à ces quatre intercostales et aux artères bronchiques et œsophagiennes ; il est alors considérable ; il est moins volumineux quand il ne comprend point les intercostales de la deuxième paire, ce qui arrive quelquefois.

2. — Artères lombaires.

Au nombre de cinq ou six, ces vaisseaux ne diffèrent point, dans leur disposition générale, des artères intercostales. Même mode d'origine, même division en deux branches, même distribution. — La *branche supérieure* ou *lombo-spinale*, beaucoup plus considérable que l'inférieure, est destinée aux muscles et aux téguments de la région lombaire ; elle fournit aussi un rameau à la moelle. — La *branche inférieure* ou *intertransversaire* passe au-dessus des muscles sous-lombaires auxquels elle donne de nombreux ramuscules, et se prolonge jusque dans la portion charnue du transverse et de l'oblique interne de l'abdomen, où ses ramifications s'anastomosent avec celles de l'artère circonflexe iliaque.

La dernière et quelquefois aussi l'avant-dernière artère lombaire proviennent de l'artère iliaque interne ; les autres émergent directement de l'aorte abdominale.

On remarquera que les points d'origine des artères d'une même paire s'espacent de plus en plus au fur et à mesure que l'on approche de la terminaison de l'aorte. Si l'on considère les deux séries latérales d'intercostales et de lombaires, on voit que leurs points d'origine figurent sur le plan supérieur de l'aorte deux lignes divergentes à partir d'un point commun qui correspond précisément à l'endroit où ce tronc artériel atteint la colonne vertébrale.

3. — Artères diaphragmatiques.

On nomme ainsi deux ou trois petits vaisseaux qui naissent de l'aorte à sa traversée des piliers du diaphragme, auxquels ils sont destinés. Il n'y a qu'un ramuscule insignifiant pour le pilier latéral gauche. Les piliers intermédiaires reçoivent deux rameaux dignes d'être signalés, dont un, plus considérable, est seul constant ; celui-ci envoie quelquefois des rameaux sous-pleuraux au poumon droit.

4. — Artère sacrée moyenne.

Ce vaisseau manque le plus souvent. Quand il existe, il se présente avec un volume très variable, mais toujours fort exigu. On le voit naître de l'extrémité terminale de l'aorte, dans l'angle de sa quadrifurcation terminale, et se porter sur la face inférieure du sacrum, où il s'épuise par des rameaux latéraux destinés au périoste. Nous avons tenu à signaler cette artériole, parce qu'elle se présente avec un volume considérable chez l'Homme et surtout chez les Ruminants et les Porcins, et qu'elle semble continuer l'aorte sous la portion sacro-coccygienne de la colonne vertébrale. En effet, dans les Vertébrés apodes tels que les Serpents, l'aorte se prolonge d'une manière manifeste jusqu'à l'extrémité de cette colonne. Les artères iliaques ne sont que des jets collatéraux dont le développement est subordonné à celui des membres abdominaux, jets si volumineux qu'ils peuvent épuiser complètement le tronc, comme on le voit chez les Solipèdes, ou bien le réduire tout à coup dans de telles proportions qu'il devient à première vue méconnaissable.

Branches collatérales viscérales.

1. — Tronc broncho-œsophagien.

Destinée au poumon, à la plèvre viscérale, au médiastin et à l'œsophage, cette artère prend naissance, non pas dans la concavité de la crosse de l'aorte comme on le dit généralement, mais à l'opposé, très près et à droite du tronc de la première paire des intercostales, souvent même en commun avec ces artères et avec celles de la deuxième paire [1]. Elle croise à droite le tronc dont elle procède pour descendre dans le médiastin entre ce tronc et l'œsophage et atteindre la bifurcation de la trachée où elle se divise en deux branches qui constituent les *artères bronchiques*. Dans son court trajet, elle émet les *artères œsophagiennes* et un certain nombre de *rameaux innominés*.

Artères bronchiques. — La disposition de ces deux vaisseaux est extrêmement simple ; ils pénètrent dans le poumon avec les bronches, l'un à droite, l'autre à gauche, et s'y partagent en ramifications arborescentes qui suivent les tuyaux aériens jusqu'aux lobules pulmonaires, mais sans y pénétrer (Voy. *Poumon*).

Artères œsophagiennes. — Ces artères, au nombre de deux, sont placées dans le médiastin postérieur, l'une au-dessus, l'autre au-dessous de l'œsophage, qu'elles longent à une petite distance, d'avant en arrière, jusqu'à l'extrémité postérieure de ce conduit, où elles s'abouchent par inosculation avec des rameaux de l'artère gastrique. — L'*œsophagienne supérieure*, beaucoup plus volumineuse que l'inférieure, donne dans son trajet des rameaux descendants destinés à l'œsophage et des rameaux ascendants qui se portent au médiastin. — L'*œsophagienne inférieure* fournit aussi des divisions ascendantes et descendantes ; seulement celles-ci vont au médiastin, celles-là à l'œsophage.

Rameaux innominés. — Les rameaux innominés du tronc broncho-œsophagien ne proviennent pas tous de ce tronc directement ; il y en a toujours un certain nombre qui émergent des artères bronchiques ou œsophagiennes. Ces rameaux se distribuent surtout à la trachée, à la portion de l'œsophage qui est en rapport avec l'extrémité postérieure de ce tube cartilagineux, aux ganglions bronchiques, au médiastin, à la plèvre pulmonaire. Ceux qui ont cette dernière destination forment à la surface du poumon un réseau du plus bel aspect avec les divisions de la branche pleurale fournie par l'artère gastrique.

2. — Tronc cœliaque (fig. 109).

Le tronc cœliaque (de κοιλία, ventre) naît à angle droit de la face inférieure de l'aorte, immédiatement après l'entrée de ce vaisseau dans la cavité abdominale. Après un trajet de 15 à 20 millimètres tout au plus, au milieu du plexus solaire, sous la face supérieure du pancréas, il se partage en trois branches : une

---

1. Voy. *Intercostales.*

moyenne, l'*artère gastrique*; une droite, l'*artère hépatique*; une gauche, l'*artère splénique*.

1° **Artère gastrique** ou **coronaire stomachique** (fig. 109, 3). — Elle descend sur la grosse tubérosité de l'estomac, arrive près de l'insertion de l'œsophage et se divise alors en trois branches, qui sont : l'*artère gastrique antérieure*, la *gastrique postérieure* et la *gastro-pulmonaire*.

a. La *gastrique antérieure* (fig. 109, 5) passe en arrière et à droite de l'œsophage

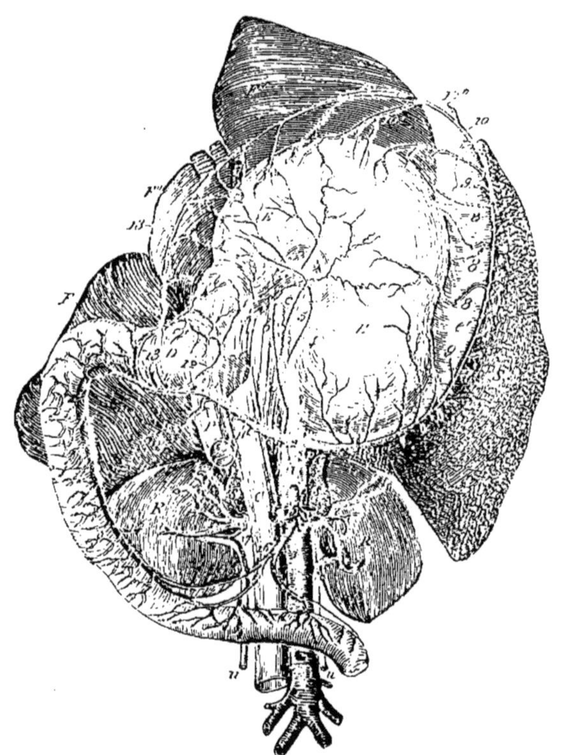

Fig. 109. — Aorte abdominale et tronc cœliaque du Cheval *.

et gagne la face antérieure de l'estomac en croisant sa petite courbure. Là elle se partage en rameaux flexueux et divergents, qui rampent sous la membrane séreuse, en se portant surtout vers le cul-de-sac gauche et autour du cardia.

b. La *gastrique postérieure* (fig. 109, 4) se distribue de la même manière à la paroi postérieure du viscère, principalement au cul-de-sac droit.

c. Indépendamment de ces deux artères, le tronc gastrique donne un troisième rameau constant, qui provient souvent d'une des deux branches de ce tronc, et parfois aussi du tronc cœliaque lui-même ou de l'artère splénique, c'est la *gastro-pulmonaire* ou *œsophagienne rétrograde*. Ce rameau s'accole à l'œsophage en suivant le cordon œsophagien supérieur du pneumogastrique, traverse l'ouverture comprise entre les deux piliers médians du diaphragme pour pénétrer dans la cavité pectorale, et se divise alors en deux branches qui s'anastomosent chacune avec une des artères œsophagiennes et se jettent ensuite sur l'extrémité postérieure des poumons, qu'elles couvrent d'une magnifique arborisation réticulaire sous-pleurale. Souvent l'artère gastro-pulmonaire s'anastomose avec l'œsophagienne supérieure seule et se porte exclusivement sur le poumon droit ; il existe alors, pour le poumon gauche et l'œsophagienne inférieure, une branche particulière émanée de la gastrique antérieure. Il n'est pas rare de rencontrer des variétés d'autre sorte, dont nous croyons pouvoir nous dispenser de parler, puisqu'on retrouve dans ces rameaux pleuraux une disposition commune à tout le système artériel : distribution presque invariable, origine fort inconstante.

2° **Artère splénique** (fig. 109, 7). — La plus grosse des trois branches du tronc cœliaque, cette artère se dirige à gauche et en bas, accolée à sa veine satellite et à la face supérieure de l'extrémité gauche du pancréas. Elle arrive ainsi dans la scissure antérieure de la rate, en contournant la grosse tubérosité de l'estomac, parcourt cette scissure dans toute sa longueur et l'abandonne près de la pointe de l'organe pour se jeter dans le grand épiploon, en prenant le nom d'*artère gastro-épiploïque gauche*.

L'artère splénique abandonne sur son trajet des collatérales fort nombreuses. Ce sont :

a. Des rameaux externes ou *spléniques*, qui plongent presque immédiatement dans le tissu de la rate.

b. Des rameaux internes ou *gastriques*, encore appelés *vaisseaux courts* chez l'Homme, rameaux compris entre les deux lames de la portion spléno-gastrique du grand épiploon, et se portant sur la grande courbure de l'estomac, où ils se partagent presque tous en deux branches, dont l'une se ramifie sur la paroi antérieure du viscère, l'autre, sur la paroi postérieure. Ces vaisseaux s'anastomosent avec ceux qui sont fournis aux membranes de l'estomac par l'artère gastrique proprement dite.

c. Des artérioles postérieures ou *épiploïques*, de peu d'importance, destinées au grand épiploon.

Artère gastro-épiploïque gauche (fig. 109, 10). — Quant à l'artère gastro-épiploïque gauche, dite aussi *épiploïque gauche*, elle suit la grande courbure de l'estomac, à une distance plus ou moins rapprochée suivant l'état de réplétion du viscère, entre les deux lames du grand épiploon, et s'abouche par inosculation avec la gastro-épiploïque droite, branche de l'artère hépatique. Les rameaux qu'elle abandonne sur son parcours sont descendants ou *épiploïques* et ascendants ou *gastriques* ; ceux-ci exactement disposés comme les rameaux analogues émanés directement de l'artère splénique ; ceux-là extrêmement grêles.

3° **Artère hépatique** (fig. 109, 11). — Appliquée sur la face supérieure du pancréas et comme incrustée dans le tissu de cette glande, dont elle suit le bord antérieur, l'artère hépatique se dirige de gauche à droite, passe sous la veine cave postérieure, qu'elle croise obliquement, et arrive à la scissure postérieure du foie, où elle s'engage avec la veine porte pour se partager bientôt en plusieurs rameaux qui plongent dans le viscère, et dont les divisions ultimes peuvent se poursuivre jusqu'à l'intérieur de ses lobules (Voy. t. I, p. 665).

Avant d'atteindre cet organe, l'artère hépatique fournit des *branches pancréatiques*, l'*artère pylorique* et la *gastro-épiploïque droite*.

a. *Rameaux pancréatiques.* — Irrégulières et fort nombreuses, ces branches se détachent de l'artère hépatique, à son passage sur la face supérieure du pancréas, et plongent dans le tissu de cette glande, dont le sang artériel vient principalement de cette source.

b. *Artère pylorique* (fig. 109, 12). — Ce vaisseau prend naissance à la hauteur du renflement placé à l'origine du duodénum, avant que l'artère hépatique s'engage dans le hile du foie, et le plus souvent, comme dans la figure 109, par un tronc commun avec l'artère gastro-épiploïque droite. Il se dirige ensuite vers la petite courbure de l'estomac et donne autour du pylore des rameaux anastomosés avec les artères gastrique postérieure et gastro-épiploïque droite.

c. *Artère gastro-épiploïque droite* ou *épiploïque droite* (fig. 109, 13). — Cette artère croise en arrière et en bas le renflement duodénal, pour se placer dans l'épaisseur du grand épiploon, en longeant la grande courbure de l'estomac; elle s'anastomose par inosculation avec la gastro-épiploïque gauche. Elle fournit dans son trajet des rameaux épiploïques et gastriques tout à fait analogues à ceux qui émergent de ce dernier vaisseau. Mais elle donne de plus, avant de croiser le duodénum, une branche particulière désignée dans les traités d'anatomie vétérinaire sous le nom d'*artère duodénale*: c'est une division assez considérable qui suit la petite courbure du duodénum dans l'épaisseur du mésentère, et qui va s'aboucher avec la première artère du faisceau gauche de la grande mésentérique, après avoir fourni quelques artérioles au pancréas et de nombreux ramuscules au duodénum (fig. 109, 14).

Faisons remarquer, en terminant la description de l'artère gastro-épiploïque droite, que l'estomac, grâce à l'anastomose qui unit ce vaisseau avec l'artère gastro-épiploïque gauche, se trouve comme suspendu dans un cercle artériel vertical, formé par la splénique et la gastro-épiploïque gauche d'une part, l'hépatique et la gastro-épiploïque droite d'autre part : cercle de la concavité duquel s'élancent un grand nombre de divisions qui communiquent avec les ramuscules des artères gastriques et pylorique, dans la paroi du viscère.

3. — Artère grande mésentérique (fig. 110 et 111).

L'artère grande mésentérique ou mésentérique antérieure (supérieure chez l'Homme) porte le sang à la masse intestinale presque tout entière et est aussi remarquable par son volume que par sa distribution compliquée. Cette complication, en rapport avec celle de l'intestin lui-même, ne laisse pas que d'introduire quelque difficulté dans l'étude de ce vaisseau, difficulté que nous éviterons cependant en adoptant le mode de description, aussi simple que méthodique, employé dans ses leçons par Lecoq.

La grande mésentérique naît à angle droit de l'aorte abdominale, au niveau des artères rénales, à 5 ou 6 centimètres en arrière du tronc cœliaque, dont elle

se trouve séparée par le pancréas; elle se dirige immédiatement en bas, enlacée
par les rameaux nerveux anastomotiques du plexus solaire, et se partage, après

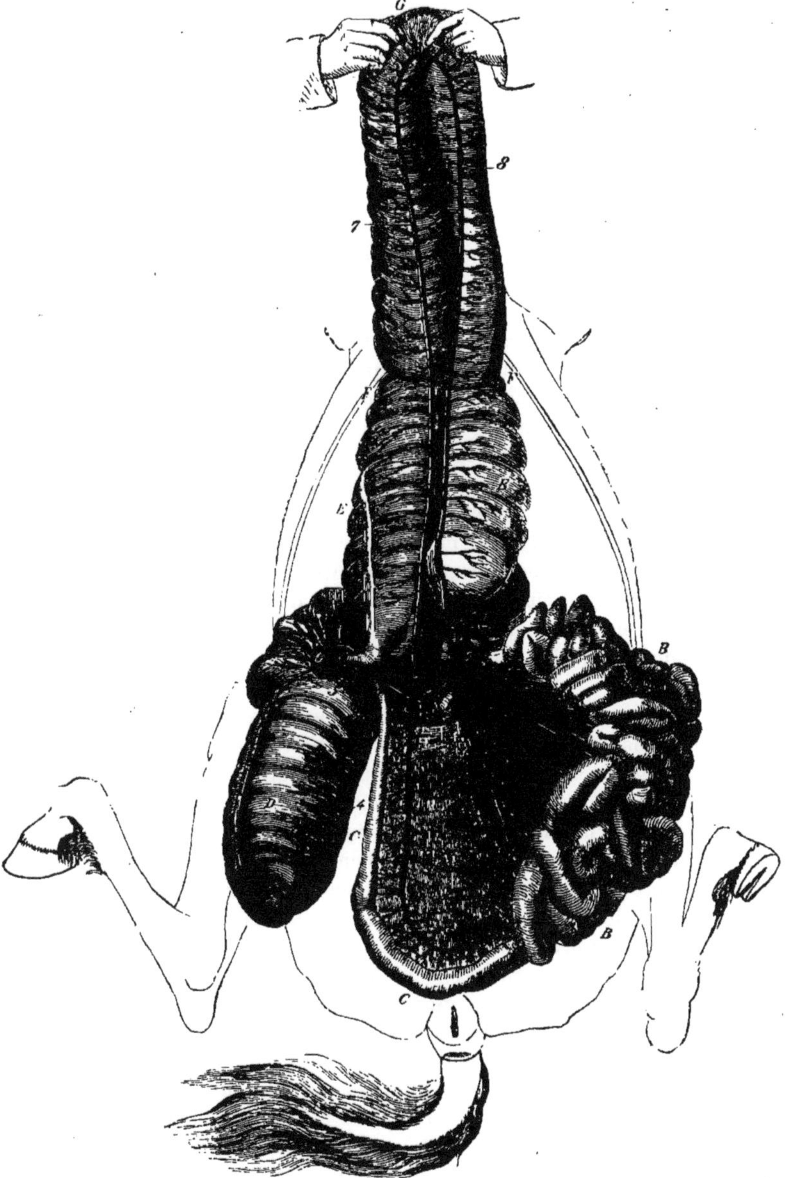

Fig. 110. — Distribution de l'artère grande mésentérique du Cheval*.

A, duodénum; B, jéjunum; C, iléon; D, cæcum; E, E, côlon replié; F, F, lieu où se ployait l'anse colique;
G, courbure pelvienne du côlon replié. — 1, aorte abdominale; 2, 2, 2, artères du faisceau gauche, destinées à
l'intestin grêle; 3, artère iléo-cæcale; 4, artère cæcale supérieure; 5, artère cæcale inférieure; 6, artère de l'arc
du cæcum; 7, artère colique droite; 8, artère colique gauche; 9, première artère du côlon flottant.

15*

un trajet de 2 ou 3 centimètres [1], en *trois faisceaux* de branches, distingués en *gauche*, *droit* et *antérieur*. Le *faisceau gauche* est destiné à la masse de l'intestin grêle ; le *droit* se distribue à la portion terminale de cet intestin, au cæcum et à la première partie de l'anse formée par le côlon replié ; l'*antérieur* se porte sur la deuxième partie de cette anse et sur l'origine du côlon flottant. L'ordre dans lequel ces trois faisceaux viennent d'être indiqués sera également celui de leur description ; il a, comme on le voit, l'avantage de rappeler la succession régulière des diverses parties de l'intestin, et partant le cours des aliments dans cet important viscère.

A. Artères du faisceau gauche (fig. 110, 2). — Ces artères, au nombre de quinze à vingt, sont désignées sous le nom d'**artères de l'intestin grêle**, en raison de leur destination. Elles s'échappent à la fois de la grande mésentérique, soit isolément, soit plusieurs en commun, et se placent entre les deux lames du grand mésentère pour arriver à l'intestin. Avant d'atteindre la petite courbure de ce viscère, chacune d'elles se partage en deux branches qui vont à la rencontre des branches correspondantes des artères voisines, pour s'anastomoser avec elles par inosculation et à plein canal : disposition d'où résulte une suite d'arcades artérielles à convexité inférieure, arcades non interrompues qui règnent sur toute la longueur de l'intestin grêle, à proximité et en regard de sa courbure concave. De la convexité de ces arcades émanent une multitude de rameaux qui arrivent sur l'intestin par la courbure précitée, et dont les divisions se portent sur l'une et l'autre face du viscère, pour se rejoindre et s'anastomoser du côté de la grande courbure. Ces divisions, placées sous le péritoine ou dans l'épaisseur de la membrane charnue, envoient la plus grande partie de leurs ramuscules à la membrane muqueuse, qui se distingue ainsi par une grande vascularité, commune, du reste, à tous les organes creux de la cavité abdominale.

Telle est la disposition générale des artères de l'intestin grêle. Il reste à indiquer quelques-uns de leurs caractères différentiels. Voici ce qu'on remarque à cet égard : 1° ces artères sont d'autant plus longues qu'elles sont plus postérieures, c'est-à-dire qu'elles suivent le développement du mésentère dans lequel elles se trouvent contenues ; 2° les artères antérieures forment généralement deux séries d'arcades superposées avant d'envoyer leurs divisions sur l'intestin ; 3° la première gagne le duodénum et s'anastomose avec l'artère duodénale, rameau émis par le tronc cœliaque ; 4° la dernière communique avec l'artère iléo-cæcale, l'une des branches du faisceau droit.

B. Artères du faisceau droit. — Le faisceau droit de la grande mésentérique constitue d'abord un tronc unique, long de quelques centimètres, qui se divise ensuite en quatre branches, savoir : l'*artère iléo-cæcale*, les *deux artères cæcales*, et la *colique droite* ou *directe*.

Artère iléo-cæcale (fig. 110, 3). — Ce vaisseau naît souvent de la cæcale interne. Il se place entre les deux lames du grand mésentère, suit l'iléon d'une manière rétrograde, à une petite distance, et s'anastomose à plein canal avec la dernière artère du faisceau gauche, après avoir émis une série de rameaux qui vont se distribuer aux membranes intestinales.

1. Ce tronc de la grande mésentérique est ordinairement, chez les vieux Chevaux abattus dans les amphithéâtres d'anatomie, le siège d'un anévrysme plus ou moins volumineux, qui est reporté quelquefois sur la branche d'origine du faisceau droit, et que l'on peut aussi rencontrer dans ces deux endroits.

Artères cæcales. — Distinguées en *interne* ou *supérieure*, et en *externe* ou *inférieure*, ces deux artères se portent l'une et l'autre en bas et un peu à droite, vers la concavité de la crosse du cæcum, en embrassant entre elles l'extrémité terminale de l'intestin grêle, pour s'accoler ensuite à la partie moyenne du sac cæcal, dont elles suivent la direction.

L'*artère cæcale supérieure* ou *interne* (fig. 110, 4) se loge dans la plus antérieure des scissures formées par les bandes longitudinales du cæcum, et s'étend sous la tunique séreuse jusqu'auprès de la pointe du viscère, où elle se termine en s'anastomosant avec la cæcale externe. Les rameaux fournis par cette artère sur son trajet s'échappent dans une direction perpendiculaire au vaisseau, et distribuent leurs ramuscules aux parois du cæcum.

L'*artère cæcale inférieure* ou *externe* (fig. 110, 5) passe entre le cæcum et l'origine du côlon, pour descendre ensuite le long du premier réservoir, en suivant une bande charnue située en arrière et en dehors. Arrivée près de la pointe de l'organe, cette artère la contourne en arrière pour aller s'anastomoser avec le vaisseau précédemment décrit. Elle émet sur son trajet une série de rameaux transversaux, semblables à ceux de cette dernière artère. Mais elle fournit de plus l'*artère de l'arc du cæcum* (fig. 110, 6), branche remarquable qui se détache du vaisseau principal près de l'origine du côlon et remonte sur la crosse cæcale, dont elle suit la concavité en dehors, pour se porter ensuite en avant et en bas sur la portion initiale du côlon replié, où elle se perd après avoir parcouru un certain trajet; les nombreux rameaux collatéraux qui s'échappent de cette artère sont destinés aux parois de l'intestin sur lequel elle rampe.

Artère colique droite ou directe (fig. 110, 7). — Cette artère est la plus grosse des branches du faisceau droit de la grande mésentérique. Destinée à la portion droite de l'anse formée par le côlon replié, elle s'accole immédiatement à ce viscère, en se plaçant sous la membrane péritonéale, et le suit depuis son origine jusqu'à la courbure pelvienne, où elle s'anastomose en arcade et à plein canal avec la colique gauche ou rétrograde.

C. Artères du faisceau antérieur. — On en compte deux seulement, l'*artère colique gauche* ou *rétrograde* et la *première artère du côlon flottant*, réunies à leur origine sur un tronc excessivement court.

Artère colique gauche ou rétrograde (fig. 110, 8). — Elle se porte sur la portion gauche de l'anse colique, qu'elle parcourt, au-dessous du péritoine, depuis l'extrémité terminale du viscère jusqu'à la courbure pelvienne, où elle rencontre la colique droite. Elle suit ainsi un trajet inverse à celui des aliments, d'où son nom d'*artère colique rétrograde*.

Considérées dans leur ensemble, les deux artères coliques représentent une anse exactement semblable à celle du côlon replié lui-même. Elles marchent donc parallèlement l'une à l'autre, concentriquement à ce viscère, et finissent, après s'être légèrement écartées, par se réunir en formant une courbe parabolique. Cette anse artérielle se trouve parfaitement abritée lorsque le gros côlon est ployé sur lui-même, vu qu'on la trouve sur la face inférieure de la première et de la quatrième portion, dans la concavité du pli d'où résultent les courbures sus-sternale et diaphragmatique, et enfin sur le plan supérieur des deuxième et troisième parties du viscère.

Une quantité considérable de rameaux collatéraux s'en échappent perpendiculairement et se portent dans les membranes de l'intestin ; il y en a quelques-uns qui établissent une communication transversale entre les deux vaisseaux.

Première artère du côlon flottant (fig. 110, 9, et 111, 4). — Cette branche, moins volumineuse que la précédente, s'infléchit à gauche, en bas et en arrière, pour se placer dans l'épaisseur du mésentère colique, très près de la petite courbure du côlon flottant. Elle rencontre bientôt la première branche de l'artère petite mésentérique et s'anastomose avec elle par inosculation.

D. BRANCHES INNOMINÉES. — Ce sont de fins rameaux destinés aux ganglions lymphatiques, aux capsules surrénales, au mésentère, au pancréas, rameaux dont nous nous contenterons de signaler l'existence. Parmi ceux qui vont au pancréas, il en est un cependant qui présente un volume assez considérable.

E. ANASTOMOSES. — La multiplicité et le calibre des anastomoses de la grande mésentérique assurent de la manière la plus heureuse la circulation du sang dans la masse intestinale, masse exposée par sa grande mobilité à des déplacements capables d'amener des compressions plus ou moins étendues. Non seulement ces anastomoses relient entre elles les diverses branches destinées à une même portion viscérale : soit à l'intestin grêle, soit au cæcum, soit au côlon replié ; mais elles établissent encore, entre la grande mésentérique et les troncs artériels voisins, des voies de communication qui entretiendraient au besoin la circulation, dans le cas d'obstruction complète des deux artères intestinales ; le sang du tronc cœliaque passerait, en effet, de l'artère duodénale dans les branches du faisceau gauche ; du faisceau gauche, il arriverait au faisceau droit par l'artère iléo-cæcale ; puis il passerait dans le faisceau antérieur par l'anastomose entre la colique droite et la colique gauche et celle-ci le transmettrait enfin à la première artère du côlon flottant ainsi qu'aux arcades de la petite mésentérique. La communication existant entre le tronc broncho-œsophagien et le tronc cœliaque par les artères œsophagiennes permettrait même de comprendre une circulation collatérale capable de suppléer l'aorte postérieure, en supposant ce vaisseau lié immédiatement en arrière du point d'émergence du tronc qui distribue le sang aux bronches et à l'œsophage.

4. — Artère petite mésentérique (fig. 111).

La petite mésentérique ou mésentérique postérieure (inférieure chez l'Homme) porte le fluide sanguin au côlon flottant et au rectum. Elle naît à angle droit de la face inférieure de l'aorte abdominale, non loin de la terminaison de ce vaisseau, c'est-à-dire à 12 ou 15 centimètres en arrière de la grande mésentérique, descend entre les deux lames du mésentère colique et se recourbe bientôt en arrière, pour se placer au-dessus du rectum, dans les parois duquel plongent ses divisions terminales, quand elle est arrivée près de l'anus.

La petite mésentérique laisse échapper sur son trajet treize à quatorze branches, assez régulièrement espacées, qui ont d'autant plus de longueur et de volume qu'elles sont plus antérieures. Ces branches prennent leur origine sur le bord inférieur de l'artère, c'est-à-dire sur sa convexité, soit isolément, soit plusieurs ensemble (cette dernière disposition se rencontre fréquemment pour les quatre ou cinq premières). Elles descendent ensuite dans l'épaisseur du mésentère et arrivent près de la courbure supérieure de l'intestin, où elles se comportent de la manière suivante : les sept ou huit premières se bifurquent et forment des arcades exactement semblables à celles des artères de l'intestin grêle, mais qui en diffèrent cependant en ce qu'elles sont tout à fait rapprochées de la petite courbure du côlon ; les dernières, destinées à la partie terminale de ce viscère et au rectum, se ramifient dans les membranes intestinales sans former préalablement d'arcades.

Le rameau antérieur de la première branche s'anastomose à plein canal avec

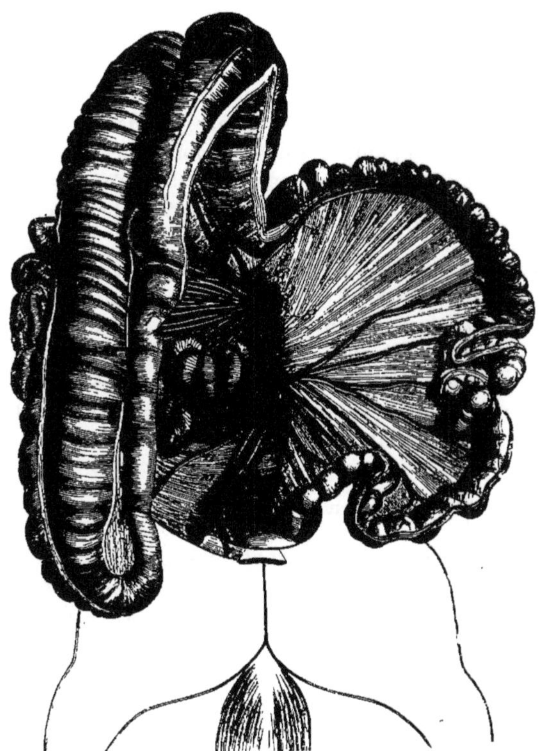

Fig. 111. — Distribution de l'artère petite mésentérique du Cheval. (Le côlon flottant est étalé avec son mésentère et l'intestin grêle refoulé à droite sous le côlon replié *.)

l'artère fournie au côlon flottant par la grande mésentérique, et de cette anastomose résulte la première arcade colique.

5. — Artères rénales ou émulgentes (fig. 109, 17, et 112, 2).

Au nombre de deux, une pour chaque rein, ces artères se détachent latéralement et à angle droit de l'aorte abdominale, à peu près au niveau de la grande mésentérique, pour se porter en dehors, vers le bord interne du rein, où on les voit se diviser en plusieurs branches, qui pénètrent dans l'organe, soit par

* 1, tronc de l'artère petite mésentérique ; 2, artère grande mésentérique ; 3, son faisceau antérieur ; 4, première artère du côlon flottant faisant partie de ce faisceau ; 5, colique rétrograde ; 6, faisceau droit de la grande mésentérique ; 7, les branches du faisceau gauche ; 8, artère rénale ; 9, extrémité terminale de l'aorte ; 10, iliaque externe ; 11, circonflexe iliaque ; 12, iliaque interne.

l'échancrure du bord interne, soit par la face inférieure. Arrivées dans son épaisseur, ces branches se subdivisent et forment comme un lacis de gros vaisseaux placés sur la limite des substances corticale et médullaire, lacis d'où s'échappent une multitude de ramuscules qui se jettent dans ces deux substances mais principalement dans la couche corticale (Voy. la description des *Reins*, p. 72).

L'artère rénale droite, plus longue que la gauche, passe, pour atteindre l'organe auquel elle est destinée, entre le petit psoas et la veine cave postérieure. Toutes deux sont en rapport avec l'extrémité postérieure des capsules surrénales.

Remarquables par leur volume relativement énorme, quand on le compare à celui des glandes qui les reçoivent, ces artères ne donnent, avant de plonger dans le tissu propre de ces glandes, que des ramuscules sans importance, dont les principaux vont aux capsules surrénales (fig. 112). D'autres artérioles, parties de la grande mésentérique ou de l'aorte elle-même, pénètrent aussi dans ces petits corps.

Il n'est pas rare de voir les reins recevoir, en outre des vaisseaux que nous venons de décrire, des branches supplémentaires provenant des artères du voisinage. Ainsi nous avons rencontré souvent une artère qui plongeait dans le rein par son extrémité postérieure et provenait soit de l'artère iliaque externe, soit de la partie terminale de l'aorte. Nous avons vu encore une artère gagner le rein par son extrémité antérieure après s'être détachée de l'aorte, dans le voisinage de la grande mésentérique.

6. — **Artères spermatiques** ou **utéro-ovariennes.**

Les artères des glandes génitales sont : chez le mâle, les *spermatiques* ou *grandes testiculaires*; chez la femelle, les *utéro-ovariennes* ou *ovariennes.*

Artère grande testiculaire ou **spermatique** (fig. 112, 3). — Elle prend naissance près de la petite mésentérique, soit en avant, soit en arrière, soit à côté, rarement au même niveau que l'artère du côté opposé; puis elle se dirige en arrière et en bas, soutenue avec sa veine satellite dans un repli particulier du péritoine, et arrive ainsi à l'entrée de la gaine vaginale, dans laquelle on la voit s'engager en se plaçant en avant du canal déférent. Avant d'atteindre le testicule, elle décrit de nombreuses flexuosités qui, réunies à celles de la veine satellite, forment un gros paquet allongé, conique, que l'on désigne quelquefois sous le nom de corps vasculaire du cordon testiculaire. Ce paquet croise du côté interne la tête de l'épididyme, après quoi l'artère grande testiculaire s'insinue sous la tunique albuginée s'incruste pour ainsi dire dans son épaisseur et se comporte comme il a été déjà dit à propos du testicule (Voy. p. 92).

L'épididyme reçoit également le sang par l'artère grande testiculaire.

Artère utéro-ovarienne. — L'origine de ce vaisseau est conforme à celle de son homologue, le précédent. Il se place entre les deux lames du ligament large et se partage bientôt en deux branches : l'une *ovarienne*, l'autre *utérine.* La branche ovarienne décrit de nombreuses flexuosités, comme l'artère grande testiculaire du mâle, et se comporte sur l'ovaire de la même manière que cette dernière artère sur le testicule. La branche utérine se rend sur la corne de la matrice, où ses divisions s'anastomosent avec l'artère utérine proprement dite.

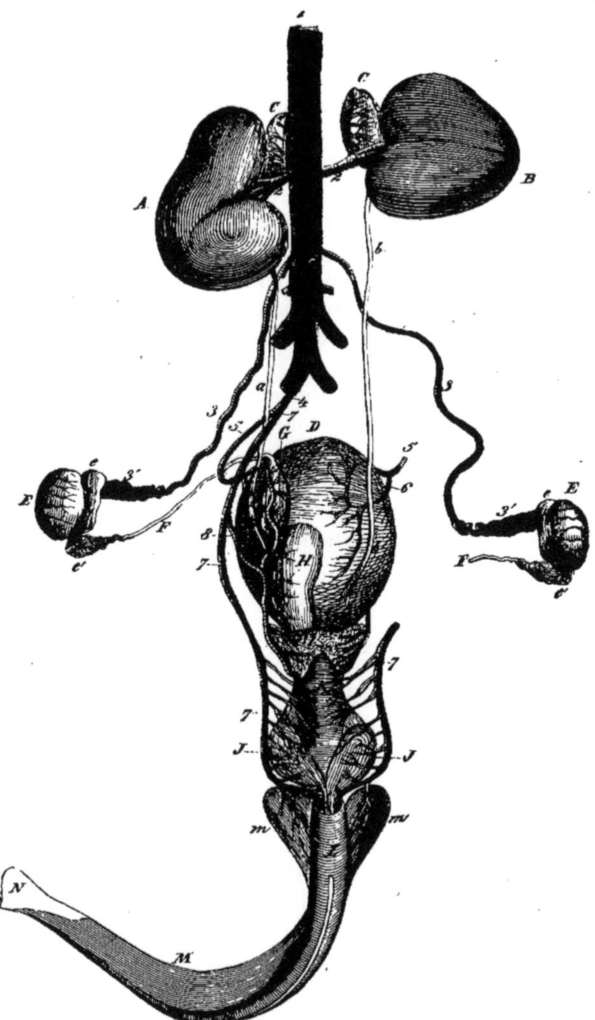

Fig. 112. — Vue générale et supérieure de l'appareil génito-urinaire du mâle avec les vaisseaux artériels *.

* A, rein gauche ; B, rein droit ; a, b, uretères ; C, C, capsules surrénales ; D, vessie urinaire ; E, E, testicules ; e, tête de l'épididyme ; e', queue de l'épididyme ; F, canal déférent ; G, renflement pelvien du canal déférent ; H, vésicule séminale gauche (la droite a été enlevée avec le canal déférent du même côté, pour montrer l'insertion de l'uretère dans la vessie) ; I, prostate ; J, glande de Cowper ; K, portion membraneuse ou intrapelvienne du canal de l'urètre ; L, portion bulbeuse du même ; M, corps caverneux du pénis ; m, m, ses racines ; N, tête du pénis. — 1, aorte abdominale ; 2, 2, artères rénales, donnant la principale artère capsulaire ; 3, 3, artère grande testiculaire ou spermatique ; 4, origine commune des artères honteuse interne et ombilicale ; 5, artère ombilicale ; 6, branche vésicale de cette artère ; 7, artère honteuse interne ; 8, sa branche vésico-prostatique.

7. — Artères petites testiculaires ou utérines.

Artère petite testiculaire. — Pair comme la grande testiculaire, ce vaisseau, d'un volume très exigu, prend naissance soit sur l'aorte entre les artères iliaques interne et externe, soit sur l'iliaque externe très près de son point de départ. Bien que ce dernier cas soit le plus commun et de beaucoup, nous décrivons néanmoins la petite testiculaire ou l'utérine comme une branche collatérale de l'aorte, afin de rapprocher sa description de celle de l'artère grande testiculaire ou de l'utéro-ovarienne.

Quel que soit du reste son mode d'origine, la petite testiculaire gagne l'entrée de la gaine vaginale et s'y engage avec les vaisseaux spermatiques pour se distribuer aux diverses parties constituantes du cordon. Elle s'épuise avant d'atteindre le testicule. Dans la première partie de son trajet, elle abandonne des artérioles au péritoine, aux ganglions iliaques, à l'uretère et au canal déférent.

Artère utérine. — Cette artère a le même point d'origine que la petite testiculaire ; mais elle est beaucoup plus volumineuse, surtout pendant la gestation. Elle se place entre les deux lames du ligament large et se divise en deux branches en arrivant sur la petite courbure de la corne utérine : l'une antérieure, anastomosée par ses divisions avec l'artère utéro-ovarienne ; l'autre postérieure, qui se porte sur le corps de la matrice, où elle communique avec l'artère vaginale.

F. — ARTÈRES ILIAQUES INTERNES OU TRONCS PELVIENS (fig. 112 et 113).

Les deux artères iliaques internes, souvent désignées chez l'Homme sous le nom d'*artères hypogastriques*, représentent les branches internes ou concentriques de la quadrifurcation formée par l'aorte postérieure à son extrémité terminale.

Il n'y a pas, chez les Solipèdes, d'*artères iliaques primitives*, comme on en voit dans l'Homme et un grand nombre d'animaux, chez lesquels l'aorte se termine par une division dichotomique, c'est-à-dire par deux branches qui se bifurquent à leur tour un peu plus loin, comme dans la figure 127.

Étendues sur le côté du détroit antérieur du bassin, depuis le corps de la dernière vertèbre lombaire jusqu'auprès de l'insertion terminale du petit psoas, dans une direction oblique de haut en bas, de dedans en dehors et d'avant en arrière, les artères iliaques internes répondent : en avant, aux troncs veineux pelvi-cruraux qui les séparent des iliaques externes ; en dedans, au péritoine ; en haut et en dehors, à l'articulation sacro-iliaque et à l'ilium.

Elles donnent sur leur trajet les collatérales suivantes : l'*artère ombilicale*, la *honteuse interne*, l'*ilio-lombaire*, la *fessière* et la *sacrée latérale*. Elles se terminent par deux branches qui se mettent à cheval sur le bord supérieur du tendon du petit psoas, en se plaçant l'une en dedans, l'autre en dehors de ce tendon : la première est l'*artère obturatrice*, la seconde l'*iliaco-fémorale*. Nous étudierons toutes ces branches, collatérales ou terminales, dans l'ordre de leur énumération.

Préparation de l'artère iliaque interne. — Placer le sujet en première position; abattre l'un des membres postérieurs; laisser le rectum et la vessie dans le bassin; gonfler légèrement cette dernière par insufflation. Disséquer du côté du membre abattu les origines et les rameaux viscéraux des branches fournies par le tronc; suivre du côté opposé les rameaux envoyés par ces branches dans les masses musculaires. Afin de pouvoir préparer convenablement les artères coccygiennes, il faudra, après avoir enlevé le ligament sacro-sciatique et disséqué l'artère honteuse interne avec la sacrée latérale, soulever le rectum et la vessie au moyen d'érignes à chaînettes. Lorsque les artères viscérales du bassin auront été étudiées, on se trouvera bien d'enlever complètement le contenu de cette cavité, qui est toujours très gênant, pour mettre en évidence les artères pariétales.

1. — **Artère ombilicale** (fig. 112, 5, et 113, 15).

Cette artère forme, pendant la vie intra-utérine, un vaisseau considérable qui porte le sang aux annexes du fœtus et principalement au placenta. Elle sera décrite avec détail à propos de l'anatomie du fœtus.

Chez l'adulte, elle est presque entièrement oblitérée; ce n'est plus qu'une sorte de cordon fibreux, étendu de l'artère iliaque interne au pôle antérieur de la vessie, et placé au bord libre du repli séreux que nous avons décrit sous le nom de ligament latéral de la vessie. Ce cordon donne sur son trajet une ou plusieurs *branches vésicales* qui peuvent venir de l'artère honteuse interne; et dans ce dernier cas, rare à la vérité, l'oblitération de l'artère ombilicale est complète.

2. — **Artère honteuse interne** (fig. 112, 7; 113, 16; 114, 4)

Ce vaisseau diffère dans sa distribution chez le mâle et chez la femelle.

A. Chez le male. — Il procède de l'iliaque interne, près de l'origine de cette artère, par un tronc commun avec l'artère ombilicale; puis il se dirige en arrière, en suivant le bord supérieur du muscle obturateur interne et la crête sus-cotyloïdienne, placé soit en dehors, soit dans l'épaisseur du ligament sacro-sciatique. Arrivé au niveau du col de la vessie, il rentre dans la cavité pelvienne, s'accole à la prostate, aux glandes de Cowper, et s'infléchit enfin en bas, en contournant l'arcade ischiale, pour se jeter dans le bulbe de l'urètre. Aux points où les deux artères honteuses internes disparaissent sous le muscle bulbo-caverneux, elles sont très rapprochées l'une de l'autre; aussi recommande-t-on, dans l'opération de l'urétrotomie périnéale, de faire l'incision exactement suivant la ligne médiane.

Sur son parcours, la honteuse interne fournit :

1° Des ramuscules sans importance aux muscles qui sont en rapport avec le ligament ischiatique;

2° L'*artère vésico-prostatique* (fig. 112, 8; 113, 17), branche constante dans sa distribution mais variable dans son origine, destinée à la prostate, à la vésicule séminale, au renflement pelvien du canal déférent, à ce canal lui-même et à la vessie. Elle naît ordinairement près de la prostate et se porte d'arrière en avant, en décrivant des flexuosités, sur le côté de la vésicule séminale et du canal déférent; d'autres fois, elle s'échappe beaucoup plus en arrière, vers la glande de Cowper; ou bien au contraire, très en avant, comme cela est représenté figure 112. Nous l'avons vue aussi se détacher de l'ombilicale.

3° De minces rameaux pour la portion intrapelvienne du canal de l'urètre, les glandes de Cowper, l'anus et le muscle ischio-caverneux.

Quant à l'extrémité terminale du vaisseau, elle s'insinue sous le muscle bulbo-caverneux et se partage immédiatement en une multitude de ramuscules qui plongent au milieu du tissu érectile du bulbe urétral, où ils se comportent comme dans tous les tissus de cette nature.

Variétés. — Il n'est pas rare de voir la honteuse interne fournir, avant d'atteindre la glande de Cowper, *l'artère caverneuse,* qui contourne alors l'arcade ischiale avec le nerf pénien. Quelquefois elle donne seulement la *dorsale postérieure de la verge,* rameau de la caverneuse.

B. Chez la femelle (fig. 114, 4). — Cette artère se termine sur le côté du vagin par des branches rectales, vulvaires, vaginales et bulbeuses : ces dernières destinées au bulbe de la vulve. Comme chez le mâle, elle ne donne sur son trajet qu'un seul rameau important ; et ce rameau, analogue en tous points à l'artère vésico-prostatique, constitue *l'artère vaginale* (fig. 114, 5), dont les divisions terminales se portent non seulement sur la partie moyenne du vagin, mais encore sur le corps de l'utérus, où elles s'anastomosent largement avec les rameaux de l'artère utérine, et même sur la vessie et le rectum.

L'artère honteuse interne de la femelle est, comme celle du mâle, sujette à de nombreuses variétés. Elle peut donner la caverneuse, ou seulement la dorsale du clitoris. Nous avons vu l'artère vaginale provenir de l'ombilicale.

3. — Artère sacrée latérale (fig. 113, 12 ; 114, 6).

Née en dedans de l'artère iliaque interne, au niveau de l'articulation lombo-sacrée, ou un peu en arrière, elle se place à la face inférieure du sacrum, au-dessous des trous sacrés et des grosses branches nerveuses qui en sortent, au-dessus du péritoine. Arrivée à l'extrémité postérieure du sacrum, elle se termine par deux branches : *l'artère ischiatique* et *l'artère coccygienne latérale,* auxquelles il faut ajouter *l'artère coccygienne médiane,* émise ordinairement par la sacrée latérale droite.

Les artères sacrées latérales, plus connues, chez les Solipèdes, sous le nom de sous-sacrées, ont un volume considérable, vu l'absence ordinaire ou l'extrême réduction de la sacrée moyenne.

Branches collatérales. — Elles fournissent dans leur trajet plusieurs ramuscules insignifiants destinés aux parties avoisinantes, et quatre rameaux spinaux qui entrent dans le canal rachidien par les trous sous-sacrés pour en sortir par les sus-sacrés, après avoir abandonné quelques divisions à l'extrémité postérieure de la moelle et aux nerfs de la « queue de Cheval » ; ces rameaux se ramifient dans les muscles appliqués sur le côté de l'épine sacrée.

Branches terminales. — 1° **Artère ischiatique** ou **fessière postérieure.** — Elle traverse le ligament du même nom pour se placer sous l'extrémité supérieure de la portion antérieure du long vaste ; elle se dirige alors en arrière et en bas, et se divise en plusieurs branches qui descendent dans l'épaisseur des muscles ischio-tibiaux, jusqu'au-dessous de la tubérosité ischiale : branches anastomosées par leur extrémité terminale avec les rameaux ascendants de l'artère fémoro-poplitée, ainsi qu'avec les divisions de l'obturatrice et de la fémorale profonde.

2° **Artère coccygienne latérale.** — Ce vaisseau représente, non pas par son volume, car il est beaucoup plus petit que l'artère ischiatique, mais par sa direction, la continuation de l'artère sacrée latérale. On le voit marcher d'avant en arrière et parcourir toute la longueur du coccyx, entre les vertèbres rudimentaires de cette région et leurs muscles abaisseurs, en diminuant graduellement de volume et en émettant sur son trajet une série de ramuscules collatéraux qui s'épuisent dans les muscles et les téguments de la queue.

On a décrit une artère coccygienne latérale supérieure, branche de la précédente, qui ramperait entre le muscle releveur de la queue et la face supérieure des vertèbres coccygiennes ; cette artère n'existe jamais ; le muscle sacrococcygien supérieur reçoit le sang artériel par des rameaux analogues aux

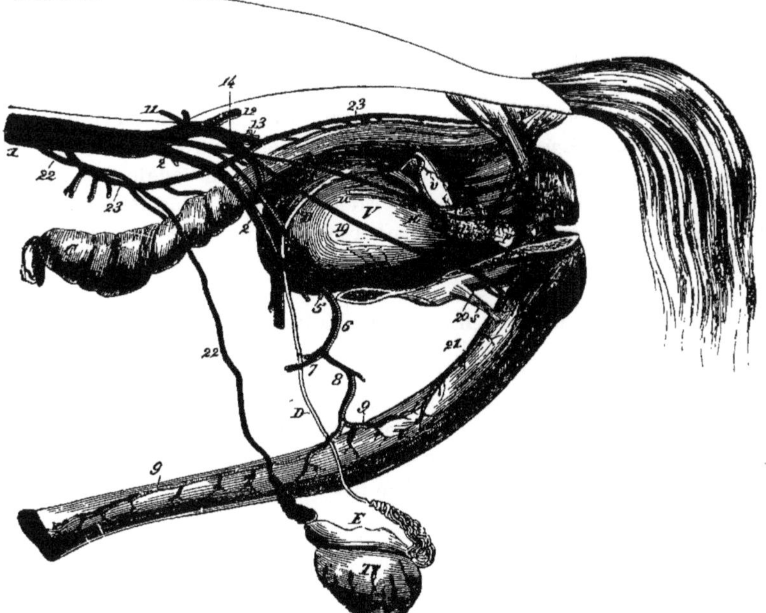

Fig. 113. — Artères des organes génito-urinaires du mâle (vue latérale) *.

branches spinales des artères intercostales, lombaires et sacrées latérales, rameaux s'échappant de l'artère coccygienne latérale au niveau de chaque corps vertébral.

3° **Artère coccygienne médiane.** — L'origine de ce vaisseau est sujette à de nombreuses variétés. Ordinairement, il se détache de l'artère sacrée latérale droite, en commun avec la coccygienne latérale du même côté. D'autres fois, il s'échappe de cette dernière à 12 ou 15 centimètres de son origine. Par contre, nous l'avons vu naître isolément vers le milieu du trajet de la sacrée latérale droite. Il peut aussi procéder, soit de l'artère sacrée latérale gauche, soit de la coccygienne latérale correspondante, soit encore des deux artères sous-sacrées qui contribuent l'une et l'autre à sa formation, etc.

Quel que soit du reste son point d'émergence, l'artère coccygienne médiane se place sous la face inférieure des vertèbres caudales, entre les deux muscles abaisseurs de la queue, traverse le ligament suspenseur du rectum, et se prolonge jusqu'à l'extrémité terminale de la queue, en distribuant des ramuscules à droite et à gauche, et même en bas.

4. — **Artère ilio-lombaire** ou **iliaco-musculaire** (fig. 113, 14, et 114, 8).

Immédiatement après avoir franchi la face inférieure de l'angle latéral du sacrum, et souvent même avant, le tronc pelvien laisse échapper de son côté externe et à angle droit l'artère ilio-lombaire, qui se porte immédiatement en dehors, passe derrière l'articulation sacro-iliaque, puis entre le muscle iliaque et la face interne de l'ilium, sur laquelle elle rampe en fournissant des divisions à toutes les parties précitées. Arrivée près de l'angle de la hanche, cette artère se termine par plusieurs rameaux qui s'infléchissent de bas en haut sur le bord externe de l'ilium, pour plonger dans le fessier moyen ou dans le muscle du fascia lata.

5. — **Artère fessière** ou **fessière antérieure** (fig. 113, 13, et 114, 7).

Cette artère, la plus volumineuse des branches émanées du tronc pelvien, naît à l'opposé de la précédente, à 2 ou 3 centimètres en arrière de la sacrée latérale. Elle se réfléchit immédiatement sur le bord interne de l'ilium et sort du bassin par la grande échancrure sciatique avec les nerfs fessiers antérieurs, en se partageant en plusieurs branches qui vont se ramifier dans l'épaisseur des muscles fessiers.

6. — **Artère obturatrice** (fig. 113, 19, et 114, 10).

Ce vaisseau, dont l'origine a déjà été indiquée, se dirige en arrière et en bas, accompagné d'un nerf et d'une veine satellites, passe entre le péritoine et l'ilium en suivant le bord antérieur du muscle obturateur interne, et s'insinue ensuite sous ce muscle pour sortir du bassin par le trou ovalaire, après avoir fourni une artériole vésicale constante. Placé alors entre l'obturateur externe et la face inférieure de l'ischion, il se partage en plusieurs branches, qui descendent pour la plupart dans les muscles cruraux internes et ischio-tibiaux, en s'anastomosant avec les divisions ultimes de l'artère ischiatique et de la fémorale profonde.

Mais, parmi ces branches, il en est deux ou trois qui se portent sur les racines du pénis pour plonger dans le tissu érectile du corps caverneux. L'une d'elles, beaucoup plus importante que les autres par son volume, est désignée sous le nom d'*artère caverneuse*.

Anomalies. — Sur une pièce déposée dans les collections anatomiques de l'École vétérinaire de Lyon, on voit l'obturatrice naître de l'iliaque externe au niveau de la terminaison du petit psoas. L'iliaque interne, très courte et reléguée sous l'angle du sacrum, se termine :

1° par un tronc d'environ 2 centimètres, divisé en une artère sacrée latérale et une artère fessière ; 2° par une longue artère iliaco-fémorale, émettant elle-même l'artère ilio-lombaire. En sorte que l'ombilicale et la honteuse interne sont les seules branches collatérales du tronc pelvien ; encore naissent-elles par un tronc commun.

Artère caverneuse (fig. 113, 20). — Ce vaisseau rampe sur la face inférieure de l'ischium en se dirigeant en arrière et en dedans, atteint la racine du corps caverneux et y plonge par plusieurs rameaux, après avoir fourni quelques divisions musculaires et l'*artère dorsale postérieure de la verge*.

Celle-ci se place sur le bord dorsal du pénis, passe entre les deux ligaments qui attachent cet organe à la symphyse pelvienne, se dirige en avant, et va s'anastomoser avec le rameau postérieur de la dorsale antérieure (fig. 113, 21).

Chez la femelle, l'artère caverneuse, beaucoup plus petite que dans le mâle, se termine dans le tissu érectile du clitoris ; l'artère dorsale postérieure de la verge constitue la *dorsale du clitoris*.

7. — Artère iliaco-fémorale (fig. 113, 18, et 114, 9).

Signalée comme une des branches terminales du tronc pelvien, l'artère iliaco-fémorale n'existe avec un certain volume que dans les Solipèdes. Ce n'est, chez les autres animaux, comme dans l'Homme, qu'un rameau musculaire insignifiant et innominé de l'artère obturatrice ; souvent on en cherche en vain la trace.

Elle passe en dehors du tendon du petit psoas, entre l'iliaque et le col de l'ilium, qu'elle contourne obliquement au-dessus de l'origine du droit antérieur de la cuisse, pour descendre ensuite sur le côté externe de ce muscle et plonger dans la masse des muscles rotuliens, en pénétrant entre le droit antérieur et le vaste externe, après avoir donné quelques rameaux aux psoas, aux fessiers et au muscle du fascia lata.

G. — ARTÈRES ILIAQUES EXTERNES OU TRONCS CRURAUX (fig. 114, 11).

Branches externes de la quadrifurcation terminale de l'aorte postérieure, les troncs cruraux descendent sur les côtés de l'entrée de la cavité pelvienne, en décrivant une courbe à concavité antéro-inférieure et en affectant une direction oblique de haut en bas, d'avant en arrière et de dedans en dehors. Appliqués en dedans du petit psoas et de l'iliaque par le péritoine qui les recouvre, ils sont longés en arrière et du côté interne par la veine iliaque primitive, qui les isole du tronc pelvien. Quand ils arrivent au niveau du bord antérieur du pubis, dans l'interstice qui sépare le couturier du pectiné, chacun d'eux se prolonge dans la cuisse en prenant le nom d'*artère fémorale*, et de là dans le pli de l'articulation fémoro-tibiale, où il reçoit la dénomination d'*artère poplitée*.

Avant de passer à la description de ces deux vaisseaux, continuation de l'artère iliaque externe, nous indiquerons les branches collatérales qui émanent directement de ce tronc lui-même. Ces branches sont au nombre de deux principales : la *petite testiculaire* ou l'*utérine* (suivant le sexe), et la *circonflexe iliaque*. L'étude de la première ayant déjà été faite (p. 234), nous n'avons à nous occuper ici que de la seconde.

Artère circonflexe iliaque (fig. 111, 11). — Cette artère prend naissance à angle aigu près de l'origine de l'iliaque externe ; on la voit quelquefois émerger directement de l'aorte abdominale. Elle se dirige ensuite en dehors, marche entre le péritoine et l'aponévrose lombo-iliaque, accompagnée par deux veines, puis, arrivée au niveau du bord externe du grand psoas ou même un peu plus loin, elle se divise en deux branches : l'une *antérieure*, dont les ramifications se jettent dans la portion charnue des muscles transverse et oblique interne de l'abdomen, où elles s'anastomosent avec les ramuscules abdominaux des artères lombaires et intercostales ; l'autre *postérieure*, qui, après avoir donné quelques rameaux aux mêmes muscles, traverse la paroi abdominale un peu au-dessous de l'angle externe de l'ilium, pour se jeter sur la face interne du muscle tenseur du fascia lata et descendre en dedans du bord antérieur de ce muscle, tout en s'épuisant par émission de rameaux que l'on poursuit jusqu'à la peau.

Artère fémorale (fig. 114, 13).

Prolongement de l'iliaque externe, qui change de nom à partir du bord antérieur du pubis, l'artère fémorale occupe d'abord sous l'arcade crurale, avec un paquet de ganglions lymphatiques, la partie supérieure du triangle de Scarpa, c'est-à-dire l'interstice compris entre les muscles pectiné, couturier et iliaque. Elle descend ensuite, accompagnée de sa veine satellite, qui lui est postérieure, et du nerf saphène interne, le long du pectiné et du vaste interne, accolée au bord postérieur du couturier. Mais elle abandonne bientôt ce muscle pour traverser l'anneau du grand adducteur de la cuisse et contourner obliquement la face postérieure du fémur sur laquelle elle marque son passage. Elle arrive ainsi au niveau de l'extrémité supérieure du gastro-cnémien et se continue entre les deux ventres de ce muscle en prenant le nom d'*artère poplitée*.

Sur son parcours, l'artère fémorale distribue aux parties avoisinantes un certain nombre de branches collatérales, qui sont : les *artères prépubienne, musculaire profonde, musculaire superficielle, petites musculaires* et *saphène*.

Préparation. — L'animal étant placé en première position, le membre fortement relevé, on enlèvera la peau avec précaution sur la face interne de la cuisse, sur les organes génitaux de la région inguinale et sur la paroi abdominale inférieure. On disséquera d'abord, le long de la veine saphène, les branches de l'artère de même nom ; puis on passera à l'artère prépubienne, qu'on ira chercher dans le trajet inguinal, et dont on préparera les diverses ramifications en allant de leur origine à leur terminaison. L'excision d'une partie des muscles adducteurs de la jambe et grand adducteur de la cuisse permettra ensuite de mettre à découvert dans tout son trajet le tronc de l'artère fémorale et ses autres branches collatérales.

1. — Artère prépubienne (fig. 113, 6).

L'origine de cette artère établit conventionnellement la démarcation entre l'iliaque externe et la fémorale. Elle se fait donc au niveau du bord antérieur du pubis, par un tronc qui lui est commun avec la musculaire profonde. Ce tronc, généralement fort court, s'échappe à angle aigu, du côté interne de la fémorale.

L'artère prépubienne se dirige en avant, en passant au-dessus de l'anneau crural en regard duquel elle prend son origine ; puis elle s'infléchit sur la face antérieure de l'arcade crurale, et se place derrière le collet de la gaine vaginale, où elle se partage en deux branches qui sont : l'*abdominale postérieure* et la *honteuse externe*.

Artère abdominale postérieure (fig. 113, 5). — Encore appelée *épigastrique*

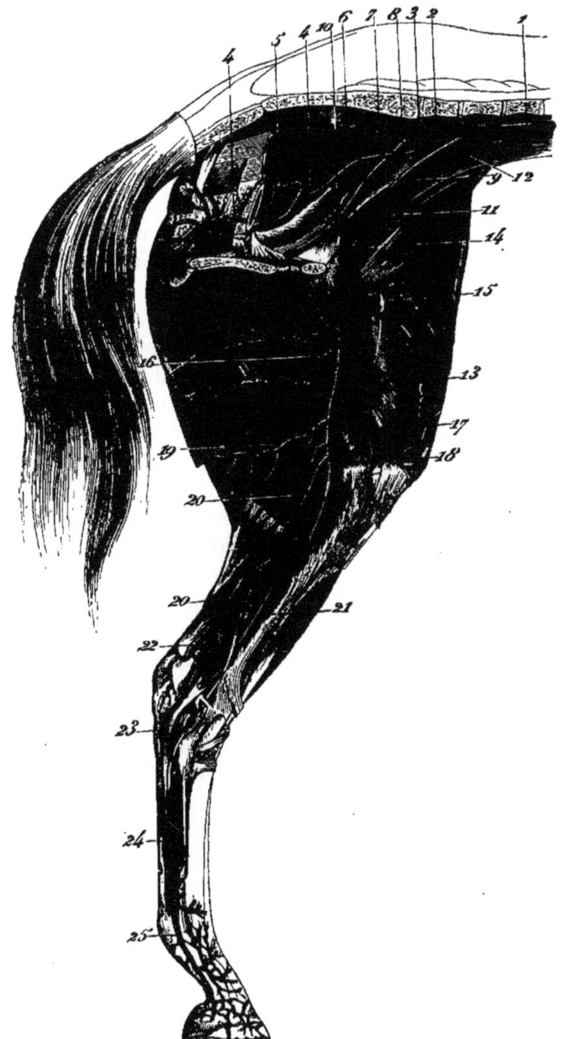

Fig. 114. — Distribution des artères du membre postérieur, face interne (chez la femelle) *.

inférieure ou simplement *épigastrique*, elle se sépare de la honteuse externe en formant avec elle un angle aigu, passe au côté interne de l'anneau vaginal en

* 1, aorte abdominale ; 2. artère iliaque interne ; 3, origine commune de la honteuse interne et de l'ombilicale (cette dernière coupée) ; 4, honteuse interne ; 5. artère vaginale ; 6, artère sacrée latérale ; 7, origine de la fessière qui naît ici de la sacrée latérale comme on l'observe le plus souvent dans l'Ane ; 8, origine de l'iliaco-musculaire ; 9. origine de l'iliaco-fémorale ; 10, obturatrice ; 11, iliaque externe ; 12, circonflexe iliaque (coupée) ; 13, fémorale ; 14, origine commune de la grand emusculaire postérieure et de la prépubienne ; 15, grande musculaire antérieure ; 16, origine de la saphène (l'artère coupée) ; 17, artère grande anastomotique ; 18, artère poplitée ; 19, fémoro-poplitée ; 20, artère satellite du nerf grand fémoro-poplité ; 21, artère tibiale postérieure ; 22, son rameau de communication avec la saphène : 23, artère plantaire tarsienne interne ; 24, artère plantaire métatarsienne interne satellite du nerf plantaire interne ; 25, artère collatérale interne du doigt.

CHAUVEAU et ARLOING. — Anat. comp., 5e édit.   II. — 16 croisant la direction du cordon spermatique, se place entre le petit oblique et le transverse de l'abdomen, longe d'arrière en avant le bord externe du grand droit, et plonge enfin dans l'épaisseur de ce muscle, où ses divisions terminales s'anastomosent avec celles de l'artère abdominale antérieure ou épigastrique supérieure. Les nombreux rameaux collatéraux que cette artère abandonne sur son trajet s'épuisent principalement, soit dans ce même muscle droit, soit dans les autres parties constituantes de la paroi abdominale inférieure, la peau y comprise; les supérieurs communiquent avec ceux de la circonflexe iliaque.

On remarquera la position qu'occupe l'artère abdominale postérieure, à son origine, au côté interne du collet de la gaine vaginale; cette position indique assez que, dans le cas de hernie inguinale étranglée, le débridement de l'anneau doit se faire en dehors pour éviter la blessure de ce vaisseau.

Artère honteuse externe. — 1° CHEZ LE MALE (fig. 113, 6). — Cette artère descend d'abord sur la paroi postérieure du canal inguinal, en arrière et un peu en dedans du cordon testiculaire recouvert de la tunique fibreuse; puis, après avoir franchi l'anneau inférieur de ce canal, elle se partage en deux branches : la *sous-cutanée abdominale* et la *dorsale antérieure de la verge*.

a. L'*artère sous-cutanée abdominale* (fig. 113, 7) se dirige en avant sur la face superficielle de la tunique abdominale, en longeant l'insertion du ligament suspenseur du fourreau. Arrivée au niveau de l'extrémité antérieure de ce ligament, elle se termine par plusieurs divisions sous-cutanées, dont une s'infléchit au-devant de l'ombilic pour s'anastomoser en arcade avec une branche analogue de l'artère opposée. Elle donne sur son trajet des artérioles destinées aux bourses, au fourreau, aux ganglions inguinaux superficiels, à la peau, etc. (fig. 113, 8).

b. L'*artère dorsale antérieure de la verge* (fig. 113, 8) gagne le bord supérieur du pénis, après avoir fourni une ou deux branches scrotales, et se partage alors en deux rameaux : l'un, *postérieur*, qui rencontre la dorsale caverneuse de la verge et s'anastomose avec elle; l'autre, *antérieur*, plus long, plus volumineux et très flexueux dans l'état de rétraction du pénis, qui suit le bord dorsal de cet organe jusqu'à son extrémité antérieure et plonge dans le tissu érectile de cette extrémité. Des deux rameaux de cette artère dorsale antérieure du pénis s'échappent, comme de l'artère postérieure, des ramuscules qui pénètrent dans le corps caverneux et dans les parois du canal de l'urètre; ils donnent de plus des artérioles préputiales.

2° CHEZ LA FEMELLE. — L'*artère honteuse externe* offre une disposition, sinon tout à fait semblable, du moins fort analogue à celle qui vient d'être indiquée. Comme dans le mâle, ce vaisseau parcourt le trajet inguinal et se partage, après sa sortie de ce canal, en deux branches : l'une *antérieure* ou *sous-cutanée abdominale*, l'autre *postérieure* ou *mammaire*. Cette dernière, la plus volumineuse, représente donc la dorsale antérieure du pénis. Elle envoie plusieurs rameaux au tissu de la mamelle, et se prolonge dans l'entre-deux des cuisses par une branche périnéale qui va se terminer dans la commissure inférieure de la vulve, après avoir fourni des rameaux glandulaires et des rameaux cutanés.

2. — Artère fémorale profonde, musculaire profonde ou grande musculaire
postérieure de la cuisse (fig. 114, 14).

Née en commun avec la précédente, c'est-à-dire avec la prépubienne, l'artère fémorale profonde se dirige en arrière, pénètre entre le muscle iliaque et le pectiné, puis entre ce dernier et l'obturateur externe et arrive sous la face profonde des adducteurs de la cuisse. Elle s'infléchit derrière le fémur et se perd dans la substance des muscles cruraux internes et postérieurs par des rameaux ascendants, anastomosés avec l'artère ischiatique, par des rameaux descendants et des rameaux internes, dont les divisions s'abouchent avec celles de l'artère obturatrice.

Les principales artérioles de l'articulation coxo-fémorale viennent de ce vaisseau.

Anomalie. — Il peut arriver que la fémorale profonde naisse indépendamment de la prépubienne, à un ou deux centimètres plus bas.

3. — Artère musculaire superficielle, ou grande musculaire antérieure.

Plus petite que la précédente, et naissant à l'opposé de cette artère, et un peu plus bas, la grande musculaire antérieure se dirige en bas, en dehors et en avant, passe entre le couturier et le cône musculo-tendineux qui termine en commun le grand psoas et l'iliaque, fournit quelques ramuscules à ces muscles, et enfin plonge dans l'insterstice qui sépare le vaste interne du droit antérieur de la cuisse, pour se distribuer à la masse du triceps crural (fig. 114, 15).

Ce vaisseau rappelle donc l'artère iliaco-fémorale, qu'on a vu se jeter dans ce triceps, en pénétrant dans l'interstice compris entre le droit antérieur et le vaste externe.

4. — Artères musculaires innominées ou petites musculaires.

L'artère fémorale fournit encore sur son trajet de nombreux petits rameaux destinés aux muscles avoisinants et trop petits pour mériter une description particulière : c'est de ces vaisseaux que nous venons parler. L'un d'eux donne *l'artère nourricière du fémur*, la plus grosse peut-être de toutes les artères des os. Un autre, équivalant à l'artère *grande anastomotique* de l'Homme, descend le long du vaste interne, sous les adducteurs de la jambe, au niveau de l'interstice qui sépare ces deux muscles, et vient se ramifier sur l'articulation fémoro-rotulienne (fig. 114, 17).

5. — Artère saphène.

Chez les Solipèdes, cette artère est remarquable par son petit volume, qui fait contraste avec celui de la veine satellite. Elle est destinée à la peau de la face interne de la cuisse et de la jambe.

Elle prend son origine à angle aigu vers le milieu de l'artère fémorale, soit isolément, soit en commun avec l'une des principales musculaires innominées, et devient superficielle en passant dans l'interstice des deux adducteurs de la jambe, ou en traversant l'un de ces muscles, le droit interne ordinairement, c'est-à-dire le muscle du plat de la cuisse. Elle se place alors à la surface de celui-ci, s'accole à la veine saphène et se partage en deux branches, à la hauteur de l'angle de réunion des deux racines qui constituent cette veine. Une des branches accompagne la veine antérieure jusqu'auprès du tiers inférieur de la jambe ; l'autre suit la veine postérieure et s'anastomose ordinairement, dans le creux du jarret, au-dessus du calcanéum, avec un rameau de l'artère tibiale postérieure, rameau qui communique aussi avec une des branches de l'artère fémoro-poplitée.

ARTÈRE POPLITÉE (fig. 114, 18).

Préparation. — La préparation qui a servi à l'étude de l'artère fémorale étant à peu près disposée comme dans la figure 114, on réséquera la partie supérieure du jumeau interne de la jambe et l'on suivra l'artère sous le muscle poplité en faisant une tranchée dans ce muscle.

Du moment où l'artère fémorale s'engage entre les jumeaux de la jambe, elle prend le nom d'artère poplitée. Celle-ci suit une direction descendante derrière l'articulation fémoro-tibiale, s'insinue sous le muscle poplité et se termine au niveau de l'arcade péronéo-tibiale, après un trajet de 15 à 20 centimètres, par une bifurcation qui donne naissance aux *artères tibiales, antérieure et postérieure.*

L'artère poplitée émet dans son trajet : 1° l'*artère fémoro-poplitée* ; 2° des *rameaux articulaires* ; 3° des *branches musculaires*, principalement destinées aux jumeaux, et au nombre desquelles il faut citer particulièrement une longue division qui descend en dedans du perforé, en compagnie du nerf grand fémoro-poplité, pour se terminer superficiellement près de la corde du jarret, où elle s'anastomose avec un rameau ascendant de l'artère tibiale postérieure (fig. 114, 20).

L'**artère fémoro-poplitée** est la seule de ces branches collatérales qui mérite une mention particulière. Le nom qu'elle porte est dû à ce qu'elle se détache précisément à la limite des artères fémorale et poplitée, c'est-à-dire juste au-dessous de l'anneau du grand adducteur de la cuisse. Elle se dirige perpendiculairement en arrière, entre le demi-tendineux et le demi-membraneux d'une part, le long vaste d'autre part, et arrive jusqu'au bord postérieur de la cuisse, dans la région dite du pli de la fesse, où elle se termine par des divisions sous-cutanées, après avoir émis des rameaux descendants et des rameaux ascendants : parmi les premiers, principalement destinés aux jumeaux de la jambe, existent quelquefois la branche satellite du nerf grand fémoro-poplité, ainsi qu'une grêle artériole accompagnant le nerf saphène externe dans le creux du jarret, où elle rencontre, comme la précédente, une branche de la tibiale postérieure ; quant aux rameaux ascendants, dont plusieurs remontent le long du nerf grand sciatique, ils s'anastomosent, soit avec la fémorale profonde, soit avec l'ischiatique, dans l'épaisseur ou dans les interstices des muscles ischio-tibiaux (fig. 114, 19).

Branches terminales de l'artère poplitée.

1. — **Artère tibiale postérieure** (fig. 114, 21).

Préparation. — S'inspirer de la figure 114.

D'abord située profondément, derrière le tibia, sous les muscles poplité et fléchisseur interne des phalanges, cette artère descend, entre ce dernier et son congénère, le fléchisseur externe, jusqu'au niveau du creux du jarret interne. Là elle devient de plus en plus superficielle et se place sous l'aponévrose jambière, derrière le tendon du fléchisseur interne, avec sa veine satellite. Elle traverse bientôt l'aponévrose précitée, décrit une courbure en S, s'accole au grand nerf sciatique et s'engage avec lui dans la gaine tarsienne, où elle se partage, à la hauteur de l'astragale, en deux branches terminales, les *artères plantaires*.

BRANCHES COLLATÉRALES. — Nous citerons : 1° de nombreux rameaux destinés aux muscles profonds de la région jambière postérieure; 2° l'artère médullaire du tibia; 3° des artères articulaires tarsiennes, dont une principale passe, avec une grosse arcade veineuse, sous le tendon perforant, vers l'extrémité inférieure du tibia (fig. 115, 13), pour se distribuer en dehors du tarse par des ramuscules descendants et des artérioles ascendantes qui remontent même le long de la corde du jarret; 4° une branche superficielle, née ordinairement de la seconde inflexion de la courbure en S décrite par le vaisseau à son extrémité inférieure, branche ascendante, placée dans le creux du jarret, anastomosée avec l'artère saphène ainsi qu'avec le rameau poplité satellite du nerf grand sciatique, et dont les ramifications, presque toutes sous-cutanées, se répandent, en dedans et en dehors, sur les côtés du jarret et de l'extrémité inférieure de la jambe.

BRANCHES TERMINALES. — **Artères plantaires.** Les deux branches terminales de l'artère tibiale postérieure sont deux vaisseaux d'un très faible volume, trace des *artères plantaires* de l'Homme. Appliquées sur la face externe de la synoviale tendineuse qui tapisse la coulisse tarsienne, ces branches se placent, l'une en dedans, l'autre en dehors du tendon perforant, et descendent avec les nerfs plantaires jusqu'au niveau de l'extrémité supérieure du ligament suspenseur du boulet, où elles abandonnent ces nerfs pour s'anastomoser l'une et l'autre avec la pédieuse perforante, en formant une sorte d'arcade profonde en travers de l'extrémité supérieure du ligament suspenseur du boulet, c'est-à-dire de cette lanière fibreuse post-métatarsienne qui représente les muscles interosseux plantaires des animaux tétradactyles ou pentadactyles.

Dans leur trajet, les artères plantaires ne donnent que des ramuscules insignifiants destinés aux articulations tarsiennes.

De la convexité de l'arcade *sous-tarsienne* ou *plantaire* qu'elles forment par leur réunion avec la pédieuse perforante, s'échappent quatre longs rameaux descendants :

1° Deux rameaux superficiels, fort grêles, accompagnant les nerfs plantaires, et rampant sur le côté des tendons fléchisseurs, jusqu'auprès de la coulisse sésamoïdienne, où ils se réunissent avec les artères collatérales du doigt (fig. 115, 14); ce sont des vaisseaux sans aucune importance, chez les Solipèdes,

16**

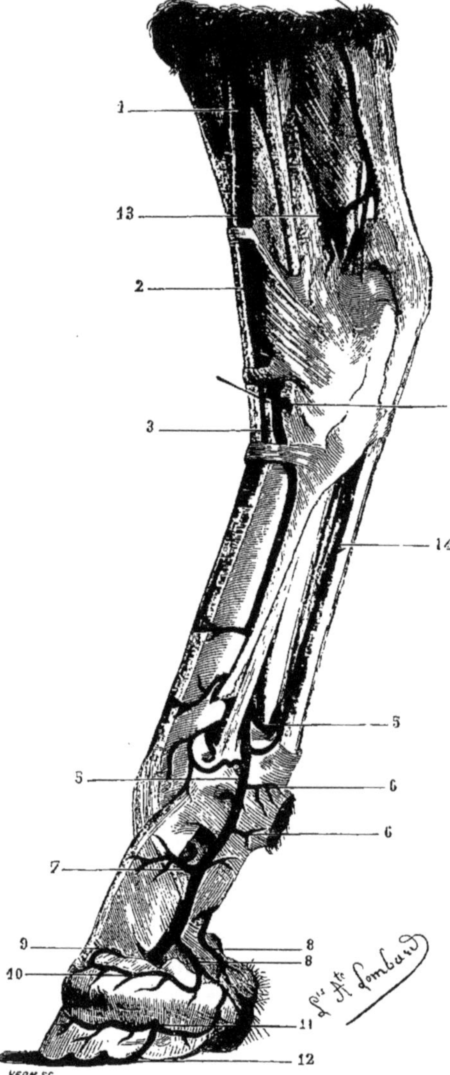

Fig. 115. — Artères du pied du Cheval, face externe [*].

qui semblent faire suite aux artères plantaires et que l'on pourrait appeler artères *plantaires métatarsiennes*;

2° Deux branches profondes constituant les *artères interosseuses plantaires*, distinguées en *externe* et *interne*. — La première n'est qu'un filet vasculaire extrêmement mince, d'une disposition fort variable, et qui n'a d'autre importance que de représenter, à l'état rudimentaire, une artère considérable dans d'autres animaux. Placée en dedans du métatarsien externe, elle s'anastomose par son extrémité inférieure avec une branche de la collatérale du canon. — Quant à l'*interosseuse plantaire interne*, on pourrait la considérer, si l'on voulait négliger l'étude des analogies, comme la continuation de la pédieuse perforante, dont elle égale le volume. Elle descend au côté externe du métatarsien interne, sous le bord interne du ligament suspenseur du boulet, et se termine un peu au-dessus du bouton du métatarsien externe en se réunissant, à angle très aigu, avec la collatérale du canon. Elle donne dans son trajet : la branche médullaire du métatarsien principal, une artériole destinée à renforcer l'interosseuse externe, ainsi que divers ramuscules qui vont à la peau, au tissu conjonctif et aux tendons appliqués sur le métatarsien médian.

2. — **Artère tibiale antérieure** (fig. 115, 1).

Préparation. — Découvrir l'artère en sectionnant les muscles antérieurs de la jambe.

L'artère tibiale antérieure est la plus grosse des deux branches de terminaison de la poplitée. Elle traverse l'arcade péronéo-tibiale, et se place, avec ses veines satellites, sur la face antérieure du tibia, qu'elle parcourt de haut en bas en suivant la face profonde du muscle tibial antérieur, du côté externe. Elle arrive ainsi au-devant de l'articulation tibio-tarsienne, où elle perd son nom pour prendre celui d'*artère pédieuse*. La limite conventionnelle entre ces deux vaisseaux successifs est établie par la bride annulaire que leur offre l'extrémité inférieure du tibia, bride servant aussi à l'assujettissement de l'extenseur antérieur des phalanges, du tibial antérieur et de la corde fémoro-métatarsienne.

L'artère tibiale antérieure laisse échapper un grand nombre de branches collatérales, principalement destinées aux muscles de la région. L'une d'elles descend le long du péroné, sous l'extenseur latéral des phalanges, et représente assez bien l'*artère péronière* de l'Homme, avec cette différence toutefois que celle-ci naît en commun avec la tibiale postérieure et est incomparablement plus développée que celle-là.

Branche terminale de l'artère tibiale antérieure.

Artère pédieuse (fig. 115, 2).

Suite de la tibiale antérieure, dont le nom change en arrivant dans la région du pied, l'artère pédieuse franchit de haut en bas la face antérieure de l'articulation tibio-tarsienne en s'infléchissant légèrement en dehors et en passant sous la branche cuboïdienne de la corde fémoro-métatarsienne. Arrivée au niveau de la seconde rangée des os du tarse, elle se partage en deux branches que nous nommerons *pédieuse perforante* et *pédieuse métatarsienne*.

La première équivaut sans nul doute à la terminaison même de la pédieuse de l'Homme, qui se serait reportée vers le côté externe du membre. La seconde représente l'interosseuse dorsale des deux métatarsiens externes; l'autre interosseuse dorsale est ordinairement fournie par la plantaire externe du tarse ou par l'arcade plantaire, mais elle est tellement infime que nous avons cru devoir en négliger l'indication dans la description didactique de l'artère tibiale postérieure, pour ne pas compliquer cette description d'un élément à peu près inutile.

Les branches collatérales de la pédieuse sont toutes articulaires ou cutanées et sans importance.

a. **Pédieuse perforante** (fig. 115,4). — Elle traverse le tarse d'avant en arrière en passant, avec une branche veineuse, dans le conduit pratiqué entre les os cuboïde, scaphoïde et grand cunéiforme, puis se réunit à l'arcade formée par l'anastomose des deux artères plantaires, arcade d'où émanent, comme nous l'avons déjà dit, les interosseuses plantaires et les deux grêles artères plantaires métatarsiennes.

b. **Pédieuse métatarsienne** ou **collatérale du canon** (fig. 115,3). — Beaucoup plus grosse que la précédente, cette artère peut être considérée, chez les Solipèdes,

16***

comme la continuation de la pédieuse primitive. Elle contourne d'abord le côté externe de l'extrémité supérieure du métatarsien médian, en y laissant son empreinte et en passant sous la bride fibreuse qui assujettit les deux tendons extenseurs; puis elle se place entre les deux métatarsiens externes. Arrivée à une petite distance du bouton terminal du métatarsien rudimentaire, elle croise cet os par-dessous pour passer derrière le canon; elle se trouve alors entre les deux branches du ligament suspenseur du boulet, au-dessus de la coulisse sésamoïdienne, où elle se bifurque pour former les artères collatérales du doigt.

La collatérale du canon reçoit, à quelques centimètres au-dessus de cette bifurcation terminale, l'artère interosseuse plantaire interne.

Elle donne dans son trajet : 1º de nombreux rameaux antérieurs pour le tissu conjonctif, les tendons, les ligaments, la peau de la face antérieure du métatarse et de l'articulation métatarso-phalangienne; 2º quelques minces divisions postérieures, dont une remonte en dedans du métatarsien externe pour s'anastomoser avec l'interosseuse plantaire externe, après avoir fourni plusieurs ramuscules ligamenteux, tendineux et cutanés.

Artères collatérales du doigt.

Ces artères, avec leurs branches collatérales et terminales, sont en tout semblables à celles du membre antérieur, ce qui nous dispense de les décrire (Voy. p. 197).

Tableau synoptique des artères des Solipèdes.
(Abstraction faite des rameaux innominés.)

I. — Tronc pulmonaire.

Collatérales.	*Terminales.*
Canal artériel.	Artères pulmonaires.

II. — Tronc aortique.

Collatérales.	*Terminales.*
Artères cardiaques : { Droite. / Gauche.	Aorte antérieure. / Aorte postérieure.

A. *Aorte antérieure.*

Collatérales.	*Terminales.*
Néant.	Tronc brachial gauche. / Tronc brachio-céphalique.

TRONCS BRACHIAUX.

Collatérales.	*Terminale.*
1. Dorso-intercostale : { Rameau dorsal. / Rameau sous-costal.	Artère humérale : { Circonflexe antérieure de l'épaule. / Collatérale externe. / Collatérale interne ou cubitale. / Artère principale du biceps.
2. Cervicale supérieure.	
3. Vertébrale.	
4. Thoracique interne : { Abdominale antérieure. / Asternale.	
5. Thoracique externe.	
6. Cervicale inférieure.	
7. Sus-scapulaire.	
8. Sous-scapulaire : { Artère du grand dorsal. / Circonflexe postérieure de l'épaule.	
9. Tronc commun des carotides (particulier au tronc brachial droit).	

Branches terminales de l'artère humérale.

1. Dorsale de l'avant-bras. | 2. Radiale : { Interosseuse de l'avant-bras. / Palmaire de l'avant-bras.

Branches terminales de l'artère radiale.

1. Radio-pal- { Forme avec la terminaison de la cubitale l'arcade palmaire d'où partent les quatre interosseuses, dorsales et palmaires, du métacarpe. | 2. Palmaire métacarpienne : { Anastomose avec la cubitale (arcade sus-carpienne). Branche de réception des interosseuses métacarpiennes.

Branches terminales de l'artère palmaire métacarpienne.

Collatérales du doigt (externe et interne) : { Artère perpendiculaire. Artère du coussinet plantaire } Circonflexe du Artère coronaire............ } bourrelet.

Branches terminales des artères collatérales du doigt.

1. Unguéale dorsale. | 2. Unguéale palmaire....... { Anastomose semi-lunaire, Circonflexe de la 3e phalange.

ARTÈRES CAROTIDES PRIMITIVES.

Collatérales.	*Terminales.*
Thyro-laryngienne.	Occipitale.
Thyroïdienne accessoire.	Carotide interne.
	Carotide externe.

1. Occipitale.

Collatérales.
Prévertébrale,
Mastoïdiénne.
Rétrograde

Terminales.
Occipito-musculaire.

Cérébro-spinale : { Tronc basilaire : { Cérébelleuses inférieures. Cérébelleuses supérieures. Anastomose avec la carotide interne. Spinale médiane.

2. Carotide interne.

Collatérales.
Anastomose avec l'artère du côté opposé.

Terminales.
Communicante antérieure.. } Communicante postérieure.. } Polygone de Willis : { Cérébrale antérieure. Cérébrale moyenne. Cérébrale postérieure.

Carotide externe.
Collatérales.

1. Glosso-faciale............. { Collatérale. | Pharyngienne. Terminales : { Linguale. Faciale : { Collatérales : { Sublinguale. Labiale inférieure. Labiale supérieure. Terminales : { Angulaire de l'œil Nasale externe.

2. Maxillo-musculaire.
3. Auriculaire postérieure.

Terminales.

1. Temporale superficielle. | 2. Maxillaire interne.

Branches terminales de la carotide externe.

1. Temporale superficielle : { Auriculaire antérieure. Sous-zygomatique : { Transversale de la face. Massétérine.

2. Maxilaire interne : *Collatérales.*

1º Dentaire inférieure.
2º Ptérygoïdiennes.
3º Tympanique.
4º Sphéno-épineuse.
5º Temporale profonde postérieure.
6º Temporale profonde antérieure.
7º Ophtalmique :
  Collatérales :
    Musculaires de l'œil.
    Ciliaires.
    Centrale de la rétine.
    Sourcilière.
    Lacrymale.
    Rameaux cérébraux.
  Terminales :
    Branche méningée.
    Branche nasale.
8º Buccale.
9º Staphyline.
10º Dentaire supérieure (rameau orbitaire)
11º Sphéno-palatine.

Terminale.. | Palato-labiale.

B. *Aorte postérieure.*

Collatérales pariétales.

1. Intercostales : { Branche supérieure. / Branche inférieure.
2. Lombaires : { Branche supérieure. / Branche inférieure.
3. Diaphragmatiques.
4. Sacrée moyenne.

Collatérales viscérales.

1. Tronc broncho-œsophagien : { Artères bronchiques. / Artères œsophagiques.

2. Tronc cœliaque :
  Artère gastrique : { Antérieure. / Postérieure. / Rameau gastro-pulmonaire.
  Splénique. ...... {
    Collatérales........ { Rameaux spléniques. / Rameaux gastriques. / Rameaux épiploïques.
    Terminale.. .... | Gastro-épiploïque gauche.
  Hépatique........ { Rameaux pancréatiques. / Artère pylorique. / Artère gastro-épiploïque droite (duodénale).

3. Grande mésentérique :
  Faisceau gauche. | Artères de l'intestin grêle.
  Faisceau droit... {
    Artère iléo-cæcale.
    Artères cæcales.... { Interne. / Externe (art. de l'arc du cæcum).
    Colique droite ou directe.
  Faisceau antérieur : { Artère colique gauche ou rétrograde. / Première artère du côlon flottant.

4. Petite mésentérique : { Collatérales...... | 13 ou 14 branches pour le côlon flottant et le rectum. / Terminales....... | Rameaux hémorroïdaux.

5. Rénales ou émulgentes.

6. Artères génitales internes : { Grande testiculaire ou utéro-ovarienne. / Petite testiculaire ou utérine.

Branches terminales de l'aorte postérieure.

ILIAQUES INTERNES OU TRONCS PELVIENS

Collatérales.

1. Ombilicale.
2. Honteuse interne (vésico-prostatique ou vaginale).
3. Sacrée latérale : { Ischiatique ou fessière postérieure. / Coccygienne latérale. / Coccygienne médiane.
4. Ilio-lombaire ou iliaco-musculaire.
5. Fessière ou fessière antérieure.

Terminales.

1. Obturatrice (caverneuse et dorsale postérieure de la verge ou dorsale du clitoris)
2. Iliaco-fémorale.

ILIAQUES EXTERNES OU TRONCS CRURAUX

Collatérales.	*Terminale.*
Petite testiculaire ou utérine [1].	Fémorale.
Circonflexe iliaque.	

Fémorale.

Collatérales.

Terminale.

Poplitée.

1. Prépu-bienne :
- Abdominale postérieure ou épigastrique.
- Honteuse externe :
  - Sous-cutanée abdominale.
  - Dorsale antérieure de la verge ou mammaire.

2. Grande musculaire postérieure ou fémorale profonde.

3. Grande musculaire antérieure ou musculaire superficielle.

4. Petites musculaires (artère grande anastomotique).

5. Saphène.

Poplitée.

Collatérale.	*Terminales.*
Fémoro-poplitée.	Tibiale postérieure.
	Tibiale antérieure.

Artères du pied.

1. *Suite de l'artère tibiale postérieure.*

Artères plantaires formant l'arcade sous-tarsienne d'où partent deux interosseuses plantaires et deux plantaires métatarsiennes.

2. *Suite de la tibiale antérieure.*

Pédieuse :
- Perforante (se termine à l'arcade sous-tarsienne).
- métatarsienne (se termine par des collatérales du doigt semblables à celles du membre antérieur).

DIFFÉRENCES

§ 1. — Bœuf. Mouton. Chèvre.

Le système artériel de ces trois animaux est disposé sensiblement de la même manière. Nous le décrirons d'après le Bœuf et nous signalerons chemin faisant les différences offertes par les deux autres espèces.

AORTE PRIMITIVE ET AORTE ANTÉRIEURE

Les gros troncs voisins du cœur n'offrent rien de particulier comparativement aux Solipèdes. Il y a donc une aorte antérieure, qui est même plus longue en général que chez ces derniers (fig. 101).

TRONCS BRACHIAUX

Les troncs brachiaux se font remarquer par les particularités suivantes :

L'artère dorsale naît en commun avec la vertébrale par un tronc très court ; elle sort du thorax en passant ordinairement au-devant de la première articulation costo-vertébrale ; son rameau sous-costal, d'où procèdent les trois premières intercostales, prend naissance le plus souvent sur le tronc précité.

L'artère cervicale supérieure manque ; elle est suppléée par un rameau de la dorsale et surtout par les divisions supérieures de la **vertébrale.**

Celle-ci est en effet extrêmement volumineuse, à cause du grand développement des rameaux qui vont aux muscles spinaux du cou. Elle se termine dans les muscles de la nuque après avoir traversé le trou transversaire de l'axis, trou très resserré, faisant quelquefois défaut. Au niveau de chaque trou de conjugaison qu'elle traverse, la vertébrale émet un rameau qui se jette sur l'artère latérale correspondante du plancher du canal vertébral (fig. 118, 6).

(1) La petite testiculaire ou l'utérine provient quelquefois directement de l'aorte postérieure.

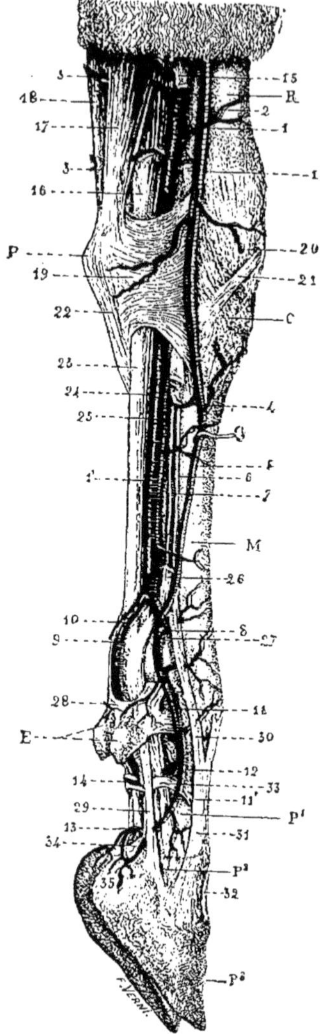

Fig. 116. — Artères de la main du Bœuf
(face interne) *.

La **cervicale inférieure**, la **thoracique interne** et la **thoracique externe** ne présentent pas de particularités essentielles à connaître, si ce n'est cependant que cette dernière, très volumineuse dans le **Bœuf**, très mince dans le **Mouton**, fournit l'artère satellite de la veine de l'ars, qui, dans les Solipèdes, naît de la cervicale inférieure.

La **sus-scapulaire** existe dans le **Bœuf**, tandis qu'elle est souvent remplacée dans le **Mouton** par des divisions de la cervicale inférieure.

La **sous-scapulaire** donne, par l'intermédiaire de la *circonflexe postérieure de l'épaule*, la plus grande partie des rameaux destinés aux muscles brachiaux postérieurs :

Les rameaux musculaires de l'**humérale** n'offrent en effet qu'un faible volume, surtout l'*humérale profonde*, qui est suppléée en très grande partie par l'artère précitée.

La **dorsale de l'avant-bras** se comporte à peu près comme dans les Solipèdes, et est sujette aussi à de fréquentes anomalies.

La **radiale** accomplit le même trajet que chez ces derniers. Seulement au lieu de fournir la *radio-palmaire* au-dessus du carpe, au point où elle devient la *palmaire métacarpienne*, elle laisse échapper ce vaisseau beaucoup plus haut, c'est-à-dire vers le tiers supérieur ou le milieu de l'avant-bras (fig. 116). Sa branche *interosseuse*, après avoir traversé l'arcade radio-cubitale supérieure, descend dans la rainure creusée en dehors des os de cette région, sur la ligne d'union du radius et du cubitus, et se partage en deux branches vers l'extrémité inférieure de cette scissure : l'une antérieure, qui se ramifie sur la face dorsale du carpe et s'anastomose avec les divisions de la dorsale de l'avant-bras, l'autre postérieure, qui traverse l'arcade radio-cubitale inférieure pour distribuer la plus grande partie de ses rameaux en arrière des articulations carpiennes.

La **radio-palmaire**, ou tronc commun des interosseuses métacarpiennes, née, comme on l'a vu plus haut, de l'artère radiale, vers le tiers supérieur de l'avant-bras, descend jusqu'au niveau de l'extrémité supérieure du métacarpe en suivant, comme dans les Solipèdes, un trajet superficiel, et se termine par quatre artères *interosseuses métacarpiennes* : trois *postérieures* ou *palmaires*, une *antérieure* ou *dorsale* (Voy. fig. 116).

Les **interosseuses palmaires** affectent une disposition fort irrégulière et très inconstante : elles communiquent entre elles par plusieurs branches et s'anastomosent inférieurement, soit avec les digi-

* R, radius ; C, carpe ; M, métacarpe ; P1, première phalange ; P2, deuxième phalange ; P3, troisième phalange ; E, osselets des ergots. — 1, artère radiale ; 1', artère palmaire métacarpienne ; 2, artère radio-palmaire ; 3, 3, ramuscules émanant d'une artère cubitale rudimentaire ; 4, arcade sous-tarsienne, tirée du côté interne ; 5, artère interosseuse palmaire interne. érignée en avant ; 6, artère interosseuse palmaire moyenne ; 7, artère interosseuse palmaire externe ; 8, branche de réception des interosseuses ; 9, artère digitale moyenne ; 10, origine de l'artère digitale externe ; 11, artère digitale interne ; 11', 12, son anastomose avec la digitale moyenne ; 13, artère des coussinets plantaires, s'anastomosant en arcades avec la terminaison des digitales latérales ; 14, artère digitale moyenne, plongeant dans l'interstice digité ; 15 et 15', les deux abouts du muscle grand palmaire réséqué ; 16, muscles fléchisseurs des phalanges ; 17, cubital interne ; 18, cubital externe ; 19, aponévrose palmaire du carpe ; 20, ligament collatéral interne du carpe ; 21, terminaison du tendon de l'extenseur oblique du métacarpe ; 22, ligament piso-métacarpien ; 23, portion superficielle du perforé ; 24, portion profonde du même ; 25, perforant ; 26, ligament suspenseur du boulet, dont la partie moyenne a été réséquée pour découvrir les artères interosseuses palmaires moyenne et externe ; 27, bride carpienne ou aponévrose palmaire profonde ; 28, ligament interdigité des ergots ; 29, ligament interdigité réunissant le doigt et l'ergot de chaque côté ; 30, bride lancée par le suspenseur du boulet au tendon extenseur propre du doigt interne ; 31, ce tendon ; 32, terminaison de l'une des branches de l'extenseur commun ; 33, l'une des brides annulaires des tendons fléchisseurs ; 34, ligament interdigité inférieur ; 35, bulbe du coussinet plantaire.

tales excentriques, soit avec la palmaire métacarpienne, soit enfin (cas le plus ordinaire) avec une branche de ce dernier vaisseau. On distingue ces artères interosseuses en *externe, moyenne* et *interne* : les deux premières comprises entre la face postérieure du canon et le ligament suspenseur du boulet, la troisième placée au bord interne de ce ligament, plus considérable que les autres, et représentant par son volume et sa direction la suite de l'artère radio-palmaire [1].

Quant à l'**interosseuse dorsale**, elle traverse un trou de l'extrémité supérieure de l'os canon, arrive ainsi sur la face antérieure de cet os, et se partage en deux branches : l'une ascendante, remontant sur le ligament capsulaire des articulations carpiennes, où elle s'anastomose avec les divisions des artères dorsale et interosseuse de l'avant-bras ; l'autre descendante, logée dans la scissure médiane du même os, et s'abouchant avec un rameau perforant de la palmaire métacarpienne, rameau qui traverse l'ouverture percée vers l'extrémité inférieure du canon.

Si l'on cherche à se rendre compte de la signification de ces artères interosseuses métacarpiennes par rapport aux éléments qui composent la main des Ruminants, on arrive à reconnaître aisément : dans l'artère postérieure médiane, l'interosseuse palmaire des deux grands doigts ; dans les artères postérieures latérales, les interosseuses palmaires intermédiaires à ces doigts médians et aux doigts latéraux rudimentaires représentés par les ergots ; dans l'artère unique antérieure, l'interosseuse dorsale des deux grands doigts. On prouverait même, à l'aide d'un examen plus minutieux, l'existence d'interosseuses dorsales opposées aux interosseuses palmaires latérales.

La **palmaire métacarpienne** ou **collatérale du tendon** suit le même trajet que chez le Cheval jusqu'au tiers ou au quart inférieur du métacarpe. Arrivée à ce point, elle abandonne, comme dans cet animal, une branche dont les divisions communiquent avec les interosseuses, puis elle se continue par les artères digitales, au nombre de trois, une moyenne et deux latérales (fig. 116).

La *branche de réception des interosseuses métacarpiennes* naît fort souvent de la digitale interne ainsi que cela se présente sur la figure 116. Elle s'insinue entre les deux branches internes du ligament suspenseur du boulet, s'élève sur la face postérieure de l'os canon et se partage en plusieurs rameaux qui s'abouchent, pour la plupart, avec les artères précitées, ou même avec les digitales latérales, en affectant une disposition variable et compliquée qu'il est inutile de signaler ici. L'un de ces rameaux, véritable *artère perforante inférieure du métacarpe*, traverse l'extrémité inférieure de l'os précité, et remonte dans sa scissure antérieure pour se joindre à l'interosseuse dorsale, après avoir envoyé des ramuscules sur l'articulation métacarpo-phalangienne.

Artères digitales. — L'*artère digitale moyenne* représente, par ses dimensions, la suite de la collatérale du tendon. C'est donc un vaisseau volumineux qui s'infléchit d'abord en arrière et en dehors pour se placer sur la face postérieure du tendon perforé, puis descend dans l'espace interdigité, en passant derrière la gaine grande sésamoïdienne, sous la bride qui réunit les deux ergots. Arrivée au niveau de l'extrémité inférieure des premières phalanges, elle se divise en deux *artères unguéales*, une pour chaque doigt, qui s'infléchissent en avant, passent sous le ligament interne commun aux deux articulations interphalangiennes, et plongent, par le trou percé en dedans de l'éminence pyramidale, dans le sinus intérieur de la troisième phalange, où chacun de ces vaisseaux se ramifie à la manière des artères unguéales palmaires des Solipèdes (Voy. fig. 122).

Plusieurs branches collatérales, remarquables par la richesse de leurs arborisations, s'échappent de cette artère médiane des doigts et de sa bifurcation terminale ; contentons-nous de citer les plus importantes, savoir : 1° au niveau du milieu de la première phalange, deux courtes branches transverses, l'une droite, l'autre gauche, passant sous les tendons fléchisseurs et allant de l'artère digitale moyenne aux artères latérales (fig. 116, 12) ; 2° presque au même point, une artère impaire qui traverse d'arrière en avant l'espace interdigité pour se porter entre les deux tendons de l'extenseur commun des doigts, d'où elle se ramifie sur la face antérieure de ceux-ci, en remontant le long de la veine médiane antérieure et en s'anastomosant avec une branche descendante de l'artère perforante inférieure de l'os canon ; 3° une branche paire analogue à l'artère du coussinet plantaire du Cheval (fig. 116, 13), prenant son origine à l'extrémité de l'artère digitale médiane, avec celle de l'autre côté, ou bien naissant isolément sur l'artère unguéale correspondante, communiquant par une branche transversale avec son homologue, puis se dirigeant en arrière et en bas sur le bulbe du talon, où elle forme une arcade anastomotique avec la digitale latérale du même doigt. Cette arcade laisse échapper de sa convexité, tournée en bas, un grand nombre de rameaux réticulaires destinés à la membrane kératogène et au coussinet plantaire.

Les *artères digitales latérales* ou *excentriques* se distinguent en interne et externe. La première prend son origine au niveau du coude formé par la palmaire métacarpienne quand ce vaisseau s'infléchit sur la face postérieure du tendon perforé pour devenir artère digitale

[1] L'interosseuse palmaire externe est très grêle, généralement incomplète et parfois absente.

médiane, le plus souvent en commun avec la branche de réception des interosseuses. La seconde s'échappe un peu plus loin, après avoir reçu, soit un rameau de cette dernière branche, soit l'interosseuse palmaire externe ; il n'est pas rare de la voir entièrement formée par l'un de ces vaisseaux ou par tous les deux à la fois.

Quel que soit du reste leur point d'origine, les artères digitales latérales descendent sur le côté excentrique des doigts, en dehors des tendons fléchisseurs, et se terminent en s'anastomosant par inosculation avec l'artère du coussinet plantaire, comme il a été dit ci-dessus. Parmi les rameaux collatéraux émanés de ces artères digitales, on doit distinguer celui qui se rend à l'ergot, et la branche transverse jetée entre chacune d'elles et la digitale médiane, derrière chaque première phalange.

ARTÈRES CAROTIDES

Ces artères naissent par un tronc commun du tronc brachial droit, comme dans les Solipèdes. Elles fournissent, à la partie supérieure du cou, une seule *artère thyroïdienne*, correspondant à la thyroïdienne supérieure de ces derniers ; encore faut-il remarquer que la branche laryngée de ce vaisseau naît le plus souvent isolément sur la carotide. L'*artère thyroïdienne inférieure* ou *thyroïdienne accessoire* fait ordinairement défaut.

La carotide primitive se poursuit en arrière du pharynx jusqu'à la face interne du muscle digastrique, où elle se termine par trois branches : l'*occipitale*, la *glosso-faciale* et la *carotide externe*, celle-ci représentant la suite véritable de la carotide primitive.

La *carotide interne* manque ; nous verrons plus loin comment elle est suppléée pour la circulation encéphalique. Toutefois, M. Beauregard a montré que cette artère est parfaite-

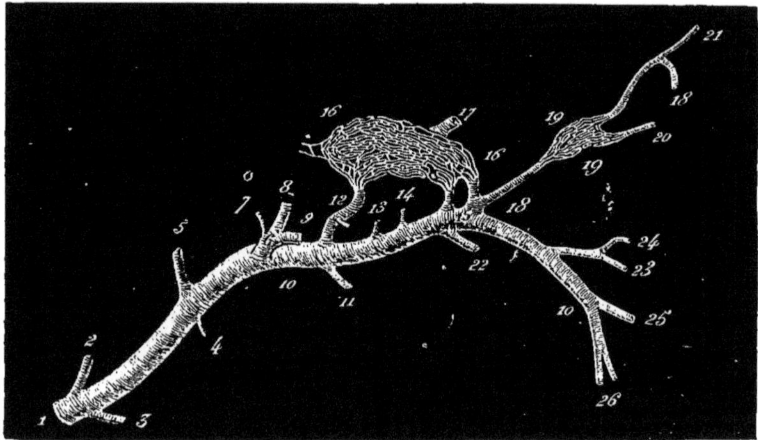

Fig. 117. — Réseaux admirables du Mouton vus de profil*.

ment développée, au moins chez le Mouton, pendant la vie intra-utérine ; seulement elle s'atrophie avec l'âge, cesse de communiquer avec le réseau admirable du cerveau et devient une simple artère méningée sans importance (*Société de biologie*. Paris, 1892).

a. **Artère occipitale.** — Cette artère est proportionnellement plus petite que chez le Cheval ; elle naît à l'opposé de la glosso-faciale, s'élève vers le trou condylien en suivant le nerf grand hypoglosse et pénètre dans le crâne par ce trou. Elle se place alors sous la dure-mère et s'infléchit en arrière pour venir s'aboucher, au niveau du trou de conjugaison de l'atlas, avec l'extrémité antérieure de la collatérale du canal vertébral (fig. 118). La branche qui résulte de cette inosculation sort par le trou précité et se jette dans les muscles de la nuque, où ses divisions rappellent exactement celles de l'occipito-musculaire des Solipèdes.

L'artère occipitale, avant d'entrer dans le crâne, donne quelques rameaux aux muscles droits antérieurs de la tête et une petite branche méningée qui pénètre du côté interne du trou déchiré antérieur et que M. Beauregard interprète comme la carotide interne (Voy. ci-dessus). En traversant le trou condylien, elle envoie un petit filet dans le conduit temporal par un canal particulier creusé dans l'os occipital (Voy. t. I, fig. 55), filet qui se distribue à la dure-mère après s'être anastomosé avec l'artère mastoïdienne émise par l'auriculaire postérieure.

À l'intérieur du crâne, l'artère occipitale communique, en outre, avec le réseau admirable qui repose sur le plancher de cette cavité.

b. **Glosso-faciale.** — Cette artère, chez le Bœuf, se comporte à peu près comme dans les Solipèdes, c'est-à-dire qu'elle naît dans l'intervalle de la grande branche de l'hyoïde et du muscle stylo-hyoïdien, sur le coude que l'on observe à la continuité de la carotide primitive avec la carotide externe : elle se divise bientôt en une grosse *artère linguale*, plongeant dans la langue et émettant la *sublinguale*, et une artère *faciale* ou *maxillaire externe* qui contourne en dedans le bord inférieur de la branche maxillaire avec la veine homonyme et le canal de Sténon et se réfléchit sur le chanfrein, comme dans le Cheval, où elle émet les deux artères labiales ou coronaires. Il n'est pas rare de voir la faciale naître isolément sur la carotide externe, un peu au-dessus de l'artère linguale.

Dans le **Mouton** et la **Chèvre**, la faciale n'existe pas ; les artères coronaires font suite à la transversale de la face. L'artère linguale fournit, indépendamment de la sublinguale, qui, comme chez le Bœuf, effectue tout son trajet dans la bouche, un rameau représentant exactement la sous-mentale de l'Homme.

c. **Carotide externe.** — La carotide externe du Bœuf n'équivaut qu'à la deuxième partie de celle des Solipèdes, vu que la carotide primitive se poursuit jusqu'en dedans du ventre supérieur du digastrique ; elle s'infléchit en haut dans l'intervalle du stylo-hyoïdien et de la grande branche de l'hyoïde, croise la face externe de cette dernière et se termine, comme dans les Solipèdes, par les artères *temporale superficielle* et *maxillaire interne*.

Elle émet sur son parcours : 1° une *artère pharyngienne*, dont l'origine est le plus souvent confondue avec celle de l'occipitale ; 2° *l'artère auriculaire postérieure*, dont procèdent : une artériole stylo-mastoïdienne qui pénètre dans l'aqueduc de Fallope, des branches musculo-conchiniennes, et enfin un gros rameau rappelant *l'artère mastoïdienne* des Solipèdes ; ce rameau pénètre en effet par le trou mastoïdien dans le conduit temporal et s'y divise en deux branches : l'une externe, sortant de ce conduit par le

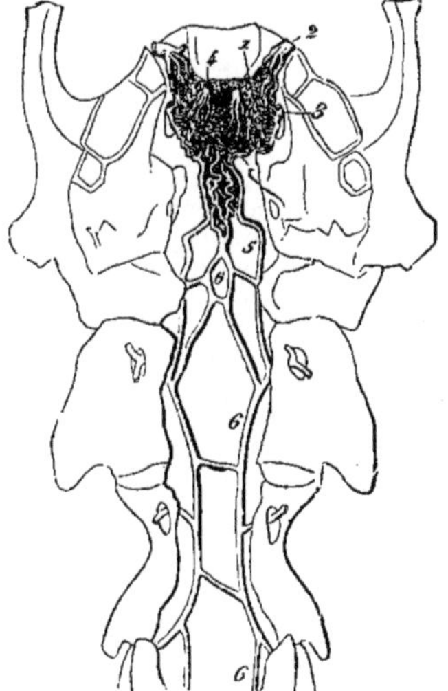

Fig. 118. — Réseau admirable du Bœuf (vue supérieure) *.

grand orifice ouvert dans la fosse temporale, et s'épuisant dans le muscle crotaphite après s'être anastomosée avec les deux temporales profondes ; l'autre interne, destinée principalement à la faulx du cerveau et à la tente du cervelet et anastomosée avec un filet intracranien de l'artère occipitale ; 3° une artère *maxillo-musculaire*, disposée comme dans le Cheval, mais très faible dans le **Mouton** et exclusivement ramifiée dans le ptérygoïdien interne et le peaussier ; 4° des *rameaux innominés*, à destination des glandes parotide et maxillaire, principalement.

Artère temporale superficielle. — Elle se partage, presque à son origine, en une *artère transversale de la face* et une *auriculaire antérieure* ; la première s'épuise dans le masséter chez le Bœuf, tandis que dans le **Mouton** elle se continue sur le chanfrein par les artères labiales : la seconde s'élève derrière l'articulation temporo-maxillaire, envoie chemin faisant un énorme rameau dans le conduit temporal par l'orifice situé derrière l'apophyse post-glénoïde, puis se divise en plusieurs branches : les unes s'épuisent sur la partie antérieure de la conque ou dans les muscles conchiniens appliqués sur la fosse temporale ; une autre se dirige vers l'arcade orbitaire et se termine dans la paupière supérieure après avoir émis l'artère lacrymale ; enfin il en est deux qui se développent autour de la base de la corne en formant un véritable cercle artériel d'où s'échappent des divisions inférieures et des divisions supérieures; celles-ci, beaucoup plus considérables que celles-là, rampent sur la cheville osseuse de la corne et se distribuent à la membrane kératogène qui la revêt, ainsi qu'à l'os et à la membrane du sinus dont il est creusé ; les autres vont à la peau du front.

Artère maxillaire interne. — Le conduit ptérygoïdien n'existant pas, l'artère maxillaire interne reste extraosseuse dans tout son trajet, qui est sensiblement le même que dans les Solipèdes, sauf une moindre accentuation de ses courbures. Voici ses principales branches de distribution (fig. 117) :

1° L'*artère dentaire inférieure*, qui émet quelques ramuscules ptérygoïdiens avant d'entrer dans son conduit ;

2° La *sphéno-épineuse*, qui naît généralement à l'opposé de la précédente, donne quelques branches ptérygoïdiennes et pénètre dans le crâne par le trou ovale pour aller concourir à la formation du *réseau admirable* cérébral, de la manière qui sera indiquée ci-après :

3° La *temporale profonde postérieure*, d'où se détache une *massétérine* :

4° La *temporale profonde antérieure*, n'offrant rien de particulier :

5° L'*ophtalmique*, qui se résout non loin de son origine en un plexus de ramuscules constituant un petit *réseau admirable* intraorbitaire, au delà duquel elle se reconstitue pour atteindre le trou ethmoïdal, après avoir décrit une anse comme dans les Solipèdes et avoir émis une artère *sourcilière* et un faisceau d'artères *musculaires* et *ciliaires* :

6° et 7° Les *artères génératrices du réseau admirable* de la base du crâne, au nombre de deux principales, dont l'une naît de l'ophtalmique, à son origine même, tandis que l'autre s'échappe de la maxillaire interne, immédiatement en arrière. Ces deux artères traversent l'unique conduit sus-sphénoïdal et vont former sur le côté de la selle turcique, au-dessous de la dure-mère, l'amas d'artérioles réticulaires désigné sous le nom de *réseau admirable du cerveau*, réseau alimenté d'autre part par la sphéno-épineuse et l'occipitale.

Ce plexus artériel (fig. 117 et 118) représente une masse circulaire entourant la selle turcique, masse placée de chaque côté, en dedans du nerf maxillaire supérieur, dans la même position qu'occupe la carotide interne des Solipèdes, à l'intérieur du repli sus-sphénoïdal de la dure-mère. Il est composé d'une multitude de fines divisions anastomosées entre elles d'une manière extrêmement compliquée. Son extrémité antérieure, engagée dans le conduit sus-sphénoïdal reçoit les artères génératrices. Son extrémité postérieure est en communication avec l'artère sphéno-épineuse qui s'y épuise et avec l'artère occipitale. Vers sa partie moyenne et en haut, les artérioles qui le forment se reconstituent en un tronc unique qui traverse la dure-mère et se comporte comme la terminaison de la carotide interne des Solipèdes : c'est-à-dire qu'il se partage en deux *artères communicantes* se réunissant respectivement avec leurs homologues pour constituer le *polygone de Willis*, dont partent, de chaque côté, les trois artères cérébrales ainsi qu'un chevelu de petits rameaux à destination des pédoncules cérébraux, des corps opto-striés, des tubercules jumeaux et même de la partie antérieure du cervelet. De l'angle postérieur du polygone de Willis s'échappe le *tronc basilaire*, qui se continue par l'*artère spinale médiane* après avoir donné les *cérébelleuses*, au moins les *postérieures*.

Cette disposition singulière des artères de l'encéphale rappelle un peu celle d'un ganglion lymphatique dont les vaisseaux afférents seraient représentés par les artères génératrices avec la sphéno-épineuse et l'occipitale, et les efférents par le tronc d'origine des artères encéphaliques. Elle semble avoir pour but de modérer l'impétuosité de l'afflux sanguin et de prévenir les congestions et les compressions du tissu nerveux.

8° La maxillaire interne donne ensuite la *dentaire supérieure*, dont le *rameau orbitaire* présente un volume considérable et se termine sur la face antérieure de la tête par de longues divisions superficielles : les unes ascendantes, anastomosées avec la terminaison de la sourcilière et avec les rameaux inférieurs du cercle artériel de la base de la corne : les autres descendantes, communiquant avec la branche sous-orbitaire du même vaisseau et avec l'artère coronaire supérieure.

9° La *buccale*, qui se comporte comme dans les Solipèdes.

10° et 11° Enfin elle se termine par l'artère *palatine* et la *sphéno-palatine*, celle-ci formant sur les parois des fosses nasales un fort beau plexus, celle-là s'épuisant tout entière dans le palais.

AORTE POSTÉRIEURE

L'aorte postérieure a le même trajet et le même mode de terminaison chez le Bœuf que chez les Solipèdes.

BRANCHES PARIÉTALES. — Les **artères intercostales** ne diffèrent que par le nombre, de celles du Cheval, car il n'y en a que 13 en tout, dont 9 ou 10 sont fournies par l'aorte postérieure, les 3 ou 4 premières ayant une origine que nous avons déjà indiquée.

Quant aux **artères lombaires** et **diaphragmatiques**, elles ne diffèrent pas de celles des Solipèdes.

L'artère **sacrée moyenne** est constante et relativement volumineuse, surtout chez le Mouton et la Chèvre ; nous la décrirons plus loin comme une cinquième branche de terminaison de l'aorte.

Branches viscérales. — Le **tronc broncho-œsophagien** n'offre rien de particulier.

Le **tronc cœliaque** (fig. 119, 1) est plus long que chez les Solipèdes ; il descend sur le rumen, qu'il atteint en arrière de l'insertion de l'œsophage, vers le fond de la scissure de l'extrémité antérieure de ce réservoir. Il se divise alors en une artère hépatique, une artère splénique et cinq artères gastriques, sans compter plusieurs artères diaphragmatiques dites postérieures qu'il fournit sur son trajet.

1° L'*artère hépatique* présente ordinairement son point d'origine entre le tronc commun à l'artère splénique et à l'artère supérieure du rumen et celui qui donne naissance à l'artère inférieure du même réservoir et à l'artère du réseau ; mais il est fréquent de la voir s'échapper un peu avant l'arrivée du tronc cœliaque, sur la face supérieure de l'estomac. Elle gagne la porte du foie comme d'habitude et donne avant de s'enfermer dans cet organe une *artère cystique* pour la vésicule biliaire, et une *artère duodénale* divisée en deux rameaux : l'un postérieur, formant avec la première artère de l'intestin grêle une anastomose en arcade, l'autre antérieur communiquant avec l'artère supérieure du feuillet et de la caillette.

2° L'*artère splénique* (fig. 119, 8) rampe transversalement sur le sac gauche de la panse pour atteindre la rate, dans laquelle elle s'épuise.

3° Quant aux *artères gastriques*, elles se divisent en : deux artères du rumen, une artère du réseau, et deux artères du feuillet et de la caillette.

Les artères du rumen sont distinguées en supérieure et inférieure.

a. L'*artère supérieure du rumen* (fig. 119, 2) naît toujours d'un tronc fort court qui lui est commun avec l'artère splénique ; elle se porte en arrière sur la face supérieure du rumen, dont elle suit le sillon médian pour s'engager ensuite entre les deux vessies coniques et s'anastomoser avec l'artère de la face inférieure du même réservoir.

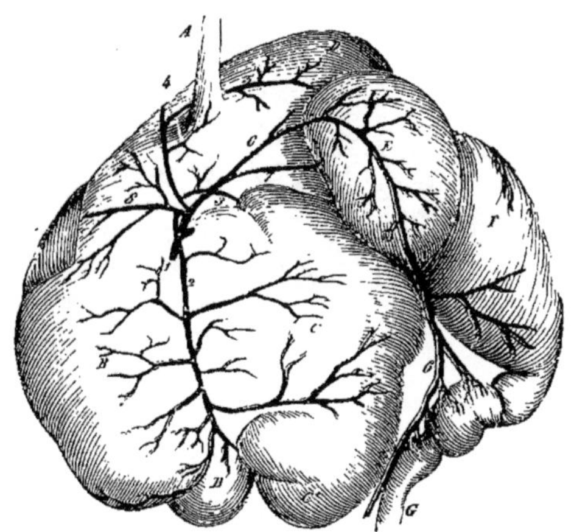

Fig. 119. — Artères des estomacs des Ruminants *.

b. L'*artère inférieure du rumen* (fig. 119, 3) naît ordinairement en commun avec l'artère du réseau ; elle s'insinue entre les deux lobes antérieurs de la panse pour gagner le sillon de la face inférieure de cet organe et se porter à la rencontre de l'artère précédente.

c. L'*artère du réseau* se dirige en avant, à gauche de l'œsophage, et se divise près de l'insertion de ce conduit en deux branches : l'une *supérieure*, relativement faible qui croise l'œsophage en avant pour suivre la petite courbure du réseau (fig. 119, 5) : l'autre *inférieure*, occupant la scissure, dite col de la panse, qui sépare la grande courbure du réseau du sac gauche de ce réservoir, et s'épuise dans les parois adjacentes des deux organes (fig. 119, 4).

Dans le **Mouton** et la **Chèvre**, les deux rameaux destinés au réseau forment deux vaisseaux particuliers qui naissent isolément : l'artère inférieure du réseau au même point que la supérieure du rumen ; la supérieure du réseau sur le tronc des deux artères du feuillet et de la caillette.

d. L'*artère supérieure du feuillet et de la caillette* (fig. 119, 6) naît avec sa congénère par un tronc commun qui semble faire suite directement au tronc cœliaque ; elle passe successivement sur la grande courbure du feuillet et sur la petite courbure de la caillette, puis dépasse le pylore pour se joindre par inosculation avec l'une des branches de la duodénale.

e. L'*artère inférieure du feuillet et de la caillette* (fig. 119, 7) franchit au contraire la petite courbure du feuillet, en passant sous ce réservoir, longe ensuite la grande courbure de la caillette et se perd dans le grand épiploon, auquel on la voit du reste fournir sur son trajet un grand nombre de rameaux.

L'**artère grande mésentérique** (fig. 120) prend naissance sur l'aorte, très près du tronc cœliaque. Après un trajet descendant de 15 à 20 centimètres, elle se partage en deux branches,

---

* 1, tronc cœliaque ; 2, artère supérieure du rumen ; 3, artère inférieure du rumen ; 4, artère inférieure du réseau ; 5, artère supérieure du réseau ; 6, artère supérieure du feuillet et de la caillette ; 7, artère inférieure du feuillet et de la caillette ; 8, artère splénique. — A, œsophage ; B, sac gauche du rumen ; B', vessie conique gauche ; C, sac droit du rumen ; C', vessie conique droite ; D, réseau ; E, feuillet ; F, caillette ; G, duodénum ; R, rate.

l'une antérieure principalement destinée à l'intestin grêle, l'autre postérieure distribuant le sang à l'iléon, au cæcum et à la plus grande partie du côlon. La première, la plus volumineuse, ne tarde pas à se diviser elle-même en deux branches qui se portent l'une et l'autre en arrière dans l'épaisseur du mésentère. L'inférieure (fig. 120, 7) suit la traînée des ganglions mésentériques, à une petite distance de l'intestin grêle, en décrivant une longue courbe qui laisse échapper de sa convexité, c'est-à-dire en bas, un grand nombre de rameaux se jetant sur la petite courbure de l'intestin après s'être anastomosés en arcades multiples à la manière des artères du faisceau gauche de la grande mésentérique du Cheval. Arrivée à la partie postérieure du jéjunum, laquelle forme un paquet spécial de circonvolutions, cette artère se

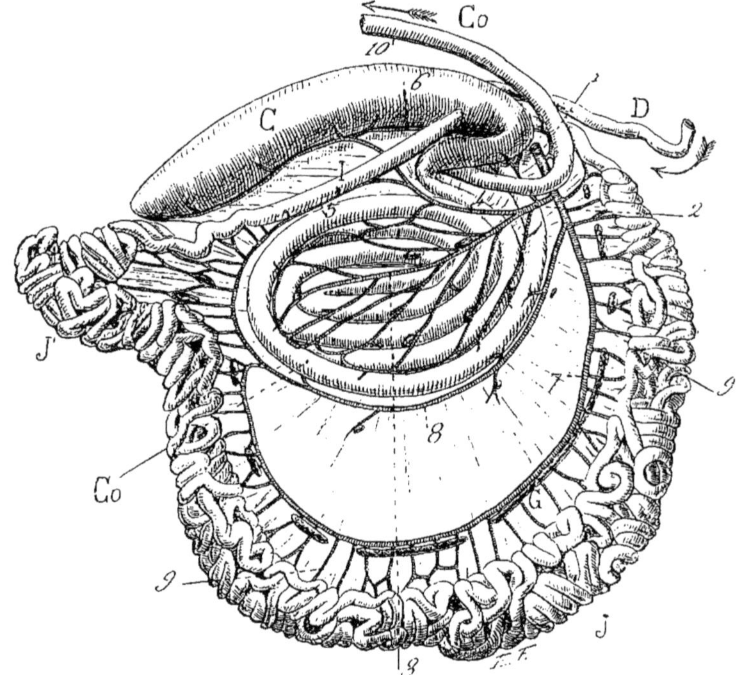

Fig. 120. — Artère grande mésentérique du Bœuf (figure schématique). *

recourbe en haut pour s'inosculer avec une division de la branche supérieure, comme il va être dit. Celle-ci (fig. 120, 8), longe en dessous la masse du côlon spiral jusqu'à la partie postérieure, où elle se termine par une bifurcation dont une branche se porte à la rencontre de l'artère précédemment décrite, tandis que l'autre branche se poursuit jusqu'à l'iléon et s'anastomose avec l'artère iléo-cæcale dont il sera parlé plus loin. Elle donne aussi quelques rameaux au côlon spiral.

Dans le **Mouton** et la **Chèvre**, cette artère supérieure de l'intestin grêle, artère sous-colique, fait défaut ou du moins est remplacée par de grêles divisions de l'artère inférieure du même viscère.

Quant à la deuxième branche ou branche postérieure du tronc de la grande mésentérique (fig. 120, 2), elle se place sur la face droite de la masse du côlon spiral et se divise elle aussi en deux rameaux principaux : l'*artère colique* et l'*artère cæcale*, cette dernière émettant l'*iléo-cæcale*. L'*artère colique* se dirige en arrière et envoie de multiples divisions aux circonvolutions concentriques et excentriques du côlon, divisions rampant sur la face plane du viscère et s'anastomosant en arcades à leur extrémité, comme le montre la figure 120. L'*artère cæcale*

* D, duodénum ; J, jéjunum ; J', partie postérieure du jéjunum formant un paquet spécial de circonvolutions ; I, iléon ; C, cæcum ; Co, côlon spiral ; Co', côlon terminal ; G, ganglions mésentériques. — 1, tronc de la grande mésentérique ; 2, tronc commun de l'artère colique et de la cæcale ; 3, artère du côlon spiral ; 4, artère cæcale, donnant elle-même l'artère iléo-cæcale, (5) 6, artère de l'arc du cæcum ; 7, artère inférieure de l'intestin grêle ; 8, artère supérieure du même intestin ; 9, multiples divisions gagnant ce viscère ; 10, première artère du côlon flottant.

gagne la courbure concave du cæcum en croisant la terminaison de l'intestin grêle, et émet, avant d'effectuer ce croisement, l'*artère iléo-cæcale* qui vient s'anastomoser en arcade avec l'une des branches terminales de l'artère sous-colique, chez le Bœuf, ou bien avec la terminaison de l'artère inférieure de l'intestin grêle, chez le Mouton et la Chèvre.

L'artère **petite mésentérique** est peu volumineuse ; elle se distribue par des branches relativement courtes à la partie terminale du côlon et au rectum. On remarquera que la première artère du côlon flottant (fig. 120, 10) provient de l'origine de la grande mésentérique.

Artères rénales. — Les reins du Bœuf occupant des niveaux différents à la région sous-lombaire, et leurs artères naissant néanmoins près l'une de l'autre sur l'aorte, il s'ensuit que ces vaisseaux se dirigent obliquement, le droit en avant, le gauche en arrière. A part cela, la disposition est la même que dans les Solipèdes.

Artères génitales. — L'*artère spermatique* et la *petite testiculaire* n'offrent rien d'important à signaler. (Voy. ci-dessous : *iliaques internes*, pour les artères homologues de la femelle.)

BRANCHES TERMINALES DE L'AORTE

Sacrée moyenne. — Indépendamment des deux bifurcations concentriques qui donnent naissance aux artères iliaques, l'extrémité terminale de l'aorte présente une cinquième branche qui s'échappe dans l'angle des iliaques internes : c'est une *sacrée moyenne*, relativement volumineuse, qui se continue sur le plan inférieur de la queue à l'état de coccygienne médiane, et qui fournit les rameaux des trous sous-sacrés ainsi que d'autres rameaux analogues plus ou moins régulièrement espacés sur la longueur de l'appendice caudal.

Iliaques internes. — L'artère iliaque interne est beaucoup plus longue que dans les Solipèdes. Elle émet, à son origine, un très court et très fort rameau qui se divise pour former l'*artère ombilicale* et une énorme *artère utérine*, celle-ci suppléant en grande partie l'*utéro-ovarienne*, qui est rudimentaire. Elle se dirige ensuite en arrière sur la face interne du ligament sacro-sciatique, en croisant la direction du plexus lombo-sacré. Arrivée vers le milieu de la longueur du bassin, elle se termine par les deux *artères ischiatique* et *honteuse interne* après avoir émis une *iléo-lombaire* et une *fessière* semblables aux artères de mêmes noms des Solipèdes.

L'*ischiatique*, branche externe ou pariétale de la terminaison du tronc pelvien, sort du bassin à travers le ligament sacro-sciatique et se distribue exactement comme chez ces derniers animaux. La *honteuse interne*, branche interne ou viscérale de la terminaison du même tronc, se recourbe vers l'intérieur du bassin et donne au rectum et aux organes génito-urinaires des rameaux en tout semblables à ceux que nous avons décrits dans le Cheval ; nous ajouterons seulement que l'artère obturatrice n'existant pas ou étant rudimentaire, c'est la honteuse interne qui donne la *caverneuse* avec la *dorsale postérieure de la verge* ou la *dorsale du clitoris*, suivant le sexe.

En résumé, l'iliaque interne du Bœuf, du Mouton et de la Chèvre ne donne ni *sacrée latérale*, ni *iliaco-fémorale*. Quant à l'*obturatrice*, elle fait aussi défaut chez les petits Ruminants, mais elle existe chez le Bœuf à l'état rudimentaire.

Iliaques externes et artères suivantes. — A part le volume plus considérable des grandes musculaires de la cuisse et de la saphène, les artères *iliaque externe*, *fémorale*, *poplitée*, se comportent à peu près comme chez les Solipèdes.

La *grande musculaire antérieure* supplée à l'absence de l'iliaco-fémorale.

La *grande musculaire postérieure* ou fémorale profonde en fait autant relativement à l'obturatrice.

Quant à la *saphène*, elle est incomparablement plus forte que celle des Solipèdes [1] ; elle suit le bord antérieur de la veine de même nom jusqu'au creux du jarret interne, où elle se termine par les deux artères plantaires, après avoir donné plusieurs rameaux sans grande importance pour la peau, les muscles, le tendon d'Achille et l'articulation tibio-tarsienne (fig. 121, 1).

L'*artère plantaire interne* est beaucoup plus grosse que l'externe ; c'est la continuation directe de la saphène (fig. 121, 4) ; d'autre part, elle passe à l'extérieur de la gaine tarsienne en longeant le bord interne du tendon perforé ; tandis que la *plantaire externe* (fig. 121, 3) s'engage dans cette gaine avec le perforant. Ces deux vaisseaux s'anastomosent l'un avec l'autre, sous le tarse, en travers de la face postérieure du canon pour constituer l'arcade plantaire, qui reçoit la pédieuse perforante, et dont nous étudierons tout à l'heure les branches efférentes.

La *tibiale postérieure*, suppléée dans sa terminaison par la saphène, ainsi que nous venons de le voir, est petite et s'épuise entièrement dans les muscles profonds de la région jambière postérieure, où elle rencontre certaines divisions de la saphène.

---

1. Le volume de l'artère saphène chez les animaux domestiques autres que les Solipèdes contre-indique d'une manière absolue la saignée à la veine satellite, qui est au contraire sans danger pour ces derniers.

17*

La *tibiale antérieure* (fig. 122, 1) se conduit exactement comme chez les Solipèdes : après avoir franchi toute la longueur de la jambe, placée sur la face antéro-externe du tibia, et avoir traversé la bride annulaire de l'extrémité inférieure de cet os, elle descend, sous le nom de *pédieuse*, à la face antérieure du tarse, en dehors du tendon extenseur commun des doigts, et se divise en *pédieuse perforante* et *pédieuse métatarsienne*. Elle émet deux ou trois rameaux articulaires, remarquables par leurs flexuosités (fig. 122, 2).

La *pédieuse perforante* est beaucoup plus faible que dans les Solipèdes, parfois absente ; le trou qu'elle traverse se trouve à peu près dans le plan médian du membre. Elle se jette, comme nous l'avons déjà dit, dans l'*arcade plantaire* ou *sous-tarsienne*.

De cette arcade (fig. 121, 6), partent deux séries de branches métatarsiennes, les unes profondes, les autres superficielles.

a. Les branches profondes, au nombre de deux ou trois, forment sur la face postérieure de l'os canon des *interosseuses plantaires*, mêlées à deux ou trois rameaux veineux réticulés. L'interne, la plus volumineuse, longe le côté correspondant du ligament suspenseur du boulet, puis se place entre ce ligament et les tendons fléchisseurs, franchit l'articulation métatarso-phalangienne et vient s'infléchir entre la première phalange et les tendons précités pour se jeter sur l'artère digitale commune. Vers le quart inférieur du canon, ce vaisseau fournit une division qui se porte, à travers l'angle de séparation des deux branches internes du suspenseur du boulet, à la rencontre d'un rameau perforant de l'artère pédieuse métatarsienne, et reçoit la terminaison des autres artères interosseuses plantaires (fig. 121, 12). — Au-dessous de cette anastomose perforante, l'interosseuse plantaire interne figure évidemment une *digitale interne*, qui se jette souvent tout entière sur la digitale moyenne ; quand elle atteint l'extrémité du doigt, c'est par un infime ramuscule.

b. Les branches superficielles ou artères plantaires métatarsiennes accompagnent les nerfs plantaires, de chaque côté des tendons fléchisseurs. Elles sont de calibre fort inégal : l'externe est tellement rudimentaire qu'elle échappe souvent à la dissection ; l'interne au contraire est la suite véritable de la plantaire du tarse du même côté, qui elle-même continue la saphène. A la partie inférieure du métatarse, ce vaisseau contourne en arrière les tendons fléchisseurs pour descendre dans l'espace interdigité en passant sous la bride qui réunit les deux ergots et se réunir à l'artère digitale commune. Une petite branche s'en détache au-dessus du boulet, qui vient se placer sur le côté excentrique du doigt externe et représente la digitale externe ; mais elle s'épuise avant d'atteindre la région onglée.

Il n'est pas rare de voir la plantaire métatarsienne interne et l'interosseuse plantaire du même côté se confondre en un seul vaisseau jusqu'au point d'arrivée de la perforante inférieure du métatarse et reprendre leur indépendance au delà de ce point. Elles contractent d'ailleurs toujours anastomose (fig. 121, 11)

La *pédieuse métatarsienne* ou *interosseuse métatarsienne dorsale* (fig. 122, 4) est de beaucoup la plus grosse des artères de la région. Elle descend, flanquée de deux veines satellites, dans la gouttière médiane de l'os canon, donne, vers l'extrémité inférieure de cette gouttière, la branche perforante dont il a été déjà parlé et se continue dans la région digitée en devenant l'*artère digitale commune* ou *digitale moyenne*. Sa *branche perforante* passe dans le trou percé d'avant en arrière à travers l'extrémité inférieure de l'os canon, arrive sous le ligament suspenseur du boulet et s'anastomose, comme il a été dit, avec les interosseuses plantaires.

L'*artère digitale commune* (fig. 122, 5) plonge obliquement de haut en bas et d'avant en arrière dans l'espace interdigité, et vient se terminer en arrière de l'extrémité inférieure des premières phalanges par une bifurcation donnant deux *artères unguéales* semblables à celles du membre antérieur (fig. 122, 6). Elle reçoit, avant cette bifurcation, la terminaison de la *plantaire métatarsienne interne*.

§ 2. — Chameaux et Lamas.

Les détails dans lesquels nous allons entrer ont été constatés principalement chez les Chameaux ; nous ne signalerons que quelques particularités relatives aux Lamas.

érignée en avant) ; 9, interosseuse plantaire externe ; 10, interosseuse plantaire moyenne ; 11, anastomose entre la plantaire métatarsienne interne et l'interosseuse plantaire interne ; 12, branche de réception des interosseuses ; 13, artère digitale latérale interne ; 14, artère digitale commune ; 15, muscle fléchisseur du pied ; 16, 16', muscle tibial antérieur ; 17, anneau du fléchisseur du pied, traversé par le muscle précédent ; 17', 18, extenseur commun des doigts ; 19, bride lancée par le suspenseur du boulet au tendon de l'extenseur propre du doigt interne (20) ; 21, fléchisseur externe des phalanges ; 22, fléchisseur interne ; 23, tendon des jumeaux de la jambe ; 24, tendon perforé ; 25, tendon perforant ; 25', ses deux branches à la sortie des anneaux du perforé ; 26, suspenseur du boulet réséqué dans une partie de son étendue ; 27, artère des coussinets plantaires ; 28, bulbes de ces coussinets ; 29, rameau généralement infime terminant l'artère digitale latérale.

** C, calcanéum ; T, tarse ; M, os du canon ; P1, P2, P3, premières, deuxièmes et troisièmes phalanges. — 1, artère tibiale antérieure ; 2, pédieuse ; 3, pédieuse perforante ; 4, pédieuse métatarsienne ; 5, digitale commune ; 6, les deux artères unguéales ; 7, muscle fléchisseur du pied ; 8, extenseur propre du doigt interne ; 8', son tendon ; 9, extenseur commun des doigts ; 10, extenseur propre du doigt externe ; 10', son tendon ; 11, long péronier ; 12, tendon du tibial antérieur ; 13 et 13', brides internes de renforcement des tendons extenseurs propres ; 14 et 14', brides externes de renforcement de ces mêmes tendons ; 15, 15', terminaisons des deux branches de l'extenseur commun ; 16, tendon d'Achille.

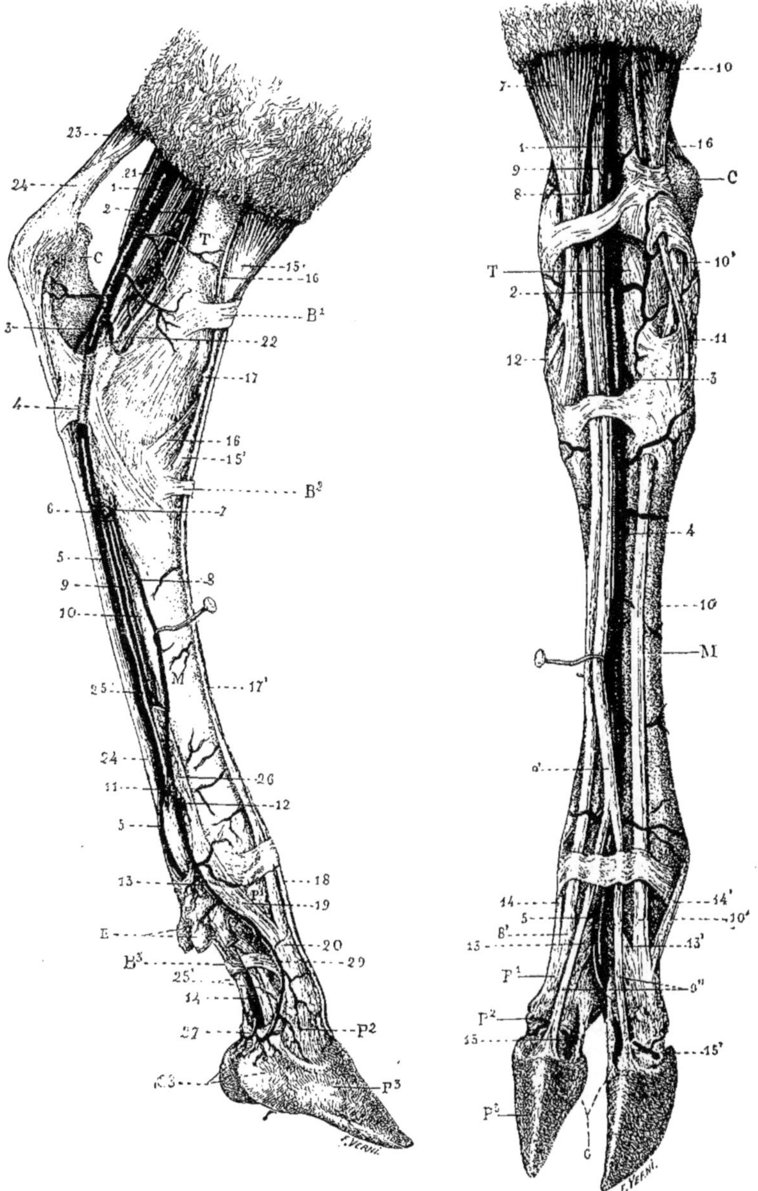

Fig. 121. — Artères du pied du Bœuf
(vue latérale interne) *.

Fig. 122. — Artères du pied du Bœuf
(vue antérieure) **.

* T, tibia ; C, calcanéum ; M, métatarse ; P¹, première phalange ; P², deuxième phalange ; P³, troisième
phalange ; B¹, B², brides annulaires du pli du tarse ; B³, brides annulaires du pli du pâturon ; E, osselets des
ergots. — 1, artère saphène ; 2, anastomose avec la tibiale postérieure ; 3, artère plantaire externe ; 4, artère
plantaire interne, suite de la saphène ; 5, artère plantaire métatarsienne interne ; 6, arcade sous-tarsienne (tirée
de côté) ; 7, extrémité supérieure du ligament suspenseur du boulet ; 8, artère interosseuse plantaire interne

1⁷ **

AORTE ANTÉRIEURE

L'aorte antérieure se divise presque aussitôt en les deux troncs brachiaux : elle est donc extrêmement brève et parfois même nulle : il arrive en effet fort souvent, surtout chez les Dromadaires, que ceux-ci naissent directement de la crosse aortique par deux orifices contigus ou même séparés par un petit intervalle. Chez les **Lamas**, l'absence de l'aorte antérieure est la règle. Le groupe des Camélidés établit donc une transition entre les animaux pourvus d'une aorte antérieure et ceux qui n'en ont pas.

TRONCS BRACHIAUX

A part leur mode d'origine, ils se comportent comme chez les autres Ruminants et les Solipèdes. Quant à leurs branches collatérales, voici ce que nous avons constaté :

Il existe, de chaque côté, une *cervicale supérieure* et une *dorsale*, naissant par un tronc commun. La première, relativement faible, traverse le premier espace intercostal en émettant l'intercostale de cet espace, et s'épuise dans la région spinale du cou sans arriver jusqu'à la nuque. La seconde sort du thorax par le deuxième espace intercostal après avoir donné un rameau sous-costal dont procèdent deux ou trois intercostales successives.

La *vertébrale* est volumineuse. D'abord placée en dedans de la première côte, elle passe sous l'apophyse transverse de la septième vertèbre cervicale ou à travers cette apophyse quand elle est percée d'un trou, comme on le remarque chez les Lamas et quelquefois chez le Dromadaire. Elle s'engage ensuite dans la série des trous transversaires des vertèbres précédentes, qui débouchent d'une part dans le canal vertébral, d'autre part au fond de l'échancrure antérieure de chaque vertèbre. et vient se terminer au niveau du trou de conjugaison antérieur de l'axis par deux branches : une qui s'inoscule sur le côté de l'articulation axoïdo-atloïdienne avec la branche rétrograde de l'occipitale, l'autre qui pénètre par ce trou pour s'anastomoser dans le canal vertébral avec la terminaison de l'occipitale et former un vaisseau qui sort à l'état d'artère occipito-musculaire par le trou antérieur de l'atlas, après avoir émis une ou deux branches qui traversent les méninges de dehors en dedans et se jettent sur le tronc basilaire.

La *thoracique interne* est très volumineuse, tandis que l'*externe* l'est très peu. Celle-ci naît sous l'épaule, à l'opposé de la sus-scapulaire.

La *cervicale inférieure* prend naissance au-devant de la première côte, sur l'inflexion du tronc brachial ; elle se comporte comme dans les Solipèdes.

La *sus-scapulaire* et la *sous-scapulaire* ne présentent non plus rien de particulier à signaler comparativement au Cheval. Et il en est de même de l'*humérale*, de la *radiale* et de toutes les collatérales de ces deux artères.

La *radio-palmaire* descend à la superficie de l'arcade carpienne, puis se recourbe sous l'extrémité supérieure des tendons fléchisseurs des phalanges pour s'inosculer avec la terminaison de la cubitale et former une *arcade palmaire* d'où s'échappent trois interosseuses palmaires, une médiane et deux latérales, sans grande importance.

La *palmaire métacarpienne*, suite véritable de la radiale, traverse la gaine carpienne avec le nerf médian, placée au côté interne du tendon perforant, puis elle se porte sur la face postérieure des tendons fléchisseurs, dans l'axe du membre, pour venir se terminer en haut de l'interstice digité par une bifurcation donnant naissance aux artères digitales. Elle émet, en bas du métacarpe, un rameau assez volumineux qui s'engage dans les angles de bifurcation des tendons fléchisseurs et du suspenseur du boulet et se divise contre la face postérieure de l'os canon pour recevoir la terminaison des interosseuses, et d'autre part traverse l'angle de bifurcation inférieure de cet os pour gagner sa face antérieure.

Les *artères digitales* sont au nombre de deux seulement, qui longent en arrière les faces concentriques des doigts et se comportent à la manière des artères unguéales de la digitale moyenne des autres Ruminants. Il n'existe sur le côté excentrique des doigts que des rameaux artériels sans importance.

CAROTIDES PRIMITIVES

Ces artères, avec les veines jugulaires qui les accompagnent, sont abritées en dedans des apophyses transverses cervicales et des muscles intertransversaires ; elles ne deviennent accessibles qu'en haut du cou, au-dessus du prolongement ventral de l'apophyse transverse de la troisième vertèbre cervicale ; encore s'engagent-elles en cet endroit sous le muscle omohyoïdien. Indépendamment de nombreux rameaux innominés (Vrolick en a compté jusqu'à soixante-dix), elles donnent chacune une *thyro-laryngienne* volumineuse, puis, au niveau de la partie inférieure de l'atlas, une *occipitale* assez forte qui se comporte sensiblement comme chez les Solipèdes, c'est-à-dire qu'elle monte au-devant de la vertèbre précitée, traverse son trou de conjugaison et pénètre dans le canal rachidien, où elle se rencontre avec une branche de la vertébrale. Cette artère occipitale donne une ou deux petites *artères prévertébrales*, une *artère mastoïdienne*, une *rétrograde* et enfin une *occipito-musculaire* disposés comme les vaisseaux de mêmes noms du Cheval.

Naissant au même point que l'occipitale et souvent par un tronc commun, on remarque une *carotide interne* caractéristique, quoique peu volumineuse, et venant se jeter par le trou déchiré antérieur dans le réseau admirable de la base du crâne.

La *carotide externe* fait suite à la carotide primitive mais décrit une légère inflexion à son passage entre le stylo-hyal et le muscle stylo-hyoïdien. Elle ne se distingue pas de la *maxillaire interne*, car l'artère temporale superficielle fait défaut [1]. Elle se poursuit donc jusqu'à la cavité orbitaire en continuant à peu près la direction générale de la carotide primitive. Elle est assujettie contre la base de l'apophyse ptérygoïde par une lame osseuse qui lui forme une sorte de gouttière tenant lieu du canal ptérygoïdien des Solipèdes et des Carnivores. Elle se continue sur le plancher de l'orbite dans la rainure qui précède l'entrée du conduit dentaire supérieur; puis elle s'engage dans ce conduit en en prenant le nom, et vient sortir, encore volumineuse, par le trou sous-orbitaire pour s'épuiser sur la région du chanfrein.

Abstraction faite de la *dentaire supérieure* qui en est la terminaison, la carotide externe ou mieux la maxillaire interne fournit :

1° L'*artère linguale*, qui se détache dans l'intervalle du stylo-hyal et du muscle stylo-hyoïdien et émet la pharyngienne à son origine ;

2° L'*artère faciale*, qui prend naissance au-dessus de la linguale, à une petite distance, sort de dessous l'extrémité inférieure de la parotide et se divise bientôt à la surface du masséter en deux artères *coronaires*, dont une longe en dehors le bord inférieur de la branche maxillaire pour gagner la lèvre inférieure, tandis que l'autre croise obliquement la superficie du masséter pour atteindre le côté du chanfrein et la lèvre supérieure. L'artère faciale donne, en outre, à titre de collatérales, les deux *artères auriculaires; l'auriculaire postérieure* procède de l'origine même de la faciale, quelquefois directement de la carotide externe ; l'*auriculaire antérieure* se détache sous le bord antérieur de la parotide et donne sur son trajet une *transversale de la face*.

3° La *dentaire inférieure* n'offrant rien de particulier ;

4° La *sphéno-épineuse*, volumineuse branche qui entre dans le crâne par le trou ovale et alimente le réseau admirable du cerveau ;

5° La *temporale profonde postérieure*, dont se détache un gros rameau pour le ptérygoïdien et le masséter ;

6° La *temporale profonde antérieure* ;

7° Une *artère génératrice du réseau admirable* qui pénètre dans le crâne par le trou grand rond ;

8° L'*artère ophtalmique*, présentant sur son trajet un petit réseau admirable, comme dans les autres Ruminants ;

9°, 10°, 11° Les artères *buccale, sphéno-palatine* et *palatine*, n'offrant rien de bien particulier.

Quant au réseau admirable du crâne, avec les artères encéphaliques qui en procèdent, ils sont sensiblement disposés comme dans les autres Ruminants, sauf cette différence que ledit réseau est beaucoup moins riche que chez ces derniers.

AORTE POSTÉRIEURE

Les *intercostales*, les *lombaires*, les *diaphragmatiques* n'offrent rien à signaler de spécial, non plus que le *tronc broncho-œsophagien*.

Le *tronc cœliaque* est environ deux fois plus volumineux que l'artère grande mésentérique. Il se divise d'abord en une *artère hépatique* et un *tronc gastro-splénique*. L'*artère hépatique* se porte à droite comme d'habitude, en longeant la face supérieure du pancréas, auquel elle abandonne plusieurs rameaux, et gagne la porte du foie, après avoir émis l'*artère pylorique* et la *gastro-épiploïque*, cette dernière émettant à son tour la *duodénale*. — Le tronc gastro-splénique, arrivé sur la panse, à quelque distance en arrière de l'insertion de l'œsophage, se divise en trois branches : 1° l'*artère gauche du rumen*; 2° l'*artère splénique*, dont se détachent l'*artère droite du rumen* et l'*artère du groupe postérieur des cellules aquifères* ; 3° le tronc commun des *deux artères de la caillette*, lequel émet l'*artère du hile de la panse* et l'*artère des cellules aquifères antérieures*. Chacune des artères de la caillette donne une branche au réseau.

1. Si, pour des raisons d'analogie, on voulait distinguer quand même une carotide externe et une maxillaire interne, il faudrait prendre le point d'origine de la faciale pour démarcation : le segment artériel situé entre ce point et la naissance de l'occipitale serait la carotide externe, tandis que la maxillaire interne s'étendrait du point où s'échappe la faciale à l'entrée du canal dentaire supérieur.

17***

L'*artère grande mésentérique* prend naissance sur l'aorte, à 1 ou 2 centimètres du tronc cœliaque. Arrivée dans le grand mésentère, elle se divise en deux branches, l'une décrivant un long trajet arciforme dans ce mésentère, en émettant une douzaine de rameaux pour l'intestin grêle; l'autre, représentant le tronc commun de la colique, de la cæcale et de l'iléo-cæcale : disposition qui rappelle exactement celle du Mouton et de la Chèvre.

L'*artère petite mésentérique* s'échappe à la partie tout à fait terminale de l'aorte, parfois même après l'émission des iliaques externes.

L'*artère rénale* gauche effectue un assez long trajet, oblique en arrière, pour atteindre destination ; elle donne deux branches collatérales à la rate.

Les *artères grandes testiculaires* ou *utéro-ovariennes* naissent à 8 ou 10 centimètres de la terminaison de l'aorte.

BRANCHES TERMINALES DE L'AORTE POSTÉRIEURE

Elle sont au nombre de cinq, comme dans les autres Ruminants. La *sacrée moyenne* est à peu près aussi volumineuse que l'iliaque interne : c'est une véritable aorte sacro-coccygienne qui se prolonge jusqu'au bout de la queue en s'épuisant progressivement par émission de nombreux rameaux. Elle donne notamment les rameaux des trous sous-sacrés et d'autres rameaux qui alimentent deux artères coccygiennes supérieures, rampant sur les côtés de la face supérieure des vertèbres caudales.

Chez l'unique **Lama** dont nous avons étudié le système artériel, la sacrée moyenne manquait, tandis qu'il y avait des sacrées latérales. Cette différence est très digne de remarque si elle est constante. D'autre part, les artères iliaques résultaient de deux bifurcations successives plutôt que d'une quadrifurcation.

L'*iliaque interne* des Camélidés se poursuit, comme dans les autres Ruminants, jusqu'à la partie postérieure de la crête sus-cotyloïdienne, où elle se termine par l'*ischiatique* et la *honteuse interne*. Elle fournit sur son trajet : l'*ombilicale*, la *fessière*, le tronc commun de l'*utérine* et de la *vaginale*, l'*ilio-lombaire*, enfin l'*obturatrice* qui est plus développée que chez les Bovidés, sans l'être autant que chez les Solipèdes.

L'*artère iliaque externe* émet deux *circonflexes iliaques* au lieu d'une; elle traverse l'anneau formé par les deux branches d'origine du couturier pour entrer dans la région de la cuisse.

La *fémorale* longe le bord antérieur du pectiné, couverte par le couturier, puis croise l'extrémité inférieure de l'adducteur de la cuisse pour s'engager entre ce dernier muscle et le demi-membraneux, derrière le fémur, où elle se continue par la poplitée. De toutes ses branches collatérales, une seule mérite mention, c'est la saphène ; la *prépubienne*, les *grandes et petites musculaires* n'offrent rien de particulier.

La *saphène*, surtout chez les Chameaux, est encore plus grosse que chez les Bovidés ; elle se continue au niveau du creux du jarret interne par l'artère *plantaire métatarsienne* sur laquelle nous allons bientôt revenir.

La *poplitée* donne, vers le milieu de sa longueur, la *tibiale postérieure* qui s'épuise dans les muscles couvrant la face postérieure du tibia; elle se continue par la *tibiale antérieure* qui se continue elle-même par une *pédieuse* relativement faible, terminée, comme dans les autres Ruminants, par une *pédieuse perforante* et une *pédieuse métatarsienne*.

Quant à la *plantaire métatarsienne*, suite de la saphène, elle est d'abord située en dedans du tarse, dans le creux du jarret, puis elle contourne le bord interne des tendons fléchisseurs et se place sur le milieu de leur face postérieure, jusqu'au niveau du boulet, où elle se termine par une bifurcation qui donne naissance aux artères digitales. Elle émet dans son trajet : 1° une *artère tarsienne*; 2° le *tronc commun des interosseuses plantaires*, qui reçoit la terminaison de la pédieuse perforante, avec laquelle il forme l'arcade sous-tarsienne, d'où partent deux ou trois interosseuses postérieures disposées comme au membre de devant; 3° enfin le tronc de réception des interosseuses, semblable à celui du membre antérieur.

Les *artères digitales* ne diffèrent pas de celles de ce dernier membre.

§ 3. — Porc.

TRONCS BRACHIAUX

Les troncs brachiaux naissent isolément de la crosse de l'aorte. Il n'y a point, par conséquent, d'aorte antérieure. Le *tronc brachial droit* ou *brachio-céphalique* prend son origine le premier; le gauche vient immédiatement après (Voy. fig. 101).

A. Le premier se dirige en avant, sous la face inférieure de la trachée, et sort du thorax pour gagner la face interne du membre antérieur droit, en se comportant comme dans les autres animaux. Il fournit successivement :

1° Au niveau de la première côte et en bas, les deux *artères carotides*, qui naissent isolément, presque au même point, quelquefois par un court tronc commun.

2º Directement à l'opposé de ces deux vaisseaux, un tronc remarquable par la complication de sa distribution. Ce tronc se dirige en haut et en arrière, sur le côté de la trachée et du muscle long du cou, traverse le premier espace intercostal, puis s'élève dans les muscles profonds de la région spinale du cou, pour se terminer aux environs de la nuque à la manière de *l'artère cervicale supérieure ou profonde*. Presque à son origine, il laisse échapper *l'artère vertébrale*, dont le mode de terminaison rappelle celui qu'on observe dans les Caméliens et les Solipèdes. Plus loin, il donne naissance à *l'artère dorsale*, qui monte dans les muscles du garrot en passant à travers le deuxième espace intercostal, et fournit, avant de sortir du thorax, *l'artère sous-costale* ou *intercostale supérieure*, croisant les troisième, quatrième et cinquième côtes. — Le tronc dont il vient d'être question résume donc la vertébrale, la cervicale supérieure et la dorsale, du côté droit.

3º Toujours en dedans de la première côte, mais plus en avant, une volumineuse *artère cervicale inférieure*, bientôt divisée en une branche ascendante et une branche descendante, la première émettant *l'artère thyroïdienne inférieure*.

4º et 5º Les deux *artères thoraciques*, externe et interne, sur le compte desquelles il n'y a rien à dire de particulier, si ce n'est qu'un certain nombre de leurs rameaux se rendent aux mamelles pectorales, ce qui justifie le nom d'artères mammaires qu'on leur donne quelquefois. La thoracique externe fait assez souvent défaut.

6º A la face interne de l'articulation de l'épaule, les artères *humérale* et *sous-scapulaire*. Celle-ci parcourt de bas en haut l'interstice des muscles sous-scapulaire et grand rond, et se partage bientôt en deux branches terminales, dont une continue le trajet primitif du vaisseau, pendant que l'autre, circonflexe postérieure de l'épaule, passe sous le sous-scapulaire pour porter ses divisions dans les muscles antéro-externes de l'épaule; elle fournit dans son trajet : *a*, l'artère du grand dorsal, jetant une partie de ses ramifications dans les muscles olécraniens ; *b*, un volumineux rameau qui donne le plus grand nombre des divisions émises chez le Cheval par les artères humérale profonde et circonflexe antérieure de l'épaule; *c*, deux rameaux articulaires, dont un représente assez bien l'artère sus-scapulaire.

L'artère humérale, moins volumineuse que la sous-scapulaire, présente, depuis son origine jusqu'à ses dernières ramifications, une disposition qui se rapproche, dans ses points essentiels, de celle qu'on observe chez le Bœuf et le Mouton. Les seules particularités à signaler sont commandées par le nombre des doigts. Ainsi, la palmaire métacarpienne, qui descend dans l'axe de la main, entre les tendons fléchisseurs des deux grands doigts, se divise à l'extrémité inférieure du métacarpe en trois branches digitales: une médiane et deux latérales. La première suit l'interstice des deux grands doigts et ne tarde pas à se diviser en deux rameaux qui se bifurquent à leur tour, de manière à donner deux collatérales à chacun de ces doigts, la concentrique pénétrant à l'intérieur de la troisième phalange. Les artères digitales latérales sont destinées aux petits doigts, dont elles longent la face concentrique. Les collatérales excentriques de ces doigts sont très faibles et proviennent soit des précédentes, soit des interosseuses.

B. Quant au *tronc brachial gauche*, il ne diffère du droit, les carotides mises à part, que par la disposition des artères cervicale supérieure, dorsale et vertébrale qui ont des origines distinctes, au lieu de naître en commun.

ARTÈRES CAROTIDES

Les carotides primitives n'offrent rien de particulier quant à leur trajet. Nous avons dit déjà qu'elles naissent isolément du tronc brachio-céphalique. Elles se terminent, comme dans les Solipèdes, par une occipitale, une carotide interne, et une carotide externe.

Occipitale. — Elle se rapproche beaucoup, dans sa distribution, de celle du Cheval. Voici ses branches les plus importantes : 1º une très petite *artère rétrograde*, anastomosée avec la vertébrale; 2º un rameau qui monte dans les muscles de la nuque, représentant de *l'artère mastoïdienne*; 3º plusieurs artérioles occipitales qui passent avec l'artère principale par le trou antérieur de l'atlas.

Cette artère s'épuise d'une manière complète dans les muscles de la nuque, sans envoyer de branche cérébro-spinale à l'intérieur du canal rachidien.

Carotide interne. — Après avoir fourni une grosse artère méningée, la carotide interne pénètre par le trou déchiré antérieur dans la cavité cranienne et s'y divise en formant un réseau admirable tout à fait analogue à celui des Ruminants, dont émerge le tronc commun des communicantes, lesquelles constituent avec leurs congénères le polygone de Willis, donnant des artères cérébrales et un tronc basilaire en tout semblables aux vaisseaux homonymes des Bovidés et des Ovidés.

Carotide externe. — Cette artère se comporte assez exactement comme dans le Cheval ; on la voit d'abord continuer la direction de la carotide primitive jusqu'à la grande branche de l'hyoïde, puis se couder en haut dans l'intervalle de cet os et du muscle stylo-hyoïdien, et se terminer par une petite artère temporale superficielle et une grosse maxillaire interne.

Parmi les branches qu'elle fournit, nous signalerons :

1º L'*artère linguale*, plus volumineuse peut-être que dans les autres animaux, et donnant l'artère pharyngienne, ainsi qu'un rameau sublingual en passant à proximité de la glande de même nom ;

2º Une branche née au-dessus de la précédente, exactement dans l'intervalle du stylo-hyal et du stylo-hyoïdien, et distribuant ses rameaux dans l'espace intramaxillaire, surtout aux glandes salivaires et aux ganglions lymphatiques, branche qui paraît équivaloir, par son origine du moins, à la *faciale* des autres animaux ;

3º L'artère *auriculaire postérieure*, remarquable par sa grande longueur et son volume considérable.

Il arrive fort souvent que le tronc *temporal superficiel* fait défaut ; alors les deux artères *transversale de là face* et *auriculaire antérieure* naissent isolément de la carotide externe, l'une à côté de l'autre. Dans tous les cas, ces vaisseaux sont de dimensions exiguës et la maxillaire interne est la véritable suite de la carotide externe.

La *maxillaire interne* passe entre les muscles ptérygoïdiens et la branche de la mandibule, en décrivant plusieurs inflexions, et arrive dans l'hiatus maxillaire où elle se continue par la *dentaire supérieure*. Elle émet deux artères *temporales profondes*, une *massélérine*, des *rameaux ptérygoïdiens*, une grosse *artère buccale* qui se prolonge jusqu'aux lèvres, l'*artère ophtalmique*, interceptée comme dans les Ruminants par un petit réseau admirable logé entre les muscles de l'œil, lequel communique à travers la fente sphénoïdale avec le réseau admirable de la carotide interne, un *rameau orbitaire* qui sort au-dessus de l'angle interne des paupières pour se terminer dans la région du front et du chanfrein, rameau provenant de la dentaire supérieure dans la généralité des autres espèces, l'artère *sphéno-palatine* qui se comporte comme d'habitude, enfin la *palatine* remarquable à son exiguïté.

AORTE

Après avoir décrit sa crosse, sur laquelle elle émet les deux troncs brachiaux, ainsi qu'il a été dit plus haut, l'aorte reste ordinairement à une petite distance de la colonne vertébrale entre les lames du médiastin ; aussi les intercostales qu'elle émet procèdent-elles, pour chaque paire, d'un tronc commun qui se bifurque au niveau du corps vertébral correspondant.

Le **tronc broncho-œsophagien** n'offre rien de particulier.

Le **tronc cœliaque** ressemble aussi beaucoup à celui des Solipèdes ; mais, au lieu de se trifurquer d'emblée, il se divise d'abord en deux branches : l'*artère splénique*, continuée par la gastro-épiploïque gauche, et l'artère *gastro-hépatique*, celle-ci croisant l'œsophage et se divisant à son tour en artère hépatique et artère gastrique. L'*artère gastrique* se bifurque et ses deux branches se mettent à cheval sur la petite courbure de l'estomac pour se distribuer à chacune des faces de ce viscère. L'*artère hépatique*, avant de plonger dans le foie, émet, par un tronc commun, la *pylorique*, la *gastro-épiploïque* droite et la *duodénale*, ainsi que des rameaux pancréatiques. Elle donne aussi l'*artère cystique*.

La **grande mésentérique** naît à 2 centimètres environ en arrière du tronc cœliaque, fournit des rameaux au pancréas et se termine par trois branches : l'*artère de l'intestin grêle*, la *colique droite* ou *directe* et la *colique gauche* ou *rétrograde* (fig. 123).

L'*artère de l'intestin grêle* décrit une longue courbe dans le centre du grand mésentère et vient s'épuiser sur l'iléon : elle émet chemin faisant une douzaine de rameaux plus ou moins courts, qui s'anastomosent en une série d'arcades d'où l'on voit partir un nombre incalculable de ramuscules parallèles formant dans le mésentère une sorte de chevelu à destination de l'intestin grêle (fig. 123, 4).

L'*artère colique droite* donne naissance à une *artère cæcale* qui longe la petite courbure du cæcum comme dans les autres Ruminants, et à une *iléo-cæcale* qui remonte l'iléon pour s'anastomoser avec la terminaison du tronc de l'intestin grêle. Elle s'engage ensuite au centre des circonvolutions du côlon, suivant leur axe d'enroulement, où elle s'anastomose en arcade avec l'artère *colique gauche*. Celle-ci située à gauche et sur un plan plus élevé que la précédente naît à côté d'elle ou en commun avec elle, fournit la première artère du côlon flottant, après quoi elle pénètre dans l'axe du côlon hélicoïde pour se terminer, comme il a été dit, en s'inosculant avec sa congénère. Les deux artères coliques, ainsi que la cæcale et l'iléo-cæcale se distribuent aussi par un chevelu d'innombrables petits rameaux, chevelu un peu moins serré toutefois que celui de l'intestin grêle. Ce mode de distribution des artères de l'intestin est un des traits les plus curieux du système artériel du Porc.

La **petite mésentérique** prend naissance sur l'aorte presque au niveau de l'émission des iliaques externes ; elle est relativement peu développée.

Les **artères rénales** sont : la droite à peu près perpendiculaire à l'aorte, la gauche oblique en avant.

L'**artère spermatique** ou l'*utéro-ovarienne* n'offre rien de bien particulier.

BRANCHES TERMINALES DE L'AORTE

Elles sont au nombre de cinq, comme dans les Ruminants ; mais il faut remarquer que les iliaques externes semblent être plutôt collatérales que terminales, car l'aorte se continue plusieurs centimètres au delà de leur émission, avant de se terminer par les iliaques internes et la sacrée moyenne.

L'iliaque interne donne, à son origine, l'*ombilicale* fournissant la *petite testiculaire* ou l'*utérine*, suivant le sexe, ainsi que des rameaux vésicaux.

Les artères *iliaco-musculaires* ou *ilio-lombaires* naissent le plus souvent, par un tronc commun, de l'angle de séparation des iliaques internes.

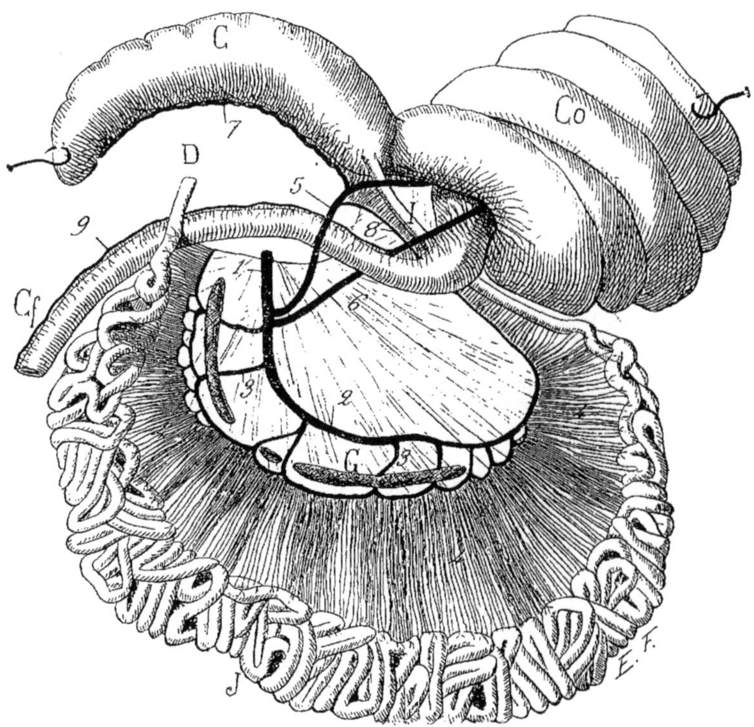

Fig. 123. — Artère grande mésentérique du Porc (figure demi-schématique) *.

Après avoir donné l'*artère fessière* qui, ainsi que d'habitude, sort par la grande échancrure sciatique, l'iliaque interne se place en dehors de l'insertion inférieure du ligament sacro-sciatique et se continue sans démarcation par la *honteuse interne*, laquelle émet plusieurs rameaux musculaires volumineux, représentant les divisions de l'*artère ischiatique*, et rentre ensuite dans le bassin pour se terminer comme dans les Ruminants (Voy. p. 259).

A l'endroit où l'iliaque interne va sortir de la cavité pelvienne pour devenir la honteuse interne, elle émet une longue artère *vésico-prostatique* qui donne non seulement aux organes génito-urinaires du bassin, mais encore à la partie postérieure du rectum. — L'*obturatrice* est un grêle filet s'échappant ordinairement de l'artère précédente.

Quant à l'*iliaco-fémorale* et à la *sacrée latérale*, elles manquent complètement, comme chez les Ruminants.

L'artère sacrée moyenne ressemble à celle de ces derniers animaux, c'est-à-dire qu'elle se

---

* D, duodénum ; J, jéjunum ; I, iléon ; C, cæcum ; Co, côlon hélicoïde ; Cf, côlon flottant ; G, ganglions mésentériques. — 1, tronc de la grande mésentérique ; 2, artère de l'intestin grêle ; 3, 3, ses divisions formant une succession d'arcades ; 4, innombrables artérioles gagnant l'intestin ; 5, colique droite donnant l'artère cæcale (7) et l'artère iléo-cæcale (8) ; 6, colique gauche émettant la première artère du côlon flottant (9).

continue sous la queue et émet, de chaque côté, des branches pour les trous sacrés et pour les muscles et tégument de la queue.

Il arrive assez souvent que celles destinées aux trous précités procèdent d'une branche commune s'échappant de la sacrée moyenne à 3 ou 4 centimètres de son origine et simulant une sacrée latérale.

Les **artères iliaques externes** ont une distribution qui rappelle à peu près exactement celle que nous avons fait connaître chez le Bœuf, même dans la partie terminale des membres, malgré le développement complet des doigts latéraux. Nous signalerons cependant les quelques particularités suivantes :

Souvent la *prépubienne* n'existe pas, l'*abdominale postérieure* et la *honteuse externe* naissant isolément sur la fémorale profonde au lieu de s'échapper par un tronc commun. La *saphène*, très considérable, part de la fémorale au point où ce vaisseau va s'engager dans l'anneau que lui forment les deux muscles adducteur de la cuisse et demi-membraneux; elle supplée la tibiale postérieure comme chez les Ruminants. Celle-ci est très faible ; elle suit la face postérieure du ligament interosseux péronéo-tibial jusqu'au voisinage du tarse, où elle se réunit à la saphène ou bien se perd dans les muscles profonds de la région jambière postérieure; de cette manière la saphène seule fournit les deux *artères plantaires*. La *tibiale antérieure* ne donne pas la *péronière*: celle-ci émane de la poplitée.

Les *artères du pied* sont essentiellement disposées comme dans le Bœuf, ce qui nous dispense d'insister.

§ 4. — Chien et Chat.

TRONCS BRACHIAUX

L'aorte antérieure n'existant pas, les troncs brachiaux naissent isolément de la crosse de l'aorte, comme dans le Porc, et fournissent successivement, indépendamment des carotides, branches spéciales du tronc brachial droit ou tronc brachio-céphalique :

1º Un tronc volumineux, origine commune des artères *dorsale, cervicale supérieure* et *intercostale supérieure* ou *sous-costale* : la première passant entre les deux premières côtes; la seconde en avant de la première; la troisième en travers de la face interne des deuxième et troisième côtes, près de leur extrémité vertébrale. La cervicale supérieure peut naître de la vertébrale : disposition donnée comme normale par Eilenberger et Baum.

2º L'*artère vertébrale*, qui naît tantôt en avant du tronc précédent, tantôt en arrière, auquel cas elle le croise en dedans. Ce vaisseau s'anastomose, comme chez les Solipèdes, avec une branche rétrograde de l'occipitale. Il supplée en très grande partie la cervicale supérieure, dont le volume est très faible et qui se distribue seulement à la partie inférieure du cou.

3º L'*artère cervicale inférieure*, donnant des rameaux à l'épaule et au poitrail, indépendamment de ceux qui vont à la région inférieure du cou.

4º L'*artère thoracique interne* ou *mammaire interne*, remarquable par son fort volume et par la destination de certaines de ses divisions superficielles, qui vont aux mamelles des premières paires.

5º L'*artère thoracique externe*, qui prend origine après la réflexion du tronc brachial sur le bord antérieur de la première côte, à l'endroit où naît d'habitude l'*artère sus-scapulaire*, vaisseau qui est ici fourni par la cervicale inférieure. La thoracique externe fournit de petites branches aux mamelles thoraciques et justifie ainsi le nom de mammaire externe.

6º L'*artère sous-scapulaire*. — Après avoir fourni ce dernier vaisseau, le tronc brachial se prolonge par l'artère humérale, que nous allons examiner dans sa disposition avec quelques détails.

Artère humérale. — Situé en arrière du coraco-brachial et du biceps, ce vaisseau descend ensuite sous le rond pronateur, et se divise, au niveau de l'extrémité supérieure du radius, en deux branches terminales qui sont l'*artère cubitale* et l'*artère radiale*. Dans le Chat, il traverse avec le nerf médian le trou épitrochléen de l'humérus.

Il fournit dans son trajet des branches collatérales analogues à celles qui ont été signalées dans les Solipèdes, et au nombre desquelles existe un mince rameau, trace de l'artère *radiale antérieure* ou dorsale de l'avant-bras, lequel passe sous l'extrémité terminale du biceps pour se rendre dans les muscles qui recouvrent antérieurement l'articulation du coude. Cette artère radiale antérieure est en partie suppléée soit par un rameau de l'humérale profonde qui se poursuit sur la face antérieure de l'avant-bras jusqu'au carpe, soit par une branche spéciale, née de l'humérale ou de la collatérale interne, croisant la terminaison du biceps pour se jeter à la surface de l'extenseur antérieur du métacarpe et gagner le réseau antérieur du carpe d'où procèdent les interosseuses métacarpiennes dorsales.

Artère cubitale. — Beaucoup plus petite que la radiale, elle laisse échapper, très près de son origine, l'*artère interosseuse* de l'avant-bras, qui procède parfois directement de l'humérale ou bien de la radiale et dont le calibre l'emporte toujours chez les animaux sur celui de la cubitale. Celle-ci est en effet très faible; elle se dirige en dehors et en bas en passant entre le grand palmaire et le perforant et gagne la face interne du cubital antérieur ou fléchisseur oblique du métacarpe, où elle s'accole au nerf cubital pour descendre avec lui en dedans du pisiforme et se réunir alors avec l'interosseuse palmaire de l'avant-bras ou l'une des branches terminales de ce dernier vaisseau. L'artère cubitale fournit dans ce trajet plusieurs rameaux musculaires ou cutanés dont les uns s'anastomosent avec la collatérale interne du coude, les autres avec des divisions de la radiale. Il arrive souvent que l'on a de la peine à la suivre jusqu'au carpe.

Artère interosseuse de l'avant-bras. — Cette artère se place entre le cubitus et le radius, sous le carré pronateur et se prolonge ainsi jusqu'au tiers inférieur de l'avant-bras où elle se partage en deux branches, les *artères interosseuses antérieure* et *postérieure*, après avoir abandonné sur son parcours plusieurs rameaux, la plupart antérieurs, qui se jettent dans les muscles antibrachiaux en traversant l'espace compris entre les deux os de l'avant-bras, les principaux s'échappant par l'arcade radio-cubitale.

L'*interosseuse antérieure* ou *dorsale*, après avoir passé entre le cubitus et le radius, descend sur la face antérieure du carpe, où ses divisions rencontrent, en dedans, des ramuscules collatéraux de la radio-palmaire, en dehors, les arborisations d'une branche de l'interosseuse postérieure, et forment avec ces vaisseaux, ainsi qu'avec les succédanés de la dorsale de l'avant-bras dont il a été parlé plus haut, un plexus à larges mailles, d'où procèdent, en définitive, les interosseuses métacarpiennes dorsales.

L'*interosseuse postérieure* ou *palmaire* peut être regardée par son volume et sa direction comme la continuation du tronc interosseux. Après s'être dégagée de dessous le carré pronateur, elle fournit d'abord une branche interne, flexueuse, anastomosée avec la radio-palmaire, puis plusieurs rameaux externes musculo-cutanés, et se place alors en dedans de l'os sus-carpien, où elle reçoit la terminaison de l'artère cubitale. Le petit vaisseau résultant de cette réunion se porte en avant des tendons fléchisseurs sous l'aponévrose qui recouvre les muscles interosseux, en travers de l'extrémité supérieure de ces muscles, pour s'anastomoser avec le grêle filet qui termine l'artère radio-palmaire et constituer ainsi l'*arcade palmaire profonde*. Cette arcade fournit, avec quelques ramuscules destinés aux muscles de la main, les quatre interosseuses métacarpiennes palmaires qui descendent derrière les intervalles des métacarpiens en lançant chacune au moins une branche perforante à l'interosseuse dorsale correspondante. Les huit interosseuses viennent se jeter en bas du métacarpe dans les artères palmaires métacarpiennes aux points mêmes où elles se bifurquent pour donner les collatérales des doigts.

Artère radiale. — Accolée au long fléchisseur du pouce et au perforant, cette artère suit la face interne du perforé, traverse la gaine carpienne et se termine vers le milieu du méta-carpe par *quatre artères palmaires métacarpiennes* ou *digitales communes* qui se placent dans les intervalles des tendons du fléchisseur perforant, sous les tendons du perforé, pour arriver à l'extrémité supérieure des espaces interdigités. Là, elles reçoivent, comme il a été dit, les interosseuses métacarpiennes, et se comportent de la manière suivante : la *première*, c'est-à-dire la plus interne, se porte sur le pouce et donne en outre la collatérale excentrique du deuxième doigt ; la *deuxième* donne les collatérales des bords adjacents des deuxième et troisième doigts ; la *troisième* se bifurque de même pour fournir les collatérales des bords adjacents du troisième et du quatrième doigt ; la *quatrième* en fait autant à l'égard des bords correspondants du quatrième et du cinquième doigt. Quant au bord excentrique du cinquième doigt, il reçoit ordinairement sa collatérale, quand il en a une, de l'arcade palmaire profonde.

L'artère radiale fournit dans son trajet plusieurs branches pour les muscles antibrachiaux postérieurs, dont une, volumineuse, est décrite par Ellenberger et Baum sous le nom d'*artère palmaire de l'avant-bras*. Elle donne en outre la *radio-palmaire*, petit vaisseau qui s'en détache très haut, vers le milieu de l'avant-bras, ainsi que chez le Bœuf, et descend le long du bord interne du radius, en donnant quelques branches cutanées. Arrivée au carpe, elle se divise en deux branches : une dorsale qui vient se perdre dans le réseau artériel de cette région, l'autre palmaire qui se continue à la face interne du carpe pour former l'arcade sous-carpienne ou palmaire profonde en se réunissant avec la cubitale (Voy. ci-dessus).

ARTÈRES CAROTIDES

Les carotides primitives naissent isolément du tronc brachio-céphalique et montent le long de la trachée jusqu'au niveau des apophyses transverses de l'atlas, en suivant un trajet exactement semblable à celui qu'elles décrivent dans le Cheval et les autres espèces.

Parmi les rameaux collatéraux que fournissent ces deux vaisseaux, on distingue l'*artère thyro-laryngienne*, remarquable par son énorme calibre, son trajet descendant en avant du lobe correspondant de la glande thyroïde, et sa terminaison dans l'isthme médian de cette glande (quand il existe,.

On remarque l'absence de la *thyroïdienne accessoire*. Toutefois il existe un petit vaisseau qui prend naissance à l'entrée de la poitrine, soit sur la carotide, soit plutôt sur le tronc brachial, et qui s'élève sur le côté de la trachée jusqu'à l'extrémité inférieure du corps thyroïde, tout en fournissant des artérioles à ce conduit, à l'œsophage et au cordon nerveux vaguo-sympathique ; ce petit vaisseau est décrit par Ellenberger et Baum sous le nom d'*artère thyroïdienne inférieure*.

Quant aux branches terminales de la carotide, ce sont, comme chez les Solipèdes : 1° l'*occipitale*, 2° la *carotide interne*, 3° la *carotide externe*, celle-ci représentant la véritable continuation du vaisseau primitif. Cette terminaison se fait plus haut que chez les Solipèdes, c'est-à-dire à une petite distance du muscle digastrique.

a. **Occipitale.** — D'un volume peu considérable, ce vaisseau monte en avant du bord antérieur de l'apophyse transverse de l'atlas, passe dans l'échancrure de cette apophyse et se divise en deux branches : l'*occipito-musculaire* et la *cérébro-spinale*.

Dans son trajet, elle émet des rameaux musculaires analogues à ceux qui émanent de la *prévertébrale* chez le Cheval. Elle donne encore une *artère mastoïdienne*, qui n'envoie qu'une fort petite branche dans le conduit temporal, destinée qu'elle est à peu près exclusivement aux muscles profonds de la nuque. De plus, l'occipitale laisse échapper une *artère rétrograde* anastomosée à plein canal avec la vertébrale.

On retrouve donc, dans l'artère occipitale du Chien, une disposition à peu près identique à celle qui a été décrite chez les Solipèdes.

b. **Carotide interne.** — Ce vaisseau qui a tout au plus la grosseur de l'occipitale, gagne l'ouverture postérieure du canal carotidien, parcourt ce conduit d'arrière en avant, et, avant de rentrer dans le crâne, forme une anse au niveau de laquelle il reparaît au dehors pour recevoir une branche anastomotique de la carotide externe. Arrivé sur les côtés de la selle turcique, il s'anastomose avec les divisions de l'artère sphéno-épineuse et les branches rentrantes de l'artère ophtalmique, de manière à former une sorte de plexus qui est la trace du *réseau admirable* des Ruminants et du Porc. Puis il traverse la dure-mère pour se terminer à la manière habituelle par les deux artères communicantes, constituant avec leurs homologues le polygone de Willis, dont procèdent les cérébrales et le tronc basilaire.

Chez le **Chat**, le plexus carotidien est plus considérable que chez le Chien.

c. **Carotide externe.** — Cette artère se termine, comme dans les Solipèdes, par la *temporale superficielle* et la *maxillaire interne*.

Dans son trajet, elle fournit :

1° Une artère qui représente le rameau méningé de la *prévertébrale* du Cheval, et qui s'élève, en décrivant des flexuosités, sur le côté du pharynx, pour aller se joindre à l'anse carotidienne, au niveau du trou carotidien.

2° Une *artère laryngée supérieure*, entrant dans le larynx avec le nerf homonyme, après avoir donné des ramuscules à la glande maxillaire.

3° L'*artère linguale*, très grosse branche, flexueuse, dont le trajet rappelle celui du même vaisseau chez le Cheval, et qui donne vers son origine l'*artère pharyngienne*.

4° L'*artère faciale* ou *maxillaire externe*, naissant sur la carotide externe, au-dessus de la linguale, et se divisant en deux branches sur le côté externe du mylo-hyoïdien, au-dessus de l'insertion mandibulaire du digastrique : l'une de ces branches, tenant lieu à la fois de *sous-mentale* et de *sublinguale*, passe en dedans de cette insertion et se prolonge entre le mylo-hyoïdien et la branche maxillaire jusqu'à la houpe du menton, après avoir fourni des ramuscules aux parties logées dans l'espace intramaxillaire ; l'autre branche contourne le bord inférieur du maxillaire, en avant du masséter, et s'épuise sur la face par des rameaux au nombre desquels on retrouve aisément les deux *artères coronaires* et les deux artérioles que nous avons signalées dans les Solipèdes comme rameaux terminaux du vaisseau.

5° L'*artère auriculaire postérieure* : celle-ci, après avoir donné des vaisseaux parotidiens et musculo-cutanés, se place sur le milieu de la face externe de la conque, et se dirige vers l'extrémité terminale du cartilage, où elle se divise en deux branches, qui s'infléchissent en arcade et reviennent, en suivant les bords de la conque, vers la base de celle-ci, où elles s'anastomosent avec d'autres rameaux, soit de l'auriculaire postérieure, soit de l'antérieure, venus à leur rencontre.

Chez le **Chat**, la carotide externe forme, derrière le condyle de la mâchoire inférieure, un *rete mirabile* très grand à l'origine de la maxillaire interne.

Artère temporale superficielle. — Après un court trajet derrière l'articulation temporo-maxillaire, ce vaisseau se partage en deux branches : l'une, postérieure ou *auriculaire*, s'anastomose avec une division de l'auriculaire postérieure, après avoir envoyé des rameaux à l'intérieur du cartilage conchinien et fourni quelques artérioles musculo-cutanées ; l'autre, antérieure ou *temporale*, encore appelée *zygomatico-orbitaire*, se glisse sous l'aponévrose du crotaphite, au-dessus du bord supérieur de l'arcade zygomatique, et vient contourner, en arrière et en dedans, le pourtour de l'orbite, pour se terminer sur la face par des ramuscules anastomosés, soit avec la branche sous-orbitaire de l'artère dentaire supérieure, soit avec la faciale. Dans son trajet sous-aponévrotique, cette branche donne des divisions au muscle temporal. Au-dessus de l'arcade orbitaire, elle émet plusieurs artérioles superficielles ascendantes et internes, dont une principale communique, avec les artères auriculaires et avec le rameau homologue du côté opposé.

Avant de se diviser en ses deux branches terminales, l'artère temporale superficielle fournit un ou plusieurs *rameaux massétérins*, ainsi qu'une très fine artère *transverse de la face*.

Artère maxillaire interne. — Le trajet parcouru par ce vaisseau rappelle celui qu'il accomplit dans le Cheval. Après avoir décrit une courbure en **S** entre le condyle de la branche maxillaire et le muscle ptérygoïdien, il traverse le conduit sous-sphénoïdal percé à la base de l'apophyse ptérygoïde et se dirige ensuite, en dehors du muscle précité, vers l'hiatus maxillaire, où il se continue par l'*artère dentaire supérieure*.

a. Voici les principales branches collatérales qu'il émet :

1° L'*artère dentaire inférieure* ;

2° L'*artère temporale profonde postérieure*, fournissant une branche *massétérine* qui traverse l'échancrure sigmoïde du maxillaire pour plonger dans le muscle masséter ;

3° Une très fine *artériole tympanique* ;

4° L'*artère sphéno-épineuse*, presque entièrement destinée à la formation du plexus des carotides internes ;

5° Plusieurs *artères ptérygoïdiennes* ;

6° L'*artère ophtalmique*, qui, avant d'entrer dans le crâne par le trou ethmoïdal, donne, indépendamment des rameaux signalés dans les Solipèdes (*artères frontale, lacrymale, ciliaires, musculaires*), un faisceau de branches particulières. Celles-ci pénètrent dans le crâne par la grande fente sphénoïdale, en accompagnant les nerfs moteurs et sensitifs de l'œil, pour aller se joindre à la carotide interne et à l'artère sphéno-épineuse ;

7° L'*artère temporale profonde antérieure*, donnant souvent, par son dédoublement, une *temporale profonde moyenne* ;

8° La *staphyline*, plus volumineuse que dans le Cheval ;

9° L'*artère palatine* ;

10° L'*artère buccale*, dont les divisions principales se jettent dans la glande sous-zygomatique.

b. Quant à la *dentaire supérieure*, qui termine la maxillaire interne, elle fournit, comme dans les Solipèdes, un *rameau orbitaire* et une *branche sous-orbitaire*. Celle-ci, remarquable par son volume, sort du conduit dentaire avec les nerfs sous-orbitaires, pour se joindre, sur la face et dans le tissu de la lèvre supérieure, aux divisions de l'artère maxillaire externe.

AORTE

Chez le Chien comme chez le Porc, la dénomination d'aorte postérieure n'a plus de raison d'être, puisque les artères de la tête et des membres thoraciques naissent directement de la crosse aortique. Ces artères étant étudiées, il nous reste à considérer ici les branches collatérales, pariétales et viscérales de l'aorte.

A. Branches pariétales. — A partir du quatrième espace, les *artères intercostales* sont fournies par l'aorte.

Les deux premières *artères lombaires* naissent sur l'aorte thoracique, en raison de l'insertion très reculée du diaphragme ; la troisième se détache entre les piliers de cette cloison.

Dans la cavité abdominale, très près et en arrière de la grande mésentérique, l'aorte donne naissance à une *artère phréno-lombaire* qui ne tarde pas à se diviser en deux branches : l'une *diaphragmatique*, descendant sur la face postérieure du diaphragme ; l'autre *lombaire*, rampant sur les psoas et traversant la région abdominale au voisinage des apophyses transverses des vertèbres lombaires.

B. Branches viscérales. — L'*artère bronchique* se détache de l'aorte à côté de la sixième intercostale ou en commun avec elle ; elle se jette sur les bronches et se ramifie avec elles après avoir fourni des rameaux aux ganglions bronchiques et à l'œsophage. Celui-ci reçoit en outre deux, trois ou même quatre artères, qui prennent naissance isolément en divers points de la longueur de l'aorte thoracique, et descendent dans le médiastin, à droite et à gauche du conduit auquel elles sont destinées.

Le **tronc cœliaque** donne d'abord l'artère hépatique, puis, par un court tronc commun, la gastrique et la splénique.

a. La *gastrique* ou *coronaire stomachique* ne se partage pas en deux branches (gastrique antérieure et gastrique postérieure) comme dans les Solipèdes ; elle s'épuise en un grand nombre de filets qui se jettent sur la face postérieure, sur la grosse tubérosité de l'estomac ou encore sur la face antérieure après avoir croisé la petite courbure. Elle fournit aussi, près de son origine, un rameau au pancréas, lequel provient quelquefois de la splénique ou bien du tronc gastro-splénique.

b. La *splénique* atteint la rate par la partie moyenne de son bord interne. Elle donne sur son trajet : 1° un rameau qui se jette dans l'extrémité supérieure du même organe, ainsi que sur la grosse tubérosité de l'estomac ; 2° la *gastro-épiploïque gauche*.

c. L'*hépatique* fournit l'artère qui plonge dans le hile du foie, puis se continue par la *gastro-épiploïque droite*. Sur le duodénum, celle-ci donne naissance à la *pylorique*, qui s'anastomose sur la petite courbure de l'estomac avec un rameau de la gastrique, et à une grosse artère dite *pancréatico-duodénale* qui se loge dans l'épaisseur du pancréas et se poursuit le long du duodénum jusqu'à la rencontre de la grande mésentérique.

La **grande mésentérique** (Voy. t. I, fig. 348) prend naissance au voisinage du tronc cœliaque. Elle décrit une courbe à convexité tournée en arrière, dont se détachent une quinzaine de rameaux qui vont à l'intestin grêle, ainsi qu'une artère duodénale qui suit le duodénum en sens rétrograde pour venir à la rencontre du rameau pancréatico-duodénal de l'artère hépatique. Les rameaux destinés au jéjunum forment des arcades anastomotiques près de la petite courbure du viscère. A une petite distance de son origine, elle donne un rameau au cæcum et des branches au côlon ; celles-ci sont parfois très développées.

La **petite mésentérique** commence près de la terminaison de l'aorte et se divise en deux branches : l'une qui se dirige en avant, l'autre en arrière : celle-ci forme les artères hémorroïdales.

Les artères **rénales** et **spermatiques** n'offrent rien de particulier.

BRANCHES TERMINALES DE L'AORTE

Ce sont, comme dans les Ruminants et le Porc, les quatre artères iliaques et la sacrée moyenne.

Sacrée moyenne. — La sacrée moyenne se continue sur la ligne médiane jusqu'à l'extrémité de la queue, en s'épuisant progressivement par émission de branches latérales, au niveau de chaque vertèbre, branches rappelant de tous points les artères lombaires ou les intercostales.

Iliaque interne. — Après avoir émis les deux artères iliaques externes, l'aorte se continue sur une longueur de 1 à 3 centimètres avant de subir la trifurcation qui donne naissance à la sacrée moyenne et aux deux iliaques internes. Chacune de celles-ci donne d'abord l'*artère ombilicale*, remarquable par son étroit calibre et les flexuosités qu'elle décrit pour arriver sur la vessie. Puis elles effectuent un trajet de quelques centimètres en arrière et en dedans du tronc veineux pelvi-crural et se partagent en deux branches vers l'entrée du bassin : l'une *pariétale*, l'autre *viscérale*.

a. La première est la véritable suite du tronc pelvien ; elle croise la face interne de l'ilium, du muscle pyramidal du bassin et du ligament sacro-sciatique, et vient sortir du bassin par la petite échancrure sciatique, pour se comporter ensuite à la manière de l'artère *ischiatique* ou fessière postérieure, c'est-à-dire se distribuer aux muscles fessiers et cruraux postérieurs. Mais elle fournit au préalable : 1° l'artère *ilio-lombaire* ; 2° la *fessière* proprement dite ou fessière antérieure ; 3° la *coccygienne latérale*, qui vient se placer sur le côté de la queue, immédiatement sous la peau : 4° enfin, de menus rameaux pour les muscles voisins, notamment le pyramidal et l'obturateur interne. On chercherait en vain la trace de l'artère iliaco-fémorale, de la sacrée latérale et de l'obturatrice.

b. La branche viscérale équivaut de tous points à l'artère *honteuse interne* ; elle se place en dessous de la précédente, sur le côté des viscères contenus dans la cavité pelvienne, et se porte en arrière jusqu'à l'arcade ischiale, qu'elle contourne pour se terminer par les artères *caverneuse, bulbeuse* et *dorsale*, soit dans la verge, soit dans la vulve et le clitoris, suivant le sexe. Elle fournit chemin faisant des rameaux vésicaux, hémorroïdaux et urétraux, ainsi que l'artère *utérine* (dans la femelle). Celle-ci, très volumineuse, se place dans l'épaisseur du ligament large, au-dessus de la petite courbure de la corne utérine et se dirige en avant sur l'ovaire, où elle rencontre l'artère utéro-ovarienne, après avoir émis de nombreuses branches collatérales remarquables par la richesse du réseau qu'elles forment dans les parois de la matrice.

Iliaques externes. — Le tronc crural se décompose, chez les Carnivores comme dans les autres animaux, en trois sections successives : l'*artère iliaque externe* proprement dite, l'*artère fémorale* et l'*artère poplitée*. Celle-ci terminée par les *artères tibiales*.

a. L'artère iliaque externe ne donne naissance d'ordinaire à aucune branche collatérale, car la *circonflexe iliaque* provient directement de l'aorte, 25 fois sur 27 d'après Ellenberger et Baum.

b. La fémorale émet, comme chez le Cheval : 1° plusieurs rameaux musculaires innominés ; 2° les deux *grandes musculaires*, antérieure et postérieure, celle-ci fournissant la *prépubienne* ; 3° la *saphène*.

Dans la Chienne, l'artère *honteuse externe*, émanée comme d'habitude de la prépubienne, offre quelques particularités dans sa distribution ; elle laisse d'abord échapper une longue branche, placée dans l'épaisseur des mamelles, et qui se porte en avant à la rencontre du rameau mammaire fourni par la thoracique interne pour s'aboucher avec lui ; puis elle se rend dans l'entre-deux des cuisses, et gagne, en décrivant des flexuosités, les lèvres de la vulve, dans lesquelles elle s'épuise par de nombreux ramuscules anastomosés avec les divisions vulvaires de l'artère honteuse interne.

Quant à l'artère *saphène*, elle est aussi remarquable par son fort volume que par sa destination. Elle se détache vers le milieu de la longueur du fémur, c'est-à-dire à la partie inférieure de la fémorale, croise superficiellement le muscle droit interne et se divise en deux branches. La plus petite accompagne le nerf et la veine saphène internes et arrive avec eux sur la face antérieure du tarse, où elle se rencontre avec un rameau de la tibiale antérieure et se divise en plusieurs petites artères qui se comportent à la manière d'interosseuses métatarsiennes dorsales. La grosse branche de la saphène émet sur son trajet, en outre d'artérioles sous-cutanées, un rameau qui s'engage sous les muscles fléchisseurs profonds des doigts et s'épuise sur le jarret par des divisions articulaires et malléolaires ; elle se continue ensuite dans la gaine tarsienne, où elle émet deux grêles artères plantaires formant l'arcade plantaire, puis dans le plan médian de la face postérieure du métatarse, jusqu'à l'extrémité inférieure de cette région, où elle se termine enfin par trois grêles rameaux qui se jettent sur les interosseuses.

c. L'*artère poplitée* donne une importante branche fémoro-poplitée et s'engage dans l'arcade tibio-péronéale pour se continuer par la *tibiale antérieure*, après avoir émis des rameaux musculaires tenant lieu de l'artère *tibiale postérieure*, laquelle est suppléée comme on l'a vu par la saphène.

d. La *tibiale antérieure*, arrivée en avant du tarse, laisse échapper l'*artère tarsienne*, rameau assez volumineux, divisé presque à son origine en plusieurs branches superficielles, anastomosées avec la branche antérieure de la saphène. Puis elle continue à descendre, sous le nom d'*artère pédieuse*, traverse d'avant en arrière la partie supérieure du premier espace intermétatarsien (entre les métatarsiens II et III) et se termine sous les tendons fléchisseurs en s'abouchant avec l'arcade des artères plantaires, d'où partent trois *interosseuses métatarsiennes plantaires*. Celles-ci communiquent par des branches perforantes avec les interosseuses dorsales et se bifurquent au-dessus des espaces interdigités pour donner les *collatérales des doigts*, à l'exception des collatérales excentriques des doigts extrêmes qui proviennent de la tibiale antérieure ou de la branche dorsale de la saphène.

§ 5. — Lapin.

A. — Le Lapin n'a pas d'aorte antérieure ; le *tronc brachial gauche* et le *tronc brachio-céphalique* naissent directement de la crosse aortique. Ce dernier est très court ; il se divise tout de suite en sous-clavière droite et carotides ; il est parfois si court que les deux carotides, ou au moins la gauche, paraissent naître directement de la crosse de l'aorte (fig. 101).

Chacune des sous-clavières émet : 1° par un tronc commun, une *artère dorso-intercostale*, une *cervicale supérieure* et une *vertébrale*, celle-ci perçant la dure-mère au niveau de l'atlas et se réunissant à son homologue du côté opposé pour former le tronc basilaire ; 2° une *cervicale inférieure* ; 3° deux *thoraciques* n'offrant rien de particulier.

Après avoir émis la *sous-scapulaire*, le tronc brachial se continue par l'*artère humérale*, qui est elle-même continuée par les deux artères *radiale* et *cubitale*, etc., tous vaisseaux disposés essentiellement comme chez le Chien et le Chat.

B. — Les *carotides* naissent isolément sur le tronc brachio-céphalique, la gauche avant la droite ; elles émettent, vers le milieu de leur trajet, une artère *thyro-laryngienne* et se terminent au niveau de l'angle de la mâchoire inférieure par l'occipitale, la carotide externe et la carotide interne.

1. L'*occipitale* paraît n'être qu'une collatérale de la carotide externe.

2. La *carotide externe*, la plus grosse des branches terminales de la carotide primitive, fournit successivement : une petite artère *laryngée supérieure*, une artère *linguale*, une artère *faciale* étendant ses rameaux jusqu'aux joues, au nez et aux lèvres. Puis elle se bifurque en une artère *temporale superficielle* et une *maxillaire interne*, la première émettant les deux *artères auriculaires* et la *transversale de la face*, la seconde offrant sensiblement la distribution complexe qui lui est habituelle.

3. La *carotide interne* pénètre dans le crâne par le canal carotidien du temporal, lance à travers le trou optique un rameau qui donne à l'œil les *artères ciliaires* et *centrale de la rétine*, rameau connu sous le nom d'*artère ophtalmique supérieure*, puis se termine au polygone de Willis à la manière habituelle.

C. — Les branches collatérales, pariétales ou viscérales, de l'aorte sont disposées en principe comme chez les Carnivores ; les bornes que nous nous sommes assignées ne nous permettent pas d'entrer dans le détail de leurs minimes différences.

D. — Quant aux branches terminales, elles sont au nombre de cinq ; quatre iliaques et une sacrée moyenne.

La *sacrée moyenne* naît avant la bifurcation terminale de l'aorte, de manière à donner la dernière paire d'artères lombaires.

Les *artères iliaques*, externe et interne de chaque côté, ne procèdent pas directement de l'aorte, mais d'un tronc commun très court constituant une *iliaque primitive* ; c'est-à-dire qu'il y a ici ramification dichotomique comme chez l'Homme (Voy. fig. 127).

L'iliaque primitive fournit l'artère iléo-lombaire, une artère vésico-déférentielle chez le mâle, une artère vésico-utérine chez la femelle ; elle se bifurque bientôt en iliaque externe et iliaque interne.

Celle-ci émet une artère pour les organes intrapelviens (rectum, prostate, urètre, vagin, etc.), une artère fessière, une artère obturatrice, puis se termine par l'artère ischiatique dont émane une caudale latérale, et par la honteuse interne, aboutissant comme d'habitude aux organes génitaux externes.

Quant au tronc crural, il se distribue au membre postérieur, suivant le même mode que chez le Chien et le Chat.

§ 6. — Comparaison des artères de l'Homme avec celles des Mammifères domestiques.

Les méthodes de description et la terminologie anatomiques étant tirées de l'anthropotomie, l'étude du système artériel des animaux ne peut être bien faite et bien comprise qu'à la condition de connaître celui de l'Homme, au moins dans ses grandes lignes. C'est pour avoir méconnu cette impérieuse nécessité que beaucoup d'anatomistes vétérinaires ont encombré leurs ouvrages d'une multitude de termes vicieux, d'erreurs d'interprétation, qui les rendent parfois incompréhensibles. Aussi introduirons-nous ici un petit paragraphe d'anatomie humaine.

Nous avons déjà dit que l'Homme n'a pas d'aorte antérieure et que trois gros vaisseaux naissent de la convexité de la crosse aortique (Voy. fig. 96) : le *tronc brachio-céphalique* ou *innominé*, la *carotide primitive gauche* et l'*artère sous-clavière gauche*. L'absence d'aorte antérieure s'observe aussi dans nombre de nos animaux ; mais chez aucun on ne voit s'échapper de la crosse de l'aorte plus de deux troncs, car les deux carotides primitives naissent du tronc brachio-céphalique, isolément ou en commun ; toutefois, à titre anormal, on peut rencontrer chez le Lapin la disposition offerte par l'Homme ; on a même vu, dans cet animal, les deux carotides naître isolément sur la crosse de l'aorte, qui donnait alors quatre artères au lieu de deux.

SOUS-CLAVIÈRES, AXILLAIRES ET ARTÈRES SUIVANTES

La présence de la clavicule, croisant les troncs brachiaux, a fait distinguer dans ceux-ci deux sections successives : la *sous-clavière* et l'*axillaire*, distinction qui serait arbitraire chez la plupart de nos animaux ; aussi avons-nous conduit les troncs brachiaux jusqu'à l'artère humérale. Cependant, certains anatomistes vétérinaires étrangers persistent à décrire aux animaux sans clavicule une artère sous-clavière et une artère axillaire, en prenant pour limite de démarcation le coude décrit par le vaisseau sur le bord antérieur de la première côte ; mais alors il n'y a plus correspondance exacte avec les artères pareillement nommées de l'Homme : d'autre part, dans certains animaux, tels que le Lapin, les troncs brachiaux s'échappant de la poitrine dès leur naissance, ne pourraient guère être divisés en deux segments successifs. Il nous a donc paru plus simple et plus rationnel de supprimer, au moins chez les animaux non claviculés, la distinction d'une sous-clavière et d'une axillaire.

a. Les **artères sous-clavières** de l'Homme, à leur sortie de la poitrine, passent entre les deux scalènes, tandis que les veines correspondantes passent au-devant de ces muscles. Chez tous les Mammifères qui nous intéressent, les vaisseaux homologues s'infléchissent sur la première côte, au contact l'un de l'autre, et sous la masse des scalènes.

Les artères sous-clavières de l'Homme fournissent chacune sept branches collatérales importantes, qui sont représentées chez les animaux domestiques (nous faisons abstraction, en ce moment, de la carotide droite émise par le tronc brachio-céphalique). Ces sept branches sont :

1° L'*artère vertébrale*, qui, après avoir traversé la série des trous transversaires des vertèbres cervicales, décrit une anse pour entrer dans le crâne entre l'arc postérieur de l'atlas et le trou occipital. Elle perce ensuite la dure-mère et vient s'unir sur la face inférieure du bulbe avec l'artère du côté opposé de manière à constituer le tronc basilaire, qui se termine au-devant de la protubérance par une bifurcation donnant naissance aux artères cérébrales postérieures, lesquelles artères cérébrales sont unies aux carotides internes par les communicantes postérieures. L'artère spinale médiane, dite aussi artère spinale antérieure, s'échappe de l'angle de réunion des deux vertébrales. — Chez les animaux, l'artère vertébrale s'épuise en grande partie dans les muscles du cou, en sorte que, lorsqu'elle arrive à l'atlas, elle est d'un calibre relativement faible, et est reçue en général par une branche rétrograde de l'occipitale. C'est cette dernière artère qui constitue le tronc basilaire en lançant une branche dans le canal vertébral par le trou antérieur de l'atlas, branche qui se bifurque sous le bulbe et se réunit avec celle du côté opposé en un losange d'où s'échappent, en sens opposés, le tronc basilaire et la spinale médiane. Toutefois, la vertébrale n'a pas perdu toute participation à l'irrigation des centres nerveux ; elle lance, par les trous de conjugaison, des branches qui. directement ou indirectement, vont renforcer la spinale médiane ; la plus antérieure de ces branches s'unit souvent au rameau cérébro-spinal de l'occipitale, et contribue à la constitution du tronc basilaire. Au surplus, celui-ci est beaucoup plus faible que dans l'Homme, et il paraît émaner du polygone de Willis plutôt qu'il ne s'y termine ; la circulation à son intérieur se fait très vraisemblablement dans le sens descendant, tandis qu'elle est ascendante chez l'Homme ; les communicantes postérieures, au lieu d'être de simples voies d'anastomose entre les carotides internes et les cérébrales postérieures, sont les véritables branches d'origine du tronc basilaire, dont s'échappent les cérébrales postérieures comme des jets latéraux.

2° L'*artère thyroïdienne inférieure*, dont on retrouve l'origine et quelques branches de distribution dans le rameau ascendant de l'artère cervicale inférieure de nos animaux. Chez la plupart de ceux-ci, les corps thyroïdes sont si éloignés de l'entrée de la poitrine qu'ils reçoivent leur sang exclusivement de la carotide primitive, soit que la thyroïdienne inférieure fasse défaut, soit qu'elle procède de cette artère comme sa congénère. Une exception est à faire pour le Porc, dont les corps thyroïdes, situés immédiatement au-dessus de l'entrée pectorale, reçoivent une thyroïdienne inférieure de l'artère cervicale inférieure.

3° L'*artère mammaire interne*, disposée comme dans les animaux.

4° L'*artère intercostale supérieure*. qui a pour analogue le rameau sous-costal de la dorsale des animaux.

5° L'*artère sus-scapulaire* ou scapulaire supérieure qui, dans quelques espèces, est remplacée par des rameaux de la cervicale inférieure.

6° L'*artère cervicale transverse*, ou scapulaire postérieure, représentée chez les animaux par la portion extrathoracique de la dorsale.

7° Enfin, la *cervicale profonde*, équivalente à la cervicale supérieure des animaux. Il arrive souvent, chez ceux-ci, que cette artère procède par un tronc commun avec la dorsale ; quelquefois elle manque, suppléée qu'elle est par les rameaux spinaux de la vertébrale ; enfin, l'on peut voir naître du tronc brachial,

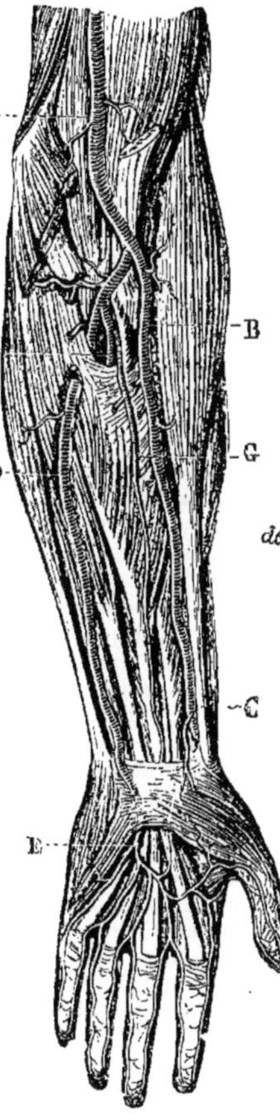

Fig. 124. — Artères de l'avant-bras de l'Homme (d'après Bourgery) [*].

en un seul tronc, la dorsale avec son rameau sous-costal, la cervicale supérieure et la vertébrale. Cela dépend des espèces envisagées et aussi des individus dans une espèce donnée.

b. L'**artère axillaire** traverse obliquement la région axillaire (creux de l'aisselle) et se continue par l'artère humérale au niveau du bord inférieur du muscle grand pectoral (pectoral ascendant). Elle émet : 1° l'*artère acromio-thoracique*, rappelant la branche descendante de la cervicale inférieure des grands Quadrupèdes ; 2° la *mammaire externe*;

[*] A, artère humérale ; B, artère radiale : C, artère radiale du poignet ; D, artère cubitale ; E, arcade palmaire superficielle ; F, artère interosseuse postérieure de l'avant-bras ; G, artère interosseuse antérieure au moment où elle se met en rapport avec la face profonde du muscle fléchisseur profond et où elle donne le rameau du nerf médian.

3° la *sous-scapulaire*, ou scapulaire inférieure ; 4° la *circonflexe postérieure de l'épaule* qui, dans les animaux, n'est qu'une branche de l'artère précédente ; 5° la *circonflexe antérieure de l'épaule*, émise chez nos animaux par l'humérale.

c. **L'artère humérale** mesure la distance qui existe entre le bord inférieur du grand pectoral et le pli du coude, où elle se termine par la radiale et la cubitale. Elle donne dans son trajet : 1° la *collatérale externe* ou *humérale profonde* ; 2° *l'artère superficielle de l'anconé interne*, souvent appelée collatérale interne supérieure, qui n'existe pas chez nos animaux ; 3° la *collatérale interne* ou *collatérale interne inférieure*. Dans la plupart de nos animaux, cette dernière se poursuit tout le long de l'avant-bras en accompagnant le nerf cubital, et se termine à la manière de l'artère cubitale elle-même.

d. **L'artère radiale** (fig. 124, B, C) est sensiblement moins volumineuse que la cubitale ; tandis que chez tous nos animaux, celle-ci est tellement exiguë et d'origine si inconstante, qu'on a peine à la déterminer, et que les auteurs sont en grande discordance à son sujet. Si l'on considère que la caractéristique d'une artère, c'est sa terminaison et ses connexions ; que l'origine et le volume sont éminemment variables, on est amené à conclure que, dans nos grands animaux (Solipèdes, Ruminants, Porcins), la cubitale fait suite à la collatérale interne de l'artère humérale et que la radiale est l'unique branche terminale de cette dernière. C'est par une fausse appréciation des analogies qu'on a été amené à considérer comme une deuxième branche terminale, sous le nom de *radiale antérieure* ou mieux *dorsale de l'avant-bras*, le rameau émis dans le pli du coude pour les muscles extenseurs ou métacarpe ou des phalanges.

Quoi qu'il en soit, l'artère radiale de l'Homme côtoie le bord interne du long supinateur, et le bord externe du grand palmaire jusqu'à l'extrémité inférieure du radius. Arrivée là, elle contourne dorsalement la base du métacarpien du pouce, au fond de la tabatière anatomique, puis elle traverse le premier espace intermétacarpien pour arriver dans la paume de la main, où elle se réunit avec l'artère cubito-palmaire en constituant l'*arcade palmaire profonde*.

Elle fournit sur son trajet : des *rameaux musculaires*, l'*artère transverse antérieure du carpe*, la *radio-palmaire*, la *dorsale du pouce*, la *dorsale du carpe*. Nous signalerons spécialement : 1° la *radio-palmaire*, qui se porte à la rencontre de la terminaison de l'artère cubitale pour constituer l'*arcade palmaire superficielle*, située sous le carpe, en travers de la superficie des tendons fléchisseurs ; 2° la *dorsale du carpe*, qui concourt avec un rameau de l'artère cubitale à former l'*arcade dorsale du carpe*, d'où partent les *interosseuses dorsales*.

e. **L'artère cubitale** (fig. 124, D) est d'abord couverte par les muscles rond pronateur, grand et petit palmaires et fléchisseur superficiel, puis elle longe le cubital antérieur, couverte seulement par l'aponévrose antibrachiale et la peau, jusqu'à l'os pisiforme. Elle croise alors cet os du côté excentrique et s'anastomose avec la radio-palmaire pour former l'arcade palmaire superficielle. Elle émet deux *artères récurrentes* qui montent recevoir les artères collatérales du coude, puis le tronc des deux interosseuses, dorsale et palmaire, de l'avant-bras, ensuite l'artère *cubito-dorsale* entrant dans la constitution de l'arcade dorsale du carpe mentionnée ci-dessus, enfin l'artère *cubito-palmaire* formant avec la terminaison de la radiale l'*arcade palmaire profonde*.

En résumé, les deux artères de l'avant-bras forment à leur terminaison sur le carpe ou au voisinage du carpe, trois arcades anastomotiques dont nous allons voir partir toutes les artères de la main : deux arcades palmaires et une arcade dorsale.

L'arcade palmaire superficielle (fig. 124, E), résultant de l'anastomose de la cubitale avec la radio-palmaire, est située au-dessous de la gaine carpienne, en travers des tendons fléchisseurs. Elle émet de sa convexité 4 ou 5 branches appelées artères digitales ou mieux *palmaires métacarpiennes*. La première gagne le bord excentrique du petit doigt ; les quatre autres descendent le long des espaces intermétacarpiens, et se bifurquent à la racine des doigts pour constituer leurs *collatérales*, externes ou internes (fig. 125).

L'arcade palmaire profonde (fig. 125, 4), formée par l'inosculation de la radiale avec la cubito-palmaire, est profondément située, au-dessous des tendeurs fléchisseurs et de l'aponévrose palmaire profonde, en travers de l'extrémité supérieure du métacarpe ; elle fournit les *interosseuses métacarpiennes palmaires* qui s'unissent aux artères palmaires métacarpiennes avant leur division en collatérales des doigts. Elle donne en outre les *perforantes*, branches très courtes qui traversent les espaces intermétacarpiens pour se jeter dans les interosseuses dorsales.

Enfin, l'arcade **dorsale du carpe**, à la formation de laquelle concourent la cubito-dorsale et la dorsale du carpe, abandonne les *interosseuses métacarpiennes dorsales*, qui reçoivent des rameaux perforants en haut et en bas du métacarpe et s'épuisent dans les articulations et la peau des doigts. Quelquefois, cependant, on les voit se bifurquer et donner de véritables collatérales dorsales des doigts.

Si nous nous reportons à ce que nous avons dit des artères de la main chez nos animaux, nous voyons qu'aucun d'eux ne possède d'arcade dorsale bien nette ; les interosseuses de ce côté, souvent très grêles, voire même absentes, proviennent de sources diverses. Aucun d'eux ne possède non plus d'arcade palmaire superficielle ; la radiale traverse la gaine carpienne et se continue directement à l'état de palmaire métacarpienne, qui ensuite se divise en collatérales des doigts, après avoir reçu les interosseuses. L'unique arcade palmaire qui existe est constituée par l'inosculation de la cubitale et de la radio-palmaire, c'est-à-dire à la manière de l'arcade palmaire superficielle de l'Homme ; mais sa situation et sa distri-

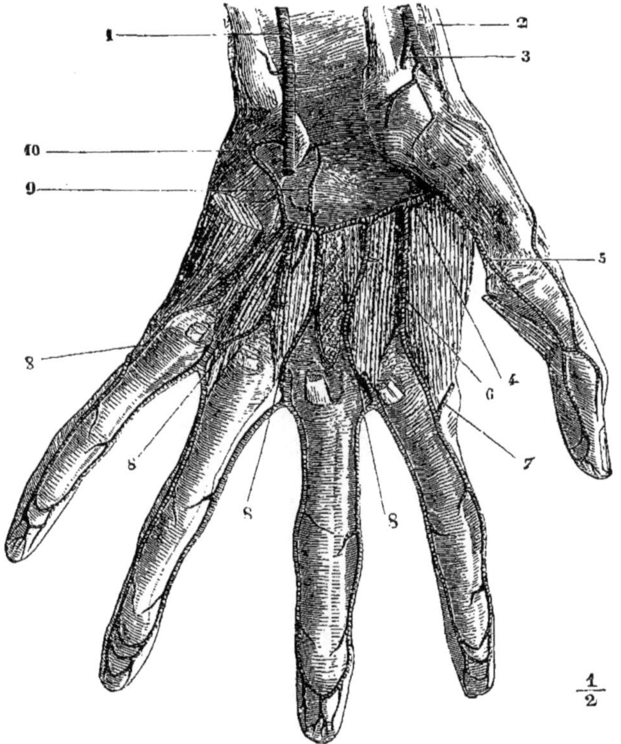

Fig. 125. — Artères de la main de l'Homme, face palmaire (l'arcade palmaire superficielle a été réséquée pour découvrir l'arcade palmaire profonde) [*].

bution sont absolument celles de l'arcade palmaire profonde ; elle est en effet toujours située sous les tendons fléchisseurs et l'aponévrose palmaire profonde, et elle est le point de départ des artères interosseuses palmaires.

CAROTIDES (fig. 126)

Les *carotides primitives* de l'Homme ont, comme nous l'avons dit plus haut, une origine différente : la droite provient du tronc brachio-céphalique, la gauche se détache de la crosse de l'aorte. Au niveau du bord inférieur du cartilage thyroïde, elles se terminent par deux branches seulement : la carotide interne et la carotide externe. L'artère occipitale n'est qu'une division de celle-ci.

Artère carotide interne. — Contrairement à ce qu'on observe chez les animaux, la carotide interne est un peu plus volumineuse que l'externe : différence qui s'explique par la prédominance, chez l'Homme, du crâne sur la face. Ce vaisseau gagne, en décrivant un trajet

[*] 1, artère cubitale ; 2, artère radiale ; 3, artère radio-palmaire coupée ; 4, arcade palmaire profonde ; 5, artère collatérale externe du pouce ; 6, collatérale externe de l'index, venant ici de l'arcade palmaire profonde ; 7, une anastomose de l'arcade superficielle ; 8, 8, 8, 8, branches inférieures de l'arcade profonde ou artères interosseuses palmaires, allant se jeter dans les collatérales des doigts, au niveau de la tête des métacarpiens ; 9, rameau articulaire destiné à l'articulation radio-carpienne ; 10, branche profonde de la cubitale ou cubito-palmaire (Beaunis et Bouchard).

flexueux, le canal du rocher, présente deux courbures dans le sinus caverneux, traverse la dure-mère, et se divise vers la scissure de Sylvius en quatre branches, qui sont : la *com-*

$$\frac{1}{2}$$

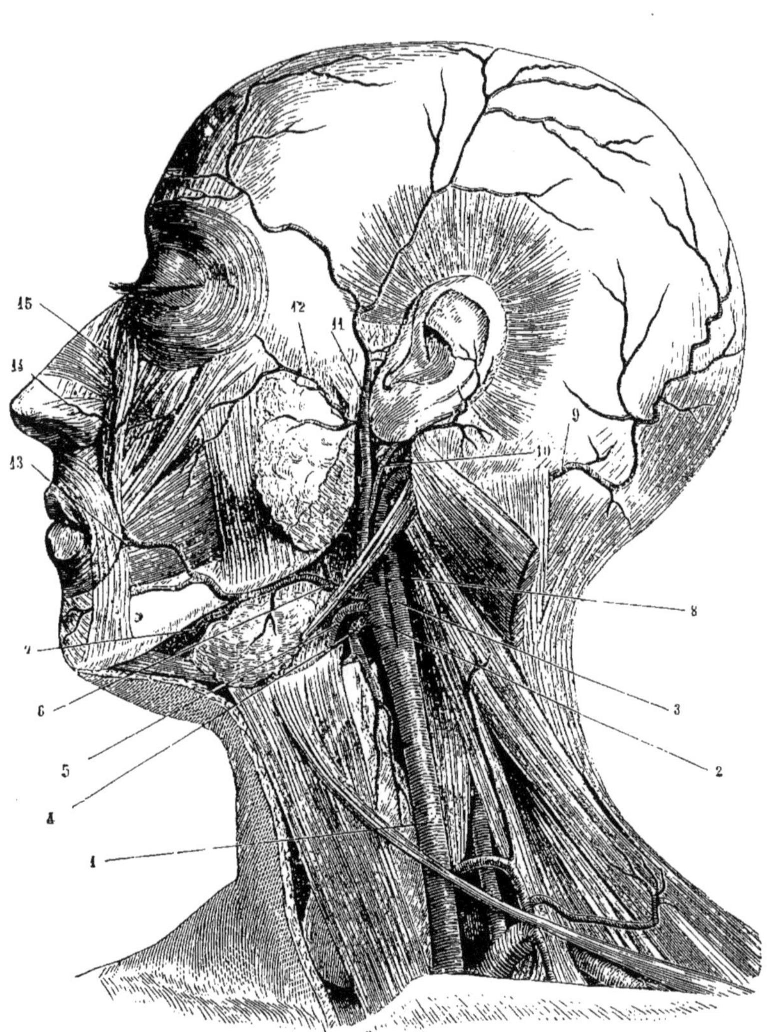

Fig. 126. — Artère carotide externe de l'Homme avec ses branches faciale, temporale superficielle, occipitale, etc. *.

municante postérieure, la *cérébrale antérieure*, la *cérébrale moyenne* et *l'artère du plexus choroïde*.

Les deux cérébrales antérieures sont unies entre elles au-devant du chiasma des nerfs

* 1, carotide primitive ; 2, carotide externe ; 3, carotide interne ; 4. thyroïdienne supérieure ; 5. linguale : 6, faciale ; 7, sous-mentale ; 8, occipitale ; 9, occipitale devenue superficielle ; 10, auriculaire postérieure ; 11, temporale superficielle ; 12, transverse de la face ; 13. coronaire labiale ; 14, dorsale du nez ; 15, angulaire de l'œil anastomosée avec la nasale, branche de l'ophtalmique.

optiques par une branche anastomotique dite *communicante antérieure*. Chez les animaux qui nous intéressent, nous avons vu que la carotide interne se termine par deux artères communicantes constituant avec leurs homologues de l'autre côté le polygone de Willis, dont s'échappent les artères cérébrales et le tronc basilaire.

La carotide interne de l'Homme présente une branche collatérale importante, c'est l'*artère ophtalmique* qui naît de la convexité de la courbure que le vaisseau possède en dedans de l'apophyse clinoïde antérieure, traverse le trou optique et se distribue comme dans les animaux. Il y a donc pour cette artère une différence d'origine très remarquable.

Artère carotide externe. — Dans son origine, son trajet et sa terminaison, la carotide externe se comporte comme chez les animaux. Elle donne naissance à six branches :

1° La *thyroïdienne supérieure*, rappelant par sa distribution la thyro-laryngienne des Solipèdes ;

2° L'*artère linguale*, qui fournit une sublinguale et prend le nom de *ranine* à sa terminaison ;

3° L'*artère faciale*, qui abandonne la palatine inférieure ou ascendante, analogue de notre pharyngienne, et la sous-mentale, sans compter les coronaires, disposées comme d'ordinaire ;

Nous avons vu que, dans le plus grand nombre des animaux, la faciale et la linguale naissent isolément de la carotide externe, comme dans l'Homme ; tandis que chez les Solipèdes et les Bovidés, elles procèdent par un tronc commun dit artère *glosso-faciale*.

Chez le Mouton et la Chèvre, la faciale n'existe pas ; les coronaires font suite à la transversale de la face.

Chez le Porc, la faciale s'épuise dans l'espace intramaxillaire et est suppléée pour l'irrigation de la face par l'artère buccale qui se prolonge jusqu'aux lèvres.

4° L'*artère auriculaire postérieure* ;

5° L'*artère pharyngienne inférieure* ou *pharyngienne ascendante* ;

6° L'*artère occipitale*, différant de celle de la généralité des animaux en ce qu'elle ne donne point d'artère cérébro-spinale et ne contracte pas d'anastomose avec la vertébrale (Voy. p. 206) ; elle se termine dans les muscles de la nuque et sur la face postérieure du crâne, après avoir émis une artère mastoïdienne. Sa naissance se fait au niveau de la linguale ou un peu plus haut.

La *temporale superficielle* et la *maxillaire interne* constituent comme d'ordinaire la terminaison de la carotide externe.

La *maxillaire interne* se termine par l'artère sphéno-palatine sans présenter dans son trajet et sa distribution rien de bien particulier, si ce n'est qu'elle ne donne pas l'artère ophtalmique, qui provient de la carotide interne, ainsi que nous l'avons dit plus haut. Mais on trouve : une *artère tympanique*, une *sphéno-épineuse* ou *méningée moyenne*, des *temporales profondes*, antérieure et postérieure, une *dentaire inférieure*, une *buccale*, une *massétérine*, des *ptérygoïdiennes*, une *palatine supérieure* ou descendante (palato-labiale des Solipèdes), une artère *sous-orbitaire*, équivalente à la dentaire supérieure de nos animaux ; toutefois, le rameau destiné aux dents molaires prend naissance isolément sur la maxillaire interne et est décrit à part sous le nom d'*artère alvéolaire*, — enfin une *artère vidienne* et une artère *ptérygo-palatine*, très grêles l'une et l'autre.

AORTE

L'aorte de l'Homme présente à son origine une crosse plus complète que celle de nos animaux ; elle décrit plus d'un demi-cercle et en outre affecte une direction fortement oblique de droite à gauche ; tandis que chez ces derniers elle tend à se placer dans le plan médian.

Elle fournit les *artères coronaires*, n'offrant rien de particulier, les artères de la tête et des membres thoraciques, que nous venons d'étudier, puis des branches pariétales et viscérales à la poitrine et à l'abdomen. Ce sont d'abord les *intercostales*, à partir de la troisième ; les *artères diaphragmatiques*, distinguées en supérieures et inférieures, selon qu'elles occupent l'une ou l'autre des faces du diaphragme, enfin, les *artères lombaires*.

Parmi les branches viscérales, on distingue : 1° les *artères bronchiques*, au nombre de deux ; la gauche provient de la concavité de la crosse aortique et pénètre dans le poumon en accompagnant la bronche gauche ; la droite naît isolément ou en commun avec la précédente et se jette sur la bronche droite ; — 2° les *artères œsophagiennes*, disposées à peu près comme chez le Chien ; — 3° le *tronc cœliaque*, dont la distribution est presque entièrement identique à celle que nous avons décrite plus haut dans les Carnivores ; — 4° la *grande mésentérique* ou *mésentérique supérieure* disposée en arcade comme chez le Chien (Voy. t. I, fig. 349) ; elle donne à l'intestin grêle, au cæcum, au côlon ascendant et à l'origine du côlon transverse ; — 5° la *petite mésentérique* ou *mésentérique inférieure*, qui naît à 4 ou 5 centimètres de la bifurcation de l'aorte, descend dans le méso-côlon et se termine sur les côtés du rectum par des branches dites hémorroïdales ; à gauche, elle émet des rameaux pour le gros intestin : les premiers montent le long du côlon et vont s'anastomoser dans le côlon transverse avec la branche colique droite de la mésentérique supérieure : — 6° les artères *rénales* et *capsulaires*, qui n'offrent pas de différences importantes ; — 7° enfin les *artères spermatiques* ou *utéro-ovariennes*, suivant le sexe, qui se font remarquer par la longueur de leur trajet ; elles commencent en effet sur l'aorte à une petite distance au-dessous des vaisseaux rénaux.

BRANCHES TERMINALES DE L'AORTE

L'L'aorte de l'Homme se bifurque au niveau de la quatrième vertèbre lombaire pour former les *artères iliaques primitives*. Celles-ci descendent sur les côtés de l'entrée du bassin jusqu'à

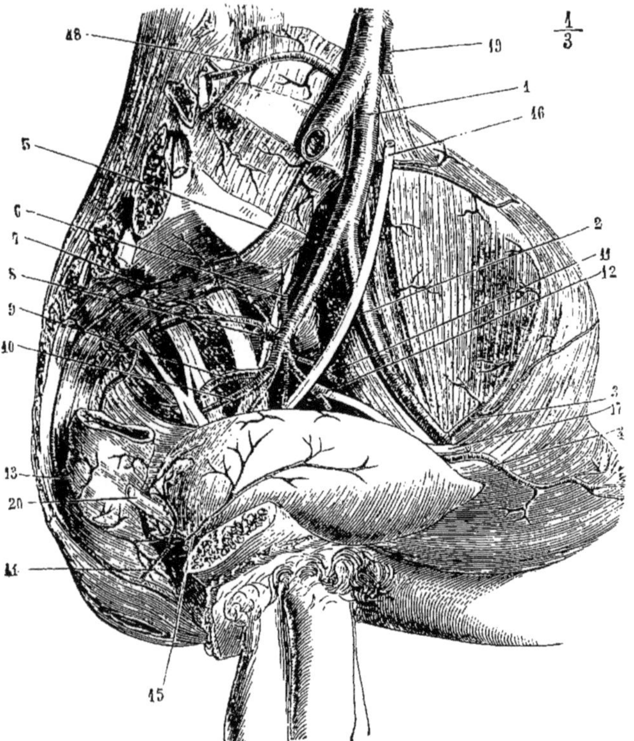

Fig. 127. — Artères iliaques de l'Homme (côté gauche) *.

l'articulation sacro-vertébrale, où elles se divisent en deux branches : l'*iliaque interne* et l'*iliaque externe* (fig. 127).

L'**artère iliaque interne** ou **hypogastrique** se porte au-dessous de l'articulation sacro-iliaque, et là se partage en neuf branches chez l'Homme, onze chez la Femme, destinées aux parois de la cavité pelvienne ou aux organes renfermés dans cette cavité. La disposition de ces branches rappelle un peu celle qui a été décrite pour les Carnivores ; par leur distribution, elles représentent les divers rameaux de l'iliaque interne des Solipèdes. Ainsi, on trouve : 1° une *artère ombilicale* ; 2° la *vésico-prostatique*, rappelant le rameau de même nom fourni chez le Cheval par la honteuse interne ; 3° l'*artère hémorroïdale moyenne*, se portant sur le rectum et représentant également un rameau de la honteuse interne des Solipèdes ; 4° l'*artère*

* 1, artère iliaque primitive ; 2, artère iliaque externe ; 3, artère circonflexe iliaque ; 4, artère épigastrique ; 5, artère sacrée moyenne ; 6, artère iléo-lombaire ; 7, artère sacrée latérale ; 8, artère fessière ; 9, artère ischiatique ; 10, artère honteuse interne ; 11, artère obturatrice ; 12, artère ombilicale ; 13, artère hémorroïdale moyenne (du côté opposé) ; 14, artère vésico-prostatique (du côté opposé) ; 15, artère vésicale latérale (provenant de l'ombilicale du côté opposé) ; 16, uretère ; 17, canal déférent sectionné ; 18, artère lombaire ; 19, artère mésentérique inférieure coupée ; 20, canal déférent (du côté opposé). (Beaunis et Bouchard.)

iléo-lombaire, iliaco-musculaire des Solipèdes ; 5° *l'artère sacrée latérale* qui, en arrière, se jette dans la sacrée moyenne au lieu de se diviser, comme chez le Cheval, en ischiatique et coccygienne latérale ; 6° *l'artère obturatrice ; 7° l'artère fessière ; 8° l'ischiatique ; 9°* la *honteuse interne*, qui se termine, comme dans les animaux, par les artères caverneuse, dorsale de la verge et transverse du périnée ou bulbeuse. Les rameaux artériels de l'anus c'est-à-dire les *hémorroïdales inférieures*, sont fournis par l'artère honteuse interne.

La sacrée moyenne est relativement faible.

L'iliaque externe forme la branche externe de la bifurcation de l'iliaque primitive; elle

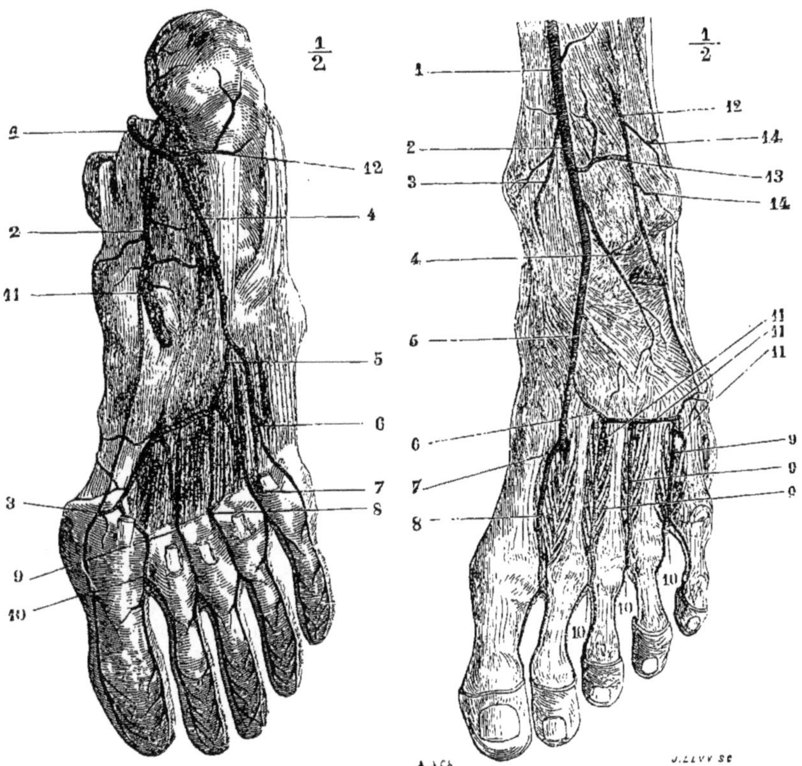

Fig. 128. — Artères de la face plantaire
du pied de l'Homme *.

Fig. 129. — Artères de la face dorsale
du pied de l'Homme **.

s'étend jusqu'à l'arcade crurale, où elle prend le nom *d'artère fémorale*. Elle fournit la *circonflexe iliaque* et *l'épigastrique*, celle-ci représentant le rameau abdominal donné par l'artère prépubienne des animaux.

L'artère fémorale offre la disposition générale indiquée pour ceux-ci et à peu près les mêmes branches collatérales. On ne trouve pas d'artère prépubienne ; les divisions fournies par ce tronc naissent isolément de l'artère fémorale ; ce sont, indépendamment de l'épigas-

* 1, artère tibiale postérieure ; 2, artère plantaire interne ; 3, anastomose de l'artère plantaire interne avec l'interosseuse plantaire du premier espace ; 4, plantaire externe ; 5, arcade plantaire ; 6, collatérale externe du petit orteil ; 7, interosseuse du quatrième espace ; 8, interosseuse du troisième espace ; 9, interosseuse du deuxième espace ; 10, interosseuse du premier espace ; 11, branche articulaire venant de l'artère plantaire interne ; 12, rameaux calcanéens (Beaunis et Bouchard).

** 1, artère tibiale antérieure ; 2, artère pédieuse ; 3, artère malléolaire interne ; 4, artère dorsale du tarse ; 5, rameau accessoire de la précédente ; 6, artère dorsale du métatarse ; 7, point où la pédieuse se réfléchit de haut en bas dans le premier espace interosseux ; 8, artère interosseuse dorsale du premier espace ; 9, 9, 9, interosseuses des trois derniers espaces ; 10, 10, 10, perforantes antérieures ; 11, 11, 11, perforantes postérieures ; 12, artère péronière antérieure ; 13, anastomose de cette artère avec la tibiale antérieure ; 14, 14, branches malléolaires externes (Beaunis et Bouchard).

trique déjà citée : la *sous-cutanée abdominale* ou tégumenteuse du bas-ventre et deux *honteuses externes*, l'une supérieure, l'autre inférieure.

L'*artère poplitée* est un vaisseau superficiel situé sur la face postérieure de l'articulation du genou, dans un espace losangique, limité par les muscles de la région, appelé *espace* ou *creux poplité*. Arrivé au niveau de l'arcade tibio-péronière, elle se bifurque et constitue la tibiale antérieure et le tronc tibio-péronier.

Le *tronc tibio-péronier* n'existe pas chez les animaux, où l'artère péronière est réduite à l'état de vestige, à cause du petit développement du péroné, et souvent naît de la tibiale antérieure. Ce tronc est court; il fournit l'artère nourricière du tibia, puis se divise en *artère péronière* et *artère tibiale postérieure*. Celle-là descend jusqu'à la malléole externe accolée à la face interne du péroné; elle s'y termine par deux artérioles, dont une, la péronière antérieure, communique avec la dorsale du tarse, branche de la pédieuse. Quant à la *tibiale postérieure*, elle arrive jusque sous la voûte du calcanéum où elle constitue les *artères plantaires, externe et interne* (fig. 128). La *plantaire interne* se dirige en avant sous la face inférieure du pied et se perd dans les muscles du gros orteil où elle forme le vaisseau collatéral interne de celui-ci. La *plantaire externe* décrit, au-dessous des articulations tarsiennes, une courbe à concavité postéro-interne, et s'anastomose au niveau du premier espace intermétatarsien avec la terminaison de la pédieuse; il en résulte une arcade plantaire qui fournit, en allant de dehors en dedans : 1° la *collatérale externe du petit orteil*; 2°, 3°, 4°, 5° les quatre *artères interosseuses métatarsiennes plantaires*, qui, à la racine des orteils, se bifurquent pour donner les collatérales plantaires de ces organes.

L'*artère tibiale antérieure*, placée sur la face antérieure du ligament interosseux qui unit le tibia au péroné, s'étend jusqu'au ligament annulaire du tarse, où elle se continue par l'*artère pédieuse* (fig. 129), qui descend sur le dos du pied pour gagner le premier espace interosseux. Ce dernier vaisseau fournit : 1° l'artère dorsale du tarse, tout à fait rudimentaire chez les animaux, branche anastomosée en dehors avec la péronière antérieure; 2° l'artère dorsale du métatarse; 3° l'artère interosseuse dorsale du premier espace interosseux; — après quoi elle traverse l'extrémité supérieure de cet espace pour se réunir à la plantaire externe et former l'arcade plantaire.

L'*artère dorsale du métatarse* se dirige, transversalement au tarse, de dedans en dehors; ses ramuscules terminaux s'unissent à la dorsale du tarse. L'arcade qu'elle forme ainsi abandonne les interosseuses dorsales des trois derniers espaces intermétatarsiens. Ces interosseuses communiquent, en haut et en bas de ces espaces, avec les interosseuses plantaires par des *branches perforantes*; enfin, à la racine des orteils, elles se bifurquent pour constituer les *artères collatérales dorsales de ces doigts*.

Ainsi qu'on le voit, l'interosseuse dorsale du premier espace intermétatarsien semble faire suite à la pédieuse; tandis que, chez les Solipèdes, la pédieuse, après avoir donné la perforante, se dévie en dehors pour se continuer dans l'espace intermétatarsien externe sous le nom de pédieuse métatarsienne ou collatérale du canon; ce dernier vaisseau n'est évidemment qu'une interosseuse dorsale, et sa partie initiale contournant obliquement l'extrémité supérieure du métatarse semble bien équivaloir à la dorsale du métatarse de l'Homme.

Quant à la branche de la pédieuse qui traverse le premier espace intermétatarsien pour entrer dans la constitution de l'arcade plantaire, c'est évidemment le représentant de la pédieuse perforante des Solipèdes.

TROISIÈME SECTION

VEINES

CHAPITRE PREMIER

VEINES EN GÉNÉRAL

DÉFINITION. — Les veines sont les vaisseaux centripètes du système circulatoire. Elles ramènent au cœur le sang qui a été porté aux organes par les artères, et font suite aux capillaires.

DIVISION. — Les unes reviennent du poumon, charrient du sang rouge et convergent vers l'oreillette gauche : ce sont les *veines pulmonaires* ou de la *petite circulation*. Les autres sortent du sein de tous les organes vasculaires et du poumon lui-même, transportent du sang noir et aboutissent à l'oreillette droite : ce sont les *veines de la circulation générale* ou *grande circulation*.

Il y a donc deux systèmes veineux faisant suite respectivement aux deux systèmes artériels, par l'intermédiaire des réseaux capillaires de la respiration et de la nutrition (fig. 82).

On a décrit parfois, comme un troisième système, les veines de la portion abdominale du tube digestif (estomac, intestin et leurs annexes), parce qu'elles se collectent dans un tronc, la *veine porte*, qui présente une certaine indépendance au milieu des veines de la circulation générale, vu qu'elle se termine à l'intérieur du foie par un réseau capillaire auquel font suite d'autres veines, dites sus-hépatiques, débouchant dans la veine cave postérieure. Mais ce cas d'une veine présentant un réseau capillaire vers sa terminaison comme à son origine n'est unique que dans les Mammifères ; chez les autres Vertébrés, on trouve, indépendamment de la *veine porte hépatique*, des *veines portes rénales*.

DISPOSITION GÉNÉRALE. — A partir des capillaires, les veines forment une série de ramifications convergentes qui répètent d'une manière générale, mais en sens inverse, les ramifications artérielles, dont elles suivent le trajet pour la plupart. Un certain nombre, cependant, sont reléguées loin des troncs artériels, sous la membrane tégumentaire externe, où elles sont disposées en un vaste réseau qui constitue les *veines superficielles* ou *sous-cutanées*. A part cette particularité, nous n'aurions rien à dire d'important sur la *situation*, la *direction*, les *rapports* et les *anastomoses* des veines, que nous n'ayons déjà fait connaître dans l'étude des artères. On remarquera cependant que les anastomoses du système veineux sont encore plus nombreuses, plus larges et plus compliquées que celles du système artériel, qu'elles font communiquer des troncs plus volumineux, et qu'elles relient fort souvent les veines profondes aux veines superficielles. Dans certains points (organes génitaux externes, vessie, rectum), les anastomoses sont tellement nombreuses qu'il en résulte de véritables *plexus veineux*. On les rencontre surtout dans les régions où la circulation est exposée à être plus ou moins gênée, soit par des déplacements d'organes, soit par des variations dans le volume de ceux-ci, ou encore dans certains points qui paraissent avoir besoin d'une température particulière pour l'exercice d'une sensibilité spéciale (choroïde, derme sous-unguéal, organes génitaux).

En ce qui concerne la direction, on remarquera que les veines de quelque calibre ont une grande tendance à prendre une direction rectiligne, là où les artères sont au contraire flexueuses.

FORME. — A l'état de plénitude, les veines sont cylindriques ; si elles sont distendues, elles présentent, la plupart, des renflements qui leur donnent un aspect noueux et bosselé, renflements déterminés par les valvules de leur intérieur. A l'état de vacuité, les veines s'affaissent et s'aplatissent, tandis que les artères conservent toujours leur forme cylindrique.

Certaines veines se font remarquer par leur inextensibilité et l'irrégularité de leur forme, qui est celle même de l'espace où elles se trouvent emprisonnées et adhérentes ; on les appelle des *sinus veineux*. On les trouve notamment dans l'épaisseur de la dure-mère ou de la paroi cranienne, ou entre la dure-mère et la paroi osseuse.

Considérées dans leur ensemble et supposées réunies en un seul vaisseau, les veines de chaque système offriraient la même forme que les artères, c'est-à-dire celle d'un cône dont la base correspondrait aux capillaires et le sommet au cœur. Par conséquent, le sang circule à leur intérieur dans un espace de plus en plus rétréci, ce qui est de nature à favoriser son cours.

Nombre et capacité. — En comparant les deux ordres de vaisseaux du système sanguin au point de vue de leur *nombre* et de leur *capacité*, on arrive à constater de sensibles différences. Les veines sont plus nombreuses que les artères, car un certain nombre de celles-ci sont accompagnées par deux veines, et d'autre part le réseau des veines sous-cutanées n'a point de représentant dans le système artériel. Toutes les veines étant, d'un autre côté, beaucoup plus volumineuses que les artères correspondantes, il s'ensuit que la capacité totale du système veineux dépasse de beaucoup celle du système artériel; on admet généralement, depuis Haller, que ce rapport est approximativement de 2 à 1.

Adhérence des veines caves a leur entrée dans la poitrine. — Parmi les dispositions propres à favoriser le cours du sang dans les veines, vaisseaux sur le trajet desquels il n'y a point d'organe moteur, il faut signaler l'adhérence des veines caves au pourtour des ouvertures qui leur livrent passage dans le thorax (entrée de la poitrine d'une part, orifice de la foliole droite du centre phrénique d'autre part). Grâce à cette adhérence extérieure, lesdites veines sont maintenues béantes, et l'influence aspiratrice exercée par le thorax pendant les inspirations se propage au loin à leur intérieur et précipite le cours du sang vers le cœur. Il est évident que sans cela elles se déprimeraient alors par la pression atmosphérique, comme le fait un tuyau souple adapté à la tuyère d'un soufflet dont on écarte brusquement les lames.

Malheureusement, cette disposition, si favorable au cours du sang, devient une cause permanente de dangers pour le chirurgien, lorsqu'il ouvre une veine, car elle expose à l'introduction de l'air dans le système circulatoire, surtout pendant les fortes inspirations.

Conformation intérieure. — L'intérieur des veines est remarquable par la présence de replis valvuleux, dont la disposition rappelle en principe celle des soupapes sigmoïdes du cœur. Ces *valvules* présentent : un bord adhérent attaché sur la paroi du vaisseau, c'est le plus éloigné du cœur; un bord libre, concave; une face externe ou pariétale, concave, tournée du côté du cœur quand les valvules sont tendues; une face interne ou axiale, convexe, qui regarde, au contraire, en amont, c'est-à-dire vers l'origine de la veine.

Ces valvules sont le plus souvent disposées par paires (valvules géminées), quelquefois isolées (valvules solitaires), plus rarement groupées circulairement par trois, quatre et même cinq.

Au point de vue de leur situation, on les a distinguées en *valvules pariétales* et *valvules ostiales*. Les premières occupent un point quelconque de la paroi du vaisseau; les secondes sont situées à son embouchure même, comme une sorte de diaphragme.

Toutes les veines ne sont point pourvues de valvules, et, dans les vaisseaux où elles existent, elles sont plus ou moins nombreuses. C'est ainsi qu'elles sont nulles dans le système pulmonaire et le tronc des veines caves; à peu près nulles ou rudimentaires dans toute l'étendue du système porte; rares et fort peu développées dans l'azygos, les veines du testicule, de l'utérus et de l'ovaire; très nombreuses, très larges, très complètes, dans les veines des membres. — Les veines avalvulaires appartiennent surtout aux grandes cavités du corps. Les veines valvulaires se rencontrent de préférence dans les régions, comme les membres, où la circulation se fait à l'encontre de la pesanteur ou risque d'être gênée par la contraction des muscles voisins. C'est pourquoi les veines profondes des membres sont les plus riches en valvules.

Ces replis ont en effet pour usage de favoriser le cours du sang, en s'opposant à son reflux vers la périphérie. Grâce à eux, le sang peut bien avancer vers le cœur, mais ne peut rétrograder. Appliqués sur la paroi vasculaire pendant la circulation normale et régulière, ils se disposent à la manière d'une soupape transversale, pour soutenir la colonne sanguine, quand un effort ou une pression quelconque vient imprimer à cette colonne un mouvement rétrograde.

Structure. — Les parois des veines sont généralement minces, semi-transparentes, élastiques, très extensibles, et s'affaissent sur elles-mêmes dans l'état de vacuité. Néanmoins elles sont plus résistantes à la rupture que celles des artères, sous l'influence d'une ligature, d'une torsion ou d'un écrasement.

Lorsqu'on jette un coup d'œil comparatif sur l'épaisseur de la paroi des divers vaisseaux, artères ou veines, on constate que, à égalité de calibre, cette épaisseur est assez exactement proportionnelle à la pression intérieure qu'ils ont à subir. Ainsi, les artères, où règne une tension considérable, sont plus épaisses que les veines, dont la tension est généralement faible ou nulle; parmi ces dernières, les veines des membres, exposées aux stases, sont plus épaisses que les veines caves, où règne habituellement une pression négative. De même, la différence d'épaisseur de paroi entre l'artère pulmonaire et l'aorte exprime assez exactement la différence de leur tension intérieure. On pourrait multiplier les exemples.

Au point de vue de la structure, les veines diffèrent des artères par la contingence et la discontinuité de la formation musculaire et par la fusion plus ou moins complète des trois tuniques : « La paroi veineuse, dit M. Renaut, n'est en somme qu'une formation continue de tissu conjonctif, au sein de laquelle viennent prendre place des fibres musculaires annulaires ou longitudinales et des réseaux élastiques, ordonnés entre eux et avec les éléments du tissu conjonctif de façons très diverses. »

Ajoutons que cette structure est susceptible de nombreuses variations qui permettent de ranger les veines en deux groupes : les *veines réceptives*, peu ou pas musculaires, et les *veines propulsives* ou veines musculaires. Parmi les premières se placent celles des os, de la dure-mère, de la rétine, du placenta maternel, qui ne contiennent aucun élément contractile ; puis les veines caves, qui en ont peu. Parmi les secondes se rangent notamment les veines des membres et les veines des muscles; il en est qui ont presque l'épaisseur et la densité de paroi d'une artère de même calibre, par exemple les veines digitales des Solipèdes.

Les *vasa vasorum* arrivent dans nombre de veines jusque sous l'endothélium ; et, en raison de cette vascularisation de toute l'épaisseur, les veines ne sont pas aussi sujettes que les artères à la dégénérescence athéromateuse ; par contre, elles s'enflamment facilement (phlébite) ; alors leur face interne se couvre de végétations et le sang se coagule à leur intérieur (thrombose).

Les *nerfs* sont disposés comme dans les artères. La veine porte en particulier se fait remarquer par les nombreux filets sympathiques qui l'accompagnent.

Quant aux valvules, elles dépendent de la tunique interne des veines au même titre que se rattachent à l'endocarde les valvules du cœur.

INJECTION DES VEINES. — Si l'on veut rendre faciles la dissection et l'étude des veines, il importe de les remplir de suif ou d'une autre substance solidifiable. comme pour les vaisseaux artériels. Mais on ne peut employer, dans le but d'arriver à ce résultat, des procédés tout à fait analogues à ceux qui ont été recommandés pour l'injection de ces derniers vaisseaux ; au lieu de faire refluer la matière mise en usage du tronc vers les branches, il faut, en effet, la pousser des branches vers les troncs, à cause de la présence des valvules, ce qui oblige à fixer la canule sur plusieurs rameaux veineux successivement.

Quatre injections suffiront, en général, pour remplir tout le système veineux d'une manière satisfaisante : la première, poussée par la veine alvéolaire sous le muscle masséter ; la seconde, par une veine digitale d'un ou des deux membres antérieurs, soit du côté du pied, après avoir détruit avec un stylet les quelques valvules qui se trouvent quelquefois vers le point de réunion des racines de cette veine, soit du côté du cœur ; la troisième, par les veines digitales des membres postérieurs, dans les mêmes conditions ; la quatrième, par une veine intestinale. Si quelques veines importantes sont encore vides après ces quatre opérations (ce qui arrive constamment), on les injectera directement.

CHAPITRE II

VEINES EN PARTICULIER

ARTICLE Ier. — VEINES PULMONAIRES OU DE LA PETITE CIRCULATION.

Les veines pulmonaires ou veines à sang rouge se comportent d'une manière analogue aux artères correspondantes. Elles sont logées dans l'épaisseur du poumon et se rassemblent en quatre à huit troncs, qui s'ouvrent sur le plafond de l'oreillette gauche, après être sorties de l'organe pulmonaire au-dessous de l'origine des bronches (fig. 84, *f*, et fig. 85, *g*). Comme elles sont dépourvues de valvules, elles permettent aisément au sang de refluer vers leurs racines. Ce sont elles qui ramènent au cœur le fluide lancé dans le poumon par le ventricule droit, et qui a subi l'action revivifiante de l'air atmosphérique.

ARTICLE II. — VEINES DE LA GRANDE CIRCULATION OU A SANG NOIR.

Ces vaisseaux ramènent au cœur le sang qui a été dispersé au sein des organes par les ramifications de l'arbre aortique.

Ils aboutissent à l'oreillette droite : 1° par des veines à court trajet, relativement peu volumineuses, qui proviennent directement du cœur (*veines cardiaques*); 2° par deux gros troncs connus sous le nom de *veines caves*, dont l'un (*veine cave antérieure ou supérieure*) résume le sang qui revient de la moitié antérieure du corps, tandis que l'autre (*veine cave postérieure ou inférieure*) collecte le sang de la moitié postérieure.

Le diaphragme établit assez exactement la limite des domaines de la veine cave antérieure et de la veine cave postérieure.

A. — VEINES CARDIAQUES.

Il existe une veine principale dite *grande veine coronaire* et des veines accessoires ou *petites veines cardiaques*.

Grande veine coronaire (fig. 84, 5; fig. 85, *o, p*). — Cette veine se constitue par deux racines : l'une, logée dans le sillon ventriculaire droit, accompagne l'artère cardiaque du même côté; l'autre suit d'abord la scissure ventriculaire gauche, remonte jusqu'auprès de l'artère pulmonaire, et s'infléchit alors en arrière, en se plaçant dans le sillon auriculo-ventriculaire avec la branche horizontale de l'artère cardiaque gauche ; elle contourne ainsi la base du ventricule postérieur et vient se réunir à la première vers l'extrémité supérieure du sillon ventriculaire droit. Le tronc commun résultant de cet abouchement s'ouvre, après un fort court trajet, dans l'oreillette droite, au-dessous et en dedans de l'embouchure de la veine cave postérieure.

Dans leur trajet, les deux branches de la grande veine coronaire reçoivent des affluents qui s'échappent des parois auriculaires et ventriculaires.

Les *veines bronchiques*, ramifiées sur les bronches à la manière des artères dont elles sont satellites, s'ouvrent aussi dans la grande veine coronaire, très près de son embouchure, après s'être réunies en un seul vaisseau qui se jette quelquefois directement dans la cavité auriculaire.

Veines cardiaques accessoires ou petites veines cardiaques. — Ce sont des vaisseaux sans importance, au nombre de trois ou quatre, qui reviennent des parois du ventricule droit et se jettent directement dans l'oreillette correspondante, au niveau du sillon coronaire du cœur. Leurs orifices d'embouchure sont connus sous le nom de *foramina*.

On décrit chez l'Homme, sous le nom de *veines de Thébésius*, d'autres veines, plus petites encore que les précédentes, qui prennent naissance dans l'épaisseur du cœur et s'ouvrent directement dans ses cavités sans effectuer aucun trajet extérieur. Leurs embouchures, ou *foraminula*, s'observent aussi bien dans le cœur gauche que dans le cœur droit, dans les ventricules que dans les oreillettes.

B. — VEINE CAVE ANTÉRIEURE.

La veine cave antérieure s'étend depuis l'entrée de la poitrine jusqu'au plafond de l'oreillette droite. Elle a pour correspondant dans le système artériel non pas seulement l'aorte antérieure, mais encore la portion intrathoracique des deux troncs brachiaux (fig. 84, *r* ; 85, *d* et 130, 1).

Quatre grosses veines la constituent dans l'espace compris entre les deux premières côtes : les *deux jugulaires* et les *deux axillaires* ; ce sont ses racines.

Elle effectue son trajet sous la trachée, à droite de l'aorte antérieure, entre les deux lames du médiastin antérieur.

AFFLUENTS COLLATÉRAUX

Les vaisseaux affluents que la veine cave antérieure reçoit sur son parcours sont : les *veines thoraciques internes, vertébrales, cervicales supérieures, dorsales,* et la *grande veine azygos*.

1. **Veine mammaire interne.** — Satellite de l'artère du même nom, elle se

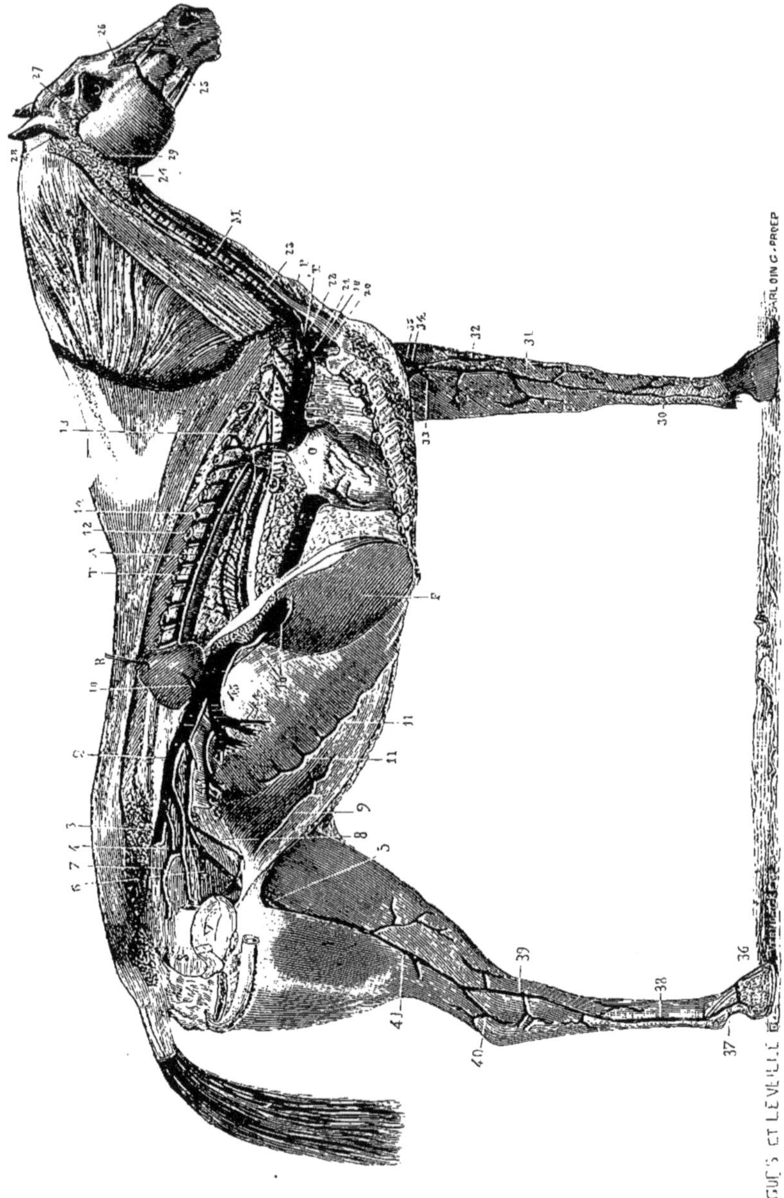

Fig. 130. — Vue générale des veines du Cheval (les membres du côté droit étant enlevés et les
cavités viscérales ouvertes) .

1, veine cave antérieure ; 2, 2, veine cave postérieure ; 3, veine iliaque primitive droite coupée au niveau de
l'articulation sacro-iliaque ; 4, veine iliaque primitive du côté gauche ; 5, veine fémorale ; 6, veine obturatrice ;
7, veine sacrée latérale ; 8, veine testiculaire gauche ; 9, veine abdominale postérieure ; 10, veine rénale ;

constitue, à l'extrémité postérieure du sternum, par jonction de la *veine aster-nale* avec *l'abdominale antérieure*, et elle vient s'ouvrir dans la veine cave anté-rieure, à l'origine même de cette dernière (fig. 130, 19).

2. **Veine vertébrale.** — Elle accompagne, dans le canal formé par les trous trachéliens, l'artère correspondante, et s'insère sur la veine cave au niveau de l'origine de cette artère (fig. 130, 17). Il est presque superflu de dire qu'elle communique, à son origine, avec la veine occipitale par l'intermédiaire de la rétrograde, car cette disposition répète celle des artères homonymes.

3. **Veine cervicale supérieure.** — Représente exactement l'artère dont elle porte le nom (fig. 130, 16).

4. **Veine dorsale.** — Ce vaisseau suit l'artère dorsale et présente comme elle un rameau *sous-costal* (fig. 130, 15). Ce rameau, destiné à recevoir les veines intercostales des espaces qu'il croise est plus développé à gauche qu'à droite; il se prolonge souvent, de ce côté, jusqu'au niveau de la onzième ou de la douzième côte, de manière à faire pendant à la grande veine azygos; aussi le désigne-t-on quelquefois sous le nom de *petite veine azygos* ou *hémi-azygos*.

Il est à remarquer que les veines vertébrale, cervicale supérieure et dorsale du côté droit se jettent presque toujours isolément dans la veine cave; tandis qu'à gauche elles se réunissent constamment en un tronc commun (fig. 84, *u*).

5. **Grande veine azygos** (fig. 84, *x*; fig. 85, *e*, et fig. 130, 12). — C'est une longue veine impaire, qui commence au niveau des premières vertèbres lombaires et s'étend d'arrière en avant, à droite de l'aorte thoracique, sous le corps des vertèbres dorsales, jusqu'à la sixième environ, à partir de laquelle on la voit s'infléchir en bas, pour former une espèce de crosse qui se termine dans la veine cave antérieure, très près de l'embouchure de ce vaisseau, parfois même directement dans l'oreillette droite, en arrière de cette embouchure.

Dans ce trajet, la grande veine azygos est maintenue appliquée contre le corps des vertèbres dorsales au moyen de la plèvre pariétale, et se trouve longée en dedans par le canal thoracique, qui la sépare de l'aorte. Quelquefois, l'azygos est au contraire placée entre l'aorte et le canal thoracique. Si ce dernier est reporté du côté gauche, elle touche encore directement l'aorte.

La crosse du vaisseau croise à droite l'œsophage, ainsi que la trachée, et se trouve comprise entre ces deux conduits d'une part et le feuillet droit du médiastin d'autre part.

La grande veine azygos a pour racines quelques rameaux sortant des muscles spinaux et psoas, ainsi que des piliers du diaphragme, rameaux qu'on ne trouve

11, 11, branches ascendantes de la veine asternale; 12, grande veine azygos avec ses branches intercostales; 13, rameau veineux sous-dorsal; 14, veine œsophagienne; 15, veine dorsale ou dorso-musculaire; 16, veine cervicale supérieure; 17, veine vertébrale; 18, veine axillaire droite, coupée au niveau du bord antérieur de la première côte; 19, veine mammaire interne; 20, veine axillaire gauche; 21, terminaison de la céphalique gauche; 22, jugulaire gauche; 23, jugulaire droite; 24, veine maxillaire externe ou faciale; 25, veine coronaire; 26, veine angulaire de l'œil; 27, veine sous zygomatique; 28, veine auriculaire postérieure; 29, veine maxillo-musculaire; 30, veine métacarpienne interne; 31, veine sous-cutanée médiane de l'avant-bras; 32, veine sous-cutanée antérieure; 33, veine radiale postérieure; 34, veine basilique; 35, veine de l'ars ou céphalique; 36, plexus veineux coronaire; 37, veine digitale; 38, veine métatarsienne interne; 39, racine antérieure de la veine saphène interne; 40, racine postérieure de la même; 41, saphène interne; 42, grande veine coronaire; 43, petite veine mésaraïque; 44, différentes branches de la veine grande mésaraïque; 45, tronc de la veine porte, dans sa portion sous-lombaire, logée dans l'épaisseur du pancréas; 46, veine porte dans la scissure postérieure du foie, en bas, on la voit plonger dans l'épaisseur de l'organe. — M, muscle omo-hyoïdien coupant obliquement la direction de la trachée; P, peaussier cervical rabattu pour mettre à nu la gouttière jugulaire; O, oreillette droite du cœur; A, aorte postérieure; C, coupe du poumon droit; F, lobe gauche du foie, situé en arrière de la coupe du diaphragme; R, rein droit porté en avant et en haut; L, œsophage; V, vessie; S, rectum; T, canal thoracique; T', terminaison de ce canal sur le confluent des jugulaires.

point ordinairement en communication directe avec la veine cave postérieure, comme cela se présente dans l'Homme et beaucoup d'animaux.

Sur son parcours, elle reçoit les premières veines lombaires et les veines satellites de toutes les artères intercostales aortiques, gauches et droites. Mais quand la veine sous-costale gauche se prolonge en arrière, au delà de l'extrémité postérieure de l'artère de même nom, cette veine comme on l'a vu déjà, constitue une petite azygos qui reçoit un certain nombre des intercostales aortiques gauches.

La grande azygos reçoit aussi, dans la concavité de sa crosse, et par un tronc commun, les deux veines satellites des artères œsophagiennes du tronc broncho-œsophagien. Nous avons dit plus haut que les veines bronchiques se réunissent ordinairement à la grande veine coronaire, en sorte qu'il n'y a pas de tronc veineux broncho-œsophagien.

RACINES DE LA VEINE CAVE ANTÉRIEURE

1° Veines jugulaires.

La jugulaire (de *jugulum*, gorge) est la veine satellite de l'artère carotide (fig. 130, 23). Il n'y en a qu'une de chaque côté, chez les Solipèdes; tandis que, chez l'Homme, on distingue : une jugulaire antérieure, une jugulaire externe, une jugulaire interne et même une jugulaire postérieure.

Origine (fig. 131). — La jugulaire des Solipèdes commence derrière le maxillaire inférieur, en dessous de l'articulation de la mâchoire, par deux grosses racines, le *tronc temporal superficiel* et la *veine maxillaire interne*, qui répondent aux deux branches terminales de la carotide externe. Elle correspond donc non seulement à l'artère carotide primitive, mais encore à la carotide externe.

Situation. Direction. — Elle se dirige en bas et en arrière, logée d'abord dans l'épaisseur de la parotide, puis dans l'interstice musculaire désigné sous le nom de *gouttière jugulaire*, qui est compris entre les bords adjacents du mastoïdo-huméral et du sterno-maxillaire. Elle gagne ainsi l'extrémité inférieure de l'encolure et se termine de la manière indiquée ci-après.

Terminaison. — En arrivant près de l'entrée de la poitrine, les deux jugulaires se réunissent sous la trachée en formant ce que nous désignerons sous le nom de *confluent* ou *golfe des jugulaires*. Ce confluent, dans lequel aboutissent par côté les veines axillaires, est compris entre les deux premières côtes, au milieu des ganglions lymphatiques de l'entrée de la poitrine; il est fixé par des tractus fibreux rayonnants aux parties environnantes et surtout aux deux premières côtes, de telle manière que ses parois ne s'affaissent point sur elles-mêmes dans l'état de vacuité du système veineux : particularité anatomique qu'il importe de connaître pour s'expliquer l'entrée de l'air dans le système circulatoire quand les veines jugulaires ou axillaires sont ouvertes, et pour prévenir ce funeste accident.

Rapports. — A son extrémité supérieure, la jugulaire est englobée dans le tissu parotidien.

Dans le reste de son étendue, elle est couverte en dehors par le peaussier du cou et par les rameaux du plexus nerveux cervical qui rampent à la superficie de ce muscle. En dedans, ses rapports varient suivant qu'on la considère en haut ou en bas : en haut, elle répond au muscle omo-hyoïdien, qui la sépare de la carotide primitive et des nerfs satellites de cette artère ; dans sa moitié inférieure, elle est en rapport direct avec ce vaisseau, qui lui est un peu supérieur [1], ainsi qu'avec la trachée, et même (du côté gauche seulement) avec l'œsophage.

AFFLUENTS COLLATÉRAUX. — Les veines collatérales qui se rendent dans la jugulaire depuis son origine jusqu'à sa terminaison sont : 1° les *veines maxillo-musculaires ;* 2° la *veine auriculaire postérieure ;* 3° la *veine occipitale ;* 4° la *veine maxillaire externe* ou *faciale ;* 5° la *veine thyroïdienne ;* 6° la *veine céphalique* ou *de l'ars ;* 7° des *rameaux parotidiens* et *musculaires innominés.*

a. **Veines maxillo-musculaires.** — Au nombre de deux, correspondant aux branches de l'artère de même nom, elles se jettent dans la jugulaire, très près de son origine, soit isolément, soit après s'être réunies en un tronc commun.

b. **Veine auriculaire postérieure** (fig. 131 et 132, 13). — Vaisseau volumineux qui commence sur la conque, et descend sur la face externe de la parotide, près du bord postérieur de cette glande, où il est renforcé par de nombreuses divisions venues des lobules parotidiens. Elle s'ouvre dans la jugulaire généralement un peu au-dessous et à l'opposé des veines maxillo-musculaires, quelquefois beaucoup plus bas, souvent même après la veine occipitale. Elle n'est donc pas exactement satellite de l'artère homonyme.

c. **Veine occipitale** (fig. 131 et 132, 14). — La veine occipitale répond à l'artère de même nom. Elle offre deux racines : une antérieure, qui a pour origine l'extrémité postérieure du confluent sous-sphénoïdal ; une autre postérieure, commençant sous l'apophyse transverse de l'atlas, et formée de trois branches principales : l'une passe avec l'artère rétrograde par le trou postérieur de l'atlas et constitue comme l'origine de la veine vertébrale ; la seconde communique avec les sinus atloïdo-occipitaux en traversant l'atlas vers son milieu par un trou particulier ; la troisième, satellite de l'artère cérébro-spinale, vient de ces mêmes sinus, et reçoit en outre les veinules qui accompagnent les ramifications de l'artère occipito-musculaire.

d. **Veine thyroïdienne.** — C'est un tronc volumineux résultant de la réunion des divisions veineuses qui accompagnent les rameaux laryngiens et thyroïdiens des deux artères thyroïdienne accessoire et thyro-laryngienne. Il se jette dans la jugulaire à côté de la maxillaire externe, et le plus souvent au-dessus de cette dernière.

Il nous est arrivé de rencontrer deux veines thyroïdiennes au lieu d'une, lesquelles répétaient exactement la disposition des artères.

e. **Veine faciale ou maxillaire externe.** — Satellite de l'artère de même nom, cette veine commence sur le chanfrein par deux racines, l'une supérieure (veine angulaire de l'œil), l'autre inférieure (veine nasale externe ou dorsale du nez), tout à fait analogues aux rameaux terminaux du vaisseau artériel. Elle descend le long du bord antérieur du masséter, gagne la scissure maxillaire, s'infléchit dans cette scissure en se plaçant entre l'artère et le canal de Sténon [2], marche

---

1. Une incision faite dans la gouttière jugulaire en regard du bord postérieur de la veine du même nom arrive juste sur la carotide primitive ; la veine est donc à la fois plus superficielle et plus antérieure que l'artère.

2. Il peut arriver que la veine faciale soit en avant de son artère satellite.

ensuite d'avant en arrière et de bas en haut sur le ptérygoïdien interne, toujours accompagnée par l'artère faciale ; mais, arrivée près de l'extrémité antérieure de la glande maxillaire, elle abandonne ce vaisseau pour suivre le bord inférieur de cette glande et s'aller jeter dans la jugulaire, après avoir croisé en dehors le muscle sterno-maxillaire, et en formant avec cette dernière veine un angle rentrant occupé par l'extrémité inférieure de la glande parotide.

Branches d'origine. — Des deux branches qui constituent par leur réunion l'origine de la veine maxillaire externe, l'inférieure, satellite du rameau nasal de l'artère correspondante, ne présente aucun intérêt. La supérieure, ou la *veine angulaire de l'œil*, mérite une mention particulière parce qu'on y pratique quelquefois la saignée ; elle prend naissance vers l'angle nasal de l'œil et rampe à la surface externe du releveur de la lèvre supérieure, au-dessous du muscle lacrymal.

Branches collatérales. — Sur son parcours, la veine maxillaire externe reçoit un grand nombre d'affluents, dont voici les principaux : la *veine alvéolaire*, les *veines labiales* ou *coronaires*, la *veine buccale*, la *veine sublinguale*.

1. *Veine alvéolaire*. — C'est un vaisseau considérable, logé sous le masséter et appliqué contre l'os maxillaire supérieur, entre la crête zygomatique et la ligne des dents molaires. Sa disposition est des plus singulières : l'extrémité antérieure s'ouvre dans la veine faciale, tandis que la postérieure traverse la gaine fibreuse de l'orbite, reçoit les veines de l'œil, et s'engage avec le nerf ophtalmique de la cinquième paire dans la grande fente sphénoïdale, pour s'aboucher avec le sinus caverneux, à l'intérieur du crâne [1].

Avant de traverser la gaine oculaire, c'est-à-dire vers l'hiatus maxillaire, cette veine reçoit la *dentaire supérieure* et le confluent des *veines nasales*, vaisseaux qui sortent des trous osseux traversés par les artères de mêmes noms, c'est-à-dire du conduit dentaire supérieur et du trou sphéno-palatin. Elle reçoit en outre le confluent des *veines palatines*, lequel passe dans la scissure staphyline au lieu de parcourir le conduit palatin avec l'artère correspondante. En général, ces trois branches veineuses ne se jettent pas isolément sur l'alvéolaire ; elles l'abordent plutôt par un tronc commun.

La veine alvéolaire ne présente point un volume uniforme. Elle augmente d'avant en arrière jusqu'au niveau de la protubérance maxillaire, où elle forme comme un large réservoir sanguin. On la voit ensuite se rétrécir brusquement en traversant la gaine oculaire et conserver un petit diamètre jusqu'à son embouchure dans le sinus caverneux.

Cette veine est à la fois un affluent de la faciale et une voie de décharge des sinus de la dure-mère cranienne.

2. *Veines labiales ou coronaires*. — Satellites des artères labiales. — La *supérieure* est souvent rudimentaire. L'*inférieure*, toujours volumineuse, se trouve constituée par la réunion de plusieurs branches anastomotiques appliquées sur la face externe de la muqueuse de la joue.

3. *Veine buccale*. — Nous la citons parmi les affluents de la maxillaire externe parce qu'elle s'ouvre, à son extrémité antérieure, dans cette dernière, en regard de la coronaire inférieure, avec laquelle on la voit communiquer quelquefois

---

1. Nous l'avons vu aussi envoyer dans le conduit ptérygoïdien, en dedans de l'artère maxillaire interne, un mince rameau qui se jetait dans l'extrémité antérieure du confluent sous-sphénoïdal.

par une branche particulière. Mais la buccale constitue, à proprement parler, la racine de la maxillaire interne, et nous la décrirons comme telle.

4. *Veine sublinguale.* — Gros vaisseau formé de deux branches qui prennent naissance dans l'épaisseur de la langue et se jettent parfois isolément dans la veine maxillaire externe. Cette veine sublinguale perce de dedans en dehors le muscle mylo-hyoïdien et effectue son embouchure à la hauteur des ganglions lymphatiques logés dans l'auge.

En résumé, la veine faciale diffère de l'artère homonyme : 1° en ce qu'elle reste superficielle dans toute sa longueur, sa partie terminale n'accompagnant point la partie initiale de l'artère ; 2° en ce qu'elle ne reçoit pas la veine linguale, tandis que l'artère linguale procède par un tronc commun avec l'artère faciale ; 3° en ce qu'elle reçoit l'extrémité antérieure de la veine buccale ; 4° enfin, en ce qu'elle est unie au sinus caverneux, par la veine alvéolaire, vaisseau non représenté dans le système artériel et recevant les veines de l'œil à sa traversée de l'orbite.

f. **Veine céphalique.** — Vulgairement appelé *veine de l'ars*, ce vaisseau représente l'une des branches terminales de la sous-cutanée médiane de l'avant-bras et accompagne la branche pectorale de l'artère cervicale inférieure. Après avoir croisé superficiellement la bride fibreuse que le biceps brachial envoie à l'extenseur antérieur du métacarpe, il se place dans l'espace delto-pectoral, c'est-à-dire entre les muscles mastoïdo-huméral et pectoral descendant et vient se jeter à l'extrémité inférieure de la jugulaire.

g. **Veines innominées.** — Un certain nombre viennent de la parotide ; mais les principales prennent naissance dans les muscles de l'encolure. Une de ces dernières accompagne le rameau ascendant de l'artère cervicale inférieure.

Racines de la jugulaire.

Ces racines sont, avons-nous dit, la *veine temporale, superficielle* et la *maxillaire interne*, qui sont alimentées principalement par les *sinus* de la dure-mère cranienne.

1. Veine temporale superficielle.

Correspondant assez exactement au tronc temporal, ce vaisseau est logé derrière le bord postérieur du maxillaire, près de l'articulation de la mâchoire, sous la parotide et comme incrusté dans le tissu de cette glande.

Il résulte de la réunion de deux racines :

1° La **veine auriculaire antérieure**, très grosse branche, souvent multiple, réticulée et anastomosée avec les rameaux ptérygoïdiens de la maxillaire interne. Elle sort du conduit temporal, derrière l'apophyse post-glénoïdale et reçoit une ou deux branches s'échappant de ce même conduit par les trous de la fosse temporale, traversant le crotaphite, et se chargeant de veinules nées à l'intérieur de ce muscle, ainsi que dans les tissus de l'oreille externe (fig. 131,8).

2° La **veine sous-zygomatique**, satellite de l'artère homonyme, et se constituant par deux rameaux, l'un accompagnant l'artère transversale de la face (fig. 131,6), l'autre l'artère massétérine (fig. 131, 9). — Ce dernier communique inférieurement avec la maxillo-musculaire externe ; il s'abouche, à l'extrémité supérieure, avec une branche énorme qui vient du muscle crotaphite et passe dans l'échancrure corono-condylienne, après s'être largement anastomosée avec les rameaux temporaux profonds de la maxillaire interne.

2. Veine maxillaire interne.

Remarquable par son énorme volume, cette veine rampe entre le muscle masséter interne et la branche maxillaire, dans une direction oblique de bas en

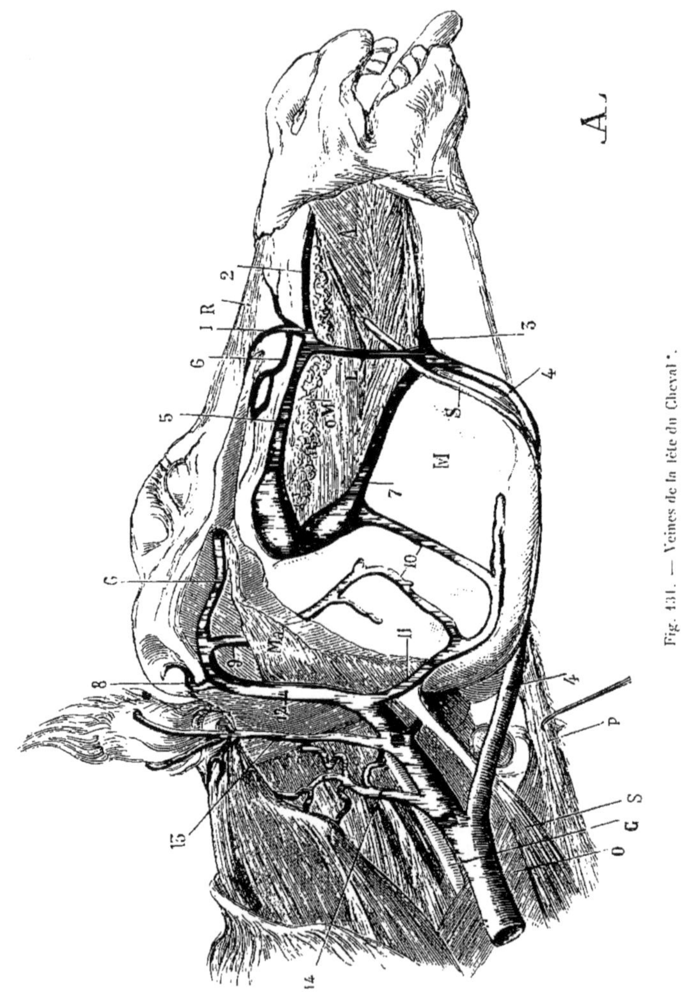

Fig. 434. — Veines de la tête du Cheval*.

haut et d'avant en arrière. Elle arrive ainsi en dedans de l'articulation de la

* M, os maxillaire inférieur ; A, muscle buccinateur ; oM, glandes molaires supérieures ; aM, muscle masséter dont la plus grande partie a été retranchée ; R, muscle releveur de la lèvre supérieure ; S, canal de Sténon ; C, artère carotide ; O, muscle omo-hyoïdien ; St, muscle sterno-maxillaire ; P, terminaison des muscles sterno et omo-hyoïdien. — 1, racines de la veine faciale ; 2, veine coronaire supérieure ; 3, veine coronaire inférieure ; 4, 4, 4, veine faciale ; 5, veine alvéolaire ; 6, 6, veine transversale de la face communiquant, en avant, avec la faciale ; 7, veine buccale ; 8, veine auriculaire antérieure ; 9, veine massétérine ; 10, réseau profond des veines massétérines ; 11, veine maxillo-musculaire externe ; 12, 12, veine jugulaire ; 13, veine auriculaire postérieure ; 14, veine occipitale et ses diverses branches ; 15, veine thyro-laryngienne.

mâchoire, un peu au-dessous du condyle mandibulaire et du muscle ptérygoïdien externe, où elle se réunit au tronc temporal superficiel après s'être
infléchie légèrement en bas. La jugulaire résulte de cette réunion. On le voit,

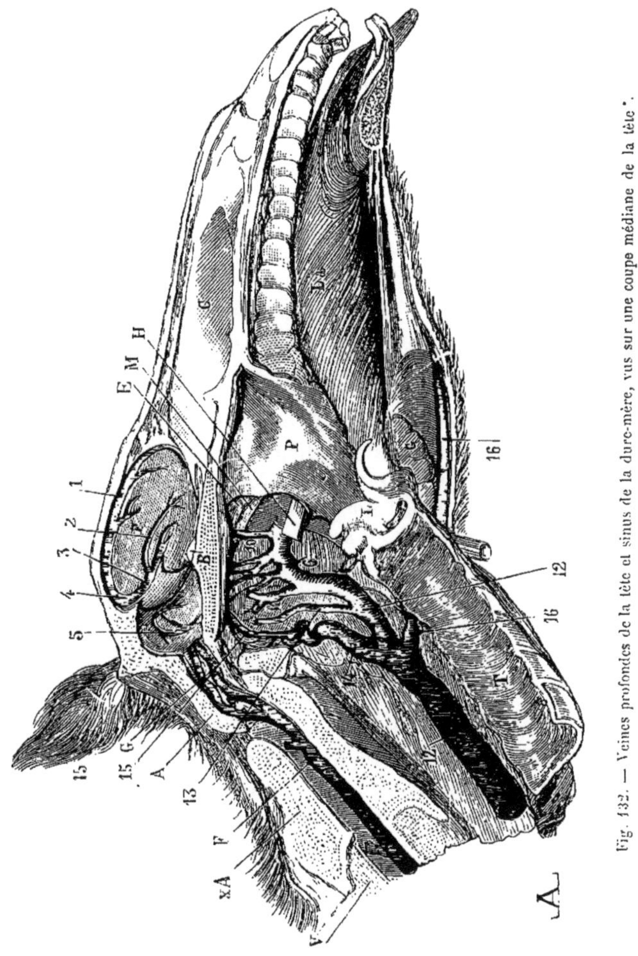

Fig. 132. — Veines profondes de la tête et sinus de la dure-mère, vus sur une coupe médiane de la tête*.

la veine maxillaire interne accomplit son trajet à une certaine distance de l'artère homonyme.

RACINE. — Cette veine a pour racine la *veine buccale*, à laquelle elle succède
vers l'extrémité postérieure du muscle buccinateur, là où elle s'engage entre la
branche maxillaire et le ptérygoïdien interne.

* A. coupe de l'atlas dans l'anneau duquel on voit les sinus occipito-atloïdiens (G); B, coupe transverse du sinus
caverneux; *x*A, coupe de l'axis; V, coupe de la troisième vertèbre cervicale; C, cloison médiane du nez;
P, pharynx; E, trompe d'Eustache; M, muscles péristaphylins; H, grande branche de l'hyoïde coupée; La, coupe
de la langue; L, coupe du larynx; T, coupe de la trachée; G, glande sous-maxillaire; F, faux du cerveau. —
1, sinus de la faux du cerveau; 2, sinus médian inférieur; 3, veine de Galien; 4, pressoir d'Hérophile; 5, petits
sinus de la cavité cérébelleuse; F', sinus rachidiens; 6, veine maxillaire interne; 10, 10, 10, les veines ptérygoïdiennes; 11, tronc des veines temporales profondes; 12, 12, veine jugulaire; 13, veine auriculaire postérieure;
14, veine occipitale; 15, racine de l'occipitale provenant de l'extrémité postérieure du confluent sous-sphénoïdal;
16, 16, veine faciale.

Satellite de l'artère et du nerf de même nom, la *veine buccale*, remarquable par son grand volume, est située sous le masséter, contre le bord inférieur du buccinateur (fig. 131, 7). L'extrémité antérieure communique à plein canal avec la maxillaire externe, vers le point opposé à l'embouchure de la veine coronaire inférieure. L'extrémité postérieure dilatée en fuseau se continue directement avec la maxillaire interne. Les rameaux collatéraux qui la renforcent sur son parcours viennent du masséter et de la joue.

Affluents. — Dans son trajet, la veine maxillaire interne reçoit un grand nombre d'affluents, à savoir :

1° Une grosse *veine linguale* accompagnant le nerf lingual dans son trajet entre le ptérygoïdien interne et la branche maxillaire ;

2° La *veine dentaire inférieure* ;

3° Le *tronc des veines temporales profondes* (fig. 132, 11), gros vaisseau situé en avant et en dedans de l'articulation temporo-maxillaire, où il communique avec la massétérine à travers l'échancrure sigmoïde, comme il a été dit plus haut. Les veines qui le constituent prennent naissance dans l'épaisseur du muscle temporal, mais surtout aux orifices qui ouvrent le conduit temporal dans la fosse de même nom ;

4° Les *veines ptérygoïdiennes* (fig. 132, 10), branches multiples, dont une partie seulement revient des muscles ptérygoïdiens. Les autres, nées du confluent sous-sphénoïdal des sinus de la dure-mère, forment, sur la face superficielle du ptérygoïdien externe ou dans l'épaisseur de ce muscle, une sorte de réseau à larges mailles, qui communique, en arrière avec le tronc temporal superficiel, en avant avec le tronc des veines temporales profondes. Or, comme ces deux vaisseaux sont reliés entre eux, en dehors de l'articulation temporo-maxillaire, au moyen de la veine massétérine, il en résulte que cette articulation est enlacée de tous côtés par un des plus riches lacis veineux de toute l'économie.

3. Sinus de la dure-mère.

Nous décrirons ici non seulement les sinus de la dure-mère encéphalique, qui alimentent les racines de la jugulaire, mais encore ceux de la dure-mère rachidienne, quoique ceux-ci se dégorgent dans d'autres veines. C'est afin de pouvoir considérer dans leur ensemble tous les vaisseaux à sang noir du névraxe.

D'une manière générale, les sinus de la dure-mère sont des espaces sanguins compris dans l'épaisseur de la méninge externe, ou entre cette membrane et les os qui forment paroi à la cavité cérébro-spinale, ou même creusés dans l'épaisseur de ces os, — espaces inextensibles, plus ou moins irréguliers, généralement triangulaires sur la coupe, constamment béants, dépourvus de valvules, quelquefois traversés de lamelles ou de filaments entre-croisés qui hérissent leur surface interne et la rendent en quelque sorte réticulée. Ils sont toutefois partout revêtus d'un endothélium et dès lors ne sauraient être assimilés à des lacunes.

Ils reçoivent les veines de l'encéphale et de la moelle épinière, lesquelles n'eussent pu se réunir dans des veines du type ordinaire sans exposer ces organes délicats à être comprimés ; il fallait ici des voies toujours ouvertes et invariables de dimensions, comme le sont les sinus de la dure-mère.

Ces sinus se réunissent généralement, plusieurs ensemble, dans des espèces de *confluents* qui collectent le sang hors de la paroi osseuse ou dans son épaisseur. Et de ces confluents partent les *veines de décharge*.

A. Sinus de la dure-mère cranienne. — Il y en a quatre principaux : le *sinus de la faux du cerveau* ou *sinus médian*, les *deux sinus caverneux* ou *sinus sphénoïdaux*, et le groupe des *sinus occipito-atloïdiens*. Les autres sont rudimentaires dans les Solipèdes.

1° **Sinus de la faux du cerveau, sinus médian** ou **sinus longitudinal supérieur.** — Creusé dans l'épaisseur de la faux du cerveau, à son insertion sur la voûte du crâne, et d'autant plus large qu'il est plus postérieur (fig. 132, 1), ce sinus commence près de l'apophyse crista-galli et se termine à la base de la protubérance occipitale interne en se bifurquant. Les deux branches résultant de cette division forment l'origine du confluent pariéto-temporal ou *pressoir d'Hérophile* (fig. 132, 4).

2° **Sinus caverneux ou sus-sphénoïdaux** (fig. 132, B). — Les sinus caverneux sont au nombre de deux, un droit et un gauche. Ils occupent sur la face endocranienne du sphénoïde, de chaque côté de la selle turcique, la scissure dite caverneuse, et sont longés en dehors par les nerfs maxillaires supérieurs. En avant, ils communiquent avec la veine alvéolaire par la grande fente sphénoïdale. En arrière, ils se réunissent l'un à l'autre, autour de la glande pituitaire, en formant une sorte d'arcade ouverte antérieurement. Chacun d'eux s'ouvre largement, au niveau du trou déchiré, dans le confluent sous-sphénoïdal.

Les sinus caverneux, ainsi creusés dans le repli pituitaire de la dure-mère, sont traversés par les artères carotides internes ; ils logent aussi la branche transversale qui fait communiquer ces deux vaisseaux.

3° **Sinus occipito-atloïdiens.** — Nous signalerons sous ce nom un réseau de grosses veines irrégulières, situées sous la face externe de la dure-mère, sur les côtés du trou occipital et sur toute la surface interne de l'anneau de l'atlas. Antérieurement, ils communiquent à travers le trou condylien, avec l'extrémité postérieure du confluent sous-sphénoïdal. Postérieurement, ils se continuent avec les sinus rachidiens, dont ils peuvent être considérés comme l'origine (fig. 132, G).

4° **Des sinus rudimentaires.** — Indépendamment des réservoirs veineux que nous venons de décrire, il existe sur la paroi interne du crâne quelques sinus rudimentaires que nous ne ferons qu'indiquer, à savoir : 1° un ou deux canaux logés, de chaque côté, dans l'épaisseur de la tente du cervelet, désignés sous le nom de *sinus transverses*, communiquant en bas avec le sinus caverneux, et s'allant jeter en haut dans le confluent temporal [1] ; — 2° les *sinus pétreux*, petites cavités irrégulières et réticulées, à disposition très variable, situées entre la dure-mère et la face interne du rocher, sur les côtés de la cavité cérébelleuse, — se dégorgeant en général dans le confluent sous-sphénoïdal, en traversant la partie postérieure du trou déchiré, et s'ouvrant aussi quelquefois dans les sinus transverses (fig. 132, 5) ; — 3° *un sinus médian inférieur* ou *longitudinal inférieur* creusé près du bord libre de la faux du cerveau et se jetant en arrière dans la grande veine de Galien (fig. 132, 2).

B. Sinus rachidiens (fig. 132, F). — On désigne ainsi, avec juste raison, en anatomie vétérinaire, deux séries de réservoirs veineux qui règnent dans toute l'étendue de la colonne vertébrale, sur les côtés du plancher du canal rachidien. Logés dans les dépressions latérales de la face supérieure du corps des vertèbres, à côté du ligament vertébral commun supérieur, et couverts par la

---

1. Ils équivalent aux sinus latéraux de l'Homme ; mais il arrive souvent qu'ils ne communiquent pas en bas avec les sinus caverneux.

dure-mère, ces réservoirs, continus d'une vertèbre à l'autre, forment dans leur ensemble comme deux grosses veines irrégulières, parallèles, qui commencent au niveau de l'articulation axoïdo-atloïdienne et se terminent sur les premières vertèbres coccygiennes, où on les retrouve encore assez bien marquées. Ils communiquent l'un avec l'autre sur leur trajet par des anastomoses transversales qui correspondent ordinairement aux espaces intervertébraux.

Les sinus rachidiens et occipito-atloïdiens ne sont point, comme les autres sinus, creusés dans l'épaisseur de la dure-mère, car cette membrane est ici dépourvue d'adhérence avec les os. Ce ne sont, en somme, que des veines du type ordinaire, bridées par une membrane fibreuse spéciale qui s'oppose à leur distension.

C. Veines affluentes des sinus. — Ce sont des vaisseaux qui rapportent le sang, soit de la dure-mère elle-même, soit de la substance des centres nerveux; ceux de la première catégorie sont assez rares; les seconds sont au contraire en nombre considérable. Quoique nous ne voulions point faire une étude détaillée de ces derniers, nous devons cependant signaler ce qu'ils présentent de plus remarquable dans leur disposition.

a. Sur l'encéphale, les veines forment un réseau beaucoup plus riche et plus serré que celui des ramifications artérielles, réseau d'où procèdent un certain nombre de branches principales qui se déversent dans les sinus de la dure-mère cranienne. Celles du cerveau gagnent, pour la plupart, les sinus médian et transverses; quelques-unes seulement se rendent dans les sinus caverneux, lesquels sont généralement alimentés par les pédoncules cérébraux. Celles du cervelet de la protubérance et du bulbe vont aux sinus transverses, pétreux et occipito-atloïdiens.

Quant aux veines intérieures du cerveau, entrelacées dans la toile choroïdienne, on les voit se réunir en un gros tronc, désigné sous le nom de *grande veine du cerveau* ou *veine de Galien* (fig. 132, 3), qui contourne l'extrémité postérieure du corps calleux, se place dans la scissure interhémisphérique et se jette dans le sinus falciforme ou médian, très près de l'extrémité postérieure de ce sinus, après avoir reçu les veines superficielles de la face interne des hémisphères, ainsi que le sinus longitudinal inférieur lorsqu'il existe.

b. Les veinules qui naissent de la moelle épinière sont également très remarquables par le beau réseau qu'elles dessinent à la surface de l'organe. Elles se rassemblent en un tronc commun, la *veine spinale médiane*, qui parcourt d'avant en arrière et dans toute sa longueur le sillon supérieur de la moelle, occupant ainsi une position analogue, mais opposée, à l'artère de même nom. De cette veine s'échappent de distance en distance des branches émergentes qui traversent les méninges pour aboutir aux sinus rachidiens.

D. Voies de décharge des sinus. — Nous les envisagerons successivement pour les sinus craniens et pour les sinus rachidiens.

a. Pour sortir des sinus encéphaliques, le sang se dégorge dans deux espèces de golfes pairs, que nous désignerons sous les noms de *confluent temporal* et *confluent sous-sphénoïdal.*

Les *confluents temporaux* sont logés dans les conduits de même nom avec l'artère mastoïdienne. Ils commencent donc à la base de la protubérance occipitale interne et se terminent derrière les apophyses post-glénoïdales après s'être ouverts dans la fosse temporale par des orifices multiples.

Les sinus médians et transverses, après s'être réunis en ce carrefour qu'on appelle *pressoir d'Hérophile*, se dégorgent dans ces confluents qui sont des voies toujours ouvertes, drainées par les veines temporales, superficielles et profondes, ainsi que nous l'avons exposé plus haut.

Les *confluents sous-sphénoïdaux* (fig. 133) s'étendent sur les côtés du corps du sphénoïde et de l'apophyse basilaire de l'occipital, depuis la base de l'apophyse ptérygoïde jusque dans la fosse sous-condylienne, en concourant à l'obturation de l'hiatus occipito-sphéno-temporal. Ils s'abouchent dans leur partie moyenne avec le sinus caverneux correspondant, par une ouverture ovalaire que traverse l'artère carotide interne en pénétrant dans le crâne. Leur extrémité antérieure se termine en cul-de-sac. La postérieure communique à travers le trou condylien avec les sinus occipito-atloïdiens.

Quant aux veines qui transportent le sang hors des confluents sous-sphénoïdaux, ce sont les veines ptérygoïdiennes et la racine antérieure de la veine occipitale (fig. 132 et 133). On sait que la racine postérieure de ce dernier vaisseau puise le sang directement dans les sinus occipito-atloïdiens, soit par le trou antérieur de l'atlas, soit par un autre orifice percé sur le côté de son arc ventral.

b. Les voies de décharge des sinus rachidiens offrent une disposition plus simple. Au niveau de chaque espace intervertébral naissent plusieurs branches qui s'échappent par les trous de conjugaison, pour se jeter dans les veines avoisinantes, c'est-à-dire dans les vertébrales à

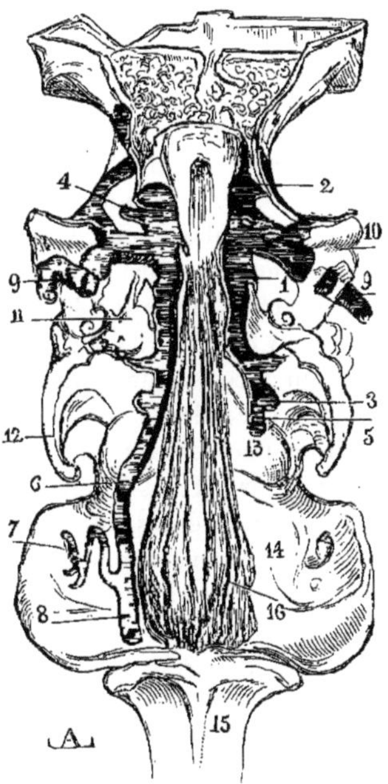

Fig. 133. — Confluents sous-sphénoïdaux du Cheval et leurs veines de décharge *.

la région du cou, dans les branches spinales des intercostales au dos, dans les rameaux analogues des veines lombaires aux lombes, enfin dans les veines sacrées latérales au niveau du bassin. On voit aussi s'échapper des sinus rachidiens de petites veines qui traversent les corps vertébraux pour gagner les mêmes vaisseaux que nous venons d'énumérer.

Il n'y a donc pas de confluents pour les sinus rachidiens ; le dégorgement se fait directement dans des veines ordinaires.

2° Veines axillaires.

Les *veines axillaires* ou *troncs brachiaux* correspondent à la portion extra-thoracique, seulement, des artères homonymes. Confluent général de toutes les veines du membre thoracique et de quelques veines du tronc, chacune d'elles commence en dedans de l'articulation scapulo-humérale, vers l'extrémité terminale du tronc artériel correspondant, accompagne ce tronc jusqu'à l'entrée de la poitrine et là se jette dans le confluent des jugulaires pour constituer la veine cave antérieure (fig. 130, 18). Les deux veines axillaires sont donc exactement symétriques et ne méritent ni l'une ni l'autre l'appellation de tronc veineux brachio-céphalique, attendu que les jugulaires, préalablement réunies en un tronc commun, aboutissent précisément dans l'angle formé par la rencontre des deux axillaires, et sont, au même titre que celles-ci, des racines de la veine cave antérieure. Chez l'Homme, au contraire, les jugulaires ne se réunissent pas d'un côté à l'autre ; elles se jettent dans le tronc brachial correspondant de manière à constituer deux troncs veineux brachio-céphaliques qui se réunissent ensuite pour former la veine cave supérieure ; et le tronc brachio-céphalique gauche est presque deux fois plus long que le droit.

En étudiant, de leur origine à leur embouchure, les nombreuses branches qui concourent à la formation des veines axillaires des Solipèdes, on reconnaît :

1° Qu'elles forment à l'intérieur de l'ongle un très riche réseau d'où procèdent les *veines collatérales* du doigt, satellites des artères homonymes ;

2° Qu'à ces veines digitales, réunies en arcade au-dessus des grands sésamoïdes, succèdent trois *veines métacarpiennes*, deux *superficielles*, collatérales des tendons fléchisseurs, une *profonde*, située sous le ligament suspenseur du boulet avec les artères interosseuses ;

3° Que les veines métacarpiennes s'abouchent également ensemble, au-dessus et en arrière du carpe, pour former, en se séparant de nouveau, deux groupes de *veines antibrachiales* : l'un comprenant la *cubitale* et les *radiales* qui accompagnent les artères de même nom ; l'autre, constitué par une seule branche, la *sous-cutanée médiane* de l'avant-bras qui reçoit à son extrémité supérieure la *sous-cutanée antérieure* de la même région ;

4° Qu'au niveau de l'articulation du coude, toutes ces veines antibrachiales communiquent entre elles ainsi qu'avec la dorsale de l'avant-bras, par un système complexe d'anastomoses, d'où résulte un tronc principal, la *veine humérale*. La *veine céphalique*, dont nous avons déjà parlé comme affluent de la jugulaire, figure une sorte de canal de dérivation pour le sang des veines antibrachiales ;

5° Que la *veine humérale*, après avoir reçu sur son trajet plusieurs rameaux musculaires et la veine *sous-cutanée thoracique*, se joint vers l'articulation de l'épaule avec la *sous-scapulaire* pour former la veine axillaire.

Nous allons étudier toutes ces branches dans un ordre inverse à celui de leur énumération, c'est-à-dire en remontant le cours du sang.

Veine sous-scapulaire.

Vaisseau très considérable, dont la disposition rappelle celle de l'artère sous-scapulaire, avec quelques particularités spéciales néanmoins, dont l'étude ne mérite pas de nous arrêter un seul instant : par exemple, c'est elle qui reçoit le plus souvent la veine satellite de l'artère pré-humérale.

Veine humérale.

Placé en arrière et en dedans de l'artère humérale, ce vaisseau commence au-dessus de l'articulation du coude, formé à ce point par le système d'anastomoses

des veines de l'avant-bras, et se termine au-dessous de l'articulation de l'épaule
en se réunissant à la veine sous-scapulaire.

Indépendamment de la veine sous-cutanée thoracique, que nous allons étudier
d'une manière spéciale, le vaisseau dont nous nous occupons reçoit sur son trajet plusieurs affluents satellites des branches émanées de l'artère humérale.
L'un d'eux, la veine collatérale interne, n'est que la suite de la cubitale.

Très souvent, on trouve une seconde veine humérale, parallèle à celle que nous
venons de décrire, mais plus petite et située à l'opposé, c'est-à-dire en avant de
l'artère.

Veine sous-cutanée thoracique ou veine de l'éperon.

Cette veine, importante à connaître parce qu'on y pratique quelquefois la saignée, commence sur le flanc et le ventre par de nombreuses divisions superficielles, réunies en deux racines principales, puis en un tronc unique qui, placé
dans l'épaisseur du pannicule charnu ou à la surface externe de ce muscle, se
dirige en avant, en suivant le bord externe du pectoral ascendant, accompagné
dans son trajet par un ramuscule artériel et par un fort cordon nerveux. Elle
s'insinue sous la masse des muscles olécraniens et se termine dans la veine
humérale en s'abouchant en commun avec l'humérale profonde.

Veines profondes de l'avant-bras.

a. **Veine dorsale ou radiale antérieure.** — Elle affecte le même trajet et les
mêmes variantes que l'artère correspondante.

b. **Veines radiales.** — L'artère radiale est toujours accompagnée et comme
enveloppée d'un faisceau de branches veineuses, au nombre de trois ou quatre,
souvent anastomosées entre elles, renforcées par des rameaux collatéraux, parmi
lesquels il faut citer la *veine interosseuse*.

Ces veines radiales commencent au-dessus du carpe en continuant les métacarpiennes. Elles concourent à former la veine humérale, en se réunissant vers
l'extrémité inférieure du bras avec les autres veines antibrachiales.

c. **Veine cubitale.** — Ce vaisseau se trouve logé avec le nerf et l'artériole de
même nom dans l'interstice des deux muscles cubitaux. Il reçoit chemin faisant
plusieurs rameaux musculaires et sous-cutanés.

La veine cubitale a la même origine que les veines radiales. Son extrémité
supérieure ou terminale s'infléchit en avant en s'accolant au tronc de l'artère
collatérale interne de l'humérus et se rend à l'extrémité inférieure de la veine
humérale. Très souvent la veine cubitale est double dans cette dernière partie
de son trajet, c'est-à-dire partagée en deux branches, entre lesquelles se trouve
l'artère satellite. Toujours elle communique dans ce même point, par une ou
plusieurs branches, avec la veine humérale profonde.

Veines superficielles de l'avant-bras.

Placées en dehors de la gaine fibreuse formée par l'aponévrose antibrachiale,
ces veines, au nombre de deux principales, se trouvent appliquées sur la face
externe de cette aponévrose par un mince fascia qui les sépare de la peau (*fascia
superficialis*).

a. **Veine sous-cutanée médiane ou interne** (fig. 130, 31). — C'est encore un des vaisseaux d'élection pour l'opération de la phlébotomie. Elle vient à la suite de la veine métacarpienne interne, monte de la face interne du carpe à l'extrémité supérieure de l'avant-bras, en croisant très obliquement le radius, et se termine par deux grosses branches, l'une postérieure ou *veine basilique*, l'autre antérieure ou *veine céphalique*.

La *veine basilique* traverse le muscle pectoral transverse pour aller concourir à former le tronc huméral (fig. 130, 34).

La *veine céphalique* ou *veine de l'ars* croise la bride superficielle du biceps brachial, se loge dans l'interstice delto-pectoral et va se rendre ensuite dans la veine jugulaire (fig. 130, 35).

b. **Veine sous-cutanée antérieure ou sous-cutanée radiale** (fig. 130, 32). — Moins considérable que la précédente, elle naît de la région dorsale du carpe, s'élève sur la face antérieure de l'avant-bras et se termine en se jetant soit dans la veine sous-cutanée médiane, soit dans la veine céphalique ; ce dernier cas est le plus commun.

Veines métacarpiennes.

Au nombre de trois, comme on sait, ces veines se distinguent en *interne*, *externe* et *profonde* ou *interosseuse*.

a. **Métacarpienne interne ou collatérale interne du tendon.** — Plus volumineuse que les autres, cette veine accompagne l'artère palmaire métacarpienne contre le bord interne des tendons fléchisseurs, en se plaçant en avant de ce vaisseau. Arrivée à la partie supérieure du métacarpe, elle se continue en dedans et en arrière du carpe, à la superficie de l'arcade carpienne, en suivant l'artère radio-palmaire, et se poursuit au delà, sous le nom de veine sous-cutanée médiane de l'avant-bras, après avoir communiqué avec les autres veines métacarpiennes. (fig. 130, 30).

b. **Métacarpienne externe ou collatérale externe du tendon.** — Située à l'opposé de la précédente, c'est-à-dire au côté externe des tendons fléchisseurs, et accompagnée du nerf palmaire correspondant, la métacarpienne externe suit ce nerf jusqu'au-dessus de l'os sus-carpien, en traversant la gaine carpienne ; elle se partage alors en plusieurs branches réticulées qui s'anastomosent avec les autres veines métacarpiennes, et d'où procèdent les veines cubitale et radiales.

c. **Métacarpienne profonde ou interosseuse.** — Vaisseau flexueux, irrégulier, quelquefois multiple, logé avec les artères interosseuses palmaires entre le ligament suspenseur du boulet et la face postérieure du métacarpien principal. Arrivé vers l'extrémité supérieure de cet os, il s'unit largement, à droite et à gauche, avec les collatérales externe et interne, puis envoie en haut une ou deux petites branches qui traversent la gaine carpienne, avec l'artère palmaire métacarpienne, et se réunissent au-dessus du carpe à l'origine des veines radiales.

Veines digitales ou collatérales du doigt.

Ces veines occupent, sur les côtés de la région digitée, la même position que les artères de même nom, en avant desquelles elles se trouvent situées (fig. 134). Elles naissent du réseau formé sur les cartilages scutiformes par les veines sous-ongulées et se terminent en se réunissant l'une à l'autre, au-dessus des grands sésamoïdes, entre les tendons fléchisseurs des phalanges et le ligament suspenseur du boulet, de manière à former une arcade d'où s'échappent les trois veines métacarpiennes.

Veines de la région ongulée.

L'importance de la région à laquelle appartiennent ces vaisseaux nous engage à les décrire avec plus d'abondance que les autres veines, comme nous l'avons fait pour les artères correspondantes. Nous empruntons donc la description exacte et minutieuse qu'en a faite H. Bouley[1], que nous résumerons ensuite pour l'élève.

Cet appareil veineux peut être divisé en *appareil veineux externe* et *appareil veineux interne* ou *intraosseux*.

a. — De l'appareil veineux externe.

« L'appareil veineux externe de la région digitale est très remarquable par le nombre, le développement, la distribution superficielle et la disposition réticulée des canaux qui le composent.

« On ne saurait mieux en donner une idée qu'en le comparant, dans sa forme générale, à un filet à mailles irrégulières, tendu et moulé sur les deux dernières phalanges et les contenant dans son réseau (fig. 134).

« Cette intrication réticulaire de l'appareil veineux du pied se dessine merveilleusement sur les pièces injectées après macération et desséchées ensuite.

« Pour faciliter sa description, nous y reconnaîtrons trois parties, distinctes par leur situation, bien que ne formant qu'un tout continu, à savoir :

« 1° Le *réseau solaire;*

« 2° Le *réseau podophylleux;*

« 3° Le *réseau coronaire.*

« A. RÉSEAU SOLAIRE. — Les veines du réseau solaire sont remarquables par l'égalité de leur calibre dans toute l'étendue de la surface plantaire, et par l'absence presque absolue de communications anastomotiques avec les parties profondes.

« Soutenues dans un canevas fibreux spécial (réticulum plantaire) qui remplace le périoste à la surface inférieure de la phalange et fait continuité au chorion du tissu velouté, ces veines paraissent, en effet, n'avoir de communication qu'avec elles-mêmes, au point qu'il est possible de détacher le *réticulum plantaire* de la face inférieure de la troisième phalange, sans les intéresser.

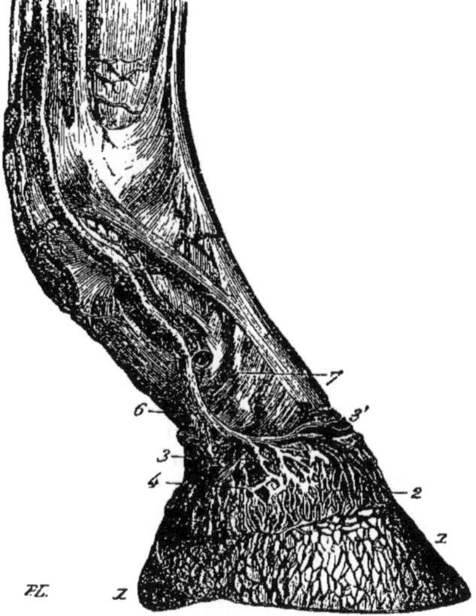

Fig. 134. — Vaisseaux veineux de l'extrémité digitée (d'après H. Bouley) [*].

« La disposition générale des canaux veineux dans l'épaisseur du réticulum qui les supporte rappelle assez bien celle des nervures secondaires dans le *limbe* de certaines feuilles asymétriques. Ils suivent dans leur parcours une ligne irrégulièrement brisée, et interceptent entre eux, en s'abouchant à des intervalles très rapprochés, des espaces inégaux, sortes de mailles à formes polygonales irrégulières.

« Ces canaux veineux ont un double canal de décharge : l'un *central*, le moins considérable et le moins constant, l'autre *périphérique* ou *circonflexe*, qui répond à l'artère du même nom [2], dont il forme la veine satellite.

1. M. H. Bouley, *Traité de l'organisation du pied du Cheval*, p. 65.
2. L'*artère circonflexe de la 3ᵉ phalange.*

[*] 1, 1, 1, réseau podophylleux ; 2, radicules du plexus coronaire ; 3, 4, plexus cartilagineux ; 3', partie antérieure du rés au coronaire réunissant les deux plexus cartilagineux ; 5, 6, veine collatérale du doigt ; 7, ligament latéral de la première articulation interphalangienne.

« a. *Canal central.* — Le canal central est formé par les anastomoses simultanées d'une foule de ramifications veineuses, convergentes vers le centre du doigt ; il est de forme parabolique, et embrasse dans la concavité de sa courbe la pointe du corps pyramidal, d'où il projette ces deux branches parallèlement sur les côtés de ce corps dans le fond des lacunes latérales, jusqu'aux bulbes cartilagineux, points où il se déverse dans le plexus coronaire externe. Cette disposition n'est cependant point constante : on rencontre assez souvent des pièces où le canal central, que nous venons d'indiquer, est remplacé par des canaux multiples plus considérables que les veines qui forment l'ensemble du réseau, et qui leur servent de déversoirs vers le plexus coronaire superficiel.

« b. *Canal veineux périphérique ou veine circonflexe.* — Cette veine, d'un gros calibre, formée par les ramifications divergentes du réseau solaire et par les veines descendantes du plexus podophylleux, longe, en suivant une ligne légèrement ondulée, le limbe extérieur du tissu velouté, en dedans de l'artère circonflexe dont elle est le satellite ; elle est quelquefois décomposée, dans certains points de son trajet, en plusieurs canaux plus petits qui font continuité à ses tronçons.

« Elle reçoit, dans son parcours circulaire, la décharge de toutes les veines solaires divergentes et des veines podophylleuses descendantes, et se termine, aux extrémités du croissant de la troisième phalange, en plusieurs gros rameaux qui rampent, sous la membrane podophylleuse, jusqu'à la plaque du cartilage où ils concourent à former le plexus coronaire superficiel.

« B. Réseau podophylleux. — Les veines du réseau podophylleux présentent une disposition analogue à celle du réseau solaire ; elles sont, comme ces dernières, soutenues dans les mailles d'un canevas fibreux (*reticulum processigerum* de Bracy Clark) étalé sur la face antérieure de l'os, en manière de périoste, et continu au chorion du tissu feuilleté. Communiquant largement entre elles par des anastomoses multiples, elles paraissent, comme dans le réseau solaire, presque complétement isolées des parties profondes, dont on pourrait croire communément qu'elles émanent.

« Sinueuses, brisées et rameuses dans leur cours, les veines podophylleuses serpentent dans le sens de la longueur des lames feuilletées qui les revêtent, très rapprochées les unes des autres, et interceptant entre elles des mailles allongées, étroites. Leur confluence est telle, dans quelques points, qu'elles paraissent comme accolées par leurs parois externes.

« Le calibre de ces vaisseaux est assez uniformément égal dans toute l'étendue du réseau podophylleux, si ce n'est vers les parties postérieures où existent les canaux principaux de décharge du plexus podophylleux dans le réseau coronaire.

« Les veines podophylleuses sont en communication anastomotique, en bas avec la veine circonflexe du réseau solaire, qu'elles concourent à former, en haut avec le plexus coronaire, qui n'en est que la continuité.

« C. Plexus coronaire. — Le plexus veineux coronaire (fig. 134, 3, 3') est disposé comme une guirlande rameuse autour de la deuxième phalange, à l'origine de la troisième, et sur la circonférence de l'appareil fibro-cartilagineux qui complète cette dernière.

« Il est supporté, comme les autres réseaux veineux du doigt, par un canevas fibreux immédiatement sous-jacent et continu au chorion du bourrelet, et il est juxtaposé, en y adhérant, à l'épanouissement du tendon extenseur, aux plaques cartilagineuses et aux bulbes du coussinet plantaire.

« Ce plexus procède des réseaux podophylleux, solaire et intraosseux.

« Nous y reconnaîtrons, pour la facilité de sa description, trois parties : l'une *centrale* et *antérieure*, située entre les deux cartilages, et *deux latérales*, correspondant à ces cartilages eux-mêmes.

« a. *Partie centrale du plexus coronaire.* — La partie centrale du plexus coronaire (fig. 134, 2, 3'), immédiatement sous-jacente au bourrelet, constitue un réseau très serré formé par d'innombrables veines radiculaires qui s'élèvent, en serpentant, du plexus podophylleux, auquel elles font continuité, jusqu'à une grosse veine anastomotique jetée en écharpe d'un plexus cartilagineux à l'autre, et dans laquelle elles s'ouvrent par dix ou douze bouches principales.

« Ces veines de la partie centrale du plexus coronaire augmentent graduellement de calibre en diminuant de nombre, depuis le plexus podophylleux, où elles prennent leur origine, jusqu'à leur canal supérieur de décharge, qui ne paraît être lui-même que la résultante de leurs anastomoses successives.

« b. *Parties latérales du plexus coronaire, ou plexus cartilagineux.* — La plaque des cartilages sert de support, par ses deux faces et par les foramina canaliculés dont elle est traversée, à un massif de veines convergentes très serrées et très anastomotiques, que l'on peut distinguer, d'après son siège, sous le nom de *plexus cartilagineux.*

« Ce plexus cartilagineux est formé par deux couches de vaisseaux, l'une *superficielle,* l'autre *profonde.*

« *Couche superficielle du plexus cartilagineux, ou plexus cartilagineux superficiel.* — La couche superficielle (fig. 134, 3, 4), étendue sur la surface externe des plaques et des bulbes cartilagineux, prend son origine, par des racines innombrables, aux veines de la partie du réseau podophylleux correspondante à la superficie qu'elle occupe. Ces racines, massées en réseau très dense, convergent vers les parties supérieures en diminuant de nombre et en augmentant de volume, et finissent par se fondre, à l'aide d'anastomoses successives, en dix ou douze rameaux principaux, lesquels se réunissent eux-mêmes à deux branches considérables situées sur la limite supérieure du plexus. Ces branches, enfin, par leur fusion dernière au niveau de l'extrémité inférieure de la première phalange, constituent la veine digitale satellite de l'artère de même nom (fig. 134, 5, 6).

« Considérée de bas en haut, et sur un pied préalablement préparé par injection, la veine digitale, divisée en deux branches, subdivisées elle-mêmes en rameaux et en ramuscules divergents et épanouis à la surface convexe du cartilage et du bourrelet, rappelle bien la disposition des arbres taillés en espaliers, dont les branches étalées sont fixées aux murailles sur lesquelles elles se ramifient.

« Les deux branches périphériques du plexus cartilagineux superficiel établissent l'une et l'autre des voies de communication avec le plexus cartilagineux opposé, en contractant des anastomoses à plein canal avec les branches de ce plexus qui leur sont symétriques.

« Les voies anastomotiques antérieures sont doubles et superposées l'une à l'autre. La plus inférieure et la plus superficielle est constituée par cette grosse veine (fig. 134, 3') jetée en écharpe d'un plexus à l'autre, dans le plan médian, à la surface externe du tendon extenseur, et qui sert de canal de décharge à une multitude considérable de ramuscules veineux émergeant de la partie antérieure du plexus podophylleux. Cette première veine *communicante* réunit l'une à l'autre les branches antérieures du plexus cartilagineux.

« La seconde veine *communicante*, située à 2 centimètres au-dessus de la première et sous le tendon extenseur, est jetée tranversalement d'une branche antérieure du plexus à l'autre. Elle s'abouche avec l'une et l'autre de chaque côté, au point même ou vient aboutir la première veine communicante. Sinueux dans tout son trajet, quelquefois double, quelquefois formé de plusieurs veines confluentes, comme dans la figure 134, ce canal anastomotique sert de déversoir à quelques veines profondes.

« L'anastomose entre les branches périphériques postérieures du plexus cartilagineux est constituée par une longue veine de gros calibre, irrégulièrement courbe, sinueuse ou brisée dans son parcours, mais toujours d'une longueur plus considérable que la distance mesurée entre les deux plaques cartilagineuses entre lesquelles elle est étendue.

« Cette veine *communicante postérieure* sert de confluent à des canaux émergents des bulbes cartilagineux, et à la partie postérieure du plexus solaire, qui s'y dégage par cinq ou six veines afférentes assez développées.

« *Couche profonde du plexus cartilagineux, ou plexus cartilagineux profond.* — La couche profonde du plexus cartilagineux est formée :

« 1° Par d'assez forts rameaux s'élevant de la partie postérieure des plexus podophylleux et solaires ;

« 2° Par l'appareil veineux intérieur de la troisième phalange ;

« 3° Par les veines profondes qui proviennent de l'os de la couronne, des ligaments et des tendons qui l'entourent.

« Les rameaux ascendants du tissu podophylleux s'introduisent par les nombreux foramina dont est traversée la base de la plaque cartilagineuse et la coque fibreuse inférieure du coussinet plantaire, suivent les canaux qui continuent ces foramina dans l'épaisseur du cartilage, et viennent à sa face interne, de concert avec les rameaux qui procèdent du système veineux intraosseux et ceux qui viennent des tendons et des ligaments, former un faisceau de cinq ou six grosses veines convergentes qui se réunissent en deux fortes branches ascendantes, lesquelles s'anastomosent elles-mêmes, avant leur réunion définitive, aux deux branches périphériques résultantes du plexus cartilagineux superficiel, et concourent avec elles à constituer la veine digitale.

b. — Appareil veineux interne ou intraosseux.

« Girard fils et Rigot ont nié que l'artère unguéale palmaire eût, dans l'intérieur de la phalangette, un système veineux satellite. C'est une erreur échappée à ces deux savants anatomistes.

« La disposition de l'appareil veineux dans l'intérieur de la phalange est absolument identique avec celle de l'appareil artériel.

« Les veinules radiculaires satellites des artérioles terminales convergent, en formant des anastomoses successives, vers le sinus semi-lunaire, dans lequel elles se rendent par les canaux osseux antérieurs, ascendants et descendants, que parcourent les artères émergentes de l'anastomose semi-lunaire. Là elles se déversent dans un canal veineux demi-circulaire, satellite de cette anastomose, lequel se continue en arrière par deux veines efférentes qui suivent les canaux postérieurs du sinus semi-lunaire, sortent par les foramina plantaires, s'engagent dans la scissure du même nom, montent en dedans de l'apophyse basilaire, s'appliquent à la face interne de la plaque cartilagineuse dans une des anfractuosités dont elle est sculptée, et concourent à la formation de la couche profonde du plexus cartilagineux.

« En outre de ces veines convergentes vers le plexus cartilagineux, il en est d'autres divergentes, en très petit nombre, qui suivent le trajet des artères, et vont se rendre dans le plexus podophylleux, à travers les porosités antérieures de la phalange.

« La dissection des pièces injectées par les veines met hors de doute cette disposition de l'appareil veineux dans l'intérieur de l'os du pied.

« Mais est-ce à ce groupe de vaisseaux satellites des artères que se borne le système veineux intérieur de la phalangette? ou bien n'est-il pas étendu sur une plus vaste surface, et toutes les aréoles du tissu spongieux de l'os ne peuvent-elles pas en être considérées comme une dépendance?

« Cette dernière manière de voir semble être appuyée par le résultat de certaines injections, où l'on voit la matière introduite par les voies veineuses remplir toutes les spongioles intérieures du tissu osseux; mais ce n'est probablement là qu'un accident de l'opération elle-même, et il est présumable que le passage direct de l'injection veineuse dans les aréoles du tissu spongieux tient à la rupture des parois vasculaires, car si le tissu de la phalange formait une sorte de diverticulum du système veineux, comme l'admet l'opinion que nous exposons, les opérations faites sur le vif, où le tissu de l'os est profondément intéressé, devraient être suivies d'hémorragies par les orifices béants des aréoles, fait qui ne se produit pas.

« Il ne nous paraît donc pas qu'il y ait, à cet égard, dans la structure de la troisième phalange, dérogation au plan général sur lequel les os sont construits, et nous pensons que son système veineux intérieur est borné à l'ensemble des vaisseaux, du reste très nombreux, qui accompagnent les divisions artérielles. »

En résumé, l'appareil veineux du pied comprend des *veines externes* et des *veines internes*.

Les *veines externes* forment une sorte de filet à mailles serrées, soutenu dans un canevas fibreux spécial sous-jacent à la membrane kératogène ; elles collectent le sang, de chaque côté, dans un plexus de grosses branches convergentes, qui couvre le cartilage complémentaire de la troisième phalange et dont émane la veine collatérale du doigt. Les deux *plexus cartilagineux* se réunissent l'un à l'autre, soit en avant vers l'éminence pyramidale, soit en arrière vers les bulbes du coussinet plantaire.

Les *veines internes* répètent dans l'os la disposition des artères unguéales palmaires : on voit un certain nombre de veinules se détacher du réseau externe, pénétrer dans les pertuis de la phalange et aboutir à une *arcade semi-lunaire* avec d'autres veines infiniment plus nombreuses qui naissent dans l'intérieur même de cet os. Ladite arcade se continue de chaque côté par une grosse veine satellite de l'artère précitée, qui arrive à la face interne du cartilage scutiforme, où elle rencontre la *veine du coussinet plantaire*, la *veine coronaire*, et un certain nombre de veines externes ayant traversé la plaque cartilagineuse à sa base : il se forme ainsi un *plexus cartilagineux profond* qui se déverse comme le superficiel à l'origine de la veine collatérale du doigt.

On le voit, le développement des veines du pied est vraiment extraordinaire ; sans doute ne sert-il pas seulement à faciliter le départ du sang, mais encore à entretenir une chaleur convenable et régulière, indispensable à l'exercice de la sensibilité exquise de cette région.

C. — VEINE CAVE POSTÉRIEURE.

Cette veine, dont le volume n'est égalé par celui d'aucun autre vaisseau de l'économie, commence à l'entrée du bassin par deux grosses racines, les *troncs pelvi-cruraux* ou veines *iliaques primitives* qui résument les veines iliaques

externes et internes. De ce point, elle se dirige en avant, sous le corps des vertèbres lombaires, atteint le bord supérieur du foie, abandonne alors la région
sous-lombaire pour se loger et en quelque sorte s'incruster dans la scissure
creusée sur la face antérieure de la glande précitée, puis traverse l'orifice de
la foliole droite du centre phrénique, et va s'ouvrir dans la partie postéro-externe
de l'oreillette droite du cœur.

Dans ce trajet, la veine cave postérieure ou inférieure se décompose naturellement en trois portions, une *sous-lombaire*, une *hépatique*, une *thoracique* (fig. 130,2).

La *portion sous-lombaire*, placée à droite de l'aorte abdominale, à gauche de
la capsule surrénale et du rein droits, est maintenue contre le ligament vertébral
commun inférieur et le petit psoas droit par le péritoine et le pancréas ; elle
répond de plus à l'artère rénale droite, qui croise perpendiculairement sa face
supérieure, ainsi que le nerf grand splanchnique correspondant, et aux divisions nerveuses des plexus rénal droit et lombo-aortique.

Dans sa *portion hépatique*, la veine cave postérieure est en rapport d'une part
avec le foie, auquel elle est soudée pour ainsi dire, d'autre part avec le diaphragme, par l'intermédiaire du ligament coronaire ou ligament commun du
foie, qui établit une adhérence très intime de la veine avec le centre phrénique.

Quant à la *portion thoracique*, logée entre le poumon droit et son lobule
azygos, elle est enveloppée avec le nerf diaphragmatique droit par un repli
séreux particulier, dont nous avons déjà parlé (p. 37 et 38), dépendance de la
plèvre du côté droit. Cette portion est au moins aussi distante de la colonne
vertébrale que du sternum.

En résumé, la veine cave postérieure n'est satellite de l'aorte postérieure que
dans sa portion lombaire ; elle s'en éloigne dès son entrée dans la scissure
antérieure du foie ; mais nous avons vu qu'elle est suppléée auprès de cette
artère, pour la réception des veines intercostales, par la grande veine azygos.

AFFLUENTS COLLATÉRAUX

Les vaisseaux, aussi considérables que nombreux, qui viennent se dégorger
dans la veine cave postérieure sont, en les énumérant d'avant en arrière :

1° Les *veines diaphragmatiques* ;

2° La *veine porte*, tronc sur lequel se rassemblent les veines viscérales de
l'abdomen, à l'exception de celles des organes génito-urinaires, et qui, au lieu
de s'aboucher directement avec la veine cave, se divise dans le foie à la manière
d'une artère, puis se reconstitue en un certain nombre de branches, grosses ou
petites, les *veines sus-hépatiques*, qui se jettent dans la veine cave à son passage
dans la scissure antérieure de ce viscère ;

3° Les *veines rénales* ;

4° Les *veines spermatiques* ou *utéro-ovariennes* ;

5° Plusieurs *veines lombaires*.

Tous ces vaisseaux seront étudiés dans l'ordre indiqué ci-dessus, avant les
racines de la veine, c'est-à-dire les *troncs pelvi-cruraux* ou *veines iliaques primitives*.

1. — Veines diaphragmatiques.

Ce sont deux, quelquefois trois énormes vaisseaux logés dans l'épaisseur du
centre aponévrotique du diaphragme et d'autant plus larges qu'ils sont plus

aplatis, commençant par plusieurs branches dans la portion charnue du muscle, et se jetant dans la veine cave au moment où cette veine traverse le diaphragme.

2. — **Veine porte** (fig. 135).

La manière dont ce vaisseau se comporte lui donne une physionomie toute particulière qui l'a fait considérer comme un système vasculaire à part ; on n'ignore point, en effet, d'après ce qui a été dit à propos de la structure du foie, que la veine porte se divise dans cette glande exactement comme une artère : on dirait un arbre dont les racines plongent dans toute l'étendue de la portion abdominale du tube digestif et dont les branches se ramifient dans le foie. C'est, chez les Mammifères, la seule veine qui présente ainsi un réseau à sa terminaison comme à son origine ; mais, chez les Vertébrés inférieurs, une pareille disposition s'observe ailleurs, par exemple dans le rein (veine porte rénale).

La veine porte se distingue en outre, d'une manière générale, par l'absence de valvules à son intérieur ; toutefois, chez les Solipèdes, elle en présente de rudimentaires.

Elle prend naissance à la région sous-lombaire, au niveau de l'artère grande mésentérique, par la réunion de trois grosses racines ; puis elle se dirige en avant et un peu à droite, en traversant l'anneau du pancréas, au-dessous de la veine cave, et se loge ensuite dans la grande scissure postérieure du foie, où elle se ramifie en formant les *veines sous-hépatiques*, dont les divisions capillaires donnent elles-mêmes naissance aux *veines sus-hépatiques*.

Veines sus-hépatiques et sous-hépatiques (t. I, fig. 354, VP, V*h*). — L'étude de ces vaisseaux ayant été déjà faite dans la description du foie, nous n'avons point à nous en occuper de nouveau. Nous reviendrons seulement sur une particularité relative aux veines sus-hépatiques.

On sait que ces vaisseaux se divisent en deux catégories, relativement à la disposition de leur embouchure : le plus grand nombre se jetant dans la veine cave en formant un seul confluent, placé à l'extrémité antérieure de la scissure du foie, au niveau des veines diaphragmatiques, — les autres s'ouvrant isolément sur toute l'étendue de la portion hépatique du tronc veineux. — En examinant avec soin le confluent vers lequel viennent converger toutes les veines du premier groupe, on y reconnaît les embouchures de trois veines principales, venant chacune d'un des lobes hépatiques, embouchures couvertes par trois valvules incomplètes, très épaisses. — Quant aux vaisseaux du deuxième groupe, Cl. Bernard les a considérés, pour la plupart, comme provenant directement des veines sous-hépatiques, et non comme succédant au réseau capillaire formé par l'arborisation de ces veines dans les lobules du foie. Il est vrai que les injections pénètrent très facilement de la veine porte dans la veine cave, mais en prenant tout aussi bien la voie des gros vaisseaux sus-hépatiques que celle des canaux dont nous parlons ; et de plus, si la matière poussée dans la veine porte est chargée d'une substance colorante qui ne soit pas parfaitement porphyrisée, cette matière arrive incolore ou très peu colorée dans les vaisseaux sus-hépatiques et la veine cave. Ces faits, comme on le voit, ne militent point en faveur de l'opinion de Cl. Bernard. On a donc tout lieu de croire que le système de la veine porte et celui de la veine cave ne communiquent point chez l'adulte, autrement que par le réseau capillaire qui est intermédiaire aux vaisseaux sous-hépatiques et sus-hépatiques.

Nous avons à décrire, comme vaisseaux constituants de la veine porte : trois racines et deux affluents collatéraux.

Racines.

Les racines sont : la veine grande mésentérique ou grande mésaraïque, la petite mésentérique ou petite mésaraïque, et la splénique.

a. **Veine grande mésentérique.** — Cette veine, dite aussi *grande mésaraïque, mésaraïque antérieure*, est un énorme vaisseau de quelques centimètres seulement de longueur, dans lequel afflue le sang qui a passé à travers les parois de l'intestin grêle, du cæcum, du côlon replié, de l'origine du côlon flottant, et dont les divisions correspondent exactement aux différentes branches fournies par l'artère grande mésentérique.

Elle se constitue en effet :

1° Par les *veines de l'intestin grêle* (fig. 135, 3);

2° Par la *veine iléo-cæcale* (fig. 135, 4);

3° Par les deux *veines cæcales* (fig. 135, 5 et 6);

Tous vaisseaux dont la disposition répète exactement celle des artères correspondantes, ce qui nous dispense d'insister;

4° Par la *veine colique primitive* (fig. 135, 7). Celle-ci semble, à cause de son volume, continuer le tronc de la grande mésaraïque. Si on la suit de son embouchure à sa source, c'est-à-dire en sens inverse du cours du sang, on la voit s'accoler aux deux artères coliques, entre lesquelles elle se trouve placée, et marcher ainsi jusqu'au delà du pli qui forme les courbures sus-sternale et diaphragmatique du côlon, se diviser alors en deux branches satellites des artères coliques, lesquelles branches s'anastomosent en arcade vers la courbure pelvienne, comme les artères qu'elles accompagnent (fig. 135, 8 et 9);

5° Enfin par une veine qui procède de l'origine du côlon flottant.

Anomalie. — Il arrive quelquefois, ainsi qu'on le voit sur la figure 135, qu'il n'y a pas de veine colique primitive; les deux veines coliques restent libres dans toute la longueur du côlon replié, ainsi que les artères, et aboutissent l'une et l'autre au tronc de la grande mésaraïque. Dans ce cas, la colique gauche lance une branche d'anastomose sur la droite au niveau des courbures sus-sternale et diaphragmatique, et elle reçoit non loin de sa terminaison la première veine du côlon flottant.

b. **Veine petite mésentérique** (fig. 135, 12). — Appelé encore *petite mésaraïque, mésaraïque postérieure*, ce vaisseau commence au-dessus du rectum, près de l'anus, par de grosses branches *hémorroïdales* qui communiquent avec les ramuscules homonymes de la veine honteuse interne. Il se dirige ensuite en avant, entre les deux lames du mésentère colique, le long de l'artère petite mésentérique, qu'il dépasse en se prolongeant jusqu'à la grande, sur le côté gauche de laquelle on le voit arriver et se réunir à la veine splénique, avant de s'aboucher avec la mésaraïque antérieure pour former la veine porte. Dans son trajet, il reçoit toutes les branches veineuses satellites des divisions de l'artère petite mésentérique, branches veineuses dont la disposition rappelle tout à fait celle des rameaux artériels.

c. **Veine splénique** (fig. 135, 13). — C'est un énorme canal qui suit l'artère.

splénique et se comporte exactement comme elle. Elle commence donc par une *veine gastro-épiploïque gauche* (fig. 135, 14), anastomosée en arcade avec la gastro-épiploïque droite, reçoit sur son trajet des *rameaux gastriques, spléniques, épiploïques*, et s'unit à la petite mésaraïque après avoir passé au-dessus de l'extrémité gauche du pancréas et avoir reçu la *veine gastrique postérieure* (fig. 135, 16).

Affluents collatéraux.

a. **Veine gastro-épiploïque droite** (fig. 135, 15). — On sait que l'artère hépatique, avant d'entrer dans le foie, abandonne des rameaux pancréatiques, une branche pylorique et une division gastro-épiploïque droite laissant elle-même échapper une artère duodénale : le vaisseau que nous décrivons sous le nom de *veine gastro-épiploïque droite* correspond exactement à toutes ces ramifications collatérales de l'artère hépatique.

Cette veine prend donc son origine autour de la grande courbure de l'estomac, en un point indéterminé, puisqu'elle forme une arcade anastomotique avec la veine gastro-épiploïque gauche. Elle croise en arrière le renflement placé à l'origine du duodénum, reçoit les *veines pylorique, duodénale et pancréatiques* et s'ouvre dans la veine porte à la sortie de l'anneau du pancréas.

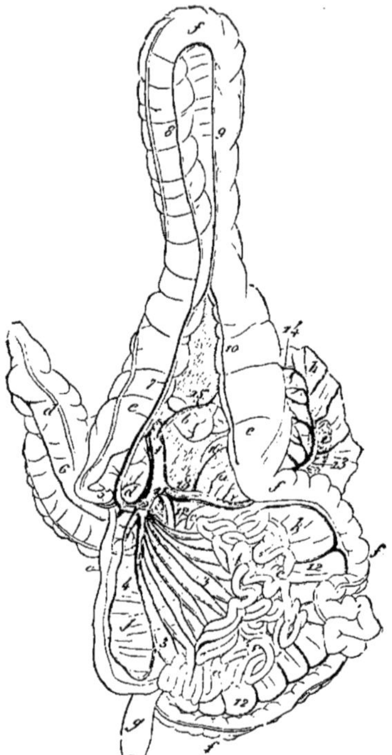

Fig. 135. — Veine porte du Cheval (figure en partie théorique) *.

b. **Veine gastrique antérieure.** — Satellite de l'artère homonyme, cette veine se jette isolément dans la veine porte, après l'entrée de ce vaisseau dans la grande scissure postérieure du foie, et même tout près de l'extrémité terminale de cette scissure [1].

Nous avons vu la veine gastrique antérieure se jeter dans la splénique en commun avec la gastrique postérieure ; en sorte que la disposition de ces vaisseaux répétait exactement celle des artères homonymes.

---

1. Il faudrait encore citer, parmi les affluents collatéraux de la veine porte, les *veines biliaires* que Cl. Bernard a injectées sur le Chien. Ces vaisseaux, correspondant à l'artère hépatique, sortent du foie par sa face postérieure et viennent s'ouvrir dans la veine porte à une très petite distance de la glande. On les désigne quelquefois sous le nom de *veines portes accessoires* avec d'autres veinules sans importance qui parviennent au foie par l'intermédiaire de ses divers ligaments.

* 1, tronc de la veine porte ; 2, son origine ; 3, veines de l'intestin grêle ; 4, veine iléo-cæcale ; 5, veine cæcale externe ; 6, veine cæcale interne ; 7, veine colique primitive ; 8, 9, veines coliques droite et gauche ; 10, veine anormale faisant suite à la colique gauche ; 11, confluent commun de la petite mésaraïque et de la splénique ; 12, petite veine mésaraïque et ses branches collatérales ; 13, veine splénique ; 14, veine gastro-épiploïque gauche ; 15, veine gastro-épiploïque droite ; 16, veine gastrique postérieure. — *a*, estomac ; *b*, duodénum ; *c*, intestin grêle ; *d*, cæcum ; *e*, côlon replié ; *f*, côlon flottant ; *g*, rectum ; *h*, portion du grand épiploon ; *i*, rate ; *j*, grand mésentère ; *k*, mésentère colique.

En résumé, la veine porte ramène au foie le sang apporté aux organes par trois troncs artériels différents : le tronc cœliaque et les deux artères mésentériques.

Il existe bien deux veines mésentériques comme racines de la veine porte ; mais il n'y a pas de veine cœliaque ; les veines correspondant au tronc artériel de ce nom ne se rassemblent pas ; la splénique se réunit à la petite mésaraïque et est considérée comme la troisième racine de la veine porte ; la gastrique postérieure se jette dans la splénique ; la gastrique antérieure afflue directement dans la veine porte ; quant à l'artère hépatique, elle a pour correspondant de petites veines insignifiantes, nées des canaux biliaires ou des parois mêmes de l'artère précitée ou de la veine porte et se jetant dans le tronc de celle-ci ou dans ses ramifications intrahépatiques.

On a longtemps enseigné que le système porte hépatique n'avait d'autres communications avec le système veineux général que par les veines sus-hépatiques qui lui font déversoir dans la veine cave inférieure. Cette opinion est trop absolue : sans compter les petites veines portes accessoires qui parviennent au foie par sa périphérie, notamment par les ligaments falciformes et suspenseurs, et qui contractent relation avec les veinules du voisinage, il faut signaler surtout les communications des rameaux hémorroïdaux de la veine petite mésentérique avec ceux de la honteuse interne, et celles des veines œsophagiennes avec les gastriques, dans le voisinage du cardia. On a même signalé chez l'Homme un certain nombre de petites veines de l'intestin qui se portent directement à la veine cave inférieure ou aux veines épigastriques au lieu de se collecter dans la veine porte.

Toutes ces communications périphériques du système porte avec le système veineux général deviennent particulièrement évidentes quand la circulation est gênée à l'intérieur du foie.

3. — Veines rénales.

Au nombre de deux, comme les artères qu'elles accompagnent, ces veines se distinguent par leur énorme volume et la minceur de leurs parois. La gauche obligée de croiser l'aorte abdominale avant de se jeter dans la veine cave, est plus longue que la droite. Elles reçoivent la plupart des veines qui reviennent des capsules surrénales (fig. 130, 10).

On remarquera que les veines rénales ou émulgentes sont situées ventralement par rapport aux artères homonymes, de telle sorte que la veine rénale gauche croise l'aorte par-dessous, tandis que l'artère rénale droite croise la veine cave par-dessus.

4. — Veines spermatiques ou utéro-ovariennes.

A. **Veine spermatique ou grande testiculaire.** — Les radicules qui constituent cette veine présentent, à leur sortie du bord supérieur du testicule, une disposition plexiforme très compliquée. Ces branches, en effet, à l'exception d'une qui s'élève en ligne droite, s'enlacent, en se contournant et en s'infléchissant de mille manières, autour des circonvolutions de l'artère grande testiculaire ; il en résulte le *plexus pampiniforme*. Elles remontent ainsi vers le collet de la gaine vaginale, qu'elles franchissent après s'être généralement réunies en deux troncs, qui s'élèvent vers la région sous-lombaire, dans un repli du péritoine, communiquent l'un avec l'autre, dans leur trajet, par des branches anastomotiques, et enfin se confondent généralement en une seule veine testiculaire avant de s'ouvrir dans la veine cave près de la veine rénale (fig. 130, 8).

B. **Veine utéro-ovarienne.** — Cette veine, qui est très volumineuse, s'insère sur la veine cave au même point que le vaisseau correspondant du mâle et procède, comme son nom l'indique, de l'ovaire et de l'utérus, par des branches flexueuses et réticulaires dont la fusion en un seul tronc ne s'opère qu'au voisinage de la veine cave.

5. — Veines lombaires.

Satellites des artères du même nom, ces veines se jettent isolément dans la veine cave. Les plus antérieures aboutissent souvent à la grande veine azygos.

RACINES DE LA VEINE CAVE POSTÉRIEURE

Troncs pelvi-cruraux ou veines iliaques primitives.

On appelle ainsi deux énormes vaisseaux sur lesquels se rassemblent toutes les veines du membre abdominal et de la partie postérieure du tronc, vaisseaux très courts, constituant par leur réunion la veine cave postérieure (fig. 130, 3 et 4).

La veine iliaque primitive se trouve logée dans l'angle de séparation compris entre les artères iliaques, externe et interne ; la droite, plus courte que l'autre, passe au-dessus de l'artère iliaque externe pour rejoindre l'origine de la veine cave ; la gauche, plus longue, s'insinue, pour aller s'aboucher avec la première, entre le corps de l'avant-dernière vertèbre lombaire et l'extrémité terminale de l'aorte.

Si l'on suit, comme nous l'avons fait pour les veines du membre antérieur, depuis la région ongulée jusqu'au bassin, toutes les branches qui viennent concourir à la formation de ces deux troncs, on reconnaît d'abord comme point de départ de chacun d'eux un riche *réseau sous-unguéal*, d'où s'élèvent deux *veines digitales*, auxquelles succèdent trois *veines métatarsiennes*, origine commune de tous les vaisseaux veineux de la jambe, lesquels se distinguent en *superficiels* et *profonds* ; les superficiels sont les deux *veines saphènes* ; les profonds, les deux *veines tibiales*, qui se continuent par la *veine poplitée*, elle-même suivie de la *fémorale* ; celle-ci prolongée par la *veine iliaque externe*, qui forme enfin le tronc pelvi-crural en s'abouchant avec la *veine iliaque interne*.

Tous ces vaisseaux vont être étudiés dans un ordre inverse à celui de leur énumération, c'est-à-dire que nous verrons successivement :

1° La *veine iliaque interne* ;
2° La *veine iliaque externe* ;
3° La *veine fémorale* ;
4° La *veine poplitée* ;
5° Les *veines profondes de la jambe* ;
6° Les *veines superficielles de la jambe* ;
7° Les *veines métatarsiennes* ;
8° Les *veines de la région digitée.*

1. — Veine iliaque interne.

Ce vaisseau est formé par les veines satellites des branches fournies par l'artère homonyme, c'est-à-dire les veines *iliaco-fémorale*, *obturatrice*, *iléo-lombaire, fessière, sacrée latérale* et *honteuse interne*, dont la distribution ne diffère point de celle des divisions artérielles correspondantes.

Le tronc qui résulte de la réunion de ces différentes branches est ordinai-

rement fort court ; il peut même manquer tout à fait, et l'on voit alors ses veines
constituantes s'aboucher avec la veine iliaque primitive, en formant deux ou
trois groupes isolés mais très rapprochés les uns des autres.

2. — Veine iliaque externe.

Cette veine constitue la racine principale du tronc pelvi-crural, qui n'en est
que la suite, l'iliaque interne n'étant à proprement parler qu'un affluent collatéral du canal unique représenté par les veines iliaques externe et primitive.

Située en arrière de l'artère homonyme, la veine iliaque externe commence
au niveau du bord antérieur du pubis, où elle est continuée directement et sans
aucune ligne de démarcation par la veine fémorale.

Les seuls vaisseaux importants qu'elle reçoive sur son trajet sont les *veines
circonflexes iliaques*, dont les embouchures se trouvent plutôt sur l'iliaque primitive que sur l'iliaque externe. Nous disons « les veines circonflexes iliaques »,
car il y en a une de chaque côté de l'artère homonyme.

3. — Veine fémorale.

Continue par son extrémité supérieure avec la veine iliaque externe, et par
son extrémité inférieure avec la poplitée, la veine fémorale, remarquable par
son gros volume, suit exactement l'artère de même nom dans toute son étendue
(fig. 130, 5). Contrairement à une règle assez générale, elle est située plus profondément que l'artère satellite, c'est-à-dire en arrière.

Les affluents collatéraux qu'elle reçoit sur son trajet se distinguent par leur
nombre et leur volume considérable ; ce sont :

1º Les veines satellites des artères musculaires : *grande musculaire antérieure,
grande musculaire postérieure, petites musculaires;*

2º La *veine saphène interne*, sur laquelle nous reviendrons dans la description
des veines superficielles de la jambe;

3º La *veine prépubienne*, formée par *l'abdominale postérieure* et l'une des
veines *honteuses externes*. Celles-ci, fort nombreuses, fort grosses, anastomotiques entre elles, forment dans l'entre-deux des cuisses et dans l'épaisseur des
bourses et du fourreau, au-dessus du pénis, un très riche réseau communiquant en arrière avec les veines caverneuses, réseau qui n'envoie qu'un assez
faible tronc dans l'anneau inguinal, le long de l'artère honteuse externe, tandis
qu'il s'abouche, dans sa partie moyenne, avec une énorme branche qui traverse
l'anneau du muscle du plat de la cuisse et se loge dans la gouttière inférieure
du pubis pour aller se jeter dans la fémorale.

L'une des veines honteuses externes représente la *sous-cutanée abdominale*,
communiquant avec la sous-cutanée thoracique.

Toutes ces branches offrent dans la femelle une disposition analogue.

4. — Veine poplitée.

Satellite de l'artère poplitée, cette veine est formée par la réunion des veines
tibiales, antérieure et postérieure.

Parmi les branches qu'elle reçoit sur son parcours, on remarquera particulièrement la *veine fémoro-poplitée*, qui accompagne l'artère de même nom et s'abouche elle-même, un peu avant de se jeter dans la poplitée, avec la veine saphène externe.

5. — Veines profondes de la jambe.

Elles sont au nombre de deux : la *tibiale antérieure* et la *tibiale postérieure*.

a. **Veine tibiale antérieure.** — Accolée à l'artère homonyme, souvent double, toujours très ample, cette veine prend son origine sur la face antérieure des articulations tarsiennes, au moyen de plusieurs racines anastomotiques, dont une principale est formée par la veine métatarsienne profonde qui parcourt d'arrière en avant le conduit cuboïdo-cunéo-scaphoïdien. Après avoir traversé l'arcade péronière avec l'artère, elle s'unit à la veine tibiale postérieure pour constituer la veine poplitée.

b. **Veine tibiale postérieure.** — Elle commence vers le creux du jarret, en dedans du calcanéum, par des rameaux radiculaires qui viennent principalement des deux veines saphènes. Puis elle monte le long de son artère satellite pour aller s'aboucher sous le muscle poplité avec la veine tibiale antérieure.

6. — Veines superficielles de la jambe.

Ce sont la *saphène interne* et la *saphène externe* [1].

a. **Veine saphène interne.** — Ce vaisseau offre deux racines : l'une antérieure (fig. 130, 9), l'autre postérieure (fig. 130, 40).

La première procède de la veine métatarsienne interne et s'élève du côté interne du pli du tarse ; la seconde provient de la métatarsienne externe. Toutes deux montent, en convergeant l'une vers l'autre, sur la face interne du tibia, et se réunissent en une seule branche (fig. 130, 41), avant d'atteindre la cuisse.

Cette branche unique, toujours très volumineuse et visible sous la peau, rampe de bas en haut sur le muscle du plat de la cuisse, et se termine d'une manière variable en arrivant vers le pli de l'aine : tantôt, en effet, elle s'insinue dans l'interstice des deux adducteurs de la jambe pour se réunir à la veine fémorale ; tantôt elle monte jusqu'à l'anneau du court adducteur et s'abouche alors avec les veines honteuses externes.

b. **Veine saphène externe.** — Elle naît par une courte branche en dehors du calcanéum, communique, à son origine même, avec la racine postérieure de la saphène interne, à l'aide d'une grosse anastomose réticulaire jetée transversalement en avant du sommet du calcanéum, et avec la tibiale postérieure, au moyen d'un gros rameau qui passe entre le tibia et le fléchisseur externe des phalanges ; puis elle suit le nerf saphène externe en dehors de la corde du jarret et derrière le jumeau externe, pour se jeter dans la veine poplitée, après s'être abouchée avec la fémoro-poplitée.

La saphène externe est très peu développée chez les Solipèdes, presque négligeable.

---

(1) Le mot « saphène » est tiré du grec Σαφής, apparent, visible ; il exprime la situation superficielle des vaisseaux ou des nerfs qu'il désigne.

7. — Veines métatarsiennes.

Ces veines, au nombre de trois, distinguées en *interne, externe* et *profonde,* procèdent de l'arcade sésamoïdienne formée par l'anastomose des deux veines collatérales du doigt.

a. **Veine métatarsienne interne.** — Ce vaisseau (fig. 130, 8), le plus considérable des trois, semble continuer plus particulièrement la veine digitale du même côté. Il se trouve placé, dans la plus grande partie de son étendue, avec le nerf plantaire interne, le long des tendons fléchisseurs, un peu en avant. Arrivé près du tarse, il se dévie légèrement pour se mettre sur la face antérieure des articulations tarsiennes, communique alors par une énorme branche transversale avec l'origine de la tibiale antérieure, et remonte ensuite sur la face interne de la jambe, où il constitue la racine antérieure de la veine saphène interne.

b. **Veine métatarsienne externe.** — Elle occupe, en dehors des tendons fléchisseurs, une position analogue à la précédente. Vers l'extrémité supérieure du métatarse, elle communique, par une forte et courte branche, avec la veine profonde. Puis elle continue son trajet ascendant en passant avec les artères plantaires dans la gaine tarsienne, et se prolonge enfin, dans le creux du jarret, le long du nerf grand fémoro-poplité, en constituant la racine postérieure de la saphène interne.

c. **Veine métatarsienne profonde.** — Celle-ci se trouve placée sous le ligament suspenseur du boulet, contre l'artère interosseuse plantaire interne. Elle reçoit près du tarse une très grosse branche de la veine externe et traverse alors le conduit cuboïdo-cunéo-scaphoïdien pour aller former la plus forte racine de la veine tibiale antérieure.

8. — Veines de la région digitée.

Comme elles rappellent exactement celles du membre antérieur, nous renverrons à la description que nous avons faite de ces dernières (Voy. p. 303).

DIFFÉRENCES

Il n'entre pas dans notre plan d'exposer l'histoire complète du système veineux des Mammifères domestiques autres que les Solipèdes, à cause du peu d'utilité de cette étude. Nous nous bornerons à en indiquer les principaux traits différentiels, surtout en ce qui concerne les veines des extrémités et celles auxquelles on pratique ordinairement la saignée.

§ 1. — Bœuf. Mouton. Chèvre.

A. — Veines cardiaques.

La grande veine coronaire fait embouchure commune, à l'endroit ordinaire, avec l'**hémi-azygos**, qui offre ici un développement tout particulier, corrélatif à l'absence de la grande azygos. Cette hémi-azygos, placée à gauche de l'aorte, reçoit les veines intercostales des deux côtés; elle décrit une crosse croisant à gauche l'artère pulmonaire, en arrière du canal artériel, puis contourne de haut en bas et d'avant en arrière l'oreillette gauche pour venir se réunir à la grande veine coronaire sous la veine cave postérieure (fig. 94).

B. — VEINE CAVE ANTÉRIEURE.

Cette veine se constitue exactement comme dans les Solipèdes. Mais ses affluents collatéraux sont moins nombreux, attendu que, d'une part, la vertébrale, la cervicale supérieure et la dorsale de chaque côté forment un tronc commun, comme les artères homonymes, et que, d'autre part, la **grande veine azygos** fait défaut.

Il existe, comme dans tous les animaux autres que les Solipèdes, **deux jugulaires** de chaque côté : l'une *externe* principale, l'autre *interne*, accessoire. La première, équivalente à la jugulaire unique des Solipèdes, se fait remarquer par son énorme volume lorsqu'elle est en état de réplétion ; elle est séparée de la carotide primitive dans plus de la moitié supérieure de la longueur du cou par une couche musculaire assez épaisse, constituée par les muscles sterno-céphalique et omo-hyoïdien : ce qui, joint à son gros calibre, rend à peu près impossible la piqûre de l'artère dans l'opération de la phlébotomie.

La jugulaire interne est satellite de la carotide, en dedans de laquelle on la trouve placée (t. I, fig. 191) ; elle provient de la veine occipitale, reçoit, chemin faisant, la thyroïdienne, plusieurs veines laryngées, ainsi que des rameaux œsophagiens, trachéliens et musculaires, et vient se terminer dans la jugulaire externe, près de l'entrée du thorax. Son diamètre est parfois fort exigu ; mais souvent aussi elle est assez grosse pour recevoir une très notable quantité de sang de la jugulaire principale, quand on établit une compression sur ce dernier vaisseau pour favoriser l'écoulement sanguin après l'ouverture de la veine, ce qui explique la difficulté qu'on éprouve quelquefois à obtenir un jet de sang volumineux.

En ce qui concerne les affluents et racines de la jugulaire externe, nous signalerons les différences suivantes.

La *veine faciale* est très volumineuse ; elle reçoit, au niveau du ganglion sous-glossien, une très grosse veine sublinguale venant de l'intérieur de la bouche, et une veine sous-mentale rampant à l'extérieur du mylo-hyoïdien, contre la branche maxillaire.

La *veine alvéolaire* manque ; les vaisseaux qui s'y jettent dans les Solipèdes vont directement dans la buccale au point de continuité avec la maxillaire interne, exception faite pour l'*ophtalmique* qui se rend à la temporale profonde postérieure.

L'*angulaire de l'œil* reçoit la frontale à sa sortie du trou sus-orbitaire. Elle est remarquable par son volume dans le **Mouton** et la **Chèvre**, et, comme elle se dessine très bien sous la peau, on y pratique quelquefois la saignée. La *labiale inférieure* se jette dans la faciale à l'opposé de la buccale, ainsi que dans les Solipèdes ; mais la *labiale supérieure* se réunit d'ordinaire à la dentaire supérieure.

La *veine auriculaire postérieure* descend à découvert le long du bord postérieur de la parotide.

La *veine linguale* est petite, car elle est suppléée par une énorme sublinguale ; elle se forme sous la muqueuse de la base de la langue, croise en dedans le muscle kérato-hyoïdien, puis l'extrémité inférieure de la grande branche de l'hyoïde, reçoit à ce niveau quelques petites veines émanant du voile du palais, et va se jeter dans la maxillaire interne.

Les **veines du membre thoracique** ne présentent de notables différences que dans la région de la main ; nous signalerons cependant, dans les régions supérieures du membre, le faible développement de la *veine sous-cutanée thoracique*, qui est suppléée par la sous-cutanée abdominale, laquelle se présente, surtout chez la Vache laitière, avec un énorme développement, ainsi que nous l'exposerons plus loin, à propos des veines des mamelles.

La *sous-cutanée antérieure de l'avant-bras* est beaucoup plus importante que dans les Solipèdes ; elle fait suite comme nous le verrons bientôt à la veine métacarpienne antérieure.

La *sous-cutanée médiane* se divise vers le tiers inférieur de l'avant-bras en deux branches dont l'une traverse l'aponévrose antibrachiale pour se joindre aux veines radiales postérieures et se confondre avec elles en haut de l'avant-bras, tandis que l'autre se jette obliquement sur la sous-cutanée antérieure, qui devient dès lors la seule veine sous-cutanée de la région et va se jeter elle-même dans la *veine céphalique*. Celle-ci s'échappe du tronc des veines radiales postérieures, surgit de dessous la bride inférieure du biceps pour devenir superficielle et se loger comme d'habitude dans l'espace delto-pectoral qui la conduit dans la jugulaire externe. La *veine basilique* n'existe pas.

Quant aux *veines de la main*, voici ce que l'on constate : quatre veines digitales s'échappent des deux réseaux sous-unguéaux, une antérieure, une postérieure et deux latérales.

a. La *veine digitale antérieure*, qui est relativement faible, se trouve logée superficiellement entre les deux doigts ; elle naît de la partie antérieure des plexus coronaires, par deux racines qui se réunissent un peu au-dessus du niveau des articulations des premières phalanges avec les secondes, et elle se continue par la *veine métacarpienne antérieure*. Celle-ci, située immédiatement sous la peau est d'abord médiane, mais elle se dévie du côté interne de la face antérieure du canon et du carpe pour se continuer par la veine sous-cutanée antérieure de l'avant-bras.

b. La *veine digitale postérieure* prend naissance sur la veine digitale antérieure, traverse d'avant en arrière l'interstice digité, reçoit les veines concentriques des coussinets plantaires et se place derrière l'artère digitale médiane, où elle ne tarde pas à se diviser en deux branches inégales qui comprennent ladite artère dans leur intervalle et se réunissent pour constituer la *veine métacarpienne interne*, satellite de l'artère palmaire métacarpienne en avant de laquelle elle se trouve placée. Cette dernière veine traverse la gaine carpienne du perforant pour se continuer dans l'avant-bras par l'une des radiales postérieures.

c. La *veine digitale interne* est placée en avant de son artère satellite ; elle se constitue par la jonction de la veine excentrique du coussinet plantaire du doigt correspondant avec une autre veine s'élevant de la partie latérale du plexus coronaire ; elle communique avec la digitale postérieure par une grosse branche passant entre la première phalange et les tendons fléchisseurs, puis vers le quart inférieur du métacarpe, elle s'infléchit en avant, traverse l'angle compris entre les deux branches internes du ligament suspenseur du boulet après avoir reçu une grosse branche anastomotique de l'extrémité inférieure de la métacarpienne interne, et enfin se continue entre l'os du canon et le bord interne du ligament suspenseur du boulet par la *veine interosseuse palmaire interne*. Celle-ci, placée en avant de l'artère homonyme, contracte anastomose : en arrière avec la métacarpienne interne, en avant avec la métacarpienne antérieure. Arrivée au-dessous du carpe elle se poursuit, en avant de l'artère radio-palmaire, à la superficie de l'arcade carpienne, et devient la sous-cutanée médiane de l'avant-bras, qui bientôt se divise en deux branches, ainsi que nous l'avons déjà dit : l'une antérieure, se jetant dans la sous-cutanée antérieure ; l'autre postérieure, formant une des veines qui accompagnent l'artère radiale.

d. La *veine digitale externe* occupe en dehors de l'extrémité digitée une position analogue à celle de la veine interne et se constitue de la même manière. Son extrémité supérieure traverse l'angle de séparation des deux branches externes du ligament suspenseur du boulet et se continue derrière l'os du canon par deux veines irrégulières, fortement anastomotiques entre elles et avec l'interosseuse palmaire interne, qui ne sont autres que les *interosseuses palmaires médiane et externe*, lesquelles se réunissent au-dessous du carpe soit avec leur congénère, soit avec la palmaire métacarpienne.

Nous ferons remarquer, en terminant, qu'il n'y a pas de veines qui correspondent aux artères unguéales ; les vaisseaux sortant du trou percé à la base de l'éminence pyramidale entrent dans la constitution de la veine digitale antérieure.

C. — VEINE CAVE POSTÉRIEURE.

Ce vaisseau, comme tous les troncs veineux du Bœuf, est énorme ; mais il présente dans son trajet, ses rapports, ses affluents, peu de différences importantes qui ne soient corrélatives à la disposition des artères que nous avons déjà fait connaître.

Nous retiendrons seulement l'attention sur les faits suivants :

1° Il y a deux veines **sacrées moyennes** accompagnant l'artère homonyme de chaque côté.

2° Les **veines des mamelles** prennent chez les Vaches laitières une importance vraiment extraordinaire, en rapport d'ailleurs avec l'activité sécrétoire de ces glandes (fig. 136 et 137). Elles se collectent d'abord à la surface du pis suivant deux sens opposés : les unes se rassemblent en réseau à la partie inférieure, dans le quadrilatère circonscrit par les tétines ; le plus grand nombre se réunit sur une sorte de ceinture veineuse, extrêmement développée, qui entoure la face supérieure (fig. 137).

Trois veines principales servent, de chaque côté, de voies de décharge : la *veine sous-cutanée abdominale* ou *mammaire antérieure*, la *veine inguinale* ou *honteuse externe* et enfin la *veine périnéale* ou *mammaire postérieure*.

a. La *veine mammaire antérieure*, la plus volumineuse, se détache de la partie antérieure de la ceinture veineuse du pis (fig. 137, 4), reçoit la plus grande partie du sang du réseau de l'intervalle des trayons, puis se place à la surface de la tunique abdominale où elle décrit des flexuosités plus ou moins accentuées et atteint un orifice, parfois double ou même triple, situé latéralement, à petite distance de l'appendice xiphoïde du sternum, orifice très facile à sentir à travers la peau. A la faveur de cette ouverture que les éleveurs connaissent sous le nom de *porte* ou *fontaine du lait*, elle traverse la paroi abdominale d'outre en outre pour aller se réunir à la veine thoracique interne (fig. 136).

La mammaire antérieure ou sous-cutanée abdominale est une veine à laquelle on pratique souvent la saignée. Elle présente presque toujours sur son trajet une ou plusieurs branches qui s'en détachent pour la rejoindre à une distance plus ou moins grande de leur point de départ, comme des voies de dérivation ou canaux de sûreté.

Dans la Brebis et la Chèvre, elle est plus rapprochée de la ligne blanche que dans la Vache.

b. La *veine mammaire inguinale* ou *honteuse externe* procède comme la précédente du cercle collecteur de la face supérieure du pis (fig. 137, 2) ; elle s'engage bientôt dans le canal inguinal,

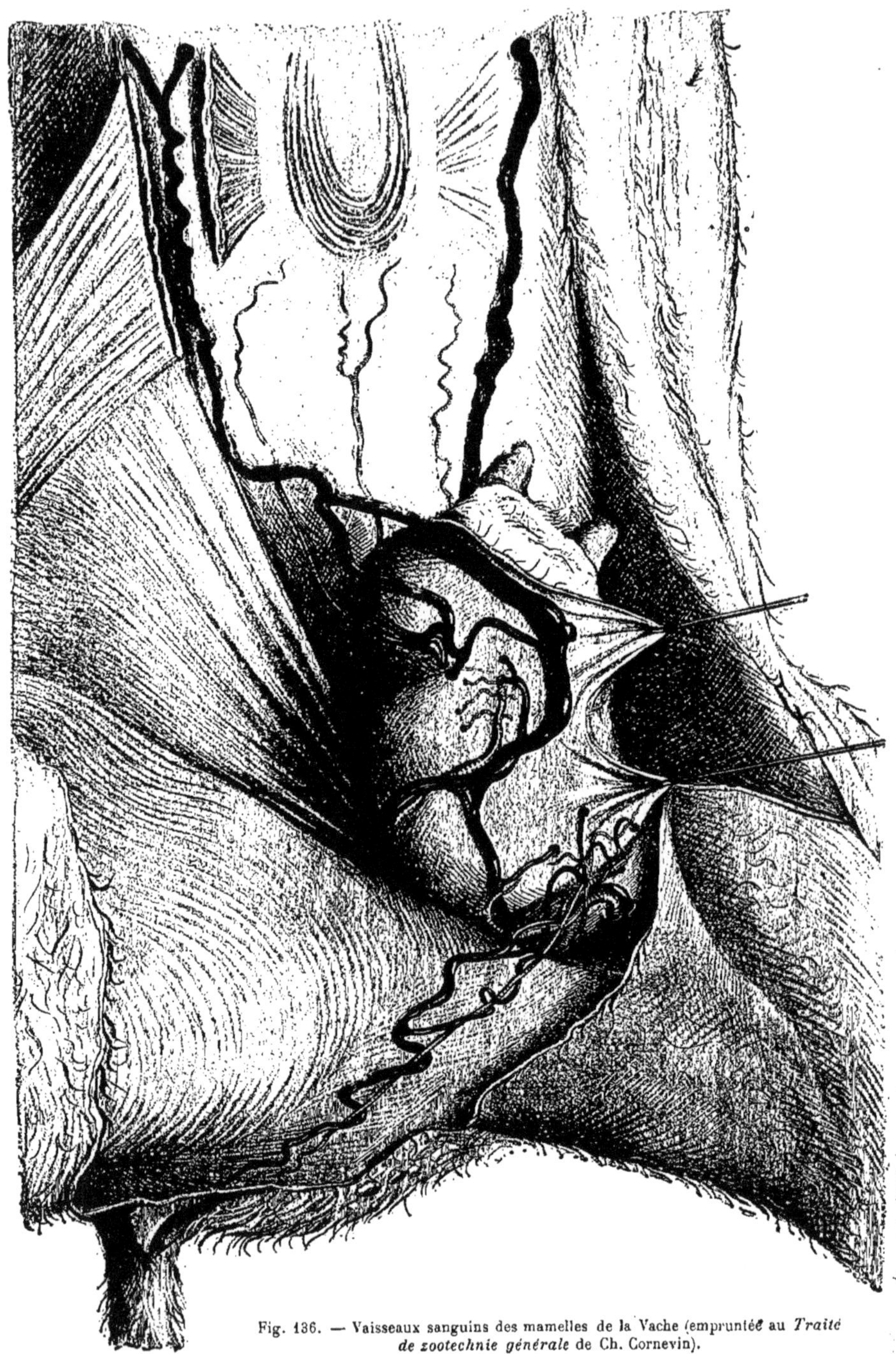

Fig. 136. — Vaisseaux sanguins des mamelles de la Vache (empruntée au *Traité de zootechnie générale* de Ch. Cornevin).

en se plaçant en avant de l'artère honteuse externe, en arrière de deux satellites nerfs
et elle se termine comme dans les Solipèdes après avoir reçu la veine abdominale postérieure.

c. La veine mammaire postérieure ou *périnéale* (fig. 137, 5), naît du même cercle vasculaire
que les deux précédentes, en arrière du pis, et s'élève dans le pli du périnée, très rapprochée
de sa congénère du côté opposé, en décrivant de nombreuses flexuosités. Arrivées à l'arcade
ischiale, les deux veines périnéales, qui s'étaient déjà anastomosées plusieurs fois sur leur
trajet, se réunissent en une seule qui se réfléchit à l'intérieur du bassin après avoir reçu les
veines vulvaires, caverneuses et hémorroïdales, et se continue avec la veine honteuse interne.

Il est commun de voir les veines du pis lancer sur la face interne de la cuisse une ou
deux petites branches qui vont se jeter dans la saphène interne.

Dans le mâle, on trouve les mêmes veines, disposées essentiellement de la même manière,
mais incomparablement moins développées que dans la femelle, surtout que dans la Vache
laitière. Les veines périnéales forment un plexus à l'entour de la verge.

3° La **saphène interne** est beaucoup moins volumineuse que dans les Solipèdes ; elle
s'élève du creux du jarret interne, d'abord située entre l'artère homonyme et le nerf grand
sciatique, puis accompagnée seulement par
l'artère. Arrivée vers le tiers supérieur de la
cuisse, elle s'insinue dans l'intervalle des
muscles couturier et droit interne pour se
jeter dans la fémorale. La racine antérieure
de cette veine, qui, chez les Solipèdes, monte
du pli du tarse, est ici réduite à une veinule
sans importance.

Soit à cause de son volume relativement
faible, soit et surtout à cause de l'importance
de l'artère satellite, il est contre-indiqué de
pratiquer la saignée à la saphène interne de
tous les animaux autres que les Solipèdes.
On choisit pour cette opération la *saphène
externe.*

4° La **saphène externe** est en effet considérable, incomparablement plus forte que
chez les Solipèdes, et plus superficielle,
plus visible à travers la peau que sa congénère et en outre dépourvue d'artère satellite.

Elle prend naissance au-dessus du creux
du jarret externe par deux branches, ainsi
qu'il sera expliqué plus loin, s'anastomose
par sa racine postérieure avec la saphène
interne, par sa racine antérieure [avec une
des tibiales antérieures. D'abord située en
avant de la corde du jarret, à une certaine
distance, elle monte obliquement vers cette
corde, la croise en dehors et enfin s'engage
entre le long vaste et le demi-tendineux pour
disparaître sous la masse des muscles ischio-
tibiaux ainsi que chez les Solipèdes.

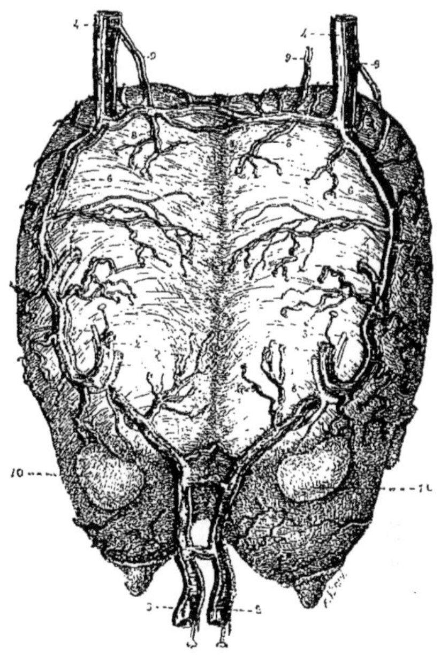

Fig. 137. — Ceinture veineuse de la face supérieure
du pis de la Vache et ses voies de décharge *.

5° **Veines du pied.** — Nous allons les décrire comme celles de la main, à partir des
réseaux sous-ongulés.

Trois veines digitales partent de ces réseaux : une *médiane et antérieure* qui rappelle de
tous points, sauf son volume qui est plus considérable, la veine homonyme de la main, et
deux latérales : l'une interne, l'autre externe, disposées aussi comme au membre antérieur. Il n'y a pas de veine digitale postérieure, ou du moins quand elle existe elle est
rudimentaire ; cependant la partie postérieure de l'intervalle digité est un lieu de rencontre
pour diverses branches anastomotiques jetées entre les trois veines digitales, soit au-dessus
des bulbes des talons, soit en arrière des premières phalanges, soit enfin d'avant en arrière
à travers l'interstice digité.

Les deux veines *digitales latérales* se réunissent en arcade sinueuse au-dessus du boulet entre le ligament suspenseur et les tendons fléchisseurs. De cette arcade partent cinq *veines métatarsiennes* : deux antérieures, profondes; une antérieure, superficielle; et deux postérieures.

a. Les *deux veines métatarsiennes antérieures profondes* sont de petits vaisseaux qui accompagnent de part et d'autre l'artère pédieuse métatarsienne et procèdent d'un rameau perforant qui se détache de l'arcade précitée et traverse le trou inférieur de l'os du canon, ainsi que d'une ou deux petites branches émises par la digitale antérieure. Au cours de leur trajet, ces veines s'envoient plusieurs anastomoses transverses; elles se continuent au-dessus du tarse par les deux veines tibiales antérieures, dont elles constituent les racines.

b. La *veine métatarsienne antérieure superficielle* est très volumineuse; elle se constitue vers le tiers ou le quart inférieur du canon par la jonction de la digitale antérieure avec une grosse branche émanant de l'arcade sésamoïdienne. On la voit s'élever sous la peau, entre le tendon de l'extenseur propre du doigt externe et celui de l'extenseur commun des doigts, franchir la face antérieure du tarse, un peu en dehors, et là communiquer avec l'origine des veines tibiales antérieures; puis elle se divise au-dessus de cette région en deux branches : l'une, postérieure, formant la racine antérieure de la saphène externe; l'autre, antérieure, se réunissant à la tibiale antérieure du côté externe.

c. Les *deux veines métatarsiennes postérieures* naissent de l'arcade sésamoïdienne, se placent d'abord entre le ligament suspenseur du boulet et la face postérieure de l'os canon où elles communiquent par plusieurs anastomoses; puis elles se continuent en arrière du tarse, l'une en dedans, l'autre en dehors. L'*interne* suit l'artère plantaire correspondante et se continue par la saphène du même côté ainsi que par la tibiale postérieure, celle-ci dépourvue de toute importance. L'*externe* monte en dehors du calcanéum, lance au-devant de cet os une anastomose à l'origine de la saphène interne, puis se réunit, au-dessus du creux du jarret, avec une branche de la métatarsienne antérieure superficielle pour former la veine saphène externe.

Avant de se dégager de la position profonde qu'elles occupent sous le ligament suspenseur du boulet, les deux veines métatarsiennes postérieures concourent l'une et l'autre, mais surtout l'interne, à former une branche perforante qui traverse le tarse pour venir se joindre aux veines tibiales antérieures.

§ 2. — Camélidés.

Les quelques différences offertes par le système veineux des Camélidés, relativement aux autres Ruminants domestiques, ne valent pas d'être ici mentionnées.

§ 3. — Porc.

Chez le Porc, on observe aussi les mêmes particularités essentielles que nous venons d'étudier chez les Bovidés et les Ovidés. C'est ainsi que la grande veine azygos est remplacée par l'hémi-azygos; qu'il y a deux jugulaires de chaque côté, la profonde plus développée que dans les Ruminants; que la saphène externe est volumineuse et la saphène interne relativement grêle, etc.

On remarque, en outre, que l'alvéolaire et la buccale naissent de la faciale par un tronc commun et se comportent postérieurement comme dans les Solipèdes. Les coronaires débouchent dans la faciale. Les veines des dents antérieures de la mâchoire inférieure se réunissent en un vaisseau unique qui sort par un trou mentonnier spécial et vient se jeter dans la sublinguale.

La sous-cutanée abdominale longe en dehors la série des mamelles de chaque côté et aboutit : en avant, à un trou de la paroi abdominale qui la fait communiquer avec la thoracique interne, en arrière, à l'anneau inguinal inférieur, où elle se continue par la honteuse externe. On observe, en outre, comme chez les Ruminants, une veine périnéale jetée de la honteuse externe aux branches vulvaires de la honteuse interne.

Les différences offertes par les veines des membres, comparativement aux Bovidés, sont si légères que nous jugeons superflu de nous y arrêter.

§ 4. — Chien. Chat.

Voici les particularités dignes de mention du système veineux du Chien et du Chat.

La *veine cave antérieure* se constitue par la réunion de deux troncs brachio-céphaliques très courts, résumant chacun les veines jugulaires et axillaire de leur côté. Elle reçoit, comme affluents collatéraux : 1° la thoracique interne; 2° une veine résumant la dorso-intercostale et la vertébrale ; 3° la grande veine azygos. Celle-ci, disposée à peu près comme dans les Solipèdes, reçoit sur son trajet, au niveau de la neuvième ou dixième vertèbre dorsale, l'hémi-azygos, qui, ainsi, n'est distincte qu'à la partie tout à fait postérieure du thorax.

Comme les Ruminants et le Porc, les Carnivores ont une jugulaire externe et une jugulaire interne.

La veine buccale, établissant communication entre la veine maxillaire externe et la maxillaire interne fait défaut. Le sang de la joue se collecte dans une petite veine qui vient déboucher dans la labiale inférieure.

La sublinguale est très volumineuse, comme chez les Ruminants, de manière à suppléer la linguale, qui est remplacée par quelques petites veines, formées à la base de la langue, qui viennent se jeter dans la maxillaire interne ou dans la jugulaire interne, après s'être réunies à de semblables vaisseaux émanant du pharynx. La sublinguale échange avec sa congénère de l'autre côté une arcade anastomotique superficielle qui se place entre le basi-hyal et le cartilage thyroïde du larynx, derrière le muscle mylo-hyoïdien.

La jugulaire interne sert de voie de décharge au sinus caverneux et reçoit sur son trajet la veine occipitale, plusieurs petites veines provenant de la base du crâne, du larynx, du pharynx et de la langue, ainsi que la veine thyroïdienne supérieure, sans compter des veinules trachéales, œsophagiennes et musculaires.

Quant aux veines du membre thoracique, on constate que les collatérales dorsales des doigts se réunissent en trois veines métacarpiennes dorsales qui se continuent elles-mêmes sur l'avant-bras par la sous-cutanée antérieure. Au niveau du pli du coude, celle-ci reçoit une grosse branche du tronc des veines radiales, avec laquelle elle constitue la veine céphalique, ainsi que nous l'avons vu dans les Bovidés.

Les veines collatérales palmaires des doigts se réunissent, comme leurs opposées, en trois veines métacarpiennes postérieures qui se réunissent sous le carpe en une arcade palmaire d'où partent : 1° une sous-cutanée médiane de l'avant-bras (veine salvatelle) qui se jette bientôt dans la sous-cutanée antérieure, vers le milieu ou le tiers inférieur de la région ; 2° des branches qui se continuent par les veines profondes de l'avant-bras.

Nous n'avons rien à dire de la *veine cave postérieure* et de ses affluents collatéraux, non plus que des veines iliaques primitives.

La veine iliaque interne commence par l'ischiatique, pénètre dans le bassin par la petite échancrure sciatique, longe le muscle obturateur interne, reçoit plusieurs veines ramenant le sang distribué par l'artère honteuse interne ; puis se place entre la branche pariétale et la branche viscérale de l'artère hypogastrique, où elle reçoit la veine coccygienne latérale, la fessière et l'ombilicale ; enfin croise la branche viscérale de l'artère et se réunit à la veine iliaque externe, après avoir reçu l'iléo-lombaire.

La veine iliaque externe est peu longue ; aussi Ellenberger et Baum la confondent-ils avec la fémorale. La veine circonflexe iliaque se jette directement dans la veine cave postérieure. La sous-cutanée abdominale ne diffère pas de celle du Porc. La saphène interne, relativement faible, s'élève du pli du tarse où elle est en communication avec la saphène externe ; elle reçoit un affluent qui prend naissance dans le creux du jarret correspondant. La saphène externe fait suite aux trois veines métatarsiennes antérieures qui prolongent elles-mêmes les collatérales dorsales des orteils ; elle croise obliquement la face externe de la jambe, après avoir contracté anastomose avec la saphène interne, monte derrière le gastro-cnémien et vient se jeter comme d'habitude dans la fémoro-poplitée. Elle est grossie de deux affluents principaux dont l'un s'élève le long de la corde du jarret et l'autre provient de l'arcade veineuse sous-tarsienne.

Les veines collatérales plantaires se réunissent en trois métatarsiennes postérieures, situées directement sur la face plantaire du métatarse et couvertes par les muscles interosseux ; elles se réunissent sous le tarse en une arcade plantaire d'où partent deux branches dont l'une constitue l'origine même de la saphène interne, tandis que l'autre monte dans le creux du jarret externe pour aller se jeter sur la saphène de ce même côté.

Quant aux veines profondes de la jambe et de la cuisse, elles accompagnent les artères et n'offrent rien de bien particulier.

§ 5. — Lapin.

La seule différence sur laquelle nous voulons retenir l'attention de l'élève consiste dans l'existence de deux veines caves antérieures. Les deux troncs brachio-céphaliques ne se réunissent pas ; ils se poursuivent séparément, l'un à droite, l'autre à gauche, jusqu'à l'oreillette droite, et constituent ainsi deux veines caves antérieures : particularité qu'on observe dans la plupart des Rongeurs, des Insectivores, des Chéiroptères, ainsi que chez les Marsupiaux et les Monotrèmes, et qui peut aussi se présenter à titre anormal dans d'autres espèces.

Chaque veine cave antérieure reçoit une azygos ; il existe donc deux azygos, la gauche plus grande que la droite, c'est-à-dire que ces veines ne justifient pas leur nom qui veut dire impair (de α privatif, ξυγος, pair) ou *vena sine pari*.

Pour le reste, les choses sont disposées dans le Lapin à peu près comme chez le Chien et le Chat. On remarquera toutefois que les deux jugulaires externes sont mises en communication à la partie inférieure du cou, au-devant de la pointe du sternum par une anastomose que l'on désigne parfois sous le nom de *jugulaire transverse*.

§ 6. — Comparaison des veines de l'Homme avec celles des animaux.

On distingue chez l'Homme, comme chez les animaux, les veines de la petite circulation ou *veines pulmonaires*, et les veines de la grande circulation. Celles-ci s'abouchent sur le cœur par trois troncs : les *veines cardiaques*, la *veine cave supérieure* et la *veine cave inférieure*.

La *veine cave supérieure* représente la veine cave antérieure des animaux et résume les vaisseaux veineux de la tête, des membres thoraciques et d'une partie de la poitrine. Elle s'étend du premier cartilage costal au cœur. Elle commence après la réunion des deux troncs brachio-céphaliques.

Les veines superficielles du membre thoracique forment d'abord, sur le dos de la main, un réseau à mailles allongées, d'où s'échappent les *veines sous-cutanées* de l'avant-bras : *médiane, radiale, cubitale*. Près du pli du coude, la médiane se bifurque et donne la *médiane basilique* et la *médiane céphalique*. C'est sur l'un ou l'autre de ces deux derniers vaisseaux que l'on pratique la saignée. Enfin, au niveau du bras, toutes les veines superficielles ne constituent plus que deux troncs : la *veine céphalique* et la *veine basilique*. Quant aux vaisseaux profonds, ils se rejoignent pour former la *veine axillaire* qui devient la *sous-clavière* au-dessous de la clavicule, puis le *tronc brachio-céphalique* quand elle a reçu la jugulaire interne.

Les *sinus veineux de la dure-mère cranienne* sont proportionnellement plus développés que dans les Solipèdes. Ils présentent à peu près la même disposition. On trouve constamment un sinus médian ou longitudinal inférieur.

Les *jugulaires*, qui ramènent au cœur le sang du crâne et de la face, sont au nombre de quatre de chaque côté. La *jugulaire antérieure*, la plus petite, descend sous l'aponévrose cervicale superficielle, en avant du muscle sterno-mastoïdien, et se jette dans la veine sous-clavière. La *jugulaire externe* commence par la réunion de la veine faciale et de la veine temporale ; elle rappelle, par sa position, la jugulaire du Cheval ; elle la représenterait complètement, si l'on se figurait ce vaisseau privé des branches qui constituent les voies de décharge des sinus craniens. La *jugulaire interne* prend naissance vers le trou déchiré postérieur sur une dilatation du sinus latéral appelée *golfe des jugulaires* ; elle se rend dans la sous-clavière. Enfin, la *jugulaire postérieure*, située au-dessous du grand complexus, en rapport avec les vertèbres cervicales, donne écoulement au sang des sinus rachidiens de cette région, qui, chez les Solipèdes, est reçu par les veines occipitale et vertébrale.

La *veine cave inférieure* répond à la veine cave postérieure des animaux et résume toutes les veines sous-diaphragmatiques. Elle naît de la réunion des deux veines *iliaques primitives*, vers la troisième articulation lombaire, et se termine sur l'oreillette droite. Elle reçoit sur son trajet les *veines sacrée moyenne, lombaires, rénales, capsulaires, diaphragmatiques inférieures* et *spermatique droite*. Celle-ci forme à la surface du testicule et de son cordon un riche réseau appelé *plexus spermatique* ; dans sa portion abdominale, elle constitue le *plexus pampiniforme*, nom sous lequel on comprend parfois tout le faisceau veineux, spermatique, depuis le testicule jusqu'à la région lombaire. La veine spermatique gauche se jette dans la veine rénale correspondante.

La veine cave inférieure reçoit aussi la *veine porte*, et ce vaisseau présente la même disposition que dans les animaux. Il commence par trois branches, les *veines grande mésaraïque, petite mésaraïque* et *splénique*, et reçoit, comme affluents, des veinules pancréatiques, duodénales et la veine gastro-épiploïque droite. Il passe en arrière du pancréas et non pas dans l'épaisseur de cette glande, comme chez le Cheval.

Les veines du membre abdominal se divisent en profondes et superficielles. Les premières finissent par former la *veine fémorale*, qui, en s'unissant aux vaisseaux du bassin, constitue la *veine iliaque primitive*. Les veines superficielles commencent par un réseau sur le dos du pied, réseau d'où partent deux *saphènes* : l'*externe* et l'*interne*.

La *grande veine azygos* est parfaitement développée, comme une longue anastomose jetée entre les deux veines caves. Elle reçoit, du côté gauche, deux petites azygos ou hémiazygos ; l'une inférieure apportant le sang des trois, quatre ou cinq dernières intercostales gauches et communiquant à son origine avec les veines lombaires et même avec la rénale du côté correspondant ; l'autre supérieure réunissant les trois à sept premières veines intercostales gauches et se jetant dans la grande azygos un peu au-dessus de la précédente. Il arrive assez souvent que la petite azygos supérieure se jette dans l'inférieure ou au moins communique avec elle.

Notons enfin, du côté droit, l'existence fréquente d'une veine intercostale supérieure qui semble prolonger la grande azygos au-dessus de son point de déversement dans la veine cave antérieure.

Le tableau suivant, emprunté à Milne-Edwards[1], résume les principales variations de la veine cave antérieure et des veines azygos chez les Mammifères.

Mammifères à deux veines caves antérieures.	*Mammifères à une seule veine cave antérieure.*
1° A deux azygos également développées, s'ouvrant une dans chaque veine : monotrèmes, marsupiaux.	1° Ayant une azygos et une hémi-azygos.
2° A deux azygos inégalement développées ;	*a.* L'hémi-azygos débouchant directement dans l'oreillette droite : Taupe.
La droite, plus grande que la gauche : Hérisson, Rat, Souris.	*b.* L'hémi-azygos débouchant dans l'azygos vers le milieu du thorax : Homme.
La gauche, plus grande que la droite : Lapin,	2° Ayant une veine azygos à droite, qui reçoit les veines intercostales des deux côtés du corps ; pas d'hémi-azygos : Chien, Chat, Tigre, Hyène, Cheval, Ane, Tapir[2].
3° A une veine azygos seulement (à droite) : Lièvre, Écureuil.	3° N'ayant point de veine azygos à droite, mais possédant à gauche une hémi-azygos, qui vient déboucher directement dans l'oreillette droite avec la grande veine coronaire : Bœuf, Mouton, Chèvre, Chevrotain, Cochon.
	4° N'ayant point de veine azygos ni de veine hémi-azygos : Cétacés.

CHAPITRE III

LYMPHATIQUES

SECTION I. — CONSIDÉRATIONS GÉNÉRALES.

Préposés à l'absorption et au transport du chyle et de la lymphe, les *vaisseaux lymphatiques* sont des canaux à direction convergente, à parois minces et transparentes, qui prennent naissance dans le sein des organes par de fines radicules réticulées, et qui, après avoir traversé un ou plusieurs *ganglions*, corps glandiformes placés sur leur trajet, se jettent dans le système veineux par deux troncs : le *canal thoracique* et la *grande veine lymphatique droite*.

Les lymphatiques qui reviennent de l'intestin et contribuent à l'absorption des produits de la digestion sont souvent désignés sous le nom de *chylifères* ; mais cela n'implique aucune différence anatomique ; d'ailleurs, au lieu de chyle, ils transportent de la lymphe ordinaire en dehors du temps de l'absorption intestinale.

§ 1. — Vaisseaux lymphatiques.

HISTORIQUE. — Ces canaux, encore appelés *vaisseaux blancs, vaisseaux séreux, vaisseaux absorbants*, ont longtemps échappé, en raison de leur ténuité et de leur transparence, à l'attention des anatomistes. Le plus gros d'entre eux, le

---

1. *Leçons sur la physiologie et l'anatomie comparées de l'homme et des animaux.*
2. Nous avons cependant mentionné chez le Chien un affluent de la grande veine azygos qui résume les 2 ou 3 intercostales gauches et qui représente évidemment la trace d'une hémi-azygos De même, chez les Solipèdes, on ne saurait interpréter autrement le rameau sous-costal de la veine dorsale gauche, qui se prolonge souvent jusqu'à la 11e ou 12e côte.

canal thoracique, fut décrit en 1565 par Eustache. En 1622, Gaspard Aselli découvrit, par hasard, les chylifères. En 1641, Pecquet découvrit la citerne sous-lombaire et montra que les chylifères aboutissent à ce réservoir et non au foie comme on l'avait cru jusqu'alors. Bientôt après, des vaisseaux lymphatiques furent signalés autre part que dans les mésentères, notamment par Rudbeck, Thomas Bartholin, Jolyff, qui émirent l'opinion que ces vaisseaux forment un système dont les ramifications s'étendent à toute l'économie.

Les travaux de Mascagni, vers la fin du xviiie siècle, appuyés d'admirables planches, démontrèrent l'exactitude de cette hypothèse et révélèrent toute l'importance du système lymphatique au point de vue anatomique et physiologique.

Signalons enfin les recherches patientes et minutieuses de Hunter, Cruikshank, Lauth, Fohmann, Panizza, Cruveilhier et surtout Sappey, sans oublier celles de G. Colin qui concernent spécialement nos animaux domestiques.

COMPARAISON AVEC LES VEINES. — Les lymphatiques présentent de nombreuses analogies avec les veines (fig. 138); aussi les appelle-t-on quelquefois *veines à sang blanc, veines blanches*. Comme les veines, ils font suite à des réseaux capil-

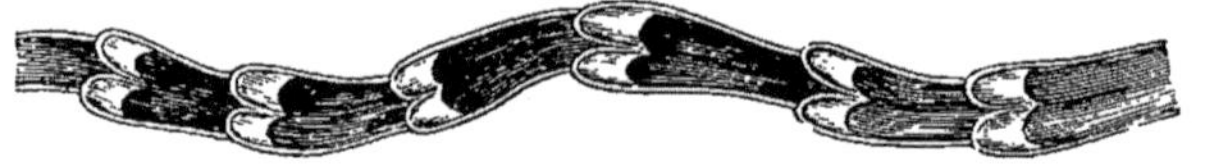

Fig. 138. — Vaisseau lymphatique avec ses valvules. (Le cours de la lymphe se faisait de gauche à droite.)

laires initiaux et se dirigent de la périphérie au centre de l'appareil circulatoire. Comme les veines, ils présentent des valvules à leur intérieur, qui règlent le cours de la lymphe vers le cœur et leur communiquent la forme de tubes noueux. Comme les veines, ils se répartissent en deux plans : les uns profonds, logés dans les gaines vasculo-nerveuses intermusculaires; les autres sous-cutanés, accompagnant en général les veines superficielles. Comme les veines enfin, ils sont formés d'une paroi mince, éminemment extensible et dépressible.

Si l'on passe dans le domaine de la physiologie, il est facile encore de saisir plusieurs caractères communs aux deux sortes de vaisseaux que nous comparons : ils se partagent en effet la fonction absorbante, fonction qui s'accomplit dans leurs réseaux radiculaires respectifs; et le procédé dynamique qui imprime l'impulsion aux fluides qu'ils charrient, s'il n'est pas tout à fait identique, se rapproche du moins dans beaucoup de points.

Mais ces analogies, anatomiques et physiologiques, n'excluent pas un certain nombre de différences, telles que : la nature du contenu, l'existence de ganglions coupant le trajet des lymphatiques de distance en distance et qui n'ont de comparable dans le système veineux que le foie interceptant la veine porte, enfin une coordination spéciale que Cruveilhier fait connaître en ces termes : « Les vaisseaux lymphatiques ne se réunissent pas successivement en branches et en troncs de plus en plus volumineux; tout en communiquant les uns avec les autres par de nombreuses anastomoses, ils marchent pour ainsi dire d'une manière indépendante et n'augmentent guère de calibre depuis leur origine jusqu'à leur terminaison. »

Nous terminerons là ce court parallèle pour insister avec quelques détails sur divers points de l'histoire générale des lymphatiques, à savoir : sur leur forme, leur couleur, leur nombre, leur capacité, leur origine, leur trajet, leur terminaison, leur structure et leur développement.

Forme. — Les lymphatiques sont tantôt cylindriques, tantôt moniliformes, quelquefois sacciformes ou irréguliers. C'est seulement lorsqu'ils possèdent des valvules qu'ils présentent la série de renflements et d'étranglements alternatifs auxquels ils doivent l'apparence si caractéristique de chapelets ; ces valvules sont en effet beaucoup plus rapprochées en général que dans les veines.

Couleur. — La couleur des lymphatiques est celle de leur contenu, qui, comme on le sait, est séreux et légèrement citrin dans les lymphatiques ordinaires, blanc lactescent dans les chylifères pendant la digestion. Aselli appelait ceux-ci des *veines lactées*.

Nombre et capacité. — Le nombre des lymphatiques est beaucoup plus élevé que celui des veines, dont ils suivent généralement le trajet. Mais, comme ils sont bien plus petits que ces vaisseaux sanguins, leur capacité n'est pas en rapport avec leur nombre ; on estime approximativement qu'elle équivaut à la moitié de celle des veines. Celle-ci étant considérée comme le double de celle des artères, il y aurait donc sensiblement égalité entre la capacité des artères et la capacité des lymphatiques.

Origine. — L'origine des lymphatiques a été l'une des questions les plus controversées de l'anatomie générale ; bien qu'on puisse la considérer aujourd'hui comme résolue, il n'est pas sans intérêt de rappeler ici les principales opinions qu'elle a fait naître.

Boerhave croyait que les lymphatiques commencent dans les interstices organiques par des radicules béantes, drainant le plasma nutritif, qui se serait extravasé des vaisseaux sanguins au moyen de ce qu'il appelait les vaisseaux séreux, capillaires d'une extrême ténuité, ouverts dans les espaces interstitiels.

Bartholin, Arnold et plus tard Sappey admettaient aussi l'existence de vaisseaux séreux ou capillicules, émanant des capillaires sanguins ; mais ils pensaient que ces hypothétiques canaux étaient en communication directe avec les lymphatiques, et que, ainsi, ces derniers faisaient suite aux artères au même titre que les veines.

Mascagni rejetait au contraire toute communication périphérique entre les vaisseaux sanguins et les lymphatiques. Il faisait naître ceux-ci par des radicules ouvertes dans les mailles du tissu conjonctif, lequel aurait été assimilable à une éponge lymphatique que ces vaisseaux auraient été chargés de drainer. Cette opinion rallia pendant longtemps la grande majorité des histologistes.

Bichat, renchérissant sur Mascagni, admettait des bouches lymphatiques, absorbantes et exhalantes, non pas seulement dans les mailles du tissu conjonctif, mais encore sur les séreuses et même sur les téguments. Dès lors, les cavités séreuses apparaissaient comme des dilatations du système vasculaire lymphatique et le tissu conjonctif était comparé à une cavité séreuse infiniment cloisonnée.

Lorsque Virchow eut découvert, en 1851, les cellules fixes du tissu conjonctif, il crut qu'elles étaient creuses et anastomosées en un réseau canaliculaire en communication avec les capillaires lymphatiques ; aussi les appela-t-il *cellules plasmatiques.* Les images négatives obtenues par les imprégnations au nitrate d'argent étaient bien faites pour entretenir cette illusion.

Toutes ces hypothèses ont été reconnues erronées. Il est aujourd'hui démontré, notamment par les travaux de Ranvier, Renaut, confirmant ceux de Ch. Robin, Hoggan, etc., que les lymphatiques sont clos à l'origine et complètement indépendants des vaisseaux sanguins ainsi que des mailles et des cellules du tissu conjonctif. *Ils naissent par des capillaires formant des culs-de-sac ou des réseaux.* Et le tissu conjonctif, imprégné du plasma nutritif comme une éponge, est le milieu qui leur sert de soutien, le sol qu'ils sont chargés de drainer. Ce plasma interstitiel n'éprouve pas plus de difficulté à entrer dans des capillaires lymphatiques imperforés qu'il n'en a éprouvé à sortir des capillaires sanguins, imperforés eux aussi.

Les culs-de-sac lymphatiques initiaux se détachent des réseaux capillaires à la manière de petits cæcums; ils sont généralement dilatés en ampoules; le chylifère central des villosités intestinales en est un remarquable spécimen. Quant aux réseaux, ils sont plus ou moins riches suivant les organes envisagés, mais toujours irréguliers et comme variqueux; souvent ils s'emmêlent et s'enchevêtrent avec les capillaires sanguins; mais jamais ils ne communiquent avec eux; en général, ils arrivent moins près que ces derniers de la superficie des téguments.

Les lymphatiques sont très inégalement répartis dans l'organisme; mais on ne connaît pas au juste la loi de leur distribution. *A priori*, on est porté à croire à une certaine corrélation de développement avec les vaisseaux sanguins; mais ce n'est pas toujours exact. Il est des organes très sanguins qui n'ont que peu ou pas de lymphatiques, et, *vice versa*, l'on peut trouver beaucoup de lymphatiques là où il y a peu de vaisseaux sanguins. Par exemple, les lymphatiques sont absents ou au moins douteux dans le tissu osseux, dans les muscles, dans le tissu nerveux, dans la paroi des artères; tandis qu'on en trouve abondamment sur le centre phrénique. Le nombre des lymphatiques n'est pas non plus toujours en rapport avec l'activité de la fonction absorbante, puisque l'on en trouve dans la muqueuse de la vessie, qui est cependant imperméable à l'état physiologique, etc.

Voici du reste les données les plus certaines que l'on possède actuellement sur la répartition des lymphatiques :

a. Dans la *peau*, ils sont très nombreux (fig. 139) et forment deux réseaux : l'un, à mailles extrêmement fines, occupe la couche superficielle du derme; l'autre, placé sous la face profonde du tégument, comprend des vaisseaux plus volumineux que le premier, et communique avec lui par des ramuscules multipliés. Ces réseaux lymphatiques sont loin d'être également développés dans toutes les régions; on

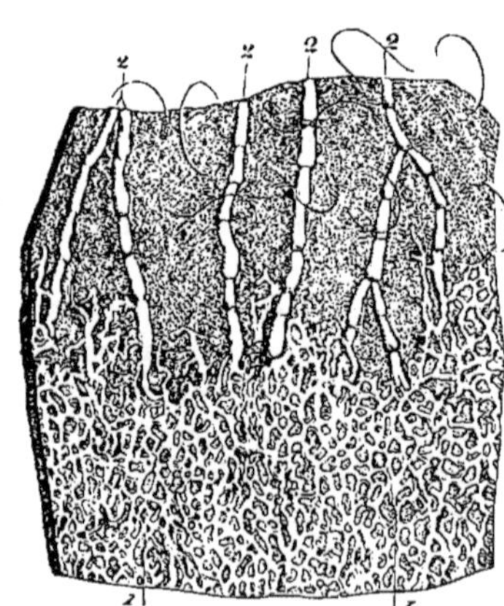

Fig. 139. — Lymphatiques de la peau *.

est cependant d'accord pour reconnaître qu'ils existent dans toute l'étendue du tégument.

b. Dans les *muqueuses*, on rencontre une disposition analogue des vaisseaux lymphatiques ; et il est probable qu'aucune de ces membranes n'en est dépourvue tout à fait ; mais la démonstration n'en est pas toujours facile. C'est ainsi qu'on trouve journellement de ces vaisseaux dans des points où l'on avait affirmé leur absence, par exemple dans la muqueuse de la vessie, dans celle du nez, etc. La réussite des injections lymphatiques est en effet quelque peu aléatoire ; elle dépend d'un grand nombre de conditions et parfois du choix de l'espèce. Ainsi, Sappey n'avait pu parvenir, malgré sa grande expérience en la matière, à injecter les lymphatiques de la pituitaire chez l'Homme et le Veau ; tandis que, chez le Cheval, cette injection est si facile que nous conseillerons toujours de choisir cet animal aux anatomistes qui voudront les étudier : on arrive à remplir non seulement les réseaux de la membrane, mais encore les troncules nés de ces réseaux, que l'on voit alors se diriger vers l'entrée des cavités nasales, se rassembler en plusieurs grosses branches au pourtour de la narine et s'infléchir ensuite sur le chanfrein pour gagner la cavité de l'auge, où ils se jettent dans les ganglions logés à droite et à gauche de cette cavité. La muqueuse de la langue et celle de l'intestin laissent aussi assez facilement injecter leurs réseaux lymphatiques.

On remarquera que ni l'épithélium des muqueuses, ni l'épiderme de la peau ne renferment de vaisseaux blancs ; ceux-ci s'arrêtent toujours au derme ou chorion.

c. L'existence des lymphatiques a été aussi démontrée dans l'épaisseur même des *séreuses*, splanchniques ou synoviales ; l'assertion de Sappey, d'après laquelle ces vaisseaux ne dépasseraient pas le tissu conjonctif sous-séreux, a été reconnue erronée. On a même prétendu, comme nous l'avons exposé plus haut, que certaines ramifications viennent s'ouvrir à la surface de ces membranes par des stomates, qui ont été particulièrement étudiés sur le péritoine diaphragmatique (Voy. les ouvrages d'histologie). Mais il paraît qu'on a pris pour des stomates lymphatiques de petits amas cellulaires fonctionnant comme centres de rénovation endothéliale, ou bien des lieux de passage frayés par les cellules migratrices. On s'accorde aujourd'hui à nier l'existence, entre les lymphatiques et les séreuses, de communications libres, c'est-à-dire permanentes et à pleine ouverture.

d. Dans les *artères*, la présence des lymphatiques est encore incertaine, niée par les uns, admise par les autres. Les *gaines périvasculaires* de Robin et His sont aujourd'hui contestées comme gaines lymphatiques. On les trouve particulièrement autour des artérioles ou des veinules, dans le cerveau, la pie-mère, le foie, la rate, ainsi que dans le mésentère de la Grenouille.

e. Dans les *nerfs*, les lymphatiques ne dépassent pas le tissu conjonctif interfasciculaire ; l'intérieur des faisceaux nerveux ainsi que leur enveloppe lamelleuse en sont dépourvus ; et il en est de même pour le *névraxe*, dont les gaines périvasculaires, ouvertes dans les espaces sous-arachnoïdiens, servent simplement, au dire de M. Jolyet, à prévenir les compressions auxquelles le tissu nerveux serait exposé s'il était au contact immédiat de la paroi vasculaire. Toutefois, il convient de dire que certains auteurs, tels que Mascagni, Arnold, Breschet figurent des lymphatiques, qu'ils disent avoir injectés, à la surface du cerveau.

f. Les lymphatiques abondent dans le périmysium des *muscles lisses* ; tandis qu'ils sont absents dans les *muscles striés* ; tout au plus peut-on en rencontrer quelques-uns dans les grosses travées conjonctives des muscles volumineux.

g. Ces vaisseaux sont généralement rares ou même complètement absents dans les *organes fibreux*, exception faite pour le centre phrénique.

h. Il est douteux qu'il en existe dans *les os*.

i. Certaines *glandes* en sont très abondamment pourvues comme les mamelles, le foie, le testicule ; d'autres, comme les reins, le pancréas, le corps thyroïde en ont beaucoup moins.

Trajet. — Les lymphatiques suivent en général le trajet des veines et se divisent comme elles en vaisseaux superficiels ou sous-cutanés et vaisseaux profonds ou sous-aponévrotiques (fig. 145). Ceux-ci se groupent immédiatement autour des veines correspondantes, auxquelles on les trouve en général superposés. Ceux-là, quoique placés à proximité des vaisseaux veineux superficiels, s'étalent parfois à leurs côtés, dans une assez grande étendue, à la surface des aponévroses superficielles, en formant comme les lymphatiques profonds, des faisceaux parallèles.

La direction suivie par les lymphatiques dans leur parcours est presque toujours rectiligne ou à peu près ; il est rare qu'ils offrent les flexuosités que l'on trouve si développées sur le trajet de certaines artères et même de quelques veines. Ils ne communiquent point non plus de l'un à l'autre par des anastomoses en arcades ou transversales, semblables à celles qu'on rencontre si communément dans les deux autres ordres de canaux de l'appareil circulatoire. Quand, dans leur marche parallèle, ils s'anastomosent avec leurs voisins, ce qui est assez fréquent, c'est toujours de la manière suivante : un vaisseau lymphatique, après un certain trajet, se divise en deux branches égales qui se séparent à angle très aigu ; chacune de ces branches de bifurcation s'anastomose avec un vaisseau lymphatique du voisinage, lequel communique lui-même soit par bifurcation soit directement avec tel ou tel des vaisseaux lymphatiques qui marchent à côté de lui. — Il n'est pas rare de voir un lymphatique se diviser en deux branches qui se réunissent de nouveau après un certain trajet.

Mais de toutes les considérations relatives au trajet des lymphatiques, les plus intéressantes sont celles qui se rapportent aux corps glandiformes, dits ganglions lymphatiques, qui interceptent ce trajet de distance en distance et dont nous parlerons plus loin. On est d'accord, depuis Mascagni, pour admettre que tous les lymphatiques traversent nécessairement un ou plusieurs ganglions avant d'arriver aux deux troncs collecteurs, le canal thoracique et la grande veine lymphatique droite.

Terminaison. — Les troncs qui viennent d'être nommés sont les aboutissants de tous les vaisseaux absorbants du corps ; ils se jettent dans le système veineux général à l'origine de la veine cave antérieure, au niveau de l'entrée du thorax. Le système vasculaire lymphatique peut donc être comparé à une sorte d'appendice du système veineux de la grande circulation.

En présence du petit calibre du canal thoracique et de la grande veine lymphatique droite, comparativement à la masse des vaisseaux lymphatiques, certains anatomistes, et notamment Fohmann et Lauth, avaient admis que la communication des veines et des lymphatiques ne se fait pas seulement par l'embouchure de ces deux troncs, mais encore en maints endroits de la périphérie et particulièrement dans les ganglions lymphatiques. Mais il est démontré aujourd'hui que la veine cave antérieure ou supérieure est le confluent général de tous les vaisseaux lymphatiques et qu'il n'y a nulle part d'autres communications avec les vaisseaux sanguins.

Structure. — Par leur structure, les lymphatiques doivent être distingués en capillaires et vaisseaux collecteurs. Les premiers, remarquables par l'absence de valvules à leur intérieur, par leur calibre variqueux et par leur adhérence au tissu conjonctif ambiant, sont formés d'un simple endothélium caractérisé par le contour sinueux de ses cellules (endothélium en jeu de patience). Les seconds sont généralement valvulés, à valvules disposées par une ou par deux, à faible distance les unes des autres, et rappelant tout à fait celles des veines. Au-dessus de chaque valvule ou paire de valvules, existe un renflement qui rend le canal moniliforme. Ces vaisseaux collecteurs, malgré l'extrême minceur et la transparence de leur paroi, comprennent néanmoins dans leur structure trois tuniques ainsi que des vasa-vasorum et des nerfs vaso-moteurs.

La *tunique interne*, dont dépendent les valvules, est formée d'un endothélium et d'une couche conjonctivo-élastique.

La *tunique moyenne* est essentiellement musculaire ; les fibres lisses, logées dans les mailles d'un réseau élastique, sont disposées pour la plupart circulairement, mais il en est aussi d'obliques et même de longitudinales ; elles sont particulièrement nombreuses et entre-croisées au niveau des renflements supra-valvulaires, lesquels sont autant de poches contractiles remplissant l'office des *cœurs lymphatiques* que l'on rencontre chez les Vertébrés inférieurs (Reptiles, Batraciens, Poissons).

La *tunique externe* ou adventice est une couche conjonctive, riche en fibres élastiques, qui se continue insensiblement avec le tissu conjonctif environnant.

Cette structure est complétée par des vaisseaux et des nerfs abondants. Paul Bert et A. Laffont, Gley ont constaté que la galvanisation du ganglion solaire ou du nerf grand splanchnique agit sur les fibres musculaires des chylifères.

Développement. — Le système vasculaire lymphatique se développe par un bourgeonnement centrifuge que M. Ranvier compare à celui d'une immense glande, bourgeonnement partant de son embouchure sur le système veineux et s'étendant de proche en proche dans toute l'économie. Au cours de leur développement, les vaisseaux lymphatiques sont doués d'une extraordinaire plasticité ; on en voit, par exemple dans le grand épiploon, qui entrent en régression et disparaissent, d'autres qui confluent de manière à constituer des réservoirs plus ou moins irréguliers et pour ainsi dire caverneux, comme il en existe autour des lobules pulmonaires du Bœuf. La texture du tissu conjonctif où ils végètent paraît avoir sur ce phénomène une très grande influence : s'il est lâche, les vaisseaux lymphatiques ont tendance à se confondre et à devenir sacciformes ; s'il est dense, ces vaisseaux restent nombreux et grêles.

§ 2. — Ganglions lymphatiques.

Les ganglions lymphatiques, autrefois appelés glandes lymphatiques, sont des renflements ovoïdes, sphériques ou discoïdes, médiocrement consistants, gris, roses ou rougeâtres, quelquefois noirâtres, qui s'échelonnent de distance en distance sur le trajet des vaisseaux lymphatiques.

On ne les rencontre que chez les vertébrés supérieurs et principalement chez les Mammifères.

Il ne faut pas les confondre avec les *organes lymphoïdes* tels que les amygdales, les follicules clos de l'intestin ou de la rate, ni avec les *infiltrations leuco-cytaires* permanentes que l'on peut trouver en nombre de points de l'économie, surtout dans l'épaisseur des chorions muqueux.

Il y a lieu d'en distinguer aussi les *ganglions hématiques* et les ganglions *hémo-lymphatiques*, sur lesquels l'attention des anatomistes a été attirée récemment[1]. Les premiers, remarquables à leur couleur rouge-sang, sont de petits corps sphériques dont la structure rappelle celle de la rate; on en trouve, notamment chez le Bœuf, en bas du médiastin postérieur et vers la terminaison de la carotide primitive. Les rates supplémentaires que l'on a si souvent signalées au voisinage de la rate véritable n'étaient sans nul doute que de ces ganglions. Les seconds font transition entre les ganglions sanguins et les ganglions lymphatiques; on les rencontre surtout au voisinage des glandes thyroïdes ou des gros vaisseaux de la cavité abdominale, non pas dans tous les animaux, mais dans un grand nombre d'espèces, parmi les Ruminants principalement.

Nous nous bornerons à cette simple mention des ganglions hématiques et hémo-lymphatiques, qui d'ailleurs sont encore peu connus, pour ne considérer désormais que les ganglions lymphatiques.

Leur nombre est considérable, mais très variable suivant les espèces et les individus. On les trouve rarement isolés, chez les Solipèdes, le plus souvent ils sont rassemblés par groupes le long des vaisseaux sanguins. Ils sont toujours plus gros dans le jeune âge que dans la vieillesse, et de plus ils sont très sujets à l'hypertrophie morbide. A l'état normal, chez un individu donné, on en rencontre de très petits, presque imperceptibles, et d'autres qui sont gros comme un pois, une olive, une noix, ou plus volumineux encore.

Chez les Mammifères, tous les canaux lymphatiques sont pourvus d'un ganglion au moins sur leur trajet ; il en est qui en traversent deux, trois ou même davantage avant de se jeter dans le canal thoracique ou dans la grande veine

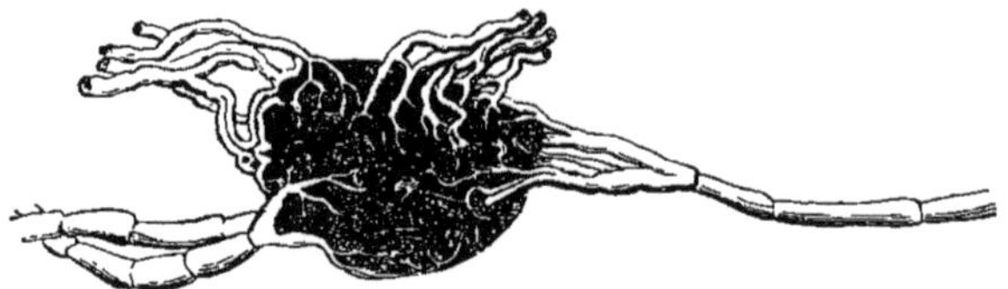

Fig. 140. — Ganglion lymphatique avec ses vaisseaux afférents et ses efférents.

lymphatique droite. Ils arrivent ordinairement par groupe sur chaque ganglion un peu volumineux, plongent dans son épaisseur et reparaissent en un point opposé, généralement grossis, mais en moindre nombre (fig. 140); les vaisseaux qui abordent le ganglion sont dits *afférents* ; ceux qui en sortent sont qualifiés d'*efférents*, et le point de sortie de ceux-ci, marqué ordinairement d'une petite

1. Voy. notamment : Clarkson « Report on Hæmal Glands » (*The Brit. med. Journal*, 1891, *Text. book of Histology*, 1896).

Egidio Morandi et Pietro Sixto. « Sulle Variazioni della struttura tipica delle linfo glandule », communication à l'Académie de médecine de Turin, 25 mai 1900, vol. VI, LXIII° année, fasc. 5.

échancrure, est connu sous le nom de *hile* ; c'est un lieu de prédilection pour l'entrée des artères et l'émergence des veines du ganglion.

STRUCTURE. — La structure des ganglions lymphatiques a donné lieu à de nombreux travaux. Elle comprend : une membrane d'enveloppe, dite *capsule*, une substance propre dans laquelle on distingue une *couche corticale* et une *couche médullaire*, enfin des *vaisseaux sanguins* et des *nerfs* (fig. 141).

a. La *capsule* est une membrane conjonctive, épaissie au niveau du hile, qui émet de sa face interne des prolongements servant de cloisons aux alvéoles de

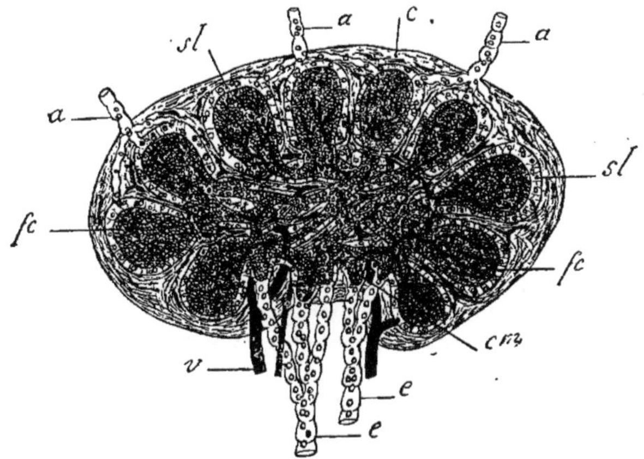

Fig. 141. — Coupe schématique d'un ganglion lymphatique *.

la substance corticale. Elle est riche en fibres élastiques et peut même contenir, par exemple chez le Cheval et le Bœuf, des fibres musculaires lisses.

b. La *couche corticale* est constituée par des espèces d'ampoules ou alvéoles disposées sur toute la périphérie du ganglion, à l'exception du hile et contenant de petites masses sphériques, ovoïdes ou piriformes, qu'on appelle *follicules*, parce qu'elles rappellent de tous points les follicules clos de l'intestin, vu qu'elles sont constituées par du tissu conjonctif réticulé, bourré de globules blancs, de la variété lymphocytes, et parcouru par un réseau de capillaires sanguins.

Entre ces follicules et les alvéoles qui les contiennent, se trouve réservé, pour la circulation de la nymphe, un petit espace dit *sinus lymphatique*, traversé par une multitude de tractus connectifs, sinus où viennent s'aboucher les ramifications capillaires des lymphatiques afférents.

c. La *couche médullaire* n'est que la continuation de la couche corticale, avec quelques modifications peu importantes. Le tissu lymphoïde, au lieu d'y être en amas plus ou moins sphériques, constitue des cordons anastomosés, entourés de sinus lymphatiques qui confluent de proche en proche vers le hile pour donner naissance aux lymphatiques efférents.

d. Les *vaisseaux sanguins* forment un riche réseau de capillaires dans les follicules corticaux et les cordons médullaires.

e. Les *nerfs* pénètrent avec les vaisseaux sanguins; leur distribution et leur terminaison sont encore peu connues.

* *c*, capsule fibreuse ; *a, a, a*, lymphatiques afférents ; *e, e*, lymphatiques efférents ; *sl*, sinus lymphatiques ; *fc, fc*, follicules corticaux ; *cm*, cordons médullaires ; *v*, vaisseaux sanguins.

En résumé, la lymphe passe, dans toute l'étendue du ganglion, à travers des sinus réticulés et à l'entour d'un tissu lymphoïde qui est le siège d'une abondante prolifération de globules blancs ; elle ralentit donc considérablement son cours, tout en se chargeant de nouveaux globules.

Les ganglions lymphatiques sont de véritables fabriques de globules blancs (leucopoïèse) en même temps qu'une sorte de filtre qui retient, au moins pour un temps, les particules étrangères dont la lymphe peut être chargée accidentellement. Ils s'enflamment facilement (adénite) quand celle-ci est altérée. Ils contribuent aussi à l'hématopoïèse, qui est particulièrement active dans les ganglions hématiques et hémo-lymphatiques. Enfin ils déversent dans le plasma de la lymphe qui les traverse divers ferments leucocytaires (amylase, lipase, plasmase, entérokinase, etc.), qui le modifient qualitativement.

La structure des ganglions lymphatiques est susceptible de simplification. C'est ainsi que les ganglions mésentériques du Porc sont essentiellement constitués par une masse de tissu réticulé dans laquelle sont épars des follicules sphériques (Ranvier) ; et que d'autres ganglions sont entièrement formés par des capillaires lymphatiques roulés sur eux-mêmes, pelotonnés, et anastomosés en réseaux, capillaires provenant de l'arborisation divergente des vaisseaux afférents et se continuant d'autre part par des branches convergentes qui forment par leur réunion les lymphatiques efférents. Ces amas vasculaires plexiformes, sorte de « réseaux admirables » lymphatiques, sont bien réellement un principe de ganglions lymphatiques, car si l'on descend la série des Vertébrés, on voit les ganglions se simplifier de plus en plus et se transformer, sur un grand nombre de points, en un lacis de vaisseaux. Chez les Oiseaux, ils occupent seulement la base du cou et l'entrée du thorax, et forment, dans toutes les autres régions, de simples plexus. Dans les Reptiles et les Poissons, ils disparaissent tout à fait, et les plexus destinés à les remplacer sont eux-mêmes très peu compliqués (Sappey).

Préparation des vaisseaux lymphatiques.

A part le canal thoracique et les chylifères, qui peuvent être étudiés sans préparation, l'étude des vaisseaux lymphatiques nécessite une technique particulière. L'injection au mercure est le moyen le plus généralement employé en anatomie descriptive. Nous en tracerons le manuel en quelques mots seulement, cette opération n'étant pas habituellement pratiquée par les élèves auxquels s'adresse ce livre.

L'appareil qu'on met en usage consiste en un tube de verre continué par un tube flexible qui porte à son extrémité inférieure un robinet de fer et une fine canule, de fer également, ou bien de verre. Pour le faire fonctionner, on le remplit de mercure après l'avoir suspendu ; on saisit ensuite la canule avec la main droite, en la tenant parallèlement à la membrane que l'on veut injecter, et on l'enfonce dans la couche la plus superficielle de cette membrane, en labourant la surface sur laquelle elle agit. L'extrémité de la canule est ainsi introduite au milieu des mailles du réseau lymphatique, et blesse nécessairement quelques-uns des capillaires qui composent ce réseau. En ouvrant alors le robinet, on permet au mercure de couler dans les capillaires par les solutions de continuité qu'ils présentent, et de les remplir de la manière la plus parfaite ainsi que les troncules qui leur font suite. Pour assurer la réussite de l'opération, il faudra piquer aussi superficiellement que possible la membrane que l'on injecte ; si la pointe de la canule pénètre trop profondément, on risque d'injecter les veines et alors tout est à recommencer.

Il suffit souvent, pour l'étude des troncs lymphatiques, de les insuffler de leur origine vers leur terminaison. Habilement employé, ce procédé, mis presque exclusivement en usage par les anciens anatomistes, donne des résultats très satisfaisants ; il met parfaitement en évidence les afférents et les efférents des ganglions. On peut aussi injecter dans les troncs diverses substances solidifiables d'après le manuel indiqué pour les vaisseaux sanguins ; mais ce sont des injections délicates qui ne sont guère à la portée de l'élève, non plus d'ailleurs que celles au mercure. Celui-ci suppléera au défaut de visibilité d'un grand nombre de lymphatiques en portant toute son attention sur les ganglions, lesquels sont comme des jalons repérant leur trajet.

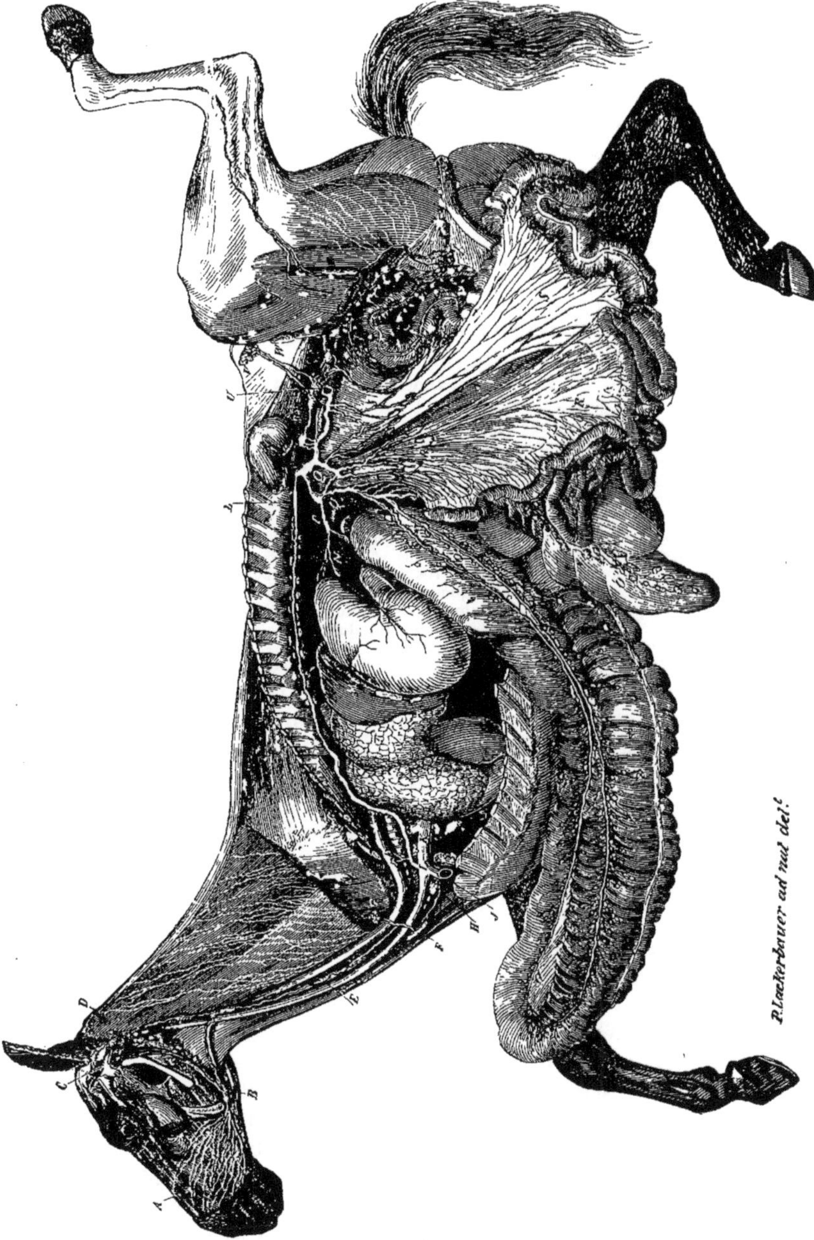

Fig. 142. — Ensemble du système lymphatique chez le Cheval (d'après Colin).

' A, plexus lymphatique de la joue ; B, ganglions sous-glossiens ; D, ganglions pharyngiens ; C, ganglion parotidien ; E, vaisseaux lymphatiques collatéraux de la trachée ; F, G, H, ganglions prépectoraux ; Z', lymphatiques superficiels des membres postérieurs ; Z, ganglions inguinaux profonds ; X, ganglions inguinaux superficiels ; W, ganglions précruraux ; V, ganglions circonflexes iliaques ; U, ganglions sous-lombaires ; S, vaisseaux lymphatiques du côlon flottant ; R, id. de l'intestin grêle ; O, id. du cæcum ; O', id. du côlon replié ; N, id. de l'estomac ; M, id. de la rate ; PQ, troncs aboutissant à la citerne sous-lombaire ; L, canal thoracique ; I, confluent des jugulaires ; K, veine cave antérieure.

Section II. — LYMPHATIQUES EN PARTICULIER.

Nous décrirons tout d'abord le *canal thoracique* et la *grande veine lymphatique*.

Puis, nous passerons en revue méthodiquement les différents groupes ganglionnaires du corps, en indiquant, pour chacun d'eux, les vaisseaux lymphatiques qui s'y rendent ou *vaisseaux afférents* et les vaisseaux lymphatiques qui en partent ou *vaisseaux efférents*.

Il ne sera pas question ici des réseaux d'origine, car ils ont été décrits ou le seront à propos de la structure de chaque organe.

Article 1er. — VAISSEAUX LYMPHATIQUES COLLECTEURS.

§ 1. — Canal thoracique (fig. 142).

Préparation. — Lier les jugulaires et les veines axillaires près de leur terminaison, ainsi que la veine cave antérieure vers le milieu de sa longueur ; mettre le canal thoracique à découvert, en abattant les côtes droites ; ouvrir ce conduit près des piliers du diaphragme, et pousser à son intérieur deux injections au suif, l'une en avant, l'autre en arrière de l'incision. La première injection remplira le canal avec le segment veineux intercepté entre les ligatures appliquées sur les vaisseaux sus-indiqués ; la seconde, quoique dirigée en sens inverse des valvules, surmontera la résistance opposée par ces soupapes membraneuses, et se répandra dans la citerne de Pecquet et les principales branches qui viennent aboutir à ce confluent.

On pourra encore choisir une de ces dernières dans la cavité abdominale, par exemple une de celles qui sont juxtaposées aux artères coliques, près de l'origine de ces artères, et injecter le canal thoracique tout entier, de son origine à sa terminaison. Mais ce procédé exige plus d'habileté pratique que le premier, pour rechercher le vaisseau qui doit recevoir la canule ; il ne convient pas surtout quand on opère sur des animaux très gras.

Le canal thoracique est le tronc commun de tous les lymphatiques du corps, à l'exception de ceux qui reviennent du membre antérieur droit et de la moitié droite de la tête, du cou et du thorax.

Étendue. — Il s'étend sous la colonne vertébrale depuis la première ou la deuxième vertèbre lombaire jusqu'en dehors de l'entrée du thorax.

Origine. — Son origine est marquée par un renflement très irrégulier, sorte d'ampoule décrite sous le nom de *réservoir sous-lombaire* ou de *citerne de Pecquet* (cisterna chyli), dans laquelle viennent aboutir les principaux affluents du canal.

Ce réservoir, divisé intérieurement en plusieurs compartiments incomplets, peut être plus ou moins volumineux, plus ou moins bien circonscrit et présenter des formes très variables. Il est placé au-dessus de l'aorte abdominale et de la veine cave postérieure au niveau de l'émergence de l'artère grande mésentérique, souvent même un peu en arrière.

Trajet. — A ce réservoir, succède un tube dont le calibre est fort irrégulier, et paraît singulièrement exigu quand on le compare au diamètre de sa dilatation initiale ou à celui des vaisseaux affluents qui le constituent : c'est le canal thoracique lui-même. On voit ce conduit s'engager entre les deux piliers gauches du diaphragme avec l'artère aorte, se dévier plus ou moins sur le côté droit de ce vaisseau, et le suivre ainsi jusqu'au niveau de la sixième vertèbre dorsale environ, en passant en dehors des artères intercostales droites, qu'il croise, et sous la grande veine azygos, qui lui est accolée. Quelquefois cependant on le trouve reporté, dans cette première partie de son parcours, directement au-dessus de l'aorte thoracique, entre la double série des artères intercostales, sur la gauche de la veine azygos, ou bien encore il rampe sur la droite de cette veine, dont il dérobe à la vue la plus grande partie. A partir de la vertèbre dorsale sus-indiquée, le canal thoracique abandonne l'aorte et croise à gauche la crosse de la veine azygos, pour se continuer sur le côté gauche de la trachée, mais souvent aussi sur le côté droit. Il se place ensuite entre les deux troncs brachiaux, franchit l'intervalle compris entre les ganglions prépectoraux, sort de la poitrine et se termine alors de la manière indiquée ci-après.

TERMINAISON. — L'extrémité terminale du canal thoracique est toujours pourvue d'une ampoule analogue à celle qui existe à l'origine du conduit, mais beaucoup plus petite, mieux circonscrite et moins irrégulière, ampoule qui s'ouvre dans la veine cave antérieure, tantôt par un seul orifice garni de valvules, tantôt par deux branches très courtes, dont nous ne pouvons estimer la longueur à plus de 5 millimètres, et qui sont également valvuleuses à leur embouchure. Le lieu où se fait cette insertion est presque toujours le sommet de la veine cave, et précisément le point de jonction des deux jugulaires. Le canal thoracique s'ouvre rarement ailleurs; cela se rencontre quelquefois cependant, car il existe, dans le cabinet des collections de l'école de Lyon, une pièce sur laquelle l'embouchure de ce conduit se trouve placée entre la terminaison de la jugulaire gauche et celle de la veine axillaire correspondante : lieu d'embouchure que Bourgelat donnait à tort comme normale.

VARIÉTÉS. — Le canal thoracique est loin de se montrer toujours, chez les Solipèdes, tel que nous venons de le décrire; il y présente, sur son trajet et à son insertion, un grand nombre de variétés qui ont été décrites avec soin par G. Colin (fig. 143).

a. « Le canal simple se sépare quelquefois, sur un point de sa longueur, en deux branches qui, après avoir marché parallèlement l'une à l'autre, se réunissent bientôt pour reconstituer le canal unique. Cette division s'opère habituellement au niveau de la base du cœur, c'est-à-dire à l'endroit où s'abouchent les lymphatiques des ganglions bronchiques et œsophagiens ; elle forme un anneau dont l'ouverture n'a souvent pas plus d'un centimètre de diamètre, ou une ellipse dont le grand axe a de 1 à 2 décimètres d'étendue. On la voit se produire une, deux et même trois fois sur la moitié antérieure du canal, qui redevient simple à son insertion comme il l'était à son origine. Les espaces circonscrits par ces bifurcations constituent ce qu'on appelait autrefois les *insula*.

b. « Le canal, au lieu de demeurer simple, devient fort souvent double dès son point de départ (fig. 143, b). Alors les deux canaux sont sensiblement égaux, ou l'un est plus grand que l'autre. S'ils sont inégaux, c'est ordinairement le droit qui l'emporte sur l'autre; cependant le contraire a lieu quelquefois. Dans tous les cas, les deux canaux sont isolés, l'un à droite, l'autre à gauche de l'aorte. En s'avançant vers l'entrée du thorax, ils restent complètement séparés, ou ils communiquent entre eux par une ou deux branches anastomotiques transversales, plus ou moins volumineuses. Parvenus à 25, 20 et même quelquefois à 3 ou 4 centimètres de leur abouchement au golfe des jugulaires, les deux canaux se rapprochent et se confondent en un seul. C'est généralement au niveau de la base du cœur que leur fusion s'opère. Jamais je n'ai vu les deux canaux rester distincts dans toute leur étendue et venir s'insérer isolément dans la veine cave.

a.

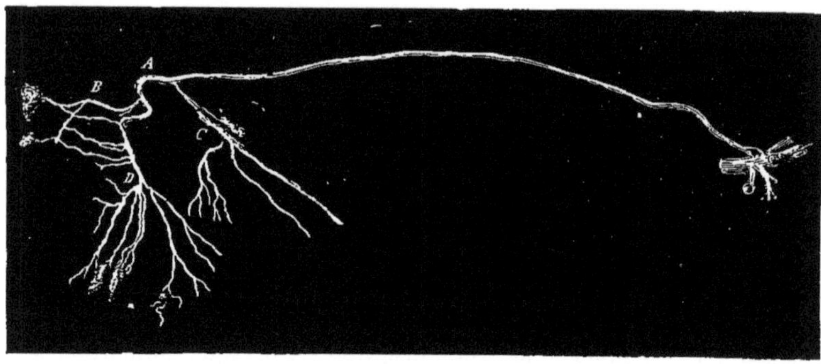

b.

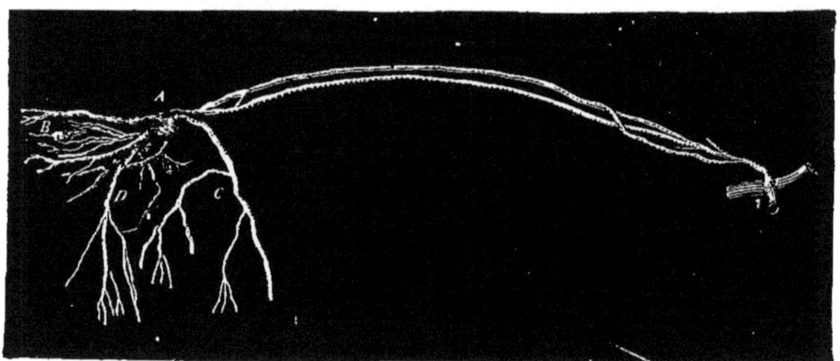

c.

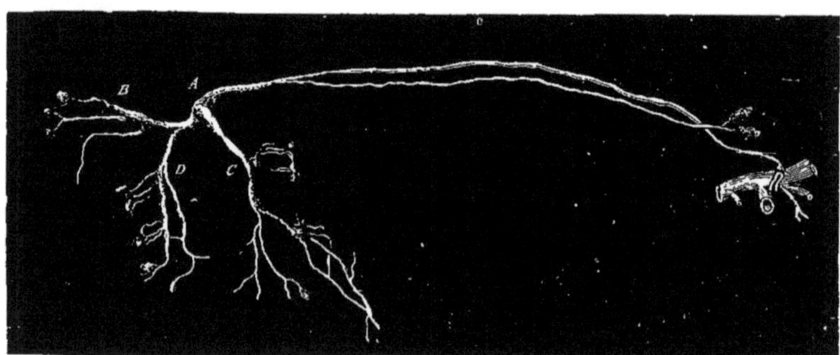

Fig. 143. — Différentes variétés de canal thoracique chez le Cheval (d'après Colin) *.

* A, le réservoir du chyle ; B, les branches sous-lombaires ; C, la branche mésentérique antérieure ; D, la branche mésentérique postérieure. — Dans la figure *a*, le canal est simple, disposition la plus ordinaire, et il s'insère par deux courtes branches au sommet de la veine cave antérieure. On le trouve double dans la figure *b*. Il offre dans la figure *c* une longue branche, qui part de l'entrée du thorax et va rejoindre le canal thoracique, par un trajet rétrograde, près des piliers du diaphragme.

c. « Quelquefois (fig. 143, *c*), il émane des ganglions de l'entrée du thorax un long canal qui marche parallèlement au premier avec lequel il va se joindre par un cours rétrograde vers les piliers du diaphragme.

d. « Le canal thoracique, double dans la plus grande partie de son étendue et à partir du réservoir sous-lombaire, finit parfois par devenir triple. Dans ce cas, le plus grand des deux canaux se divise en deux branches ; puis les trois canaux, après avoir parcouru un certain trajet, se joignent ensemble au même endroit, ou bien deux d'entre eux se réunissent d'abord en un seul, auquel le troisième va s'aboucher à une distance variable du confluent des premiers [1]. »

Affluents. — Les branches lymphatiques qui viennent se jeter dans le canal thoracique sont aussi remarquables par leur nombre que par leur volume. Les unes aboutissent au réservoir sous-lombaire ; quelques rameaux s'ouvrent sur le trajet de la grande veine blanche du thorax ; les autres branches s'abouchent avec ce conduit près de son insertion dans le système veineux.

a. Les premières, variables dans leur nombre et les plus grosses de toutes, sont plus spécialement considérées comme les racines du canal thoracique. Ordinairement on en distingue trois principales avec une certaine quantité de petits troncs accessoires. L'une des grosses branches se jette dans la partie postérieure de la citerne ; assez souvent double et même multiple, elle provient d'un groupe énorme de ganglions placés à la région sous-lombaire, autour de l'extrémité postérieure de l'aorte et de la veine cave abdominale, groupe ganglionnaire sur lequel se rassemblent tous les vaisseaux des membres postérieurs, du bassin, des parois abdominales et des viscères pelvi-inguinaux. Les deux autres troncs gagnent le côté gauche de la citerne et résultent de la réunion des lymphatiques qui ont leur source dans les organes digestifs abdominaux ; parmi ces lymphatiques, cependant, il en est quelques-uns, appartenant aux parois de l'estomac et au parenchyme du foie et de la rate, qui abordent du côté droit de la citerne sous-lombaire, et s'abouchent isolément avec ce réservoir.

b. Quant aux affluents que le canal thoracique reçoit sur son trajet, ils viennent des viscères contenus dans la cavité pectorale et des parois de cette cavité.

c. Ceux qui se terminent à l'extrémité antérieure du canal sont formés par les lymphatiques du membre antérieur gauche et de la moitié gauche du thorax, du diaphragme, du cou et de la tête.

Tous ces affluents du canal thoracique avec leurs branches radiculaires seront étudiés à propos des ganglions lymphatiques.

§ 2. — Grande veine lymphatique droite.

Ce deuxième tronc collecteur de la lymphe se constitue à l'entrée de la poitrine par la réunion de trois ou quatre branches efférentes des ganglions prépectoraux du côté droit. Il résume les lymphatiques du membre antérieur droit, des régions axillaire et costale superficielle du côté droit, et enfin de la moitié droite de la tête, du cou et du diaphragme.

« Long de 2 à 5 centimètres seulement, il se trouve diamétralement opposé

1. G. Colin, *Traité de physiologie comparée des animaux domestiques*, 3ᵉ édition. Paris, 1888, t. II.

au canal thoracique, dont il égale souvent le calibre, tout en conservant des parois minces et parfaitement transparentes. Il s'ouvre habituellement à la jonction des jugulaires, à côté du canal thoracique, par un orifice muni d'une double valvule semi-lunaire. Quelquefois une ou deux des branches qui concourent à le former décrivent des circonvolutions autour du tronc brachial correspondant ou de quelques-unes de ses divisions, avant de rejoindre les

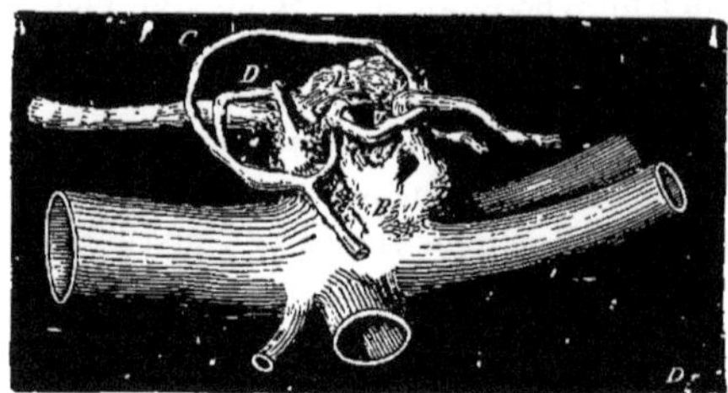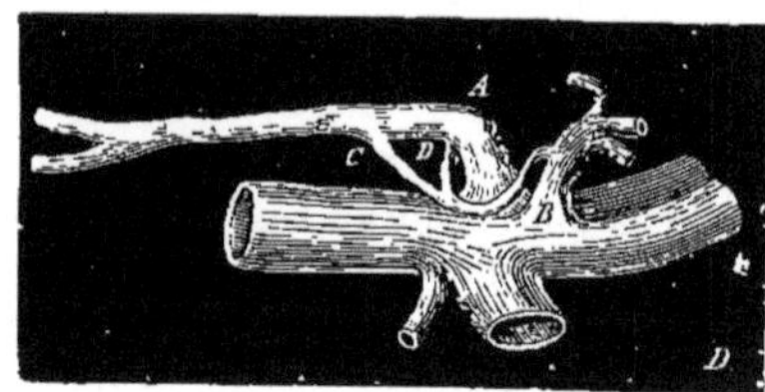

Fig. 144. — La grande veine lymphatique et le canal thoracique à sa terminaison, avec des anastomoses plus ou moins compliquées les unissant (d'après Colin)*.

autres. Enfin il n'est pas rare de le voir s'anastomoser avec le canal thoracique par des collatérales volumineuses, puis se réunir avec lui de manière à s'insérer ensemble, par un orifice simple, au-dessus du golfe des jugulaires (fig. 144). » (G. Colin, *loc. cit.*)

ARTICLE II. — GANGLIONS LYMPHATIQUES.
(Avec leurs vaisseaux afférents et efférents.

Nous étudierons successivement :
1° Les ganglions des membres postérieurs ;
2° Les ganglions pariétaux de l'abdomen et du bassin ;
3° Les ganglions viscéraux de l'abdomen et du bassin :
4° Les ganglions pariétaux du thorax ;
5° Les ganglions viscéraux du thorax ;
6° Les ganglions des membres antérieurs ;
7° Les ganglions de la tête et du cou.

1. — Ganglions des membres postérieurs.

Annexés aux vaisseaux lymphatiques des membres postérieurs, on trouve : les *ganglions poplités*, les *ganglions inguinaux profonds*, les *ganglions inguinaux superficiels* et les *ganglions précruraux*.

Ganglions poplités. — Au nombre de 3 à 5, ils forment une très petite masse située en arrière du grand nerf sciatique et de l'insertion supérieure des jumeaux de la jambe, vers l'origine de l'artère fémoro-poplitée, c'est-à-dire au fond de l'interstice du long vaste et du demi-tendineux.

Ils reçoivent quelques lymphatiques montant du jarret avec la veine saphène externe et d'autres vaisseaux du même genre provenant de la région du pli de la fesse. Leurs efférents rejoignent les ganglions inguinaux profonds en suivant les vaisseaux fémoraux.

* A, canal thoracique ; B, grande veine lymphatique ou tronc lymphatique droit ; C, D, anastomoses établies entre eux près de leur insertion.

Ganglions inguinaux profonds. — Au nombre de 15 à 20 chez les Solipèdes, ils forment un groupe allongé, situé dans le triangle de Scarpa, sous l'arcade crurale, immédiatement en avant de l'artère et de la veine fémorales. Leur couleur est rarement uniforme : les uns sont jaunâtres, les autres, gris cendré, brunâtres ou presque noirs.

Les lymphatiques afférents sont : les uns profonds, satellites de l'artère et de la veine fémorales ; les autres superficiels, satellites de la veine saphène interne et de ses deux branches d'origine. Ceux-ci se poursuivent le long de la veine métatarsienne interne et de la collatérale interne du doigt jusqu'au derme sous-unguéal.

Les lymphatiques efférents montent dans l'abdomen en suivant l'artère et la veine iliaque externes et aboutissent aux ganglions ilio-pelviens.

Ganglions inguinaux superficiels. — Par leur situation, ces ganglions appartiennent à la paroi abdominale plutôt qu'au membre postérieur ; ils sont en effet placés au-devant de l'anneau inguinal inférieur, sur le trajet de l'artère sous-cutanée abdominale, c'est-à-dire à côté du fourreau chez le mâle, au-dessus des mamelles chez la femelle. Ils figurent de chaque côté une masse allongée, longue de 7 à 8 centimètres et composée d'une douzaine de lobules principaux.

Leurs afférents, qui sont très nombreux, viennent de la face interne des cuisses, du fourreau, des bourses, des mamelles et de la paroi abdominale inférieure. Leurs efférents, beaucoup plus gros mais moins nombreux (il n'en existe que 5 à 6), remontent dans le canal inguinal en accompagnant l'artère honteuse externe et les nerfs inguinaux ; ils traversent l'anneau crural avec l'artère prépubienne et se jettent dans les ganglions inguinaux profonds.

Ganglions précruraux. — Les ganglions cruraux antérieurs ou du pli du grasset constituent une petite masse allongée, d'une douzaine de lobules serrés les uns contre les autres et noyés dans le tissu fibro-graisseux de la partie antérieure de la cuisse. Ils sont placés en dedans du bord antérieur du muscle du fascia lata, sur le trajet d'une branche de l'artère circonflexe iliaque.

Leurs vaisseaux afférents viennent de la partie antérieure et interne de la cuisse ainsi que de la paroi du flanc. Les efférents, au nombre de 3 ou 4, s'élèvent à la face interne du muscle du fascia lata, avec l'artère circonflexe iliaque, et entrent dans la cavité abdominale près de l'angle de la hanche pour aller se réunir aux ganglions circonflexes iliaques.

§ 2. — Ganglions pariétaux de l'abdomen et du bassin.

Les ganglions pariétaux de l'abdomen et du bassin sont distingués en *ganglions sous-lombaires* et *ganglions circonflexes iliaques*.

Ganglions sous-lombaires. — Les ganglions sous-lombaires, centre de convergence de tous les lymphatiques du train postérieur, comprennent les *ganglions iliaques* ou *ilio-pelviens* et les *ganglions lombo-aortiques*. Les premiers, situés à l'entrée du bassin, contre les vaisseaux iliaques, sont les plus volumineux ; ils offrent à considérer : 1° une petite masse impaire située dans l'angle de séparation des deux artères iliaques internes, masse formée le plus souvent d'un seul ganglion (ganglion du promontoire ou ganglion sacré) ; 2° un autre amas logé de chaque côté entre les deux artères iliaques (ganglions iliaques internes) ;

3° enfin un dernier amas situé en dehors et en avant du tronc crural, à l'origine de l'artère circonflexe (ganglions iliaques externes). — Les ganglions lombo-aortiques forment une série de petits lobules disséminés sur les côtés de l'aorte, à sa face supérieure, et en dessous de la veine cave postérieure, jusqu'au niveau de l'artère grande mésentérique; certains d'entre eux se placent contre l'origine de la petite mésentérique ou des artères spermatiques en existe un à proximité du hile de chaque rein (ganglion rénal).

Les ganglions sous-lombaires sont les uns jaunâtres, les autres plus ou moins rosés; leur consistance est très faible chez les Solipèdes. Ils reçoivent des lymphatiques émanant du bassin et de la queue, de la paroi abdominale, des organes pelviens, des reins, des glandes génitales, des capsules surrénales, etc., ainsi que les efférents des ganglions inguinaux profonds et circonflexes iliaques. La plupart de ces vaisseaux suivent les artères pour atteindre les ganglions les plus proches.

Les ganglions sous-lombaires sont reliés entre eux par des branches de communication qui sont chacune efférentes pour le ganglion d'amont et afférentes pour le ganglion d'aval. Ils donnent en outre naissance à plusieurs séries de branches émergentes qui se rassemblent généralement de chaque côté en un seul tronc aboutissant à la citerne de Pecquet. « Le vaisseau des ganglions droits passe entre la veine cave et l'aorte et vient s'ouvrir dans le réservoir sous-lombaire, immédiatement en arrière de l'artère et de la veine rénale droites. Le vaisseau des ganglions gauches s'accole à l'aorte, passe tantôt au-dessus, tantôt au-dessous, pour se terminer au même point que le précédent, avec lequel il se met en rapport dans une étendue de 2 à 3 centimètres.

« Il arrive parfois que les efférents des ganglions lombaires, au lieu de se rassembler en deux vaisseaux principaux, un de chaque côté, restent distincts et marchent accolés en deux faisceaux jusqu'à la citerne du chyle. Enfin, dans quelques cas, ces vaisseaux viennent s'aboucher dans une grosse branche, en arrière de la grande mésentérique et apportent à la citerne la lymphe du côlon replié avec une partie du chyle de l'intestin grêle. » (Colin.)

Ganglions circonflexes iliaques ou de l'angle de la hanche. — Mous et légèrement jaunâtres, ces ganglions, au nombre de 5 ou 6, forment un petit groupe situé dans l'angle de bifurcation de l'artère circonflexe iliaque, non loin de l'angle externe de l'ilium.

Ils reçoivent les branches émergentes des ganglions précruraux et un grand nombre des lymphatiques profonds de la paroi abdominale. Leurs rameaux efférents, au nombre de 4 ou 5, suivent l'artère circonflexe iliaque pour se rendre aux ganglions sous-lombaires.

§ 3. — Ganglions viscéraux de l'abdomen (fig. 142).

Nous étudierons successivement les *ganglions du rectum*, du *côlon flottant*, du *côlon replié*, du *cæcum*, de l'*intestin grêle*, de l'*estomac*, enfin ceux des *organes annexes* de la portion abdominale du tube digestif. Les vaisseaux lymphatiques qui en émanent concourent, avec ceux des membres postérieurs, à la formation du canal thoracique. Remarquons ici que seuls les viscères digestifs de l'abdomen portent leurs ganglions; les autres viscères du ventre, tels que les reins, les capsules surrénales, les organes génitaux, sont desservis par des ganglions pariétaux.

Ganglions et vaisseaux lymphatiques du rectum. — Les lymphatiques du pourtour de l'anus passent à travers 2 ou 3 ganglions situés à la base de la queue, de chaque côté du sphincter anal, et vont aboutir aux ganglions ilio-pelviens. Ceux de la partie antérieure du rectum suivent l'artère petite mésentérique en décrivant des flexuosités, et viennent, au nombre de 5 ou 6, traverser un petit amas ganglionnaire placé vers l'origine de cette artère, après quoi ils se réunissent aux divisions des ganglions sous-lombaires.

Ganglions et vaisseaux lymphatiques du côlon flottant. — « Les lymphatiques nés des divers points du côlon flottant traversent, en sortant des tuniques intestinales, de nombreux petits ganglions, situés de distance en distance le long de la petite courbure, à l'insertion du mésentère colique ; ils remontent ensuite entre les deux lames de ce dernier, en suivant les vaisseaux sanguins ou en se plaçant dans leurs intervalles. Chemin faisant, quelques-uns de ces vaisseaux se jettent encore dans des ganglions arrondis, inégalement espacés sur le trajet des divisions de la petite mésentérique. La plupart se rassemblent vers l'origine de cette artère pour se réunir en plusieurs branches anastomotiques avec les divisions des ganglions sous-lombaires. Les plus antérieurs s'unissent aux lymphatiques du côlon replié et concourent ainsi à la formation de l'une des grosses branches intestinales qui s'ouvrent dans la citerne du chyle. » (Colin.)

Ganglions et vaisseaux lymphatiques du côlon replié. — « Les lymphatiques du côlon replié affectent une disposition fort remarquable. Nés pour la plupart dans le tissu de la membrane muqueuse, ils se dirigent tous vers les artères et les veines coliques, près desquelles ils traversent quelques petits ganglions disséminés à l'origine des branches collatérales des artères coliques, puis ils se rendent à d'autres ganglions très nombreux, rangés en une double chaîne sur le trajet des grands vaisseaux et à l'attache du frein péritonéal qui unit l'une à l'autre les deux parties de cet intestin.

De ces derniers émergent plusieurs grosses branches satellites des vaisseaux coliques, branches au nombre de deux ou trois seulement, à la courbure pelvienne, qui atteignent le chiffre de dix à douze, en arrivant vers l'origine des artères. C'est de la réunion de ces vaisseaux avec ceux de l'intestin grêle que résultent les deux gros troncs mésentériques qui forment la citerne de Pecquet avec les branches émanées des ganglions sous-lombaires fig. 142).

Ganglions et vaisseaux lymphatiques du cæcum. — Il existe sur le trajet de chaque artère cæcale une série moniliforme de ganglions, moins rapprochés les uns des autres que ceux de la double chaîne colique, ganglions auxquels abordent les lymphatiques issus des tuniques du cæcum et d'où partent plusieurs longues branches satellites des vaisseaux sanguins, qui aboutissent au même tronc que les lymphatiques de l'intestin grêle.

Ganglions et vaisseaux lymphatiques de l'intestin grêle. — Les vaisseaux blancs qui puisent dans l'intestin grêle la lymphe ou le chyle sont plus multipliés que dans aucune des autres parties de l'économie (t. I, fig. 337). Ils traversent la muqueuse et la musculeuse pour se rendre entre les deux lames du grand mésentère. Là, d'abord nombreux et très petits, ils s'anastomosent les uns avec les autres en diminuant de nombre et en prenant un diamètre plus considérable. Parvenus à 2 décimètres environ de l'origine du grand mésentère, ils sont réduits au nombre de 400 à 500 canaux rapprochés, pour la plupart parallèles entre eux et avec les vaisseaux sanguins. Ils atteignent enfin les ganglions groupés à la naissance des artères de l'intestin grêle. Ces ganglions, au nombre d'une trentaine, sont très gros, très compacts, de couleur grisâtre, fusiformes, souvent bifurqués à leur extrémité supérieure ; ils sont placés dans l'épaisseur du grand mésentère et d'autant plus éloignés du tronc de l'artère grande mésentérique qu'ils appartiennent à une portion intestinale plus rapprochée de la fin du viscère. Celle-ci possède en outre une quinzaine de petits lobules ganglionnaires spéciaux, dispersés sur le trajet de l'artère iléo-cæcale.

Les ganglions mésentériques donnent naissance, par leur extrémité supérieure, à de grosses branches émergentes, au nombre de 2 ou 3 pour chacun d'eux, qui se réunissent bientôt en troncs plus volumineux qui vont concourir à la formation des deux racines intestinales de la citerne de Pecquet.

Ganglions et vaisseaux lymphatiques de l'estomac. — Les lymphatiques de l'estomac se rassemblent vers ses courbures et aboutissent à deux groupes ganglionnaires : 1° à plusieurs gros ganglions situés sur la petite courbure ; 2° à une série de grains disséminés le long de la grande courbure, à l'attache du grand épiploon. Les vaisseaux qui s'échappent de ces divers ganglions « se rassemblent sur le trajet des artères et des veines gastriques, remontent au niveau de la grosse tubérosité vers le tronc de la cœliaque. Là ils s'anastomosent avec les lymphatiques dérivés de la rate et du foie et se réunissent en plusieurs branches flexueuses qui s'ouvrent les unes directement dans le canal thoracique, les autres après s'être confondues avec le tronc antérieur des lymphatiques intestinaux. » (Colin.)

Ganglions et vaisseaux lymphatiques de la rate, du foie et du pancréas. — « Les lymphatiques de la rate, nés les uns dans la profondeur du viscère, les autres à sa surface, se dirigent vers l'artère et la veine spléniques ; ils traversent plusieurs groupes de ganglions disposés sur le trajet de ces vaisseaux, à partir du milieu de la longueur de la scissure, remontent, au nombre de 5 ou 6, vers l'origine de l'artère en formant un peloton sinueux, dont les divisions anastomosées avec celles de l'estomac et du foie s'abouchent d'une part dans le tronc antérieur des lymphatiques de l'intestin, et d'autre part dans un magnifique plexus communiquant directement avec le canal thoracique.

« Les lymphatiques du foie forment un réseau très serré à la surface et un lacis dans l'intérieur du parenchyme. Ils se rassemblent pour le plus grand nombre vers la scissure porte, où ils plongent dans un premier groupe ganglionnaire fort petit, puis dans un second groupe de ganglions volumineux, arrondis et couchés entre le tronc de la veine porte et le pancréas. Leur abouchement est commun à celui des vaisseaux de l'estomac et de la rate. » (Colin.)

Un certain nombre des lymphatiques du foie s'échappent par sa face antérieure et traversent le diaphragme avec la veine cave, après quoi ils gagnent les ganglions sterno-diaphragmatiques (Voy. plus loin).

Les lymphatiques du pancréas se rendent soit aux ganglions spléniques, soit aux ganglions que nous avons signalés plus haut entre cette glande et le tronc de la veine porte.

§ 4. — Ganglions pariétaux du thorax.

Ces ganglions forment trois séries :

1º Une double chaîne sous-dorsale de petits grains arrondis, situés de chaque côté de la colonne vertébrale, en haut des espaces intercostaux, sous la plèvre costale (ganglions intercostaux ou sous-dorsaux).

2º Une masse souvent volumineuse, d'autres fois très faible, logée derrière le cœur, au-dessus de l'appendice xiphoïde du sternum, en avant de la partie inférieure du diaphragme (ganglions sterno-diaphragmatiques).

3º Quelques granulations rudimentaires accolées à l'artère thoracique interne (ganglions mammaires internes).

Les lymphatiques du diaphragme, après avoir reçu ceux de la face convexe du foie, se rendent aux ganglions sterno-diaphragmatiques, d'où ils s'échappent sous forme de plusieurs canaux qui accompagnent les vaisseaux thoraciques internes et s'abouchent avec l'extrémité antérieure du canal thoracique ou avec la grande veine lymphatique, la plupart par l'intermédiaire des ganglions pré-pectoraux. Ces vaisseaux reçoivent sur leur trajet ceux qui sont amenés de la partie inférieure des espaces intercostaux dans les granulations accompagnant l'artère thoracique interne.

Quant aux autres lymphatiques de la paroi costale, ils montent entre les deux muscles de chaque espace intercostal et se rendent aux ganglions sous-dorsaux qui reçoivent aussi les vaisseaux provenant des gouttières vertébrales et du rachis. Les efférents de ces ganglions se réunissent en un ou deux longs canaux cheminant d'arrière en avant de chaque côté de la colonne dorsale pour venir se déverser près de l'origine du canal thoracique.

§ 5. — Ganglions viscéraux du thorax.

Les ganglions viscéraux du thorax forment trois groupes :

1º Une série de petites granulations placées dans le médiastin postérieur, sur le trajet de l'œsophage (ganglions œsophagiens ou médiastinaux postérieurs) ;

2º Les ganglions bronchiques, situés dans l'angle de bifurcation de la trachée et autour de l'origine des bronches, qu'ils suivent à une petite distance dans l'épaisseur des poumons.

3º Deux longues traînées de lobules s'étendant sur les côtés de la face inférieure de la trachée, depuis la base du cœur jusqu'au voisinage de la première côte.

Le premier groupe reçoit ses afférents de la partie postérieure de l'œsophage, du médiastin postérieur et du diaphragme ; le second les reçoit du poumon ; le troisième du péricarde, du cœur, de la portion correspondante de la trachée et de l'œsophage, du thymus. Les efférents de tous ces ganglions se réunissent en quelques troncs qui se jettent de distance en distance dans le canal thoracique.

§ 6. — Ganglions des membres antérieurs (fig. 145).

Les ganglions annexés à l'appareil lymphatique du membre antérieur sont tous situés à la racine de ce membre. On les distingue en *ganglions brachiaux* et *ganglions prépectoraux*, ces derniers équivalant aux ganglions axillaires de l'Homme.

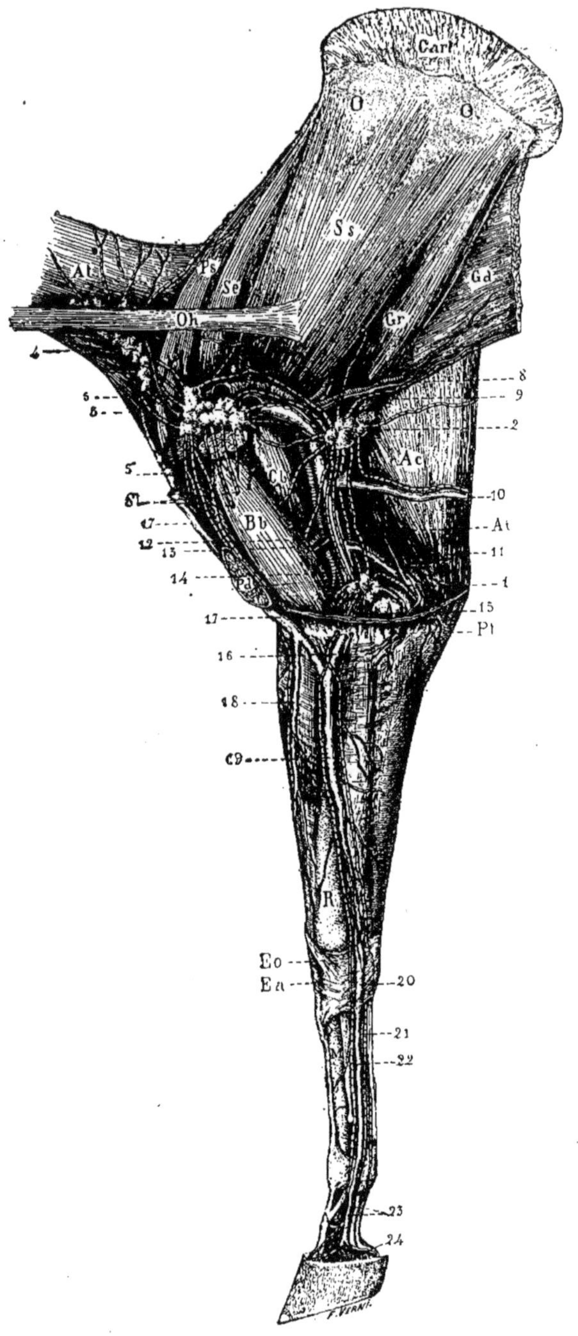

Fig. 145. — Ganglions et vaisseaux lymphatiques du membre antérieur gauche, face interne *.

* *Cart*, cartilage supra-scapulaire ; O, O, surfaces d'insertion de l'angulaire de l'épaule et du grand dentelé ;
Ss, muscle sous-scapulaire ; *Gr*, grand rond ; *Gd*, grand dorsal ; *Se*, sus-épineux ; *Ps*, pectoral scapulaire ;
Oh, omo hyoïdien ; *At*, acromio-trachélien uni au mastoïdo-huméral ; *Pd*, coupe du pectoral descendant ; *Bb*, biceps

Ganglions brachiaux. — Ces ganglions, situés contre la face interne de l'humérus, se répartissent en deux groupes : l'un inférieur, l'autre supérieur.

Les *ganglions brachiaux inférieurs* ou *sus-épitrochléens* se trouvent près de l'articulation du coude, en dedans de l'extrémité inférieure de l'humérus. Les *ganglions brachiaux supérieurs* figurent une masse discoïde, située derrière l'artère et la veine humérale près de la terminaison du grand rond et du grand dorsal. Souvent on observe, en outre, un troisième groupe ganglionnaire situé au défaut de l'épaule, contre le bord inférieur du grand dorsal, et d'autant plus intéressant à noter qu'il est accessible à l'exploration pratiquée sur le vivant.

Les premiers reçoivent leurs afférents de la main et de l'avant-bras, vaisseaux qui accompagnent les veines superficielles ou rampent dans les interstices musculaires avec les artères et les veines profondes. Ils envoient 9 ou 10 branches flexueuses aux ganglions supérieurs qui reçoivent en outre directement les vaisseaux blancs du bras et de l'épaule. Et de ces ganglions brachiaux supérieurs émergent un certain nombre de lymphatiques qui vont, en accompagnant les vaisseaux axillaires, se rendre aux ganglions prépectoraux.

Il convient de faire observer que tous les lymphatiques du membre antérieur ne passent pas par les ganglions brachiaux, il en est qui arrivent directement aux ganglions de l'entrée de la poitrine ; c'est le cas pour un ou deux vaisseaux qui s'élèvent de la face antérieure du carpe en suivant la veine sous-cutanée antérieure de l'avant-bras, ainsi que pour les lymphatiques de l'angle de l'épaule et de la région inférieure du thorax. Ces derniers forment un magnifique plexus à la surface des pectoraux descendant et transverse, et de là se dirigent d'arrière en avant, parallèlement au sternum pour atteindre, au nombre de 25 à 30, la veine céphalique, qui les conduit aux ganglions prépectoraux. Les plus antérieurs, disséminés vers l'angle de l'épaule, à la surface du mastoïdohuméral, sont assez volumineux ; ils décrivent quelques sinuosités avant de s'engager dans l'espace delto-pectoral.

Ganglions prépectoraux. — Les ganglions prépectoraux ou de l'entrée de la poitrine jouent à l'égard des lymphatiques de la partie antérieure du corps le rôle rempli par les ganglions sous-lombaires envers les vaisseaux de la partie postérieure, c'est-à-dire qu'ils représentent le centre de convergence des vaisseaux blancs des deux membres antérieurs, de la tête, du cou et d'une partie de la paroi thoracique. Ils équivalent vraisemblablement aux ganglions axillaires de l'Homme, qui, par suite de la fermeture de l'aisselle et de la compression du thorax, se seraient réunis d'un côté à l'autre à l'entrée de celui-ci. Quoi qu'il en soit, ils forment, de chaque côté de l'extrémité inférieure de la jugulaire, en dedans du bord antérieur du scalène, un très gros amas qui se prolonge dans la poitrine en passant sous les vaisseaux axillaires, et qui remonte à la face interne de la première côte.

brachial ; *Cb*, coraco-brachial ; *Ai*, anconé interne ; *Ac*, anconé accessoire du grand dorsal ; *Pt*, coupe du pectoral transverse à son insertion sur le membre ; R, radius ; M, métacarpe ; *Eo*, tendon de l'extenseur oblique du métacarpe ; *Ea*, tendon de l'extenseur antérieur des phalanges ; *Sl*, sections des lymphatiques du poitrail. — 1, ganglions brachiaux inférieurs ; 2, ganglions brachiaux supérieurs (il n'y avait pas chez ce sujet de ganglions au défaut de l'épaule) ; 3, un certain nombre de ganglions prépectoraux supposés détachés avec le membre ; 4, ganglions préscapulaires ; 5, branche ascendante de l'artère cervicale inférieure ; 5', branche descendante de la même ; 6, artère et veine axillaires ; 8, vaisseaux sous-scapulaires ; 9, vaisseaux du grand dorsal ; 10, veine sous-cutanée thoracique ; 11, vaisseaux collatéraux internes du coude ; 12 et 13, artère et veine du biceps ; 14, origine de l'artère dorsale de l'avant-bras ; 15, lymphatiques profonds satellites de l'artère radiale ; 16, veine basilique ; 17, veine céphalique ; 18, sous-cutanée antérieure de l'avant-bras ; 19, sous-cutanée médiane ; 20, 22, veine métacarpienne interne ; 21, artère palmaire métacarpienne ; 23, veine et artère collatérales internes du doigt ; 24, plexus veineux cartilagineux.

A ces ganglions, on voit aboutir : 1° tous les lymphatiques efférents des ganglions du bras, du cou et de la tête ; 2° la plupart des lymphatiques accompagnant les artères thoraciques internes ; 3° des lymphatiques profonds, satellites des artères cervicale supérieure et dorsale ; 4° divers lymphatiques émanant du cœur et du médiastin ; 5° du côté droit, un lymphatique considérable, signalé par Colin, qui accompagne le nerf phrénique de ce côté ; 6° les lymphatiques de la région pectorale ou région inférieure du thorax ; 7° quelques lymphatiques directs des membres antérieurs.

De ces ganglions s'échappent des branches courtes et énormes dont les unes forment, par leur réunion, la grande veine lymphatique droite, tandis que les autres se réunissent au canal thoracique, très près de son embouchure, ou se terminent isolément sur le sommet de la veine cave antérieure.

§ 7. — Ganglions de la tête et du cou.

Il y a les *ganglions sous-maxillaires*, le *ganglion parotidien*, les *ganglions rétro-pharyngiens* et les *ganglions préscapulaires*.

Ganglions sous-maxillaires. — Encore appelés ganglions sous-glossiens, ganglions de l'auge, ils constituent deux groupes allongés, situés sous la peau, dans l'espace intramaxillaire, contre les ganaches, c'est-à-dire dans l'angle rentrant compris, de chaque côté, entre le digastrique d'une part, le mylo-hyoïdien et l'omo-hyoïdien d'autre part, au-dessus de l'artère faciale.

On voit aboutir à ces ganglions les lymphatiques des lèvres, des naseaux, des joues, du chanfrein, ainsi que ceux de la langue et des cavités nasales. Ceux des lèvres forment un très beau plexus vers les commissures, ils se poursuivent sur la joue en se rapprochant les uns du canal de Sténon et de ses vaisseaux satellites, les autres du bord inférieur de la branche maxillaire. Ceux des cavités nasales gagnent l'aile externe des naseaux et se portent aussi en dehors de la joue où ils forment avec les précédents un réseau très remarquable dont les branches se dirigent toutes vers les ganglions sous-maxillaires.

Les efférents de ces ganglions gagnent les ganglions rétro-pharyngiens ; on en voit un, deux, trois, qui s'accolent à la veine faciale et passent en dedans du muscle ptérygoïdien interne, puis trois ou quatre qui suivent le digastrique.

Ganglion parotidien. — Ce ganglion est fort petit chez les Solipèdes, enveloppé dans le tissu de la glande parotide et difficile à voir. Il reçoit les vaisseaux lymphatiques de la partie postérieure de la tête, de l'oreille et des régions voisines, vaisseaux très ténus et difficiles à suivre. Les efférents, peu nombreux, se rendent aux ganglions rétro-pharyngiens.

Ganglions rétro-pharyngiens gutturaux, ou cervicaux supérieurs. — Situés profondément, sous la parotide, en arrière et sur le côté du pharynx, contre la poche gutturale, ces ganglions sont très nombreux, très mous, lâchement unis les uns aux autres et forment de chaque côté deux groupes, l'un supérieur et l'autre inférieur, celui-ci descendant derrière le larynx au delà même des corps thyroïdes.

Ils reçoivent tous les lymphatiques de la tête, les uns venus directement de la base de la langue, du voile du palais, du fond des fosses nasales, du pharynx et du larynx, les autres envoyés par les ganglions sous-maxillaires et parotidiens.

Ils émettent, à droite et à gauche, plusieurs vaisseaux volumineux qui longent la trachée et l'artère carotide, vaisseaux souvent doubles ou même

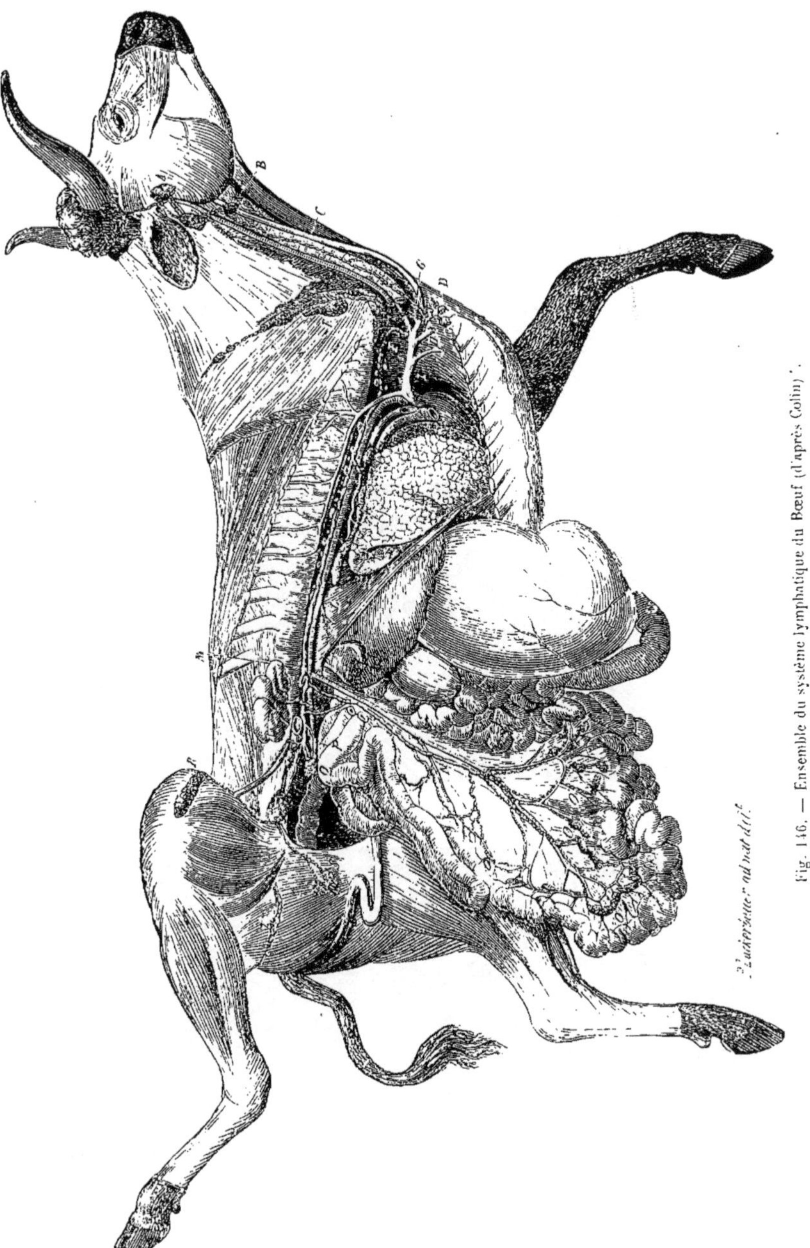

Fig. 146. — Ensemble du système lymphatique du Bœuf (d'après Colin).

A, ganglions parotidiens ; B, ganglions pharyngiens ; C, vaisseau principal satellite de la carotide et de la trachée ; D, ganglions prepectoraux ; E, ganglions préscapulaires ; F, insertion du canal thoracique ; G, veine brachiale ou axillaire ; I, veine cave antérieure ; J. azygos ; K, ganglions du médiastin ; L, aorte postérieure : M, citerne ; N, tronc chylifère accolé à la mésentérique ; O, chylifères et ganglions ; P, branches sous-lombaires : Q, ganglions inguinaux ; T, vaisseaux satellites de la saphène.

triples à la partie supérieure de la trachée, mais qui se réunissent généralement, après un trajet de 1 à 2 décimètres, en un ou deux canaux larges comme un tuyau de plume, appliqués sur le côté de la trachée, immédiatement en

A.

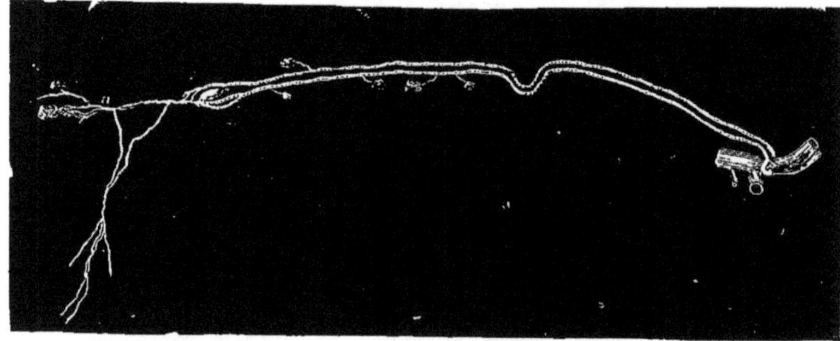

B.

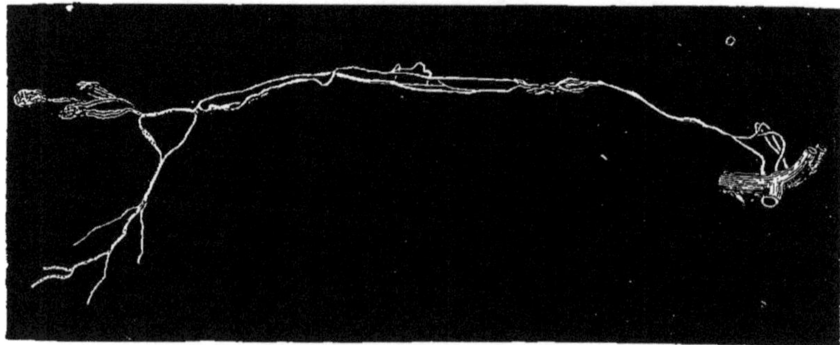

C.

Fig. 147. — Variétés du canal thoracique chez le Bœuf (d'après Colin)*.

avant de l'artère carotide. Ils reçoivent sur leur trajet plusieurs branches collatérales, souvent très longues, qui émanent de petits ganglions échelonnés sur les côtés de l'artère et auxquels se rendent les lymphatiques nés de la portion

* A, canal bifurqué en avant; B, canal double et à deux embouchures C. canal double à branches anastomosées et à insertions multiples.

cervicale de la trachée et de l'œsophage. Ils arrivent ainsi vers l'entrée de la poitrine et se perdent dans les ganglions prépectoraux. Quelquefois ceux du côté gauche s'ouvrent directement dans le canal thoracique sans faire étape dans les ganglions précités; le même fait peut se présenter à droite relativement à la grande veine lymphatique, mais c'est plus rare.

Ganglions préscapulaires ou cervicaux inférieurs. — Ces ganglions forment une espèce de chaîne, longue de 30 centimètres au moins, placée sur le trajet de la branche ascendante de l'artère cervicale inférieure, au-devant de la pointe de l'épaule; en dedans des muscles mastoïdo-huméral et omo-trachélien. Ils descendent jusqu'au voisinage de l'insertion fixe du sterno-maxillaire.

Le plus grand nombre des lymphatiques du cou, superficiels ou profonds, les vaisseaux du poitrail et une partie de ceux de l'épaule aboutissent à ces ganglions. Leurs efférents, courts et volumineux, se jettent dans les ganglions prépectoraux.

DIFFÉRENCES

Au point de vue du nombre des vaisseaux et ganglions lymphatiques, les Mammifères domestiques peuvent se classer dans l'ordre suivant : les Solipèdes, les Porcins, les Ruminants, les Rongeurs et les Carnivores. C'est chez les Carnivores que le système lymphatique est le moins développé.

§ 1. — Bœuf.

A. Troncs collecteurs. — « Le canal thoracique du Bœuf, une fois parvenu dans le thorax par une ouverture spéciale du diaphragme, presque distincte de l'arcade aortique, se place au-dessus et à droite de l'aorte, entre elle et la colonne vertébrale. Là, quoique en dehors des artères intercostales correspondantes, il est complètement caché par une couche épaisse de tissu graisseux, dans laquelle sont enveloppés les nombreux ganglions sous-dorsaux (fig. 146). Vers la cinquième vertèbre dorsale, il reçoit un gros vaisseau lymphatique provenant des ganglions énormes qui existent sur le trajet de l'œsophage, dans le médiastin postérieur; puis il croise la direction de l'aorte et de l'œsophage, passe à gauche, gagne l'entrée du thorax et s'ouvre en avant de la première côte, au-dessus du point de jonction de la jugulaire gauche avec la veine cave antérieure.

« Les variétés qu'il présente sont nombreuses et fort communes. La disposition la plus rare est celle du canal simple dans toute sa longueur, telle que je viens de l'indiquer. Ce canal (fig. 147, A), simple à son origine et dans la plus grande partie de son étendue, se bifurque souvent vers la base du cœur, ou seulement à un ou deux décimètres de son insertion. De ses deux branches, l'une passe à droite de l'œsophage et de la trachée, l'autre se porte à gauche de ces parties, en suivant la direction ordinaire. A l'entrée du thorax, elles se terminent, soit séparément à l'angle de réunion de la jugulaire et de l'axillaire correspondante, soit ensemble au confluent des deux jugulaires.

« Il arrive que l'une des deux branches du canal bifurqué se subdivise à son tour en deux plus petites, et que l'autre éprouve en même temps une semblable subdivision, de telle sorte que le tronc du canal, d'abord unique, devient double, puis quadruple et s'abouche conséquemment par quatre orifices distincts dans le système veineux. Si les branches du canal, au lieu de rester isolées, s'envoient des anastomoses transversales, il en résulte une complication (fig. 148) dont les Solipèdes n'offrent pas d'exemple.

« Le canal thoracique du Bœuf est souvent double dans toute son étendue. Les deux canaux se détachent alors isolément de la citerne, suivent, l'un le côté droit, l'autre le côté gauche de l'aorte, décrivent une arcade à convexité inférieure, au niveau de la base du cœur, sur les parties latérales de la trachée, et viennent se terminer, soit très près l'un de l'autre, sur la même ligne transversale, à la jonction des deux jugu-

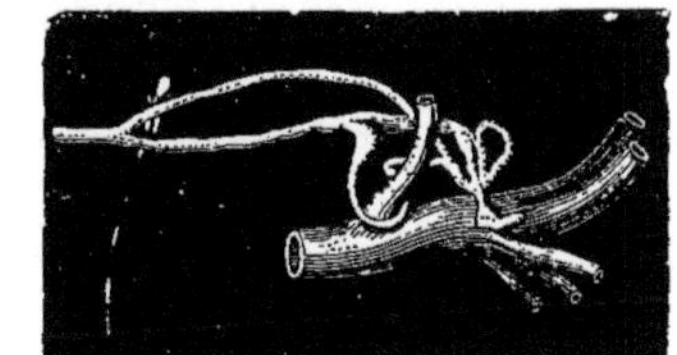

Fig. 148. — Complications du canal thoracique du Bœuf au voisinage de son embouchure (d'après Colin).

laires, soit l'un à droite, l'autre à gauche, sur chacune de ces deux veines et non loin de eur jonction avec les axillaires (fig. 147, B).

« Lorsqu'il naît deux canaux au réservoir sous-lombaire, ils s'anastomosent quelquefois entre eux à plusieurs reprises par des branches sinueuses, contournées en différents sens, comme le montre la figure 147, C. Puis, toutes ces branches se rassemblent dans le médiastin antérieur et reconstituent un canal simple, qui, vers son insertion, se subdivise de nouveau en quatre branches venant s'ouvrir isolément, deux à droite et deux à gauche, au lieu ordinaire. Cette variété est la plus remarquable et la plus compliquée de toutes celles qui s'observent chez les animaux domestiques. » (Colin, in *loc. cit.*)

Nous n'avons rien à dire de particulier sur la grande veine lymphatique droite.

B. **Ganglions** (fig. 146 et 149). — Les *ganglions* sont généralement plus volumineux que ceux du Cheval, plus denses et plus fermes, mais moins nombreux. Dans beaucoup de points un unique ganglion tient lieu d'un amas ou d'une traînée ganglionnaire des Solipèdes ; aussi les vaisseaux lymphatiques sont-ils remarquables par leur grosseur. La connaissance exacte des ganglions étant d'une grande importance pratique, soit au point de vue de la pathologie, soit à celui de l'inspection des viandes de boucherie, nous allons les étudier avec détails, dans le même ordre que nous avons suivi pour ceux des Solipèdes.

Le *ganglion poplité* est unique ; il est situé derrière les jumeaux de la jambe à peu près à mi-longueur de leurs ventres charnus, non loin du bord antérieur du muscle demi-tendineux.

Un autre ganglion se trouve sous l'origine du long vaste, en regard de la petite échancrure sciatique, au-dessus des vaisseaux fessiers postérieurs : c'est le *ganglion ischiatique*, qui n'existe pas chez les Solipèdes.

Par contre, les ganglions *inguinaux profonds* de ceux-ci font défaut dans l'espèce bovine.

Quant aux *ganglions inguinaux superficiels*, ils sont situés, chez le mâle, vers l'entre-deux des cuisses, au-dessus de l'inflexion sigmoïde de la verge (fig. 146) ; tandis que, chez la Vache, ils sont reportés en haut de la face postérieure du pis, sous la peau du périnée, et connus sous le nom de *ganglions rétro-mammaires*. Ces derniers figurent deux disques volumineux, échancrés supérieurement, placés de part et d'autre de la ligne médiane, à une petite distance l'un de l'autre ; on les sent facilement à travers la peau. Il n'est pas rare qu'ils soient surmontés de deux autres ganglions plus petits.

Les *ganglions précruraux* ou du *pli du grasset* forment une masse allongée, brunâtre qui s'avance parfois sur le flanc. Ils sont beaucoup plus faciles à explorer que chez les Solipèdes.

Les *ganglions de l'entrée du bassin* ou *ilio-pelviens* comprennent : 1º un groupe de cinq ou six ganglions situés sur la terminaison de l'aorte et de la veine cave ou à l'origine des vaisseaux iliaques ; 2º un gros ganglion aplati, discoïde, échancré en avant, que l'on trouve de chaque côté du détroit antérieur du bassin, dans l'angle du tronc crural et de l'artère circonflexe iliaque (ganglion iliaque externe).

Les *ganglions lombo-aortiques* forment avec ceux du promontoire une longue chaîne appliquée sur l'aorte et la veine cave postérieures, et s'étendant jusqu'au diaphragme. Leur volume est très inégal et leur dissémination irrégulière ; les plus antérieurs s'observent vers l'origine des artères cœliaque et grande mésentérique.

Aux ganglions lombo-aortiques, on peut rattacher le petit ganglion qui se dissimule dans le hile de l'un et de l'autre rein.

Les *ganglions circonflexes iliaques* ou de l'angle de la hanche, généralement au nombre de deux de chaque côté, n'offrent rien de particulier, si ce n'est que, au lieu d'être compris dans l'angle de bifurcation des vaisseaux de même nom, ils sont reportés en avant de la branche antérieure de cette bifurcation.

M. Moussu [1] signale en outre, dans la paroi abdominale, au niveau du *creux du flanc*, trois petits nodules ganglionnaires situés sous la peau, non loin de la dernière côte, et qui deviennent très manifestes à l'état pathologique.

Les *ganglions de l'estomac* sont nombreux. Il y a : 1º les ganglions de la face supérieure de la panse, disposés en série le long de l'artère et de la veine supérieure de ce réservoir ; 2º un ou deux ganglions situés dans le sillon de la face inférieure ; 3º les ganglions de la petite courbure du réseau, que l'on trouve en groupe entre le cardia et le feuillet ; 4º les ganglions situés à l'entour de la communication du réseau avec le feuillet ; 5º la chaîne ganglionnaire du feuillet, longeant l'artère et la veine supérieures de ce compartiment ; 6º les ganglions de la petite courbure de la caillette qui forment un amas vers l'extrémité droite du feuillet ; 7º enfin les ganglions de la grande courbure de la caillette, alignés sur l'artère inférieure de ce réservoir.

Les *ganglions de l'intestin* sont particulièrement développés le long de l'intestin grêle, à la partie inférieure du mésentère, contre la grande arcade vasculaire de ce viscère ; on voit là, sur la face gauche, une chaîne d'une douzaine de ganglions plus ou moins volumineux, dont quelques-uns ont une longueur de 20 à 30 centimètres ; tandis que, sur la face droite,

---

1. Moussu, *Traité des maladies du bétail.* Paris, 1902.

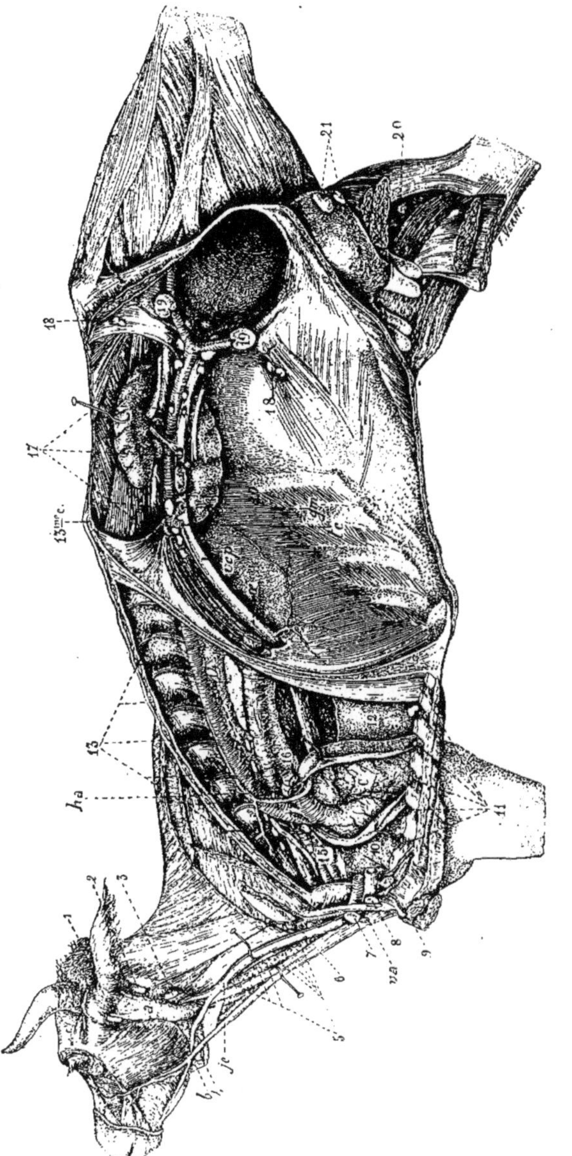

Fig. 140. — Vue d'ensemble des ganglions lymphatiques de la Vache, moins ceux des viscères abdominaux digestifs*.

* *a*, parotide ; *b*, partie inférieure de la glande maxillaire ; *je*, jugulaire externe ; *va*, veine de l'ars ; *ha*, veine hémi-azygos ; C, cœur dans son péricarde ouvert ; *œ.* terminaison de l'œsophage ; *vcp*, veine cave postérieure ; 13ᵉ c, dernière côte ; *tc*, tronc cœliaque ; *gm*, artère grande mésentérique ; *ao*, aorte abdominale. — 1, ganglion parotidien ; 2, ganglion préatloïdien ; 3, ganglion rétro-pharyngien (ces deux derniers ganglions se montrent à découvert grâce à l'excision de la partie supérieure de la glande maxillaire) ; 4, ganglion sous-maxillaire ; 5. ganglions cervicaux moyens ; 6, ganglion préscapulaire ; 7, 8, 9, ganglions prépectoraux extrathoraciques ; 10, flèche indiquant un ganglion sus-sternal ; 11, granulations souvent indistinctes situées le long des vaisseaux thoraciques internes ; 12, lambeau de médiastin postérieur montrant les ganglions sterno-diaphragmatiques ; 13, chaîne des ganglions sous-dorsaux ou sus-aortiques ; 14, chaîne des ganglions œsophagiens ; ils croisent la crosse aortique et s'étendent dans le médiastin antérieur ; 15, ganglions sous-trachéaux dans l'angle des deux aortes ; 16, l'un des ganglions bronchiques ; 17, ganglions sous-lombaires ; 18, ganglions circonflexes iliaques ; 19, ganglion iliaque externe ; 20, ganglion poplité (les muscles droit interne et demi-membraneux ont été sectionnés et rabattus pour le découvrir, derrière le gastro-cnémien) ; 21, ganglions rétro-mammaires.

les ganglions sont, à l'exception de quatre ou cinq (les plus antérieurs), confondus en une étroite bande qui suit inférieurement la grande arcade veineuse de l'intestin grêle et atteint au moins un mètre de longueur ; toutefois, il arrive souvent que cette longue bande est divisée en plusieurs fragments, comme cela existait chez le sujet qui a servi à dessiner la figure 120. En résumé, on trouve, en bas du mésentère, deux chaînes ganglionnaires juxtaposées latéralement et réunies de place en place.

Sur le trajet du gros intestin, existent : 1° un petit groupe ganglionnaire situé entre l'anse initiale du côlon et le tronc de la grande mésentérique ; 2° quelques ganglions dispersés sur les circonvolutions du côlon spiral, principalement du côté droit ; 3° une traînée de petits ganglions situés le long du côlon sous-lombaire, particulièrement dans l'anse qui fait suite au côlon spiral ; 4° enfin le ganglion anal situé de chaque côté et en avant du sphincter.

« Les lymphatiques efférents des ganglions de l'intestin sont peu nombreux, mais volumineux ; ils se réunissent progressivement en un tronc volumineux qui s'accole à l'artère et à la veine grandes mésentériques et grossit, au fur et à mesure qu'il s'élève, par l'adjonction de nouvelles branches. Arrivé en arrière du foie, ce canal reçoit une branche considérable, pourvue de plusieurs ampoules ovalaires, résultant de la fusion des lymphatiques de l'estomac, du foie et de la rate, branche qui se jette quelquefois directement dans la citerne du chyle ; puis il se divise, à quelques centimètres de l'aorte, en deux branches, l'une qui se dirige en arrière et reçoit au bord supérieur de l'aorte le tronc commun des vaisseaux lombaires, l'autre qui se glisse en avant, gagne le niveau du corps de la première vertèbre lombaire et vient, en se réunissant à la première, former une arcade ou une couronne autour de l'artère et de la veine rénales droites. De la partie antérieure de cette couronne se détache, par un renflement plus ou moins prononcé, l'origine du canal thoracique. Mais assez souvent il n'en est pas ainsi : la branche dérivée des estomacs du foie et de la rate, se porte directement à la citerne ; la branche intestinale s'y porte aussi, en arrière de la précédente, après avoir donné un rameau rétrograde qui s'anastomose avec le tronc des vaisseaux lombaires, lequel suit le bord supérieur de l'aorte pour se joindre au confluent des deux branches susdites. Ici encore, il y a une arcade autour de l'artère rénale droite. » (Colin.)

Les *ganglions du foie* sont volumineux au nombre de deux ou trois, et situés soit au-dessus de l'entrée de la veine porte, soit à la surface du canal cystique.

Le *pancréas* présente un ganglion particulier que l'on découvre sur sa face profonde.

Il n'y a pas de ganglions à la surface de la *rate*.

Les ganglions pariétaux du thorax ne diffèrent pas beaucoup de ceux des Solipèdes. Les ganglions viscéraux offrent au contraire de remarquables particularités. On est frappé de l'importance des *ganglions œsophagiens*, alignés en deux groupes au-dessus du canal alimentaire, dans le médiastin, depuis le diaphragme jusqu'au niveau de la base du cœur. Le groupe postérieur, logé dans le médiastin postérieur, comprend deux ou trois ganglions, dont le dernier, très volumineux, très allongé, accompagne l'œsophage jusqu'au diaphragme. Le groupe antérieur forme une série de quatre, cinq ou six ganglions situés à droite de la crosse de l'aorte ou en avant.

Les *ganglions bronchiques* sont au nombre de deux ou trois, situés sous la bifurcation de la trachée, sans compter un ou deux lobules que l'on trouve sur le côté droit de la trachée, vers l'origine de la bronche apicale de ce même côté.

Quant aux *ganglions sous-trachéaux*, ils sont réduits à un petit groupe de lobules situé dans l'angle des deux aortes, au-dessus du péricarde.

Il n'y a pour chaque membre antérieur qu'un seul *ganglion brachial*, situé à une petite distance en arrière de l'insertion du grand rond, sur le trajet des vaisseaux du grand dorsal. Nous n'avons pas trouvé trace des ganglions sus-épitrochléens.

Les *ganglions prépectoraux* sont généralement au nombre de quatre de chaque côté, à savoir : un appliqué sur la jugulaire à l'endroit où elle reçoit la veine de l'ars, et assez facile à sentir sous la peau ; un situé contre la première côte au-dessous de la veine axillaire ; un autre placé aussi contre cette dernière veine, sous l'épaule, à l'endroit où elle reçoit l'embouchure commune de la sous-cutanée thoracique et de la thoracique externe ; le dernier enfin à l'intérieur du thorax au-dessus de la première sternèbre, contre l'artère thoracique interne. Celui-ci est souvent consulté par les inspecteurs de boucherie.

Les *ganglions sous-maxillaires* sont seulement au nombre de deux, un de chaque côté. Ils se trouvent situés sous la veine faciale, entre la glande maxillaire et le muscle sterno-maxillaire.

Le *ganglion parotidien* ou *préparotidien* est très facile à voir : il surgit de dessous le bord antérieur de la parotide, à la surface du masséter, non loin de l'articulation des mâchoires.

Les *ganglions cervicaux supérieurs* sont, de chaque côté, au nombre de deux ou trois et couverts par la glande maxillaire. On distingue : un *ganglion alloïdien* ou *préalloïdien*, situé au-devant de l'aile de l'atlas, et un ou deux *ganglions gutturaux* ou rétro-pharyngiens, placés plus bas derrière le pharynx, contre l'origine de l'artère carotide externe. A ces derniers s'adjoint souvent un petit ganglion hématique.

Il n'existe qu'un seul *ganglion préscapulaire* ou *cervical inférieur;* mais il est énorme, allongé au-devant de l'épaule et couvert par les muscles mastoïdo-huméral et omo-trachélien.

Les *ganglions cervicaux moyens* s'alignent en une chaîne de petits lobules, de chaque côté du plan supérieur de la trachée; ils sont peu manifestes à l'état normal.

§ 2. — Mouton et Chèvre.

Le système lymphatique du Mouton ou de la Chèvre ressemble beaucoup à celui du Bœuf. Nous citerons cependant une particularité offerte par les affluents de la citerne de Pecquet, ainsi décrite par Colin : « Les lymphatiques sous-lombaires, qui, à l'entrée du bassin, forment deux branches, ne tardent pas à se réunir en un tronc très valvuleux, long de 1 décimètre, qui passe au-dessus de l'aorte pour se rendre à la citerne. Le canal chylifère, satellite de la mésentérique, arrivé à trois travers de doigt de l'origine de cette artère, se divise en

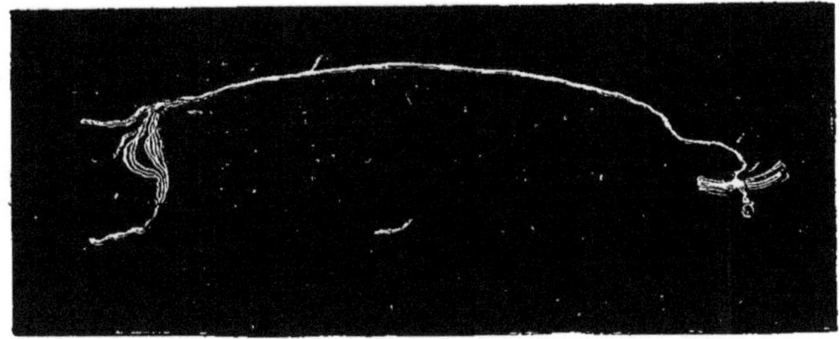

Fig. 150. — Canal thoracique du Mouton et de la Chèvre (d'après Colin).

six à huit branches parallèles, accolées ensemble, qui se séparent en deux faisceaux venant finalement s'ouvrir dans le réservoir sous-lombaire, après avoir décrit une arcade autour de l'artère et de la veine rénales droites (fig. 150). » (Colin.)

La plupart des ganglions sont rougeâtres, plus ou moins foncés. Le ganglion parotidien se fait remarquer par son volume qui est deux à trois fois plus grand que celui du ganglion sous-maxillaire. Le ganglion pré-atloïdien l'emporte beaucoup sur le rétro-pharyngien, qui est très petit et parfois même absent. Le ganglion sus-sternal ou mammaire interne de l'entrée de la poitrine est gros comme une noisette. Il en est de même du ganglion poplité. Par contre le ganglion ischiatique est petit. Les ganglions médiastinaux postérieurs, supra-œsophagiens, sont généralement confondus en une seule masse très allongée. Les autres ganglions ressemblent exactement à ceux des Bovidés.

§ 3. — Porc.

« Le canal thoracique du Porc, habituellement simple dans toute son étendue, se divise quelquefois, à 3 ou 4 centimètres de son insertion, en deux branches qui ne tardent pas à se réunir en une ampoule ovoïde ; celle-ci, après avoir reçu les rameaux de la tête, du cou et des membres antérieurs, s'ouvre vers l'extrémité de la jugulaire gauche. » (Colin.)

Nous n'avons rien à dire de la grande veine lymphatique droite.

Quant aux ganglions, ils sont au moins aussi nombreux chez le Porc que chez les Solipèdes. Nous allons les décrire sommairement, en allant de la tête à la queue.

Le *ganglion parotidien* est volumineux, et il contraste par sa couleur brunâtre avec la coloration pâle de la parotide.

Les *ganglions sous-maxillaires* forment un groupe en avant de la glande maxillaire, sur le côté du corps de l'hyoïde.

Les *ganglions rétro-pharyngiens* ou *cervicaux supérieurs* s'allongent derrière la carotide externe ; le plus élevé se place en arrière de l'apophyse paramastoïde de l'occipital.

A ces ganglions fait suite un groupe important de *ganglions cervicaux moyens,* situé contre la jugulaire externe et à la surface du mastoïdo-huméral.

Les *ganglions pré-scapulaires* ne méritent guère le qualificatif de cervicaux inférieurs, attendu que, par suite de la brièveté du cou, ils se trouvent à peu près au même niveau que les précédents, mais plus près du bord supérieur, sous l'omo-trachélien et le trapèze. Ils forment une masse lobulée.

Les *ganglions pré-pectoraux* sont généralement au nombre de trois et de couleur rouge : un médian, le plus gros, est situé sous la trachée ; deux latéraux se trouvent sous les scalènes, au niveau de la réflexion des vaisseaux axillaires sur la première côte.

Nous n'avons point trouvé de *ganglions brachiaux* au-dessus de l'épitrochlée ; mais on peut en rencontrer de tout petits en arrière de l'insertion du grand dorsal.

Dans la *poitrine*, on observe :

1° Un beau ganglion situé au-dessus de la première sternèbre, entre les deux premières côtes ;

2° Six ou sept ganglions inégaux, rouges, alignés sur le plan supérieur de l'aorte, contre les vertèbres dorsales, ganglions remplaçant les intercostaux supérieurs et les médiastinaux postérieurs, qui font défaut ;

3° Les ganglions bronchiques, groupés au-dessus de la bifurcation de la trachée et dans l'angle d'origine des troncs bronchiques ;

4° Plusieurs ganglions échelonnés sous la trachée, dont le plus postérieur arrive jusqu'à l'origine de la bronche apicale droite.

S'il existe des ganglions sterno-diaphragmatiques, ils sont réduits à l'état d'infimes granulations qui ont échappé à notre investigation.

Sur la *paroi intérieure de l'abdomen*, il faut signaler :

1° Des ganglions ilio-pelviens volumineux et globuleux, disposés de la manière suivante : un dans l'angle que forme l'artère iliaque externe avec la circonflexe iliaque ; deux ou trois sur l'origine de cette dernière et dans l'intervalle des deux artères iliaques, externe et interne ; enfin un autre situé sous le sacrum, dans l'angle des deux iliaques internes ;

2° Des ganglions lombo-aortiques échelonnés sur le côté gauche et le plan supérieur de l'aorte lombaire, ainsi que sur la face inférieure de la veine cave. Parmi eux se distinguent deux petits groupes placés vers l'origine des artères rénales ;

3° Deux ou trois petits ganglions circonflexes iliaques, situés en avant de l'artère de même nom, en dedans de l'angle de la hanche.

Les *ganglions des viscères digestifs de l'abdomen* sont particulièrement nombreux et développés. On voit :

1° Plusieurs petits ganglions sur le hile du foie ;

2° Un groupe assez nombreux de ganglions situés au-dessus de la petite courbure de l'estomac, et dont quelques-uns sont couverts par le pancréas ;

3° Un ganglion allongé contre les vaisseaux spléniques, au niveau de l'extrémité supérieure de la rate ;

4° Un grand nombre de ganglions formant une chaîne le long des arcades vasculaires de l'intestin grêle, à l'origine du chevelu formé par les innombrables vaisseaux sanguins de ce viscère. Sur la face droite du mésentère, ces ganglions se réunissent en une longue bande, peu fragmentée ;

5° Un groupe de ganglions placés sur le trajet de l'artère cæcale, vers son origine ;

6° Deux chapelets ganglionnaires, rapprochés l'un de l'autre, qui accompagnent les artères coliques dans l'axe du côlon hélicoïde et que l'on ne peut voir qu'à la condition d'écarter les uns des autres les tours de ce viscère ;

7° Une série de petits ganglions espacés sur le trajet du côlon sous-lombaire, à l'insertion de son mésentère, et au-dessus du rectum ;

8° Enfin des ganglions anaux, disposés de chaque côté à la manière ordinaire.

Les *ganglions annexés aux lymphatiques du membre postérieur* sont :

1° Quelques granulations, ordinairement peu visibles, situées en avant de la corde du jarret ou tendon d'Achille, derrière l'articulation tibio-tarsienne ;

2° Des ganglions poplités, signalés, comme les précédents, par le professeur Ostertag [1], mais qui échappent souvent à l'investigation, tant ils sont petits à l'état normal ;

3° Un ganglion ischiatique, peu volumineux, situé sur la face externe du ligament sacrosciatique, au-dessus de la petite échancrure sciatique ;

4° Les ganglions pré-cruraux, qui se trouvent remontés sur le flanc, à une petite distance de l'angle de la hanche ;

5° Les ganglions inguinaux superficiels ou pubio-inguinaux, situés au voisinage de l'anneau inguinal inférieur.

Il n'existe pas de ganglions inguinaux profonds, non plus que chez les Ruminants.

§ 4. — Chien.

« Dans le Chien, le *réservoir de Pecquet* est énorme, de forme ovoïde, et se prolonge entre les piliers du diaphragme jusque dans la cavité thoracique. Il reçoit isolément les affluents sous-lombaires et les collecteurs du chyle.

« Le *canal thoracique* ressemble généralement beaucoup à ce qu'il est chez le Porc. Cepen-

1. R. Ostertag, *Leitfaden für Fleischbeschauer*. Berlin, 1903.

dant il offre parfois, dans son trajet et à son insertion, de très nombreuses variétés. Rudbeck y a signalé une bifurcation au-dessus du cœur, une autre bifurcation dont les branches s'anastomosent plusieurs fois entre elles. Swammerdamm et Sténon ont figuré des divisions anastomotiques nombreuses et irrégulières vers le milieu d'un canal simple à son point de départ. Ces anciens auteurs ont indiqué et représenté des insertions doubles et triples de différentes formes. Enfin Bilsius a fait voir une arcade ou plutôt un anneau très remarquable à l'insertion du conduit et à sa jonction avec les vaisseaux lymphatiques du cou et des membres antérieurs, anneau plus ou moins analogue à celui que j'ai observé plusieurs fois sur le Cheval, le Porc et le Chat. » (Colin.)

Le canal thoracique du chien s'ouvre dans le tronc veineux brachio-céphalique du côté gauche, à peu près en regard du deuxième espace intercostal; il reçoit près de son embouchure le tronc trachéal du même côté, qui lui apporte la lymphe de la moitié correspondante de la tête, du cou et de la paroi thoracique, ainsi que du membre antérieur gauche.

Le tronc trachéal droit, ou *grande veine lymphatique droite*, aboutit à la veine brachio-céphalique droite.

D'une manière générale, les *ganglions* du Chien sont peu nombreux, mais volumineux, de coloration gris plombé. Nous signalerons :

1° Le *ganglion parotidien*, disposé comme chez les Ruminants, mais plus globuleux;

2° Les *ganglions sous-maxillaires*, au nombre de trois de chaque côté, échelonnés sous la veine faciale, sur le côté du larynx, et assez souvent réunis en un seul;

3° Les *ganglions rétro-pharyngiens*, au nombre d'un ou deux de chaque côté;

4° Les *ganglions pré-scapulaires*, généralement au nombre de trois, dont deux supérieurs et un inférieur, celui-ci plus volumineux que ceux-là; quelquefois au nombre de deux seulement placés l'un au-dessus de l'autre; parfois enfin uniques de chaque côté;

5° Le *ganglion brachial*, situé vers la terminaison du grand rond. Un deuxième ganglion brachial s'observe parfois, disent Ellenberger et Baum, à la face interne du long anconé ou du grand dorsal, vers le défaut de l'épaule;

6° Le *ganglion poplité*, quelquefois double, qui a tendance à s'échapper, en arrière, de l'intervalle du biceps crural et du demi-tendineux, de telle sorte qu'on le sent sous la peau pour peu qu'il soit hypertrophié;

7° Le *ganglion inguinal superficiel* ou *pubio-inguinal*, souvent double;

8° Les *ganglions bronchiques*, en général au nombre de quatre : un à l'origine du tronc bronchique gauche, deux à la naissance de la bronche apicale droite, le dernier et le plus volumineux dans l'angle de bifurcation de la trachée. Ils sont presque toujours noirâtres, ce qui est dû à l'anthracose du poumon;

9° Les *ganglions médiastinaux*, petits et éparpillés dans le médiastin, surtout à l'origine de l'aorte;

10° Les *ganglions de l'entrée du bassin*, généralement volumineux, situés de chaque côté, au nombre de quatre : un sur le côté gauche de l'aorte, l'autre sur la veine cave postérieure, tous deux allongés sur le côté des artères iliaques externes; le troisième et le quatrième dans les intervalles des artères iliaques de chaque côté. Ces derniers peuvent manquer;

11° Les *ganglions lombo-aortiques*, disposés comme d'habitude, mais tout petits;

12° Les *ganglions mésentériques*, formant : 1° une série de petits grains presque imperceptibles au voisinage du côlon; 2° une longue bande aplatie, longeant l'artère et la veine grandes mésentériques, dans le grand mésentère, à petite distance de la portion terminale de l'intestin grêle, et connue sous le nom de *pancréas d'Aselli*; 3° une chaîne de trois ou quatre ganglions, inégalement développés, qui font suite au pancréas d'Aselli vers la région lombaire et se poursuivent jusqu'au hile du foie en accompagnant la veine porte. Ces derniers ganglions reçoivent les lymphatiques de l'estomac, de la rate, du foie, du pancréas et du grand épiploon.

S'il existe d'autres ganglions lymphatiques chez le Chien, on peut dire qu'ils échappent à l'investigation anatomique ordinaire. En sorte que le système lymphatique de cet animal est beaucoup moins développé que celui des espèces précédemment étudiées : particularité commune à tous les Carnivores.

§ 5. — **Chat.**

Les troncs lymphatiques collecteurs ne présentent rien de particulier. Quant aux ganglions, ils sont disposés en principe comme dans le Chien; mais ils sont généralement blanc grisâtre et faciles à confondre avec la graisse qui les enveloppe ordinairement. Voici les différences que nous avons notées :

Le *ganglion parotidien* est allongé, caché par la parotide, et moins gros qu'un grain de blé.

Les *ganglions sous-maxillaires* sont au nombre de deux, situés à l'angle de la mâchoire, en avant et au-dessous de la glande maxillaire, dont ils simulent des lobes détachés. Ils sont séparés l'un de l'autre par la veine faciale.

Le *ganglion rétro-pharyngien* est globuleux, unique de chaque côté.

Le *ganglion pré-scapulaire*, ordinairement simple, est allongé comme dans le Chien, mais proportionnellement plus petit.

On observe, de chaque côté, un petit *ganglion axillaire* ou *pré-pectoral* qui manque à ce dernier animal ; il est situé dans le creux sus-claviculaire, au-devant du coude décrit par les vaisseaux axillaires sur la première côte.

Le *ganglion brachial* est tout petit, difficile à découvrir au milieu de la graisse qui l'entoure généralement.

Le *ganglion poplité* est dans le même cas.

Les *ganglions inguinaux superficiels* sont souvent imperceptibles.

Les *ganglions bronchiques* se font remarquer par leur couleur rougeâtre. Ils sont ordinairement au nombre de trois : un sur le côté de l'origine de chaque bronche, le troisième dans l'angle de ces tuyaux aériens.

Les *ganglions médiastinaux* sont voisins des précédents et généralement au nombre de deux : un situé sur le plan supérieur de la trachée, l'autre contre la face droite de la crosse de l'aorte.

Il faut signaler en outre, dans la poitrine, un petit groupe de ganglions situés contre les vaisseaux mammaires internes, au niveau du deuxième espace intercostal, et souvent aussi un petit grain sterno-diaphragmatique, noyé dans la graisse.

Les *ganglions de l'entrée du bassin* sont ordinairement au nombre de deux et allongés sur le côté externe des artères iliaques externes, à partir de la terminaison de l'aorte. Ils sont de couleur rougeâtre, et le droit est plus volumineux que le gauche.

Les *ganglions lombo-aortiques* sont extrêmement petits.

Les *ganglions viscéraux de l'abdomen* offrent à considérer : 1° un pancréas d'Aselli plus épais, mais moins allongé que celui du Chien ; 2° un groupe de ganglions situés à l'origine du côlon et semblant résulter d'une division du pancréas d'Aselli ; 3° deux ganglions situés dans la concavité du cæcum, de part et d'autre d'un petit frein séreux qui unit cet organe à la terminaison de l'intestin grêle ; 4° une chaîne de trois ou quatre ganglions inégaux accompagnant la veine grande mésaraïque ou la veine porte jusqu'au voisinage du foie : 5° enfin, un ganglion situé au-dessus de la petite courbure de l'estomac.

§ 6. — Lapin.

Le canal thoracique ne présente rien de particulier quant à son mode d'origine, à son trajet et à ses rapports ; il se jette dans la veine sous-clavière gauche.

Les deux troncs cervicaux ou troncs trachéaux cheminent à côté des veines jugulaires et se terminent comme dans les Carnivores.

Quant aux ganglions lymphatiques, ils sont généralement petits et noyés dans la graisse. Nous citerons particulièrement : le ganglion parotidien, le ganglion sous-maxillaire, les ganglions cervicaux supérieurs, dont les uns sont rétro-pharyngiens, les autres situés superficiellement, sous la peau, à côté de la veine jugulaire externe, au niveau du premier cerceau de la trachée ; les ganglions cervicaux inférieurs ou pré-scapulaires ; les ganglions brachiaux, placés vers la terminaison du grand rond et du grand dorsal ; les ganglions de l'entrée de la poitrine ; les ganglions bronchiques ; les ganglions mésentériques antérieurs, formant une sorte de pancréas d'Aselli à l'origine du grand mésentère ; les ganglions mésentériques inférieurs, situés contre la veine petite mésaraïque, dans le mésentère du côlon terminal, en arrière du niveau des reins ; les ganglions inguinaux superficiels ; les ganglions inguinaux profonds ; ceux-ci se trouvent tout en haut du triangle de Scarpa, ainsi que sur le côté de la cavité pelvienne ; le ganglion poplité, reporté vers le bord postérieur de la cuisse, comme chez le Chien.

§ 7. — Comparaison du système lymphatique de l'Homme avec celui des Mammifères domestiques.

Ce système est relativement très développé, ainsi qu'on s'en rendra compte par les figures 151 à 153.

Les *troncs collecteurs* ne présentent rien de particulier. Le canal thoracique débouche dans la veine sous-clavière gauche, immédiatement en dedans de son angle de jonction avec les veines jugulaires et quelquefois au niveau de cet angle. La grande veine lymphatique droite s'ouvre dans la sous-clavière droite ou bien dans l'angle de jonction de cette veine avec la jugulaire interne.

Les ganglions lymphatiques sont très nombreux. En voici l'énumération :

Les *ganglions parotidiens*, situés dans l'épaisseur de la parotide, au-devant du conduit auditif ;

Les *ganglions mastoïdiens*, situés derrière l'oreille, à l'insertion supérieure du muscle sterno-mastoïdien ;

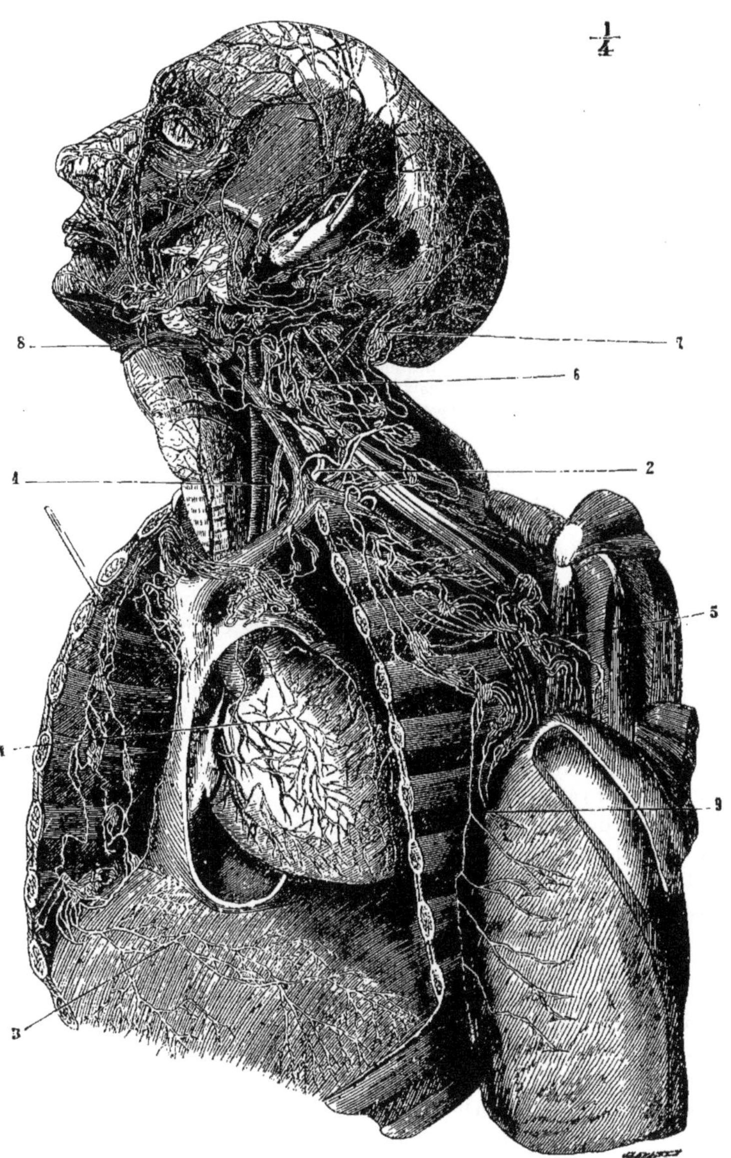

Fig. 151. — Lymphatiques de la tête, du cou et de la partie supérieure du tronc de l'Homme (d'après Mascagni).

Les *ganglions occipitaux*, ou *ganglions de la nuque*, situés sur l'attache céphalique du grand complexus;

Les *ganglions sous-maxillaires*, divisés en antérieurs et postérieurs;

Les *ganglions cervicaux*, qui sont les uns superficiels, accompagnant la veine jugulaire externe, les autres profonds, sur le trajet de la jugulaire interne, quelques-uns accolés à la trachée;

Le ou les *ganglions sus-épitrochléens*, situés derrière la veine basilique, au-dessus de l'épitrochlée;

Les *ganglions axillaires*, nombreux et volumineux, situés à l'entour des gros vaisseaux qui traversent le creux de l'aisselle;

Les *ganglions pariétaux du thorax*, distingués en intercostaux, mammaires internes, diaphragmatiques;

Les *ganglions viscéraux du thorax*, distingués en médiastinaux antérieurs, médiastinaux postérieurs et bronchiques;

Le *ganglion tibial antérieur*, situé vers le tiers supérieur de la jambe, en avant du ligament interosseux;

Les *ganglions poplités*, groupés autour de la veine saphène externe et de l'artère poplitée;

Les *ganglions inguinaux*, au nombre de quinze à vingt, répartis en superficiels et profonds;

Les *ganglions ilio-pelviens*, distingués en iliaques externes, iliaques internes et sacrés;

Les *ganglions lombaires* ou *lombo-aortiques*;

Les *ganglions viscéraux de l'abdomen*, distingués en gastriques, spléniques, pancréatiques, mésentériques, hépatiques.

Quant aux vaisseaux lymphatiques, afférents ou efférents, de ces divers ganglions, ils sont disposés en principe comme dans les animaux. Les figures 151 à 153 en donneront une idée suffisante.

APPAREIL CIRCULATOIRE DES OISEAUX

Nous examinerons brièvement les caractères des diverses portions de cet appareil, c'est-à-dire le cœur, les artères, les veines et les lymphatiques.

§ 1. — Cœur.

Le cœur des Oiseaux est situé tout à fait à l'entrée de la poitrine, sur la ligne médiane, renfermé dans un *péricarde* qui adhère à la cloison diaphragmatique postérieure et au réservoir cervical. Dans les espèces domestiques, il a la forme d'un cône aigu dont la base est surmontée d'une masse auriculaire moins nettement distincte que dans les Mammifères.

A l'intérieur, il est creusé de quatre cavités. Le *ventricule droit* a une forme de croissant plus prononcée que chez les Solipèdes; aussi enveloppe-t-il, en quelque sorte, le ventricule gauche en avant et à droite; il n'arrive pas jusqu'à la pointe du cœur. La valvule auriculo-ventriculaire n'est pas tricuspide; elle présente une disposition très remarquable. «En effet, cette soupape, au lieu d'être formée comme d'ordinaire par des languettes membraneuses dont le bord est retenu à l'aide de cordages tendineux fixés aux parois du ventricule, se compose d'une grande lame charnue qui semble être une portion de la paroi interne du ventricule, détachée de la cloison interventriculaire. Cette dernière est convexe, et l'orifice ventriculo-auriculaire se trouve dans l'espace compris entre elle et la valvule musculaire dont il vient d'être question, de façon que, quand celle-ci vient à se contracter au moment de la systole, elle s'applique contre cette cloison et ferme le passage[1]. »

---

1. Milne-Edwards, *Leçons sur l'anatomie et la physiologie comparées de l'Homme et des animaux*, t. III.

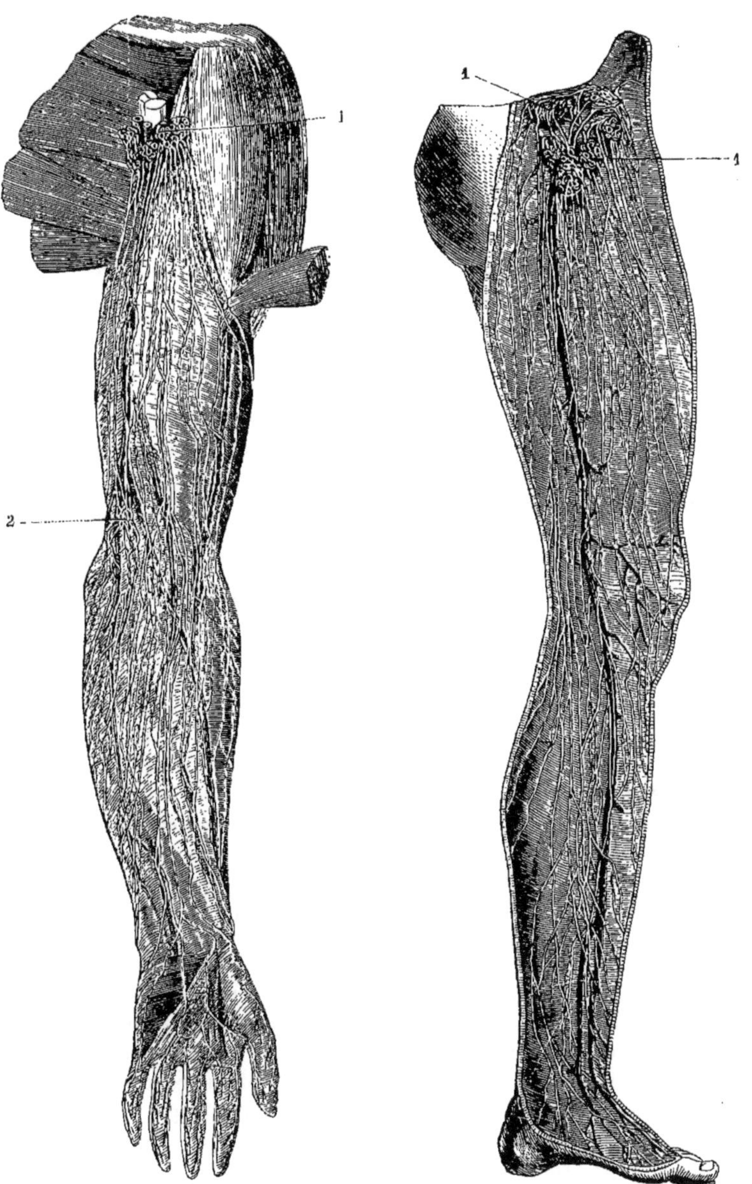

Fig. 152. — Lymphatiques superficiels du membre supérieur de l'Homme (d'après Mascagni).

Fig. 153. — Lymphatiques superficiels du membre inférieur de l'Homme (d'après Mascagni).

Rien de particulier à signaler sur le *ventricule gauche*, qui présente aussi des parois plus épaisses que le droit.

L'*oreillette gauche* possède une sorte de diverticulum ou sinus, où viennent s'ouvrir les deux veines pulmonaires, sinus à l'entrée duquel se trouve une valvule semi-lunaire.

L'*oreillette droite* présente les orifices d'embouchure de deux veines caves supérieures et d'une veine cave inférieure, tous orifices garnis de valvules et placés sur une ligne en demi-cercle. La veine cave supérieure droite, qui s'ouvre en haut de l'oreillette, offre deux valvules. Vient ensuite l'orifice de la veine cave inférieure avec ses deux valvules d'Eustache. Enfin, tout à fait en bas, débouche la veine cave supérieure gauche, pourvue de la valvule de Thébésius et ayant reçu au préalable la grande veine cardiaque.

§ 2. — **Artères.**

L'*aorte* des Gallinacés monte sous la face inférieure du poumon droit, puis se dirige brusquement en arrière, en croisant à droite la terminaison de la trachée, au lieu de la croiser à gauche comme dans les Mammifères. Elle atteint la ligne médiane vers l'extrémité antérieure des reins et conserve cette position jusqu'aux vertèbres sacrées, où elle se partage en trois branches : les artères des membres pelviens et l'artère sacrée moyenne.

Très près de son origine, l'aorte donne naissance à deux troncs *brachio-céphaliques* à peu près symétriques et donnant l'un et l'autre des vaisseaux à l'aile et à la tête. Le droit se dirige de bas en haut et d'arrière en avant, s'infléchit en arrière au niveau de la première côte et se continue sur la face inférieure de l'aile par l'*artère humérale*; il fournit : 1° une *artère thoracique* dont le volume est en rapport avec celui des muscles pectoraux, et qui donne des branches superficielles formant dans la peau du ventre, avec d'autres vaisseaux, un réseau très riche, appelé par Barkow *rete mirabile de l'incubation*; 2° un *tronc céphalique* dont partent l'artère *cervicale ascendante*, l'*artère vertébrale* et la *carotide droite*. Le tronc brachio-céphalique gauche présente la même distribution que le droit; une légère différence s'observe dans sa direction, vu qu'il décrit une petite courbure en **S** pour sortir de la cavité thoracique.

Les *artères carotides* offrent une disposition assez curieuse. Elles naissent chacune du tronc brachial qui leur correspond; placées d'abord sur les côtés du cou et très écartées l'une de l'autre, elles décrivent une courbe à convexité antérieure et viennent sur la ligne médiane en passant, la droite au-dessus de l'œsophage, la gauche au-dessus de la trachée; puis elles restent accolées l'une à l'autre, sous le muscle long du cou, depuis l'avant-dernière jusqu'à la seconde vertèbre cervicale. Là, ces deux vaisseaux se séparent à angle aigu, comme ils s'étaient d'abord rapprochés, et atteignent l'angle de la mâchoire, où ils se terminent par deux branches : la *carotide externe* et la *carotide interne*.

Les autres branches collatérales que fournit l'aorte sont :

1° Les *artères intercostales*, vaisseaux qui peuvent prendre naissance sur des rameaux sous-costaux parallèles à l'aorte; ainsi, chez le Coq, on trouve une *intercostale commune descendante* qui provient de la vertébrale, et une *intercostale commune ascendante* qui part de l'aorte au point où elle passe dans l'abdomen.

2° Le *tronc cœliaque* qui commence vers le milieu de la face inférieure du poumon et descend obliquement d'avant en arrière pour gagner la face postérieure du foie. Il se divise en plusieurs rameaux, dont trois principaux : un, très fin, se rend à la rate ; un autre, gauche ou médian, se rend au gésier en longeant le ventricule succenturié ; le troisième, plus volumineux, se dirige du côté droit, donne une artériole au foie et se continue par une longue branche *pancréatico-duodénale* qui aboutit à l'extrémité de l'anse que forme l'intestin à son origine ;

3° La *mésentérique antérieure* ou *supérieure*, prenant origine à 1 centimètre environ en arrière du tronc cœliaque, se plaçant dans le mésentère et se dirigeant en arrière en décrivant une courbe à convexité antéro-inférieure d'où partent les ramuscules destinés à l'intestin ;

4° Les *artères spermatiques* ou *ovariennes*.

Quant à la *mésentérique inférieure* ou *postérieure*, on la voit partir de l'artère sacrée moyenne et atteindre, par quelques rameaux, le rectum et le cloaque.

Un peu avant sa terminaison en trois branches, l'aorte fournit une artère qui croise la partie moyenne des reins pour sortir de la cavité abdominale et se répandre dans les muscles antérieurs de la cuisse, après avoir donné l'*épigastrique*. Celle-ci se dirige en avant sous la peau de l'abdomen et va s'anastomoser avec les ramifications de l'artère thoracique.

Les artères des membres pelviens, c'est-à-dire les artères *fémorales* ou *crurales*, fournissent, en passant au-dessus des reins, les *artères rénales*, puis sortent du bassin par la grande échancrure sciatique, immédiatement en arrière de l'articulation coxo-fémorale. Elles se placent alors sous les muscles de la face postérieure de la cuisse, en suivant les branches du plexus lombo-sacré jusqu'à l'articulation fémoro-tibiale, où elles sont continuées par l'artère *poplitée*. Celle-ci abandonne des rameaux articulaires, l'artère médullaire du tibia et une longue branche pour les muscles de la face postérieure de la jambe ; elle vient se placer dans le sillon qui résulte de l'accolement du tibia et du péroné, et enfin traverse cet espace interosseux pour former l'*artère tibiale antérieure*.

La *sacrée moyenne* prolonge l'aorte dans le fond du bassin et émet les honteuses internes ; lorsqu'elle arrive sous la dernière vertèbre coccygienne, elle forme une sorte d'arcade dont les ramifications vont se répandre entre les pennes rectrices.

§ 3. — Veines.

Les veines de la grande circulation se rassemblent en trois troncs qui s'abouchent sur l'oreillette droite du cœur, comme il a été dit ci-dessus. Il y a deux *veines caves antérieures* ou *supérieures* et une *veine cave postérieure* ou *inférieure*. Elles se rendent dans un compartiment particulier, sorte de sinus de l'oreillette.

Les *veines caves antérieures* rassemblent le sang des artères sous-clavières et des artères de la tête. Les *veines jugulaires*, qui sont leurs branches principales, ne sont pas les satellites des artères carotides, comme on l'observe chez les Mammifères ; elles sont situées superficiellement, sur les côtés de la trachée, tandis que les carotides sont placées sur la ligne médiane, au-dessous du muscle long fléchisseur du cou. Elles n'ont pas un calibre égal dans toutes les espèces ; dans ce cas, la jugulaire droite est plus volumineuse que la gauche ; mais on observe constamment une anastomose transversale entre les deux jugulaires, au-dessous de la base du crâne.

La *veine cave postérieure* commence au niveau de l'extrémité antérieure des reins ; elle se porte en avant, traverse la partie droite du foie, reçoit les veines hépatiques et se jette dans l'oreillette droite. Elle se constitue par la jonction de deux troncs pelvi-cruraux, qui eux-mêmes résultent chacun de la réunion de deux veines iliaques. Les iliaques externes, ou veines crurales, n'accompagnent pas les artères correspondantes ; ainsi, elles ne pénètrent pas dans le bassin en passant par la grande échancrure sciatique ; elles suivent un trajet analogue à celui que nous avons décrit chez les Solipèdes, c'est-à-dire qu'elles passent sous l'arcade crurale.

Dans les Oiseaux munis d'une crête et de caroncules, on remarque dans la peau de la tête un réseau vasculaire excessivement riche.

§ 4. — Lymphatiques.

Le système lymphatique est peu développé et d'une étude difficile chez les Oiseaux.

Les *vaisseaux* suivent en général le trajet des veines ; ils sont surtout abondants dans les viscères. Ils se réunissent de façon à former deux *canaux thoraciques* qui commencent à la hauteur du tronc cœliaque, où ils font suite à un tronc collecteur, satellite de l'aorte, résumant la lymphe du train postérieur et des viscères abdominaux. Ces canaux se dirigent en avant en longeant la face inférieure des poumons et viennent s'ouvrir respectivement dans la jugulaire ou à l'origine de la veine cave antérieure de leur côté, après avoir reçu les lymphatiques correspondants de la tête et de l'aile.

Toutefois, ceux-ci s'ouvrent assez souvent d'une manière indépendante dans le système veineux, si ce n'est des deux côtés, au moins à droite ; mais alors il existe fréquemment une anastomose entre la partie terminale du tronc cervical et celle du canal thoracique voisin ; de même, il est commun de voir communiquer les deux canaux thoraciques par une ou même deux branches jetées transversalement de l'un à l'autre.

Les *ganglions* ne se rencontrent qu'à la partie antérieure de la poitrine, sur le trajet des lymphatiques du cou et quelquefois sur celui des vaisseaux des ailes. Dans les autres parties du corps, ils sont remplacés par des plexus de vaisseaux plus ou moins variqueux.

Si l'on considère l'Oie en particulier, qui a été récemment étudiée à ce point de vue par M. le Dr Fleury (de Montpellier)[1], on voit deux ganglions placés sur les vaisseaux lymphatiques du cou, à la partie inférieure de ces derniers et au voisinage de leur embouchure dans le système veineux, organes en forme de fuseaux, un peu aplatis, de couleur jaune orangé ou rougeâtre, reposant sur la face ventrale des poumons. Leur pôle supérieur reçoit les deux lymphatiques satellites de la jugulaire résumant la lymphe de la tête et du cou. Leur pôle inférieur émet un vaisseau efférent qui ne tarde pas à se jeter dans la jugulaire ou bien à se réunir au canal thoracique.

---

1. Dr S. Fleury, *Contribution à l'étude du système lymphatique. Structure des ganglions lymphatiques de l'Oie.* Montpellier, 1902.

LIVRE SIXIÈME
APPAREIL DE L'INNERVATION

CHAPITRE PREMIER
CONSIDÉRATIONS GÉNÉRALES

La *névrologie* est cette partie de l'anatomie qui a pour objet l'étude de l'appareil nerveux.

« Rouage essentiel de la mécanique animale, principe de toute sensation et de tout mouvement, l'appareil nerveux joue, dans l'économie animale, le rôle le plus élevé ; il domine, en quelque sorte, tous les autres appareils, dont il excite et règle le fonctionnement. Il préside, en outre, à l'exercice des facultés intellectuelles et constitue l'intermédiaire indispensable dans tous les rapports entre l'organisme et le monde extérieur. » (Cruveilhier.)

Avant d'entreprendre la description spéciale des différentes parties qui le composent, nous commencerons par donner une idée générale de sa conformation, de sa structure et de ses fonctions.

§ 1. — Conformation générale.

L'appareil de l'innervation comprend une partie centrale et une partie périphérique.

La première représente une longue tige, logée dans le canal rachidien, laquelle fait suite à un volumineux renflement occupant la cavité crânienne : c'est l'*axe cérébro-spinal*, *névraxe*, *centre encéphalo-médullaire* ou *myélencéphale* (fig. 154).

La seconde comprend une double série de branches ramescentes qui s'échappent latéralement du névraxe et vont se distribuer dans toutes les parties du corps : ce sont les *nerfs*.

Névraxe. — La partie du névraxe logée dans le canal vertébral forme la *moelle épinière*. C'est un gros cordon blanc terminé en pointe à son extrémité postérieure et émettant régulièrement, de distance en distance, des nerfs latéraux qui s'échappent par paires par les trous de conjugaison des vertèbres.

La partie renflée, enfermée dans la boîte crânienne, prend le nom d'*encéphale*. Elle se décompose, comme on le verra, en trois parties secondaires : l'*isthme encéphalique*, le *cerveau* et le *cervelet*, et elle émet, à droite et à gauche, des nerfs qui sortent par les trous de la base du crâne.

Nerfs. — Les nerfs sont des cordons fasciculés qui sortent par les orifices de la cavité crânio-rachidienne et se portent au sein de tous les organes, en se ramifiant à la manière des artères, qu'ils accompagnent généralement.

Ils prennent origine sur le névraxe par des racines plus ou moins apparentes, que l'on divise, eu égard à leur point d'émergence, en deux grandes catégories : les unes *supérieures* (postérieures chez l'Homme), partant de la face dorsale de l'axe nerveux ; les autres *inférieures* (antérieures chez l'Homme), s'échappant de la face opposée (fig. 155) : distinction parfaitement appréciable sur la moelle proprement dite, mais moins nette sur l'encéphale. En règle générale, les racines supérieures sont sensitives et les inférieures motrices.

A leur sortie du conduit osseux qui leur livre passage, les racines de chaque nerf sont toujours réunies en un tronc commun, et le point où s'assemblent spécialement les racines sensitives est marqué par un renflement grisâtre, qu'on appelle *ganglion*.

Après un trajet plus ou moins long, fort court en général, ce tronc se divise en branches, dont procèdent tous les rameaux nerveux de l'économie.

Parmi ces rameaux, les uns, destinés aux organes de la vie de relation, se répètent exactement et symétriquement de chaque côté du plan médian du corps et atteignent directement leur but sans présenter de ganglions sur leur trajet, sauf rares exceptions : on les appelle *nerfs cérébro-spinaux* ou *de la vie animale* ; les autres, destinés aux organes de la vie nutritive, se font remarquer par le grand nombre de ganglions disséminés sur leur trajet : on les voit d'abord se jeter sur une chaîne ganglionnaire située, de chaque côté, en dessous de la colonne vertébrale, depuis la tête jusqu'à la naissance de la queue (grand sympathique), puis sortir des ganglions de cette chaîne et affecter dans leur distribution la complication la plus irrégulière, tout en présentant encore une multitude d'autres ganglions avant d'arriver à leur terminaison : on les appelle *nerfs ganglionnaires, nerfs de la vie organique ou végétative, nerfs du grand sympathique*.

On a pu croire, à une certaine époque, que le système du grand sympathique était indépendant du système cérébro-spinal ; mais c'est à tort, car, ainsi que le montre la figure 155, il a de nombreuses racines dans l'encéphale et la moelle. Le système nerveux est un ; le névraxe est le point de départ ou le point aboutissant de tous les nerfs, aussi bien de ceux de la vie végétative que de ceux de la vie de relation.

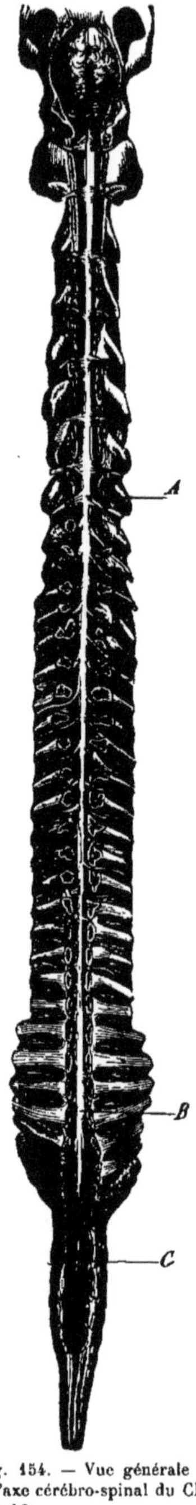

Fig. 154. — Vue générale de l'axe cérébro-spinal du Cheval *.

* A, renflement cervical de la moelle épinière ; B, renflement lombaire ; C, nerfs de la queue de Cheval.

Nonobstant, les renflements que nous venons de signaler sous le nom de ganglions, soit au point de réunion des racines sensitives des nerfs cérébro-spinaux, soit sur le trajet des nerfs sympathiques, renferment tous des cellules nerveuses et constituent ce que les physiologistes appellent des *centres nerveux*

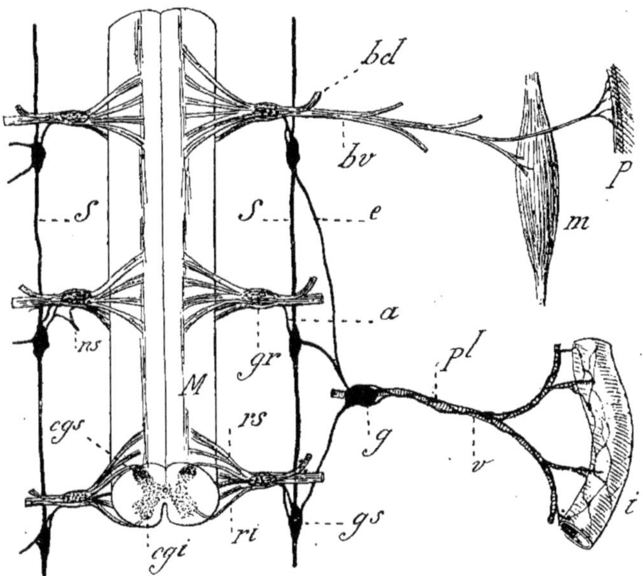

Fig. 155. — Schéma du mode d'origine et de distribution des nerfs cérébro-spinaux et des nerfs sympathiques *.

périphériques. Et c'est précisément parce qu'ils sont en grand nombre sur les nerfs des viscères que ceux-ci se trouvent en relation très indirecte avec le cerveau et jouissent d'une grande indépendance fonctionnelle.

§ 2. — Structure.

Il suffit de jeter les yeux sur une coupe quelconque pratiquée dans le névraxe pour reconnaître immédiatement deux substances (fig. 155) : de la *substance blanche* et de la *substance grise*. Dans la moelle, la substance grise est au centre, la blanche à la périphérie, tandis que c'est le contraire pour le cerveau et le cervelet.

La substance blanche a essentiellement la même structure et les mêmes propriétés que les nerfs ; elle a pour base la *fibre nerveuse*.

La substance grise est, comme les ganglions périphériques, un foyer d'élaboration nerveuse, caractérisé par la *cellule nerveuse*.

Cellule nerveuse et fibre nerveuse, tels sont les deux éléments fondamentaux

* M, segment de moelle épinière montrant sur la section la substance grise et la substance blanche ; *cgs*, corne grise supérieure ; *cgi*, corne grise inférieure ; *rs*, racines supérieures ; *ri*, racines inférieures ; *gr*, ganglion spinal ou rachidien ; *bd*, branche supérieure ou dorsale d'un nerf rachidien ; *bv*, branche inférieure ou ventrale ; *m*, muscle ; *p*, peau ; S, nerf grand sympathique ; *gs*, ganglion du grand sympathique ; *a*, rameau de communication ; *e*, rameaux efférents de la chaîne sympathique ; *g*, ganglion sympathique périphérique, émettant un plexus qui gagne l'intestin *i*, en s'enlaçant autour du vaisseau *v*.

ou éléments nobles du tissu nerveux ; encore faut-il ajouter immédiatement que les deux n'en font qu'un, puisque celle-ci n'est qu'un prolongement de celle-là.

Fibres nerveuses (fig. 156). — Il existe deux sortes de fibres nerveuses : les *fibres à myéline* et les *fibres de Remak* ou sans myéline ; les premières communiquent à la substance blanche ainsi qu'aux nerfs cérébro-spinaux leur blancheur et leur opacité ; les secondes donnent aux nerfs du système sympathique leur aspect grisâtre et plus ou moins transparent.

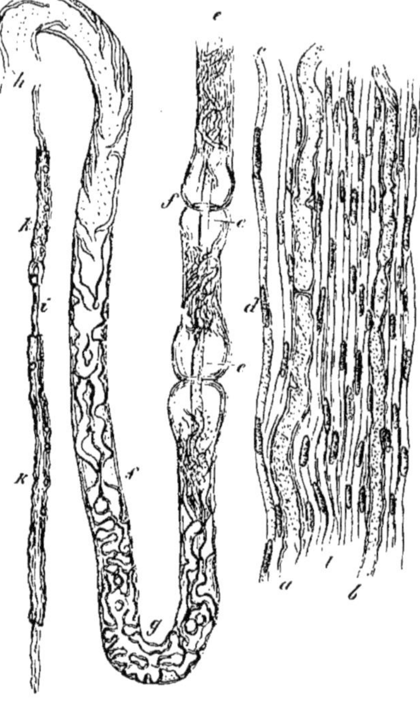

a. La *fibre à myéline*, encore appelée fibre à moelle, fibre à double contour, tube nerveux, présente, sous le microscope, un aspect réfringent particulier, dû à une espèce de matière grasse qu'elle contient et qu'on appelle la *myéline*. Elle possède une mince membrane superficielle, dite *gaine de Schwann*, sous laquelle on remarque des noyaux disséminés de loin en

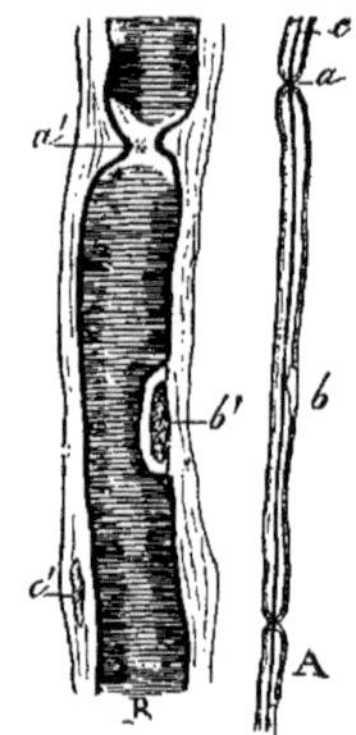

Fig. 156. — Fibres nerveuses et détails divers de leur structure *.

Fig. 157. — Étranglements annulaires et segments interannulaires des fibres à myéline, d'après les recherches de Ranvier **.

loin, et, dans son centre, une petite tige cylindrique appelée cylindraxe, qui en est la partie essentielle.

On remarque, en outre, de distance en distance, des *étranglements annulaires* ou *étranglements de Ranvier*, qui décomposent la fibre en segments successifs, dits interannulaires, dont la longueur varie de 1 dixième de millimètre à 1 millimètre et demi (fig. 157). Mais le cylindraxe ne s'interrompt pas au niveau de ces étranglements, il les franchit de manière à embrocher tous les segments interannulaires sans interruption, depuis l'origine de la fibre jusqu'à sa terminaison.

Les fibres à myéline de la substance blanche se distinguent de celles des nerfs à ce qu'elles n'ont pas de membrane de Schwann ni d'étranglements annulaires.

b. Les *fibres de Remak*, fibres grises, fibres amyéliniques, constituent la variété la plus simple, la seule qui existe chez les Invertébrés, voire même chez les Cyclostomes. Elles sont particulièrement nombreuses dans les nerfs sympathiques, mais on en trouve aussi dans les nerfs cérébro-spinaux. Ce sont des fibres pâles, aplaties, munies sur leur trajet, de distance en distance, de noyaux elliptiques, et qui ressemblent beaucoup à des faisceaux connectifs. Elles sont, en somme, presque réduites au cylindraxe, ce qui démontre bien que celui-ci est la partie fondamentale, la seule nerveuse de toute fibre; les couches diverses qui peuvent l'envelopper sont en quelque sorte d'origine étrangère et rem-

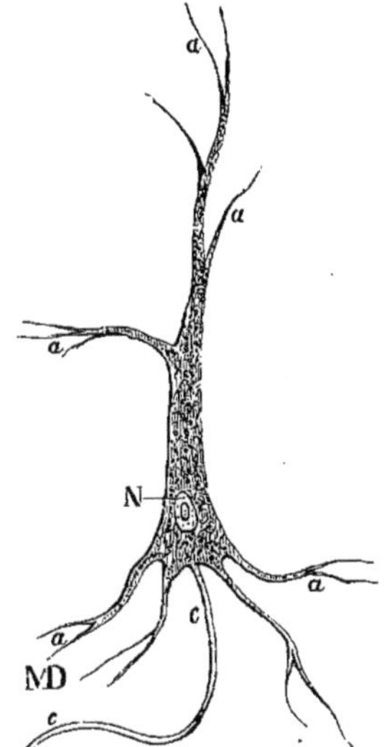

Fig. 158. — Cellule pyramidale de la substance grise corticale du cerveau *.

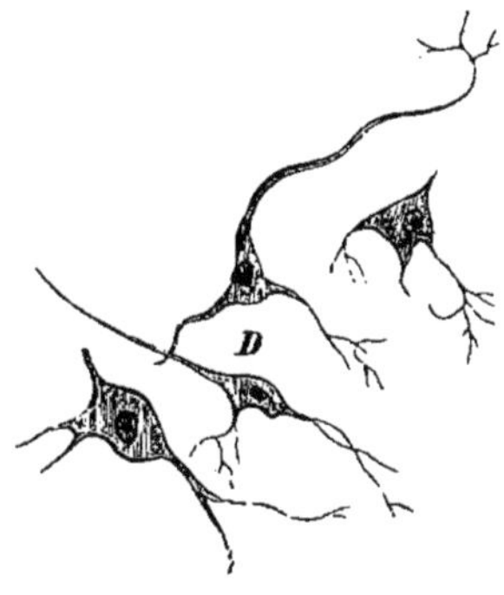

Fig. 159. — Plusieurs cellules nerveuses multipolaires.

plissent un rôle sur lequel nous manquons de notions précises. Au surplus, une fibre sans moelle peut se revêtir de myéline un peu plus loin, et, vice versa, une fibre à myéline peut se continuer par une fibre de Remak.

Cellules nerveuses (fig. 158 à 160). — Les cellules nerveuses, dites parfois corpuscules nerveux, ne présentent rien de bien remarquable dans leur constitution. Leur noyau, pourvu d'un ou deux nucléoles, est volumineux, peu riche en chromatine et d'aspect vésiculaire. Leur protoplasma renferme souvent des granulations pigmentaires, et l'on y a révélé récemment l'existence de corpuscules chromatiques spéciaux qui s'accumulent pendant le repos de la cellule, diminuent pendant son activité fonctionnelle et même disparaissent dans diverses circonstances pathologiques. Les cellules de la substance grise sont dépourvues de membrane d'enveloppe; tandis que celles des ganglions sont contenues dans une capsule nucléée.

Le volume de ces éléments est extrêmement variable, de 6 ou 10 μ à 150 μ; il peut atteindre chez les Poissons et les Invertébrés jusqu'à 200 et 300 μ. Jacubowitsch avait cru pouvoir les classer par ordre décroissant de volume en : cellules motrices, cellules sensitives, cellules sympathiques : mais il a été constaté depuis que ces différences tiennent non pas à l'attribut physiologique, mais au développement plus ou moins considérable des prolongements : les cellules pourvues de prolongements à longue portée sont les plus grosses.

La forme des corpuscules nerveux n'est pas moins variable que leurs dimensions; ils présentent au moins un prolongement, et, suivant le nombre de leurs appendices, on les qualifie

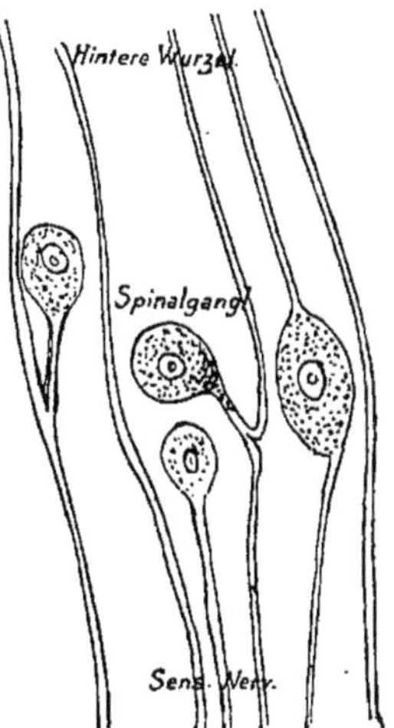

Fig. 160. — Schéma des rapports des fibres et des cellules nerveuses dans un ganglion spinal **.

* N, noyau ; a. a, a, prolongements protoplasmiques ; c, prolongement nerveux ou de Deiters.
** *Spinal gangl.*, cellules du ganglion (trois sont unipolaires, une est bipolaire); *Hintere Wurzel*, fibres des racines supérieures ; *Sens. Nerv.*, nerf sensitif.

d'*unipolaires, bipolaires, multipolaires*. Il n'y a pas et il ne peut y avoir de cellules nerveuses *apolaires*, du moins à l'état de complet développement; l'activité fonctionnelle de ces éléments consiste en effet à recevoir des excitations et à réagir en conséquence, ce qui implique deux prolongements au moins, un pour l'arrivée, l'autre pour la décharge. Les cellules que l'on qualifie d'unipolaires, telles que celles des ganglions crânio-rachidiens de l'Homme et des Vertébrés supérieurs, sont en réalité bipolaires, car leur prolongement ne tarde pas à se bifurquer et représente deux prolongements momentanément unis; on trouve d'ailleurs toutes les transitions entre la forme opposito-polaire et la forme d'apparence unipolaire (fig. 160). Il n'y a donc pas, physiologiquement parlant, de cellules nerveuses unipolaires, non plus que de cellules nerveuses apolaires.

Les cellules multipolaires sont de beaucoup les plus nombreuses, soit dans la substance grise des centres cérébro-spinaux, soit dans les ganglions sympathiques. Depuis Deiters, on distingue leurs prolongements en prolongements protoplasmiques et prolongement cylindraxile (fig. 158).

Les prolongements protoplasmiques, en nombre variable (cinq ou six en moyenne), se divisent et subdivisent en un véritable chevelu de ramifications de plus en plus ténues qu'on appelle aujourd'hui *dendrites*. On admettait autrefois qu'ils s'anastomosaient d'une cellule à l'autre et constituaient dans la substance grise un réseau serré, d'une extrême délicatesse, dit réseau de Gerlach. Les découvertes récentes dues à la méthode de Golgi ont au contraire démontré qu'ils se terminent par des extrémités libres et que les cellules nerveuses ne s'anastomosent pas.

Quant au prolongement cylindraxile, prolongement nerveux ou de Deiters, il est, sauf rares exceptions, unique pour chaque cellule et remarquable par sa forme régulièrement cylindrique. On a cru longtemps qu'il était indivis; mais on sait aujourd'hui qu'il peut donner sur son trajet de fines collatérales. Il se termine, ainsi que ces dernières, par une arborisation fibrillaire libre, tantôt à petite distance de la cellule originelle, sans sortir de la substance grise, tantôt au contraire à une grande distance; dans ce dernier cas, il se couvre ordinairement de myéline et constitue une fibre de la substance blanche ou bien une fibre radiculaire d'un nerf.

Neurone. — Toute fibre nerveuse, quelle qu'elle soit, n'est qu'un prolongement de Deiters d'une cellule; l'une est à l'autre ce que le bras est au corps, et l'ensemble de la cellule et de ses divers prolongements constitue une unité anatomique et physiologique à laquelle Waldeyer a donné le nom de *neurone*. Le système nerveux tout entier n'est qu'un complexus de neurones prenant contact les uns avec les autres, s'influençant réciproquement, mais gardant chacun leur indépendance, complexus que la science actuelle est bien loin de pouvoir démêler.

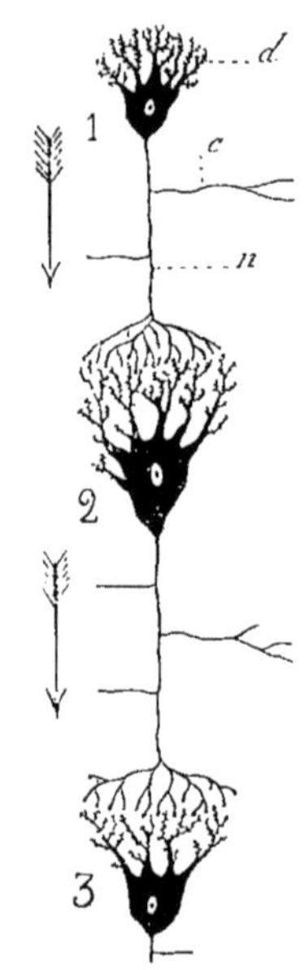

Fig. 161. — Schéma de trois neurones successifs, 1, 2, 3 (le sens de la transmission nerveuse est indiqué par les flèches) [*].

Cette conception nouvelle résulte des importantes découvertes réalisées par la méthode de Golgi (imprégnation au chromate d'argent), que l'on doit soit à Golgi lui-même, soit à Ramon y Cajal, Kolliker, Van Gehuchten, Azoulay, etc. Si l'on fait macérer de petits fragments nerveux dans une solution de bichromate de potasse additionnée d'un peu d'acide osmique et qu'on place ensuite ces fragments dans une solution de nitrate d'argent, il se produit un précipité de chromate d'argent qui colore en noir intense les cellules nerveuses et tous leurs prolongements; et, chose inexpliquée mais très heureuse, il n'y a dans une préparation qu'un très petit nombre de ces éléments qui soient ainsi imprégnés, en sorte que l'on peut suivre d'autant mieux toutes leurs ramifications. Ainsi on a pu constater que celles-ci sont souvent d'une richesse incomparable, mais qu'elles ne s'anastomosent pas avec celles des cellules voisines (fig. 161); il y a entre les neurones des rapports de contiguïté et non de continuité; ils s'influencent réciproquement par simple contact, et il est probable même que ce contact peut s'interrompre et se rétablir suivant les besoins. M. Lépine et M. Mathias Duval ont émis l'ingénieuse hypothèse que les ramifications des cellules nerveuses, et principalement les dendrites, seraient douées de mouvements amiboïdes, grâce auxquels elles pourraient s'étendre ou se rétracter comme les bras d'un polype, et ainsi augmenter les contacts, les diminuer et même les suspendre. Par exemple, pendant le sommeil, les neurones psychiques de l'écorce cérébrale seraient plus ou moins rétractés, tandis que, à l'état de veille, ils referaient leurs articulations; etc.

[*] *d*, dendrites   *n*, prolongement nerveux, avec des collatérales, *c*.

On tend à croire que, par une sorte de gymnastique fonctionnelle, les cellules nerveuses sont susceptibles de s'hypertrophier, de développer davantage leurs dendrites et d'étendre leurs relations.

Les prolongements protoplasmiques d'une cellule multipolaire sont destinés, pense-t-on, à recevoir l'excitation et à la transmettre au corps cellulaire, qui, après l'avoir élaborée, la déchargerait sur le prolongement nerveux ; en sorte que celui-ci serait à conduction *cellulifuge*, ceux-là à conduction *cellulipète*. Les contacts entre neurones différents s'effectueraient toujours entre le prolongement nerveux de l'un et les prolongements protoplasmiques de l'autre, ainsi que l'indique la figure 161. Dans les cellules opposito-polaires ou unipolaires à pôle bifurqué des ganglions spinaux ou crâniens, il est évident que le prolongement qui va à la périphérie est cellulipète, tandis que le prolongement central est cellulifuge ; le premier est donc assimilable à un prolongement protoplasmique, le second à un prolongement nerveux.

Tels sont les éléments anatomiques essentiels du système nerveux.

En résumé, la substance blanche du névraxe ne renferme que des fibres à moelle, de dimensions diverses ; la substance grise contient des fibres myéliniques et amyéliniques et des cellules nerveuses ; les nerfs sont formés exclusivement de fibres, en grande majorité myéliniques dans les cérébrospinaux, plutôt amyéliniques dans les sympathiques ; les ganglions crânio-rachidiens comprennent des cellules unipolaires branchées en T ou en Y sur le trajet des fibres radiculaires sensitives, cellules bipolaires chez les Poissons, et interceptant le trajet des fibres nerveuses ; enfin les ganglions sympathiques offrent un mélange de cellules multipolaires et de fibres.

Éléments accessoires. — A ces deux éléments essentiels, fibres et cellules nerveuses, qui à la vérité n'en forment qu'un, puisque les fibres ne sont autre chose que les prolongements cylindraxiles des cellules, s'ajoutent des éléments accessoires, qui sont : le *tissu conjonctif*, la *névroglie* et les *vaisseaux*.

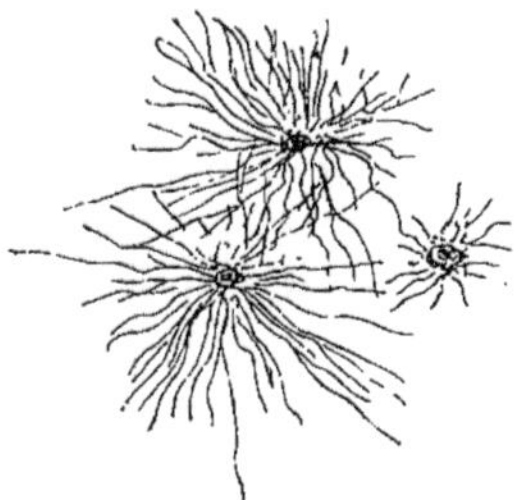

Fig. 162. — Cellules isolées de la névroglie.

a. Le tissu conjonctif est le seul tissu de soutien des nerfs et des ganglions ; il en rassemble les fibres en faisceaux et constitue en outre une enveloppe générale que l'on désigne quelquefois sous le nom de névrilème.

b. Dans l'axe cérébro-spinal, il n'y a d'autre tissu conjonctif que celui entrant dans la constitution des vaisseaux. C'est la névroglie qui forme ici le squelette. La névroglie ou neuroglie n'est pas, comme on pourrait le croire d'après son nom, une simple glu nerveuse, c'est-à-dire un ciment amorphe répandu dans les intervalles des éléments nerveux ; c'est un véritable tissu composé de cellules et de fibres qui ont la même provenance que les éléments nerveux eux-mêmes et qu'il n'est pas toujours facile d'en distinguer (Voy. les ouvrages d'histologie). Elle constitue l'épithélium de l'*épendyme*, c'est-à-dire le revêtement des cavités centrales du névraxe, et un réseau délicat qui sert de substratum aux éléments de la substance grise et de la substance blanche, réseau particulièrement développé dans la première substance. Les cellules propres de ce réseau sont parfois désignées sous le nom de cellules en araignée, à cause des longues fibres qui s'en échappent (fig. 162).

c) Des vaisseaux sanguins et lymphatiques complètent la structure du tissu nerveux. La pénétration des lymphatiques est beaucoup moins intime que celle des vaisseaux sanguins. Dans les nerfs, ils ne dépassent pas le tissu conjonctif interfasciculaire, autrement dit, ils n'entrent pas dans les faisceaux nerveux. Dans le névraxe, on ne connaît guère d'autres voies lymphatiques que les gaines périvasculaires décrites par Ch. Robin et His à l'entour des artérioles et des veinules ; encore on tend à admettre aujourd'hui qu'elles s'ouvrent dans les espaces sous-arachnoïdiens, de telle sorte qu'elles seraient remplies de liquide céphalorachidien et serviraient tout simplement à protéger la substance nerveuse contre la compression que pourrait produire sans elles l'afflux du sang dans les vaisseaux.

Quant aux réseaux sanguins, ils sont extrêmement riches dans tous les organes nerveux, particulièrement dans les parties renfermant des cellules, comme la substance grise et les ganglions ; ils pénètrent jusqu'au contact des éléments nerveux En général, ces vaisseaux n'entrent dans le névraxe ou n'en sortent que sous un petit calibre ; par exemple, les lacis de la pie-mère divisent le sang à l'extrême, le pulvérisent pour ainsi dire avant d'entrer dans l'organe ; de même les sinus veineux de la dure-mère assurent la circulation de retour et évitent les conséquences qu'aurait eues la stase dans des veines du type ordinaire.

Les vaisseaux sanguins, ainsi que le tissu conjonctif, sont en quelque sorte des parties étrangères au névraxe, qui l'ont envahi à un moment donné de son développement. Dans les Cyclostomes, la partie du névraxe qui correspond à la moelle épinière reste exsangue toute la vie. Pareillement, les nerfs les plus fins, réduits à une ou quelques fibres enveloppées du mince névrilème que l'on appelle *gaine de Henle*, ne possèdent pas de vaisseaux.

<h3 style="text-align:center">§ 3. — Fonctions.</h3>

Il y aurait un fort long chapitre à faire sur ce sujet, mais nous ne pourrions l'entreprendre ici sans sortir de notre domaine ; aussi nous bornerons-nous à donner sur les propriétés et les fonctions du système nerveux les notions strictement nécessaires pour l'intelligence des faits anatomiques.

Cherchons d'abord les propriétés des nerfs.

A. Nerfs. — Nous supposerons le canal rachidien ouvert dans la région lombaire, et la moelle mise à nu sur un animal vivant. Si l'on coupe en travers les racines inférieures d'un des nerfs spinaux, et qu'on comprime entre les mors d'une pince une ou plusieurs racines par le bout qui tient à la moelle, c'est-à-dire le bout central, on ne fait naître aucun phénomène de nature à dénoter que cette action a eu une influence quelconque dans l'organisme. Mais si, au lieu d'agir sur le bout central de ces racines coupées, on pince le bout périphérique, c'est-à-dire celui qui est en continuité avec le tronc du nerf, on provoque une contraction des muscles qui reçoivent des fibres provenant des racines excitées. Le tissu musculaire se comporte alors comme si l'action de la pince s'était directement exercée sur lui. Le nerf a donc servi d'intermédiaire entre celui-ci et celle-là. Il a *reçu* l'excitation, c'est-à-dire qu'il a été *impressionné* par elle, et il a *conduit* cette excitation aux muscles dans lesquels il se distribue. Ces deux propriétés, l'*excitabilité* et la *conductibilité*, sont l'attribut par excellence des fibres nerveuses. Comme elles sont inséparables l'une de l'autre, on les confond sous le vocable de *neurilité*, dû à Vulpian.

La même expérience peut être répétée sur les racines supérieures. On constate alors que le pincement, sans action sur le bout périphérique, provoque de la douleur quand il est appliqué au bout central : l'animal témoigne aussitôt par ses cris et ses mouvements qu'il a senti l'attouchement des mors de la pince. Or, comme on va le dire dans un moment, l'impression résultant de cet attouchement n'a pu être perçue que par l'encéphale ; elle a donc été conduite jusqu'à la moelle par les fibres nerveuses excitées, puis jusqu'au cerveau par les fibres médullaires.

En laissant de côté, pour le moment, la part prise par le névraxe dans le phénomène que nous analysons, on voit que les racines supérieures des nerfs spinaux jouissent des mêmes attributs que les inférieures, c'est-à-dire qu'elles sont excitables et conductrices ; mais leur conductibilité paraît s'exercer dans le sens *centripète*, tandis que celle des racines inférieures a agi dans le sens *centrifuge*. Il ne faudrait pas croire cependant que ces deux conductibilités soient essentiellement distinctes ; les différences physiologiques par lesquelles elles se caractérisent tiennent à la différence des connexions des deux sortes de fibres nerveuses : dans un cas, celui des *nerfs centrifuges*, les organes réactionnels, c'est-à-dire les muscles, sont placés à l'extrémité périphérique des nerfs, tandis que, dans le cas des *nerfs centripètes*, les organes réactionnels, c'est-à-dire les centres nerveux, se trouvent au contraire à l'extrémité centrale des fibres nerveuses. Cette théorie sur l'unité de la conductibilité nerveuse a, du reste, été démontrée par les belles recherches de Philipeaux et Vulpian, suscitées par l'expérience de Gluge et Thiernesse sur la réunion du bout central du lingual, nerf centripète, avec le bout périphérique de l'hypoglosse, nerf centrifuge, et aussi par les travaux de P. Bert sur la greffe de la queue du rat sous la peau du dos (Voy. les ouvrages de physiologie).

Il est à peine besoin de faire remarquer, après ce que nous venons d'exposer, que les fibres à conductibilité centripète sont sensitives ; elles recueillent, à la périphérie ou dans l'intimité de l'organisme, les excitations de toutes sortes qui leur parviennent et les transmettent aux centres nerveux ; tandis que les fibres centrifuges servent de voies de décharge pour les réactions de ces derniers et agissent très généralement comme motrices. Toutefois, la sensibilité n'existe pas seulement dans les filets des racines supérieures, on la constate aussi, à un moindre degré, dans les racines inférieures ; car celles-ci reçoivent des fibres qui se détachent des racines à conductibilité centripète et retournent vers les centres nerveux en passant par les racines motrices ; aussi a-t-on appelé *sensibilité récurrente* la sensibilité présentée par ces dernières (Magendie, Cl. Bernard). Une sensibilité de même ordre a été mise en évidence sur le bout périphérique des nerfs moteurs et sensitifs des membres et de la face par Arloing et Léon Tripier.

Les caractères anatomiques et physiologiques des fibres nerveuses persistent tant qu'elles restent en communication avec les cellules qui les ont bourgeonnées, et que celles-ci sont indemnes. Si la continuité est interrompue, ou si la cellule vient à mourir pour une cause ou pour une autre, le segment de fibre séparé du corps cellulaire perd rapidement son excitabilité et entre en dégénérescence ; ainsi s'expliquent les altérations éprouvées par le bout périphérique des nerfs sectionnés (dégénérescence wallérienne) et celles qui constituent les dégénérescences systématiques du névraxe. Auguste Waller, qui a spécialement étudié ce phénomène dans les nerfs (1852), l'attribuait à une action régulatrice exercée sur la nutrition de ces organes par des centres nerveux dits trophiques, et il avait remarqué que les centres trophiques des nerfs moteurs siègent dans le myélencéphale, tandis que ceux des nerfs sensitifs se trouvent dans les ganglions situés à la jonction de leurs racines. En effet, si près du névraxe que l'on coupe un nerf moteur, c'est toujours le bout périphérique qui dégénère ; tandis que, pour les nerfs sensitifs, la dégénération frappe toujours le bout séparé du ganglion, c'est-à-dire le bout périphérique si la section a été faite au-delà de ce ganglion, le bout central si elle a été pratiquée sur les racines mêmes, c'est-à-dire entre le ganglion et le névraxe. — Les découvertes de l'histologie permettent aujourd'hui une interprétation scientifiquement rigoureuse de ces faits intéressants : le prétendu centre trophique d'une fibre nerveuse n'est autre chose que le corps cellulaire dont elle provient, c'est-à-dire son centre émissif ; on conçoit aisément qu'un prolongement cellulaire comme le cylindraxe d'une fibre nerveuse ne puisse continuer à vivre lorsqu'il est séparé de sa cellule ou lorsque celle-ci est elle-même frappée de mort ; or, les fibres des nerfs moteurs ont leurs cellules d'origine dans le myélencéphale, tandis que les fibres des nerfs sensitifs ont les leurs à l'extérieur du névraxe, dans les ganglions crâniens ou spinaux (fig. 163) ; les filets connus sous le nom de racines supérieures ne prennent donc pas naissance dans le névraxe, au contraire elles s'y terminent. Quant aux dégénérescences dites systématiques de la substance blanche des centres, elles sont qualifiées d'ascendantes, descendantes, transversales, suivant que les fibres atteintes montent vers le cerveau, descendent vers la moelle, ou se dirigent d'un côté à l'autre. Grâce à elles, on a pu déterminer les centres cellulaires de bon nombre de faisceaux de la substance blanche, ainsi que le trajet de ces derniers.

Passons à la moelle.

B. MOELLE. — Il est évident qu'elle est l'intermédiaire obligé entre les nerfs et l'encéphale, puisqu'il n'y a pas d'autres voies pour les excitations sensitives qui doivent arriver au cerveau afin d'y être senties, ni pour les excitations motrices volontaires qui partent de ce même organe et doivent atteindre l'origine des nerfs moteurs. Elle fonctionne donc, à ce point de vue, comme un gros nerf jouissant

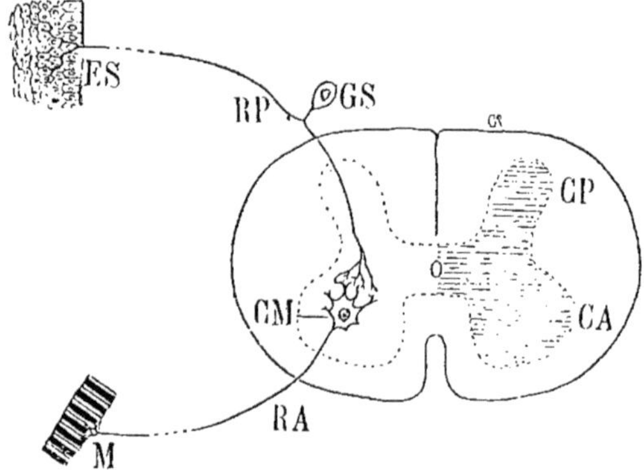

Fig. 163. — Schéma d'un arc réflexe ou arc diastaltique médullaire (d'après Mathias Duval) *.

de la double conductibilité centripète et centrifuge. Cependant ses réactions aux excitations expérimentales sont bien différentes de celles des nerfs ; par exemple, chez le Cheval, la substance grise est totalement inexcitable, et la substance blanche n'est excitable qu'à la surface des cordons supérieurs (Chauveau).

La moelle épinière agit aussi comme centre nerveux, puisqu'elle contient de la substance grise, c'est-à-dire des cellules nerveuses. Mais les actes auxquels elle préside sont purement réflexes, c'est-à-dire involontaires et inconscients. Supposons un animal dont la moelle est coupée en bas du dos ; excitons un des nerfs sensitifs aboutissant au segment isolé du cerveau ; cette excitation ne pourra être sentie, puisque la communication avec le *sensorium commune* est coupée, et cependant des mouvements se produiront dans les membres postérieurs, d'autant plus étendus que l'excitation sensitive aura été plus intense. Que s'est-il donc passé ? — L'excitation transmise à la moelle a été réfléchie par elle sur un ou plusieurs nerfs moteurs, à la manière d'un miroir renvoyant les rayons lumineux qui frappent à sa surface ; de là les expressions d'*action réflexe*, *pouvoir réflexe*. Le réflexe le plus simple, chez les Vertébrés, met en jeu au moins deux neurones, ainsi que l'indique la figure 163 : 1° un neurone sensitif, dont le corps cellulaire se trouve dans un ganglion spinal ; 2° un neurone moteur, dont le corps est logé dans la corne grise inférieure de la moelle.

Pour peu que la réaction réflexe soit étendue et considérable, on voit inter-

* ES, épithélium sensible ; R, fibre nerveuse sensitive ; GS, cellule d'un ganglion spinal ; CM, cellule motrice de la corne inférieure de la moelle ; RA, fibre nerveuse motrice ; M, fibre musculaire ; CA, corne grise inférieure ; CP, corne grise supérieure.

venir une troisième sorte de neurones entre les deux précédents (fig. 164) : ce sont les neurones dits *d'association*, situés tout entiers dans la moelle et mettant en rapport un certain nombre de neurones moteurs de même côté ou de côté opposé (fig. 164).

Si l'impression sensitive, au lieu d'être inconsciente et immédiatement réfléchie par la moelle, doit être sentie, c'est-à-dire perçue, il faut nécessairement qu'elle arrive au cerveau ; alors le *neurone sensitif périphérique* la transmet par la moelle à un *neurone sensitif central*, qui, à son tour, la conduit à un troisième

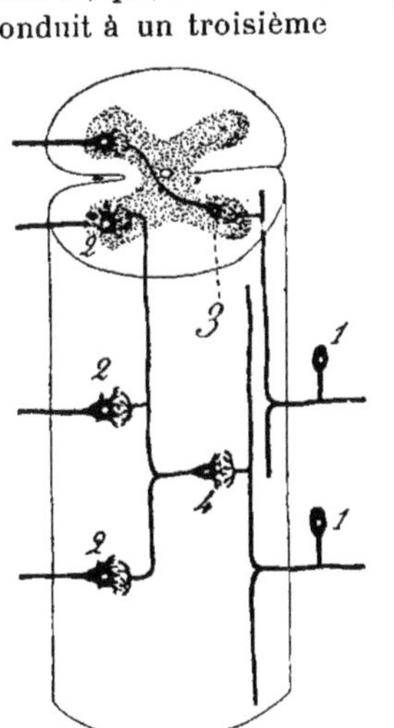
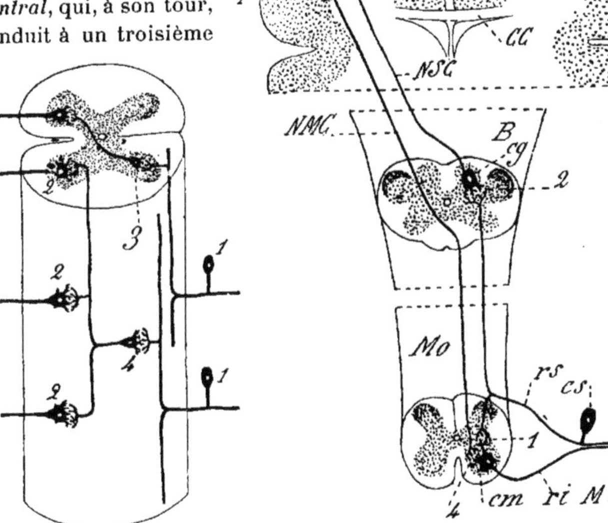

Fig. 164. — Schéma des neurones d'association médullaires (d'après Mathias Duval) *.

Fig. 165. — Schéma d'un arc réflexe médullaire et d'un arc cérébral (d'après Mathias Duval) **.

neurone dit *psycho-moteur* ou *moteur central*, situé dans l'écorce grise du cerveau, lequel se met en relation avec un quatrième neurone, qualifié de *moteur périphérique*, logé dans la corne grise inférieure de la moelle et excitant directement l'organe réactionnel. Il y a donc ici mise en jeu de quatre neurones, un arc cérébral s'étant greffé sur l'arc médullaire (fig. 165).

Ce n'est pas tout. La moelle épinière entretient aussi relation avec le cervelet ; elle renferme, en effet, des cellules dont les dendrites s'articulent avec les neurones sensitifs périphériques, tandis que le prolongement nerveux s'élève jusqu'à l'écorce cérébelleuse, où il contracte relation avec d'autres cellules, dont le prolongement cellulifuge descend dans la moelle et vient se terminer au contact des neurones moteurs périphériques (fig. 166). Il en résulte un deuxième arc,

* *1, 1,* neurones sensitifs (ganglions spinaux) ; *2, 2, 2,* neurones moteurs ; *3,* neurone d'association hétélatéral ou hétéromère ; *4,* neurone d'association homolatéral ou tautomère.
** *E,* surface sensible (épithélium) ; *NS,* nerf sensitif ; *cs,* cellule du ganglion spinal ; *rs,* racines supérieures ; *1,* collatérale venant s'articuler avec la cellule radiculaire *cm,* dont le prolongement cylindraxile, passant par la racine inférieure *ri,* puis par le nerf moteur *NM,* vient actionner la fibre musculaire *M* ; *2,* articulation du neurone sensitif périphérique *cs,* avec un neurone sensitif central *cg,* lequel va lui-même s'articuler en *3,* avec un neurone psycho-moteur ou moteur central *cp,* dont le prolongement nerveux vient actionner en *4* le neurone moteur périphérique *cm*. — *Mo,* moelle ; *B,* bulbe ; *EC,* écorce cérébrale ; *CC,* corps calleux ; *NSC,* cylindraxe du neurone sensitif central ; *NMC,* cylindraxe du neurone moteur central.

dit *arc cérébelleux*, greffé aussi sur l'arc médullaire et exerçant une certaine action de pondération et d'équilibre encore peu connue.

C. ENCÉPHALE. — Cela nous conduit naturellement à envisager les fonctions de l'encéphale. C'est au cerveau qu'aboutissent les excitations sensitives qui doivent être perçues et jugées ; c'est de lui que partent les excitations motrices volontaires ; c'est en lui que siègent les instincts, la mémoire, la volonté, l'intelligence et les plus hautes facultés de l'esprit, qui ne sont, en somme, que des manifestations de son activité.

Les fonctions du cervelet sont encore mal connues. On admet généralement qu'elles exercent une action équilibratrice sur les mouvements locomoteurs.

Quant à l'isthme encéphalique, il participe des fonctions de la moelle : fonctions de conductibilité par sa substance blanche, pouvoir réflexe par sa substance grise. On trouve là des centres cellulaires qui règlent l'activité des principaux viscères, et dont la fonction ne saurait s'interrompre sans compromettre la vie. Un animal privé de son cerveau peut continuer à vivre, mais réduit aux seules fonctions végétatives ; tandis qu'il suffit de la moindre lésion en certains points du bulbe rachidien pour arrêter le cœur et les mouvements respiratoires, c'est-à-dire anéantir l'existence.

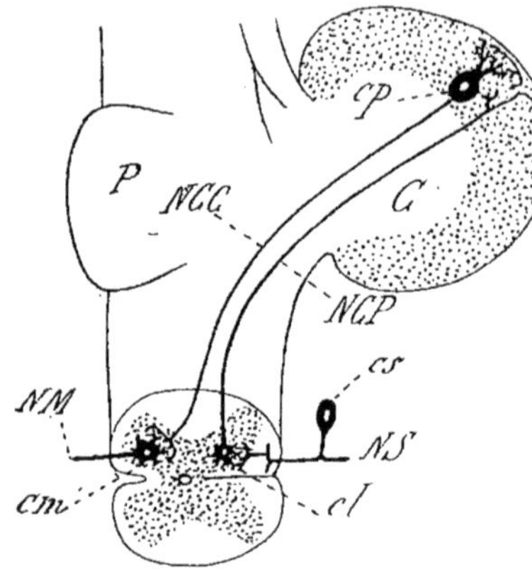

Fig. 166. — Schéma d'un arc cérébelleux (d'après Mathias Duval) *.

En résumé, toutes les fonctions de la vie animale ou de relation, c'est-à-dire de la vie consciente, impliquent la participation du cerveau ; tandis que celles de la vie organique ou végétative, c'est-à-dire la vie inconsciente, sont réglées principalement par la moelle épinière et son prolongement encéphalique, et par la multitude des ganglions du système sympathique. La nutrition elle-même, c'est-à-dire les phénomènes d'échange entre les éléments anatomiques et le plasma nutritif, n'échappe pas à l'influence du système nerveux, qui s'exerce indirectement par les nerfs vaso-moteurs réglant le débit des liquides nutritifs, et peut-être aussi d'une manière directe par des nerfs trophiques. Toutefois ces phénomènes intimes de la vie cellulaire persistent en l'absence de toute action nerveuse, car ils sont l'attribut essentiel de la matière vivante. Il est d'ailleurs une catégorie très nombreuse d'êtres organisés, les végétaux, chez lesquels la nutrition est très active et qui n'ont pas trace de système nerveux.

Telles sont les considérations générales que nous avons cru devoir donner comme préambule de l'étude particulière des organes de l'appareil nerveux.

---

* *P*, protubérance ; *C*, cervelet ; *NS*. nerf sensitif ; *cs*. corps du neurone sensitif périphérique ; *NM*, nerf moteur ; *cm*, corps du neurone moteur périphérique ; *cl*. *NCP*, neurone cérébelleux périphérique (dont le corps *cl* siège dans la colonne de Clarke de la moelle) ; *cp*, *NCC*, neurone cérébelleux central (dont le corps *cp* n'est autre qu'une cellule de Purkinje de l'écorce du cervelet).

CHAPITRE II

AXE CÉRÉBRO-SPINAL OU NÉVRAXE

Nous étudierons successivement les *parties enveloppantes et protectrices* de ce grand centre nerveux, puis ses deux principaux segments, la *moelle épinière* et l'*encéphale*.

Section I. — PARTIES ENVELOPPANTES ET PROTECTRICES DU NÉVRAXE.

Il est peu de parties du corps qui soient aussi efficacement protégées que le myélencéphale. Logé dans un étui osseux formé, comme on le sait, par le crâne et la colonne vertébrale, il est encore enveloppé dans cet étui par trois membranes, qui ont reçu le nom générique de *méninges* (de μῆνιγξ, membrane).

§ 1. — Étui osseux du névraxe.

Les os qui entrent dans la composition de cet étui protecteur ont été déjà étudiés. Nous nous bornerons ici à rappeler les termes succincts dont nous nous sommes déjà servis pour faire connaître le *canal rachidien*, et à exposer avec le même esprit de concision la description, non encore faite, de la *boîte crânienne*.

1. *Canal rachidien.*

Ce canal communique en avant avec la cavité crânienne. Très large au niveau de l'atlas pour recevoir l'apophyse odontoïde de l'axis et permettre les mouvements de rotation de la tête sans que la moelle soit exposée à être blessée, il se rétrécit subitement dans l'axis, se dilate ensuite à la fin de la région cervicale et au commencement de la région du dos : là, en effet, la moelle présente un plus grand volume, et les mouvements du rachis sont très étendus. Dans la région dorsale, c'est vers la partie moyenne que le canal rachidien présente son plus petit diamètre. Il s'agrandit ensuite à partir de ce point jusqu'au niveau de l'articulation lombo-sacrée ; après quoi il se rétrécit rapidement pour disparaître tout à fait vers la quatrième ou la cinquième vertèbre coccygienne. La dilatation lombaire coïncide avec le renflement que la moelle présente à cet endroit et avec le volume énorme des cordons nerveux qui entourent cette dernière.

2. *Cavité crânienne* (fig. 41 et 42 du t. I).

C'est une boîte très irrégulièrement ovoïde, dont les parois sont formées par le frontal, le pariétal, l'occipital, le sphénoïde, l'ethmoïde et les temporaux.

Elle se divise, à première vue, en deux compartiments, dont l'antérieur, de beaucoup le plus grand, loge le cerveau, tandis que le postérieur contient le cervelet, la protubérance annulaire et le bulbe rachidien. Ces deux compartiments seront étudiés successivement sous les noms de cavité cérébrale et cavité cérébelleuse. Ils communiquent très largement l'un avec l'autre et sont délimités en haut par l'éminence occipitale interne ou endinion ; en bas, par un léger relief qui sépare la selle turcique de la gouttière basilaire ; par côté, par des crêtes tranchantes qui descendent de l'éminence occipitale interne et résultent de l'adossement des pariétaux avec les rochers.

COMPARTIMENT CÉRÉBRAL. — La cavité cérébrale offre à considérer quatre plans et deux extrémités.

Le *plan supérieur* ou *voûte* est concave ; il présente, sur la ligne médiane, une légère crête sagittale commençant en arrière à l'éminence occipitale interne et se continuant en avant par l'apophyse crista-galli. Cette crête, qui peut être en partie remplacée par un sillon, marque le lieu d'insertion de la faux du cerveau, qui divise la cavité cérébrale en deux sections latérales, une pour chaque hémisphère.

Les *plans latéraux* sont concaves et parsemés, comme la voûte, d'impressions digitales correspondant aux circonvolutions cérébrales, et de sillons vasculaires produits par les divisions des artères sphéno-épineuses.

Le *plan inférieur ou plancher* est fort irrégulier ; il présente d'avant en arrière : 1° sur la ligne médiane, la fossette optique où se place le chiasma des nerfs optiques et où débouchent les conduits optiques ; ensuite la selle turcique ou fosse pituitaire, peu profonde chez les Solipèdes, et contenant la glande pituitaire ou hypophyse ; 2° de chaque côté, les gouttières caverneuse et maxillaire bordant la selle turcique et correspondant, l'une au sinus caverneux et à la carotide interne, l'autre au nerf maxillaire supérieur. Ces gouttières aboutissent antérieurement aux trois conduits sus-sphénoïdaux, dits : trou grand rond, grande fente sphénoïdale et conduit pathétique ; d'autre part, elles se terminent au trou déchiré antérieur. En dehors de ces deux gouttières, on remarque une impression large et profonde produite par le lobule piriforme du cerveau.

L'*extrémité antérieure* offre, dans le plan médian, l'apophyse crista-galli, saillie intra-crânienne de la lame perpendiculaire de l'ethmoïde ; sur les côtés, les fosses ethmoïdales ou olfactives, destinées à contenir les lobules olfactifs, et au fond desquelles se remarque la lame criblée de l'ethmoïde. Le trou ethmoïdal ou orbitaire débouche à l'entrée de ces fosses, du côté externe.

L'*extrémité postérieure* est en large communication avec la cavité cérébelleuse ; mais, à l'état frais, le cloisonnement se trouve agrandi par le repli de la dure-mère, que l'on appelle tente du cervelet.

COMPARTIMENT CÉRÉBELLEUX. — La cavité cérébelleuse a pour paroi l'occipital et les rochers ; on peut y considérer : une voûte, un plancher, deux parois latérales et deux ouvertures.

La *voûte* présente de légères empreintes correspondant aux irrégularités de la surface du cervelet.

Le *plancher* est formé par la gouttière de l'apophyse basilaire, sur laquelle reposent la protubérance annulaire et le bulbe rachidien. De chaque côté de cette gouttière, on remarque le trou déchiré, vaste hiatus occipito-sphéno-temporal, bouché en partie par de la substance cartilagineuse et par la dure-mère, et divisé en trou déchiré antérieur et trou déchiré postérieur. Le trou déchiré antérieur est lui-même subdivisé en trois orifices, indiqués par autant d'échancrures sur le bord postérieur du sphénoïde ; ce sont, de dedans en dehors :

le trou carotidien, le trou ovale et le trou petit rond. En arrière du trou déchiré postérieur, on remarque le trou condylien.

Les *parois latérales* sont formées, pour une grande part, par les rochers, qui montrent chacun l'hiatus auditif interne, au fond duquel débouchent le conduit auditif et l'aqueduc de Fallope. Au-dessus du rocher, non loin de l'éminence occipitale interne, on voit s'ouvrir le conduit temporal, qui a reçu sur son trajet le trou mastoïdien ainsi que divers orifices communiquant avec la fosse temporale.

L'*ouverture antérieure*, limitée, comme nous l'avons dit, par l'éminence occipitale interne et par les crêtes latérales qui en descendent, se trouve dans un plan oblique de haut en bas et d'arrière en avant.

L'*ouverture postérieure* n'est autre que le trou occipital, flanqué latéralement par les condyles de même nom; elle établit communication entre le crâne et le canal vertébral.

<h3 align="center">§ 2. — Méninges (fig. 167 et 168).</h3>

Préparation. — Pour étudier les enveloppes membraneuses du névraxe, on suivra la préparation indiquée plus loin pour la moelle épinière. Sur les centres retirés de leur étui osseux, on pourra inciser les méninges, les disséquer, les séparer les unes des autres et se rendre compte de la disposition des espaces sous-arachnoïdiens par l'insufflation.

On étudiera la disposition de la dure-mère crânienne en pratiquant une coupe sagittale du crâne en dehors de la ligne médiane et une coupe segmentale passant en avant de la protubérance occipitale interne. Sur la première, on verra la faux du cerveau et le repli pituitaire, et, sur la seconde, la tente du cervelet. Toutes ces parties pourront se voir sur une même tête au moyen de trois traits de scie pratiqués dans la voûte du crâne : un sagittal, passant un peu en dehors de la ligne médiane et que l'on arrête à la limite postérieure du pariétal ; un autre, segmental et unilatéral, passant au devant de l'endinion et se branchant sur l'extrémité postérieure du précédent, du côté de la petite moitié ; le troisième, frontal, limité aussi à ce dernier côté et pratiqué au niveau de l'arcade zygomatique. On ouvre ainsi une large fenêtre dans le compartiment cérébral, à travers laquelle on arrache l'encéphale en morceaux, tout en ayant soin de laisser intacts les replis de la dure-mère.

Les méninges sont au nombre de trois, distinguées en externe, moyenne et interne, et connues plus généralement sous les noms de *dure-mère, arachnoïde, pie-mère* [1].

La *dure-mère,* ou méninge externe, appelée encore *méninge durale, membrane durale,* était connue des anciens anatomistes sous le nom de pachyméninge ; c'est en effet une sorte de membrane fibreuse, comparable à une aponévrose de contention ; elle est en rapport avec les parois du crâne et du canal vertébral.

L'*arachnoïde* ou méninge moyenne est une membrane séreuse, mince et transparente, que sa ténuité a fait comparer à une toile d'araignée (de ἀράχνη, toile d'araignée, et εἶδος, ressemblance). Elle se décompose en deux feuillets : l'un externe ou pariétal, appliqué sur la face interne de la dure-mère et confondu avec elle ; l'autre interne ou viscéral, étalé lâchement sur la pie-mère en laissant de nombreux espaces remplis par un *liquide spécial,* dit *céphalo-rachidien.* Entre ces deux feuillets, se trouve la cavité arachnoïdienne, analogue aux grandes cavités séreuses splanchniques, c'est-à-dire virtuelle à l'état physiologique, ne devenant réelle qu'autant qu'il y a épanchement à son intérieur.

Comme le feuillet pariétal de l'arachnoïde est inséparable de la dure-mère, la plupart des anatomistes étrangers ne le distinguent pas; en sorte que le feuillet

---

1. Le terme de *mère* appliqué à deux méninges est tiré de l'arabe, où il sert à désigner l'enveloppe d'un corps quelconque.

viscéral, que l'on peut si aisément détacher de la pie-mère et arracher par lambeaux, constitue pour eux toute l'arachnoïde; aussi décrivent-ils la cavité arachnoïdienne comme une cavité sous-durale. La méthode de description adoptée en France depuis Bichat nous paraît la meilleure, la plus conforme à la loi qui paraît présider à la disposition générale des séreuses. De même que nous avons distingué le feuillet pariétal de la vaginale testiculaire, le feuillet

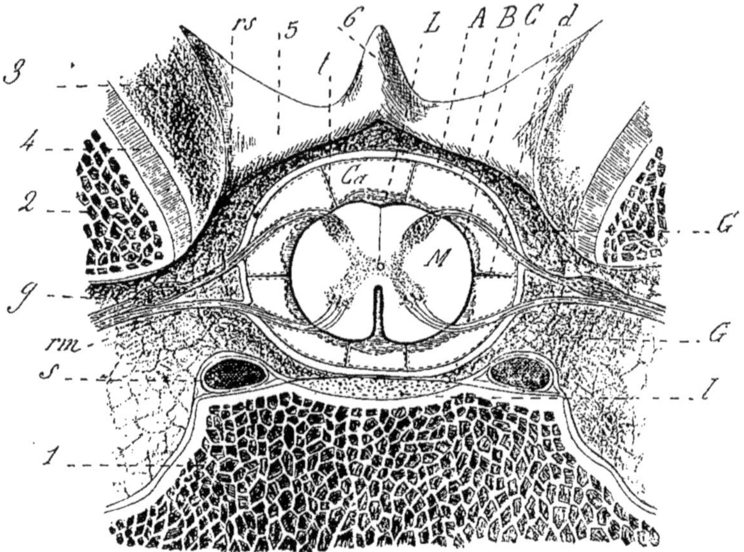

Fig. 167. — Coupe transversale demi-schématique du canal vertébral et de la moelle épinière passant à travers la cinquième vertèbre cervicale *.

pariétal de la séreuse péricardique d'avec les tuniques fibreuses auxquelles ils sont soudés, de même nous distinguerons ici la dure-mère et le feuillet pariétal de l'arachnoïde.

Quant à la *pie-mère* ou méninge interne, *membrane piale*, c'est en quelque sorte le névrilème du névraxe, c'est-à-dire son enveloppe propre : mince couche cellulo-vasculaire, très adhérente, dans laquelle les vaisseaux destinés au tissu nerveux se divisent en ramifications ténues, presque capillaires ; aussi la désigne-t-on parfois sous le nom de membrane nourricière des centres nerveux.

La pie-mère suit la surface du névraxe dans toutes ses anfractuosités, tandis qu'elle se sépare en maints endroits du feuillet viscéral de l'arachnoïde pour admettre le liquide céphalo-rachidien ; celui-ci est donc situé dans les mailles d'un tissu conjonctif sous-arachnoïdien.

La disposition que nous venons de faire connaître succinctement permet d'assimiler jusqu'à un certain point le névraxe à un viscère, et son étui osseux à une cavité splanchnique, dont la séreuse, c'est-à-dire l'arachnoïde, serait

<hr>

* *A*, dure-mère ; *B*, ligne pointillée indiquant l'arachnoïde ; *C*, trait de contour renforcé, figurant la pie-mère ; *L*, liquide sous-arachnoïdien ou céphalo-rachidien ; *d*, ligament dentelé ; *t*, tractus filamenteux, unissant la pie-mère à la dure-mère ; *Ca*, cavité arachnoïdienne ; *rs*, racines supérieures des nerfs ; *rm*, racines inférieures ; *g*, ganglion spinal ; *G*, tissu adipeux de remplissage ; *l*, ligament vertébral commun supérieur ; *S*, sinus veineux rachidien ; *1*, corps vertébral ; *2*, apophyse articulaire postérieure ; *3*, sa surface articulaire ; *4*, cartilage d'encroûtement ; *5*, lame vertébrale ; *6*, apophyse épineuse.

doublée : en dehors de son feuillet pariétal, par une épaisse couche fibreuse, la dure-mère, en dedans de son feuillet viscéral, par une tunique cellulo-vasculaire, la pie-mère.

Nous allons maintenant étudier chaque méninge en particulier.

1. Dure-mère.

Cette membrane répète assez exactement la forme de l'étui osseux crânio-rachidien. On la divise en *dure-mère rachidienne ou spinale* et *dure-mère crânienne ou encéphalique*.

Dure-mère rachidienne. — La dure-mère rachidienne se présente sous la forme d'une longue gaine cylindrique qui se continue au pourtour du trou occipital avec la dure-mère crânienne et se termine en arrière par une pointe effilée, se poursuivant jusque dans la gouttière, qui, sur les vertèbres caudales moyennes, fait suite au canal vertébral (fig. 170). Cette gaine offre son plus grand diamètre aux niveaux de l'atlas et des renflements brachial et lombaire de la moelle épinière. Sa capacité l'emporte de beaucoup sur le volume de cette dernière ; aussi peut-elle se prêter à l'accumulation, sur quelques points de la longueur de la moelle, du liquide céphalo-rachidien. Comme, d'autre part, la face externe de cette méninge n'adhère que faiblement aux parois du canal rachidien, dont elle se trouve même séparée au niveau des espaces intervertébraux par une certaine quantité de tissu adipeux, qui ne manque jamais, quelle que soit la maigreur des animaux, on estime que le diamètre de la moelle, en un point donné, n'équivaut guère qu'à la moitié du calibre du canal vertébral (fig. 167).

La *face externe* de la dure-mère spinale répond au ligament vertébral commun supérieur, aux sinus veineux rachidiens et au tissu adipeux que nous venons de signaler, remarquable par sa diffluence.

La *face interne*, rendue lisse, polie et humide par le feuillet pariétal de l'arachnoïde, qui la revêt, donne attache dans les intervalles des paires nerveuses successives aux festons du ligament dentelé, dont il sera parlé à propos de la pie-mère (fig. 168).

L'*épaisseur* de cette méninge est traversée, sur les deux côtés, par une double série d'orifices qui livrent passage aux racines des nerfs spinaux. Ceux-ci sont ensuite accompagnés jusqu'aux trous de conjugaison par des prolongements de la membrane, qui leur forment étuis. Les vaisseaux sanguins passent généralement par les mêmes orifices que les racines nerveuses.

La *structure* comprend des faisceaux fibreux intimement unis, à peu près parallèles et longitudinaux, entremêlés d'assez nombreuses fibres élastiques. Bourgelat pensait que la dure-mère spinale peut se cliver en deux lames superposées, l'une interne, l'autre externe ; mais nulle part il n'est possible de mettre ces deux lames en évidence. Les vaisseaux sanguins sont beaucoup moins importants que dans la dure-mère crânienne ; ils proviennent des vertébrales, des intercostales, des lombaires et des sacrées latérales. Nulle part il n'existe des sinus veineux comme on en trouve dans l'épaisseur de cette dernière. On n'a pas encore démontré nettement l'existence de vaisseaux lymphatiques dans la dure-mère. Quant aux nerfs, on en a longtemps nié l'existence dans la dure-mère spinale ; mais c'était à tort, ils sont seulement moins nombreux et plus fins que ceux de la dure-mère crânienne ; de plus ils sont composés de fibres de Remak. Ils accompagnent d'abord les vaisseaux, dont ils animent la couche contractile, puis ils les abandonnent pour se terminer dans l'épaisseur de la membrane par de très nombreuses ramifications cylindraxiles.

Dure-mère crânienne. — La dure-mère encéphalique forme un sac exactement moulé par sa face externe sur les parois du crâne, par sa face interne sur l'encéphale. Celui-ci remplit donc parfaitement sa cavité osseuse de réception, dont la paroi interne porte son empreinte.

La *surface externe* de la dure-mère crânienne adhère fortement, par des tractus cellulo-vasculaires, aux os du crâne, dont elle suit toutes les ondulations et auxquels elle sert de périoste interne. Mais cette adhérence n'est pas égale dans tous les points : c'est sur les côtés de la voûte cérébrale qu'elle est le moins intime ; elle est au contraire très forte dans le plan médian de cette voûte, ainsi que sur l'apophyse crista-galli, sur l'éminence occipitale interne, sur les crêtes cérébro-cérébelleuses et à la surface des rochers. En ce dernier point, la membrane est fort mince.

Cette face donne naissance à autant de prolongements engainants qu'il s'échappe de nerfs par la base du crâne ; les principaux se font remarquer autour des filets ethmoïdaux, des nerfs optiques et des deux grosses branches fournies par le ganglion de Gasser.

La *surface interne* est tapissée par le feuillet pariétal de l'arachnoïde, qui ne lui adhère pas moins intimement que dans la région rachidienne. Elle envoie dans la cavité du crâne trois prolongements qui complètent le cloisonnement de cette cavité, s'interposent entre les divers segments de la masse encéphalique, les maintiennent dans leur situation respective et les protègent contre les compressions qu'ils pourraient exercer l'un sur l'autre, dans les dif-

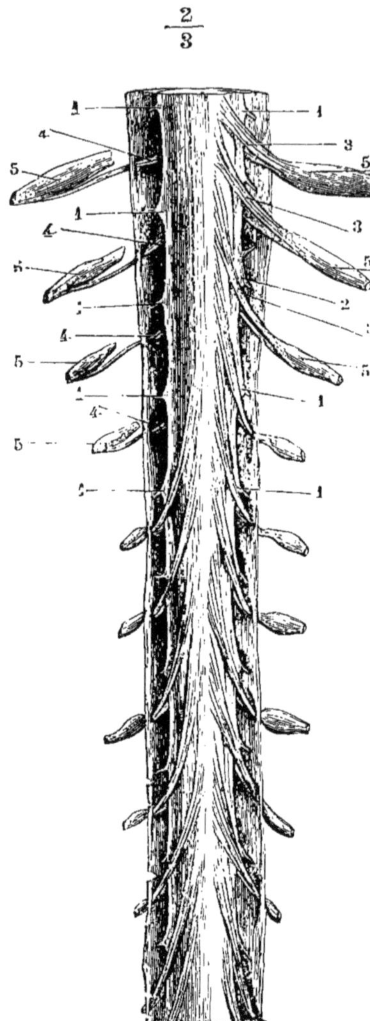

$\dfrac{2}{3}$

Fig. 168. — Ligaments dentelés de la moelle et origine des nerfs rachidiens (d'après Beaunis et Bouchard) *.

---

* 1, 1, 1, 1, ligaments dentelés ; 2, un de ces ligaments présentant deux pointes ; 3, 3, 3, racines supérieures (postérieures chez l'Homme) des nerfs rachidiens ; 4, 4, 4, racines inférieures ou antérieures des mêmes nerfs ; 5, 5, 5, ganglions des racines supérieures.

férentes positions de la tête. Ce sont : la faux du cerveau, la tente du cervelet et la tente de l'hypophyse.

a. La *faux du cerveau* est une cloison verticale et médiane comprise entre les deux hémisphères du cerveau, devant son nom à la forme qu'elle présente. Son bord supérieur ou adhérent, fortement convexe, suit la crête sagittale interne, depuis l'endinion jusqu'à l'apophyse crista-galli inclusivement ; il est épais et creusé d'un sinus veineux, triangulaire sur la section, que nous avons déjà étudié sous le nom de sinus médian ou longitudinal supérieur. Le bord inférieur, libre et concave, se trouve à proximité du corps calleux. Ici la faux est extrêmement mince et criblée comme une dentelle. L'extrémité postérieure ou base de la faux s'appuie sur l'éminence occipitale interne, dont part latéralement la tente du cervelet. L'extrémité antérieure ou sommet s'avance en se recourbant jusqu'au voisinage de la fossette optique.

Chez les animaux âgés, on trouve parfois, mais rarement, de petis grains jaunâtres, situés sur les faces de la faux, vers la base principalement : ce sont des *granulations méningiennes* ou *granulations de Pacchioni*, petits amas de tissu conjonctif contenant des vaisseaux et des grains calcaires, et qui ont, dit-on, leur point de départ dans le tissu conjonctif sous-arachnoïdien. La signification de ces granulations qui, jusqu'à ce jour, n'ont été bien étudiées que chez l'Homme, est encore inconnue. On en trouve d'ailleurs exceptionnellement chez les animaux.

b. La *tente du cervelet* est une cloison transversale séparant le cervelet de la partie postérieure des hémisphères cérébraux. Elle se compose de deux lames latérales, dans l'intérieur desquelles se trouvent creusés des sinus transverses rudimentaires, et qui offrent chacune un bord adhérent, convexe, attaché sur la crête cérébro-cérébelleuse ; un bord libre, concave, tourné en dedans et un peu en avant, remarquable par son épaisseur et sa solidité, circonscrivant avec celui de la lame opposée une ouverture ovalaire livrant passage à l'isthme encéphalique ; une extrémité supérieure, attachée sur l'éminence occipitale interne ; une extrémité inférieure, venant mourir au-dessus du ganglion de Gasser, près de la tente de l'hypophyse. Des deux faces de ces lames, l'antérieure répond aux hémisphères cérébraux, la postérieure au cervelet.

c. La *tente de l'hypophyse*, ou repli sus-sphénoïdal, repli pituitaire, représente un épais bourrelet, peu saillant, creusé intérieurement par le sinus caverneux, bourrelet presque circulaire qui circonscrit la selle turcique en enveloppant la glande pituitaire ou hypophyse en arrière et sur les côtés.

La *structure* de la dure-mère crânienne est plus complexe que celle de la dure-mère rachidienne ; les faisceaux fibreux y sont de directions diverses, et les parties de la membrane appliquées sur les os résument le périoste interne de ceux-ci et la méninge externe. En outre la vascularisation est plus grande ; les artères proviennent des sphéno-épineuses, des mastoïdiennes, des tympaniques, des cérébro-spinales, du rameau ethmoïdal des ophthalmiques, etc.; les veines, avant de se jeter dans les sinus que nous avons étudiés en angéiologie, présentent assez souvent sur leur trajet de petites dilatations irrégulières, que l'on a décrites chez l'Homme sous le nom de *lacs sanguins.* Quant aux nerfs, ils sont très nombreux, et on les distingue en antérieurs, latéraux et postérieurs ; les premiers sont fournis par le filet ethmoïdal du palpébro-nasal ; les seconds émanent du ganglion de Gasser; les troisièmes naissent de la branche ophthalmique de Willis. Ils sont formés de fibres à myéline et de fibres de Remak, et se divisent en nerfs vasculaires et nerfs propres. Leur mode de terminaison est le même que dans la dure-mère rachidienne.

2. Arachnoïde.

L'arachnoïde présente, avons-nous déjà dit, la disposition commune à toutes les séreuses splanchniques, c'est-à-dire qu'elle se décompose en deux feuillets, l'un *pariétal*, l'autre *viscéral*, constituant dans leur ensemble un sac parfaitement clos, en dehors duquel se trouve contenu l'axe cérébro-spinal. La cavité de ce sac est traversée par les racines des nerfs, les vaisseaux de l'encéphale et de la moelle, des filaments et des lamelles conjonctives qui de la pie-mère se rendent à la dure-mère : toutes parties autour desquelles les feuillets arachnoïdiens se replient en gaines et se continuent l'un avec l'autre.

Chacun de ces feuillets offre à étudier une face adhérente et une face libre. — La face *adhérente* du feuillet pariétal est soudée, comme on le sait déjà, avec la dure-mère. Celle du feuillet viscéral recouvre l'axe nerveux en s'étalant sur la pie-mère, sans pénétrer avec elle dans les anfractuosités de celui-ci. C'est sous cette face du feuillet viscéral que se trouve confiné le liquide céphalo-rachidien, dans des espaces dont nous étudierons plus loin la disposition.

Par leur *face libre*, lisse et humide comme celle de toutes les séreuses, les lames arachnoïdiennes se juxtaposent l'une à l'autre, mais sont prêtes à s'écarter en cas d'épanchement.

Structure. — La structure de cette membrane rappelle celle des autres membranes de même nature. Les réseaux de fibres élastiques sont plus abondants dans la portion crânienne que dans la portion rachidienne. Partout le feuillet pariétal est constitué par une simple couche endothéliale. L'arachnoïde n'a point de vaisseaux propres. Les nerfs ne font aussi que la traverser en accompagnant les vaisseaux.

Arachnoïde crânienne ou spinale. — Le *feuillet pariétal* ne présente rien de particulier. Mais il n'en est pas de même de la *lame viscérale*.

Celle-ci se trouve, sur toute l'étendue de la moelle, éloignée de cet organe par un espace assez considérable, dans lequel est accumulé le fluide céphalo-rachidien, espace surtout développé en arrière, autour du cône terminal et autour des nerfs de la queue de Cheval. La face adhérente de cette lame ne tient à la surface extérieure de la moelle que par de minces tractus celluleux, dépendance de la pie-mère.

Arachnoïde crânienne ou encéphalique. — Rien de spécial à dire sur la *lame pariétale*.

Si l'on suit le *feuillet viscéral*, du trou occipital, où il se continue avec l'arachnoïde rachidienne, à l'extrémité antérieure des lobes cérébraux, on le voit se prolonger en bas sur la face inférieure du bulbe et de l'isthme jusqu'à la tige pituitaire, à laquelle il fournit une gaine (la glande pituitaire elle-même n'est point tapissée par l'arachnoïde, si ce n'est sur sa face supérieure, dont une partie se trouve couverte par le feuillet pariétal), puis de l'isthme se porter en avant et par côté sur le cervelet et les lobes cérébraux. En haut, ce feuillet s'étend sur la superficie du cervelet, se replie ensuite, du fond du sillon intermédiaire à cet organe et aux hémisphères cérébraux, sur l'extrémité postérieure de ces derniers, qu'il enveloppe isolément en descendant dans la scissure interlobaire, jusqu'au voisinage du corps calleux. Arrivé à l'extrémité antérieure du cerveau, il gagne les lobules olfactifs, se prolonge principalement sur la face supéro-postérieure de ces organes et se replie autour du ganglion de substance grise qu'ils portent antérieurement pour se continuer avec le feuillet pariétal. Ce ganglion, ou bulbe olfactif, offre donc un contact direct entre la pie-mère et la dure-mère, ce qui explique l'impossibilité de le détacher indemne de la lame criblée de l'ethmoïde.

Dans le trajet qu'elle accomplit ainsi pour recouvrir la surface extérieure de l'encéphale, l'arachnoïde crânienne n'adhère pas par tous ses points à la substance nerveuse ; elle n'a de rapports un peu intimes avec cette substance, par l'intermédiaire de la pie-mère, qu'au niveau des parties saillantes, comme les circonvolutions cérébrales ; mais elle ne se déprime point pour pénétrer dans les sillons et anfractuosités qui existent entre ces parties ; elle passe de l'une à l'autre, en franchissant l'intervalle qui les sépare, et forme ainsi une grande quantité d'espaces sous-arachnoïdiens.

Ces espaces, remplis par le fluide céphalo-rachidien, offrent des formes et des dimensions très variées. On en décrit trois principaux sous le nom générique de *confluents du liquide céphalo-rachidien*. De ces trois confluents ou lacs, l'un, *antérieur*, se trouve situé en avant du chiasma des nerfs optiques, entre les deux hémisphères cérébraux ; un autre, *inférieur*, le plus vaste de tous, est compris entre la tige pituitaire et la protubérance annulaire, à la surface des pédoncules du cerveau ; le troisième, ou *confluent postérieur*, existe au niveau du *calamus scriptorius*, derrière le cervelet.

Aucun de ces espaces n'est en communication avec les cavités intérieures de l'encéphale ; par conséquent, le fluide céphalo-rachidien ne peut pénétrer dans ces cavités. Magendie avait décrit cependant une communication entre le confluent postérieur et le ventricule cérébelleux ; mais l'ouverture qu'il a signalée vers le bec du *calamus scriptorius* n'a pas été retrouvée chez le Cheval par Renault ; et nous croyons pouvoir affirmer, avec Lavocat, qu'elle n'existe pas davantage dans les autres animaux.

Liquide céphalo-rachidien. — Le fluide enfermé dans les espaces sous-arachnoïdiens est incolore ou très légèrement citrin, parfaitement limpide et transparent, incoagulable par la chaleur. Les uns admettent qu'il est sécrété par le feuillet viscéral de l'arachnoïde, les autres par la pie-mère. Selon la remarque de Cruveilhier, les centres nerveux sont plongés dans son intérieur comme le fœtus dans les eaux de l'amnios ; et cette remarque, applicable à la moelle surtout, donne la clef du rôle attribué au fluide sous-arachnoïdien, qui tient cet organe éloigné des parois du canal rachidien, lui fait perdre la plus grande partie de son poids et amortit ainsi les secousses de toute nature auxquelles il se trouve exposé, qu'elles proviennent du dehors (chocs) ou du dedans (afflux intermittent du sang). En un mot, le fluide céphalo-rachidien, déplaçable dans les espaces communicants qui le renferment, équilibre constamment les pressions autour du myélencéphale.

3. Pie-mère.

La *pie-mère*, enveloppe propre du névraxe, est une mince membrane dont la trame, essentiellement connective, soutient un lacis très abondant de vaisseaux sanguins et de nerfs.

Immédiatement appliquée sur la surface de l'encéphale et de la moelle, elle adhère fortement à cette surface et en suit tous les accidents.

Sa *face externe*, baignée dans une partie de son étendue par le fluide céphalo-rachidien, adhère au feuillet viscéral de l'arachnoïde au moyen d'un tissu conjonctif filamenteux plus ou moins lâche. Elle donne naissance au névrilème des nerfs en se réfléchissant à leur surface. En outre, elle envoie à la face interne de la dure-mère une multitude de prolongements, filamenteux ou lamelleux, qui traversent la cavité de l'arachnoïde à la manière des nerfs et des vaisseaux, c'est-à-dire en s'enveloppant comme eux d'une gaine fournie par cette dernière membrane. Ces prolongements, toujours fort courts, semblent destinés à fixer le névraxe au centre de son étui dural.

La *face interne* est unie à la substance nerveuse par une grande quantité de radicules artérielles et veineuses qui abandonnent la pie-mère pour plonger dans cette substance.

La *structure* de la pie-mère comprend des faisceaux connectifs diversement dirigés et un fin réseau de fibres élastiques. Les cellules de ce tissu sont susceptibles, dans certaines espèces telles que le Bœuf, le Mouton, de se charger de pigment, de manière à communiquer à la membrane une coloration plus ou moins brune ou noirâtre. Chez les Solipèdes eux-mêmes, on rencontre communément des taches pigmentaires au niveau du chiasma des nerfs optiques. Les vaisseaux sanguins sont accompagnés par de très fins nerfs vaso-moteurs. On voit aussi des gaines périvasculaires, que la plupart des auteurs considèrent comme des espaces lymphatiques, ce qui n'est pas démontré.

Pie-mère rachidienne. — Cette membrane est remarquable par la disposition des prolongements qui s'échappent de ses deux faces.

Les *prolongements internes* correspondent aux deux sillons médians de la moelle ; l'inférieur s'élève comme un pli rentrant jusqu'au fond du sillon correspondant ; mais il n'en est pas de même pour l'opposé, car le fond du sillon supérieur de la moelle est occupé par une cloison névroglique.

Les *prolongements externes* (fig. 167), rattachant la pie-mère à la dure-mère à travers la cavité arachnoïdienne, sont les uns filamenteux, les autres lamelleux ; les premiers, extrêmement multipliés, sont dispersés sur les faces supérieure et inférieure de la moelle ; les autres constituent, sur les côtés de cet organe, deux rubans festonnés qui prennent le nom de *ligaments dentelés* (fig. 168). Ces ligaments règnent sur toute la longueur de l'axe médullaire, entre les racines nerveuses supérieures et inférieures ; leur bord interne se confond dans toute son étendue avec la pie-mère ; leur bord externe, découpé en festons, s'attache sur la dure-mère, par le sommet des angles qui séparent ces festons, entre les orifices d'émergence des nerfs.

Pie-mère crânienne. — Plus vasculaire que la pie-mère spinale, à laquelle elle fait suite sur le bulbe rachidien, cette membrane n'envoie guère de prolongements à la dure-mère qu'au niveau de la moelle allongée ; mais elle en projette, à l'intérieur du cerveau et sur le côté du cervelet, qui sont remarquables par leur développement ; nous voulons parler des formations choroïdiennes, c'est-à-dire des *toiles choroïdiennes* et des *plexus choroïdes*, dont l'étude sera faite à propos de l'encéphale.

DIFFÉRENCES

Les différences de l'étui osseux ont été suffisamment décrites dans l'ostéologie de la tête et de la colonne vertébrale. Elles n'offrent d'ailleurs rien de bien important.

Quant aux méninges, leur nombre et leur disposition générale sont à peu près les mêmes dans toutes les espèces. Notons toutefois que, chez le Mouton, la dure-mère crânienne est très mince, comme si elle était réduite au périoste interne des os du crâne ; elle ne présente quelque épaisseur qu'au niveau du sinus médian. La faux du cerveau n'est bien prononcée qu'à ses deux extrémités. Cette cloison est plus développée dans la Chèvre (*Struska*).

Chez l'Homme, on remarque que la dure-mère présente, indépendamment des replis que nous avons étudiés chez les animaux, une *faux du cervelet*, qui s'étend depuis la tente de même nom jusqu'au voisinage du trou occipital. Les granulations méningiennes ou glandes de Pacchioni sont à peu près constantes chez l'Homme âgé ; leur volume est quelquefois si considérable que, par compression, elles amincissent et perforent le crâne dans les points qui leur correspondent.

Section II. — MOELLE ÉPINIÈRE.

Préparation. — Isoler le crâne et la colonne vertébrale de toutes les autres parties du corps ; puis les ouvrir par leur surface supérieure, comme dans la figure 154, en faisant sauter, à l'aide du rogne-pied et du marteau, la voûte crânienne et la portion annulaire de toutes les vertèbres. On pourra étudier d'abord l'organe ainsi mis à nu, couché dans son tube osseux et enveloppé de ses membranes, puis extraire en entier l'axe cérébro-spinal compris dans la dure-mère, et inciser cette dernière sur le trajet de la moelle pour mettre celle-ci entièrement à découvert.

Sur une moelle durcie dans l'eau additionnée d'un dixième d'acide azotique ou d'un vingtième de formol, on étudiera la distribution de la substance blanche et de la substance grise dans l'intérieur de l'organe ; on isolera aussi plus ou moins exactement les différents cordons qui la constituent par leur accolement ; mais l'étude complète de la structure ne peut se faire qu'au microscope et par les procédés de la technique histologique.

Conformation extérieure.

Idée générale. — La moelle épinière est la portion du névraxe qui occupe le canal rachidien. C'est un gros cordon blanc, irrégulièrement cylindrique, commençant au niveau du trou occipital, où il fait suite au bulbe rachidien, et se terminant en pointe à l'entrée du canal sacré ou un peu plus en arrière, cordon donnant naissance, sur son trajet et de chaque côté, aux racines supérieures et inférieures des nerfs spinaux (fig. 169).

Poids. — Sur des animaux de taille moyenne, le poids de la moelle est d'environ 270 grammes pour le Cheval, 150 pour l'Ane, 220 pour la Vache, 50 pour le Mouton et la Chèvre, 70 pour le Porc, 25 pour le Chien, 8 pour le Chat, 5,5 pour le Lapin.

Forme. — Volume. — Le cordon médullaire est légèrement déprimé de dessus en dessous dans toute son étendue ; aussi, sur quelque point qu'on examine sa coupe transversale, on voit toujours le diamètre latéral l'emporter sur le vertical, et cette coupe apparaît régulièrement elliptique. L'aplatissement est plus prononcé dans la région lombaire que dans aucun autre point.

Son volume est loin, du reste, d'être uniforme (Voy. fig. 154). En suivant l'organe d'avant en arrière, on remarque d'abord qu'il présente sensiblement les mêmes dimensions jusqu'à la cinquième vertèbre cervicale, et qu'entre ce point et la deuxième vertèbre du dos il forme un renflement oblong désigné

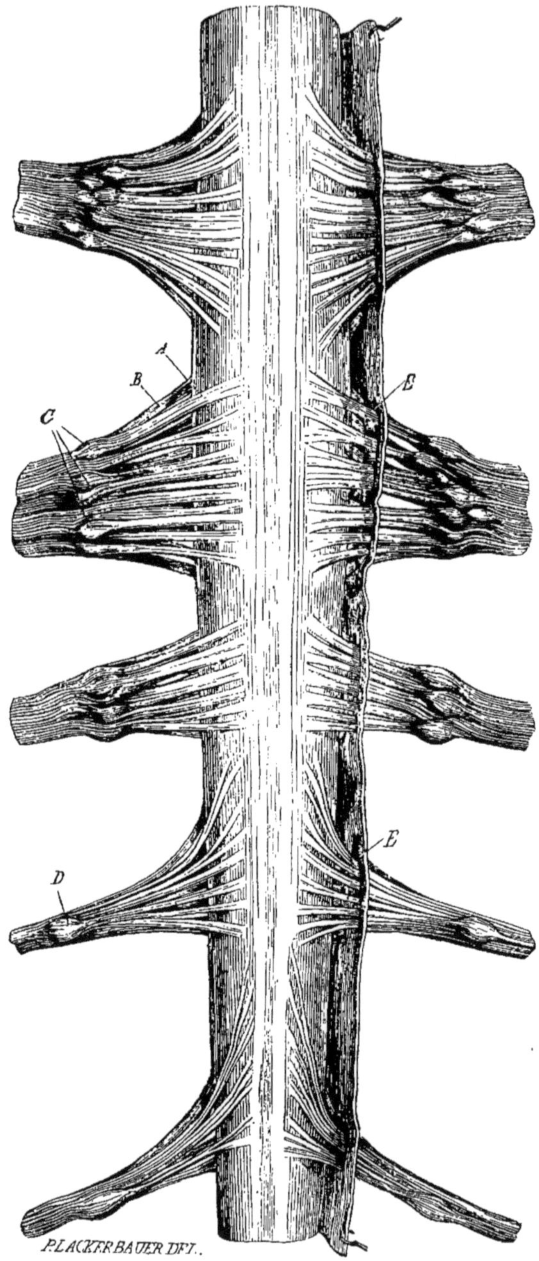

Fig. 169. — Segment de la moelle épinière du Cheval pris au niveau du renflement cervical (face supérieure avec les racines des nerfs rachidiens) *.

* E, dure-mère ; A, racines supérieures ; B, racines inférieures ; C, D, ganglions spinaux.

sous le nom de *renflement cervical* ou *bulbe brachial*. La moelle reprend ensuite progressivement son volume primitif, et même devient moins grosse qu'à son origine. Vers le milieu des lombes, elle augmente de nouveau pour constituer le *renflement lombaire* ou *bulbe crural*, qui s'étend jusqu'à l'entrée du canal sacré. Enfin, à la suite de cette dilatation, elle s'atténue très rapidement à la manière d'un crayon taillé, et ce *cône terminal* se prolonge par une longue pointe effilée, dite *filum terminale*, jusqu'aux premières vertèbres caudales ; mais le *filum terminale* n'émet aucun nerf, il est seulement entouré par les nerfs spinaux postérieurs qui forment là ce que l'on appelle la *queue de cheval* (fig. 170).

Les deux renflements de la moelle correspondent aux points d'émission des nerfs des membres et se développent corrélativement à ceux-ci.

Le *filum terminale* est le résultat de l'inégalité d'accroissement de la colonne vertébrale et de la moelle. En effet, celle-ci occupait tout d'abord, jusqu'au premier tiers de la gestation, toute la longueur du canal vertébral, et son cône terminal, arrivant au fond de l'étui dural, s'insérait brièvement sur les premières vertèbres caudales. Comme elle s'accroît ensuite moins rapidement que le rachis, elle semble éprouver un mouvement d'ascension dans son canal osseux ; mais son extrémité reste néanmoins attachée au coccyx par un ligament qui s'étire et devient le *filum terminale*. La partie du *filum* qui traverse le fond de l'étui de la dure-mère pour prendre attache sur les vertèbres caudales est désignée spécialement sous le nom de *ligament coccygien*. Les nerfs participent nécessairement à cette apparente ascension de la moelle, et ainsi s'agglomèrent en faisceau à son extrémité, de manière à former la queue de cheval.

MOYENS DE FIXITÉ. — La moelle est fixée dans ses enveloppes : 1° par sa continuité avec le bulbe et, par le bulbe, avec l'encéphale ; 2° par le ligament coccygien ; 3° par les ligaments dentelés et les prolongements filiformes que la pie-mère lance à la dure-mère.

SURFACE EXTÉRIEURE DE LA MOELLE. — Cette surface, recouverte par la pie-mère, présente une disposition extrêmement simple. On y remarque, sur son plan supérieur ou dorsal et sur son plan inférieur ou ventral, de chaque côté, la double série des racines sensitives et des racines motrices des nerfs rachidiens, racines implantées sur une même ligne ou une même bande longitudinale, à droite et à gauche du plan médian, et rassemblées en faisceaux en regard des trous de conjugaison des vertèbres.

Sur la ligne médiane règnent, dans toute la longueur de l'organe, deux sillons étroits, l'un *supérieur*, l'autre *inférieur*, dans lesquels s'enfonce la pie-mère. Quatre autres sillons ont été décrits au niveau de l'émergence des racines nerveuses, sous les noms de *sillons collatéraux, supérieurs* et *inférieurs* ; mais les deux *supérieurs* existent

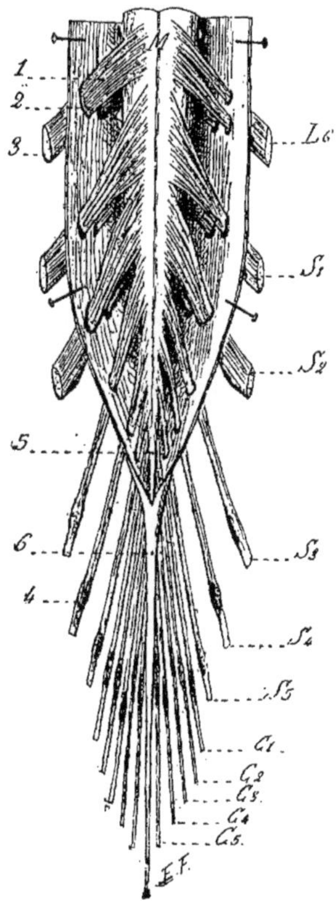

Fig. 170. — Extrémité postérieure de la moelle épinière du Cheval, avec le *filum terminale* et les nerfs de la queue du Cheval. (La dure-mère a été ouverte)[*].

seuls, et même ils sont le plus souvent à peine sensibles, indiqués seulement par la série des points d'implantation des racines nerveuses.

Conformation intérieure. — Topographie des coupes transversales.

Considérée sur une coupe transversale, en n'importe quel point de sa longueur, la moelle présente à étudier, abstraction faite des méninges : un canal central, deux sillons médians, de la substance grise et de la substance blanche (fig. 171).

[*] M. moelle ; 1, racines supérieures ; 2, racines inférieures ; 3, nerf rachidien ; 4, ganglion spinal ; 5, origine du *filum terminale* ; 6, cône terminal de la dure-mère ; L6. sixième paire lombaire ; S1, première paire sacrée ; S2, deuxième sacrée ; S3, troisième sacrée ; S4, quatrième sacrée ; S5, cinquième sacrée ; C1, première paire coccygienne ; C2, deuxième coccygienne ; C3, troisième coccygienne ; C4, quatrième coccygienne ; C5, cinquième et dernière coccygienne.

a. Le *canal central*, ou canal de l'épendyme, est un très fin conduit, de section elliptique, qui représente un vestige de la constitution tubulaire de la moelle de l'embryon. Il fait suite au quatrième ventricule au niveau du bec du *calamus scriptorius* et vient se terminer en cul-de-sac dans la partie initiale du *filum terminale*.

b. Les deux *sillons médians* sont : l'un, supérieur, très étroit, peu profond, mais continué par une cloison névroglique jusqu'à la commissure grise; l'autre, inférieur, plus large, tapissé par la pie-mère. Ce dernier s'avance vers le septum

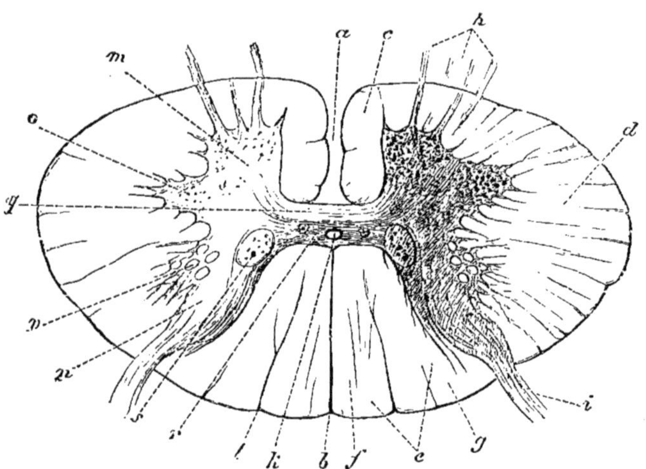

Fig. 171. — Coupe transversale de la moelle (figure demi-schématique, d'après Erb) *.
(Elle est placée sens dessus dessous.)

névroglique précité, dans le plan médian, mais sans le rejoindre, en sorte que la moelle se trouve ainsi divisée en deux moitiés latérales, symétriques, réunies par une commissure transverse. Celle-ci est formée de deux minces lames nerveuses superposées : l'une supérieure, dite *commissure grise*, au sein de laquelle se trouve le canal central ; l'autre inférieure, appelée *commissure blanche*.

c. La *substance grise*, considérée sur une coupe segmentale de la moelle, figure dans son ensemble une sorte d'H majuscule, dont la branche horizontale n'est autre que la commissure grise dont nous venons de parler. Elle forme, dans chaque moitié de la moelle, deux prolongements appelés cornes et distinguées en supérieure et inférieure. La *corne grise supérieure* (postérieure chez l'Homme) se dirige obliquemment en haut et en dehors; elle est mince et comme effilée, et elle s'étend jusqu'au voisinage du sillon collatéral supérieur, où sortent les racines sensitives. La *corne grise inférieure* (antérieure chez l'Homme) est plus épaisse, plus irrégulière de contour, et elle n'atteint pas la surface de la moelle; les racines motrices qui s'en échappent ont à traverser une certaine épaisseur de substance blanche.

* *a*, sillon médian inférieur ; *b*, sillon médian supérieur ; *c*, cordon inférieur ; *d*, cordon latéral ; *e*, cordon supérieur ; *f*, faisceau de Goll ; *g*, faisceau de Burdach ; *h*. racines inférieures ; *i*, racines supérieures ; *k*. canal central ; *l*, sillon paramédian ; *m*, corne grise inférieure ; *n*, corne grise supérieure ; *o*, corne latérale ; *p*, processus réticulaire ; *q*, commissure blanche ; *r*, commissure grise ; *s*, colonne de Clarke.

La partie continue des deux cornes constitue leur *base*; l'extrémité libre s'appelle la *tête*, et le rétrécissement plus ou moins prononcé qui existe entre la base et la tête porte le nom de *col*.

Dans certaines régions, notamment en bas du cou et à l'origine du dos, on

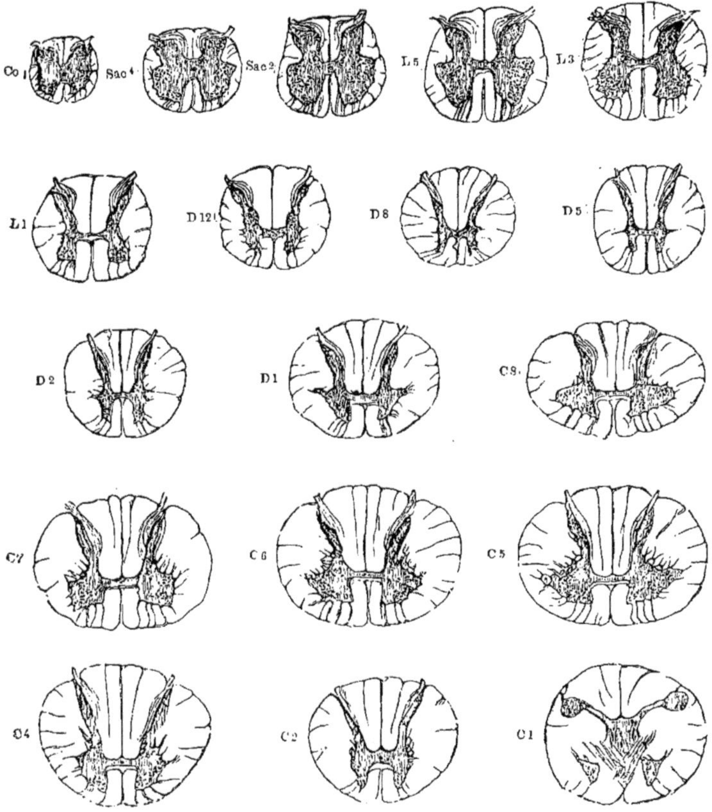

Fig. 172. — Coupes de la moelle à des hauteurs diverses (d'après Quain) *.

voit se détacher de la corne inférieure un prolongement triangulaire qui pénètre dans le cordon latéral : c'est la *corne latérale, corne moyenne*, ou *tractus intermedio-lateralis de Clarke* (fig. 171, o).

L'angle rentrant formé, de chaque côté, par la corne supérieure et l'inférieure, ou bien par la corne supérieure et la latérale (lorsque celle-ci existe), est occupé par un réseau de substance grise irradiant dans la substance blanche, réseau indistinct dans la région lombaire et de plus en plus développé au fur et à mesure qu'on approche du bulbe : c'est la *formation réticulaire* ou *processus reticularis* de Deiters (fig. 171, *p*).

d. De la disposition même de la substance grise résulte que la *substance*

* C¹, au niveau de la première paire cervicale ; C², de la deuxième paire cervicale ; C⁴, de la quatrième paire cervicale ; C⁵, C⁶, C⁷, C⁸, des cinquième, sixième, septième et huitième paires cervicales ; D¹. D². D⁵, D⁸, D¹², des première, deuxième, cinquième, huitième et douzième paires dorsales ; L¹, L³, L⁵, des première, troisième et cinquième lombaires ; *Sac²*, *Sac⁴*, des deuxième et quatrième sacrées ; *Co¹*, de la première coccygienne.

blanche est partagée, dans chaque moitié de la moelle, en trois cordons. Le *supérieur* (postérieur chez l'Homme), le mieux délimité des trois, est compris entre le septum médian et la corne grise supérieure ; il est indivis dans la plus grande partie de son étendue ; mais, dans la région cervicale, il se montre divisé en deux parties, l'une interne (faisceau de Goll), l'autre externe (faisceau de Burdach), par une mince cloison névroglique qui correspond à un sillon extérieur, dit paramédian supérieur, situé entre le sillon médian supérieur et le sillon collatéral supérieur (fig. 171). Le *cordon inférieur* (antérieur chez l'Homme) s'unit à celui du côté opposé par la commissure blanche et se trouve compris entre le sillon médian inférieur et la corne grise correspondante. Le *cordon latéral*, le plus volumineux, est situé en dehors des cornes grises, entre les lignes d'insertion des racines supérieures et inférieures ; il se fusionne avec le cordon inférieur dans tout l'espace compris entre la tête de la corne inférieure et la surface de la moelle ; aussi réunit-on quelquefois ces deux cordons en un seul sous le nom de cordon inféro-latéral ou antéro-latéral.

e. La proportion des deux substances, blanche et grise, ainsi que leur configuration sur les coupes de la moelle ne sont pas les mêmes dans tous les points de la longueur de cet organe (fig. 172) : la substance blanche va en diminuant progressivement de la tête vers la queue, tandis que le développement de la substance grise est proportionnel au volume des nerfs s'échappant de l'endroit envisagé ; il est donc à son maximum au niveau des renflements de la moelle. Dans le bulbe crural en particulier, la substance grise est extrêmement abondante et occupe sur la section une surface qui paraît d'autant plus grande que la substance blanche est au contraire très diminuée.

Structure.

La structure du névraxe en général et de la moelle épinière en particulier est loin d'être complètement élucidée, bien que, dans ces derniers temps, elle ait été l'objet d'importantes découvertes dues à la méthode de Golgi. Nous nous bornerons ici à en faire l'exposé sommaire, en considérant successivement la substance grise et la substance blanche (fig. 173).

Substance grise. — La substance grise offre à étudier de la névroglie, des cellules nerveuses et des fibres nerveuses.

A. NÉVROGLIE. — La névroglie s'accumule au sommet de la corne supérieure, qu'elle coiffe comme d'un croissant ; là elle a reçu le nom de *substance gélatineuse de Rolando*, en raison de ses caractères de mollesse et de transparence. Elle se présente sous ce même état gélatineux autour du canal central, auquel elle forme une paroi d'aspect séreux, appelée *épendyme*, et limitée par un épithélium simple cylindrique et vibratile. Dans les autres points de la substance grise, la névroglie est comparable à une sorte d'éponge qui sert de substratum aux éléments nobles.

B. CELLULES NERVEUSES. — Les cellules nerveuses sont, pour la plupart, réunies en amas dans des points déterminés ; les autres sont dispersées. Les cellules qui se présentent en groupes sur les sections transversales de la moelle forment, dans les sections longitudinales, des traînées continues qu'on appelle colonnes cellulaires. On distingue : deux groupes dans la corne inférieure, l'un externe, l'autre interne ; un groupe dans la corne latérale ou à l'endroit qui lui correspond ; un groupe du côté interne de la corne supérieure, au-dessus de la commissure grise : c'est la *colonne de Clarke*, qui est essentiellement lombo-dorsale ; un groupe dans la corne supérieure, en dehors et au-dessus de la colonne de Clarke ; plusieurs groupes dans la tête de cette même corne, au sein de la substance gélatineuse de Rolando ou immédiatement au-dessous, groupes de cellules très petites qui ont été longtemps confondues avec les cellules de la névroglie ; un groupe périépendymaire, à l'entour du canal central ; enfin des cellules solitaires, disséminées dans les deux cornes, un peu partout (fig. 175).

Toutes les cellules de la moelle sont multipolaires, mais leurs formes sont extrêmement variables, ainsi que leurs dimensions, lesquelles vont de 8 μ à 150 μ ou 200 μ. D'après la destination de leur cylindraxe, Cajal les distingue en : cellules à cylindraxe long et cellules à cylindraxe court : celles-ci connues sous le nom de *cellules de Golgi*, celles-là divisées en *cellules radiculaires* et *cellules cordonales* (fig. 174).

1. Les *cellules radiculaires* sont ordinairement les plus volumineuses ; elles sont situées dans la corne inférieure ; leur cylindraxe sort de la moelle à l'état de fibre motrice par les racines inférieures, quelquefois par les racines supérieures ; il fournit assez souvent, avant

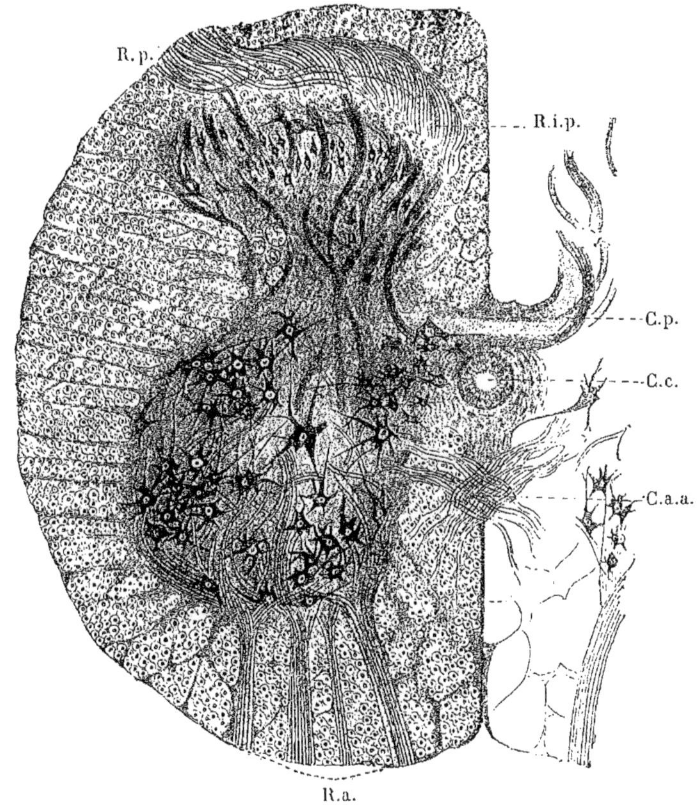

Fig. 173. — Coupe transversale de la moelle épinière, région lombaire (d'après Deiters) *.

de se recouvrir de myéline, une ou deux collatérales qui reviennent dans la substance grise, où elles se résolvent en arborisations terminales. Quant aux expansions protoplasmiques de ces cellules, elles sont très touffues et très étendues.

2. Les *cellules cordonales* sont celles dont le cylindraxe devient fibre d'un cordon de la substance blanche et conséquemment ne sort pas du névraxe. Il en existe dans tous les points de la substance grise, mais principalement dans le groupe interne de la corne inférieure, dans la corne latérale et dans la colonne de Clarke ; celle-ci en est même formée exclusivement. Ces cellules n'ont rien de caractéristique dans la forme et le volume ; leur cylindraxe passe dans la substance blanche, et là se coude, ou même se bifurque, pour devenir fibre longitudinale ; il émet, chemin faisant, un nombre plus ou moins considérable de collatérales qui rentrent dans la substance grise, et enfin il se termine lui-même dans cette même substance à une distance très variable de son point de départ. Les cellules cordonales sont en effet destinées à unir les divers étages du névraxe d'un même côté ou d'un côté à l'autre. Il en est d'*homolatérales* ou *tautomères*, c'est-à-dire dont le cylindraxe ne traverse pas le plan médian ; d'autres sont *hétérolatérales* ou *hétéromères*, car leur cylindraxe traverse

---

* Ra, racines inférieures ; Rp, racines supérieures ; Rip, partie interne des racines supérieures ; Cp, commissure grise ; Caa, commissure blanche ; Ce, canal central.

la commissure blanche pour gagner la moitié opposée de la moelle : d'autres enfin sont mixtes ou *hécatéromères*, leur cylindraxe se divisant en deux branches, dont l'une reste du même côté, tandis que l'autre passe du côté opposé.

3. Quant aux *cellules à cylindraxe court*, ou *cellules de Golgi*, elles servent d'intermédiaires entre neurones très rapprochés, de sorte que leur cylindraxe ne sort pas de la substance grise et ne se recouvre pas de myéline. Elles sont très petites, irrégulièrement disséminées, et se confondent facilement avec des cellules de névroglie. On les trouve principalement dans la corne sensitive.

C. Fibres nerveuses. — La substance grise renferme encore une énorme quantité de fibres nerveuses appartenant, sauf rares exceptions, à la catégorie des fibres amyéliniques. Ces

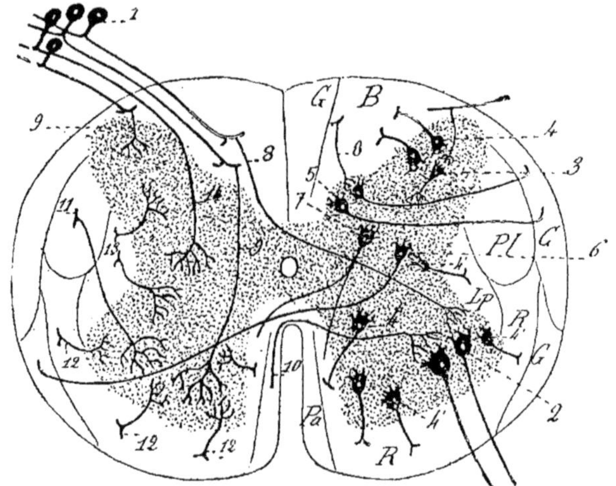

Fig. 174. — Schéma des neurones de la moelle et des collatérales des fibres des cordons *.

fibres, de provenance proche ou plus ou moins lointaine, forment avec le réseau névroglique un feutrage inextricable. Il y a là : 1° l'origine des cylindraxes des cellules radiculaires ; 2° l'origine des cylindraxes des cellules cordonales ; 3° les cylindraxes tout entiers des cellules de Golgi avec leurs arborisations terminales ; 4° les arborisations terminales des fibres des racines supérieures ; 5° la terminaison de fibres parties des centres nerveux supérieurs ; 6° enfin la multitude des collatérales émanées des fibres des cordons (fig. 174). Le tout constitue le *réseau de Gerlach* (fig. 174).

Substance blanche. — La substance blanche est formée de fibres nerveuses qui, chez l'adulte, sont toutes pourvues de myéline, mais n'ont pas de gaine de Schwann ni d'étranglements annulaires ; leur diamètre varie de 2 à 15 μ ; les plus fines occupent en général la partie profonde des cordons, et principalement le fond de l'angle des deux cornes grises ; les plus grosses se rencontrent dans la partie superficielle des cordons inférieurs et latéraux. Ces fibres sont soutenues par un réseau névroglique semé de cellules en araignée, et elles sont ainsi groupées en faisceaux et fascicules. Sur une coupe de la moelle humaine, pratiquée au niveau de la deuxième paire cervicale, Stilling a compté 401 694 fibres nerveuses dans la substance blanche.

Flechsig a montré que, chez l'embryon, ces fibres se myélinisent par faisceaux, d'une manière successive. Et ce sont précisément ces mêmes faisceaux qui plus tard sont susceptibles de dégénérer, à l'exclusion les uns des autres, dans certaines lésions des centres ner-

* *G*, faisceau de Goll ; *B*, faisceau de Burdach ; *C*, faisceau cérébelleux direct ; *G*, faisceau de Gowers ; *Pl*, faisceau pyramidal latéral ; *Lp*, faisceau latéral profond ; *R, R*, faisceau restant inféro-latéral ; *Pa*, faisceau pyramidal antérieur ; *1*, cellules du ganglion spinal ; *2*, cellule radiculaire ; *3*, cellule de Golgi ; *4, 4'*, cellules cordonales tautomères ; *5*, cellules de la colonne de Clarke dont le cylindraxe passe dans le faisceau cérébelleux direct ; *6*, cellule cordonale hétéromère ; *7*, cellule cordonale hécatéromère ; *8* (côté droit), collatérale d'une fibre du cordon supérieur allant se terminer au contact d'une cellule de Clarke ; *8* (côté gauche), autre collatérale du même cordon, traversant la ligne médiane pour atteindre une cellule radiculaire du côté opposé ; *9, 9*, autres collatérales du cordon supérieur aboutissant à diverses cellules de la substance grise du même côté ; *10*, partie terminale d'une fibre du faisceau de Turck ; *11*, segment d'une fibre du faisceau pyramidal latéral, émettant une collatérale qui plonge dans la corne grise inférieure ; *12, 12, 12*, segments de fibres du faisceau restant inféro-latéral donnant aussi des collatérales qui rentrent dans la substance grise ; *13*, segment de deux fibres du faisceau latéral profond qui se comportent de même.

veux. En combinant ces deux sortes d'observations, embryologiques et anatomo-pathologiques, on est arrivé à la *systématisation* des cordons de la moelle, c'est-à-dire à la division de ces cordons en les nombreux faisceaux indiqués dans la figure 175 et énumérés dans le tableau ci-dessous :

Cordon supérieur. { Faisceau de Goll.
{ Faisceau de Burdach.

Cordon latéral.... { Faisceau cérébelleux direct.
{ Faisceau pyramidal latéral.
{ Faisceau latéral profond.
{ Faisceau de Gowers.
{ Faisceau restant ou fondamental.

Cordon inférieur.. { Faisceau pyramidal antérieur ou de Turck.
{ Faisceau restant ou fondamental.

A. Cordon supérieur. — 1. Le *faisceau de Goll* ou *cordon grêle* n'est bien distinct qu'à la région cervicale et au commencement de la région dorsale; il va d'ailleurs en s'accroissant de bas en haut. Il se fait remarquer par l'uniformité de ses fibres fines, par son riche plexus névroglique et par sa myélinisation tardive. Il est essentiellement constitué, ainsi que le faisceau de Burdach, par les fibres des racines sensitives, lesquelles, nées des cellules des ganglions spinaux, plongent dans le sillon collatéral supérieur et se divisent bientôt chacune

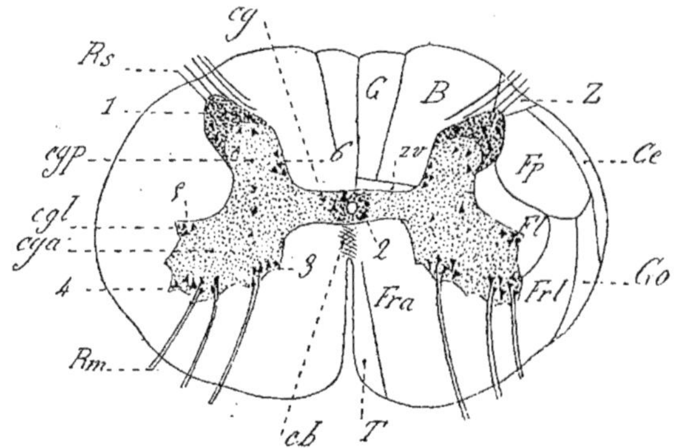

Fig. 175. — Coupe transversale schématique de la moelle du Cheval au niveau du cou *.

en deux branches longitudinales, l'une ascendante, l'autre descendante (fig. 164); celle-ci suit le faisceau de Burdach sur une longueur de quelques centimètres, puis se recourbe à angle droit pour se terminer dans la corne grise supérieure par une arborisation; celle-là monte verticalement pour se terminer aussi dans la corne supérieure, mais à une distance très variable, ce qui a fait distinguer des fibres ascendantes courtes, moyennes et longues : les courtes n'ont pas plus de 5 ou 6 centimètres chez l'Homme ; les moyennes ont de 8 à 10 centimètres; les longues s'élèvent jusqu'aux noyaux de Goll et de Burdach du bulbe; peut-être même en est-il qui vont directement jusqu'au cerveau. Or ce sont les fibres ascendantes longues qui constituent principalement le faisceau de Goll; tandis que les moyennes et les courtes restent dans le faisceau de Burdach.

En un point donné, les fibres du premier faisceau sont d'autant plus superficielles qu'elles viennent d'une région plus inférieure de la moelle.

2. Le *faisceau de Burdach*, ou *cordon cunéiforme*, est formé, ainsi que nous venons de l'exposer, par les branches descendantes des fibres radiculaires sensitives et par les branches ascendantes, courtes et moyennes, de ces mêmes fibres. Il comprend, en outre, un certain nombre de fibres endogènes (c'est-à-dire nées dans la moelle), plus ou moins

* *cga*, corne grise inférieure ; *cgp*, corne supérieure ; *cgl*, corne latérale ; *cg*, commissure grise ; *cb*, commissure blanche ; *Rm*, racines motrices ; *Rs*, racines sensitives ; *G*, faisceau de Goll ; *B*, faisceau de Burdach ; *Z*, zone de Lissauer ; *zv*, zone ventrale du cordon postérieur ; *Ce*, faisceau cérébelleux direct ; *Fp*, faisceau pyramidal croisé ; *Go*, faisceau de Gowers ; *Fl*, faisceau latéral profond ; *Frl*, faisceau restant du cordon latéral ; *Fra*, faisceau restant du cordon inférieur ; *T*, faisceau de Turck ; *1*, substance gélatineuse de Rolando ; *2*, épendyme ; *3*, groupe cellulaire interne de la corne inférieure ; *4*, groupe cellulaire externe de la même corne ; *5*, groupe cellulaire de la corne latérale ; *6*, cellules de la colonne de Clarke.

éparpillées, qui émanent de cellules contenues dans la substance gélatineuse de Rolando (fig. 174,4). Ces dernières fibres se divisent en branches ascendantes et descendantes et se terminent dans la substance grise à des distances variables.

Toutes les fibres exogènes, c'est-à-dire radiculaires, du cordon supérieur, qu'elles appartiennent au faisceau de Goll ou au faisceau de Burdach, émettent sur leur trajet un grand nombre de collatérales (fig. 174,8), qui s'enfoncent perpendiculairement dans la substance grise et se terminent par des arborisations au contact des cellules nerveuses des deux cornes d'une même moitié de la moelle, ou même de la moitié opposée après avoir traversé la commissure grise.

Le faisceau de fibres qui entourent immédiatement les racines sensitives, en s'interposant comme un coin entre le cordon supérieur et le cordon latéral, est souvent désigné à part sous le nom de *zone marginale de Lissauer* (fig. 175,Z).

Il en est de même pour les fibres qui se superposent immédiatement à la commissure grise ; on les distingue quelquefois sous le terme de *faisceau ou zone ventrale du cordon postérieur* (fig. 175,zv).

B. Cordon latéral. — 1. Le *faisceau cérébelleux direct* occupe l'écorce du cordon latéral, à la partie supérieure. Il commence à l'origine de la moelle lombaire et se poursuit jusqu'au cervelet en se renforçant progressivement. Il est formé de fibres volumineuses, partant des cellules de la colonne de Clarke, traversant l'épaisseur de la moelle et se coudant ensuite pour monter dans le névraxe jusqu'à l'écorce cérébelleuse du même côté, où elles se terminent au contact des cellules de Purkinje par des arborisations libres (fig. 174,5 et 166). Ce faisceau conduit au cervelet les impressions que les racines supérieures ont apportées aux cellules de Clarke. Il est donc à dégénération ascendante. Toutefois, d'après des recherches récentes, il contiendrait aussi des fibres descendantes, c'est-à-dire cérébello-médullaires, ainsi que d'autres fibres émanant des cellules de la corne supérieure de la moelle.

2. Le *faisceau pyramidal latéral* ou *pyramidal croisé* est situé en dedans du précédent et occupe la partie supérieure du cordon latéral. Il est formé de grosses fibres qui viennent des cellules pyramidales de la zone psycho-motrice du cerveau, descendent par la capsule interne, le pied du pédoncule cérébral, la pyramide inférieure du bulbe, s'entre-croisent au collet de ce dernier avec les fibres homologues du côté opposé et gagnent la moelle, où elles se terminent successivement dans la corne inférieure, au contact des cellules radiculaires. Ces fibres émettent sur tout leur parcours de nombreuses collatérales, qui se terminent de même dans la substance grise. Vu l'entre-croisement qui s'opère au collet du bulbe, les fibres parties de l'hémisphère cérébral droit aboutissent au côté gauche de la moelle, et *vice versa*.

Ce faisceau, à dégénération descendante, conduit les incitations motrices volontaires des centres de volition aux centres d'exécution.

3. Le *faisceau latéral profond* est formé de très fines fibres émanant des cellules cordonales de la moelle et se terminant dans la substance grise après un court trajet ascendant ou descendant, fibres qui mettent en relation des étages rapprochés de cette substance.

4. Le *faisceau de Gowers*, ou *faisceau ascendant antéro-latéral*, occupe la superficie du cordon latéral en dessous du faisceau cérébelleux. C'est un faisceau à myélinisation tardive, qui dégénère de bas en haut. Ses fibres, de volume très divers, paraissent provenir de cellules cordonales de la corne supérieure opposée (cellules hétéromères) et s'élever sans interruption jusqu'au bulbe. Les uns le considèrent comme une voie cérébelleuse, au même titre que son voisin, le faisceau cérébelleux direct ; les autres, comme une voie sensitive ; cette dernière opinion nous semble la plus probable.

5. Le *faisceau restant*, ou *faisceau fondamental du cordon latéral*, est un faisceau à dégénérescence principalement descendante, compris entre le faisceau de Gowers et le faisceau restant du cordon inférieur. Il a vraisemblablement la même signification que le faisceau latéral profond. Ses fibres, parties des cellules cordonales de la moelle, constituent, pense-t-on, de courtes commissures descendantes entre des étages rapprochés de la substance grise. Peut-être contient-il en outre des fibres cérébelleuses descendantes ?

C. Cordon inférieur. — 1. Le *faisceau pyramidal inférieur, faisceau pyramidal direct* ou *faisceau de Turck*, occupe le côté interne du cordon inférieur. Il est le plus souvent négligeable chez nos animaux domestiques. C'est un faisceau à dégénérescence descendante, constitué en général par de grosses fibres émanant des grandes pyramides du cerveau, fibres qui accompagnent celles du faisceau pyramidal latéral jusqu'au bulbe, mais qui, à cet endroit, échappent à la décussation pour descendre dans la moelle du même côté : toutefois, avant de se terminer, elles s'entre-croisent successivement dans la commissure blanche, sur toute la hauteur de la moelle, en sorte qu'elles aboutissent à la corne inférieure du côté opposé à leur point de départ cérébral ; là elles forment des arborisations libres au contact des cellules radiculaires. Pendant leur trajet, elles émettent de nombreuses collatérales, qui se terminent de la même manière à différentes hauteurs de la moelle.

Le faisceau de Turck partage avec le faisceau pyramidal latéral la fonction de conduire les incitations motrices volontaires du cerveau à la moelle.

2. Le *faisceau restant*, ou *faisceau fondamental du cordon inférieur*, comprend toute la partie restante de ce cordon. Il est traversé par les racines motrices. Les fibres longitudinales qui le composent appartiennent au système des voies courtes, comme toutes celles qui entourent étroitement la moelle. Parties des cellules cordonales de la corne grise inférieure, elles se divisent chacune en deux branches, l'une ascendante, l'autre descendante, qui rentrent dans la substance grise à leur extrémité et s'y terminent par une arborisation, non sans avoir émis sur leur trajet des collatérales nombreuses. La dégénérescence de ce faisceau est donc à la fois ascendante et descendante.

Telle est, dans l'état actuel de la science, la systématisation des fibres de la substance blanche de la moelle, telle qu'elle résulte des études d'embryologie (myélinisation successive) et d'anatomie pathologique (dégénération systématique à la suite de lésions spontanées ou expérimentales) poursuivies chez les animaux comme chez l'Homme.

Nous ne dissimulerons pas que cette systématisation est encore conjecturale sur plusieurs points, même chez l'Homme, et qu'elle aurait besoin d'être contrôlée dans ses détails pour chacune de nos espèces domestiques.

En terminant, nous répéterons que les fibres des cordons médullaires lancent dans la substance grise de nombreuses collatérales qui entourent les cellules nerveuses de véritables nids filamenteux (fig. 174). Les collatérales les plus grosses sont celles du cordon inférieur ; elles viennent se terminer au contact des cellules radiculaires, soit du même côté, soit du côté opposé. Les plus fines proviennent du cordon latéral ; bon nombre traversent la commissure grise pour se rendre du côté opposé. Quant aux collatérales du cordon supérieur, elles émanent pour la plupart des fibres radiculaires sensitives et se terminent du même côté ou du côté opposé.

Vaisseaux. — Nous avons déjà parlé des *gaines périvasculaires*, prétendues lymphatiques, qui entourent les artérioles et les veinules du névraxe ; nous n'y reviendrons pas. Quant aux *vaisseaux sanguins*, ils abordent la moelle soit par les sillons médians (*artères médianes*) et principalement par l'inférieur, longé, comme on sait, par l'artère spinale médiane ; soit par les sillons collatéraux, en accompagnant les racines nerveuses (*artères radiculaires*) ; soit enfin par tous les points de la périphérie, à l'état de fins rameaux émanant des lacis de la pie-mère (*artères périphériques*). On a cru longtemps que les vaisseaux pénétrant dans les centres nerveux axiaux y étaient accompagnés par des tractus conjonctifs émanés de la pie-mère ; on sait aujourd'hui qu'il n'y a d'autre tissu conjonctif dans le névraxe que celui qui entre dans la constitution même de ces conduits ; c'est la névroglie qui remplit ici l'office de tissu de soutènement, dans la substance blanche comme dans la substance grise ; elle infiltre donc la moelle dans toute son épaisseur et lui constitue même une mince couche corticale ou marginale au contact de la pie-mère.

Le réseau capillaire de la moelle est beaucoup plus riche dans la substance grise que dans la substance blanche, particulièrement au niveau des colonnes de cellules, et cela est en rapport avec la prépondérance fonctionnelle de la première substance sur la seconde.

Les veinules intramédullaires se dirigent vers la périphérie de la moelle, où elles aboutissent à des veines relativement larges et très anastomotiques qui rampent dans la pie-mère, principalement au niveau des sillons médians et collatéraux ; la plus importante est la veine médiane supérieure.

Artères et veines sont accompagnées dans la moelle par des nerfs déliés, disposés en plexus, qui s'épuisent dans leurs parois.

DIFFÉRENCES

Dans toutes les espèces, la substance blanche et la substance grise affectent la même disposition relative. On ne remarque que quelques différences légères dans le volume réciproque de chacune d'elles. En règle générale, chez nos animaux domestiques, la moelle, abstraction faite du *filum terminale*, s'arrête au sacrum, quelle que soit d'ailleurs la longueur de la queue. Certains auteurs, considérant que chez l'Homme et les Primates la moelle s'arrête dès l'origine des lombes, avaient cru pouvoir poser en principe que la longueur de cet organe est en rapport avec la longueur du coccyx. Il n'en est rien. Par exemple, la moelle de la Vache n'est pas plus prolongée que celle de la Chèvre ; celle du Lapin, animal à queue très courte, se continue jusque dans les premières vertèbres coccygiennes, etc.

Chez l'*Homme* adulte, la moelle s'arrête au niveau de la première ou de la deuxième vertèbre lombaire. Elle est plus arrondie que celle du Cheval. La substance grise est, relativement à la blanche, plus abondante que dans nos Mammifères domestiques. Les cornes grises postérieures sont plus larges et moins allongées que dans les Solipèdes ; enfin les racines des nerfs sont aussi plus volumineuses relativement que chez ces animaux.

Section III. — ENCÉPHALE.

L'encéphale est la portion du névraxe logée dans la tête, c'est-à-dire dans la boîte crânienne. Il succède, sans ligne de démarcation, à la moelle épinière, dont il peut être considéré, au figuré, comme une sorte d'efflorescence.

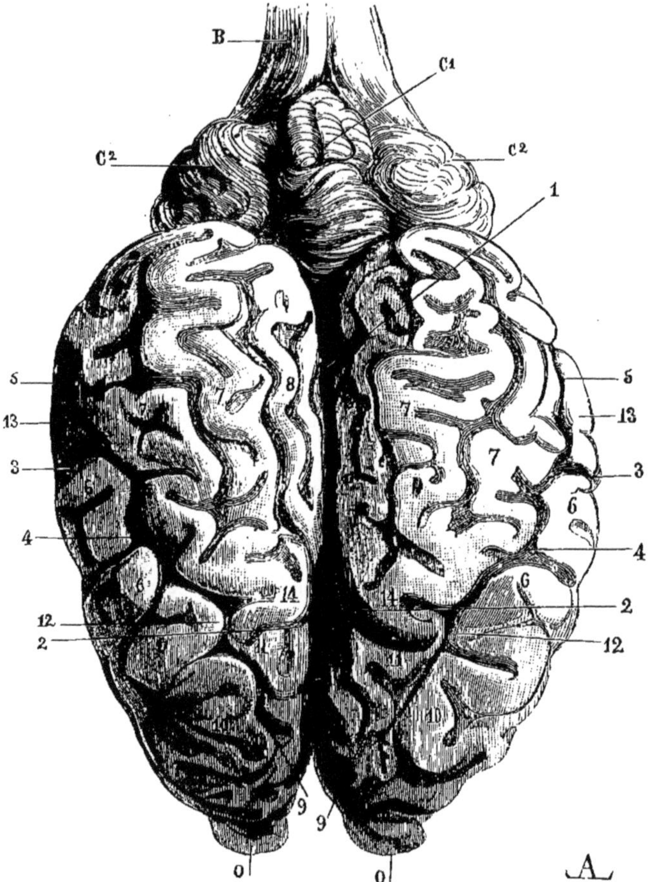

Fig. 176. — Encéphale du Cheval (face supérieure), 3/4 grandeur naturelle *.

Constitution générale. — Quand on le considère par sa face supérieure (fig. 176), on découvre : en arrière, un pédoncule blanc, prolongement de la moelle épinière, et un lobe impair, de couleur grise, désigné sous le nom de *cervelet ;* en avant, deux autres lobes, séparés du premier par une profonde

* B, moelle allongée ; C¹, lobe médian du cervelet ; C², lobes latéraux du cervelet ; O, O, lobules olfactifs ; 1, fente inter-hémisphérique du cerveau ; 2, sillon crucial ; 3, branche inférieure de la scissure pariétale ; 4, 5, scissure pariétale ; 6, partie antérieure de la circonvolution ectosylvienne ; 7, 7, les deux plis de la circonvolution ectosagittale ; 8, circonvolution sagittale ; 9, partie antérieure de cette circonvolution ; 10, circonvolution commune antérieure ; 11, gyrus sigmoïde ; 12, continuité de la circonvolution ectosylvienne avec la commune antérieure ; 13, partie postérieure de la circonvolution ectosylvienne ; 14, pôle sagittal.

scissure transverse dans laquelle s'enfonce la tente du cervelet. Isolés l'un de
l'autre, sur la ligne médiane, par une autre scissure, non moins profonde, où
s'enclave la faux du cerveau, ces deux lobes constituent le *cerveau* et sont
appelés communément *hémisphères cérébraux*.

Si l'on retourne l'encéphale pour en examiner la face inférieure (fig. 177), on

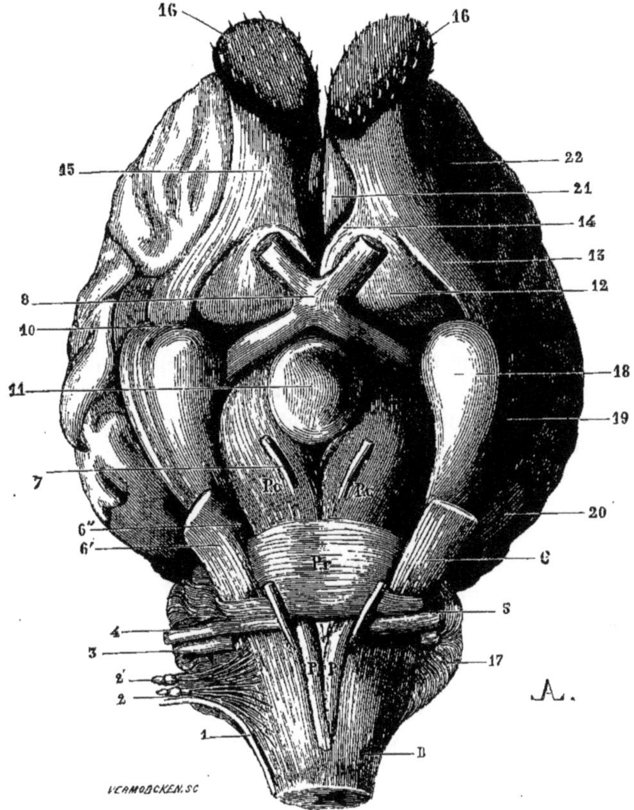

Fig. 177. — Encéphale du Cheval (face inférieure) *.

voit que le pédoncule postérieur qui fait suite à la moelle épinière, et que l'on
appelle *moelle allongée*, ou *bulbe rachidien*, s'étend, en se renflant progressivement, jusqu'à une saillie transverse dite *protubérance annulaire*, dont les
extrémités se relèvent pour plonger de chaque côté dans le cervelet. Au devant
de cette saillie de fibres arciformes, deux énormes faisceaux blancs, qui paraissent
faire suite au bulbe à travers la protubérance, pénètrent dans les hémisphères

<hr>

* B, bulbe rachidien ; P, P, pyramides du bulbe ; 1, spinal ; 2, pneumogastrique ; 2', glosso-pharyngien ;
3, acoustique ; 4, facial ; 5, oculo-moteur externe ; 6, trijumeau ; Po, Po, pédoncules cérébraux ; 7, oculo-moteur
commun ; 8, chiasma des nerfs optiques ; 10, vallée de Sylvius ; 11, glande pituitaire ou hypophyse ; 12, noyau
extra-ventriculaire du corps strié ; 13, racine externe du lobule olfactif ; 14, racine interne du même ; 15, bandelette du lobule olfactif ; 16, 16, noyaux gris d'où procèdent les nerfs olfactifs ; 17, lobe latéral du cervelet ;
18, lobule piriforme ; 19, pli externe de ce lobule ; 20, partie postérieure de la circonvolution sylvienne ; 21, pli
interne du lobule orbitaire ; 22, scissure présylvienne.

du cerveau : ce sont les *pédoncules cérébraux*; ils sont circonscrits à leur extrémité antérieure par les *bandelettes optiques*, qui viennent se réunir l'une à l'autre sur la ligne médiane pour former ce que l'on appelle le *chiasma des nerfs optiques*, en arrière duquel on voit un corps appendiculaire discoïde, logé dans la fosse pituitaire, lequel n'est autre chose que la *glande pituitaire* ou *hypophyse*.

Le bulbe rachidien, la protubérance annulaire et les pédoncules cérébraux, considérés ensemble, constituent l'*isthme de l'encéphale*, partie formant trait d'union entre le cerveau, le cervelet et la moelle épinière. Toutefois ce terme d'isthme n'est pas employé avec la même signification par tous les auteurs; beaucoup le restreignent à la protubérance et aux pédoncules cérébraux et décrivent à part le bulbe rachidien; il fut même une époque où l'on désignait ainsi la protubérance annulaire exclusivement, sorte de nœud de l'encéphale, comme disait Sœmmering.

En définitive, nous distinguerons trois grandes parties à la masse encéphalique : l'*isthme*, le *cervelet* et le *cerveau*, que nous étudierons tour à tour. Mais, au préalable, il convient de donner quelques renseignements sur le volume et le poids de cette masse, ainsi que sur la technique de son étude.

Volume. — Contrairement à ce qui existe pour la moelle, dont les dimensions sont loin de correspondre à celles du canal rachidien, l'encéphale remplit à peu près exactement la cavité qui le contient et même s'imprime sur la paroi de cette cavité. En effet, partout où il n'y a pas d'espaces sous-arachnoïdiens, le feuillet viscéral de l'arachnoïde est immédiatement appliqué contre la pie-mère ; d'autre part, la cavité arachnoïdienne étant virtuelle et la dure-mère en quelque sorte collée aux os du crâne et confondue avec leur périoste interne, il s'ensuit que l'encéphale n'a point de place pour se mouvoir. Cette immobilité presque absolue est en corrélation avec celle des sutures crâniennes. Nous renvoyons donc pour le volume de cet organe aux données que nous avons fournies en ostéologie sur la capacité du crâne (Voy. t. 1, p. 122).

Poids. — De nombreux auteurs, et principalement Haller, Cuvier, Carus, Leuret [1], G. Colin [2], Broca, Manouvrier [3], Cornevin [4], nous ont donné les résultats de leurs mensurations volumétriques et pondérales de l'encéphale dans les différents groupes zoologiques ainsi que dans les espèces d'un même groupe, dans les races d'une même espèce, dans les deux sexes d'une même race, et même dans des individus de même race et de même sexe.

Manouvrier a établi que, chez l'Homme, on arrive assez exactement au poids de l'encéphale en multipliant la capacité du crâne par 0,87. Mais Cornevin a montré que ce coefficient augmente au fur et à mesure que diminue la capacité crânienne de l'espèce considérée; il est approximativement de 0,89 chez les Solipèdes et les Bovins ; de 0,93 chez le Mouton, la Chèvre, le Porc et les Chiens; de 0,97 chez les Chats et les Lapins.

Le poids en question n'est pas seulement en rapport avec l'intelligence, il est aussi subordonné aux fonctions de sensibilité, de motricité et même de nutri-

---

1. Leuret, *Anatomie comparée du système nerveux*. Paris, 1839.
2. G. Colin, *Physiologie comparée*, 3ᵉ édition. Paris, 1888.
3. Manouvrier, *Sur le développement quantitatif comparé de l'encéphale et de diverses parties du squelette* (*Bulletin de la Société zoologique de France*, t. VII, 1882). — *Sur l'interprétation de la quantité dans l'encéphale* (*Mémoires de la Société d'anthropologie de Paris*, 2ᵉ série, t. III).
4. Cornevin, *Traité de zootechnie générale*. Paris, 1891.

tion. Pour en interpréter exactement la valeur, il faudrait connaître l'influence particulière et proportionnelle de tous ces facteurs, et c'est précisément ce que l'on ignore ; de telle sorte qu'il est impossible actuellement d'intégrer le problème.

En voici quelques données :

Poids absolu de l'encéphale dans un certain nombre de Mammifères et d'Oiseaux.

		kil.			kil.
Balcine		2,816	Alpaca		0,184
Éléphant		1,896	Moutons	Mérinos du Châtillonnais	0,141
Dauphin		1,773		Solognot	0,132
Homme (moyenne des Français)		1,360		Southdown	0,118
Chevaux	Boulonnais	0,730		Barbarin	0,113
	Normand	0,680		Dischley	0,107
	Anglais de course	0,671		Auvergnat	0,091
	Percheron	0,644	Chèvres	Du mont d'Or	0,147
	Trotteur d'Orloff	0,621		D'Angora	0,137
	Barbe	0,613	Cochons	Craonnais	0,164
	Arabe	0,598		Breton	0,159
	Corse	0,453		D'Yorkshire	0,142
	Annamite	0,394		De Berkshire	0,139
Anes	Du Poitou	0,521		D'Essex	0,124
	Du midi de la France	0,385	Chiens	Terre-Neuve	0,115
	Du Sahara	0,319		Mâtin	0,107
Mulets	Du Poitou	0,519		Danois	0,100
	Du midi de la France	0,434		Braque	0,095
Bœufs	Vendéen	0,701		Épagneul	0,093
	Fribourgeois	0,635		De Saint-Germain	0,090
	Du Mézenc	0,581		Petit bouledogue	0,074
	De Schwitz	0,574		Roquet	0,071
	De Salers	0,571		Loulou	0,062
	Charolais	0,544		Kings'Charles	0,050
	Normand	0,536		Havanais	0,039
	Flamand	0,534	Chats (moyenne)		0,026
	Breton	0,528	Lapins —		0,010
	Bressan	0,489	Oies —		0,00765
	Africain	0,384	Poules —		0,004
Chameaux	A deux bosses	0,730	Canards —		0,0042
	A une bosse	0,520			
Lama		0,230			

Ces chiffres montrent que, d'une manière générale, le poids de l'encéphale est, comme la capacité crânienne, proportionnel à la masse du corps des animaux ; par exemple l'Éléphant et la Balcine ont un encéphale plus pesant que celui de l'Homme ; et, dans les races d'une même espèce, ce sont en général les plus grandes qui ont l'encéphale le plus lourd. Toutefois, dans une même race, il peut y avoir des variations individuelles considérables, surtout dans l'espèce humaine, où l'on a vu l'encéphale de G. Cuvier atteindre 1829 grammes, tandis que celui d'autres individus, qui cependant n'étaient ni idiots ni imbéciles, descendait à 1 000 grammes. Il est évident d'ailleurs que le poids du corps (abstraction faite du poids mort représenté par la graisse) n'est que l'un des facteurs du poids de l'encéphale, puisque cet organe est chez l'Homme environ deux fois plus pesant que chez le Cheval, malgré que le poids du corps soit cinq à dix fois moindre. Cette sorte d'*archencéphalie*, chez l'Homme, est évidemment en rapport avec les facultés éminentes de son esprit ; les Singes, qui se rapprochent le plus de notre espèce et que l'on qualifie pour cela d'Anthropoïdes ont un encéphale qui ne pèse guère que le tiers du nôtre.

Si, d'une manière générale, l'accroissement de la masse du corps est une cause d'accroissement pour le poids absolu de l'encéphale, il est, par contre, une cause de diminution pour son poids relatif; c'est-à-dire que le rapport du poids de l'encéphale au poids total est en général plus grand dans les petites espèces ou dans les petites races que dans les grandes, ainsi que l'exprime le tableau suivant emprunté à Colin (Voy. aussi, t. I, p. 123).

Homme.........	1 : 52	Ane.............	1 : 331
Chat...........	1 : 52	Porc.............	1 : 369
Chien..........	1 : 235	Éléphant........	1 : 500
Lapin..........	1 : 295	Cheval..........	1 : 593
Mouton.........	1 : 317	Bœuf...........	1 : 682

A coup sûr, ce tableau, qui met sur le pied de l'égalité l'Homme et le Chat, qui place le Lapin et le Mouton avant le Cheval, le Porc avant l'Éléphant, ne classe pas les animaux suivant le degré de leurs facultés intellectuelles.

Le rapport du poids de l'encéphale au poids de la moelle épinière a le mérite de mettre l'Homme hors de pair parmi les Mammifères, mais il classe les animaux dans l'ordre peu satisfaisant du tableau ci-dessous :

Homme.. .. . 48 :	1 en moyenne.	Porc..............	2,35 : 1
Chien ([1]).	4 à 6 : 1	Bœuf.............	2,35 : 1
Chat.............	3,50 : 1	Cheval..........	2,32 : 1
Mouton et Chèvre..	2.80 : 1	Lapin.............	2,00 : 1
Ane	2.50 : 1		

Remarquons enfin que, dans toutes les espèces, le rapport encéphale-poids du corps est en général plus élevé chez les sujets jeunes que chez les adultes, chez les femelles que chez les mâles. Si ces derniers ont ordinairement un encéphale plus lourd que les individus de l'autre sexe, cela tient simplement à ce qu'ils sont plus volumineux; mais, pour une quantité déterminée de la masse du corps, ce sont les femelles qui, en général, ont le plus d'encéphale, aussi bien dans l'espèce humaine que dans les espèces animales.

PRÉPARATION DE L'ENCÉPHALE. — Pour étudier l'encéphale, il faut d'abord l'extraire de la boîte crânienne; on arrive à ce résultat par deux procédés.

Le premier consiste à ouvrir le crâne par sa voûte, à l'aide du rogne-pied et du marteau, après avoir débarrassé cette voûte de toutes les parties qui la recouvrent ou qui l'avoisinent. On excise ensuite la dure-mère avec des ciseaux, et l'on arrive ainsi directement sur l'encéphale, qu'on isole complètement en soulevant son extrémité postérieure et en coupant d'arrière en avant tous les nerfs engagés dans les trous de la base du crâne, ainsi que la tige pituitaire et l'extrémité des lobules olfactifs. Ce procédé est très expéditif, mais il ne permet point de conserver la glande pituitaire, qui reste forcément incrustée dans la selle turcique, inconvénient qu'on évitera en employant le deuxième procédé.

Pour appliquer celui-ci, on ouvre le crâne par la base, après avoir séparé la tête du tronc, enlevé la mâchoire inférieure, la langue, l'hyoïde, et mis à nu les surfaces osseuses en excisant toutes les parties molles. La tête, ainsi préparée, est tenue par un aide, la voûte crânienne appuyée sur une table ou un billot. Armé du rogne-pied et du marteau, l'opérateur fait sauter d'abord les arcades zygomatiques et les apophyses styloïdes de l'occipital; puis il entame successivement les condyles du même os, l'apophyse basilaire, le sphénoïde, les palatins, l'ethmoïde; il revient alors sur les parties latérales qu'il abat de l'occipital à l'ethmoïde. L'encéphale étant suffisamment découvert, on le débarrasse de la dure-mère comme dans le premier procédé, et on le soulève avec la main gauche pour rompre, à l'aide des ciseaux tenus dans la main droite, les adhérences qui le tiennent encore fixé à la paroi du crâne, adhérences établies principalement par les veines affluentes des sinus de la dure-mère. En fouillant ensuite avec la pointe d'un scalpel dans les fosses ethmoïdales, on en détache les lobules olfactifs; et la masse nerveuse est rendue tout à fait libre.

Ce procédé est d'une application plus difficile que le premier, mais il a sur lui plusieurs avantages; non seulement on conserve, en l'employant, la glande pituitaire, mais on obtient encore les

1. C'est dans les Chiens de petite taille ou encore jeunes que le rapport est le plus élevé.

lobules olfactifs plus intacts, et l'on peut avoir, si on le désire, les ganglions des nerfs crâniens, avec une longueur plus ou moins considérable de ces nerfs eux-mêmes.

Après avoir indiqué les moyens d'extraire l'encéphale de sa cavité osseuse, nous devons dire quelques mots de la marche à suivre pour procéder fructueusement à son étude.

Il sera bon d'avoir pour cette étude deux encéphales, dont un préalablement durci par l'un ou l'autre des moyens indiqués plus loin. On commencera par examiner rapidement l'ensemble de l'organe, et l'on passera immédiatement à l'étude de l'isthme, que l'on séparera du cervelet et du cerveau, tel qu'il se trouve représenté dans les figures 178 et 191. A cet effet, il suffira de pratiquer la section des pédoncules cérébelleux au-dessous de leurs points de pénétration dans le cervelet, sans endommager celui-ci, et d'exciser de même les hémisphères cérébraux en procédant de bas en haut et d'arrière en avant, à partir des bandelettes optiques et de leur chiasma, qu'on laisse attenant à l'isthme. La partie ainsi isolée se prête parfaitement à l'étude de la conformation extérieure du bulbe, de la protubérance et des pédoncules cérébraux, ainsi que de leurs cavités intérieures, le ventricule des couches optiques et l'aqueduc de Sylvius, dans lesquelles on pénétrera par une incision longitudinale et médiane.

Après l'isthme, on étudiera le cervelet : dans sa conformation extérieure, sur l'encéphale ; dans sa conformation intérieure et sa structure, sur l'organe isolé.

On terminera par le cerveau, qui sera d'abord examiné à sa superficie, et dont l'étude intérieure devra être faite de la manière suivante : il faudra commencer par constater l'existence des ventricules des lobules olfactifs et la communication de ces cavités avec tous les autres compartiments intérieurs du cerveau, ce qui sera facile à l'aide de l'insufflation pratiquée sur l'un de ces organes avec un chalumeau de paille, insufflation qui soulèvera la glande pituitaire, les lobes cérébraux et le cervelet. On passera ensuite au corps calleux, qui sera découvert, comme dans la figure 202, par une coupe horizontale des hémisphères, passant à travers le centre ovale. Puis on excisera le corps calleux de chaque côté de la ligne médiane, pour arriver dans l'intérieur des ventricules latéraux ; et cette grande commissure du cerveau devra, après l'étude du *septum lucidum*, être coupée en travers sur la ligne médiane et renversée comme dans la figure 204, afin de mettre en évidence le trigone cérébral. On s'occupera alors du trou de Monro, des corps striés, de l'hippocampe, de la bandelette demi-circulaire, des plexus choroïdes et de la toile choroïdienne, qu'on découvrira par l'ablation des hippocampes et du trigone. Enfin on reviendra au trou de Monro pour étudier sa communication avec le ventricule des couches optiques ; il sera bon de revoir celui-ci, ainsi que l'aqueduc de Sylvius et le ventricule du cervelet, dans lequel on arrivera en fendant l'organe sur son milieu et en écartant les deux moitiés.

Deux coupes sagittales de l'encéphale, l'une médiane (fig. 195), l'autre pratiquée de côté (fig. 206), ne seront pas sans utilité pour l'étude de ces particularités. On les exécutera au moyen de la scie, l'organe restant enfermé dans la cavité crânienne, ou bien avec un grand couteau à lame large et mince.

On peut durcir l'encéphale et même le momifier par plusieurs procédés dont nous indiquerons les plus usités.

I. Le *procédé de Broca* consiste à placer l'organe dans un mélange d'eau et d'acide azotique, dans la proportion de 5 à 10 grammes d'acide p. 100 d'eau. Au bout de quelques jours, on le dépouille avec soin de la pie-mère, puis on le replonge dans le mélange jusqu'à ce qu'il ait pris la consistance de la cire à modeler, ce qui demande dix à quinze jours, pendant lesquels il est bon de renouveler le liquide au moins une fois. Alors on le fait sécher lentement, en le retournant de temps en temps. Il se durcit tout en se rétractant, et les anfractuosités qui séparent les circonvolutions s'ouvrent jusqu'à leur fond.

II. Un autre procédé, qui permet de conserver les cerveaux indéfiniment, comporte la série des opérations suivantes : 1º les faire baigner pendant douze à quinze jours dans une solution d'acide azotique à 1 p. 25 ; 2º les faire séjourner ensuite une semaine dans une solution de bichromate de potasse à 20 p. 1 000 ; 3º les plonger dans l'alcool à 40º pendant trois ou quatre jours ; 4º les retirer de l'alcool, et, après avoir laissé évaporer ce liquide, les porter dans un bain de paraffine (dix à quinze minutes) en évitant de faire bouillir ; 5º au sortir de la paraffine, les laisser sécher.

III. Les deux procédés que nous venons de décrire ont l'inconvénient de ratatiner les pièces par dessiccation. Pour y obvier, on a recours à la glycérine en opérant de la manière suivante : on commence par durcir la pièce par l'action de divers réactifs, par exemple en la plongeant successivement, comme dans le procédé II, dans l'acide nitrique à 1 p. 25, dans le bichromate de potasse à 20 p. 1 000 et dans l'alcool à 40º ; puis on la fait macérer plusieurs semaines dans la glycérine jusqu'à ce qu'elle se soit imbibée ; elle se conserve alors sans se dessécher et, par conséquent, sans diminuer de volume.

On peut aussi durcir les cerveaux au moyen d'une solution concentrée de chlorure de zinc, dans laquelle on les laisse pendant un ou deux jours, suivant leur volume, après quoi on les plonge dans l'alcool pendant le même temps, puis dans le bain de glycérine.

IV. Le formol étendu d'eau (1 p. 10 à 1 p. 20) est aussi journellement employé pour durcir et conserver temporairement les organes du névraxe. Il a l'avantage, ainsi que l'alcool, de ne pas attaquer les instruments tranchants et d'être moins coûteux que ce dernier.

ARTICLE I. — ISTHME ENCÉPHALIQUE.

L'isthme encéphalique, tel que nous le comprenons, est un prolongement prismatique de la moelle épinière, augmentant d'épaisseur d'arrière en avant, supportant le cervelet et se terminant dans les hémisphères cérébraux.

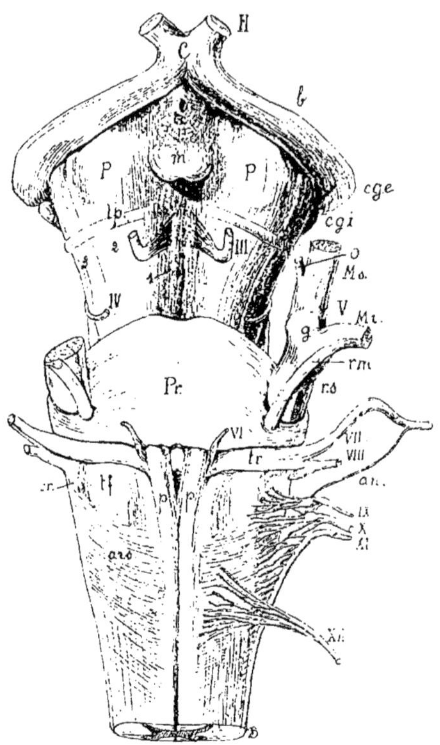

Fig. 178. — Vue inférieure de l'isthme encéphalique du Cheval[*].

Son poids, chez les Solipèdes, est approximativement égal à celui du cervelet.

Conformation extérieure. — On peut y considérer quatre faces et deux extrémités.

La *face inférieure* (fig. 178), sur laquelle s'aperçoivent nettement et sans aucune préparation les limites naturelles de l'isthme, est croisée, à peu près dans son milieu, par un épais faisceau de fibres transverses, qui se relèvent latéralement et plongent dans le cervelet : c'est la *protubérance annulaire* ou *pont de Varole*, ou encore *mésocéphale*. Tout ce qui est en arrière de ce faisceau appartient au *bulbe rachidien* ; ce qui est en avant forme les *pédoncules cérébraux*, sous lesquels se remarque la *glande pituitaire* (fig. 177).

Dans les Amammaliens ou Vertébrés non mammifères, la protubérance annulaire faisant défaut, le bulbe se trouve confondu avec les pédoncules cérébraux, et cela seul suffirait à justifier notre manière de voir relativement aux limites de l'isthme.

La *face supérieure* (fig. 191), couverte par le cervelet et par l'extrémité postérieure des hémisphères cérébraux, est plus accidentée que la précédente. On y remarque, d'arrière en avant : la face supérieure du bulbe et de la protubérance, la coupe des *pédoncules du cervelet*, la *valvule de Vieussens*, les *tubercules quadrijumeaux*, la *glande pinéale* et les *couches optiques*.

Les *faces latérales* (fig. 192), cachées dans leur partie antérieure sous les hémisphères du cerveau, montrent le profil du bulbe, de la protubérance, des pédoncules cérébelleux, des pédoncules cérébraux, des tubercules quadrijumeaux et des couches optiques.

L'*extrémité postérieure* appartient au bulbe et fait suite à la moelle sans démarcation bien tranchée.

L'*extrémité antérieure* est enveloppée en bas et par côté par les bandelettes optiques, qui, en se réunissant, forment le chiasma des nerfs optiques, bandelettes sous lesquelles s'insinuent les fibres de l'isthme pour plonger dans la partie des hémisphères cérébraux qui porte le nom de corps strié.

Après cette énumération de tous les organes, dont l'assemblage constitue l'isthme de l'encéphale, nous allons les étudier en détail dans l'ordre suivant :

1º Le bulbe rachidien ;

2º La protubérance annulaire ;

3º Les pédoncules cérébraux ;

4º Les pédoncules cérébelleux ;

5º La valvule de Vieussens ;

6º Les tubercules quadrijumeaux ;

7º Les couches optiques.

8º La glande pinéale ou épiphyse ;

9º La glande pituitaire ou hypophyse.

Nous terminerons l'étude de l'isthme par les cavités intérieures, dont il est parcouru d'avant en arrière.

I. — Bulbe rachidien.

Le bulbe rachidien, encore appelé *moelle allongée*, fait suite à la moelle épinière à peu près au niveau du trou occipital et s'étend en avant jusqu'à la protubérance annulaire, en se renflant d'une manière progressive.

Conformation extérieure. — C'est un épais pédoncule, déprimé de dessus en dessous, de couleur blanche, auquel on peut reconnaître quatre faces : une *inférieure*, une *supérieure* et deux *latérales*.

A. Face inférieure (fig. 178). — Cette face, convexe d'un côté à l'autre, repose dans la gouttière de l'apophyse basilaire de l'occipital et n'offre en arrière, de même que les autres faces, rien qui la distingue de la moelle épinière ; toutefois on est convenu de considérer l'extrémité postérieure des pyramides comme la limite du bulbe dans cette direction ; la zone qui y correspond porte le nom de *collet* du bulbe.

On voit, sur la ligne médiane, un sillon bien marqué, prolongeant celui qui règne sur la face inférieure de la moelle, mais moins profond, sillon qui se termine en haut, derrière le corps trapézoïde, par une petite fossette triangulaire plus ou moins profonde, connue sous le nom de *trou borgne de Vicq d'Azyr*. Ce sillon est bordé par deux saillies très allongées, quelquefois fort peu apparentes, qui doivent à leur forme le nom de *pyramides*. La base de ces pyramides touche la protubérance, après avoir croisé superficiellement le corps trapézoïde, qui borde celle-ci en arrière ; leur sommet se perd insensiblement vers le collet du bulbe. A l'aide d'un examen attentif, en entr'ouvrant le sillon qui les sépare, on peut voir que les pyramides s'entre-croisent dans cette région, et qu'elles font suite chacune à un faisceau médullaire du côté opposé : c'est là ce que l'on appelle la *décussation des pyramides*.

Les pyramides sont limitées, latéralement, par un léger sillon, dit *sillon collatéral inférieur* du bulbe, d'où l'on voit sortir, en avant, le nerf oculo-moteur externe.

En dehors de chaque pyramide existe une surface légèrement bombée, qui occupe le restant de la face inférieure du bulbe et que l'on appelle *cordon* ou *faisceau latéral du bulbe*. On y voit : 1° une bandelette transversale, dite *corps trapézoïde* ou *ponticulus*, située immédiatement en arrière de la protubérance et continuée, en apparence, par les nerfs de la septième et de la huitième paire, bandelette qui traverse la ligne médiane en passant au-dessus de l'extrémité antérieure des pyramides (c'est-à-dire dorsalement) ; — 2° en arrière du corps trapézoïde, deux légères éminences séparées l'une de l'autre par un petit

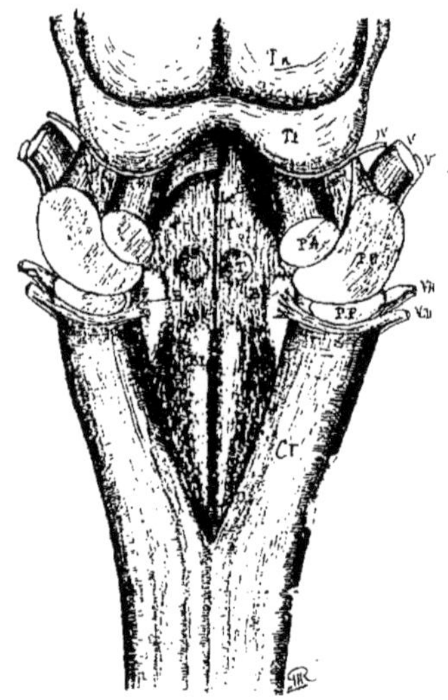

Fig. 179. — Face supérieure de l'isthme pour montrer le plancher du quatrième ventricule dont les diverses particularités ont été plus ou moins schématisées *.

sillon : l'interne (*If*) a été appelée *tubercule facial*, parce qu'elle correspond à l'un des noyaux d'origine du nerf facial ; l'externe (*cr*) paraît faire suite au faisceau cérébelleux direct de la moelle épinière, mais la continuité avec ce faisceau est masquée par une nappe de *fibres arciformes* superficielles, plus ou moins distinctes, qui partent des corps restiformes et viennent se perdre au voisinage de la pyramide ; les auteurs rattachent généralement ce petit cordon au corps restiforme ; — 3° les points d'émergence des racines du grand hypoglosse, situés à petite distance de la pyramide.

B. FACE SUPÉRIEURE (fig. 179). — La face supérieure du bulbe est couverte par le cervelet, avec lequel elle circonscrit le quatrième ventricule. Elle présente, lorsqu'elle a été séparée de cet organe par section des pédoncules cérébelleux, une excavation médiane, triangulaire, qui se prolonge en avant au-dessus de la protubérance, entre les pédoncules cérébelleux : c'est le plancher du quatrième ventricule, encore appelé *calamus scriptorius*, parce que sa forme rappelle assez bien celle d'une plume à écrire.

Cette excavation, revêtue par la membrane épendymaire, comme toutes les cavités intérieures du névraxe, se termine en arrière par une pointe connue sous le nom de *bec du calamus scriptorius*, au fond de laquelle débouche le canal central de la moelle, sous une petite lamelle de substance grise, jetée d'un bord à l'autre, appelée *verrou* ou *obex*. Elle présente, sur la ligne médiane, un sillon longitudinal peu marqué (*tige du calamus*), qui s'accentue en avant. De chaque côté de ce sillon, on voit des saillies plus ou moins distinctes et diversement colorées qui répondent à l'origine ou au trajet de certains nerfs crâniens et ont reçu des noms particuliers (fig. 179); c'est à savoir : 1° l'*aile blanche interne*, contre la tige du *calamus*, en arrière, correspondant au noyau de l'hypoglosse; 2° l'*aile grise*, située en dehors de l'aile blanche interne et correspondant aux noyaux sensitifs du pneumogastrique, du glosso-pharyngien et de l'intermédiaire de Wrisberg; 3° l'*aile blanche externe*, en dehors et un peu en avant de la précédente, et répondant à l'un des noyaux de l'acoustique. On signale encore, sur la partie du *calamus* qui se prolonge au-delà du bulbe, 4° l'*eminentia teres*, située en avant de l'aile blanche interne et correspondant au noyau commun de l'oculo-moteur externe et du facial, ainsi qu'au faisceau de ce dernier dit *fasciculus teres*; 5° le *locus cœruleus*, situé contre le pédoncule cérébelleux antérieur et où aboutissent les racines sensitives les plus élevées du trijumeau. Nous reviendrons sur ces détails à propos de la structure.

La partie du plancher du quatrième ventricule creusée sur le bulbe est limitée latéralement par deux gros cordons de substance blanche, qui paraissent prolonger les cordons supérieurs de la moelle : ce sont les *corps restiformes*. Le faisceau de Goll de la moelle, très développé chez les Solipèdes, au lieu de se perdre sur le côté interne du corps restiforme après s'être renflé en olive, ainsi qu'on le voit chez l'Homme, se continue d'une manière plus ou moins manifeste en contournant le corps restiforme de dedans en dehors.

A leur extrémité antérieure, les corps restiformes, embrassés par la racine postérieure ou externe des nerfs acoustiques, se relèvent contre les extrémités de la protubérance et plongent dans le cervelet, de manière à constituer les pédoncules cérébelleux postérieurs ou inférieurs.

C. Faces latérales (fig. 192). — Beaucoup plus étroites que les deux autres, ces faces représentent en quelque sorte deux bords épais et arrondis, constitués par la réunion du corps restiforme avec le faisceau latéral du bulbe. Ces deux parties se trouvent confondues par suite du passage de fibres arciformes de l'une sur l'autre; il n'existe une démarcation que tout à fait en avant, à l'état d'un léger sillon collatéral supérieur, surmontant le cordon que nous considérons comme la suite du faisceau cérébelleux direct. Dans le prolongement de ce sillon, on voit sortir la plupart des racines des neuvième, dixième et onzième paires nerveuses crâniennes.

Conformation intérieure et structure. — Le bulbe rachidien est une des parties du névraxe les plus complexes de structure, car, comme le dit fort bien M. Testut, c'est une sorte de carrefour où se donnent rendez-vous, pour entrer en relation les uns avec les autres, les éléments constitutifs de la moelle, du cervelet, du cerveau et d'un certain nombre de nerfs.

Cette structure est aujourd'hui assez bien connue chez l'Homme; elle a été moins étudiée chez les animaux domestiques; aussi serons-nous obligés d'emprunter aux anthropotomistes la plupart des détails y relatifs. Les quelques recherches sérieuses dont nos animaux domestiques ont été l'objet [1] n'ont d'ailleurs pas révélé de grandes différences.

1. Voy. notamment : Hermann Dexler, *die Nervenkrankheiten des Pferdes*. Leipzig und Wien, 1899; Paul Martin, *Handbuch der Anatomie der Haustiere*, von D' Ludw. Franck et Paul Martin. Stuttgart, 1894.

Quand on poursuit les sillons médians de la moelle sur le bulbe, on voit :
1° que le sillon inférieur diminue beaucoup de profondeur et qu'il est le siège,
vers le collet de l'organe, d'un entre-croisement des pyramides, signalé dès 1710
par Mistichelli et Pourfour du Petit ; 2°. que le sillon supérieur s'entr'ouvre subitement, comme par une sorte d'abduction forcée des cordons blancs qui le
limitent, de sorte que le canal central de la moelle s'ouvre dans une large excavation qui fait plancher au quatrième ventricule et où la substance grise se trouve
étalée à découvert. On croirait, à s'en tenir aux apparences, que les corps restiformes sont le prolongement des cordons supérieurs de la moelle ; mais
il n'en est rien, car il s'est fait ici un véritable remaniement de substance
entrainant des déplacements et même des transpositions des éléments
médullaires qui se continuent dans le bulbe. D'autre part, celui-ci n'est pas un
simple prolongement de la moelle, il comprend en outre des éléments nouveaux
qui lui appartiennent en propre et déterminent le renflement progressif qui lui
a valu son nom. Nous avons donc à étudier dans sa constitution anatomique :

1° *La substance blanche et la substance grise prolongeant celles de la moelle ;*

2° *La substance blanche et la substance grise surajoutées.*

A. Substance blanche de continuité médullaire. — Les faisceaux de la
moelle qui se poursuivent dans le bulbe se comportent de la manière
suivante, schématisée par la figure 180 :

a. Les *faisceaux pyramidaux inférieurs* ou *directs*, encore appelés faisceaux
de Turck, arrivent au collet du bulbe après avoir entre-croisé successivement
toutes leurs fibres à travers la commissure blanche de la moelle. Là ils se
continuent, chacun de son côté, dans les pyramides, dont ils occupent la
partie externe. Nous avons eu déjà l'occasion de dire qu'ils sont très faibles
chez les animaux. Il y a même des auteurs qui en nient l'existence.

b. Les *faisceaux pyramidaux latéraux* ou *croisés* descendent sur le plan inférieur du bulbe et s'entre-croisent en bloc au niveau du collet de cet organe. Ils
se confondent alors avec les faisceaux pyramidaux inférieurs pour former
les pyramides, qui résument ainsi tout le système des voies motrices.

c. Les fibres du *faisceau de Goll*, avec les fibres longues du *faisceau de Burdach*,
forment ensemble ce que M. Testut appelle le faisceau sensitif postérieur de la
moelle ; elles se terminent à la partie moyenne du bulbe dans deux masses grises
que nous décrirons plus loin sous les noms de noyau de Goll et noyau de
Burdach. Mais ce n'est là qu'un relai : le faisceau sensitif se reconstitue au-delà,
aux dépens des cellules de ces noyaux, et prend le nom de *ruban de Reil*.
Les deux rubans de Reil viennent se placer au-dessus des pyramides après
s'être entre-croisés l'un avec l'autre. Et cet entre-croisement sensitif se fait à la
partie postérieure du bulbe, immédiatement en avant de l'entre-croisement
moteur.

d. Les fibres du *faisceau restant du cordon antéro-latéral* qui ne se sont pas
arrêtées dans la moelle se continuent dans le |bulbe sans s'entre-croiser. On
les voit s'écarter momentanément de leurs congénères de l'autre côté, pour
former une sorte de boutonnière traversée par les faisceaux pyramidaux lateraux
et les rubans de Reil, puis se poursuivre dans la profondeur du bulbe, immédiatement au-dessus des rubans de Reil, c'est-à-dire en intervertissant leur position.
Toutes appartiennent à la catégorie des voies courtes et, par conséquent, rentrent

dans la substance grise à une petite distance de leur lieu d'origine ; leur faisceau, dissocié en fascicules disséminés, ne s'entretient que par adjonction incessante de nouvelles fibres ; on lui donne, dans le bulbe, le nom de *faisceau commissural longitudinal*.

e. Le *faisceau de Gowers*, faisceau sensitif latéral de Testut, a entre-croisé toutes ses fibres à travers la commissure blanche de la moelle lorsqu'il arrive au bulbe ; il se poursuit alors du même côté et se fusionne avec le ruban de Reil, après s'être interrompu au contact des cellules de la formation réticulaire du bulbe. Le ruban de Reil comprend alors toutes les fibres sensitives d'origine médul-

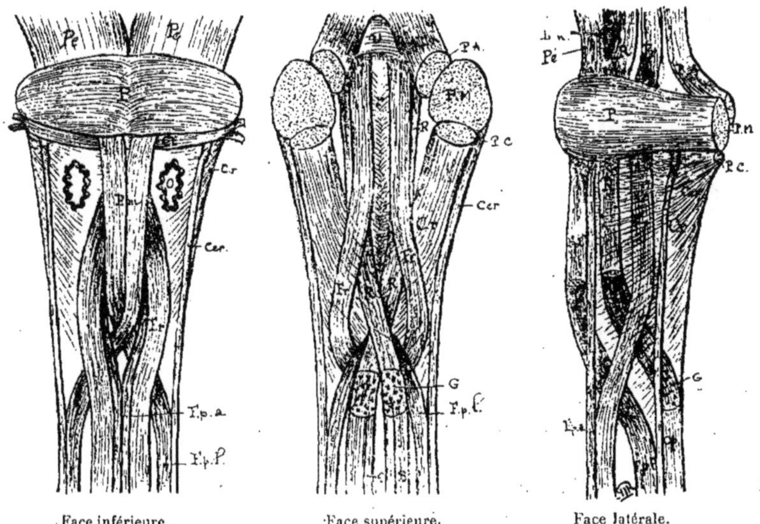

Fig. 180. — Schéma du trajet des faisceaux de la moelle qui se continuent dans le bulbe *.

laire, les unes s'étant entre-croisées en bloc à la partie inférieure du bulbe, les autres l'ayant fait successivement dans toute la hauteur de la moelle. En sorte que l'analogie est évidente entre le faisceau sensitif et le faisceau moteur.

f. Le *faisceau cérébelleux direct* se poursuit dans le bulbe sans entre-croisement ; il se jette sur le côté du corps restiforme et gagne le cervelet.

En résumé, nous avons mentionné trois plans de fibres longitudinales, superposées dans l'épaisseur du bulbe, plus un petit faisceau situé latéralement ; c'est à savoir :

1° Un plan inférieur ou faisceau moteur volontaire (faisceau pyramidal, pyramide motrice) ;

2° Un plan moyen ou faisceau sensitif (ruban de Reil, pyramide sensitive), faisant suite, par l'intermédiaire de cellules bulbaires, aux faisceaux de Goll, de Burdach et de Gowers ;

* P, protubérance annulaire ; Ct, corps trapézoïde ; Pc, pied des pédoncules cérébraux ; Ln, *locus niger* ; PA, pédoncule cérébelleux antérieur ; PM, pédoncule cérébelleux moyen ; PC, pédoncule cérébelleux postérieur ; v, valvule de Vieussens ; Fpa, faisceaux pyramidaux directs ; Fpl, faisceaux pyramidaux croisés ; Fpl', une pyramide motrice coupée pour montrer celle du côté opposé ; Fr, faisceau restant inféro-latéral ou faisceau commissural longitudinal ; Cer, faisceau cérébelleux direct ; Pm, pyramides motrices ; Cr, corps restiforme se dissociant en fibres arciformes ; O, noyau gris de l'olive ; G, faisceau de Goll ; B, faisceau de Burdach ; Cp, cordon postérieur de la moelle ; G, noyaux de Goll et de Burdach ; R, rubans de Reil ; r, raphé médian d'entre-croisement des fibres arciformes.

3° Un plan supérieur, ou faisceau commissural longitudinal, continuant le système des fibres du faisceau restant antéro-latéral de la moelle;

4° Enfin un faisceau latéral, prolongeant le faisceau cérébelleux direct de la moelle.

Les deux premiers groupes ne comprennent que des fibres entre-croisées; les deux derniers, que des fibres directes.

B. Substance grise de continuité médullaire. — La disposition de cette substance se trouve profondément modifiée, soit par le fait de l'entre-croisement et du déplacement de certains cordons blancs, soit à cause de l'ouverture du canal central sur le plancher du quatrième ventricule. D'une part, les cornes grises supérieures ont été comme rabattues en dehors, et leur base s'est étalée

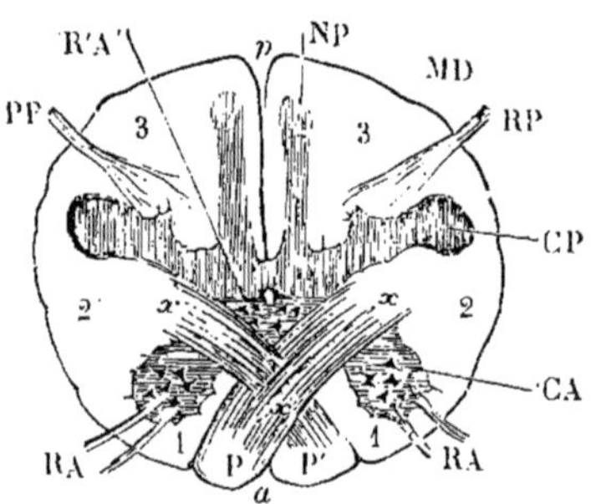

Fig. 181. — Coupe schématique de la partie inférieure du bulbe rachidien au niveau de l'entre-croisement des pyramides (d'après M. Duval) *.

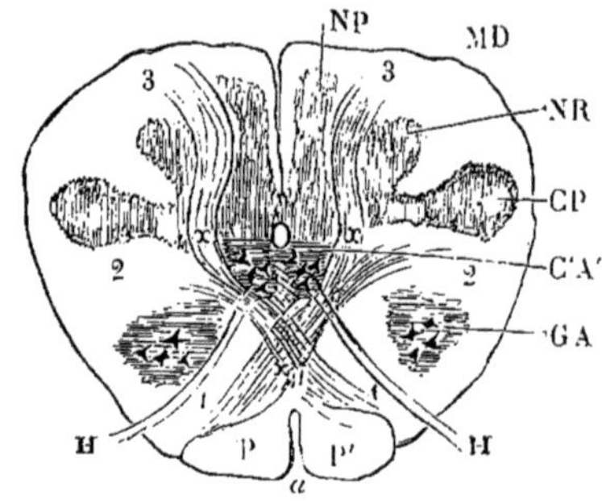

Fig. 182. — Coupe schématique du bulbe au niveau de l'entre-croisement des faisceaux sensitifs (d'après M. Duval) **.

sur ledit plancher; d'autre part, la tête de chaque corne a été séparée de la base par la décussation des cordons blancs. L'entre-croisement moteur a décapité les cornes inférieures (fig. 181); l'entre-croisement sensitif en a fait autant pour les cornes supérieures (fig. 182).

Chaque moitié du bulbe renferme donc, au lieu d'une colonne grise centrale, comme en possède la moelle, quatre colonnes distinctes, deux motrices et deux sensitives, plus ou moins fragmentées, qui donnent origine aux nerfs crâniens correspondants (fig. 183).

a. La *base de la corne inférieure* (colonne motrice supérieure) correspond à l'aile blanche interne du *calamus scriptorius* et forme le noyau d'origine de l'hypoglosse. Plus loin, elle donne les noyaux des nerfs oculo-moteurs.

b. La *tête de la corne inférieure* (colonne motrice inférieure) forme dans le bulbe le noyau moteur du glosso-pharyngien, du pneumo-gastrique et du spinal, connu sous le nom de *noyau ambigu* ou *noyau inféro-latéral.* Plus loin, elle donne le noyau inférieur du facial et le noyau moteur du trijumeau.

c. La *base de la corne supérieure* (colonne sensitive supérieure) répond à l'aile

<hr>

* *a,* sillon médian inférieur; *p,* sillon médian supérieur; 1, cordon inférieur; 2, cordon latéral; 3, cordon supérieur; *x, x,* entre-croisement des faisceaux pyramidaux latéraux allant former les pyramides; P, P', pyramides; RA, racines motrices de la première paire cervicale; RP, racines sensitives; CA, tête de la corne grise inférieure; R'A', base de cette même corne; CP, corne grise supérieure; NP, noyau de Goll.

** *a* et *p,* sillons médians inférieur et supérieur; CA, tête de la corne motrice; C'A', base de cette même corne d'où partent les racines de l'hypoglosse H; 1, 2, 3, cordons inférieur, latéral et supérieur; P, P', pyramides; *x, x,* fibres faisant suite, par l'intermédiaire des noyaux de Goll et de Burdach, aux cordons supérieurs de la moelle et allant se superposer aux pyramides après s'être entre-croisées; CP, corne grise supérieure, dont la tête est séparée de la base par le passage des faisceaux sensitifs précédents; NP, noyau de Goll; NR, noyau de Burdach.

grise et à l'aile blanche externe du *calamus*. Elle reçoit, au niveau de l'aile grise, la terminaison des racines sensitives du pneumo-gastrique, du glosso-pharyngien et de l'intermédiaire de Wrisberg ; au niveau de l'aile blanche externe, celles du nerf auditif. Plus loin, à la partie antérieure du *calamus*, elle forme le *locus cœruleus*, où aboutissent les fibres les plus antérieures de la racine sensitive du trijumeau.

d. La *tête de la corne postérieure* (colonne sensitive inférieure) se place latéralement, sous le corps restiforme, et apparaît même au dehors, chez l'Homme, sous forme d'une petite saillie, dite *tubercule cendré de Rolando*, que l'on voit à la partie postérieure du sillon collatéral supérieur du bulbe. Elle reçoit la grande majorité des fibres sensitives du trijumeau.

C. SUBSTANCE GRISE PROPRE AU BULBE (fig. 184 et 185). — Elle forme :

a. Les *noyaux de Goll et de Burdach*, au centre des cordons blancs de mêmes noms, noyaux qui se détachent de la base des cornes sensitives (fig. 182), et où se terminent les fibres desdits cordons et commencent les rubans de Reil, ainsi que nous l'avons expliqué plus haut. Le noyau de Goll, ou noyau post-pyramidal (*clava*), commence en arrière, au niveau du collet du bulbe, et s'étend dans toute la longueur de la pyramide postérieure [1]. Le noyau de Burdach, noyau restiforme, noyau cunéiforme, occupe l'intérieur du corps restiforme et s'élève jusqu'au voisinage du cervelet.

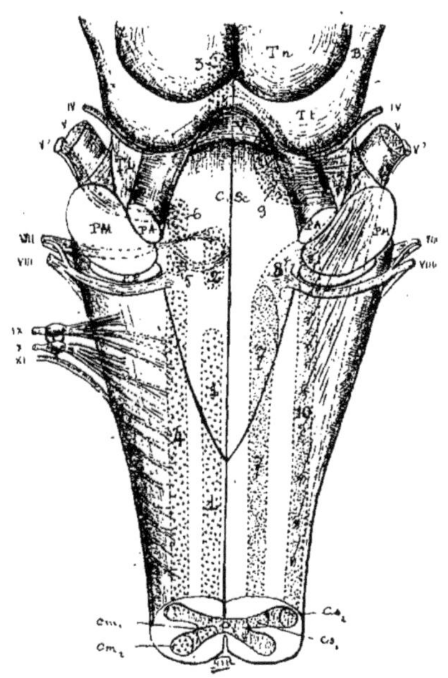

Fig. 183. — Schéma des quatre colonnes grises prolongeant dans l'isthme la substance grise de la moelle (à gauche, les deux motrices ; à droite, les deux sensitives) [*].

b. Les *olives*, minces lames festonnées, ployées sur elles-mêmes et accompagnées chacune de noyaux accessoires dits *parolives* (fig. 184).

Chez l'Homme, l'olive, considérée sur la section, a la forme d'une bourse chiffonnée, dont l'entrée, connue sous le nom de hile, est tournée du côté interne ; elle détermine, sur le plan inférieur du bulbe, une saillie très nette en forme

---

1. On donne ce nom au renflement que présente, chez l'Homme la terminaison du faisceau de Goll au côté interne du corps restiforme.

* Tn. tubercules *nates* ; Tt, tubercules *testes* ; B, bras conjonctival ; v. valvule de Vieussens ; TL, faisceau triangulaire latéral de l'isthme ; PA. pédoncule cérébelleux antérieur ; PM, pédoncule cérébelleux moyen ; PP, pédoncule cérébelleux postérieur ; C.Sc, *calamus scriptorius* ; IV, nerf pathétique ; V et V', racines sensitives et motrices du trijumeau ; VII, nerf facial ; VIII, acoustique réuni au précédent par l'intermédiaire de Wrisberg ; IX, nerf glosso-pharyngien ; X, pneumogastrique ; XI, spinal ; Cm1, base de la corne motrice, vue sur la section ; 1, 2, 3, colonnes cellulaires lui correspondant ; 1, noyau de l'aile blanche interne (hypoglosse) ; 2, noyau de l'*eminentia teres* (oculo-moteur externe et facial) ; 3, noyau de l'oculo-moteur commun et du pathétique ; Cm2, tête de la corne motrice, vue sur la section ; 4, 5, 6, colonnes cellulaires lui correspondant ; 4, noyau ambigu ou inféro-latéral (racines motrices des neuvième, dixième et onzième paires) ; 5, noyau inférieur du facial ; 6, noyau moteur du trijumeau ou noyau masticateur ; Cs1, base de la corne sensitive, vue sur la section ; 7, 8, 9, colonnes cellulaires qui lui correspondent ; 7, noyau de l'aile grise (racines sensitives des neuvième et dixième paires, ainsi que de l'intermédiaire de Wrisberg) ; 8, noyau de l'aile blanche externe (nerf acoustique) ; 9, noyau du *locus cœruleus* (racines sensitives ascendantes du trijumeau) ; Cs2, tête de la corne sensitive, vue sur la section ; 10, colonne cellulaire lui correspondant, où viennent aboutir les racines descendantes de la cinquième paire.

d'olive. Dans la plupart des animaux, les olives sont peu apparentes ou même invisibles au dehors, car elles sont reportées vers la ligne médiane et plus ou

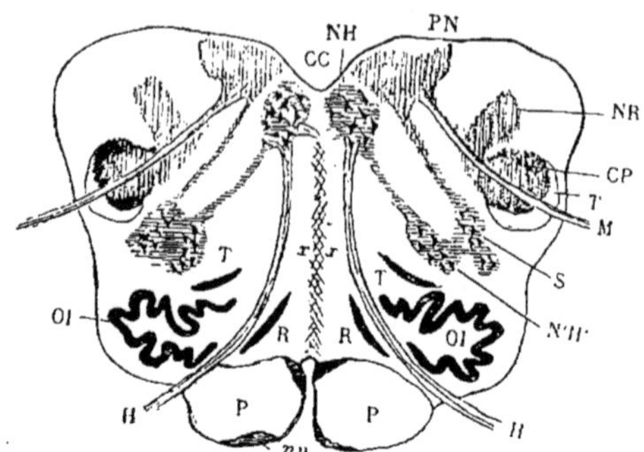

Fig. 184. — Coupe schématique de la partie moyenne du bulbe de l'Homme (d'après M. Duval) *.

moins cachées par les pyramides; c'est dans les Carnivores et certains Ruminants qu'elles sont le plus distinctes.

Chez les Solipèdes, elles sont tout à fait superposées aux pyramides et relativement petites (fig. 186); elles figurent, sur les coupes transversales, un S très

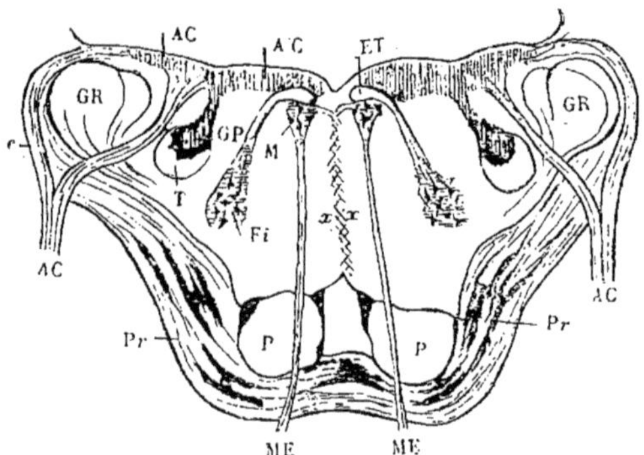

Fig. 185. — Coupe schématique de l'isthme à la jonction du bulbe et de la protubérance (d'après M. Duval) **.

irrégulier, flanqué de deux petits noyaux accessoires. Longtemps on attribua à l'olive le petit bombement que nous avons signalé, derrière le corps trapézoïde, sous le nom de tubercule facial; ce bombement correspond, en réalité, à l'un des noyaux d'origine du nerf de la septième paire.

* PP, pyramides ; CC, plancher du quatrième ventricule ; H, nerf grand hypoglosse; NH, noyau classique de ce nerf (base de la corne motrice) ; N'H', noyau accessoire ; S, noyau ambigu ou noyau moteur des neuvième, dixième et onzième paires (tête de la corne motrice); PN, noyau sensitif du pneumogastrique, du glosso-pharyngien et de l'intermédiaire de Wrisberg (base de la corne sensitive) ; CP, noyau sensitif du trijumeau (tête de la corne sensitive) ; T, fibres radiculaires du trijumeau agglomérées contre le noyau précédent ; NR, noyau du corps restiforme, suite du noyau de Burdach ; M, nerf pneumogastrique ; H, nerf grand hypoglosse; OI, noyau de l'olive; R, noyau juxta-olivaire interne ou parolive interne ; T, noyau juxta-olivaire externe ou parolive externe; x, x, raphé ; *np*, substance grise des pyramides.

** P, P, pyramides, avec de la substance grise à l'entour ; Pr, fibres transversales de la protubérance, dans l'intervalle desquelles on voit des traînées de substance grise ; ME, nerf oculo-moteur externe; M, noyau commun de l'oculo-moteur externe et du facial (base de la corne motrice); ET, *fasciculus teres*; Fi, noyau inférieur du facial (tête de la corne motrice), où le *fasciculus teres* prend naissance; GP, noyau gélatineux du trijumeau (tête de la corne sensitive) ; T, racine descendante du trijumeau ; A'C, substance grise du plancher du quatrième ventricule (base de la corne sensitive); AC, nerf acoustique se divisant en deux racines, dont l'externe *e* contourne le corps restiforme; GR, corps restiforme; x, x, raphé.

c. Les *noyaux pyramidaux* (fig. 184, *np*), étalés en mince couche à la superficie des pyramides.

d. Enfin, la *substance grise diffuse*, répandue dans ce que nous appellerons tout à l'heure la formation réticulaire.

D. Substance blanche propre au bulbe. — Elle constitue les *corps restiformes*, qui, ainsi que nous l'avons vu, ne font nullement suite aux cordons supérieurs de la moelle : les fibres qui les composent vont du bulbe au cervelet ou du cervelet au bulbe. Si nous les suivons de haut en bas, c'est-à-dire à partir du pédon-

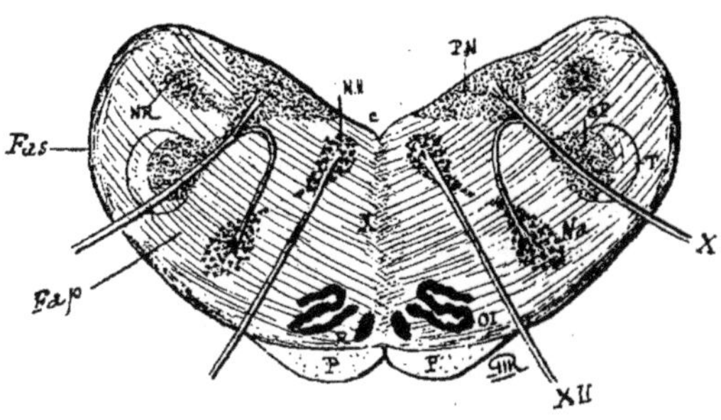

Fig. 186. — Coupe transversale schématique de la partie moyenne du bulbe du Cheval (à comparer à la figure 184) *.

cule cérébelleux postérieur, nous les voyons s'écarter les unes des autres, se diviser dans l'épaisseur du bulbe, voire même à sa surface inférieure, en un vaste éventail de *fibres arciformes* qui se portent en dedans, traversent la ligne médiane en s'entre-croisant avec celles du côté opposé et viennent aboutir soit aux noyaux olivaires, soit aux noyaux de Goll et de Burdach, soit enfin aux noyaux sensitifs des nerfs bulbaires (fig. 180). Toutes les coupes transversales du bulbe se montrent ainsi traversées en divers sens par une infinité de fibres qui donnent lieu à la *formation réticulaire* et à un *raphé* médian d'entre-croisement (fig. 186). Les cellules nerveuses, disséminées dans cette formation réticulaire, au centre du bulbe, reçoivent, croit-on, la terminaison des fibres du faisceau de Gowers et donnent naissance à d'autres fibres qui entrent dans la constitution du ruban de Reil.

Ce n'est pas tout. Il y a encore dans le bulbe des fibres reliant les olives à la moelle cervicale, les olives au cerveau, le cerveau aux noyaux d'origine des nerfs bulbaires, ceux-ci entre eux, et bien d'autres sans doute que l'on n'a pas encore pu démêler.

II. — Protubérance annulaire.

La protubérance annulaire, encore appelée *pont de Varole, mésocéphale*, est cette partie de l'encéphale qui forme inférieurement une sorte de bourrelet demi-annulaire entre le bulbe rachidien et les pédoncules cérébraux. C'est essentiellement une commissure destinée à relier les lobes latéraux du cervelet l'un à l'autre ainsi qu'à l'isthme, et dont le développement est subordonné à

---

* P, P, pyramides ; *c*, sillon médian du *calamus scriptorius* ; X, nerf pneumogastrique ; XII, nerf grand hypoglosse ; NH, noyau d'origine de ce nerf (base de la corne motrice) ; Na, noyau moteur du glosso-pharyngien, du pneumo-gastrique et du spinal (tête de la corne motrice) ; PN, noyau sensitif du pneumogastrique, du glosso-pharyngien et de l'intermédiaire de Wrisberg (base de la corne sensitive) ; GP, noyau gélatineux du trijumeau (tête de la corne sensitive) ; T, racine sensitive du trijumeau ; NR, noyau restiforme ; Ol, olive ; R, parolive ; Fas, fibres arciformes superficielles ; Fap, fibres arciformes profondes ; X, raphé.

celui de ces lobes. Absente dans tous les Vertébrés dont le cervelet est réduit au lobe médian (Oiseaux, Reptiles, Batraciens, Poissons), elle apparaît chez les Mammifères et atteint ses plus grandes dimensions chez l'Homme, où les lobes latéraux du cervelet sont développés comme de véritables hémisphères.

Au point de vue didactique, les auteurs ne s'entendent pas sur la signification qu'il faut donner au mot « protubérance » : les uns le restreignent à la bande demi-circulaire qui fait saillie sur le plan inférieur de l'encéphale ; les autres l'étendent à toute l'épaisseur du névraxe jusqu'au plancher du quatrième ventricule. Nous adopterons cette dernière manière de voir et décrirons successivement : une face inférieure, une face supérieure et deux faces latérales.

Conformation extérieure. — *A*. Face inférieure (fig. 178). — La face inférieure de la protubérance figure une bande saillante, demi-circulaire, de fibres blanches transversales, laquelle repose dans une dépression de la partie antérieure de l'apophyse basilaire. Cette bande est convexe dans tous les sens, plus large dans son milieu que sur les parties latérales et traversée par un sillon médian à peine marqué, correspondant au passage du tronc basilaire. Son bord antérieur, légèrement échancré dans son milieu, surplombe considérablement les pédoncules cérébraux, qui se trouvent circonscrits à ce niveau par une scissure très prononcée. Son bord postérieur, moins saillant, est séparé du bulbe par un léger sillon ; il est longé par les corps trapézoïdes, sorte de commissure acoustique qui, chez l'Homme, est complètement couverte par la protubérance et par conséquent non visible. Les corps trapézoïdes se mettent en continuité l'un avec l'autre au-dessus des pyramides du bulbe.

B. Face supérieure (fig. 179). — Cette face fait partie du plancher du quatrième ventricule, limité à cet endroit par les pédoncules cérébelleux antérieurs que nous décrirons plus loin. Elle montre : 1° sur le côté de la tige du *calamus*, l'*eminentia teres*, correspondant au noyau commun de l'oculo-moteur externe et du facial, ainsi qu'au *fasciculus teres* ; 2° contre les pédoncules cérébelleux antérieurs, le *locus cœruleus*, où aboutissent les racines sensitives les plus élevées du trijumeau.

C. Faces latérales (fig. 192). — Sur les côtés, la protubérance présente l'émergence du plus volumineux des nerfs crâniens, le trijumeau. Elle se rétrécit progressivement de bas en haut et se continue par les pédoncules cérébelleux moyens, dont il sera parlé plus loin.

Conformation intérieure et structure. — La protubérance offre à étudier, comme toutes les parties du névraxe, de la substance blanche et de la substance grise, dont la disparition générale apparaît assez clairement sur les sections transversales (fig. 187 et 188).

A. Substance blanche. — Elle comprend des fibres longitudinales, des fibres transversales et une formation réticulaire.

a. Les faisceaux longitudinaux font suite, pour la plupart, à ceux du bulbe et se continuent au-delà dans les pédoncules cérébraux. C'est ainsi que nous trouvons : 1° les faisceaux pyramidaux ou faisceaux moteurs, dissociés par le passage des fibres transversales, et auxquels s'ajoutent sans cesse de nouvelles fibres descendant de l'écorce cérébrale et se terminant successivement dans les noyaux gris de la protubérance (fibres cortico-protubérantielles) ; 2° les rubans de Reil, qui se placent ici immédiatement au-dessus du système des fibres transversales ; 3° le faisceau commissural longitudinal, éparpillé dans la formation réticulaire et reliant comme dans le bulbe les étages successifs de la substance grise ; une partie de ce faisceau apparaît nettement sur les coupes, non

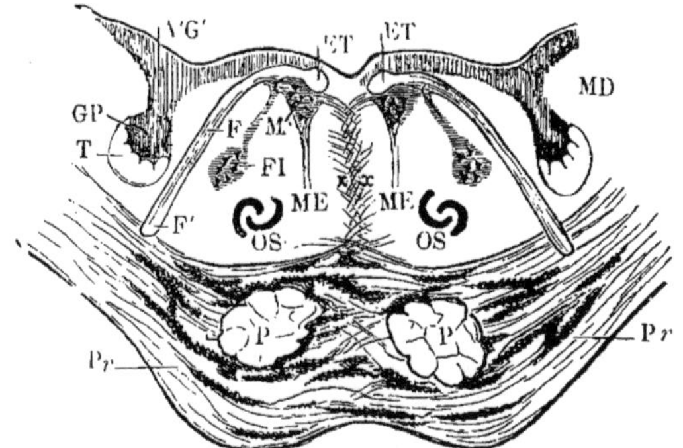

Fig. 187. — Schéma d'une coupe de la protubérance au niveau de son bord postérieur (d'après M. Duval) *.

loin du plancher du quatrième ventricule, et a reçu le nom de *bandelette longitudinale postérieure* (supérieure chez les Quadrupèdes) (fig. 190).

b. Quant aux fibres transversales, elles font suite aux pédoncules cérébelleux

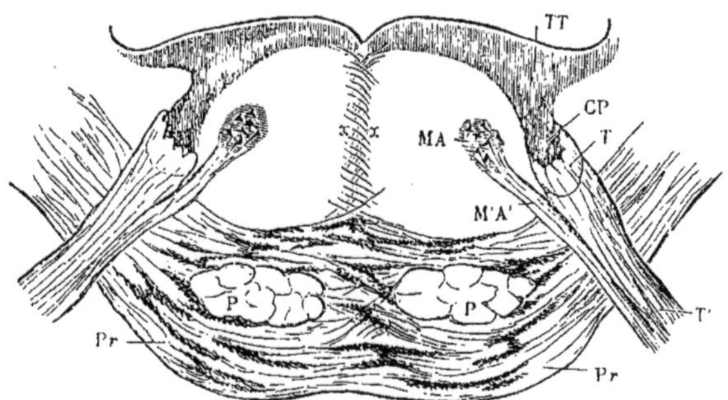

Fig. 188. — Schéma d'une coupe de la protubérance au niveau de l'émergence de la cinquième paire ou trijumeau (d'après M. Duval) **.

moyens et forment deux couches épaisses : l'une superficielle, passant sous les faisceaux pyramidaux et déterminant le relief de la protubérance ; l'autre profonde, passant entre ces faisceaux et les rubans de Reil. Les unes vont d'un côté à l'autre du cervelet comme de longues commissures en anse, mettant en relation les parties homologues des lobes latéraux de cet organe (fibres interhémisphériques cérébelleuses) ; les autres vont du cervelet à la protubérance, du même côté ou du côté opposé (fibres cérébello-protubérantielles), ou bien inver-

---

* P, P, pyramides ; Pr, fibres transversales de la protubérance, entre lesquelles on voit des traînées de substance grise (noyaux du pont) ; ME, racines du nerf oculo-moteur externe ; M, noyau commun à ce nerf et au facial ; FT *fasciculus teres* ; FF, nerf facial se dirigeant vers son point d'émergence ; FI, noyau inférieur facial ; A'G', noyau du nerf acoustique ; GP, noyau gélatineux du trijumeau ; T, racine sensitive de ce nerf ; OS, olive supérieure ou protubérantielle ; *x, x,* raphé.

** P, P', pyramides ; Pr, fibres transversales, entre lesquelles on voit des traînées de substance grise (noyaux du pont) ; TT, substance grise du plancher du quatrième ventricule (*locus cœruleus*) ; CP, noyau gélatineux du trijumeau ; T, racine sensitive de ce nerf ; MA, noyau moteur du trijumeau ; M'A', racine motrice de ce nerf, dite aussi nerf masticateur ; T', la cinquième paire à son émergence ; *x, x,* raphé.

sement vont de la protubérance au cervelet, homo-latéralement ou hétéro-latéralement (fibres ponto-cérébelleuses).

c. Indépendamment du système des fibres transverses des pédoncules cérébelleux moyens, il convient de signaler, au-dessus des rubans de Reil, une *formation réticulaire* abondante, semblable à celle du bulbe, c'est-à-dire constituée par des fibres arciformes dispersées, qui s'entre-croisent en *raphé* sur la ligne médiane. Les connexions établies par ces fibres sont encore mal connues.

B. Substance grise. — Il y a, dans la protubérance, de la *substance grise propre* et de la *substance grise d'origine bulbo-médullaire*.

a. Celle-ci, abstraction faite du noyau de l'oculo-moteur externe et du facial, et du noyau propre du facial, que nous avons déjà signalés à propos du bulbe (fig. 187), appartient tout entière au trijumeau. On voit, en effet (fig. 188) : 1º une nappe étalée sur le plancher du quatrième ventricule *(locus cœruleus)* représentant la suite de la base des cornes supérieures ; 2º un noyau gélatineux, en continuité avec la couche précitée, sous laquelle il se trouve placé, du côté externe : c'est la fin de la colonne grise correspondant à la tête de la corne supérieure de la moelle ; 3º enfin un noyau dit masticateur, situé en dedans du précédent, vers le centre de la protubérance, et qui représente la fin de la tête de la corne inférieure. Ce dernier donne naissance à la racine motrice du trijumeau. Aux autres parties aboutissent les racines sensitives antérieures du même nerf.

b. La substance grise propre est disséminée irrégulièrement, un peu partout, surtout dans l'étage inférieur, entre les diverses stratifications des fibres transversales, où elle forme ce qu'on appelle les *noyaux du pont*, noyaux en connexion d'une part avec le cervelet par les fibres ascendantes et descendantes des pédoncules cérébelleux moyens, d'autre part, avec le cerveau par des fibres cortico-protubérantielles. Il faut aussi mentionner une petite lame grise, plissée et contournée, particulièrement développée dans certains animaux, tels que le Chat et le Mouton, et qui a reçu le nom d'*olive protubérantielle* ou *olive supérieure*. Cette olive supplémentaire est située au niveau du bord postérieur de la protubérance, à la hauteur du corps trapézoïde, dont elle reçoit la plus grande partie des fibres, non loin des racines de la sixième paire (fig. 187).

III. — Pédoncules cérébraux.

Les pédoncules cérébraux *(crura cerebri* des anciens anatomistes) sont deux gros cordons blancs, légèrement divergents, qui vont de la protubérance annulaire au cerveau et relient ce dernier organe aux autres parties du névraxe, c'est-à-dire à la moelle, au bulbe, à la protubérance, au cervelet. Ils sont surmontés par les tubercules quadrijumeaux et les couches optiques, ainsi que par les pédoncules cérébelleux antérieurs, toutes parties qui seront décrites à part.

Conformation extérieure. — Espace interpédonculaire (fig. 178). — Les pédoncules cérébraux sont séparés l'un de l'autre par un sillon médian, dit interpédonculaire, très élargi antérieurement, où il loge deux petites éminences successives : l'une grise, située immédiatement en arrière du chiasma des nerfs optiques et donnant implantation à la tige pituitaire : c'est le *tubercule cendré* ;

l'autre blanche, comme les pédoncules eux-mêmes : c'est le *tubercule pisiforme*, qui, dans l'Homme, est divisé nettement en deux parties latérales, dites *éminences mamillaires*, division peu ou point marquée chez nos animaux. En arrière du tubercule pisiforme, le sillon interpédonculaire est criblé de petits orifices donnant accès à des artérioles émanées du polygone de Willis : c'est la *lame criblée interpédonculaire* ou *espace perforé postérieur*, qui est d'une étroitesse linéaire chez les animaux.

Chaque pédoncule cérébral offre à étudier : une face inférieure, une face supérieure, une face externe et deux extrémités, l'une antérieure, l'autre postérieure.

Face inférieure (fig. 178). — La face inférieure est en partie couverte par l'hypophyse ; elle est convexe d'un côté à l'autre, légèrement étranglée à la sortie de la protubérance et striée dans la direction des faisceaux qui la constituent. On y voit, près de la ligne médiane, le sillon d'émergence des racines du nerf oculo-moteur commun. En outre, elle est croisée, vers son milieu, par un petit faisceau de fibres transversales, qui part du sillon interpédonculaire, contourne le pédoncule cérébral et la partie postérieure du corps genouillé interne et vient se perdre au fond du sillon qui sépare la couche optique du tubercule quadrijumeau antérieur. Dans les Ruminants, le Porc, les Carnivores, on peut suivre ce faisceau jusqu'au voisinage de la glande pinéale. Il a reçu de Gudden le nom de *tractus pedoncularis transversus*, ou bandelette transverse du pédoncule.

Les fibres longitudinales de la face inférieure de chaque pédoncule cérébral forment trois faisceaux assez distincts : l'interne, petit, longeant le sillon interpédonculaire, en dedans de l'émergence du nerf oculo-moteur commun, a reçu le nom de *pédoncule du tubercule mamillaire* ; l'externe, large de plus de 1 demi-centimètre, s'étend obliquement de la protubérance à la bandelette optique, en dessous du corps genouillé interne et du faisceau triangulaire latéral de l'isthme ; l'intermédiaire occupe tout le restant de la face inférieure du pédoncule et forme antérieurement une convexité très accusée.

Face supérieure (fig. 191). — La face supérieure des pédoncules cérébraux sert de base aux couches optiques, aux tubercules quadrijumeaux, aux pédoncules cérébelleux antérieurs, et fait corps avec eux. C'est donc une face fictive.

Face externe (fig. 192). — La face externe est masquée par le lobule piriforme du cerveau. Elle présente, entre le tubercule quadrijumeau postérieur et le faisceau externe du pied du pédoncule, une surface triangulaire, assez bien circonscrite, qui correspond à la portion externe du ruban de Reil : c'est le *faisceau triangulaire latéral* ou *faisceau latéral de l'isthme*, dont les fibres, émergeant de la protubérance, se distinguent par leur direction obliquement ascendante.

Extrémité postérieure. — L'extrémité postérieure des pédoncules cérébraux se confond avec la protubérance, qui fait surplomb sur leur face inféro-latérale.

Extrémité antérieure. — L'extrémité antérieure se confond avec les noyaux opto-striés. Elle est circonscrite en bas et par côté par les *bandelettes optiques*, lesquelles font suite aux corps genouillés des couches optiques, descendent obliquement de haut en bas et d'arrière en avant en contournant les pédoncules cérébraux et viennent se réunir sur la ligne médiane, en avant du tubercule cendré, de manière à former cette commissure que l'on appelle *chiasma* des nerfs optiques.

Conformation intérieure et structure (fig. 189 et 190). — Une coupe transversale des pédoncules cérébraux montre, à première vue, deux étages séparés par une traînée de substance grise, noirâtre, à laquelle Sœmmering a donné le nom de *locus niger*. L'étage inférieur s'appelle *pied du pédoncule*; l'étage supérieur, *calotte du pédoncule*.

Locus niger. — Le *locus niger* (*substantia nigra* de quelques anatomistes) se présente sur les coupes avec la forme d'un croissant, dont la corne interne vient apparaître à l'extérieur, au fond du sillon interpédonculaire, ainsi qu'à l'émergence des racines de l'oculo-moteur commun. Les relations entretenues par les cellules de ce gros noyau sont encore hypothétiques ; toutefois on admet généralement que les fibres efférentes entrent dans le pied du pédoncule pour monter vers le cerveau, où elles se termineraient dans l'écorce cérébrale suivant les uns, dans le corps strié suivant les autres, ou bien encore dans les couches optiques.

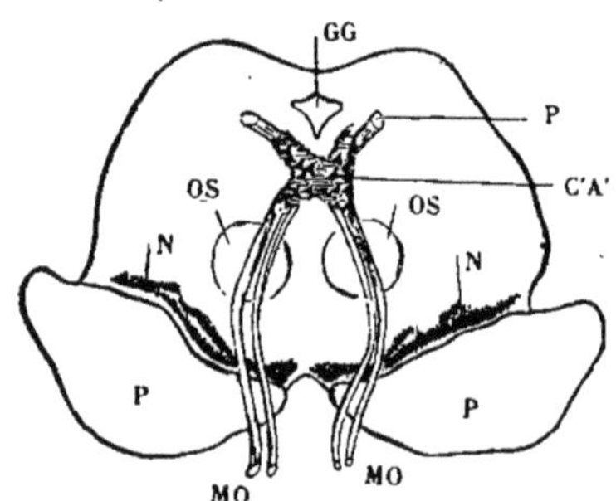

Fig. 189. — Coupe schématique à travers les pédoncules cérébraux et les tubercules quadrijumeaux (d'après M. Duval) *.

Pied. — Le pied est un gros faisceau aplati de fibres blanches longitudinales transmises par la protubérance et gagnant le cerveau. Le plus grand nombre font suite au faisceau pyramidal, ou faisceau moteur volontaire, qui relie l'écorce cérébrale aux noyaux d'origine successifs de tous les nerfs moteurs, crâniens ou spinaux ; elles occupent les parties moyenne et interne du pied du pédoncule. Les autres unissent l'écorce cérébrale aux noyaux propres de la protubérance (fibres cortico-protubérantielles) et se trouvent du côté externe du pédoncule. D'autres enfin sont encore inconnues dans leurs tenants et aboutissants.

Calotte. — La calotte offre à considérer : une formation réticulaire de la substance grise et de la substance blanche.

a. La *formation réticulaire* fait suite à celle de la protubérance et en possède exactement la structure ; c'est un lacis de fibrilles semé de cellules nerveuses, et constituant un raphé médian d'entre-croisement.

b. La *substance grise* forme :

1° Sous l'aqueduc de Sylvius, le *noyau d'origine des nerfs oculo-moteurs commun et interne*, qui représente la base de la corne inférieure de la moelle, laquelle s'arrête ici ;

2° Un gros noyau, d'un gris rougeâtre, situé en dessous du précédent et traversé par les faisceaux radiculaires du nerf oculo-moteur commun : c'est le *noyau rouge de Stilling*, où aboutissent, après entre-croisement, les fibres des pédoncules cérébelleux antérieurs, et qui donne origine à d'autres fibres dont la terminaison est encore discutée : les uns les font aboutir à la couche optique, les autres à l'écorce cérébrale directement.

c. La *substance blanche de la calotte* montre, indépendamment des fibres arci-

* P, pied des pédoncules ; N, *locus niger* ; OS, noyau de Stilling ; C'A', noyau commun de la troisième et de la quatrième paire ; MO, nerf oculo-moteur commun ; P, nerf pathétique ; GG, aqueduc de Sylvius.

formes de la formation réticulaire, plusieurs faisceaux longitudinaux dont nous
avons déjà parlé; c'est à savoir :

1° Le *ruban de Reil*, qui est immédiatement superposé au *locus niger* et forme,
sur les coupes, une longue bande coudée en dehors et ainsi divisée en deux
parties : une externe, répondant au faisceau triangulaire latéral de l'isthme et
aboutissant aux tubercules quadrijumeaux; l'autre interne, se poursuivant jusqu'à la couche optique, voire même jusqu'à l'écorce cérébrale;

2° Les *pédoncules cérébelleux antérieurs*, qui viennent se perdre dans les noyaux

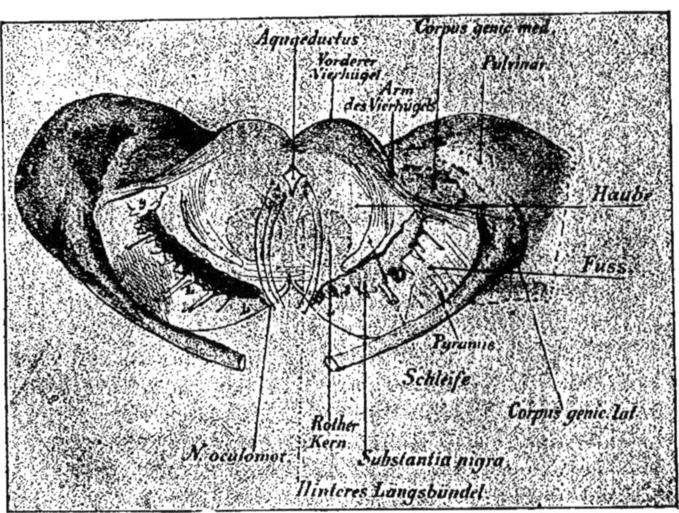

Fig. 190. — Coupe transversale schématique des pédoncules cérébraux chez l'Homme, passant au niveau des
tubercules quadrijumeaux antérieurs et de l'origine des nerfs optiques (d'après Edinger) *.

rouges de Stilling, après entre-croisement de la presque totalité de leurs fibres;

3° Le *faisceau commissural longitudinal*, représenté ici par de petits fascicules
disséminés dans la formation réticulaire, entre les noyaux de Stilling, et ayant
la même signification et la même valeur que dans la protubérance et le bulbe. La
bandelette longitudinale postérieure, dépendance du faisceau précédent, apparaît
encore ici très nettement, au-dessous des noyaux des nerfs de la troisième et de
la quatrième paire (fig. 190); on peut donc la suivre sans interruption depuis
la partie postérieure de la protubérance jusqu'à l'extrémité antérieure de l'aqueduc de Sylvius; certains auteurs la prolongent même jusqu'au noyau lenticulaire du corps strié, voire jusqu'à l'écorce du cerveau. Quoi qu'il en soit, cette
bandelette, très remarquable par sa myélinisation précoce, paraît être essentiellement constituée par des fibres d'association, ascendantes et descendantes,
jetées entre les différents noyaux moteurs des nerfs crâniens et principalement
entre ceux des oculo-moteurs. Les fibres descendantes auraient leur point de

<hr>

* *Vorderer Vierhügel*, tubercule quadrijumeau antérieur; *Arm des Vierhügels*, fibres thalamo-géminées; *corpus
genic. med.*, corps genouillé interne; *corpus genic. lat.*, corps genouillé externe; *Haube*, calotte des pédoncules;
Fuss, pied des pédoncules; *Schleife*, ruban de Reil; *Rother Kern*, noyau rouge de Stilling; *Hinteres Längs-
bündel*, bandelette longitudinale postérieure; *substantia nigra*, locus niger; *N. oculo-mot.*, nerf de la troisième
paire; *aquæductus*, aqueduc de Sylvius; *Pyramis*, faisceau pyramidal du pied du pédoncule. (*Anatomie des
centres nerveux*, par le Dr Ludwig Edinger, traduit de l'allemand par le Dr Siraud.)

départ dans les tubercules quadrijumeaux antérieurs et subiraient une décussation avec celles du côté opposé.

La figure 193 renseignera suffisamment sur les connexions des tubercules mamillaires.

IV. — Pédoncules cérébelleux.

Le cervelet est pénétré, de chaque côté de son plan inférieur, par un gros et court funicule de substance blanche, composé de trois faisceaux qu'on appelle pédoncules cérébelleux et que l'on distingue en *antérieur, moyen* et *postérieur* (fig. 191).

a. Le *pédoncule cérébelleux moyen*, le plus gros des trois, n'est que le prolongement de la partie latérale de la protubérance, dont les fibres transversales, assemblées en un volumineux faisceau, plongent dans le cervelet.

b. Le *pédoncule cérébelleux postérieur* (inférieur chez l'Homme) est le plus mince des trois ; il fait suite au corps restiforme, qui se réfléchit de bas en haut en passant sous la racine postérieure du nerf acoustique, et il s'unit de la manière la plus intime avec le précédent, dont on a beaucoup de peine à le distinguer.

c. Le *pédoncule cérébelleux antérieur* (supérieur chez l'Homme) est bien distinct des deux autres ; c'est un cordon blanc, accolé à la partie interne du pédoncule moyen, qu'il croise obliquement pour atteindre le cervelet, et qui se porte, d'autre part, vers les tubercules quadrijumeaux en bordant la partie antérieure du *calamus*. Il pénètre sous le tubercule *testis* correspondant avec le faisceau triangulaire latéral de l'isthme, et, après s'être entre-croisé avec son congénère, il aboutit au noyau de Stilling du côté opposé, que nous avons déjà signalé dans la calotte des pédoncules cérébraux. Les pédoncules cérébelleux antérieurs sont unis l'un à l'autre par une mince lamelle blanche, que nous allons maintenant décrire sous le nom de *valvule de Vieussens* ou *voile médullaire antérieur*.

V. — Valvule de Vieussens.

La valvule de Vieussens est une membrane nerveuse qui présente à peu près la forme d'un parallélogramme (fig. 191). Sa *face supérieure* est couverte par le cervelet ; l'*inférieure* concourt à former le plafond du ventricule cérébelleux. Les deux *bords latéraux* sont soudés aux pédoncules que la valvule unit. L'*antérieur* s'attache à la base des tubercules *testes*, au niveau de l'émergence des nerfs pathétiques. Le *postérieur* s'insère à l'éminence vermiforme antérieure.

Gall a considéré la valvule de Vieussens comme une commissure des pédoncules cérébelleux antérieurs ; et nous croyons qu'il a eu raison, car, abstraction faite de quelques cellules nerveuses, elle est surtout formée de fibres transversales se portant d'un de ces pédoncules à l'autre. Ces fibres sont surtout apparentes en avant, où la membrane est beaucoup plus épaisse ; en arrière, elles se mêlent à quelques faisceaux longitudinaux. La valvule de Vieussens sert en outre à la clôture du quatrième ventricule.

VI. — Tubercules quadrijumeaux.

Conformation extérieure. — Les tubercules quadrijumeaux, ou tubercules bigéminés, sont quatre éminences arrondies, disposées deux à deux, de chaque côté de la ligne médiane, sur les pédoncules cérébraux (fig. 191 et 192). On les distingue en *antérieurs* ou *nates* et *postérieurs* ou *testes* [1].

Dans tous les Vertébrés autres que les Mammifères, il n'existe que deux tubercules jumeaux au lieu de quatre, mais ils sont relativement volumineux ; on leur donne le nom de *lobes optiques*.

a. Les *tubercules testes* sont, chez les Solipèdes, beaucoup plus petits que les *nates* et d'une couleur grise plus claire, presque blanche. Ils sont en rapport : en avant, avec ces derniers, qui chevauchent sur eux ; en arrière, c'est-à dire à leur base, avec les pédoncules cérébelleux antérieurs et la valvule de Vieussens, dont ils sont séparés par un sillon transversal où sortent les deux nerfs pathétiques. En dedans, ils se réunissent l'un à l'autre par une sorte d'isthme. En dehors, ils se prolongent chacun entre le tubercule *natis* et le faisceau triangulaire latéral de l'isthme, jusqu'au corps genouillé interne, et ce prolongement a reçu le nom de *bras postérieur des tubercules quadrijumeaux* ou *bras conjonctival postérieur*.

b. Les *tubercules nates*, ou quadrijumeaux antérieurs, se distinguent des précédents non seulement par leur volume plus considérable et par leur couleur grise, mais encore par leur forme arrondie, hémisphérique, et par leur rapprochement l'un de l'autre. Ils sont couverts par les hémisphères cérébraux, tandis que les postérieurs le sont plutôt par le cervelet. Ils sont séparés par une scissure assez profonde et délimités en avant par un sillon courbe qui les isole des couches optiques. En dehors, ils prennent contact immédiat avec les corps genouillés externes, ce qui supprime le *bras conjonctival antérieur* que l'on observe chez l'Homme.

Conformation intérieure et structure. — Entre les tubercules quadrijumeaux et la calotte des pédoncules cérébraux, se trouve un canal longitudinal et médian, connu sous le nom d'*aqueduc de Sylvius*, lequel sera décrit plus loin.

Les tubercules quadrijumeaux ne sont, en somme, que de gros noyaux de substance grise, qui, comme tous les autres, reçoivent des fibres nerveuses et en émettent. Ils reçoivent, par l'intermédiaire des corps genouillé des couches optiques, la plus grande partie des fibres des bandelettes optiques, ce qui justifie

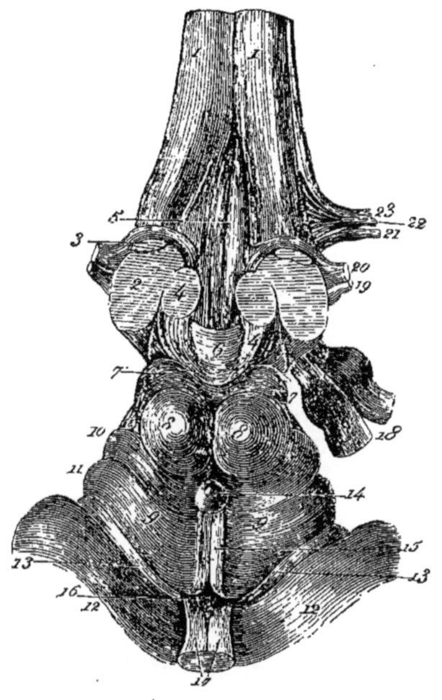

Fig. 191. — Vue supérieure de l'isthme encéphalique du Cheval [*].

1. Ces termes de *nates* et *testes* rappellent que les premiers ont été comparés aux fesses et les seconds aux testicules.

* 1, corps restiforme ; 2, coupe du pédoncule cérébelleux moyen ; 3, coupe du pédoncule cérébelleux postérieur ; 4, pédoncule cérébelleux antérieur ; 5, plancher du ventricule ; 6, valvule de Vieussens ; 7, 7, tubercules *testes* ; 8, 8, tubercules *nates* ; 9, 9, couches optiques ; 10, corps genouillé interne ; 11, corps genouillé externe ; 12, corps striés ; 13, bandelette demi-circulaire ; 14, glande pinéale ; 15, pédoncules de cette glande ; 16, ouverture commune antérieure ; 17, 17, piliers antérieurs du trigone, renversés en avant ; 18, nerf trijumeau ; 19, nerf facial ; 20, nerf auditif ; 21, nerf glosso-pharyngien ; 22, nerf pneumogastrique ; 23, nerf spinal.

le nom de *lobes optiques* qu'on leur donne en anatomie comparée. En outre, on voit s'y terminer les fibres de la partie externe du ruban de Reil (faisceau acoustique). Leurs fibres efférentes associent entre eux les tubercules jumeaux de même nom, en s'entre-croisant en raphé sur la ligne médiane ; d'autre part, elles s'élèvent jusqu'à l'écorce du lobe occipital du cerveau en traversant les couches optiques et la capsule interne du corps strié. Enfin il en est qui descendent dans l'isthme pour contribuer à la formation de la bandelette longitudinale postérieure, c'est-à-dire pour aller se mettre en rapport avec les noyaux des nerfs moteurs de l'œil.

On remarque que, par leurs connexions, les tubercules quadrijumeaux antérieurs se rattachent principalement à la vision, accessoirement à l'audition ; tandis que, au contraire, les tubercules quadrijumeaux postérieurs sont essentiellement affectés au sens de l'ouïe.

VII. — Couches optiques (Thalami).

Les couches optiques sont deux masses volumineuses de substance grise qui se trouvent en avant des tubercules quadrijumeaux, au-dessus de la partie an-

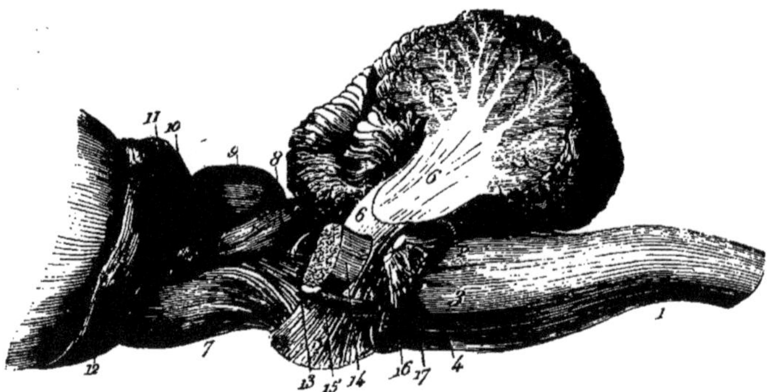

Fig. 192. — Vue latérale de l'isthme du Cheval avec le cervelet coupé parallèlement à la ligne médiane *.

térieure des pédoncules cérébraux (fig. 191 et 192). Les anthropotomistes les décrivent comme une partie du cerveau, car elles entrent, de même que les corps striés, dans la constitution du plancher des ventricules latéraux ; mais il n'en est pas de même chez nos animaux, où on les rattache au système de l'isthme encéphalique au même titre que les tubercules quadrijumeaux. En effet, si l'on considère une coupe antéro-postérieure de l'encéphale du cheval, comme celle représentée figure 206, on voit de la manière la plus nette que le prolongement encéphalique de l'axe spinal s'étend jusqu'aux corps striés ; les couches optiques et les bandelettes optiques doivent donc lui être rattachées. Mais cela n'empêche que les couches optiques aient les rapports les plus intimes avec les corps striés et qu'on les désigne quelquefois en commun avec eux sous le nom de *corps*

* 1, collet du bulbe ; 2, corps restiforme ; 3, faisceau latéral du bulbe ; 4, profil de la pyramide ; 5, protubérance annulaire ; 6, pédoncule moyen du cervelet ; 7, pied du pédoncule cérébral ; 8, tubercule *testis* ; 9, tubercule *natis* ; 10, corps genouillé interne ; 11, corps genouillé externe ; 12, bandelette optique ; 13, nerf pathétique contournant le faisceau triangulaire latéral de l'isthme ; 14, racine sensitive du trijumeau ; 15, racine motrice du même ; 16, nerf facial ; 17, nerf auditif.

opto-striés. D'ailleurs, chez l'embryon, les vésicules des hémisphères cérébraux procèdent par bourgeonnement de la vésicule des couches optiques.

CONFORMATION EXTÉRIEURE. -- Plus larges dans leur ensemble que les tubercules quadrijumeaux, les couches optiques représentent deux masses grises, elliptiques, plus larges en avant qu'en arrière et obliquement dirigées d'avant en arrière et de dedans en dehors. Leur face supérieure, couverte par la toile choroïdienne qui les sépare de la corne d'Ammon et du trigone cerébral, est légèrement convexe et verse vers la face homologue de l'autre couche optique, de manière à former une gouttière assez profonde dans laquelle courent, côte à côte, deux tractus blancs longitudinaux, que nous décrirons plus loin sous le nom de *pédoncules antérieurs de la glande pinéale* ou *habenulæ*. Cette gouttière aboutit en arrière à l'*ouverture commune postérieure*, bouchée par la glande pinéale, en avant, à l'*ouverture commune antérieure* ou *trou* de *Monro*. Entre les deux orifices, que nous ne faisons qu'indiquer ici, car leur étude doit être faite à propos de la conformation intérieure de l'isthme, les couches optiques sont réunies par la *commissure grise* ou *commissure molle*. -- La partie culminante de la face supérieure du thalamus est assez souvent désignée sous le nom de *pulvinar*; la partie interne de la même face, située en contre-bas, au devant de la glande pinéale, a reçu le nom de *triangle de l'habenula*; elle répond, sur les coupes transversales, à un noyau gris particulier dont nous parlerons plus loin.

La partie postéro-externe de chaque couche optique offre deux saillies dites *corps genouillés*, où aboutit, en s'épanouissant, la bandelette optique correspondante (fig. 192). Placées l'une au devant de l'autre, la postérieure plus près de la ligne médiane que l'antérieure, ces deux saillies sont distinguées en *externe* et *interne*, termes qui conviennent beaucoup mieux à l'anatomie humaine qu'à l'anatomie vétérinaire. Le *corps genouillé externe* est toujours plus volumineux, mieux circonscrit et situé sur un plan plus élevé que l'interne; les fibres de la bandelette optique, épanouies à sa surface, se poursuivent jusqu'au tubercule *nalis* en se réfléchissant en arrière et en dedans. Le *corps genouillé interne* n'est pas en continuité immédiate avec le tubercule *testis*; mais il lui est uni par une bandelette oblique, superposée au faisceau triangulaire latéral de l'isthme et que nous avons déjà mentionnée sous le nom de *bras du tubercule quadrijumeau postérieur* ou *bras conjonctival postérieur*.

Quant au *bras conjonctival antérieur*, qui, chez l'Homme, réunit le corps genouillé externe et le tubercule *nalis*, il se trouve supprimé par suite du contact direct des deux saillies précitées.

En arrière, les deux couches optiques sont comme échancrées pour recevoir les tubercules quadrijumeaux antérieurs, qu'elles enclavent légèrement.

En avant, elles sont séparées des corps striés par un sillon dans le fond duquel existe la *bandelette demi-circulaire* ou *tænia semi-circularis*, que nous étudierons plus tard en même temps que le corps strié (fig. 191).

CONNEXIONS DES COUCHES OPTIQUES. -- Les couches optiques, soudées l'une à l'autre par la commissure grise ou commissure molle, réunies d'autre part par la commissure blanche postérieure, dont il sera parlé plus loin, sont le point aboutissant ou le point de départ de nombreux faisceaux de fibres dont la provenance ou la terminaison sont loin d'être exactement connues. On considère généralement ces gros noyaux gris comme affectés principalement à la sensibilité.

Abstraction faite des relations avec les nerfs optiques, qui seront étudiées à propos de ces nerfs, les couches optiques sont en connexion avec les pédoncules cérébraux, avec les corps striés, avec l'écorce cérébrale, avec les tubercules quadrijumeaux.

Les *connexions thalamo-pédonculaires* ont été déjà indiquées ; elles se font avec la calotte du pédoncule : 1° par les fibres des pédoncules cérébelleux supérieurs ;

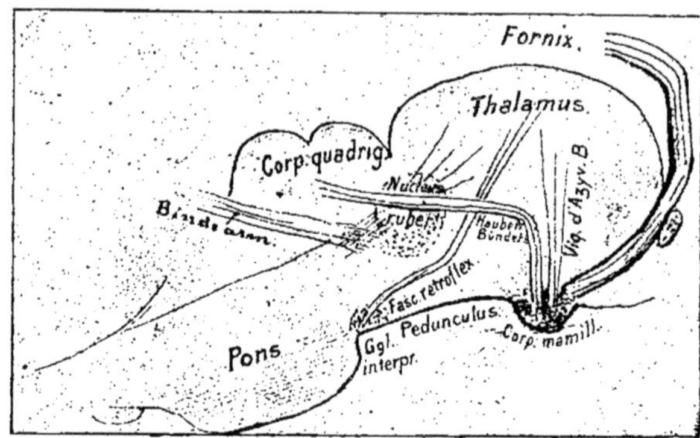

Fig. 193. — Coupe longitudinale schématique de la couche optique et des tubercules quadrijumeaux (d'après Edinger) [*].

2° par les fibres des noyaux rouges de Stilling ; 3° par une partie des fibres du ruban de Reil ; 4° enfin par les fibres du faisceau commissural longitudinal.

Les *connexions thalamo-striées* sont intimes ; elles unissent la couche optique soit au noyau caudé, soit au noyau lenticulaire.

Les fibres *thalamo-corticales* traversent la capsule interne et rayonnent ensuite en tous sens vers les différentes régions de l'écorce cérébrale.

Les relations *thalamo-géminées* s'établissent principalement par les bras conjonctivaux qui unissent les tubercules quadrijumeaux aux corps genouillés ; nous en parlerons plus amplement à propos de l'origine des nerfs de la vision.

Quant au *noyau* ou *ganglion de l'habenula*, il émet des fibres qui vont les unes au pédoncule antérieur de la glande pinéale, qu'il concourt à former, tandis que les autres, en plus grand nombre, se réunissent en un petit faisceau compact que Meynert a fait connaître sous le nom de *faisceau rétroflexe* (fig. 193). Ce faisceau plonge en arrière dans l'épaisseur de l'isthme, croise du côté interne le noyau rouge de Stilling, s'entre-croise sur la ligne médiane avec celui du côté opposé, et aboutit enfin à une petite masse de substance grise située au fond du sillon interpédonculaire, dans la région correspondant à l'espace perforé postérieur. Le ganglion de l'*habenula* est beaucoup plus développé chez les animaux que chez l'Homme. Edinger lui attribue un rôle dans la fonction olfactive.

[*] *Corpus mamillare*, tubercule mamillaire ; *Vicq d'Azyr'shes Bündel*, faisceau de Vicq d'Azyr ; *Haubenbundel*, faisceau de la calotte ; *Fasciculus retroflex*, faisceau rétroflexe ou de Meynert (le noyau de l'*habenula* n'est pas figuré) ; *Nucleus ruber*, noyau rouge de Stilling ; *Bindearm*, pédoncule cérébelleux supérieur ; *Ganglion interpr.*, ganglion interpédonculaire ; *Pons*, pont de Varole ; *Corp. quadrig.*, tubercules quadrijumeaux ; *Thalamus*, couche optique ; *Fornix*, trigone cérébral, au devant duquel on voit la section transversale de la commissure blanche antérieure.

VIII. — **Glande pinéale ou épiphyse.**

La glande pinéale, épiphyse, ou encore *conarium*, est un petit corps en forme de cône de pin, de couleur rouge brun, qui fait bouchon sur un petit orifice situé entre les couches optiques et les tubercules quadrijumeaux antérieurs, orifice que nous décrirons plus loin sous le nom d'*ouverture commune posté-rieure* (fig. 191).

Elles est enveloppée par la toile choroïdienne et repose par sa base sur l'ouverture qu'elle bouche, au pourtour de laquelle elle est attachée par une lamelle nerveuse circulaire. De cette lamelle se détachent en avant deux petits tractus de substance blanche, que l'on appelle *pédoncules antérieurs, rênes* ou *freins* de la glande pinéale (*habenæ* ou *habenulæ*). Ces pédoncules représentent deux étroites bandelettes qui partent de la base de l'organe et se dirigent en avant, parallèlement l'une à l'autre, dans le fond de la gouttière qui sépare les couches optiques, auxquelles elles adhèrent fortement. Ils arrivent ainsi vers l'ouverture com-

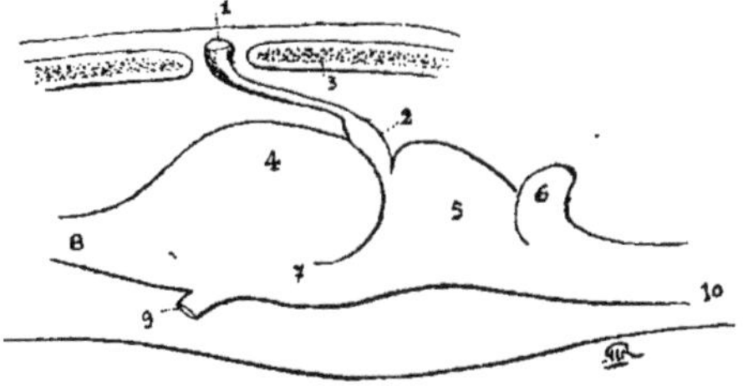

Fig. 194. — Encéphale de Lézard vu de profil
(d'après Peyteureau) *.

mune antérieure, où ils se réunissent aux piliers antérieurs du trigone cérébral. Quelquefois ils sont fort étroits et séparés par un intervalle ; le plus souvent, ils sont relativement larges et immédiatement en contact sur la ligne médiane.

La glande pinéale est loin d'offrir toujours le même volume. On l'a réprésentée dans la figure 191 avec ses dimensions les plus ordinaires, tandis qu'elle se trouvait beaucoup plus grosse dans la pièce qui a servi à dessiner la figure 195.

Structure. — La glande pinéale est constituée par une enveloppe conjonctive et un tissu propre grisâtre.

La première est une dépendance de la pie-mère. Elle émet de sa face interne des cloisons qui circonscrivent de petites loges communicantes, où se trouvent déposés des amas de cellules que l'on considère aujourd'hui comme des éléments de névroglie. Il n'y aurait donc, dans la glande pinéale, ni fibres, ni cellules nerveuses. Par contre, on y rencontre, surtout chez les sujets avancés en âge, des concrétions de carbonate de chaux et de phosphate de magnésie, concrétions mamelonnées, de volume fort variable, qui sont formées de couches concentriques.

En résumé, cette structure est celle d'un organe nerveux profondément dégé-néré ; et, en effet, il est établi aujourd'hui que la glande pinéale est le vestige, sans nulle importance, d'un troisième œil que l'on trouve chez divers Vertébrés inférieurs, notamment les Lézards, où il se fait jour à l'extérieur par un trou médian percé dans le pariétal (fig. 194). Le terme de glande appliqué à cet

* 1, œil pariétal ; 2, épiphyse ; 3, os pariétal, percé d'un orifice au niveau de l'œil pinéal ; 4, hémisphère cérébral ; 5, lobe optique ; 6, cervelet ; 7, *infundibulum* ; 8, origine du lobule olfactif ; 9, nerf optique ; 10, moelle.

organe est donc impropre ; il date d'une époque où l'on considérait l'épiphyse
soit comme une glande vasculaire sanguine, soit comme une sorte de ganglion
lymphatique.

IX. — Glande pituitaire ou hypophyse.

C'est un petit corps arrondi, brun rougeâtre ou jaunâtre, aplati de dessus en
dessous comme un disque, dont l'épaisseur varie suivant les sujets, corps situé
dans la selle turcique et suspendu au tubercule cendré par l'intermédiaire de
la *tige pituitaire*. Nous avons donc à étudier successivement : le tubercule cendré, la tige pituitaire et la glande ou corps pituitaire.

A. TUBERCULE CENDRÉ (fig. 178). — Le *tuber cinereum* est une petite éminence de
couleur grise, que nous avons déjà mentionnée sur le plan inférieur des pédoncules cérébraux, entre le chiasma des nerfs optiques et les tubercules mamillaires,
c'est-à-dire tout à fait en avant de l'espace interpédonculaire. Cette éminence
est creusée intérieurement d'une cavité qui fait diverticule au ventricule des
couches optiques.

B. TIGE PITUITAIRE. — C'est une sorte de prolongement conique du tubercule
cendré, qui vient s'insérer par son sommet sur la face supérieure du corps
pituitaire, non pas au centre de cette face, mais en avant. La cavité dudit tubercule se continue dans cette courte tige, où elle se termine en cul-de-sac avant
d'en avoir atteint l'extrémité.

La tige pituitaire, formée de la même substance grise que le tubercule cendré,
se distingue par sa grande fragilité ; aussi faut-il prendre quelque précaution
quand on veut l'obtenir intacte en ouvrant le crâne par la base.

C. CORPS PITUITAIRE (fig. 177). — Le corps pituitaire, logé dans la selle turcique
et enchâssé dans un repli de la dure-mère (tente de l'hypophyse), offre à étudier :
une *face inférieure*, reposant sur le corps du sphénoïde par l'intermédiaire de
la dure-mère, à laquelle elle adhère fortement, vu l'absence d'arachnoïde à ce
niveau ; une *face supérieure*, qui recouvre l'éminence mamillaire, ainsi qu'une
partie des pédoncules cérébraux, et qui reçoit antérieurement l'implantation de
la tige pituitaire ; une *circonférence*, répondant de tous côtés à la tente de l'hypophyse, dans laquelle se trouve creusé le sinus caverneux.

Il n'existe point de cavité à l'intérieur du corps pituitaire.

Au point de vue de sa constitution anatomique, il se décompose en deux
portions ou lobes.

Le *lobe antérieur*, jaunâtre, est produit par un cul-de-sac du pharynx de l'embryon, qui s'est isolé dans le crâne et transformé, par prolifération de son épithélium, en une sorte de glande formée d'un complexus de cylindres épithéliaux
plongés dans un lacis capillaire.

Le *lobe postérieur*, de coloration brunâtre, est d'origine nerveuse ; il figure
un renflement terminal de la tige pituitaire et présentait, dans le principe, une
cavité centrale qui s'est oblitérée au cours du développement. Il est formé
d'un stroma conjonctif au sein duquel se trouvent des cellules arrondies, des
cellules fusiformes et des cellules étoilées, celles-ci paraissant être de nature
nerveuse.

FONCTION. — La fonction de l'hypophyse est encore énigmatique. Son lobe
antérieur, dont la structure rappelle celle des glandes surrénales, est sans nul
doute chargé de quelque sécrétion interne importante, car sa destruction,

pathologique ou expérimentale, entraîne, dit-on, de graves désordres et même
la mort. Quant au lobe postérieur, si l'on considère qu'il dérive d'un diverticule
du « cerveau intermédiaire » comme la glande pinéale et comme les vésicules
optiques, on ne peut se défendre d'admettre qu'il a dû aussi être primitivement
un organe sensoriel ; mais, dans l'état actuel de la science, cette hypothèse ne
peut être démontrée.

X. — Cavités intérieures de l'isthme (fig. 195).

Ce sont, d'avant en arrière : le ventricule moyen, l'aqueduc de Sylvius et le
quatrième ventricule.

1. Ventricule moyen.

Encore appelé *ventricule des couches optiques*, *troisième ventricule*, le ventricule
moyen est une cavité irrégulière, creusée sous les couches optiques, allongée

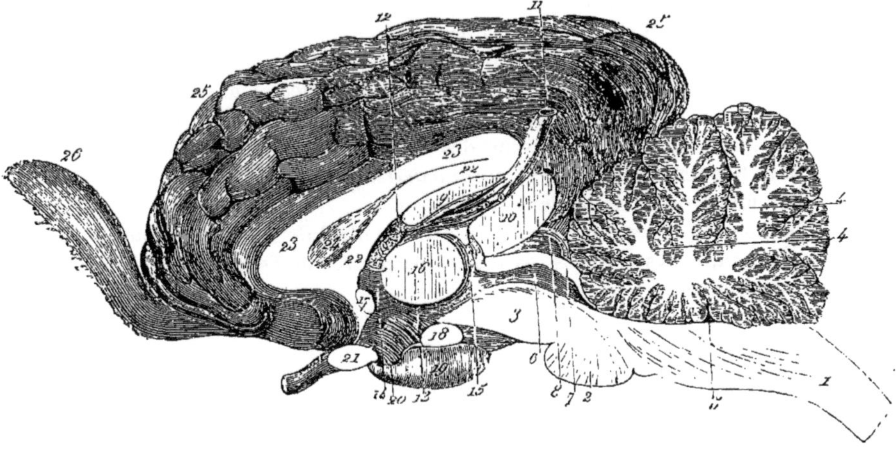

Fig. 195. — Coupe sagittale médiane de l'encéphale du Cheval pour montrer les cavités intérieures de l'isthme *.

d'avant en arrière et déprimée d'un côté à l'autre, offrant à étudier deux parois
latérales, un diverticule inférieur et deux extrémités.

Les *deux parois latérales* sont lisses, presque planes ou très légèrement
concaves de haut en bas ; elles se joignent l'une avec l'autre en formant deux
étroites gouttières, dont la supérieure correspond à la *commissure grise*, qui
réunit les deux couches optiques (fig. 195, 16), tandis que l'inférieure répond à
la scissure interpédonculaire, qui s'en trouve beaucoup plus éloignée en arrière
qu'en avant.

* 1, coupe du bulbe rachidien ; 2, coupe de la protubérance annulaire ; 3, coupe des pédoncules cérébraux ;
4, coupe du cervelet montrant l'arbre de vie ; 5, ventricule postérieur couvert par le cervelet ; 6, aqueduc de
Sylvius ; 7, coupe de la valvule de Vieussens (sur la figure le trait de renvoi de ce numéro n'est pas assez postérieur) ; 8, tubercule *natis* ; 9, extrémité interne de l'hippocampe ; 10, coupe de la glande pinéale (représentée
volumineuse, comme elle était sur la pièce qui a servi à l'exécution de cette figure) ; 11, grande veine de Galien
venant de la toile choroïdienne et du plexus choroïde (12) ; 13, ventricule moyen ; 14, ouverture commune antérieure ou trou de Monro ; 15, ouverture commune postérieure ; 16, commissure grise des couches optiques ;
17, commissure blanche antérieure ; 18, coupe du tubercule mamillaire ; 19, coupe de la glande pituitaire ;
20, intérieur de la tige pituitaire communiquant avec *l'infundibulum* du ventricule moyen ; 21, coupe du chiasma
des nerfs optiques ; 22, coupe du trigone cérébral ; 23, coupe du corps calleux ; 24, *septum lucidum* ; 25, circonvolutions cérébrales ; 26, lobule olfactif.

Le *diverticule inférieur* ou *infundibulum* descend jusqu'au-dessus du chiasma des nerfs optiques, ainsi que dans le tubercule cendré et la tige pituitaire ; il n'est séparé du fond de la scissure interhémisphérique du cerveau que par une petite lame grise fort mince, attachée sur le chiasma et appelée *lamelle sus-optique* ou *racine grise des nerfs optiques*. Cette lame s'aperçoit fort bien quand on rabat le chiasma sur la glande pituitaire ; la moindre piqûre ouvre à cet endroit le ventricule moyen.

L'*extrémité antérieure* du ventricule moyen se relève au devant de la commissure grise des couches optiques et aboutit à l'*ouverture commune antérieure* ou *trou de Monro*, qui le fait communiquer, sous le sommet du trigone, avec les deux ventricules latéraux. Cet orifice livre passage au cordon réunissant les deux plexus choroïdes cérébraux.

L'*extrémité postérieure*, plus étroite que l'antérieure et située sur un plan un peu plus élevé, semble se bifurquer ; la branche qui se continue sous les tubercules quadrijumeaux sera décrite plus loin sous le nom d'aqueduc de Sylvius ; l'autre branche, dite *ouverture commune postérieure*, s'élève derrière la commissure grise et se termine à la base de la glande pinéale par un cul-de-sac irrégulièrement renflé. Elle est limitée en arrière par la *commissure blanche postérieure*, mince faisceau de fibres transversales, placé en avant des tubercules quadrijumeaux, au-dessus de l'entrée de l'aqueduc de Sylvius, et dont les extrémités se perdent dans l'épaisseur des coupes optiques. Nous décrirons plus tard, sous le nom de *commissure blanche antérieure*, un autre faisceau transversal, plus volumineux, qui appartient au cerveau.

L'*épendyme* qui forme les parois du canal central de la moelle tapisse aussi, bien entendu, le système des cavités ventriculaires de l'encéphale et leur communique le même aspect séreux.

2. Aqueduc de Sylvius.

L'aqueduc de Sylvius est un petit conduit creusé dans le plan médian, entre les tubercules quadrijumeaux et la calotte des pédoncules cérébraux, conduit obliquement dirigé de haut en bas et d'avant en arrière, triangulaire ou losangique sur les sections, et faisant communiquer le ventricule des couches optiques avec le quatrième ventricule. Il rappelle assez bien le canal central de la moelle. Une mince couche de substance grise tapissée par l'épithélium épendymaire lui fait paroi.

3. Quatrième ventricule.

Encore appelé *ventricule postérieur*, *ventricule cérébelleux* ou *bulbo-cérébelleux*, le quatrième ventricule est situé sous le cervelet, entre les pédoncules de cet organe, au-dessus du bulbe rachidien et de la protubérance. Il est allongé d'avant en arrière et presque entièrement rempli par les éminences vermiformes du cervelet.

La *paroi supérieure*, plafond ou voûte, est formée par ces deux éminences, ainsi que par les valvules de Vieussens et de Renault. L'*inférieure*, ou plancher, correspond au *calamus scriptorius*, que nous avons décrit à propos du bulbe. L'*extrémité antérieure* communique, en dessous de la valvule de Vieussens, avec l'aqueduc de Sylvius. La *postérieure* reçoit, tout au fond du bec du *calamus scriptorius*, le canal central de la moelle.

DIFFÉRENCES

§ 4. — Bœuf.

L'isthme encéphalique du Bœuf est moins allongé que celui des Solipèdes : les pédoncules cérébraux se font particulièrement remarquer par leur brièveté. Tandis que, chez le Cheval, la protubérance se trouve à égale distance du chiasma optique et du collet du bulbe, elle est, chez le Bœuf, notablement plus éloignée du collet bulbaire que du chiasma optique.

Si nous entrons dans les détails de configuration, nous relevons aussi un certain nombre de différences (fig. 196 et 197).

1. Bulbe. — La face inférieure du bulbe est beaucoup plus bombée que dans les Solipèdes

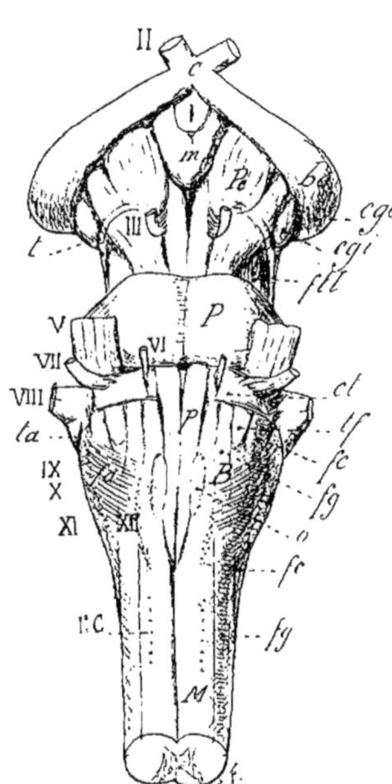

Fig. 196. — Face inférieure de l'isthme encéphalique du Bœuf *.

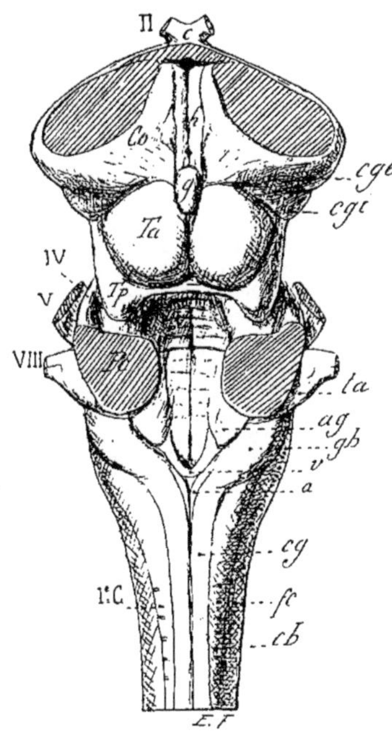

Fig. 197. — Face supérieure de l'isthme encéphalique du Bœuf **.

et plus nettement délimitée avec la moelle épinière. Les pyramides sont un peu plus saillantes à leur partie antérieure, et les corps trapézoïdes plus volumineux. A quelques millimètres des pyramides, on voit, de chaque côté, un très léger relief longitudinal, de 2 à 3 millimètres de largeur, qui semble faire suite au faisceau de Gowers et se terminer au corps trapézoïde. Dans l'intervalle de ce petit cordon et de la pyramide, on remarque une

* *Pc*, pédoncules cérébraux ; *P*, protubérance annulaire ; *B*, bulbe rachidien ; *M*, origine de la moelle épinière ; II, nerfs optiques ; *c*, leur chiasma ; *ba*, bandelette optique ; *cge*, corps genouillé externe ; *cgi*, corps genouillé interne ; *ftl*, faisceau triangulaire latéral ; *m*, tubercule mamillaire, au devant duquel on voit le tubercule cendré avec l'insertion de la tige pituitaire ; *t*, tractus pédonculaire transverse ; III, nerf oculo-moteur commun ; V, nerf trijumeau ; VI, nerf oculo-moteur externe ; *ct*, corps trapézoïde ; VII, nerf facial ; VIII, nerf acoustique ; *ta*, tubercule acoustique ; *p*, pyramides ; *o*, saillie de l'olive ; *fg*, suite du faisceau de Gowers ; *tf*, tubercule facial ; *fc*, suite du faisceau cérébelleux direct ; *fa*, fibres arciformes superficielles ; IX, X, XI, XII, points d'émergence des racines des neuvième, dixième, onzième et douzième paires crâniennes ; I*C, points d'émergence des racines inférieures de la première paire cervicale.

** II, chiasma optique ; *Co*, couches optiques ; *cge*, corps genouillé externe ; *cgi*, corps genouillé interne ; *g*, glande pinéale ; *h*, freins ou pédoncules de cette glande ; *ta*, tubercules quadrijumeaux antérieurs ; *tp*, tubercules quadri-jumeaux postérieurs ; IV, nerf pathétique ; V, nerf trijumeau ; *Pc*, pédoncules cérébelleux ; VIII, nerf acoustique ; *ta*, tubercule acoustique ; *ag*, aile grise ; *v*, verrou (*obex*) ; *cg*, cordon de Goll ; *cb*, corodn de Burdach ; *a*, faisceau interne du cordon de Goll ; *gb*, renflement du corps restiforme ; *fc*, faisceau cérébelleux direct ; V, valvule de Vieussens ; I°C, émergence des racines supérieures de la première paire cervicale.

petite saillie elliptique qui refoule cette dernière vers la ligne médiane : c'est l'*olive*; et, au dehors de l'olive, l'émergence des racines de l'hypoglosse. Le tubercule facial s'observe à l'endroit ordinaire, c'est-à-dire derrière le corps trapézoïde, entre le faisceau de Gowers et le faisceau cérébelleux direct (fig. 196, *tf*).

Vu la brièveté du *calamus scriptorius*, les corps restiformes sont très divergents; ils présentent un renflement manifeste à l'endroit où se perdent les faisceaux de Goll et de Burdach et, vers le bec du *calamus*, un grêle cordon que l'on prendrait pour le faisceau de Goll si celui-ci n'était rendu évident par le faisceau de Burdach qui le borde en dehors (fig. 197).

Le *calamus* n'est pas seulement court, il est concave dans sa longueur et plus profond que celui des Solipèdes; son verrou très développé forme une sorte de V, en avant duquel on voit, de chaque côté, une saillie prononcée qui occupe le côté interne du corps restiforme et se prolonge en pointe jusqu'au pédoncule cérébelleux antérieur; cette éminence, où l'on voit aboutir la racine postérieure du nerf acoustique, paraît équivaloir à la fois à l'aile grise et à l'aile blanche externe.

Considéré par côté, le bulbe du Bœuf présente une expansion très évidente de fibres arciformes, au devant desquelles apparaît, comme chez les Solipèdes, un cordon latéral qui semble faire suite au faisceau cérébelleux direct.

2. Protubérance. — La protubérance du Bœuf est plus saillante que celle du Cheval, mais elle est beaucoup moins large.

3. Pédoncules cérébraux. — A part leur brièveté, ils ne se distinguent guère de ceux des Solipèdes; on remarque toutefois le développement plus considérable des pédoncules du tubercule mamillaire. Le *tractus transverse* se poursuit d'une manière plus ou moins manifeste dans le sillon qui sépare les couches optiques des tubercules *nates*, de manière à aboutir à la base de la glande pinéale.

4. Pédoncules cérébelleux. — N'offrent rien qui mérite mention.

5. Tubercules quadrijumeaux. — Les tubercules *testes* ont une forme acuminée particulière; ils se dressent en arrière et en dehors des *nates*, dont ils sont séparés par une rainure plus profonde que dans les Solipèdes. Ils sont en outre plus écartés l'un de l'autre; la commissure qui les réunit au-dessus de la valvule de Vieussens a presque la minceur d'une arête.

6. Couches optiques. — Les couches optiques sont moins développées que dans le Cheval, malgré le volume plus considérable des nerfs optiques. Le corps genouillé antérieur est beaucoup moins proéminent latéralement que dans ce dernier animal; le corps genouillé postérieur est au contraire plus accentué; il en résulte une tendance de ces deux éminences à se mettre sur le même plan latéral

7. Glande pituitaire. — Elle est très développée, creusée intérieurement d'une large cavité aplatie de haut en bas.

Telles sont les différences extérieures de l'isthme du Bœuf. La conformation intérieure est essentiellement la même que dans les Solipèdes. Quant à la structure, elle n'a pas encore été suffisamment étudiée pour que l'on puisse en signaler les caractères différentiels.

§ 2. — Mouton et Chèvre.

Les *pyramides* sont étroites, peu accentuées et effilées en arrière. Elles sont bordées latéralement par deux faisceaux qui semblent faire suite aux cordons inférieurs de la moelle, faisceaux en dehors desquels on voit les cordons de Gowers, comme chez le Bœuf.

Le *corps trapézoïde* est encore plus développé proportionnellement que dans ce dernier animal; il atteint à peu près la moitié de la largeur de la protubérance. Toutes les autres particularités du bulbe rappellent celles que nous avons décrites chez le Bœuf.

Les *pédoncules cérébraux* sont presque aussi allongés que ceux des Solipèdes. Les *tubercules quadrijumeaux* postérieurs tendent à la forme acuminée de ceux du Bœuf; le bras qui les unit au corps genouillé interne du côté correspondant est extrêmement manifeste, limité par deux sillons. La *glande pinéale* est globuleuse et offre des freins très développés.

§ 3. — Porc.

Le *bulbe* du Porc se fait remarquer par sa grande largeur. Ses pyramides sont proportionnellement aussi développées que dans le Bœuf. Le corps trapézoïde est aussi large que les parties latérales de la protubérance. Les corps restiformes forment deux énormes bourrelets (tubercules cunéiformes) nettement limités en dehors par un sillon.

Les *pédoncules cérébraux* sont d'une extrême brièveté: la longueur de chacun ne dépasse pas sa largeur, et l'intervalle compris entre le tubercule mamillaire et la protubérance est très restreint. Les tubercules *testes* sont encore plus écartés que dans les Ruminants; mais ils sont plus arrondis et proportionnellement plus volumineux; le bras conjonctival qui les unit au corps genouillé interne est extrêmement court. Celui-ci est remarquablement proéminent.

En résumé, deux particularités principales permettront toujours de reconnaître un isthme encéphalique de Porc : d'une part, l'extrême brièveté des pédoncules cérébraux; d'autre part, le renflement considérable des corps restiformes.

§ 4. — Chien et Chat.

Les pyramides sont proportionnellement plus développées, plus saillantes que dans aucune des espèces précédemment étudiées. Le corps trapézoïde est large et très accentué. Par contre, le tubercule facial est peu marqué. Les corps restiformes offrent un « tubercule cunéiforme » où se terminent le faisceau de Burdach et le faisceau de Goll de la moelle épinière, comme dans les Ruminants. Le *calamus* ressemble aussi à celui de ces derniers animaux.

La protubérance est relativement large. Les pédoncules cérébraux sont moins courts que ceux du Porc. Les tubercules quadrijumeaux postérieurs sont plus gros que les antérieurs, beaucoup plus écartés, et dressés verticalement; ils sont aplatis en arrière, où ils circonscrivent entre eux une gouttière verticale, dans laquelle est reçue la partie correspondante du lobe médian du cervelet. Les corps genouillés internes sont très saillants, surtout chez le Chat.

§ 5. — Lapin.

Les pyramides sont très nettes; le tubercule facial assez manifeste; le corps trapézoïde très large; les corps restiformes renflés latéralement.

La protubérance est relativement large, mais peu saillante. Les pédoncules cérébraux sont en grande partie couverts par les lobules piriformes du cerveau, qui débordent sur leur face inférieure.

ARTICLE II. — CERVELET.

Le cervelet (petit cerveau) est cette partie de l'encéphale qui occupe le compartiment postérieur ou cérébelleux de la cavité crânienne. C'est une masse impaire, séparée du cerveau par la cloison transverse, dite tente du cervelet; greffée sur la face supérieure de l'isthme par trois pédoncules, de chaque côté; complètement recouvert par le cerveau chez les Primates, tandis qu'il s'offre à découvert chez tous nos animaux domestiques (fig. 176).

Poids. — Le poids du cervelet, généralement en rapport avec celui du cerveau, est moins considérable dans les Quadrupèdes que chez l'Homme si on le compare au poids du corps. Ce poids est en moyenne : 1:7 de celui du cerveau chez les Solipèdes et les petits Ruminants; 1:7,5 chez le Porc; 1:8 chez l'Homme et chez le Bœuf; 1:6,13 chez le Chat. Il varie, chez le Chien, d'après Colin, de 1:7,2 à 1:9,5.

Le poids moyen absolu du cervelet chez le Cheval est d'environ 70 grammes; il est un peu plus élevé chez les Chevaux (châtrés ou non) que chez les Juments. Relativement au cerveau, Colin donne les moyennes suivantes : 1:7,38 chez les Juments; 1:6,90 chez les Chevaux entiers; 1:6,75 chez les Chevaux hongres.

Il y a aussi des variations suivant les âges : le cervelet des fœtus et des jeunes sujets, dans une espèce donnée, est proportionnellement moins développé que celui des adultes.

Conformation extérieure (fig. 198). — Le cervelet du Cheval se présente sous la forme d'une masse presque globuleuse, légèrement ellipsoïde, allongée transversalement et divisée en trois lobes principaux : un lobe médian ou *vermis* et deux lobes latéraux ou *hémisphères*. Le lobe médian est le seul que l'on rencontre chez les Vertébrés amammaliens; les latéraux font leur première apparition chez les Mammifères et se développent graduellement jusqu'aux Primates, chez lesquels ils justifient bien le nom d'hémisphères cérébelleux. Le développement de la protubérance est, comme nous avons déjà eu l'occasion de le dire, corrélatif à celui des lobes latéraux du cervelet, pour lesquels elle constitue une sorte de commissure.

Lobe médian ou vermis. — Le lobe moyen est en saillie sur les lobes latéraux dans tous nos Mammifères domestiques, tandis qu'il est en dépression chez l'Homme, où l'on voit un repli de la dure-mère, dit *faux du cervelet*, s'enclaver entre les deux hémisphères cérébelleux.

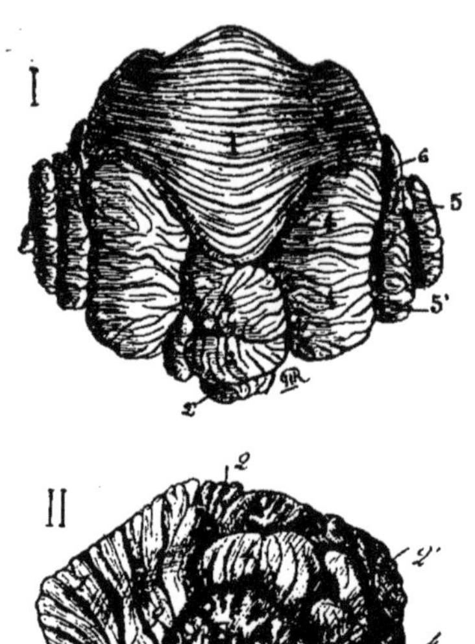

Ce lobe a été comparé à un gros ver à soie enroulé circulairement autour du cervelet, et dont les extrémités viendraient se rejoindre, sans se confondre, sous la face inférieure de l'organe. La disposition annelée est particulièrement manifeste en avant et en arrière, c'est-à-dire dans les points qui répondraient aux deux extrémités du ver qui sert de terme de comparaison. Là, en effet, se remarquent deux saillies longitudinales, découpées en petites lames transverses, placées de champ et serrées les unes contre les autres, saillies recourbées sous le cervelet et constituant les *éminences vermiformes* ou *vermiculaires*, *antérieure* et *postérieure*, qui concourent à former le plafond du quatrième ventricule.

L'*éminence vermiforme antérieure*, allongée entre les pédoncules cérébelleux de l'un et de l'autre côté, donne insertion à la valvule de Vieussens, qui ferme en avant le ventricule précité.

L'*éminence vermiforme postérieure*, désignée encore sous le nom de *luette*, est plus large, mais moins longue que l'antérieure. Elle reçoit aussi l'insertion d'une valvule, qui fut décrite pour la première fois par Renault et se trouve représentée chez l'Homme, à l'état rudimentaire, par les *valvules de Tarin*. Cette valvule, que nous avons déjà eu lieu de mentionner comme faisant cloison séparative entre

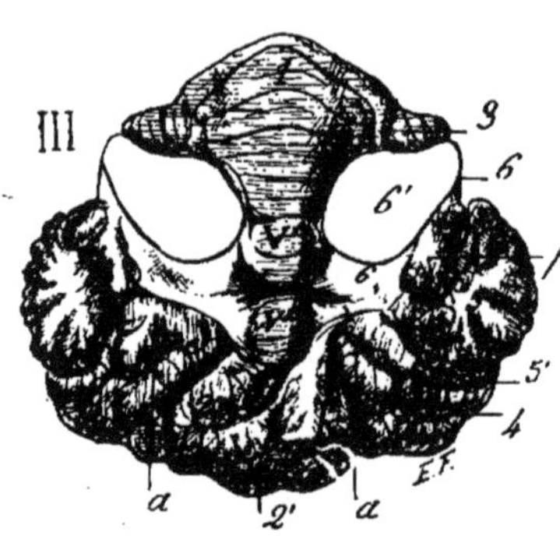

Fig. 198. — Cervelet du Cheval.
I, vue supérieure; II, vue latérale; III, vue inférieure *.

le quatrième ventricule et le confluent postérieur du liquide céphalo-rachidien, est une lamelle nerveuse, tendue au-dessus du bec du *calamus scriptorius* et affectant exactement la forme triangulaire de cet espace. Elle offre : une face supérieure recouverte par la partie postérieure du vermis; une

* *1*, vermis supérieur ou antérieur; *2*, *2'*, *2"*, vermis inférieur ou postérieur; *V1*, éminence vermiculaire antérieure; *V2*, éminence vermiculaire postérieure; *3*, lobule aliforme; *4*, vermis latéral; *a*, amygdale; *5*, partie externe du lobule extra-pédonculaire; *5'*, partie interne du même; *f*, *flocculus*; *6*, pédoncules cérébelleux; *6'*, section transversale de ces pédoncules.

face inférieure, hérissée de petites houppes vasculaires dans quelques points de son étendue ; une base, fixée de chaque côté de la luette et sur cette éminence elle-même ; deux bords latéraux, attachés sur les corps restiformes ; un sommet, répondant à la pointe du *calamus*. Elle ferme, en arrière, le ventricule cérébelleux et se met en continuité, vers sa base, avec les *plexus choroïdes cérébelleux*, dont il sera parlé plus loin. Elle est constituée par une mince membrane nerveuse, revêtue en dedans par l'épendyme et doublée en dehors par la pie-mère, formant ici ce qu'on appelle la *toile choroïdienne inférieure*. Les Allemands décrivent cette valvule sous le nom de *voile médullaire postérieur*, par opposition à la valvule de Vieussens, qu'ils appellent *voile médullaire antérieur*.

La partie du lobe moyen surmontant l'éminence vermiculaire antérieure se fait remarquer par sa largeur, par la régularité de ses anneaux, qui se prolongent sur les lobes latéraux, et par l'absence de sillons la séparant de ceux-ci : c'est le *vermis supérieur*.

Vient ensuite une partie nettement séparée des lobes latéraux par deux profondes scissures et remarquable par son irrégularité et sa lobulation, partie où le ver à soie serait flexueux et fragmenté en trois ou quatre morceaux principaux dont l'inférieur, c'est-à-dire celui qui est en continuité avec la luette, est toujours très saillant et plus ou moins dévié d'un côté ou de l'autre. C'est le *vermis inférieur*.

Lobes latéraux ou hémisphères. — Les lobes latéraux sont beaucoup moins développés chez les Quadrupèdes que chez l'Homme, tandis que c'est le contraire pour le lobe médian. Ils figurent deux segments irréguliers de sphère qui surplombent le bulbe rachidien par côté et reçoivent sur leur plan inférieur les pédoncules cérébelleux. Ils sont divisés et subdivisés en plusieurs lobules, eux-mêmes découpés en lamelles semblables à celles du vermis et souvent en continuité avec elles.

Nous distinguerons : 1° le *lobule aliforme*, sorte d'expansion du vermis supérieur ; 2° le *lobule extra-pédonculaire*, situé tout à fait sur le côté, en dehors des pédoncules cérébelleux, et divisé par une scissure antéro-postérieure. La partie inférieure de ce lobule forme une petite touffe superposée à l'émergence du pneumogastrique, qui a reçu le nom de *lobule du pneumogastrique* ou *flocculus* ; 3° le *vermis latéral*, volumineux lobule, compris entre le précédent et la partie postérieure du vermis médian, et dont la partie inférieure, confinant à la luette, représente l'*amygdale* du cervelet humain.

Telle est, sommairement exposée, la topographie du cervelet. Nous n'avons pas cru devoir adopter intégralement la terminologie en usage chez l'Homme, parce que les parties homologues de cet organe chez l'Homme et nos animaux ne sont pas toujours faciles à déterminer et que nous avons voulu éviter de compliquer la description.

Il va sans dire que les parties que nous avons distinguées sont elles-mêmes subdivisées ; mais il serait déplacé d'entrer ici dans de plus longs détails. Une coupe sagittale, pratiquée dans le cervelet, soit à travers le lobe médian (fig. 195), soit à travers un lobe latéral (fig. 206), donnera une idée suffisante de la complexité du plissement cérébelleux : on voit que les sillons entamant la surface de l'organe pénètrent à des profondeurs très inégales dans son épaisseur, de manière à le découper en segments successivement décroissants, dont les plus petits sont à l'état de lamelles étroitement juxtaposées comme les feuillets d'un livre. Leuret n'a pas compté moins de 178 lamelles sur la coupe du lobe moyen du cervelet du Cheval. Cet animal est celui dont le vermis lui en a offert le plus grand nombre.

On comprend, sans qu'il soit besoin d'insister, qu'il y a là un moyen d'amplifier prodigieusement la surface de l'organe.

Plexus choroïdes cérébelleux. — On nomme ainsi deux petites masses grenues et rougeâtres, formées de houppes vasculaires, masses allongées d'avant en arrière, déprimées de dessus en dessous, comprises par leur bord interne entre les corps restiformes et la face inférieure des lobes latéraux du cervelet, à laquelle ils adhèrent fortement. Ces deux *plexus* sont réunis l'un à l'autre au moyen de la valvule de Renault, qui est soudée avec eux vers sa base.

Conformation intérieure et structure. — Le cervelet concourt, par son plan inférieur et la face interne de ses pédoncules, à former la cavité qui a été décrite plus haut sous le nom de ventricule postérieur, ou quatrième ventricule; mais, dans sa masse même, on ne trouve aucune trace d'excavation ni, du reste, aucune autre particularité de conformation intérieure. C'est ce que démontrent, de la manière la plus nette, les coupes pratiquées à travers sa substance, soit dans le sens antéro-postérieur, soit dans le sens latéral. Sur ces coupes, se dessinent seulement les sillons divers auxquels est due la division de l'organe en lobes, lobules et lamelles.

Ces coupes sont aussi parfaitement propres à mettre en évidence la structure du cervelet. Elles le montrent formé, comme toutes les autres parties du névraxe, par de la substance blanche et de la substance grise, celle-ci divisée en substance grise périphérique et substance grise centrale.

a. La *substance grise périphérique* ou *corticale* s'étale sur la surface du cervelet, dont elle suit le complexe plissement; elle s'interrompt toutefois en divers points pour livrer passage aux pédoncules et à certaines de leurs ramifications; c'est ainsi que, par exemple, on voit la substance blanche à découvert au fond des scissures qui limitent ou subdivisent le lobule extra-pédonculaire, ou encore à la base de la luette.

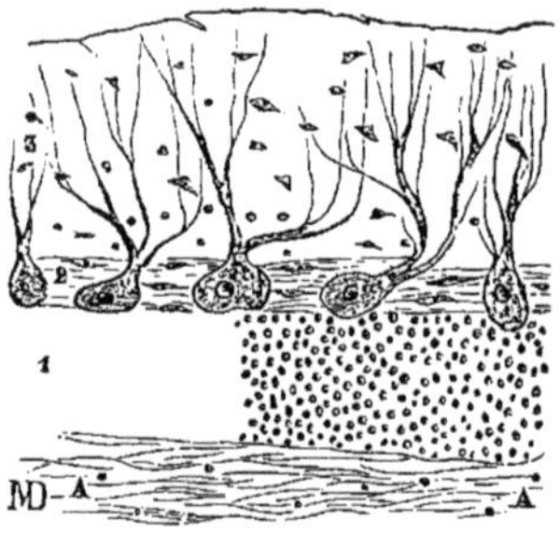

Cette écorce grise, étudiée au microscope, se compose de trois couches (fig. 199). La couche superficielle, dite *couche moléculaire*, offre une teinte grisâtre et un aspect très finement grenu; elle est semée de petites cellules étoilées, dont le cylindraxe lance des collatérales qui enveloppent les cellules de la couche sous-jacente de plexus fibrillaires connus sous le nom de *corbeilles terminales*. — La couche moyenne est formée par les *cellules de Purkinje*, gros éléments disposés sur une seule rangée, émettant de leur pôle supérieur une très riche arborisation protoplasmique qui s'élève dans la couche moléculaire, donnant d'autre part une fibre nerveuse qui s'engage dans le centre médullaire de l'organe. — La couche profonde ou *couche des grains, couche rouillée*, renferme de nombreuses cellules polyédriques, petites, serrées les unes contre les autres, et assez semblables aux grains de la rétine. Ces éléments sont pourvus de trois ou quatre prolongements protoplasmiques, touffus, et d'un prolongement nerveux très fin qui monte vers la surface du cervelet, se bifurque dans la couche moléculaire et se termine au contact des panaches protoplasmiques des cellules de Purkinje.

Fig. 199. — Coupe de l'écorce du cervelet pratiquée suivant son épaisseur et vue au microscope (d'après M. Duval) *.

* A, substance blanche; 1, couche rouillée ou granuleuse; 2, couche des cellules de Purkinje; 3, couche moléculaire.

b. La *substance grise centrale* forme, sur les sections de la substance blanche, deux petites taches légèrement grisâtres, situées par côté et un peu en avant : c'est la trace des *noyaux dentelés, corps rhomboïdaux* ou *olives cérébelleuses* du cervelet humain. Stilling a en outre signalé deux petits noyaux symétriquement placés dans les couches inférieures du lobe médian : ce sont les *noyaux du toit (nuclei fastigii).*

Cette substance grise, très peu manifeste à l'œil nu, sur les coupes, ne présente rien de particulier quant à sa structure.

c. La *substance blanche* forme, au centre du cervelet, une masse volumineuse, dite *centre médullaire,* en continuité avec les pédoncules cérébelleux. Elle abandonne à sa périphérie de nombreux prolongements qui rayonnent dans les lobules de l'organe et s'y ramifient dans les lobules secondaires en divisions moins épaisses, d'où s'échappent une nouvelle série de ramuscules s'enfonçant dans les plus petits segments, c'est-à-dire dans les lamelles. Et ainsi se constitue, pour l'ensemble du cervelet, une fort belle arborisation qui a reçu des anciens anatomistes le nom d'*arbre de vie* (Voy. fig. 195).

La substance blanche du cervelet est formée : 1° de fibres intrinsèques, unissant les noyaux gris centraux entre eux ou avec l'écorce, ou encore les diverses régions de cette dernière entre elles, dans un même lobe ou d'un lobe à l'autre; 2° de fibres extrinsèques, se continuant au dehors par les pédoncules cérébelleux, fibres naissant dans la substance grise du cervelet ou au contraire s'y terminant.

a. Les fibres des pédoncules cérébelleux postérieurs vont les unes au bulbe, les autres à la moelle. Les premières sont généralement ascendantes, c'est-à-dire qu'elles ont leurs cellules originelles dans le bulbe et leurs terminaisons dans le cervelet; elles partent des noyaux olivaires, des noyaux de Goll et de Burdach, ou enfin des noyaux des nerfs bulbaires et cheminent les unes du même côté, les autres en s'entre-croisant sur la ligne médiane. Quant aux fibres qui se continuent directement dans la moelle, elles sont ascendantes ou descendantes. Les fibres ascendantes constituent le faisceau cérébelleux direct, émanant, comme il a été déjà dit, de la colonne de Clarke de la moelle et venant se terminer dans l'écorce cérébelleuse. Les fibres descendantes partent au contraire du cervelet, descendent en fascicules dispersés dans le cordon inféro-latéral de la moelle et viennent se terminer autour des cellules radiculaires des cornes motrices.

b. Les fibres des pédoncules cérébelleux moyens sont aussi, les unes ascendantes, c'est-à-dire *ponti-cérébelleuses,* les autres descendantes, c'est-à-dire *cérébello-protubérantielles.* Les unes et les autres peuvent être homolatérales ou hétérolatérales. Parmi les fibres descendantes, il convient de signaler les fibres en anse ou *inter-cérébelleuses,* qui vont d'un hémisphère cérébelleux à l'autre, à travers la protubérance.

c. Restent les fibres des pédoncules cérébelleux antérieurs. Elles prennent naissance à l'écorce ou aux noyaux gris centraux du cervelet, s'entre-croisent, pour le plus grand nombre, sous les tubercules quadrijumeaux et aboutissent aux noyaux rouges de la calotte des pédoncules cérébraux, lesquels sont en relation, d'autre part, avec les couches optiques et l'écorce cérébrale. Il y a aussi des fibres qui effectuent un trajet inverse, c'est-à-dire qui ont leurs cellules originelles dans les noyaux de Stilling et leurs terminaisons dans le cervelet; et même d'autres fibres qui vont de l'écorce cérébelleuse aux noyaux des nerfs oculo-moteurs.

DIFFÉRENCES

Bœuf. — Le cervelet du Bœuf est un peu anguleux de forme; son lobe médian est plus développé, relativement aux lobes latéraux, que dans les Solipèdes. Ce lobe présente, au-dessus de l'éminence vermiculaire antérieure, une échancrure correspondant aux tubercules quadrijumeaux antérieurs et à la commissure qui réunit les tubercules quadrijumeaux postérieurs. Le vermis supérieur est extrêmement saillant, formé de deux plans inclinés, réunis sur une ligne de faîte. Le vermis inférieur est moins flexueux que dans le Cheval, surtout à la continuité avec la luette.

Les lobes latéraux sont aplatis en avant, appointis par côté. Leur partie aliforme est très étroite et ses lamelles fortement obliques en avant. Le vermis latéral est au contraire très développé, large et sublobulé. Le lobule extra-pédonculaire est moins volumineux que dans les Solipèdes.

Mouton et Chèvre. — L'empreinte des tubercules quadrijumeaux est moins profonde que dans le Bœuf, tout en étant encore très manifeste; le vermis supérieur est moins saillant; l'inférieur moins tortueux; les vermis latéraux sont beaucoup moins larges et compliqués. Par contre, le lobule extra-pédonculaire est relativement bien développé.

Porc. — Le cervelet du Porc est remarquablement aplati d'avant en arrière, et ses lobes latéraux, rabattus de haut en bas, forment comme les deux cornes d'un croissant. On peut lui distinguer :

1° Une face antérieure, planiforme, montrant : sur la ligne médiane, l'éminence vermiculaire antérieure et la partie antérieure du vermis médian, entre lesquelles s'observe la dépression produite par les tubercules jumeaux; sur les parties latérales, le lobule aliforme, le vermis latéral et enfin le lobule extra-pédonculaire, celui-ci formant la corne du croissant;

2° Une face postérieure, en rapport avec la voûte du crâne cérébelleux, et montrant la partie postérieure du vermis médian, des vermis latéraux et des lobules extra-pédonculaires;

3° Enfin une face inférieure correspondant à la concavité du croissant et offrant les deux éminences vermiculaires adossées et les points d'entrée des pédoncules cérébelleux; l'éminence vermiculaire antérieure n'est pas moins large que la postérieure.

Chien. — Le cervelet de cet animal ressemble par sa forme générale à celui du Porc. L'éminence vermiculaire antérieure est moins large que la postérieure. L'impression des tubercules jumeaux est presque effacée. Le vermis antérieur, avec ses expansions latérales, forme une grande surface carrée. Le vermis postérieur est au contraire étroit, légèrement sinueux. Les vermis latéraux décrivent une double flexuosité en S, dont la portion postérieure se dispose de part et d'autre du vermis médian de telle manière qu'il existe sur la face postérieure du cervelet trois circonvolutions annelées parallèles. Le lobule extra-pédonculaire forme sur le côté de l'organe une espèce de pointe dirigée en bas et en avant, comme dans le Porc; il est divisé en deux étages superposés.

Chat. — Le cervelet du Chat diffère de celui du Chien : 1° par une dépression manifeste correspondant aux tubercules jumeaux; 2° par les flexuosités du vermis postérieur; 3° par une large communication de celui-ci, à sa partie supérieure, avec la flexuosité antérieure du vermis latéral.

Lapin. — Le cervelet est relativement volumineux chez le Lapin. Son vermis médian est plus large en arrière qu'en avant et divisé en huit anneaux. Les vermis latéraux, beaucoup plus courts que le médian, ne comprennent que cinq anneaux, disposés à la suite l'un de l'autre. Quant aux lobules extra-pédonculaires, ils sont à l'état de *flocculi*, emprisonnés dans des espèces de sinus de la dure-mère, dont il est fort difficile de les extraire.

Article III. — CERVEAU.

Le cerveau est la partie principale de l'encéphale, où aboutissent toutes les impressions conscientes recueillies à la périphérie par les nerfs sensitifs, et d'où partent les incitations motrices volontaires que les nerfs moteurs transmettent aux muscles. C'est aussi le siège des facultés instinctives et intellectuelles, le lieu où s'élabore la pensée. Aussi a-t-il de tous temps attiré l'attention des anatomistes et des philosophes.

C'est une masse ovoïde, remplissant le compartiment antérieur de la cavité crânienne, et divisé en deux gros lobes latéraux, symétriques, qu'on appelle *hémisphères cérébraux*, lobes accolés sur la ligne médiane par l'intermédiaire de la faux du cerveau, pénétrés à la face inférieure par les pédoncules cérébraux et réunis l'un à l'autre, chez les Mammifères, par une commissure transversale connue sous le nom de *corps calleux*.

Cette masse ovoïde, déprimée de dessus en dessous, a son gros pôle au contact du cervelet, dont il est séparé par la tente de cet organe ; mais, contrairement à ce que l'on observe chez les Primates, elle laisse le cervelet en grande partie à découvert (Voy. fig. 200).

Volume. — Poids. — Densité. — Le volume proportionnel du cerveau est bien moindre chez les animaux que chez l'Homme. Il pèse en moyenne, chez le Cheval adulte, 500 grammes ; un peu moins chez la Jument. Leuret avait prétendu que, toutes choses étant égales d'ailleurs, les Chevaux entiers ont le cerveau notablement plus pesant que les hongres ; mais, d'après Colin, cette

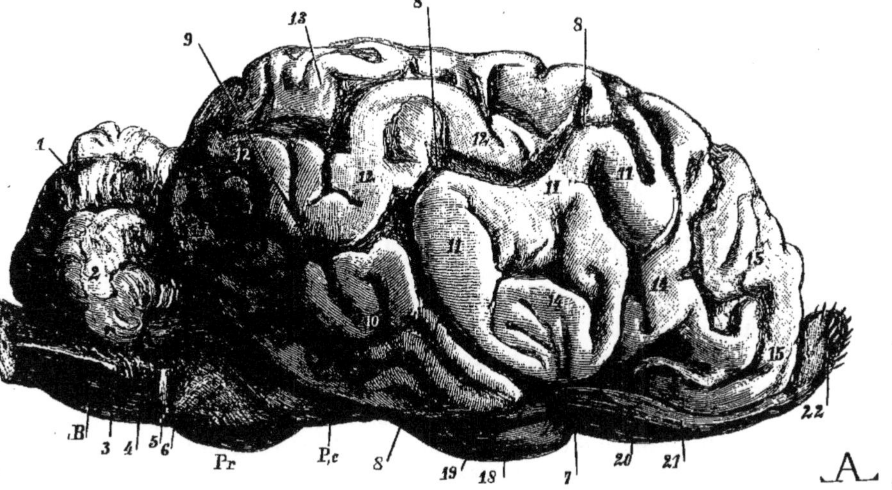

Fig. 200. — Encéphale du Cheval (face latérale droite) *.

différence serait négligeable, puisque la moyenne de ses pesées lui a donné 518gr,66 pour les entiers, 515gr,53 pour les hongres.

Contrairement à ce qu'on observe pour le cervelet, le cerveau est relativement plus volumineux chez les fœtus que chez les jeunes, et chez ceux-ci que chez les adultes. Il s'atrophie légèrement pendant la vieillesse.

D'après Danilewsky, la densité du cerveau est de 1,0319 dans le Chien ; 1,0415 chez l'Homme. La substance blanche est sensiblement plus dense que la grise. Les rapports pondéraux de ces deux substances seraient les suivants, le cerveau étant 100 :

	Homme.	Chien.
Substance blanche	61	43,3
— grise	39	56,7

Ces notions générales étant acquises, nous allons maintenant étudier successivement : la conformation extérieure, la conformation intérieure et la structure du cerveau.

§ 1. — Conformation extérieure.

Au lieu d'examiner l'organe en masse, nous considérerons d'abord la grande scissure médiane qui le divise en deux moitiés; puis, comme celles-ci sont symétriques, il nous suffira d'étudier l'une d'elles [1].

1. Scissure ou fente interhémisphérique.

La scissure interhémisphérique ou interlobaire règne sur toute l'étendue de la face supérieure du cerveau (Voy. fig. 176), ainsi qu'à la partie antérieure de la face inférieure. Elle loge la faux du cerveau. Quand on la dilate, on voit à son fond une lame transverse de substance blanche qui unit la partie moyenne des hémisphères et n'est autre chose que le corps calleux. Derrière cette commissure, en avant d'une petite adhérence établie entre les faces internes des hémisphères, surgit la *grande veine de Galien*, qui va se jeter dans le pressoir d'Hérophile (Voy. fig. 195).

Examinée sur le plan inférieur du cerveau (fig. 177), la scissure interhémisphérique sépare la partie antérieure de l'un et de l'autre hémisphère, jusqu'au genou du corps calleux, et s'arrête au chiasma des nerfs optiques. Elle semble manquer au-delà; mais, en réalité, elle ne fait que s'élargir considérablement et se convertir en une vaste excavation dans laquelle se trouve engagée l'extrémité antérieure de l'isthme. Et, de chaque côté de cette immergence, entre l'hémisphère et le pédoncule cérébral correspondant, on voit une fente étroite qui constitue une ligne de démarcation tranchée : c'est la *grande fente cérébrale* ou *fente de Bichat*, qui contourne le pédoncule cérébral et les tubercules jumeaux pour se réunir à celle du côté opposé ainsi qu'avec la partie postérieure de la scissure interhémisphérique. La fente de Bichat loge la *toile choroïdienne*, que nous étudierons plus tard.

2. Hémisphères.

Chaque hémisphère cérébral, configuré en segment d'ovoïde, présente à étudier quatre faces et deux extrémités.

a. La *face supérieure* (fig. 176), convexe, répond à la voûte du crâne, que forment le pariétal et le frontal.

b. La *face externe* (fig. 200), convexe aussi, insensiblement confondue avec la précédente et couverte, comme elle, de circonvolutions, répond à la paroi latérale de cette même cavité, c'est-à-dire à l'écaille du temporal, au pariétal, au frontal et à l'aile du sphénoïde. Elle est nettement limitée, avec la face inférieure, par la grande scissure limbique, dont il sera parlé plus loin.

c. La *face inférieure* (fig. 177) présente, en dehors de la fente de Bichat, dont on voit sortir la bandelette optique, un petit lobule connu sous le nom de *lobule piriforme*, mastoïde, sphénoïdal, ou *lobule de l'hippocampe*. Cette saillie, incurvée contre le pédoncule cérébral correspondant, limitée en dehors par la *scissure limbique*, est divisée en deux parties inégales par un léger sillon longitudinal, parallèle à la scissure précitée. Sa grosse extrémité est tournée en avant et située au niveau de l'extrémité antérieure du pédoncule cérébral, tandis que son extrémité postérieure semble se perdre sous le lobe occipital de l'hémisphère. Le lobule piriforme, logé dans une dépression particulière de l'aile du

---

1. La symétrie des deux hémisphères cérébraux n'est pas absolue ; on observe toujours, dans leurs circonvolutions, quelques petites différences, éminemment variables ; mais cela est sans importance.

sphénoïde, est creusé intérieurement d'une cavité en cul-de-sac qui constitue le fond du ventricule cérébral.

En avant du lobule piriforme, on voit une légère dépression transversale qui va du chiasma des nerfs optiques à la scissure limbique : c'est la *vallée de Sylvius*, où rampe l'artère cérébrale moyenne ou artère sylvienne.

En avant de cette vallée, on remarque un espace légèrement bombé, criblé en certains points d'orifices vasculaires et compris entre les deux racines du lobule olfactif : c'est l'*espace quadrilatère, espace perforé antérieur* ou *triangle olfactif*, correspondant au noyau extra-ventriculaire du corps strié.

Les *racines du lobule olfactif* qui embrassent cet espace sont distinguées en externe et interne. La première, limitée en dehors par la scissure limbique, est

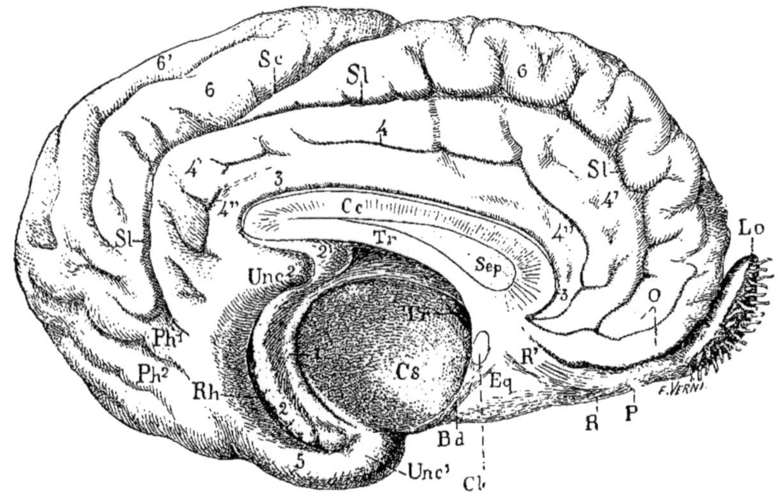

Fig. 201. — Face interne de l'hémisphère cérébral gauche du Cheval *.

formée de deux parties accouplées, distinctes par la couleur; la partie grise, située en dehors, franchit la vallée de Sylvius pour se continuer avec le pli externe du lobule piriforme; la partie blanche semble se recourber en dedans, vers la vallée de Sylvius, et se continuer par une sorte de commissure, dite *bandelette diagonale*, qui croise transversalement l'espace quadrilatère, au devant de la bandelette et du chiasma optiques, pour aller se réunir, à la face interne de l'hémisphère, avec la racine interne du lobule olfactif. Celle-ci, plus courte et plus étroite que l'externe, entièrement formée de substance blanche, vient se perdre sous le genou du corps calleux en se confondant avec la bandelette diagonale ainsi qu'avec le tractus longitudinal du corps calleux; et l'endroit où se fait cette réunion a reçu de Broca le nom de *carrefour de l'hémisphère* ou *carrefour olfactif*.

d. La *face interne* de l'hémisphère (fig. 201) est plane et se met en rapport, dans la plus grande partie de son étendue, avec celle du côté opposé, par l'intermédiaire de la faux du cerveau; elle présente, dans sa partie centrale, la section du *corps calleux* et du *trigone*, lesquels seront étudiés plus loin, ainsi que le *septum lucidum* qui les réunit. Au-dessous de cette double section, on remarque l'espace où pénètre le pédoncule cérébral, c'est-à-dire le *hile*, l'*entrée* ou le *seuil* de l'hémisphère. Le bord qui circonscrit cet espace a reçu de Broca le nom de *limbe* de l'hémisphère. Il est entouré d'une circonvolution des plus remarquables, que cet auteur a décrite sous le nom de *grand lobe limbique*, circonvolution embrassant le corps calleux avec l'extrémité antérieure du pédoncule cérébral et présentant le lobule olfactif comme appendice. La scissure limbique qui lui fait limite n'est donc pas limitée à la face inférieure de l'hémisphère, où nous l'avons déjà signalée; on la retrouve à la face interne, où elle sépare le grand lobe limbique de la masse des autres circonvolutions envahissant cette face. Le grand lobe limbique sera décrit plus loin, en même temps que les circonvolutions.

e. L'*extrémité antérieure de l'hémisphère*, moins large que la postérieure, est en rapport avec l'apophyse crista-galli, le frontal et le sphénoïde. Elle porte comme appendice le *lobule olfactif*, qui prend naissance sur son plan inférieur par la réunion des deux racines que nous avons déjà décrites. Ce lobule est constitué par une large bandelette blanche (*pédoncule* du lobule olfactif), qui se dirige en avant en rampant sur la face inférieure de l'hémisphère, et qui se termine bientôt par un renflement ovalaire très allongé (*bulbe* du lobule olfactif), logé dans la fosse ethmoïdale. Le bulbe olfactif est formé de substance grise sur sa face inférieure et de substance blanche sur la supérieure; on dirait un ganglion aplati, appliqué sur la bandelette blanche qui représente d'abord à elle seule le lobule; il donne naissance à la multitude des nerfs olfactifs traversant le crible de l'ethmoïde. Le lobule olfactif, très adhérent à la lame criblée de l'ethmoïde, est reçu d'autre part dans une légère dépression de la partie antérieure de l'hémisphère, connue sous le nom de *sillon olfactif*. Il est creusé à l'intérieur d'une cavité qui fait diverticule au ventricule cérébral.

f. L'*extrémité postérieure de l'hémisphère* répond au cervelet, qui la déprime légèrement et dont elle se trouve séparée par la cloison transverse de la dure-mère et par l'éminence occipitale interne.

Telle est la configuration générale des hémisphères cérébraux. Nous en ferons une topographie plus détaillée dans un article spécial, qui sera consacré aux circonvolutions, après que nous aurons étudié la conformation intérieure et la structure.

§ 2. — Conformation intérieure.

En écartant l'un de l'autre les hémisphères cérébraux par leur face supérieure, on découvre, comme on sait, la grande commissure désignée sous le nom de *corps calleux*. Cette commissure s'offre donc la première à l'étude parmi les particularités de la conformation intérieure du cerveau.

Si l'on enlève ensuite, avec l'instrument tranchant et au moyen d'une coupe horizontale, toute la portion des hémisphères superposée au corps calleux; si, de plus, on excise celui-ci dans une certaine étendue, à droite et à gauche de la ligne médiane, on pénètre dans deux cavités symétriquement disposées au centre de chaque hémisphère. Ces cavités portent le nom de *ventricules latéraux* ou *ventricules cérébraux*.

Elles sont séparées, dans le plan médian, par une mince cloison, le *septum lucidum*, attachée au corps calleux par son bord supérieur, implantée par son bord inférieur sur le *trigone cérébral*, sorte d'arcade longitudinale impaire et médiane qui réunit les extrémités du corps calleux, et sous laquelle existe le *trou de Monro*, c'est-à-dire l'orifice qui fait communiquer les ventricules latéraux entre eux ainsi qu'avec le ventricule des couches optiques.

Sur le plancher des ventricules cérébraux s'observent deux grosses éminences, le *corps strié* et la *corne d'Ammon*, avec un cordon vasculaire, d'apparence grenue, formant le *plexus choroïde cérébral*, dépendance de la *toile choroïdienne*.

Il nous reste à étudier avec quelques détails les caractères anatomiques de toutes ces parties.

1. Corps calleux (fig. 201 et 202).

Le corps calleux est une commissure blanche transversale, jetée entre les deux hémisphères cérébraux, au-dessus de leurs ventricules, commissure qui fait défaut chez les Vertébrés amammaliens et même chez les Mammifères les plus inférieurs; tandis qu'elle se développe progressivement, au fur et à mesure que le cerveau se perfectionne, pour atteindre son apogée chez l'Homme.

Le corps calleux, chez les Solipèdes, est environ moitié aussi long que l'hémisphère, dont il occupe la région centrale. — Il n'est pas limité en largeur à l'intervalle des hémisphères; il plonge dans l'épaisseur de ceux-ci et se confond avec leur substance blanche centrale. Son épaisseur est de quelques millimètres.

Il offre à étudier deux faces, deux bords et deux extrémités.

La *face supérieure* est parcourue d'avant en arrière par deux petits cordons blancs, fort délicats, accolés l'un à l'autre sur la ligne médiane et connus sous les

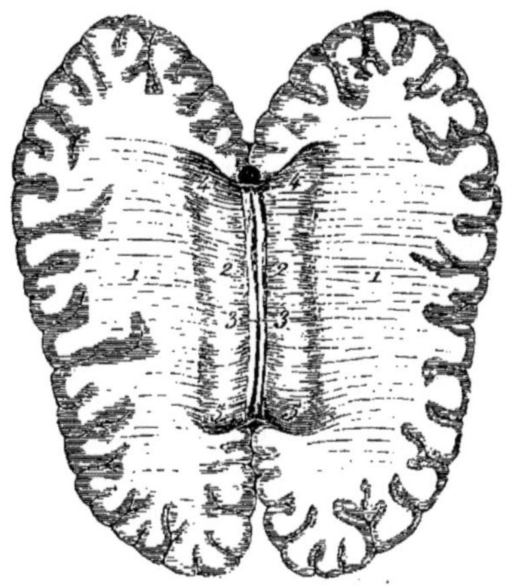

Fig. 202. — Corps calleux du Cheval mis à découvert par l'ablation de la partie supérieure des hémisphères cérébraux *.

noms de *tractus longitudinaux du corps calleux* ou *nerfs de Lancisi*. En dehors de ces tractus, elle offre des stries transversales accusant la direction de ses faisceaux.

La *face inférieure* reçoit sur la ligne médiane l'insertion du *septum lucidum*; latéralement, elle fait voûte aux ventricules cérébraux.

Les *bords latéraux* se perdent dans la substance blanche des hémisphères. Ils correspondent supérieurement à une petite rainure qui les sépare de la circonvolution limbique et que l'on désigne parfois sous le nom de *sinus du corps calleux.*

L'*extrémité postérieure* apparaît dans le fond de la scissure interlobaire, après la destruction de l'adhérence généralement établie au-dessus d'elle entre les deux hémisphères, sous la forme d'un *bourrelet* arrondi, se repliant de haut en bas pour se réunir avec le trigone.

L'*extrémité antérieure*, plus basse que la postérieure, se replie comme elle vers la face inférieure du cerveau, en formant ce qu'on appelle le *genou du corps calleux*; puis elle se termine par une lame mince et étroite, appelée *bec du corps calleux.*

2. Ventricules latéraux (fig. 205 et 206.

Les *ventricules latéraux* ou *cérébraux* sont deux grandes cavités allongées, creusées dans les hémisphères, adossées l'une contre l'autre à leur partie antérieure, divergentes à leur partie postérieure, qui se recourbe fortement en arrière et en bas pour venir aboutir dans l'épaisseur du lobule piriforme.

Cette disposition permet de diviser les ventricules cérébraux en deux régions : l'une *antérieure*, l'autre *postérieure* ou *réfléchie*.

a. La *région antérieure*, ou *corne frontale*, est séparée du ventricule opposé par le *septum lucidum* et le trigone; toutefois, on remarque, en dessous de ce dernier, le *trou de Monro*, faisant communiquer les deux ventricules du cerveau entre eux ainsi qu'avec le ventricule des couches optiques. En haut, elle offre une paroi lisse et concave constituée par le corps calleux. En bas, c'est-à-dire sur son plancher, elle présente deux éminences : le corps strié en avant, la partie interne de la corne d'Ammon en arrière, et, dans l'intervalle, un sillon oblique d'arrière en avant et de dehors en dedans, où flotte le plexus choroïde cérébral. L'extrémité antérieure de cette région, occupée par le noyau intra-ventriculaire du corps strié, se continue par une étroite ouverture dans l'intérieur du lobule olfactif.

b. La *région postérieure* ou *réfléchie*, dite aussi *corne sphénoïdale*, se continue sans ligne de démarcation avec la précédente en se dirigeant en arrière, en dehors et en bas. Elle représente un canal fortement recourbé, dont la concavité regarde en avant et en dedans, et qui vient se terminer en cul-de-sac dans l'épaisseur du lobule piriforme, après s'être progressivement atténué. Sur le plancher de cette région, se dessine la partie postéro-externe de l'hippocampe et du plexus choroïde.

Il n'y a pas, chez nos animaux, de corne occipitale, comme il y en a chez l'Homme.

Les ventricules latéraux, ainsi que toutes les cavités intérieures du névraxe, ont une paroi lisse et séreuse, que les anciens anatomistes croyaient formée par une membrane spéciale qu'ils appelaient *arachnoïde ventriculaire*. En réalité, il n'y a là aucun revêtement qui soit étranger au tissu nerveux, puisque l'épithélium épendymaire se rattache à la névroglie et que la névroglie elle-même a la même origine que les éléments nerveux. Cette paroi exhale une humeur limpide et transparente, analogue au liquide céphalo-rachidien, mais fort peu abondante à l'état normal.

3. *Septum lucidum* ou cloison transparente (fig. 195 et 201).

On désigne ainsi une mince lamelle nerveuse médiane, dressée verticalement

entre les deux ventricules cérébraux, allongée d'avant en arrière, élargie à son
extrémité antérieure, terminée en pointe à la postérieure et rappelant la forme
d'une raquette, lamelle insérée en haut sur le corps calleux, en bas sur le dos
du trigone.

Les faces de cette lamelle sont planes, lisses, et forment paroi aux ventricules
latéraux.

Chez l'Homme, on décrit dans son épaisseur une étroite cavité, parfaitement close, dite *ventricule du septum lucidum.* Cette cavité, qui est généralement

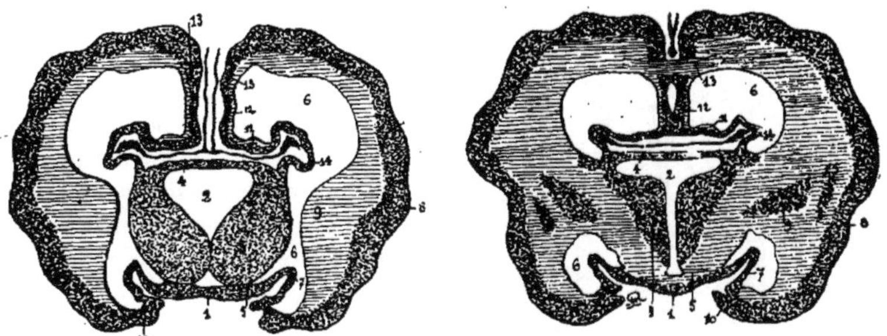

Fig. 203. — Schémas de la coupe du cerveau d'un embryon humain, avant et après le développement du corps
calleux, du trigone et du *septum lucidum* (d'après M. Duval) *.

oblitérée chez nos animaux domestiques, est comprise entre deux feuillets
formés chacun de substance grise sur leur face adjacente, de substance blanche
sur leur face libre : constitution qui s'explique facilement par le développement
(fig. 203). En effet, avant que le corps calleux et le trigone se soient formés,
la fente interhémisphérique descend jusqu'à la paroi supérieure du ventricule
moyen ; mais il arrive un moment où la face interne des deux hémisphères se
soude en deux endroits : au fond de la fente précitée, pour constituer le trigone ;
vers le milieu de sa hauteur, pour former le corps calleux ; alors une partie se
trouve interceptée, qui restera mince et formera la cloison transparente. Celle-ci
résulte donc de l'adossement et de l'accolement plus ou moins complet d'une
portion de la paroi interne des deux vésicules cérébrales, et la cavité qu'elle est
susceptible de présenter n'est qu'une dépendance de la fente interhémisphérique.

4. Trigone cérébral (*fornix*) (fig. 204 et 205).

Encore appelé *voûte à quatre piliers*, le trigone cérébral est une lame de
substance blanche, impaire et médiane, située au-dessous du corps calleux et du
septum lucidum, au-dessus des couches optiques. Envisagé sur la coupe médiane
du cerveau (fig. 201), il figure une bande qui réunit les extrémités du corps
calleux et ferme par dessous l'espace en forme de raquette occupé par la
cloison transparente. Vu de face (fig. 205), il a la forme d'un triangle isocèle
dont le sommet est dirigé en avant et en bas.

<hr>

* 1, paroi inférieure de la vésicule des couches optiques ; 2, cavité de cette vésicule (troisième ventricule) ;
3, ses parois latérales ; 4, sa paroi supérieure ; 5, fente de Monro ; 6, cavité des vésicules des hémisphères
(ventricules latéraux) ; 7, refoulement de la paroi cérébrale à la partie interne de la future corne sphénoïdale ;
8, 9, épaississement de la paroi cérébrale pour la formation des corps striés ; 10, formation de la corne d'Ammon ;
11, région du trigone ; 12, région de la cloison transparente ; 13, région du corps calleux ; 14, refoulement de la
paroi cérébrale par les plexus choroïdes ; 15, noyau de l'avant-mur, situé en dehors du noyau lenticulaire du
corps strié, 9.

La *face supérieure*, convexe, se réunit en arrière avec le corps calleux, tandis qu'elle est libre antérieurement et concourt à former le plancher des ventricules latéraux.

La *face inférieure*, concave, est séparée des couches optiques et de la glande pinéale par la toile choroïdienne et les cornes d'Ammon.

La *base*, c'est-à-dire la partie postérieure, se confond dans le plan médian avec le corps calleux, qu'elle supporte; elle se prolonge latéralement à la surface de la corne d'Ammon, en formant une mince couche corticale, blanche, à cette espèce de circonvolution interne du cerveau. Les deux lames latérales qui se confondent ainsi avec les hippocampes constituent les *piliers postérieurs* du trigone; elles sont réunies l'une à l'autre par quelques fibres transversales, de manière à former ce qu'on appelle la *lyre*, ou *corps psalloïde (psalterium)*.

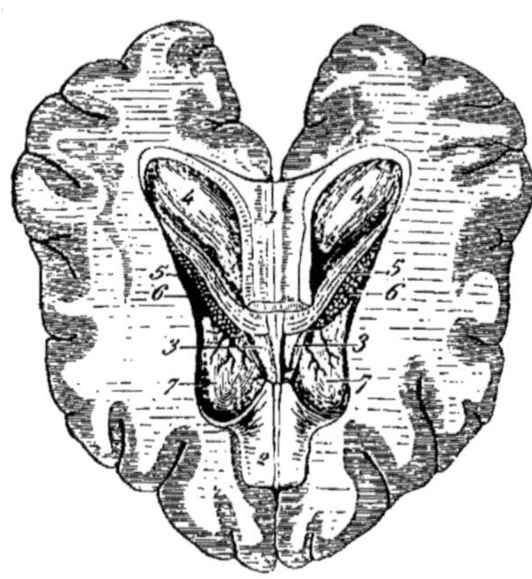

Fig. 204. — Partie antérieure des ventricules latéraux, ouverte par l'ablation du plafond (chez le Chien) *.

Par son *sommet*, le trigone se soude également avec le corps calleux, puis se divise en deux cordons divergents ou *piliers antérieurs* (fig. 195), qui s'infléchissent en bas et en arrière en traversant l'épaisseur des couches optiques sur les côtés du ventricule moyen, pour atteindre le tubercule mamillaire. Ces piliers sont croisés en avant par un cordon de fibres transversales réunissant les deux corps striés, que l'on appelle *commissure blanche antérieure*.

Derrière le sommet du trigone, au-dessus de la bifurcation qui donne naissance aux piliers antérieurs, on voit le *trou de Monro* ou *ouverture commune antérieure*.

Le trigone est constitué par deux bandelettes géminées de fibres longitudinales, dont les extrémités séparées forment ses quatre piliers, et par des fibres transversales réunissant les piliers postérieurs et formant la lyre. Celles-ci servent de commissure entre les deux cornes d'Ammon; celles-là prennent naissance dans ces mêmes cornes et viennent aboutir au tubercule mamillaire du même côté.

5. Corne d'Ammon (fig. 204 à 206).

La corne d'Ammon, encore appelée *hippocampe*, *grand hippocampe*, *pied d'hippocampe*, est un relief cylindroïde, une sorte de circonvolution interne, qui occupe en arrière le plancher de la région antérieure du ventricule latéral et se prolonge en s'atténuant dans toute l'étendue de la région réfléchie, dont elle suit exactement la courbure.

Considérées dans leur ensemble, les deux cornes d'Ammon rappellent assez bien les cornes utérines de la Vache.

* 1, corps calleux; 2, partie antérieure de ce corps calleux renversée en avant après la destruction du *septum lucidum* pour découvrir le trigone (3, 3); 4, hippocampe; 5, bandelette de l'hippocampe; 6, plexus choroïde; 7, corps strié.

Par leur extrémité interne, elles se mettent en contact l'une avec l'autre, en dessous de la partie moyenne du trigone, au-dessus des couches optiques, qui s'en trouvent séparées par la toile choroïdienne (fig. 195, 9).

Leur extrémité externe occupe, dans le lobule sphénoïdal, le cul-de-sac de la portion réfléchie du ventricule cérébral.

Leur bord antérieur, ou bord concave, forme une sorte d'ourlet en bandelette, de dessous lequel s'échappe le plexus choroïde et que l'on appelle *corps bordant* ou *tænia de l'hippocampe*, ou encore *fimbria* : c'est un petit ruban de substance blanche, plus large dans sa partie moyenne qu'à ses extrémités, courbe comme la corne d'Ammon, qu'il borde dans toute sa longueur.

Considérée au dehors, c'est-à-dire du côté de la fente de Bichat (fig. 201), la corne d'Ammon se trouve située concentriquement au lobule piriforme et repliée vers l'intérieur à la manière d'une circonvolution retournée. Elle borde postérieurement le seuil de l'hémisphère et vient se réunir en bas avec l'extrémité antéro-interne du lobule piriforme ; en arrière, elle est longée par une étroite rainure, dite *rainure* ou *sillon de l'hippocampe*, qui la sépare du lobule précité. Le corps bordant apparaît sur cette face comme un prolongement du trigone ; il laisse à découvert une bande de substance grise plus ou moins feston-

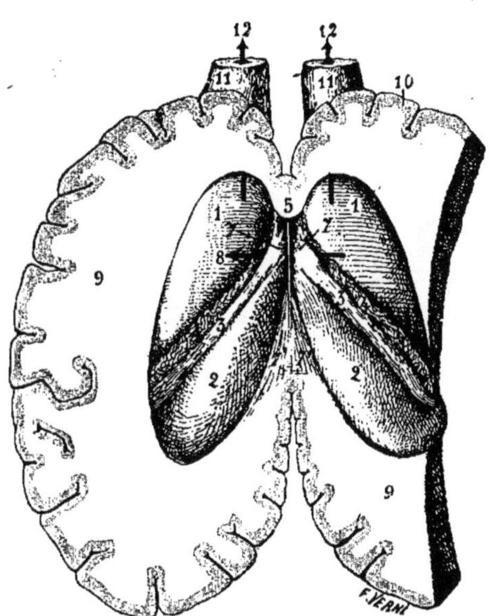

Fig. 205. — Coupe du cerveau du Cheval, pour montrer le trigone et les saillies du plancher des ventricules latéraux *.

née, longeant la rainure de l'hippocampe et connue sous le nom de *corps godronné, corps denté* ou *fascia dentata*. En haut, le corps godronné s'étale sous le trigone, entre cette voûte et le crochet supérieur de la circonvolution de l'hippocampe, et il se réfléchit derrière le bourrelet du corps calleux, de manière à se continuer avec le tractus de Lancisi, lequel vient se perdre à son autre extrémité au carrefour de l'hémisphère. Ainsi se trouve constituée une sorte de circonvolution concentrique au grand lobe limbique de Broca, que M. Mathias Duval a proposé d'appeler la *circonvolution godronnée* ou *sous-limbique* ; elle aurait pour arc supérieur le tractus longitudinal du corps calleux et, pour arc inférieur, le corps godronné.

La corne d'Ammon comprend dans sa structure de la substance blanche et de la substance grise. La première, en continuité avec le trigone, forme le corps bordant, ainsi qu'une mince couche étalée sur sa face supérieure ou ven-

triculaire et connue sous le nom d'*alveus*. La seconde forme le reste de l'hippocampe, et notamment le corps godronné ; elle n'est qu'une dépendance de
l'écorce grise générale du cerveau, à laquelle elle fait continuité au fond de la
rainure de l'hippocampe.

6. Corps strié.

Le corps strié est une masse de substance grise située à l'entrée de l'hémisphère, au devant du pédoncule cérébral, et comprenant toute l'épaisseur du
plancher du ventricule latéral, de manière à faire saillie, d'une part sur ce

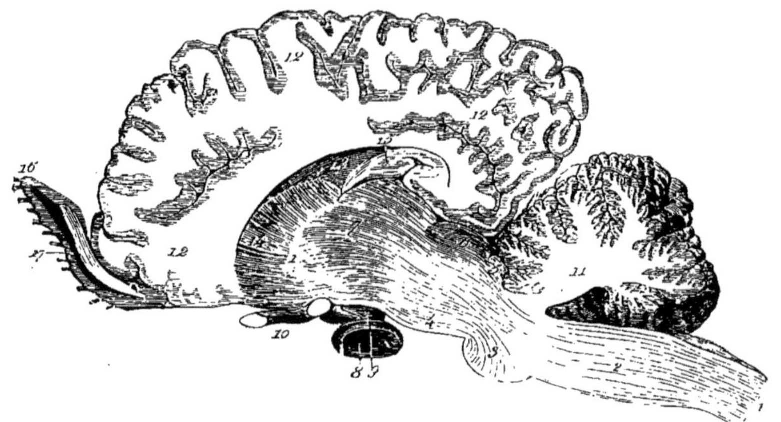

Fig. 206. — Coupe sagittale de l'encéphale du Cheval pratiquée sur le côté de la ligne médiane *.

plancher, en avant de la corne d'Ammon ; d'autre part, sur la face inférieure de
l'hémisphère, entre les deux racines du lobule olfactif (fig. 206, 14).

Il doit son nom à sa structure ; l'épais noyau de substance grise qui le constitue est en effet traversé par les fibres blanches du pédoncule cérébral, qui
vont ensuite s'épanouir dans l'hémisphère, et ces fibres apparaissent en plusieurs points, sur les sections, sous forme de stries blanches très nettement
accusées. Leur principal passage est connu sous le nom de *capsule interne* ; il
divise le corps strié en deux noyaux secondaires : l'un supéro-interne ou
intra-ventriculaire, dit *noyau caudé* ; l'autre inféro-externe ou extra-ventriculaire,
appelé *noyau lenticulaire* (fig. 207).

a. Le *noyau caudé*, tel qu'on le voit sur le plancher du ventricule latéral
(fig. 205), est une saillie piriforme, allongée obliquement d'avant en arrière et
de dedans en dehors. Sa surface, lisse et régulièrement convexe, est revêtue
par l'épendyme. Sa grosse extrémité, dirigée en avant et en dedans, répond à
l'entrée du diverticule olfactif du ventricule. L'extrémité opposée s'atténue
progressivement et disparaît à l'origine de la corne sphénoïdale. En dehors, se
trouve le sillon où se réunissent le plancher et le plafond du ventricule. En
dedans, on remarque un autre sillon où flotte le plexus choroïde et au fond
duquel on découvre la *bandelette demi-circulaire*.

<hr>

* 1, 1, isthme de l'encéphale ; 2, bulbe rachidien ; 3, protubérance annulaire ; 4, pédoncule cérébral ; 5, 6, tubercules bigéminés ; 7, couche optique ; 8, glande pituitaire ; 9, tige pituitaire ; 10, nerf optique ; 11, cervelet ;
12, 12, hémisphère cérébral ; 13, ventricule de l'hémisphère ; 14, corps strié ; 15, corne d'Ammon ; 16, lobule
olfactif ; 17, ventricule du lobule olfactif.

Celle-ci, située entre le corps strié et la couche optique (fig. 191), est un petit
cordon blanc, aplati, qui se perd en dedans, vers le trou de Monro, tandis qu'il
se contourne en dehors, le long de la bandelette optique, jusqu'à 1 centimètre
environ du chiasma, en formant ainsi une espèce de lien circulaire autour de
l'extrémité antérieure de l'isthme.

b. Le *noyau lenticulaire* ou *extra-ventriculaire* apparaît extérieurement entre
les deux racines blanches du lobule olfactif. Il affecte, sur les coupes sagittales,
la forme d'une lentille biconvexe.

Sur les coupes transversales, on voit qu'il est en rapport, en dehors, avec une

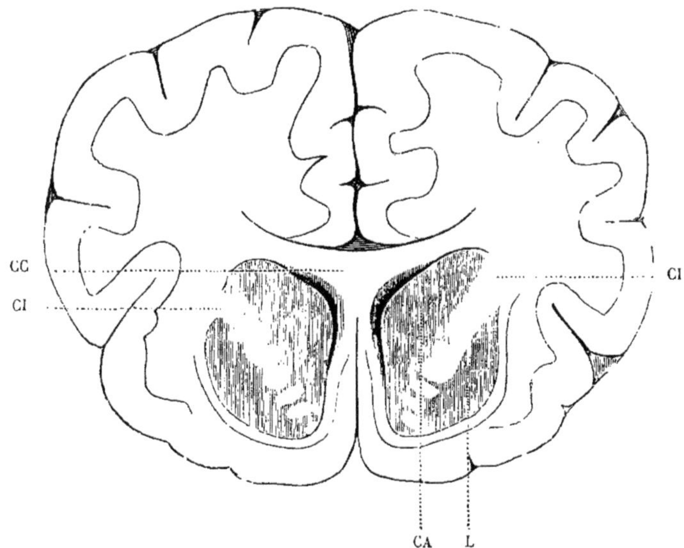

Fig. 207. — Schéma d'une coupe transversale du cerveau de l'Homme au niveau de la partie moyenne
des corps striés *.

lame de substance blanche qui a reçu le nom de *capsule externe* et qui le sépare
de l'*avant-mur* ou *claustrum* (fig. 208). Celui-ci est une petite bande grise sous-
jacente à l'écorce cérébrale de la région de l'*insula*.

Anatomiquement, le corps strié est une des parties les plus importantes de
l'hémisphère cérébral, puisqu'il fait bouchon à l'entrée de celui-ci et que c'est
à travers son épaisseur que se fait la communication du système de l'isthme
avec l'écorce cérébrale. C'est, pour ainsi dire, la porte du cerveau, porte à passages multiples.

Nous avons vu plus haut que les deux corps striés sont unis par la *commissure blanche antérieure*, qui croise par devant les piliers antérieurs du trigone ;
nous n'y reviendrons pas.

7. Toile choroïdienne et plexus choroïdes cérébraux (fig. 204 et 205).

La *toile choroïdienne* est un prolongement de la pie-mère, qui pénètre dans le
cerveau par la grande fente cérébrale, en s'insinuant entre les couches optiques

* C, C, corps calleux ; CA, noyau caudé ; L, noyau lenticulaire ; CI, capsule interne.

et les cornes d'Ammon. C'est une mince membrane vasculaire, transparente, de forme triangulaire, qui s'engage dans lles ventricules atéraux, en passant sous la bandelette de l'hippocampe, et se termine par les *plexus choroïdes cérébraux*, cordons grenus, rougeâtres, flottant dans lesdits ventricules, depuis l'extrémité antérieure du corps strié jusqu'au fond des cornes sphénoïdales. Dans la région antérieure de ces cavités, ils occupent le sillon oblique qui sépare le noyau caudé de la corne d'Ammon. Dans la région postérieure, ils se trouvent en avant de cette dernière. Leur extrémité antérieure ou interne, plus volumineuse que l'externe, forme toujours un petit appendice tout à fait libre. Elle s'unit avec celle du plexus choroïde opposé par un cordon intermédiaire qui traverse le trou de Monro en passant sous le sommet du trigone.

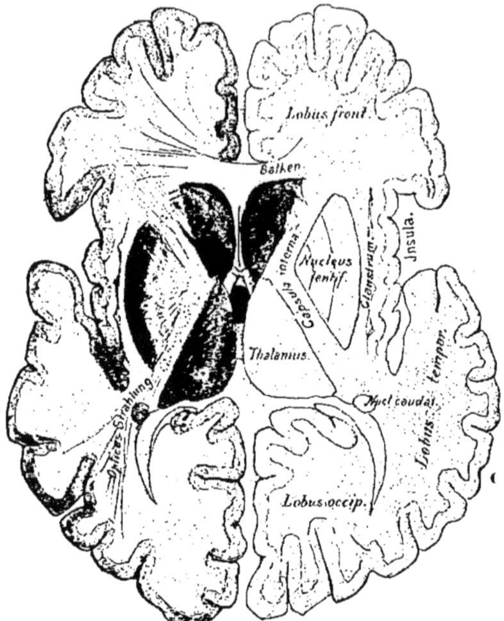

Fig. 208. — Coupe horizontale du cerveau de l'Homme, un peu inclinée de dedans en dehors (d'après Edinger) *.

Les plexus choroïdes sont formés par des artérioles, des veinules et des capillaire irrégulièrement anastomosés et pelotonnés sur eux-mêmes, soutenus par un tissu conjonctif qui est souvent incrusté de granulations calcaires et qui peut devenir le siège de tumeurs ou de kystes plus ou moins volumineux.

Les veines sortant de cet appareil vasculaire sont très grosses. En se réunissant, elles constituent la grande *veine de Galien*, qui contourne le bourrelet du corps calleux pour gagner la scissure interhémisphérique et s'élever vers le sinus de la faux du cerveau (fig. 195).

Remarquons enfin que les plexus choroïdes ne sont pas à découvert dans les ventricules, mais qu'ils sont revêtus par l'épendyme, qu'ils ont simplement soulevé, sans le perforer nulle part.

§ 3. — Structure.

La structure du cerveau a été l'objet de nombreux travaux, car, de sa connaissance dépend la solution des problèmes les plus difficiles, les plus passionnants de la physiologie et de la psychologie. Mais elle est bien loin d'être encore complètement élucidée. Nous n'en ferons connaître ici que les faits essentiels et fondamentaux, car elle ne présente pas, à beaucoup près, le même intérêt chez les animaux que chez l'Homme.

* *Balken*, corps calleux; *Opticus Strahlung*, fibres optiques rayonnantes.

Les deux substances, grise et blanche, qui entrent dans la constitution des hémisphères cérébraux sont disposées, en principe, comme dans le cervelet, c'est-à-dire la grise à l'extérieur, la blanche au centre.

A. **Substance grise.** — La substance grise forme l'écorce des hémisphères, c'est-à-dire la partie superficielle des circonvolutions, et, d'autre part, les corps striés, décomposés, comme nous l'avons dit, en noyau caudé, noyau lenticulaire, avant-mur. Les corps striés sont continus avec l'écorce, dont ils ne sont, en somme, qu'une partie épaissie, faisant bouchon à l'entrée des hémisphères.

ÉCORCE. — L'écorce cérébrale, considérablement amplifiée de surface par le plissement circonvolutionnaire, est la partie de plus haute dignité fonctionnelle, celle où aboutissent en dernier lieu et où sont perçues les impressions venues du dehors (*sensorium commune*) ; le centre de la volition ; le siège des instincts et de l'intelligence, etc. Elle se décompose au microscope en les quatre couches suivantes : couche moléculaire, couche des petites cellules pyramidales, couche des grandes cellules pyramidales, couche des cellules polymorphes.

a. La *couche moléculaire* est formée d'un plexus fibrillaire, extrêmement riche, qui lui donne un aspect grenu, et de petites cellules fusiformes, triangulaires ou étoilées, dont les ramifications restent limitées à la couche elle-même. Parmi ces cellules, il en est qui se font remarquer par plusieurs prolongements nerveux ; on les appelle *cellules de Cajal.*

b. La *couche des petites pyramides* renferme de nombreuses cellules pyramidales de 10 µ à 20 µ de hauteur, qui ressemblent en tous points, sauf par les dimensions, aux cellules de la couche suivante.

c. La *couche des grandes pyramides* est particulièrement épaisse dans les régions psycho-motrices ; on y trouve des cellules de 20 µ à 30 µ et jusqu'à 60 µ, dont la base regarde le centre du cerveau, tandis que le sommet est dirigé vers l'extérieur. Le prolongement nerveux qui s'échappe de leur base se poursuit dans la substance blanche après avoir émis des collatérales. Les prolongements protoplasmiques, ou dendrites, sont d'autant plus nombreux et ramifiés qu'on envisage un Vertébré plus haut placé ; ils sont extraordinairement longs et moussus chez les Mammifères ; les uns s'étendent latéralement et s'épuisent dans la même couche ; les autres s'élèvent jusqu'à la couche moléculaire, où ils se terminent en panache.

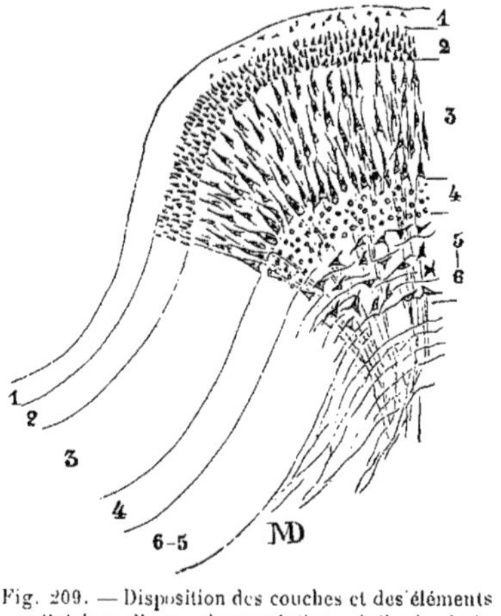

d. La *couche des cellules polymorphes*, la plus profonde, est parfois séparée de la précédente

Fig. 209. — Disposition des couches et des éléments cellulaires d'une circonvolution cérébrale de la région frontale (d'après M. Duval)[*].

par un strate de petits éléments cellulaires, appelé *couche granuleuse*. Elle renferme des éléments de forme et de disposition variables, dont l'expansion protoplasmique n'arrive jamais jusqu'à la couche moléculaire, contrairement à ce que l'on observe pour les cellules pyramidales ; le prolongement nerveux descend le plus souvent dans la substance blanche sous-jacente ; parfois cependant il s'élève vers les couches superficielles, ou bien s'épuise sur place, à peu de distance du corps cellulaire.

Ce n'est pas tout. L'écorce cérébrale renferme en outre un grand nombre de fibres nerveuses extrinsèques, dont l'origine est plus ou moins lointaine ; les unes, radiaires, la traversent dans son épaisseur ; les autres, tangentielles, sont parallèles à sa surface. Il en résulte un plexus d'une richesse incomparable et d'autant plus impossible à démêler qu'il est noyé dans la névroglie.

La structure que nous venons d'esquisser à grands traits présente quelques variantes

---

[*] 1. couche moléculaire ; 2. couche des petites pyramides ; 3. couche des grandes pyramides ; 4. couche granuleuse ; 5, 6, couche dite des cellules polymorphes.

suivant les régions. Par exemple, dans la région occipitale, plus spécialement préposée aux fonctions sensorielles, les grandes pyramides sont beaucoup moins nombreuses et volumineuses que dans les régions psycho-motrices; mais on voit, par contre, deux ou trois rangées de cellules fusiformes disposées verticalement entre la couche moléculaire et la couche des petites pyramides. Dans la corne d'Ammon, sorte de circonvolution retournée faisant saillie dans le ventricule latéral, on trouve, à partir de l'épendyme : 1° l'*alveus*, mince couche blanche en continuité avec le trigone; 2° une couche de cellules polymorphes; 3° une couche de grandes pyramides; 4° une couche moléculaire. Quant au bulbe olfactif, nous en étudierons la structure à propos des nerfs de l'olfaction.

CORPS STRIÉ. — Les trois noyaux gris du corps strié ne présentent, non plus que la couche optique, rien de particulier quant à leur structure microscopique; les cellules nerveuses s'y trouvent dispersées sans former de groupements ni de stratifications bien manifestes; leurs formes et leurs dimensions sont extrêmement variables, et leurs connexions assez mal définies, comme nous allons le voir.

Les fibres blanches qui traversent le corps strié, et lui ont valu son nom, sont rassemblées en deux faisceaux principaux qu'on appelle *capsule interne* et *capsule externe* (fig. 208). La capsule interne, de beaucoup la plus importante, passe entre le noyau caudé et la couche optique, d'une part; le noyau lenticulaire d'autre part; elle présente

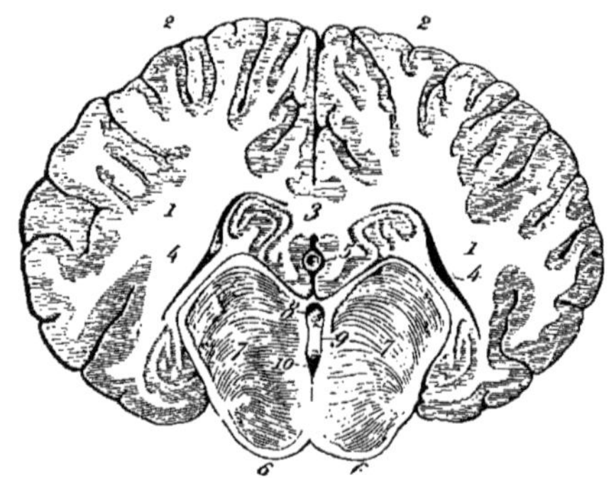

Fig. 210. — Coupe transversale de l'encéphale du Cheval, pratiquée au niveau de l'ouverture commune postérieure. *

une coudure qu'on appelle son genou. La capsule externe passe entre le noyau lenticulaire et l'avant-mur.

Au surplus, le corps strié n'est pas seulement traversé par des fibres ayant leur origine en deçà et au-delà de lui, il est lui-même, comme la couche optique, le point de départ et le point aboutissant d'un grand nombre d'autres fibres. Il en est qui unissent le noyau lenticulaire au noyau caudé; d'autres qui unissent ces deux noyaux à la couche optique; d'autres qui les rattachent à l'écorce cérébrale; d'autres enfin, mais peu nombreux, qui vont au pédoncule cérébral; sans compter celles qui partent de l'avant-mur ou s'y terminent.

B. **Substance blanche** (fig. 210). — La substance blanche du cerveau constitue, indépendamment des faisceaux qui traversent les corps striés, un gros noyau central que l'on appelle, depuis Vicq d'Azyr, *centre ovale*. Elle irradie dans les circonvolutions et rappelle ainsi la disposition du centre médullaire du cervelet, avec lequel elle offre encore cet autre point de ressemblance : qu'elle se rattache aux pédoncules cérébraux (à travers les corps striés), comme celui-ci aux pédoncules cérébelleux.

Elle est formée de fibres que Meynert a réparties en trois catégories : les *fibres de projection*, les *fibres d'association* et les *fibres commissurales*.

FIBRES DE PROJECTION. — Les fibres de projection rayonnent de l'écorce céré-

brale de chaque hémisphère au corps strié, ou *vice versa*; la plupart traversent
ce dernier par la capsule interne pour se continuer dans l'isthme et même dans
la moelle. Ces fibres, en se dispersant à partir du corps strié vers l'écorce,
forment ce que Reil a appelé la *couronne rayonnante*, dont la capsule interne
est pour ainsi dire le *pied*.

On les répartit en quatre groupes : *fibres cortico-caudées*, *fibres cortico-lenticulaires*,
fibres cortico-thalamiques, *fibres cortico-pédonculaires*. A ces dernières appartiennent les
fibres du faisceau moteur volontaire, descendant des zones psycho-motrices ou épilepto-
gènes de l'écorce cérébrale, celles du faisceau sensitif ou ruban de Reil, et enfin les fibres
cortico-protubérantielles.

Fibres d'association. — Les fibres d'association unissent, dans un même
hémisphère et en toutes directions, les différentes régions de l'écorce, voisines

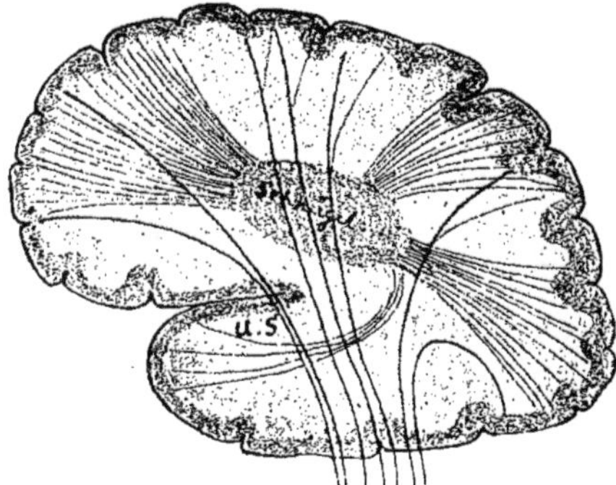
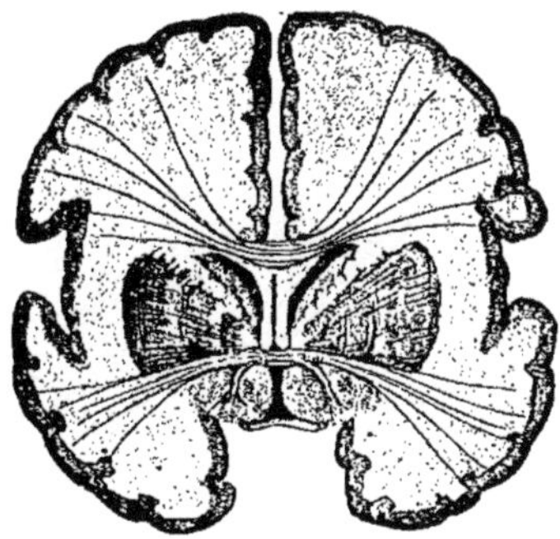

Fig. 211. — Schéma des fibres nerveuses de la couronne
rayonnante et des rapports de la couche optique avec l'é-
corce cérébrale, d'après Edinger. (Le noyau central représente la couche optique.)

Fig. 212. — Schéma des fibres nerveuses du
corps calleux et de la commissure blanche
antérieure (d'après Edinger).

ou plus ou moins éloignées. Elles ont pour origine le prolongement cylindraxile
des cellules pyramidales ou des cellules polymorphes, et elles se terminent
par leurs arborisations libres autour des diverses cellules de l'écorce.

On distingue, chez l'homme (fig. 213) : 1° les *fibres arquées*, ou fibres en U, qui réunissent
les circonvolutions voisines ou peu distantes en s'infléchissant au fond de leurs anfractuosités; 2° le *cingulum* ou *faisceau de l'ourlet* qui occupe la partie blanche du grand
lobe limbique et entoure le hile de l'hémisphère; 3° le *faisceau longitudinal supérieur*,
unissant, au-dessus du corps calleux, les parties antérieures aux parties postérieures de
l'écorce; 4° le *faisceau longitudinal inférieur*, qui va de la région occipitale à la région
temporale; 5° le *faisceau unciforme*, allant de la partie inférieure du lobe frontal au lobe
temporal.

Fibres commissurales. — Les fibres commissurales ou interhémisphériques
relient d'un hémisphère à l'autre les régions symétriques du cerveau et, par
conséquent, traversent la ligne médiane. Elles expliquent la possibilité, pour
les régions homologues, de se suppléer mutuellement dans le cas de lésions
localisées à un seul hémisphère.

Elles appartiennent à deux formations : le corps calleux et la commissure
blanche antérieure (fig. 212). Elles tirent leur origine de deux sources différentes : 1° des cellules de l'écorce, principalement des petites pyramides; 2° de
certaines fibres de projection qui lancent une bifurcation ou au moins une

collatérale dans le corps calleux. Leur terminaison se fait par des extrémités libres, non seulement au contact de cellules symétriques du côté opposé, mais encore au contact de bien d'autres cellules, grâce à leurs collatérales.

Dans le cerveau qui se perfectionne, la substance blanche s'accroît surtout par multiplication des fibres commissurales et des fibres d'association, lesquelles ne sont jamais aussi nombreuses que dans le cerveau humain, comme en

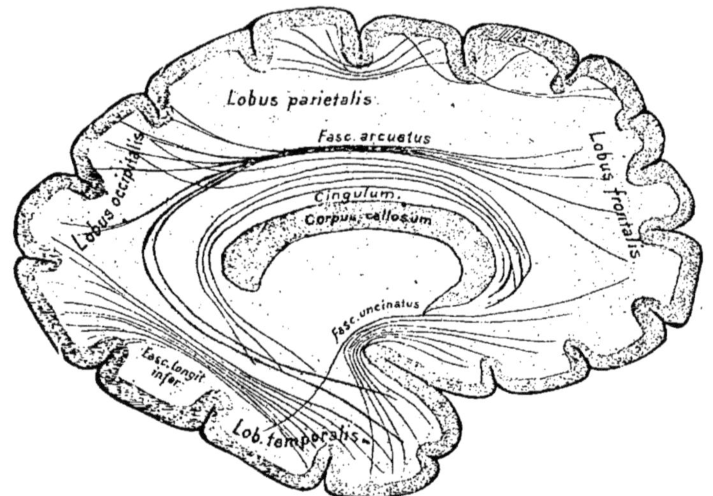

Fig. 213. — Schéma des fibres nerveuses d'association (d'après Edinger).

Le faisceau longitudinal supérieur est faussement indiqué par *Fasc. arcuatus*; les fibres arquées sont représentées à la partie supérieure de la figure.

témoigne, à première vue, l'extrême développement du corps calleux. Chez les Vertébrés inférieurs, la substance blanche cérébrale est presque réduite au système des fibres de projection, c'est-à-dire de la couronne rayonnante.

Vaisseaux. — Ils ont été décrits en angéiologie; nous n'y reviendrons pas (Voy. p. 207 et 297).

Développement. — (Voy. la partie consacrée, à la fin de ce livre, à l'embryologie.)

ÉTUDE SYNTHÉTIQUE DES GRANDES VOIES DE CONDUCTION DU NÉVRAXE

Jetons maintenant un coup d'œil d'ensemble sur les grandes voies de communication du névraxe et étudions-les dans le sens de leur conductibilité physiologique. Nous distinguerons, avec M. Testut, la *voie ascendante ou sensitive* et la *voie descendante ou motrice*.

Voie ascendante. — Les impressions recueillies à la périphérie par les nerfs sensitifs et conduites dans les cellules des ganglions craniens ou rachidiens situés vers l'origine de ces nerfs (neurones sensitifs périphériques), sont d'abord transmises aux neurones sensitifs du névraxe (neurones sensitifs centraux), qui les transportent à leur tour soit à l'écorce cérébrale, soit à l'écorce cérébelleuse.

a. La *voie sensitive principale* ou *spino-corticale* (fig. 214) est constituée par les fibres du faisceau de Gowers de la moelle et par les fibres du bulbe, nées des noyaux de Goll et de Burdach. Celles-ci, qui semblent faire suite aux faisceaux de mêmes noms, s'entre-croisent en bloc avec celles du côté opposé, au-dessus de l'entre-croisement moteur. Celles-là s'entre-croisent, d'une manière succes-

sive, tout le long de la commissure blanche de la moelle. Les unes et les autres se joignent dans le bulbe pour constituer le ruban de Reil, qui se su-

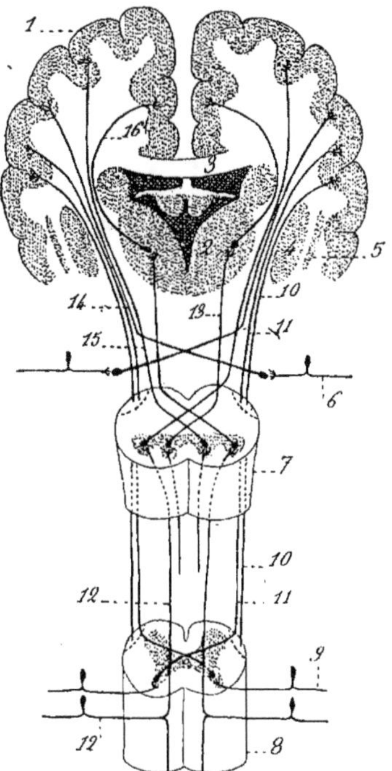

Fig. 214. — Schéma de la voie sensitive principale (imité de Testut) [*].

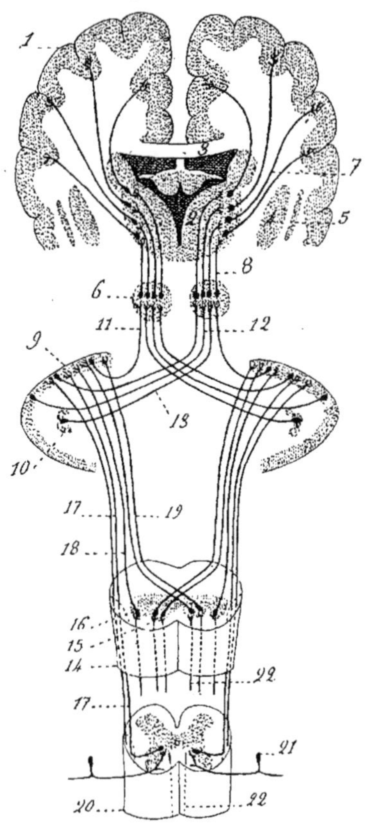

Fig. 215. — Schéma de la voie sensitive secondaire ou cérébelleuse (imité de Testut) [**].

perpose au faisceau pyramidal et se poursuit dans l'isthme en s'élargissant de plus en plus de manière à se montrer à l'extérieur au niveau du faisceau triangulaire latéral de l'isthme. Le ruban de Reil se termine soit dans les tubercules

[*] 1, écorce cérébrale; 2, couche optique; 3, corps calleux; 4, noyau lenticulaire; 5, avant-mur; 6, un nerf sensitif bulbaire; 7, tronçon du bulbe au niveau des noyaux de Goll et de Burdach; 8, moelle épinière; 9, nerfs sensitifs spinaux; 10, 11, faisceau de Gowers; 12, fibres du cordon supérieur de la moelle; 13, fibre du ruban de Reil s'arrêtant dans la couche optique; 14, 15, autres fibres du ruban de Reil allant jusqu'à l'écorce cérébrale; 16, fibre thalamo-corticale.

[**] 1, écorce cérébrale; 2, couche optique; 3, corps calleux; 4, noyau lenticulaire; 5, avant-mur; 6, noyau rouge de Stilling; 7, fibres thalamo-corticales; 8, fibres allant des noyaux rouges aux couches optiques; 9, écorce cérébelleuse; 10, noyaux gris centraux du cervelet; 11, fibre homolatérale allant de l'écorce cérébelleuse au noyau de Stilling; 12, fibres hétérolatérales allant aussi du cervelet aux noyaux rouges; 13, fibres hétérolatérales allant des noyaux centraux du cervelet aux noyaux rouges; 14, tronçon inférieur du bulbe; 15, noyau de Goll; 16, noyau de Burdach; 17, faisceau cérébelleux direct; 18, fibres allant des noyaux de Goll ou de Burdach à l'écorce cérébelleuse du même côté; 19, fibres allant des noyaux de Goll ou de Burdach à l'écorce cérébelleuse du côté opposé; 20, moelle épinière; 21, nerf sensitif spinal; 22, fibre du cordon supérieur de la moelle.

quadrijumeaux, soit dans la couche optique, soit enfin, d'une manière directe, dans l'écorce cérébrale en traversant la capsule interne.

Comme les tubercules jumeaux et les couches optiques sont en relation avec cette même écorce, on peut dire que, directement ou indirectement, le ruban de Reil aboutit au manteau du cerveau. Chaque hémisphère tient sous sa dépendance la sensibilité de la moitié opposée du corps.

b. La *voie sensitive secondaire* ou *cérébelleuse* (fig. 215) est constituée par le faisceau cérébelleux direct, né de la colonne de Clarke de la moelle, ainsi que par un certain nombre de fibres bulbaires procédant des noyaux de Goll et de Burdach. Elle aboutit à l'écorce du cervelet. — Les cellules de cette écorce et celles des noyaux centraux du même organe émettent à leur tour des fibres qui se jettent dans les pédoncules cérébelleux supérieurs, s'entre-croisent sur la ligne médiane avec celles du côté opposé et vont jusqu'à l'écorce cérébrale, soit directement, soit plutôt en faisant relai dans les noyaux rouges de Stilling et dans les couches optiques.

Voie descendante. — Des incitations centrifuges partent de l'écorce cérébrale ou de l'écorce cérébelleuse pour arriver aux noyaux d'origine des nerfs moteurs.

Les premières, c'est-à-dire les incitations motrices volontaires, suivent la voie motrice principale ou cortico-spinale ; les secondes suivent la voie motrice secondaire ou cérébelleuse.

a. La *voie motrice principale* (fig. 216) est constituée par des fibres qui proviennent des grandes pyramides de l'écorce cérébrale, au niveau des zones excitables de cette écorce, et qui vont se terminer, après entre-croisement avec celles du côté opposé, au contact des cellules radiculaires des nerfs moteurs, craniens ou spinaux. — Celles de ces fibres qui ne dépassent pas l'isthme constituent un faisceau particulier qu'on appelle le *faisceau géniculé*, parce qu'il occupe le *genou* de la capsule interne, c'est-à-dire l'angle de rencontre de la portion lenticulo-caudée avec la portion lenticulo-optique de cette capsule (fig. 208). Les fibres qui se continuent dans la moelle forment le *faisceau pyramidal*, ainsi nommé parce qu'il détermine cette saillie du plan inférieur du bulbe qu'on appelle pyramide.

Les faisceaux pyramidaux, arrivés au collet du bulbe, se divisent chacun en un *faisceau pyramidal direct* et un *faisceau pyramidal croisé*. Le premier, appelé encore faisceau de Türck, est très faible chez les animaux, ou même absent ; il se continue dans le côté correspondant de la moelle (côté interne du cordon inférieur) ; mais ses fibres s'entre-croisent d'une manière successive avec celles de l'autre côté, sur toute la longueur de celle-ci, dans la commissure blanche, de manière à se terminer dans la corne motrice médullaire opposée. Quant au *faisceau pyramidal croisé*, il est beaucoup plus important que le précédent, et il s'entre-croise en bloc au collet du bulbe avec son congénère, après quoi il se place à la partie supérieure du cordon latéral de la moelle pour se terminer successivement, fibre par fibre, dans la corne grise inférieure.

En résumé, toutes les fibres de la voie motrice principale, aussi bien celles du faisceau géniculé que celles des faisceaux pyramidaux, du faisceau pyramidal direct que du faisceau pyramidal croisé, traversent la ligne médiane ; en sorte que l'hémisphère cérébral d'un côté commande aux mouvements de l'autre côté.

b. La *voie motrice secondaire* ou *cérébelleuse* (fig. 217) est formée par des fibres qui partent de l'écorce du cervelet et se rendent dans le bulbe et la moelle par le pédoncule cérébelleux inférieur ; fibres qui se terminent, la plupart, du même côté, au contact des cellules radiculaires des nerfs moteurs. Mais ces neurones *cérébello-spinaux* sont eux-mêmes influencés par le cerveau, au moyen de deux neurones superposés : l'un *cortico-protubérantiel*, homolatéral, dont le corps est représenté par une cellule pyramidale de l'écorce cérébrale ; l'autre

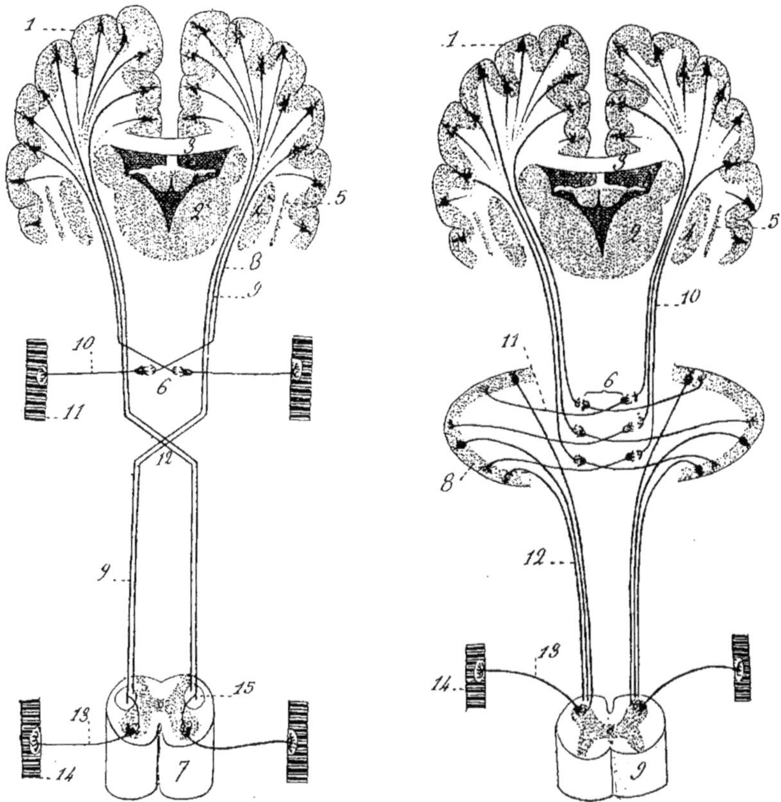

Fig. 216. — Schéma de la voie motrice principale (imité de Testut) *.

Fig. 217. — Schéma de la voie motrice cérébelleuse (imité de Testut) **.

ponto-cérébelleux, hétérolatéral, dont le corps cellulaire siège dans les noyaux du pont. En sorte que, ici encore, le point de départ de l'incitation motrice serait le cerveau ; mais cette incitation suivrait un chemin détourné et franchirait trois neurones successifs avant d'arriver au neurone moteur périphérique. Et, comme le neurone moyen de cette chaîne à trois chaînons traverse la ligne

<hr>

* 1, écorce cérébrale ; 2, couche optique ; 3, corps calleux ; 4, noyau lenticulaire ; 5, avant-mur ; 6, noyaux d'origine d'un nerf moteur bulbaire (10) ; 7, moelle épinière ; 8, fibre d'un neurone psycho-moteur qui va à l'origine d'un nerf moteur bulbaire du côté opposé ; 9, fibre d'un neurone psycho-moteur s'entre-croisant au collet du bulbe et se continuant dans le faisceau pyramidal latéral de la moelle ; 10, nerf moteur bulbaire ; 11, muscle ; 12, point d'entre-croisement des pyramides ; 13, nerf moteur spinal ; 14, muscle ; faisceau pyramidal latéral de la moelle.

** 1, écorce cérébrale ; 2, couche optique ; 3, corps calleux ; 4, noyau lenticulaire ; 5, avant-mur ; 6, noyaux du pont ; 8, écorce cérébelleuse ; 9, moelle ; 10, fibres cortico-protubérantielles ; 11, fibres ponto-cérébelleuses ; 12, fibres cérébello-médullaires (voie cérébelleuse descendante) ; 13, nerf moteur spinal ; 14, muscle.

médiane, il s'ensuit que la voie en question est croisée, comme celles que nous avons envisagées précédemment.

Cette voie sert, pense-t-on, à la coordination et à la pondération des mouvements ; tandis que la voie motrice principale est préposée à la transmission des excitations motrices volontaires.

Nous terminons ici l'étude de la texture du névraxe, une des questions les plus complexes et aussi les plus obscures de l'anatomie. Malgré les travaux d'une multitude de chercheurs éminents, malgré les progrès de la technique histologique (imprégnation par la méthode de Golgi), on peut bien dire que la connaissance précise des voies nerveuses est tout juste ébauchée et craindre que de longtemps elle ne soit rigoureusement élucidée.

CIRCONVOLUTIONS CÉRÉBRALES DANS LA SÉRIE DES MAMMIFÈRES DOMESTIQUES. — COMPARAISON AVEC L'HOMME [1].

Nous avons réservé pour un article spécial, en raison de son importance, l'étude de la topographie cérébrale dans la série des Mammifères domestiques, étude qui comprendra : 1° des considérations générales sur le plissement cérébral ; 2° quelques notions historiques touchant l'étude des circonvolutions cérébrales ; 3° un exposé de principes relatifs à la nomenclature cérébrale ; 4° une étude générale du grand lobe limbique de Broca ; 5° l'étude particulière et comparative de la surface du cerveau dans chacun de nos Mammifères domestiques en suivant l'ordre de sa complication progressive ; 6° un tableau récapitulatif des diverses particularités en creux ou en relief de la surface cérébrale avec leurs principaux synonymes ; 7° enfin une comparaison du cerveau de l'Homme avec ceux des Animaux.

A. — Considérations générales sur le plissement cérébral.

D'après l'état de la surface de leur cerveau, R. Owen a divisé les animaux en deux groupes : les *lissencéphales* (à cerveau lisse) et les *gyrencéphales* (à cerveau pourvu de circonvolutions).

Les premiers sont en général les espèces de petite taille, telles que les Édentés, les Rongeurs, les Chéiroptères, les Insectivores. Parmi nos Mammifères domestiques, il n'y a guère que le Lapin et le Cobaye qui ont le cerveau lisse.

Qu'est-ce qu'une circonvolution ? — Dans l'origine, on donna ce nom à toute partie plissée et contournée des hémisphères, rappelant les circonvolutions de l'intestin grêle ; mais, plus tard, on s'aperçut que les circonvolutions ne sont pas nécessairement flexueuses, qu'elles se redressent plus ou moins suivant les espèces, et que dès lors le contournement ne saurait être une de leurs caractéristiques. Il fallut donc détourner le mot de son sens étymologique et l'appliquer à un pli quelconque de la surface du cerveau ; d'où ce paradoxe de langage : une circonvolution droite (*gyrus rectus*).

Les circonvolutions n'apparaissent sur le cerveau qu'à partir d'une certaine époque de la vie embryonnaire, lorsque la superficie de l'organe commence à l'emporter sur la surface intérieure de la boîte cranienne ; elles témoignent d'une sorte de plissement qui ne se fait pas d'une manière quelconque, mais suivant un mode déterminé dans chaque genre d'animaux. On a beaucoup discuté sur la manière dont il s'effectue :

a. On crut d'abord que c'étaient les artères qui, en se ramifiant à la surface du cerveau, s'y imprimaient et produisaient les circonvolutions ; mais on objecta que les cerveaux lisses ont bien, eux aussi, des artères superficielles, et que, d'autre part, il n'y a aucune proportionnalité entre la profondeur des diverses anfractuosités cérébrales et le volume des artères qu'elles logent : de profondes scissures peuvent ne contenir que de petites artères insignifiantes ou même pas d'artère du tout ; tandis que, en maints endroits, on voit des artères importantes croiser des circonvolutions sans les entamer. Ici, comme ailleurs, les vaisseaux ne déterminent pas la forme ; ils s'y adaptent et la subissent.

b. On invoqua ensuite l'accroissement discordant du crâne et du cerveau, en vertu duquel celui-ci, grandissant plus que celui-là, devait nécessairement se plisser dans des directions déterminées par les lignes de sa plus grande croissance. Cela équivaut à admettre une sorte de compression du contenant s'exerçant dans certains sens et obligeant le contenu à se plisser

---

1. Extrait d'un mémoire publié par MM. **Lesbre** et **Forgeot** dans le *Bulletin de la Société des sciences vétérinaires de Lyon*, numéro du 7 février 1904 et dans le *Bulletin de la Société d'anthropologie de Lyon*, 1904.

dans des sens perpendiculairement opposés. Cette hypothèse ne parait pas mieux fondée que la précédente, attendu que le crâne et le cerveau, à l'état physiologique, se développent d'une manière harmonique sans que jamais l'un exerce pression sur l'autre. D'ailleurs, lorsque le cerveau se développe hors de sa cavité naturelle de réception, comme dans l'exencéphalie, il n'en est pas moins pourvu de ses circonvolutions ordinaires.

c. Ce n'est pas au dehors qu'il faut chercher la cause du plissement cérébral; c'est au dedans, dans les connexions qui s'établissent entre les parties centrales et les divers points de l'écorce, connexions variables suivant les espèces, mais fixes dans la même espèce. En d'autres termes, il s'agit là d'un phénomène d'accroissement inégal; les anfractuosités correspondent aux points de moindre croissance; les circonvolutions, aux points de croissance maximum. Il n'y a donc pas enfoncement des premières, mais au contraire soulèvement des secondes.

Toutes choses étant égales d'ailleurs, le plissement du cerveau est un indice de perfectionnement, puisqu'il augmente l'étendue de son écorce grise. Dans son mémoire sur « l'étendue de la surface du cerveau dans ses rapports avec l'intelligence » [1], Baillarger pose en principe que le rapport entre la surface du cerveau et son volume est un facteur important de la puissance psychique : plus la surface est grande relativement au volume, plus les facultés intellectuelles ont de chances d'être élevées. Si le cerveau grandissait sans se plisser, il ne pourrait que déchoir, car sa surface ne se serait accrue que comme le carré du diamètre, tandis que son volume aurait augmenté comme le cube de ce même diamètre. Aussi, dans un même groupe zoologique, à facultés égales, les grands animaux ont et devaient avoir le cerveau le plus circonvolutionné. Il existe, parmi les Ruminants, un Chevrotain de toute petite taille qui a le cerveau presque lisse sans être pour cela inférieur en intelligence aux autres animaux du même ordre. Par contre, les Éléphants, les Baleines, se font remarquer par leur cerveau plus riche même en circonvolutions que celui de l'Homme. Au surplus, malgré le plissement, un gros cerveau circonvolutionné a moins de surface relativement à son volume qu'un petit cerveau lisse; par exemple, le poids du cerveau étant rapporté à 100, on a calculé que la surface cérébrale du Lapin est deux fois et demie plus grande que celle de l'Homme. Mais, si l'on compare cette surface au poids du corps, le résultat est bien différent : on trouve 30 centimètres carrés d'écorce cérébrale par kilogramme du poids du corps chez l'Homme; 6 centimètres carrés seulement chez le Lapin.

Il ne faudrait pas croire cependant qu'il y ait dans ce dernier rapport l'expression certaine de la valeur psychique relative des divers cerveaux dans une espèce ou dans une série d'espèces. Le problème est plus complexe, et, dans l'état actuel de la science, il est impossible d'en intégrer tous les éléments. Connaîtrait-on exactement le rapport de la surface cérébrale, supposée déplissée, avec le poids du corps, ce ne serait évidemment qu'un des éléments de la question ; il faudrait, en outre, tenir compte de l'épaisseur de l'écorce grise, du rapport de quantité entre cette écorce et les corps opto-striés, entre la substance blanche et la substance grise, et même du nombre des neurones, de leurs connexions réciproques, etc. : toutes choses qui ne sont pas près d'être élucidées.

Quoi qu'il en soit, voici quelques chiffres exprimant la surface cérébrale totale, c'est-à-dire libre ou cachée : Lapin, 24 centimètres carrés ; Chat, 52 centimètres carrés ; Chien, 104 centimètres carrés ; Mouton, 160 centimètres carrés ; Porc, 220 centimètres carrés ; Homme normal, 1 700 à 2 500 centimètres carrés ; Homme microcéphale idiot, 896 centimètres carrés ; Orang-Outang, 534 centimètres carrés.

Une différence, intéressante à noter, entre l'Homme et les animaux, consiste en ce que, chez ceux-ci, les circonvolutions se développent rapidement au cours de la vie intra-utérine, de telle sorte que le dessin en est achevé à la naissance jusque dans les moindres détails; tandis que, chez l'Homme, elles évoluent beaucoup plus lentement, si bien que, à la naissance, certaines, comme la circonvolution du langage (troisième frontale gauche), sont encore inachevées; d'autres n'ont pas encore toutes leurs flexuosités, tous leurs plis secondaires. « Le cerveau de l'enfant nouveau-né, dit M. Charpy [2], n'est qu'une ébauche comparable au cerveau définitif de l'Orang, le plus parfait des Singes anthropoïdes. »

On conçoit que cette lenteur, cette tardivité de développement rende le cerveau humain particulièrement sensible aux influences éducatrices; car un organe en formation doit avoir une plasticité que ne possède pas un organe achevé.

B. — Historique.

On a longtemps renoncé à démêler et à décrire le plissement cérébral. On croyait d'ailleurs, faute d'une étude suffisante, qu'il était essentiellement variable dans la même espèce et même dans les deux hémisphères d'un même individu, comme les circonvolutions de

1. Baillarger, *Académie de médecine*, 1845.
2. *Traité d'anatomie humaine*, publié sous la direction de Paul Poirier.

l'intestin grêle, auxquelles on l'avait comparé. Tout au plus avait-on remarqué que les circonvolutions cérébrales sont plus ou moins nombreuses et compliquées suivant les espèces et qu'elles témoignent généralement de leur perfectionnement intellectuel relatif.

Il n'est pas jusqu'aux grands anatomistes de la fin du xviiie siècle et du commencement du xixe qui aient renoncé à entrer dans ce dédale. Vicq d'Azyr, Sœmmering, Cuvier, Meckel, Serres, Tiedmann ne parlent des circonvolutions cérébrales que pour signaler leur défaut d'ordre et de régularité ; les figures qu'ils en donnent sont le plus souvent fantaisistes.

Ce sont les débats soulevés par la fameuse doctrine phrénologique de Gall et Spurzheim qui ont fixé l'attention des anatomistes sur la topographie cérébrale. Fr. Leuret, médecin de l'hôpital de Bicêtre, publia en 1839, sur cette question, un ouvrage fondamental qui fut terminé par P. Gratiolet, professeur suppléant au Muséum d'histoire naturelle de Paris [1], ouvrage dans lequel les circonvolutions sont étudiées d'abord chez les animaux, comme les Carnivores, où elles sont peu nombreuses et peu contournées, faciles à suivre ; en dernier lieu, chez l'Homme, où elles paraissent à première vue défier la description. De la sorte, on assiste pour ainsi dire à leur complication progressive et l'on peut se rendre compte que leur nombre et leur disposition sont invariables dans chaque espèce ou du moins ne varient que dans les détails secondaires.

Depuis Leuret et Gratiolet, un grand nombre de travaux ont été publiés sur le même sujet, au premier rang desquels nous plaçons ceux de Broca [2], Ecker (1869), Pansch (1879), Schwalbe (1881), Giacomini (1882 et 1884) [3], Eberstaller (1887), Turner (1891), Parker (1896) ; et, en ce qui concerne spécialement les animaux domestiques, ceux d'Arloing (1878) [4], V. Rogner (1886), Ellenberger (1889) [5], P. Martin (1894) [6], Dexler (1899), Schellenberg (1900) [7], etc.

Néanmoins des détails restent encore à élucider et surtout de nombreuses et graves divergences à faire cesser au double point de vue des homologies et de la terminologie. Nous allons essayer de satisfaire à ces desiderata.

C. — Règles de la nomenclature cérébrale, d'après Broca.

Nous avons défini plus haut ce qu'il faut entendre par *circonvolution*.

Le mot *lobe*, appliqué au cerveau, ne désigne pas toujours une partie arrondie et saillante ; ce n'est souvent qu'un district de la surface, une sorte de département comprenant une ou plusieurs circonvolutions. Le *lobule* est un petit lobe.

Le *pli* est une portion de circonvolution. Il y a des *plis de communication* et des *plis de complication*. Les premiers se distinguent en *plis d'anastomose* et *plis de passage* suivant qu'ils unissent des circonvolutions appartenant à un même lobe ou à des lobes différents [8]. Les seconds sont des *plis d'inflexion* donnant lieu à des sinuosités ou à des méandres, ou bien des *plis de subdivision*, lorsque par exemple une circonvolution, d'abord simple, se dédouble.

Lobes et lobules sont séparés par des anfractuosités primaires que l'on appelle en général *scissures*, tandis qu'on donne le nom de *sillons* aux anfractuosités, ordinairement moins profondes, qui séparent les circonvolutions d'un même lobe ou lobule, et celui d'*incisures* aux anfractuosités qui subdivisent ou compliquent une circonvolution. Une incisure isolée, réduite à une dépression plus large que profonde, est une *fossette*. Une impression très superficielle, produite par un gros vaisseau de la pie-mère, est une *nervure*.

Lorsque, dans un même lobe, il existe plusieurs circonvolutions, la plus rapprochée du bord sagittal de l'hémisphère, en distance comptée sur la face externe, doit être numérotée 1, et les autres 2, 3, 4..., à mesure qu'elles s'éloignent de ce bord. Les sillons intercirconvolutionnaires d'un même lobe seront comptés dans le même ordre, ce qui équivaut à dire que le sillon 1 sera compris entre la première et la deuxième circonvolution, le sillon 2 entre la deuxième et la troisième, et ainsi de suite.

Chaque circonvolution est formée d'une irradiation de la substance blanche du centre ovale et d'une écorce grise.

1. Leuret et Gratiolet, *Anatomie comparée du système nerveux considéré dans ses rapports avec l'intelligence*.

2. Broca, *Sur l'anatomie comparée des circonvolutions cérébrales* (Revue d'anthropologie. Paris, 1878).

3. Giacomini, *Guido allo studio della circonvoluzioni cerebrali*, 1884 ; *Varieta della circonvoluzicni cerebrali*, 1884.

4. Arloing, Voy. 3e et 4e éditions du *Traité d'anatomie comparée des animaux domestiques*.

5. Ellenberger, *Furchen und Windungen des gehirnes beim Hundes* (Arch. für Wissenschaftliche und praktische Thierheilkunde, 1889.

6. P. Martin, *Handbuch der Anatomie der Hausthere*, par Ludw. Franck et Paul Martin. Stuttgart, 1894.

7. K. Schellenberg, *Untersunchungen über das Grosshirnmark der Ungulaten* (Ienaïschen Zeitschrift für Naturwissenschaft. Vierunddreissigster Band, 1900.

8. Cette distinction proposée par Broca n'a pas prévalu ; on emploie souvent l'une pour l'autre les deux appellations en question.

L'ensemble des circonvolutions a reçu de Burdach le nom de *manteau* de l'hémisphère, en latin *pallium*. Le manteau enveloppe tout l'hémisphère à l'exception de l'espace qui reçoit l'extrémité du pédoncule cérébral et que l'on appelle *entrée* ou *seuil* de l'hémisphère, ou encore *hile* (fig. 218, Cs). Le bord de cette entrée plus ou moins régulièrement circulaire a reçu de Broca le nom de *limbe* de l'hémisphère. Il est entouré d'une circonvolution des plus remarquables, que cet auteur a décrite sous les noms de *grand lobe limbique*, circonvolution embrassant le corps calleux et le trigone avec l'extrémité du pédoncule cérébral.

Le *corps strié* bouche le hile de l'hémisphère et fait saillie soit au dehors, entre les racines du lobule olfactif (noyau lenticulaire), soit au dedans, sur le plancher du ventricule latéral (noyau caudé).

Enfin, on appelle *corps* de l'hémisphère toute la partie enveloppée par le manteau, c'est-à-dire le noyau médullaire central.

D. — GRAND LOBE LIMBIQUE.

Revenons maintenant au grand lobe limbique, dont la distinction fut un trait de génie de la part de Broca. C'est une espèce de circonvolution, au sens littéral du mot, qui se développe, comme le montre la figure 218, à l'entour du corps calleux et du seuil de l'hémi-

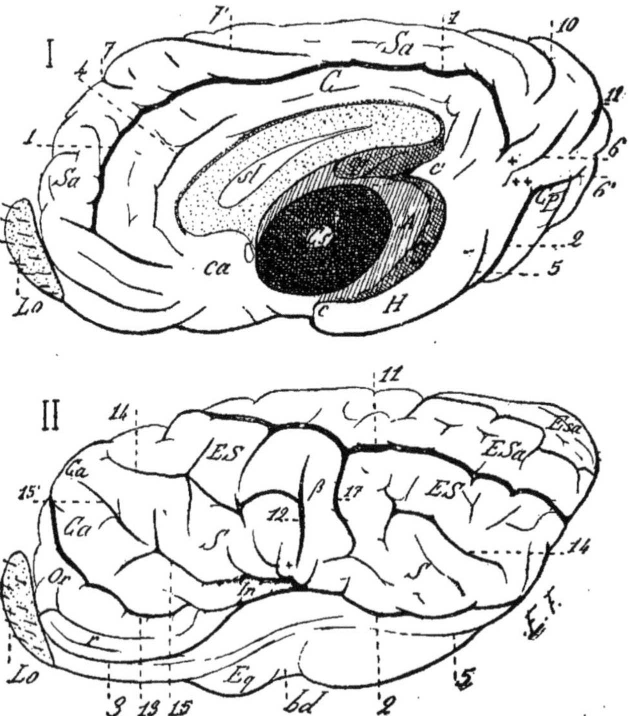

Fig. 218. — Face interne de l'hémisphère droit, et face externe de l'hémisphère gauche d'un cerveau de Cheval pour montrer le grand lobe limbique et la circonvolution godronnée *.

sphère et qui porte en appendice le lobule olfactif. Broca le compare à une raquette dont ce lobule figurerait le manche. Il est limité périphériquement par la *scissure limbique* qui le sépare nettement de la masse des autres circonvolutions, sauf en certains points, où existent des plis de passage.

Le grand lobe limbique peut se diviser en trois parties : 1° le lobule olfactif; 2° l'arc supérieur ou circonvolution du corps calleux; 3° l'arc inférieur ou circonvolution de l'hippocampe (fig. 218).

a. Le *lobule olfactif* prend naissance, comme on le sait, sur le plan inférieur de l'extrémité antérieure de l'hémisphère par deux racines circonscrivant entre elles l'*espace quadrilatère* ou *triangle olfactif* correspondant au noyau lenticulaire du corps strié. La *racine externe*, grise en dehors, blanche en dedans, est limitée en dehors par une partie de la scissure limbique que nous appellerons *scissure rhino-marginale* (fig. 218, *3*); elle traverse la vallée de Sylvius pour se continuer avec la circonvolution de l'hippocampe. La *racine interne*, plus courte et plus étroite que la précédente et formée exclusivement de substance blanche, vient se perdre par épanouissement à la face interne de l'hémisphère, sous le genou du corps calleux, dans une région où aboutissent également la bandelette diagonale, la circonvolution calleuse et le tractus de Lancisi, région que Broca a appelée le *carrefour de l'hémisphère*, ou *carrefour olfactif* (fig. 218, *Ca*).

La *bandelette diagonale* est une mince couche blanche superficielle qui va d'une racine à l'autre du lobule olfactif; elle prend naissance à l'extrémité antérieure du lobule piriforme, traverse l'espace quadrilatère au-devant de la bandelette et du chiasma optiques et va se perdre dans la région du carrefour. Elle est plus distincte par sa couleur que par son relief (fig. 218, *bd*).

Le lobule olfactif lui-même est constitué : 1° par un *pédoncule* de substance blanche s'imprimant sur la face inférieure de l'hémisphère, dans un sillon dit olfactif; 2° par un renflement terminal ou *bulbe olfactif*, logé dans la fosse ethmoïdale du crâne, renflement présentant au contact du crible de l'ethmoïde un amas de substance grise d'où partent la multitude des *nerfs olfactifs*.

b. L'*arc supérieur* du grand lobe limbique (fig. 218, C) embrasse le corps calleux, dont il n'est séparé que par une étroite rainure dite *rainure* ou *sinus du corps calleux*; il constitue la *circonvolution calleuse ou calloso-marginale*, limitée supérieurement par une partie de la scissure limbique appelée *scissure calloso-marginale*. Il arrive assez souvent que cette dernière s'interrompt en un ou plusieurs points au niveau desquels la circonvolution en question est confondue avec la face interne de l'hémisphère. La circonvolution calleuse se réfléchit, avec le corps calleux, à ses deux extrémités, dont la postérieure se continue avec la circonvolution de l'hippocampe, tandis que l'antérieure vient se perdre au carrefour olfactif.

c. L'*arc inférieur* du grand lobe limbique (fig. 218, H) ou *circonvolution de l'hippocampe* est souvent désigné sous les noms de *lobule de l'hippocampe*, *lobule piriforme*, en raison de la saillie qu'il forme sur le plan inférieur de l'hémisphère; il longe en arrière l'hippocampe ou corne d'Ammon, dont il est séparé par une rainure dite rainure de l'hippocampe, et il est limité en dehors par une partie de la scissure limbique que nous appellerons *scissure hippocampo-marginale* (fig. 218, *2*), laquelle est presque toujours interrompue par un pli de passage que Broca a désigné sous le nom de *pli rétro-limbique* (fig. 218, +, ++). Le pli rétro-limbique est limité inférieurement par une scissure portant le même nom et figurant une branche de la grande scissure limbique. Il est assez souvent double, comme on le voit figure 218.

A ses deux extrémités, la circonvolution de l'hippocampe s'unit à la corne d'Ammon par une sorte de crochet (*uncus*); le crochet supérieur (*c'*) s'avance sous le bourrelet du corps calleux; l'inférieur (*c*) correspond au gros pôle du lobule piriforme et se trouve séparé de l'espace quadrilatère par la *vallée de Sylvius*, qui s'étend transversalement du chiasma optique à la scissure limbique, au delà de laquelle elle est prolongée par la *scissure de Sylvius*.

Telles sont les trois parties du grand lobe limbique. Broca a fait remarquer que le développement de ce lobe est étroitement subordonné à celui de son appendice olfactif. Il a divisé sous ce rapport les Mammifères en *osmatiques* et *anosmatiques*. Les osmatiques (de ὀσμή, odorat), c'est-à-dire le plus grand nombre et en particulier tous nos animaux domestiques, sont doués d'un odorat puissant et pourvus d'un lobule olfactif considérable. Les anosmatiques ont au contraire l'appareil olfactif nul ou très réduit; entièrement nul chez les Cétacés de la famille des Dauphins, qui n'ont ni lobules, ni nerfs olfactifs, ni crible à l'ethmoïde (anosmatiques proprement dits); rudimentaire chez les Carnivores pinnipèdes et les Primates (*microsmatiques*). Or, le grand lobe limbique n'atteint tout son développement que dans les animaux osmatiques; il s'atrophie et se dégrade plus ou moins, surtout par son arc inférieur, chez les microsmatiques et les anosmatiques.

« Cette portion de l'hémisphère, dit Broca, diffère du reste du manteau par une évolution toute spéciale. C'est elle qui, dans les cerveaux les plus inférieurs (Lissencéphales), se distingue la première; ses contours se dessinent déjà alors qu'aucune autre division n'apparaît encore à la surface du manteau. Puis, lorsque le cerveau se perfectionne et se complique chez les Gyrencéphales, elle reste étrangère au plissement qui produit les circonvolutions et demeure stationnaire pendant que tout progresse autour d'elle. Enfin, elle rétrograde et s'atrophie en grande partie lorsque le sens de l'olfaction diminue ou s'efface, soit par suite d'une influence de milieu, comme chez les Cétacés et les Carnivores amphibies, soit par suite de la prééminence prise par les facultés intellectuelles, comme chez les Primates. Le sens olfactif est un sens éminemment brutal; on s'explique très bien que chez ces derniers, il ait cédé le pas et la place à l'intelligence; le lobe frontal s'est développé en compensation du lobe limbique. »

Circonvolution godronnée. — Depuis Broca, on a reconnu et décrit, sous le nom de *circonvolution godronnée ou sous-limbique*, une circonvolution disposée concentriquement au grand lobe limbique et qui serait formée d'une part par le corps godronné de la corne d'Ammon (fig. 218, *cg*), d'autre part par le tractus longitudinal du corps calleux ou nerf de Lancisi. En effet, la corne d'Ammon n'étant qu'une circonvolution retournée appartient bien au manteau de l'hémisphère; c'est elle qui en circonscrit le seuil en arrière, concentriquement à l'arc inférieur du grand lobe limbique; d'autre part, si on la considère par sa face tournée vers l'extérieur, l'isthme encéphalique ayant été réséqué, on voit qu'elle est constituée par deux bandes parallèles : l'une antérieure, blanche, dite *corps bordant*, qui dépend du trigone (fig. 218, A), l'autre postérieure, grise et plus ou moins plissée, que l'on appelle *corps godronné*. Cette dernière s'enclave, à sa partie supérieure, entre le trigone et le crochet supérieur de la circonvolution de l'hippocampe et se recourbe derrière le corps calleux pour se continuer avec un petit tractus longitudinal qui longe la face supérieure de ce dernier et vient se perdre dans la région du carrefour. L'ensemble formé par ce tractus, dit nerf de Lancisi, et par le corps godronné de la corne d'Ammon constitue la *circonvolution godronnée* ou *sous-limbique*, sur laquelle il serait excessif d'insister davantage ici.

E. — Étude particulière de la surface du cerveau des Mammifères domestiques.

Nous envisagerons successivement le Lapin, le Chat, le Chien, le Porc, le Mouton, la Chèvre, le Bœuf, les Chameaux, les Lamas et les Solipèdes.

§ 1. — Lapin (fig. 219).

Le cerveau du Lapin, comme celui de la plupart des Rongeurs, est lisse; il est pointu et comprimé latéralement en avant, large et aplati de dessus en dessous en arrière. Il mesure

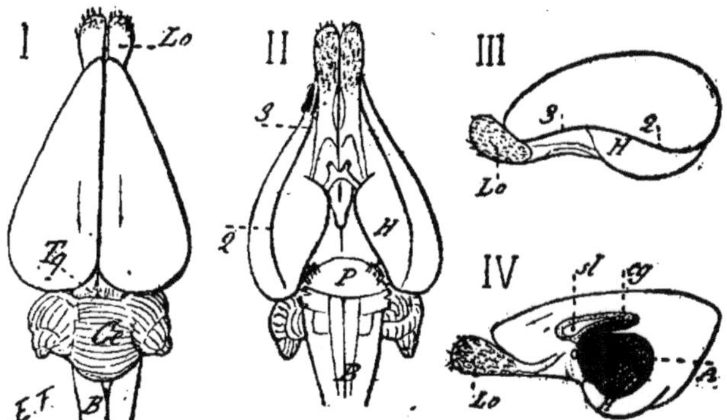

Fig. 219. — Encéphale du Lapin *.

en moyenne 26 millimètres de largeur maximum, 30 millimètres de longueur, lobules olfactifs non compris ; 19 millimètres de hauteur maximum, et il laisse à découvert non seulement le cervelet, mais encore un petit espace au fond duquel on aperçoit les tubercules quadrijumeaux.

* I. Face supérieure. — Lo, lobules olfactifs ; Tq, tubercules quadrijumeaux ; Ce, cervelet ; B, bulbe. Les hémisphères cérébraux montrent un léger sillon parallèle à la fente qui les sépare.
II. Face inférieure. — H, circonvolution de l'hippocampe ou lobule piriforme ; P, protubérance annulaire ; 2, scissure hippocampo-marginale ; 3, scissure rhino-marginale.
III. Face externe de l'hémisphère gauche.
IV. Face interne de l'hémisphère droit. — A, corne d'Ammon, se décomposant en corps bordant et corps godronné, cg ; sl, septum lucidum entouré par le corps calleux et le trigone.

Si l'on considère chaque hémisphère en particulier, on constate que l'arc supérieur du grand lobe limbique est peu ou point distinct du reste du manteau ; la scissure limbique ne se montre nettement que sur le plan inférieur, où on la voit longer latéralement la racine externe du lobule olfactif, ainsi que le lobule piriforme. Celui-ci est très développé, très saillant par rapport au pédoncule cérébral. Le lobule olfactif est aussi très volumineux, très proéminent.

Le reste du manteau cérébral est à peu près lisse. On remarque seulement la trace d'un sillon parallèle à la fente interhémisphérique, ébauchant une circonvolution sagittale.

Remarquons enfin que le corps calleux est plus voisin de l'extrémité antérieure des hémisphères que de leur extrémité postérieure. Sa longueur n'équivaut guère qu'au tiers de celle de ces derniers (lobules olfactifs non compris).

§ 2. — Chat (fig. 220 et 221).

Le cerveau du Chat est remarquablement large et comme tronqué antérieurement. Sa dimension transversale maximum, au niveau des régions temporales, est au moins égale à sa longueur, et il s'inscrit assez exactement dans un carré. Voici d'ailleurs quelques dimensions moyennes : longueur, 35 millimètres, lobules olfactifs non compris ; largeur, 37 millimètres ; hauteur, 26 millimètres.

Nous connaîtrons tous les détails de la forme de ce cerveau quand nous aurons envisagé : l'entrée des hémisphères, le grand lobe limbique et la masse des autres circonvolutions.

A. **Seuil**. — A l'entour immédiat du seuil de chaque hémisphère, on remarque : 1° un corps calleux beaucoup plus développé que celui du Lapin, moitié aussi long que l'hémisphère et à égale distance des deux extrémités de celui-ci ; 2° une corne d'Ammon, dont le corps godronné est en partie caché par la circonvolution de l'hippocampe.

B. **Grand lobe limbique**. — Le grand lobe limbique est moins incomplet que dans le Lapin, car la scissure limbique contourne d'arrière en avant la face interne de l'hémisphère jusqu'au voisinage du sillon crucial (fig. 221, IV). Néanmoins l'arc supérieur de ce lobe se confond encore largement avec la partie antérieure de la face interne de l'hémisphère. Le pli de passage que l'on observe en arrière et au-dessus du sillon crucial est connu sous le nom de *pli de passage prélimbique* (Broca) (fig. 221, IV, + +). Quant à l'arc inférieur ou circonvolution de l'hippocampe, il constitue, sur le plan inférieur de l'hémisphère, un volumineux lobule piriforme et lance en arrière un pli de passage *rétro-limbique* qui interrompt la scissure limbique (IV, +).

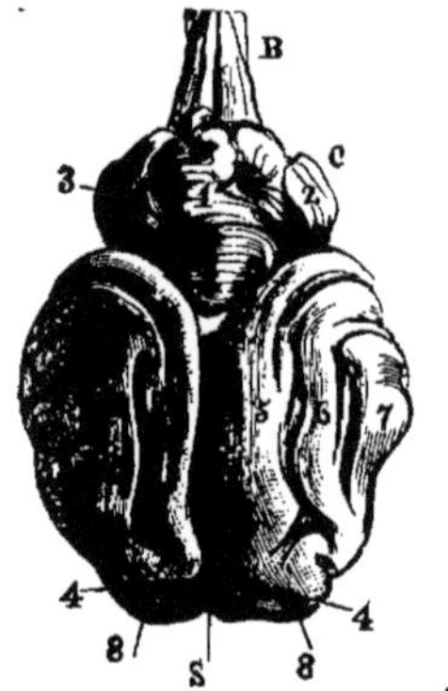

Fig. 220. — Encéphale d'un petit Chat (grandeur naturelle) *.

C. **Masse circonvolutionnaire**. — Les circonvolutions autres que celles du grand lobe limbique sont essentiellement au nombre de quatre, à cheval concentriquement sur la *scissure de Sylvius*, laquelle se trouve branchée sur la scissure limbique en regard de la vallée de Sylvius, comme le montre la figure 221, III.

I. CIRCONVOLUTION SAGITTALE (fig. 221, Sa). — La circonvolution la plus excentrique, dite *circonvolution sagittale* ou *marginale*, peut se diviser en quatre parties : 1° une partie antérieure, réfléchie sous l'hémisphère et superposée au lobule olfactif, partie proéminant à l'extrémité du cerveau et spécialement désignée sous le nom de *lobule orbitaire* ; 2° une partie contournée en U et appelée *gyrus sigmoïde* ; 3° une partie longeant en ligne droite le bord supérieur de l'hémisphère (*circonvolution sagittale proprement dite*) ; 4° enfin une partie qui se réfléchit en dehors et en bas pour suivre son bord postérieur (*circonvolution cérébelleuse*).

a. Le *lobule orbitaire* (lobe frontal de Broca) figure une espèce de coin à l'extrémité antérieure de l'hémisphère. Il est limité en dehors par la *scissure présylvienne*, obliquement branchée sur la scissure rhino-marginale, ainsi que le montre la figure 221, III, et il offre à étudier : une face externe, une face interne, une base et un sommet. La face externe, convexe, s'atténue postérieurement en une pointe qui disparaît au fond de la scissure limbique. La face interne, plane, s'étend jusqu'au sillon crucial, d'une part, jusqu'au corps calleux, d'autre part, par suite de l'interruption de la scissure limbique à cet endroit ; on y voit se perdre la racine interne du lobule olfactif ainsi que la bandelette diagonale, dans la région

<hr>

* B, bulbe rachidien ; C, cervelet ; 1, lobe médian ; 2, 3, lobes latéraux ; S, fente interhémisphérique ; 4, 4, sillon crucial ; 5, circonvolution sagittale ; 6, circonvolution ectosagittale ; 7, circonvolution ectosylvienne ; 8, gyrus sigmoïde.

dite du carrefour. La base se superpose au pédoncule olfactif et en présente une légère empreinte (*sillon olfactif*). Le sommet se continue avec le gyrus sigmoïde.

b. Celui-ci embrasse un sillon qui a reçu de Leuret le nom de *sillon crucial*, parce que, envisagé sur le plan supérieur des deux hémisphères cérébraux, il fait la croix avec la fente interhémisphérique (fig. 221, I). Il présente : une branche antérieure ou précruciale, une

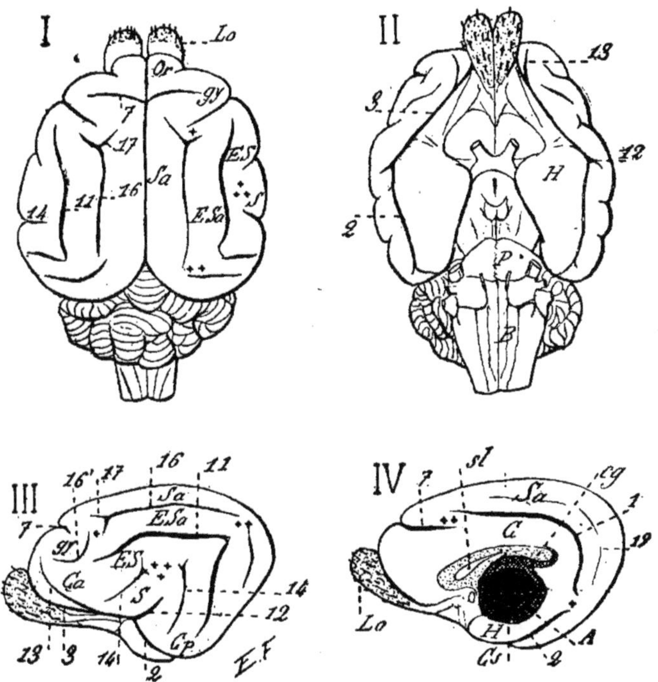

Fig. 221. — Encéphale du Chat *.

branche postérieure ou post-cruciale, assez souvent dédoublée par une petite incisure, et enfin une commissure réunissant les deux branches.

Le sillon crucial se continue à la face interne de l'hémisphère en se dirigeant obliquement en arrière, de manière à limiter avec la scissure calloso-marginale le *pli de passage prélimbique* dont il a été parlé plus haut.

c. La *circonvolution sagittale proprement dite* suit exactement le bord supérieur de l'hémisphère et offre à étudier : une face interne appliquée contre la faux du cerveau et divisée en deux plis secondaires par une très légère incisure de dédoublement que nous appellerons *incisure infra-sagittale*; une face supérieure, plus étroite que la précédente et simple.

* 1. *Face supérieure.* — Lo, lobule olfactif ; S, circonv. sylvienne ; ES, circonv. ectosylvienne ; Sa, circonv. sagittale ; ESa, circonv. ectosagittale ; Or, lobule orbitaire ; gy, gyrus sigmoïde ; 7, sillon crucial ; 11, scissure pariétale, 14, sillon ectosylvien ; 16, sillon ectosagittal ; 17, branche supérieure du sillon ectosagittal ; +, pli de passage sagitto-ectosagittal antérieur ; + +, pli de passage sagitto-ectosagittal po térieur ; + + +, pli félin.

II. *Face inférieure.* — H, circonv. de l'hippocampe ; P, protubérance ; B, bulbe ; 2, scissure hippocampo-marginale ; 3, scissure rhino-marginale ; 12, scissure de Sylvius ; 13, scissure présylvienne.

III. *Face externe de l'hémisphère cérébral gauche.* — Ca, circonv. commune antérieure ; Cp, circonv. commune postérieure ; Sa, circonv. sagittale ; gy, gyrus sigmoïde ; ESa, circonv. ectosagittale ; ES, circonv. ectosylvienne ; S, circonv. sylvienne ; 2, scissure hippocampo-marginole ; 3, scissure rhino-marginale ; 7, sillon crucial ; 11, scissure pariétale ; 12, scissure de Sylvius ; 13, scissure présylvienne ; 14, sillon ectosylvien ; 16, sillon ectosagittal ; 16', sillon coronaire ; 17, branche post-sigmoïdienne du sillon ectosagittal ; +, pli de passage sagitto-ectosagittal antérieur ; + +, pli de passage sagitt -ectosagittal postérieur ; + + +, pli félin.

IV. *Face interne de l'hémisphère cérébral droit.* — Cs, coupe du corps strié ; A, corne d'Ammon ; cg, corps bordant ; C, circonv. du corps calleux ; H, circonv. de l'hippocampe ; sl, septum lucidum limité en haut par le corps calleux, en bas par le trigone ; Sa, circonv. sagittale ; Lo, lobule olfactif ; 1, scissure calloso-marginale ; 2, scissure hippocampo-marginale ; 19, incisure infra-sagittale ; +, pli de passage rétro-limbique ; + +, pli de passage prélimbique.

d. La *circonvolution cérébelleuse* se réfléchit en dehors et en bas contre la tente du cervelet et ne tarde pas à se confondre avec ce que nous appellerons tout à l'heure la circonvolution commune postérieure. Sa face interne ou tentoriale, beaucoup plus large que l'externe et divisée en deux plis par la partie postérieure de l'incisure infra-sagittale, reçoit le pli de passage rétro-limbique.

II. Circonvolution sylvienne (fig. 221, S). — La circonvolution sylvienne entoure immédiatement la scissure de Sylvius à la manière d'un U renversé et présente, comme le gyrus sigmoïde, une branche antérieure ou présylvienne, une branche postérieure ou post-sylvienne, et une commissure. Les deux branches se continuent contre la scissure limbique par les circonvolutions communes, antérieure ou postérieure. La commissure est en communication par un gros pli de passage avec la circonvolution immédiatement supérieure. Ce pli, constant dans tous les animaux du genre Chat (Lion, Tigre, Panthère, Jaguar, etc.), ainsi que dans les Hyènes, est connu sous le nom de *pli félin*; Leuret en faisait un caractère différentiel de tous ces animaux comparés à ceux du genre Chien; mais nous verrons bientôt que c'est une caractéristique incertaine, car on le trouve assez souvent sur des cerveaux de Chiens, moins développé, il est vrai, que chez les Chats et ordinairement sur un seul hémisphère.

Les deux circonvolutions qu'il nous reste à décrire, comprises entre la sylvienne et la sagittale, sont séparées l'une de l'autre par une scissure de premier ordre, dont l'importance n'a pas échappé à Leuret : c'est la *grande scissure latérale* ou *scissure pariétale*. L'auteur que nous venons de nommer fait preuve d'une connaissance profonde en anatomie comparée quand il associe les quatre grandes circonvolutions des Chiens et des Chats en deux groupes, l'un sylvien, l'autre sagittal. Ces deux groupes sont en effet toujours distincts, tandis que l'on voit assez souvent, dans d'autres espèces, les deux circonvolutions de l'un ou de l'autre se confondre plus ou moins.

C'est pourquoi les dénominations de *circonvolution ectosagittale* et *circonvolution ectosylvienne* nous paraissent éminemment judicieuses pour désigner les circonvolutions confinant soit à la sagittale, soit à la sylvienne. Les mêmes qualificatifs s'appliquent très rationnellement aux sillons qui séparent les deux circonvolutions de chaque groupe : le sillon ectosagittal étant situé entre la sagittale et l'ectosagittale, le sillon ectosylvien entre la sylvienne et l'ectosylvienne. Mais il nous paraît de toute nécessité de marquer d'un nom différent la grande anfractuosité séparant les deux groupes; nous l'appellerons avec Broca *scissure pariétale* ou *grande scissure latérale*.

III. Circonvolution ectosagittale (fig. 221, ESa). — La circonvolution ectosagittale du Chat contourne le gyrus sigmoïde, lance une anastomose à la branche postérieure de ce gyrus et se continue presque en ligne droite jusqu'à un deuxième pli qui la fait communiquer avec la circonvolution sagittale, au point où celle-ci se coude pour devenir cérébelleuse. Ce dernier pli de passage est petit mais constant : il n'est pas toujours superficiel; quelquefois il plonge pour atteindre la circonvolution sagittale par-dessous, et c'est cela sans doute qui a fait dire à Leuret qu'il est susceptible de manquer. La circonvolution ectosagittale se coude ensuite brusquement en bas pour se jeter sur la circonvolution commune postérieure.

Le *sillon ectosagittal* se trouve coupé en trois segments par les deux plis de communication que nous venons de mentionner : l'antérieur, circonscrivant le gyrus sigmoïde, a reçu le nom de *sillon coronaire*; le moyen, *sillon ectosagittal proprement dit*, présente en avant une petite branche qui limite postérieurement le gyrus sigmoïde et que nous nommerons branche supérieure ou post-sigmoïdienne du sillon ectosagittal; le postérieur enfin pourrait être désigné avantageusement sous le nom de *sillon ectocérébelleux*.

IV. Circonvolution ectosylvienne (fig. 221, ES). — La circonvolution ectosylvienne embrasse la sylvienne tout en se réunissant à elle par le « pli félin » dont il a été déjà parlé. Elle montre une petite enclave occupant le fond de l'angle de couture de la circonvolution sus-jacente et se divise ainsi en deux branches, l'une antérieure ou horizontale, l'autre postérieure ou verticale. Sa forme anguleuse est, d'après Leuret, un caractère propre au cerveau des Chats; mais il faut remarquer qu'il n'y a pas là d'interruption de la scissure pariétale : celle-ci est indiscontinue, tandis que l'angle de la circonvolution ectosagittale fait pli de passage à la circonvolution sagittale, comme il a été dit plus haut.

Telles sont les quatre grandes circonvolutions qui, avec le lobe limbique, occupent le manteau de l'hémisphère cérébral des Chats. En se réunissant à leurs extrémités, elles constituent deux circonvolutions figurant en quelque sorte les pôles de l'hémisphère, que nous allons maintenant décrire sous le nom de *circonvolutions communes*.

V. Circonvolution commune antérieure (fig. 221, Ca). — La circonvolution commune antérieure est superposée aux deux scissures présylvienne et rhino-marginale; elle s'étend de la branche antérieure du gyrus sigmoïde à la branche antérieure de la circonvolution sylvienne.

VI. Circonvolution commune postérieure (fig. 221, Cp). — La circonvolution commune postérieure (pôle temporal de Broca) longe en dehors la scissure hippocampo-marginale, en allant de la branche postérieure de la circonvolution sylvienne à la circonvolution cérébelleuse. Le pli de passage rétro-limbique marque assez bien, sur la face interne de l'hémisphère, la limite avec cette dernière.

§ 3. — Chien (fig. 222 à 225).

L'étude minutieuse que nous venons de faire du cerveau du Chat va nous faciliter singulièrement celle du cerveau du Chien, car ces deux organes présentent essentiellement la même conformation. Il nous suffira donc d'en indiquer les différences.

Considéré dans son ensemble, le cerveau du Chien est toujours plus long que large ; son lobule orbitaire, au lieu de s'effacer sous le gyrus sigmoïde comme dans le Chat, proémine

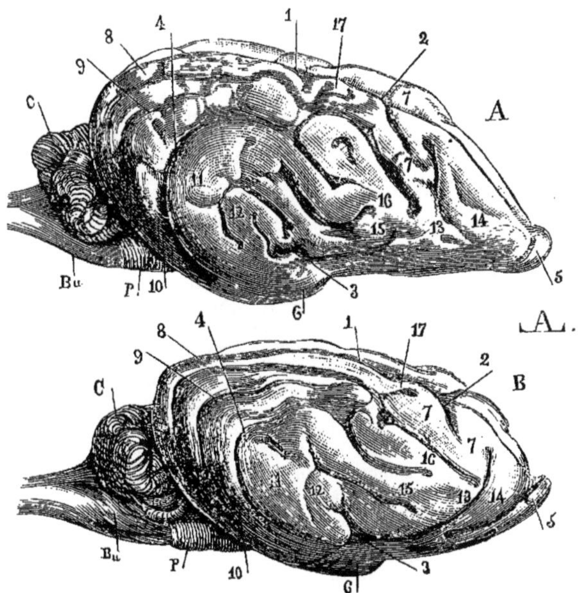

Fig. 222. — Face latérale de l'encéphale A d'un Chien mâtin, B d'un Chien bouledogue
(pour montrer les différences du lobule orbitaire) *.

comme un coin[1]. Nous relevons comme dimensions moyennes : largeur maximum au niveau des régions temporales, 54 millimètres; longueur, lobules olfactifs non compris, 70 millimètres; hauteur maximum, prise au niveau des lobules piriformes, 40 millimètres.

Ce cerveau chevauche davantage sur le cervelet que celui du Chat.

A. Seuil. — Le corps calleux participe de l'allongement des hémisphères; il est plus épais que dans l'autre espèce et légèrement surbaissé dans son milieu. La corne d'Ammon est plus large et la continuité du corps godronné avec le tractus de Lancisi est très manifeste.

B. Grand lobe limbique. — La circonvolution du corps calleux se confond en avant avec la face interne de l'hémisphère, ainsi que dans le Chat ; mais, par suite de l'absence du pli de passage prélimbique, il y a continuité entre la scissure calloso-marginale et le sillon crucial, ce que l'on n'observe pas chez ce dernier animal. On remarque en outre que l'effa-

---

1. Toutefois nous avons montré autrefois que le développement et la proéminence de ce lobule sont très variables suivant les races de Chiens. Lesbre, *Bulletin de la Société d'anthropologie de Lyon*, 1883. (Voy. fig. 222.)

* 1, fente interhémisphérique ; 2, sillon crucial ; 3, scissure de Sylvius ; 4, scissure pariétale; 5, lobule olfactif; 6, lobule piriforme; 7, 7, gyrus sigmoïde; 8, circonv. sagittale; 9, incisure suprapariétale dédoublant la circonv. ectosagittale; 10, point où cette dernière se jette dans la circonv. commune postérieure; 11, circonv. ectosylvienne; 12, circonv. sylvienne; 13, circonv. commune antérieure; 14, lobule orbitaire; 15, point où la circonv. ecto-sylvienne se jette dans la commune antérieure; 16, point où la circonv. ectosagittale se jette dans la commune antérieure; 17, partie de la circonv. sagittale faisant suite au gyrus sigmoïde; C, cervelet; Bu, bulbe; P, protubérance.

cement de la circonvolution calleuse en avant est moins complet qu'on pourrait le croire de prime abord, car on observe souvent, au devant du genou du corps calleux, une ou deux incisures superficielles représentant manifestement la partie antérieure oblitérée de la scissure calloso-marginale (fig. 224, 1').

La circonvolution de l'hippocampe se fait remarquer par l'absence ordinaire du pli de passage rétro-limbique ; toutefois la scissure rétro-limbique, scissure occipito-temporale d'Ellenberger et Baum, ne fait jamais défaut, et il n'est pas rare de rencontrer, sinon sur les deux hémisphères, au moins sur l'un d'eux, le pli de passage précité.

C. **Masse circonvolutionnaire.** — I. CIRCONVOLUTION SAGITTALE (fig. 224, Sa). — a. Le *lobule orbitaire* est, comme nous l'avons déjà dit, plus développé que chez le Chat, tranchant comme un coin. Sa face externe présente généralement deux petites incisures, l'une parallèle à la fente interhémisphérique (incisure frontale supérieure), l'autre parallèle à la scissure présylvienne (incisure frontale inférieure) (fig. 224). Ces deux incisures limitent trois plis que nous distinguerons en *interne* ou *supérieur*, *externe* ou *inférieur*, et *postérieur* ou *présylvien*. Le sillon olfactif est profond : le petit pli qui le limite du côté interne est appelé *pli subrostral*.

b. Le *gyrus sigmoïde* a sa branche postérieure beaucoup plus large que l'antérieure et souvent divisée par une petite fossette triangulaire. Le pli de passage qui unit, chez le Chat, cette branche à la circonvolution ectosagittale fait ici souvent défaut ; quand il existe, ce n'est en général que d'un côté (fig. 225) ; aussi n'est-il mentionné ou figuré ni par Leuret ni par Ellenberger et Baum. Remarquons enfin que le

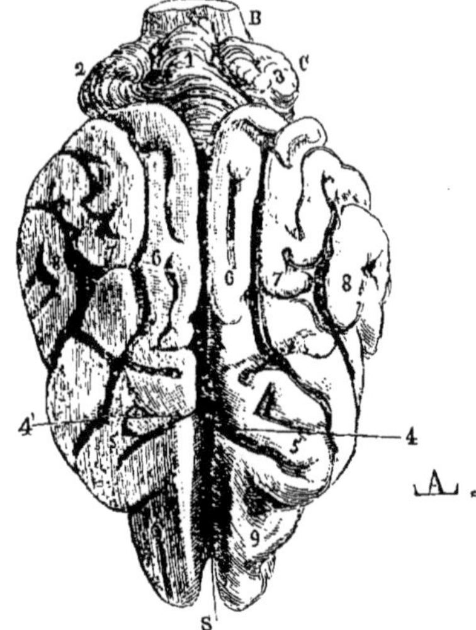

Fig. 223. — Encéphale de Chien, face supérieure (grandeur naturelle) [*].

sillon crucial, au lieu d'être exactement perpendiculaire à la fente interhémisphérique, comme dans le Chat, est plus ou moins oblique en avant.

Parmi les variétés, si fréquentes, du gyrus sigmoïde, il convient de signaler sa complication flexueuse due à une bifurcation du sillon crucial [1].

c. Sur la face interne de l'hémisphère, on voit, à quelque distance en arrière du sillon crucial, un deuxième sillon branché parallèlement au premier sur la scissure calloso-marginale : c'est ce que nous appellerons le *sillon crucial accessoire* (fig. 224, 7'). La circonvolution sagittale proprement dite se trouve ainsi divisée en deux parties successives : l'une antérieure, intercruciale, que les Allemands appellent circonvolution pré-spléniale, l'autre postérieure, qui est dédoublée par une incisure infrasagittale très accentuée, et qui parfois l'est aussi sur son plan supérieur par une légère incisure que nous qualifierons de *parasagittale*.

d. La *circonvolution cérébelleuse* offre le même dédoublement que la précédente sur sa face tentoriale.

II. CIRCONVOLUTION ECTOSAGITTALE. — La circonvolution ectosagittale est moins anguleuse, plus régulièrement arquée que celle du Chat, tantôt dépourvue d'anastomose avec la sagittale, tantôt réunis avec elle en un ou plusieurs points : en outre, elle s'élargit et se dédouble en arrière. L'incisure qui produit ce dédoublement sera dénommée par nous *incisure suprapariétale*.

Le *sillon ectosagittal* ne présente rien de particulier comparativement au Chat.

La *scissure pariétale* émet une petite branche supérieure qui échancre la circonvolution ectosagittale en regard de la branche post-sigmoïdienne du sillon de même nom. Cette petite branche fait défaut chez le Chat.

III. CIRCONVOLUTION ECTOSYLVIENNE. — La circonvolution ectosylvienne n'est pas anguleuse comme dans le Chat ; en outre, le pli qui la réunit, chez ce dernier, à la circonvolution syl-

---

1. Pour l'étude des variétés des circonvolutions et anfractuosités du cerveau des Chiens, voy. G. Caradonna, *Annales de la Faculté de médecine de Pérouge*, 1902, vol. II, fasc. 1er.

[*] B, bulbe rachidien ; C, cervelet ; S, fente interhémisphérique ; 1, lobe médian du cervelet ; 2, 3, lobes latéraux ; 4, sillon crucial ; 5, gyrus sigmoïde ; 6, circonv. sagittale divisée par une incisure parasagittale ; 7, circonv. ectosagittale 8, circonv. ectosylvienne ; 9, lobule orbitaire.

vienne (pli félin) fait ordinairement défaut; mais, ainsi que nous l'avons déjà dit, il peut se rencontrer chez certains Chiens, au moins sur un hémisphère (fig. 224, ii).

IV. CIRCONVOLUTION SYLVIENNE. — La circonvolution sylvienne s'élève jusqu'à mi-hauteur de la face externe de l'hémisphère, car la scissure de Sylvius est plus longue que dans les Chats. Souvent cette scissure s'ouvre un peu à sa base, de manière à ébaucher une *fosse de Sylvius*, où l'on voit apparaître une petite saillie qui est la première trace de l'*insula de Reil*.

V. CIRCONVOLUTIONS COMMUNES. — Les deux circonvolutions communes n'offrent rien de particulier.

En résumé, le cerveau du Chien diffère de celui du Chat :

1° Par sa forme allongée ; 2° par le développement cunéiforme de son lobule orbitaire :

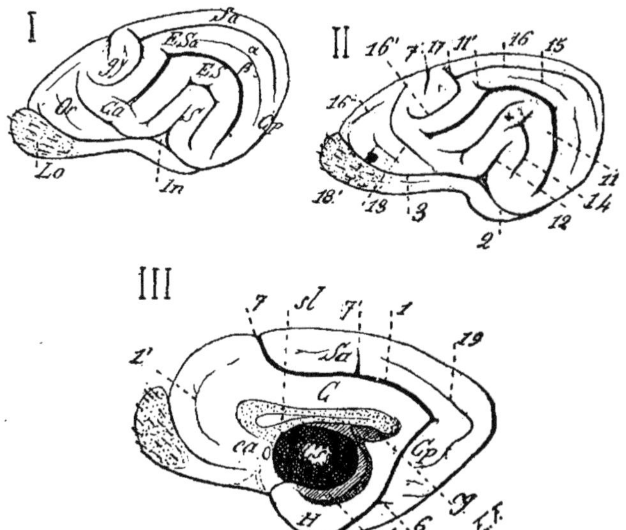

Fig. 224. — Cerveau du Chien *.

3° par la continuité du sillon crucial avec la scissure calloso-marginale ; 4° par l'absence fréquente du pli de passage rétro-limbique ; 5° par la forme régulièrement arquée et non anguleuse des circonvolutions superposées à la sylvienne ; 6° par le *dédoublement postérieur de la circonvolution ectosagittale*; 7° par l'absence ordinaire du pli félin et des anastomoses sagitto-ectosagittales, etc.

§ 4. — Porc (fig. 226 et 228).

Le cerveau du Porc est allongé, progressivement élargi d'avant en arrière, obtus antérieurement. Nous avons mesuré chez un jeune Porc : longueur, lobules olfactifs non compris, 63 millimètres ; largeur maximum, 48 millimètres ; hauteur maximum, prise au niveau du lobule piriforme, 38 millimètres.

* I. *Face externe de l'hémisphère gauche.* — Lo. lobule olfactif ; S, circonv. sylvienne ; ES. circonv. ecto-sylvienne ; Sa, circonv. sagittale ; ESa, circonv. ectosagittale ; α, son pli interne ; β. son pli externe ; Or, lobule orbitaire ; gy, gyrus sigmoïde ; Ca, circonv. commune antérieure ; Cp, circonv. commune postérieure ; In, insula de Reil.

II. *Face externe de l'hémisphère gauche montrant un pli félin.* — 2. scissure hippocampo-marginale ; 3, scissure rhino-marginale ; 11, scissure pariétale ou latérale ; 11', sa branche sagittale ou petit sillon en anse; 12, scissure de Sylvius ; 13, scissure présylvienne ; 14, sillon ectosylvien ; 15, incisure suprapariétale ; 16. sillon ectosagittal ; 17, sa branche supérieure ou sillon en anse; 16', sillon coronaire ; 16″, incisure frontale supérieure ; 18. incisure frontale inférieure.

III. *Face interne de l'hémisphère droit.* — Cs. corps strié ; H. circonv. de l'hippocampe ; A, corps bordant ou tænia de l'hippocampe ; cg, corps godronné formant avec le nerf de Lancisi la circonv. sous-limbique ; sl. septum lucidum entouré par le corps calleux et le trigone ; C, circonv. du corps calleux ; ca, carrefour olfactif ; Cp. circonv. commune postérieure ; 1, scissure calloso-marginale ; 1', portion génuale de cette scissure ; 6, scissure rétro-limbique ; 7, sillon crucial ; 7', sillon crucial accessoire ; 19, incisure infrasagittale.

A. Seuil. — Le corps calleux est plus long que dans les Carnivores et moins distant de l'extrémité postérieure des hémisphères que de l'antérieure : par contre, il est très mince. La corne d'Ammon apparaît largement à l'extérieur, et son corps godronné se trouve presque complètement à découvert, ainsi que dans le Lapin.

B. Grand lobe limbique. — La scissure calloso-marginale est interrompue par un pli de pasage prélimbique qui isole sa partie antérieure ou génuale (fig. 228, II). La circonvolution de même nom s'étend manifestement sur toute la longueur du corps calleux. Elle est partiellement dédoublée par une incisure que nous qualifierons d'*entolimbique*.

La circonvolution de l'hippocampe, plus développée encore que dans les Carnivores, tend

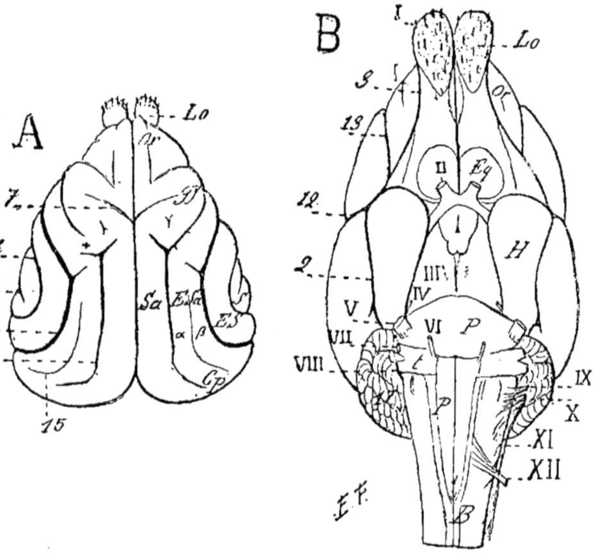

Fig. 225. — Encéphale du Chien [*].

aussi à se dédoubler grâce à une légère incisure entolimbique. Elle s'unit à la circonvolution marginale par un pli de passage rétro-limbique, obliquement ascendant, sous lequel on voit une courte scissure rétro-limbique.

C. Masse circonvolutionnaire. — 1. Circonvolution sagittale. — La portion orbitaire de cette circonvolution, au lieu de former un lobule plus ou moins détaché à l'extrémité antérieure de l'hémisphère, s'allonge sur le plan supérieur de celui-ci jusqu'au sillon crucial, qui se trouve reporté non loin du milieu du bord supérieur. Le sillon qui la limite en dehors est coupé par un pli de passage dit sus-olfactif et divisé ainsi en une partie inférieure, équivalant à la scissure présylvienne des carnivores, et une partie supérieure, réunie au sillon crucial. Cette dernière est bordée d'autre part par la circonvolution commune antérieure, laquelle arrive ainsi jusqu'à la fente interhémisphérique en formant avec son homologue du côté opposé une sorte de V ouvert en avant, dans lequel se trouvent inclus les deux lobules orbitaires (fig. 227).

Il n'y a pas de gyrus sigmoïde véritable ; par contre, il existe un sillon crucial accessoire qui se réunit avec la branche supérieure de la scissure pariétale (fig. 226, 3).

Le reste de la circonvolution sagittale se trouve séparé de la partie antérieure ou orbitaire par l'extrémité postérieure de la circonvolution commune antérieure et va en s'élargissant d'avant en arrière; on y voit une incisure parasagittale sur la face supérieure et quelquefois une très légère incisure infrasagittale sur la face interne.

II. Circonvolution ectosagittale. — Cette circonvolution semble faire suite à la commune antérieure; elle se dirige en arrière et en dehors de manière à former avec son homologue de l'autre hémisphère un V ouvert en arrière, c'est-à-dire opposé par le sommet à celui constitué par les deux circonvolutions communes antérieures; et l'ensemble de ces deux V forme une sorte de X, dans les angles duquel sont logées les deux parties séparées de la circonvolution sagittale.

La circonvolution ectosagittale s'élargit d'avant en arrière et offre plusieurs incisures qui la compliquent plus ou moins.

Il est presque inutile d'ajouter, après ce qui vient d'être dit, que le sillon ectosagittal se

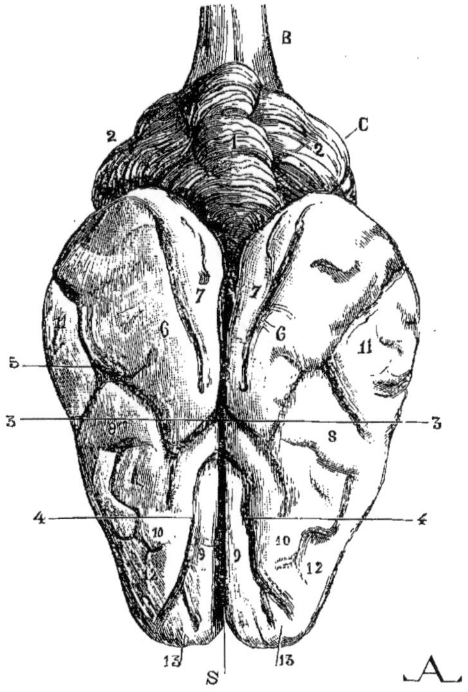

Fig. 226. — Encéphale de Porc, face supérieure (grandeur naturelle) *.

trouve coupé en trois segments : un segment inférieur ou présylvien, un segment moyen ou précrucial et un segment postérieur.

Quant à la *scissure pariétale*, elle commence par côté de la circonvolution commune antérieure, en arrière d'un pli qui unit cette circonvolution à la portion péninsulaire de l'ectosylvienne, et se dirige obliquement en arrière, en dehors et en bas, pour venir se terminer au-dessus de la circonvolution commune postérieure. Sa branche supérieure s'unit, comme il a été dit, au sillon crucial accessoire en coupant la communication de la circonvolution commune antérieure avec l'ectosagittale. Une autre branche fort remarquable (fig. 228, *14'*) se détache inférieurement de la scissure pariétale, se dirige en avant en interrompant la circonvolution ectosylvienne et vient se réunir à la partie antérieure du sillon ectosylvien.

III. Circonvolution ectosylvienne. — Elle est divisée, comme nous venons de le dire, en deux portions. La portion antérieure. (P), de forme irrégulièrement losangique, ne se réunit aux circonvolutions voisines que par son extrémité antérieure et figure ainsi une sorte de presqu'île bornée en haut par la circonvolution commune antérieure, avec laquelle elle communique ; en bas par la circonvolution sylvienne ; en arrière par l'ectosagittale. Cette péninsule est parcourue dans sa longueur par une incisure longitudinale qui la divise en deux plis parallèles. Dans quelques cas exceptionnels, elle perd son caractère de presqu'île en communiquant avec la portion postérieure de la circonvolution ectosylvienne.

Cette dernière portion (ES) se confond avec la circonvolution sylvienne au-dessus de la scissure de Sylvius, en sorte que le sillon ectosylvien (14) se trouve divisé en deux segments : l'un antérieur, réuni à la scissure pariétale ; l'autre postérieur. parallèle à la scissure de Sylvius, c'est-à-dire oblique de haut en bas et d'arrière en avant.

IV. Circonvolution sylvienne. — La branche antérieure de cette circonvolution est

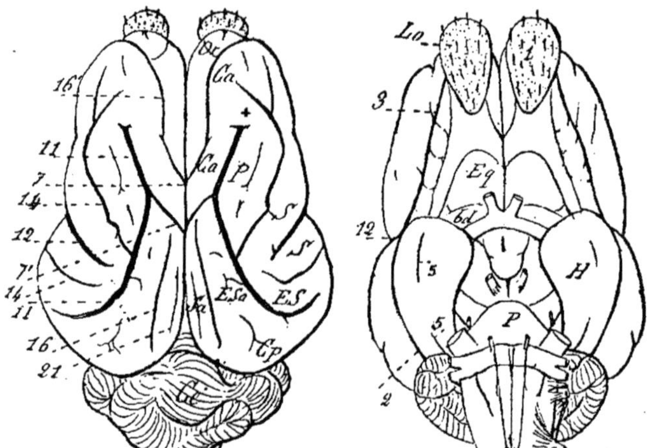

Fig. 227. — Encéphale du Porc *.

très épaisse ; elle occupe tout l'espace compris entre la circonvolution péninsulaire d'une part, la scissure limbique et la scissure de Sylvius d'autre part ; elle va se réunir à la circonvolution commune antérieure. La branche postérieure, plus courte, se continue inférieurement avec la circonvolution commune postérieure.

V. Circonvolution commune antérieure. — Nous avons déjà dit que cette circonvolution apparaît presque tout entière sur le plan supérieur de l'hémisphère, au côté externe du lobule orbitaire. De même que celui-ci se rattache à la circonvolution sagittale, de même pourrait-on la décrire comme la partie antérieure de la circonvolution ectosagittale. A son extrémité antérieure, elle se recourbe brusquement de bas en haut et de dehors en dedans pour se jeter sur le lobule orbitaire et former le pli de passage sus-olfactif, que nous retrouverons dans les Ruminants.

VI. Circonvolution commune postérieure. — Elle surmonte la scissure hippocampo-marginale et reçoit l'extrémité postérieure des quatre grandes circonvolutions suprasylviennes ; elle est très étroite, surtout du côté interne, où elle reçoit le pli de passage rétro-limbique à l'endroit où elle fait suite à la circonvolution sagittale.

VII. Circonvolution insulaire ou sous-sylvienne. — En ouvrant la scissure de Sylvius à sa base ainsi que la scissure rhino-marginale, on découvre un petit pli qui s'effile en avant et

* *Face supérieure.* — Ce, cervelet ; B, bulbe ; S, circonv. sylvienne ; ES, circonv. ectosylvienne avec sa péninsule P, unie à la commune antérieure Ca par l'anastomose + ; Sa, circonv. sagittale ; Ca, circonv. commune antérieure : Cp, circonv. commune postérieure ; Or. lobule orbitaire ; 7, sillon crucial ; 7', sillon crucial accessoire ; 11, scissure pariétal ; 12, scissure de Sylvius ; 14, sillon ectosylvien ; 16, sillon ectosagittal ; 16', partie antérieure du même.; 21, incisure parasagittale.

II. *Face inférieure.* — Lo, lobule olfactif ; Eq, espace quadrilatère ; bd, bandelette diagonale ; H, circonv. de l'hippocampe ; P, protubérance ; B, bulbe ; 2, scissure hippocampo-marginale ; 3, scissure rhino-marginale : 5, incisure entolimbique inférieure ; 12, scissure de Sylvius.

n'est autre chose que l'*insula* de Reil ou circonvolution sous-sylvienne, dont nous avons déjà vu la trace chez le Chien.

En résumé, le cerveau du Cochon se reconnaîtra aisément : 1º à la situation de son sillon crucial reporté en arrière du premier tiers du bord sagittal ; 2º à l'absence du gyrus sigmoïde ; 3º à l'obliquité convergente des deux circonvolutions communes antérieures, lesquelles forment un V sur le plan supérieur de l'organe et coupent la circonvolution

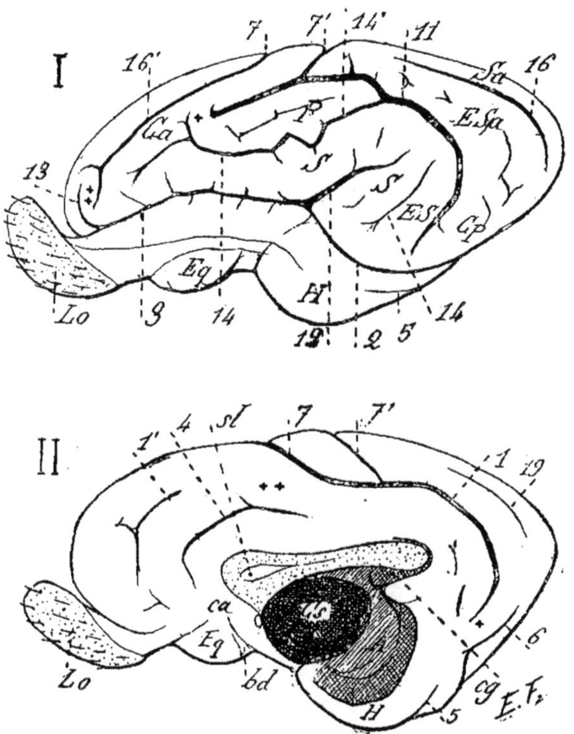

Fig. 228. — Cerveau du Porc [*].

sagittale en deux segments ; 4º à la disposition ordinairement péninsulaire de la portion antérieure de la circonvolution ectosylvienne ; 5º au grand développement de la branche antérieure de la circonvolution sylvienne ; 6º à la réunion des deux circonvolutions sylvienne et ectosylvienne au-dessus d'une scissure de Sylvius oblique en arrière comme dans les carnivores, etc.

§ 5. — Mouton (fig. 229 et 230).

Le cerveau du Mouton se fait remarquer par sa forte convexité sagittale et par l'apparence tronquée de son extrémité antérieure.

Nous avons trouvé en moyenne les dimensions suivantes : longueur (lobules olfactifs non

[*] 1. *Face externe de l'hémisphère gauche.* — Lo, lobule olfactif ; Eq, espace quadrilatère ; H, circonv. de l'hippocampe ; S, circonv. sylvienne ; Es, circonv. ectosylvienne ; P, sa partie péninsulaire, unie à la commune antérieure Ca par le pli + ; Sₜ, circonv. sagittale ; ESa, circonv. ectosagittale ; Cp, circonv. commune postérieure ; 2, scissure hippocampo-marginale ; 3, scissure rhino-marginale ; 5, incisure entolimbique inférieure ; 7, sillon crucial ; 7', sillon crucial accessoire ; 11, scissure pariétale ; 12, scissure de Sylvius ; 13, scissure présylvienne ; 14, sillon ectosylvien ; 14', anastomose de ce sillon avec la scissure pariétale ; 16, sillon ectosagittal ; 16', portion antérieure du même ; ++, pli de passage sus-olfactif.

II. *Face interne de l'hémisphère droit.* — Cs, corps strié ; A, corps bordant ; cg, corps godronné ; ca, carrefour ; bd, bandelette diagonale ; sl, septum lucidum ; 1, scissure calloso-marginale ; 1', sa portion génuale ; 4, portion génuale de l'incisure entolimbique ; 5, partie inférieure de la même ; 6, scissure rétro-limbique ; 7, sillon crucial ; 7', sillon crucial accessoire ; 19, incisure infrasagittale ; +, pli de passage rétro-limbique ; ++, pli prélimbique ; Lo, lobule olfactif ; Eq, espace quadrilatère ; bd, bandelette diagonale ; Ca, carrefour olfactif.

compris), 65 millimètres ; largeur maximum (au niveau des régions temporales), 50 millimètres ; largeur minimum (à la partie antérieure), 40 millimètres ; épaisseur (prise perpendiculairement du lobule piriforme au bord sagittal), 38 millimètres.

A. **Seuil.** — Le corps calleux, moitié aussi long que les hémisphères, est à égale distance de leurs deux extrémités.

La circonvolution godronnée n'offre rien de particulier.

B. **Grand lobe limbique.** — La circonvolution du corps calleux (fig. 230, C) est progressi-

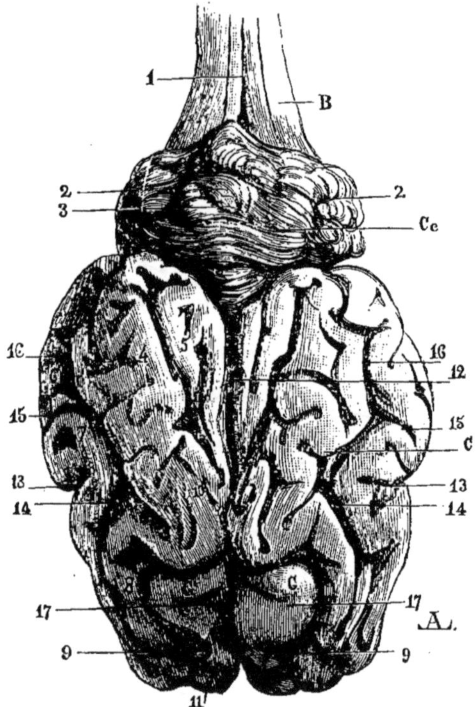

Fig. 229. — Encéphale du Mouton, face supérieure (grandeur naturelle) *.

vement rétrécie d'avant en arrière et dédoublée antérieurement en deux plis parallèles qui embrassent le genou du corps calleux ; en arrière, on trouve aussi la trace de ce même dédoublement, dû à l'incisure entolimbique.

Cette circonvolution est unie à la sagittale par un pli de passage prélimbique divisant la scissure calloso-marginale en deux segments : l'un postérieur, qui se relève en avant pour se continuer avec le sillon crucial, ainsi que nous l'avons vu chez le Chien, l'autre antérieur ou génual, qui tend à s'oblitérer plus ou moins. L'oblitération de ce dernier est parfois telle que, à première vue, on a tendance à prendre la portion génuale de l'incisure entolimbique pour la limite même de la circonvolution calleuse, d'autant plus que cette incisure s'approfondit proportionnellement à l'oblitération de la scissure qui la précède. Il y a donc là une tendance au démembrement de la circonvolution calloso-marginale au profit de la circonvolution sagittale.

La circonvolution ou lobule de l'hippocampe présente aussi la trace d'une incisure entolimbique. Celle-ci, concentrique à la grande scissure limbique, se divise donc comme elle

* B, bulbe rachidien ; 1, cordon de Goll ; Ce, cervelet ; 2, 2, lobes latéraux ; 3, lobe médian ; 12, scissure interhémisphérique ; 13, 13, extrémité supérieure de la scissure de Sylvius ; 14. scissure pariétale ; 15, branche inférieure de cette scissure ; 16, portion postérieure de la scissure pariétale ; 4, circonv. ectosagittale ; 5. circonv. sagittale ; 6, partie postérieure de la circonv. ectosylvienne ; 7, circonv. sylvienne et ectosylvienne réunies au-dessus de la scissure de Sylvius ; 8, circonv. commune antérieure ; 9, portion orbitaire de la circonv. sagittale ; 10, pôle sagittal ; 17, sillon crucial ; G, G, gyrus sigmoïde.

en un arc supérieur et un arc inférieur, dédoublant respectivement la circonvolution du corps calleux ou celle de l'hippocampe. Le pli de passage rétro-limbique est ascendant et divisé en deux plis secondaires qui reçoivent l'extrémité postérieure des circonvolutions sagittale et ectosagittale. La scissure rétro-limbique se termine dans une flexuosité de la circonvolution commune postérieure.

C. **Masse circonvolutionnaire.** — I. Circonvolution sagittale. — Ainsi que chez le Porc, la portion antérieure ou orbitaire de cette circonvolution ne fait aucune saillie à l'extrémité de l'hémisphère. Elle s'allonge sur le plan supérieur jusqu'à un petit *gyrus sigmoïde* situé vers le tiers antérieur de l'organe. Comme chez le Porc également, un pli de passage sus-olfactif unit cette partie à la circonvolution commune antérieure, de manière à

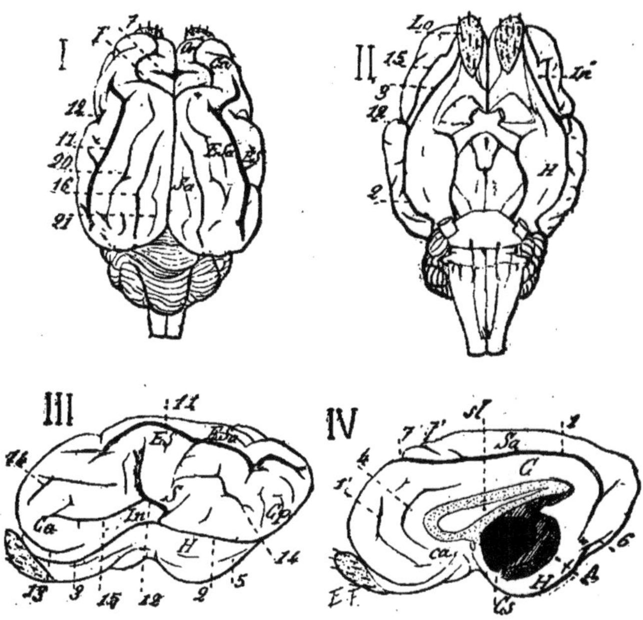

Fig. 230. — Encéphale du Mouton *.

diviser le sillon qui les sépare en une partie inférieure ou scissure présylvienne et une partie supérieure se continuant à l'entour du gyrus sigmoïde.

En arrière de ce dernier, la circonvolution sagittale est interrompue comme chez le Porc par la convergence de la circonvolution commune antérieure, qui arrive jusqu'à la fente interhémisphérique, où elle se continue avec la circonvolution ectosagittale et la portion postérieure de la sagittale. Le centre de convergence de ces trois circonvolutions (+) sera désigné par nous sous le nom de *pôle sagittal.* Ce pôle est entamé par-dessous, à sa face interne, par un petit sillon crucial accessoire. En arrière, la circonvolution sagittale reprend son indépendance et même se dédouble au moyen d'une incisure parasagittale.

* I. *Face supérieure.* — Es, circonv. ectosylvienne; Sa, circonv. sagittale; ESa, circonv. ectosagittale; Ca, circonv. commune antérieure; Or, lobule orbitaire; 7, sillon crucial; 7′, sillon crucial accessoire; 11, scissure pariétale; 12, scissure de Sylvius; 16, sillon ectosagittal; 20, incisure suprapariétale; 21, incisure parasagittale; +, pôle sagittal.

II. *Face inférieure.* — Lo, lobule olfactif; In, insula de Reil; H, circonv. de l'hippocampe; 2, scissure hippocampo-marginale; 3, scissure rhino-marginale; 12, scissure de Sylvius; 15, sillon sous-sylvien.

III. *Face externe de l'hémisphère gauche.* — Ca, circonv. commune antérieure; Cp, circonv. commune postérieure; In, circonv. sous-sylvienne; S, circonv. sylvienne; E′S, circonv. ectosylvienne; ESa, circonv. ectosagittale; H, circonv. de l'hippocampe; 2, scissure hippocampo-marginale; 3, scissure rhino-marginale; 5, incisure entolimbique inférieure; 11, scissure pariétale; 12, scissure de Sylvius; 13, scissure présylvienne; 14, sillon ectosylvien; 15, sillon sous-sylvien.

IV. *Face interne de l'hémisphère droit.* — Cs, corps strié; A, corps bordant et corps godronné; C, circonv. calloso-marginale; Ca, carrefour; st, septum lucidum; 1, scissure calloso-marginale; 1′, sa portion génuale; 4, portion génuale de l'incisure entolimbique; 6, scissure rétrolimbique; 7, sillon crucial; 7′, sillon crucial accessoire; +, pli de passage rétro-limbique; Sa, circonv. sagittale; H, circonv. de l'hippocampe.

II. Circonvolution ectosagittale. — En faisant abstraction pour le moment de la circonvolution commune antérieure que nous décrirons plus tard, on voit la circonvolution ectosagittale partir du pôle sagittal et se diriger obliquement en arrière et en dehors en s'élargissant un peu. Une incisure supra-pariétale (20) la divise en deux plis longitudinaux plus ou moins flexueux.

La *scissure pariétale* commence en dehors de la circonvolution commune antérieure derrière la communication de cette circonvolution avec l'ectosylvienne ; elle longe ensuite la circonvolution ectosagittale en décrivant trois grandes flexuosités, et elle vient se terminer dans un méandre de la circonvolution commune postérieure : elle émet une branche supérieure qui détermine une forte inflexion de la circonvolution commune antérieure à sa jonction avec le pôle sagittal.

III et IV. Circonvolutions sylvienne et ectosylvienne. — Les deux circonvolutions sylvienne et ectosylvienne sont plus ou moins confondues à l'entour de la scissure de Sylvius, mais libres en avant et en arrière, où elles vont se jeter dans les circonvolutions communes.

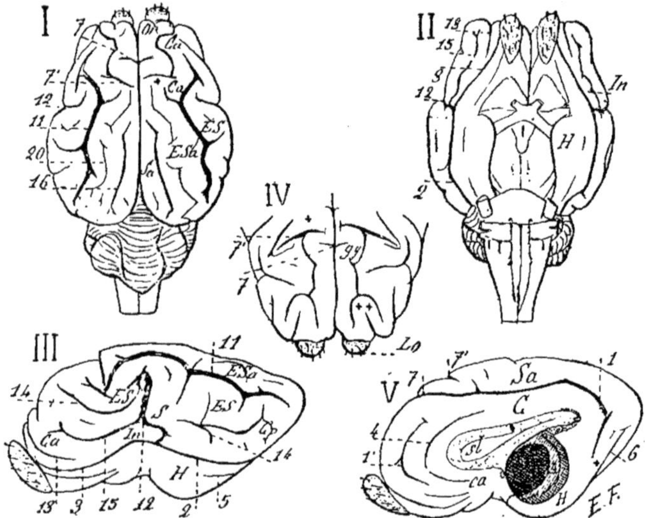

Fig. 231. — Cerveau de la Chèvre *.

Leur partie postérieure est particulièrement flexueuse et ordinairement anastomosée de l'une à l'autre.

V. Circonvolution sous-sylvienne. — La *scissure de Sylvius*, à peu près perpendiculaire à l'axe de l'hémisphère, est séparée de la scissure limbique par une grosse circonvolution sous-sylvienne (*insula* de Reil), qui, comme dans tous les Ruminants, atteint l'apogée du développement. On voit ordinairement cette circonvolution prendre naissance à la base de la scissure de Sylvius par deux plis, dont l'un plonge dans la scissure, tandis que l'autre se branche sur une sinuosité de la circonvolution sylvienne : elle rampe ensuite au-dessus de la scissure rhino-marginale en décrivant quelques petites flexuosités et se continue enfin avec la portion orbitaire de la circonvolution sagittale, souvent aussi avec la circonvolution commune antérieure.

Le développement de la circonvolution sous-sylvienne oblige à distinguer un nouveau sillon, très profond, compris entre cette circonvolution et la sylvienne : c'est le *sillon sous-sylvien* (*15*), branché postérieurement sur la scissure de Sylvius.

VI. Circonvolutions communes. — La circonvolution commune antérieure, suite de l'ecto-sagittale, s'étend du pôle sagittal à la circonvolution sous-sylvienne en décrivant trois ou quatre flexuosités, dont la postérieure embrasse le gyrus sigmoïde ; elle communique, sur

* I. *Face supérieure.*
II. *Face inférieure.*
III. *Face externe de l'hémisphère gauche.*
IV. *Extrémité antérieure des hémisphères* montrant le pli de passage sus-olfactif + +.
V. *Face interne de l'hémisphère droit.*
Pour les légendes, se reporter à la figure précédente.

son trajet, en dedans avec la circonvolution sagittale (pli de passage sus-olfactif), en dehors avec les deux circonvolutions du groupe sylvien. Son extrémité antérieure peut être branchée sur la circonvolution sous-sylvienne ou en être indépendante suivant les individus.

La circonvolution commune postérieure va de la sylvienne à la sagittale en suivant le bord cérébelleux de l'hémisphère ; elle décrit diverses flexuosités, dont une embrasse la scissure rétro-limbique ; elle reçoit le double pli de passage rétro-limbique.

En résumé, le cerveau du Mouton se distingue de ceux que nous avons précédemment étudiés et spécialement de celui du Cochon, avec lequel il présente quelque similitude : 1° par la complication de ses circonvolutions ; 2° par son petit gyrus sigmoïde situé vers le tiers antérieur de l'hémisphère ; 3° par l'état flexueux de la circonvolution commune antérieure, qui forme avec celle de l'autre côté non plus un V, comme chez le Porc, mais plutôt une lyre ; 4° par la direction perpendiculaire de la scissure de Sylvius et sa situation plus rapprochée de l'extrémité antérieure de l'hémisphère que de la postérieure ; tandis que chez le Porc, le Chien, le Chat, cette scissure est oblique en arrière et plus distante de l'extrémité antérieure de l'organe que de la postérieure ; 5° par l'existence d'une circonvolution sous-sylvienne extrêmement développée et tout à fait découverte ; 6° par l'absence de péninsule sur le trajet de la circonvolution ectosylvienne, etc.

§ 6. — **Chèvre** (fig. 231).

Le cerveau de la Chèvre ne diffère de celui du **Mouton** que par des caractères peu importants et plus ou moins accentués suivant les individus.

Les suivants nous ont paru avoir quelque constance :

1° L'absence d'incisure parasagittale et, par conséquent, la simplicité de la circonvolution sagittale ; quand, par exception, cette incisure apparaît, ce n'est que tout à fait en arrière ; 2° la dislocation de l'incisure supra-pariétale, qui, dans le Mouton, dédouble si nettement la circonvolution ectosagittale ; 3° l'existence d'un petit pli se détachant de la portion antérieure de la circonvolution sylvienne et plongeant dans la scissure de Sylvius en formant une sorte de crochet. Ce pli manque chez le Mouton, ou du moins est peu visible, tandis qu'il est fort rare qu'il fasse défaut sur les deux hémisphères du cerveau caprin.

§ 7. — **Bœuf** (fig. 232 à 235).

Le cerveau du Bœuf est au moins aussi convexe supérieurement que celui du Mouton ou de la Chèvre ; mais il est un peu plus rétréci à sa partie antérieure et d'apparence moins tronquée. Nous avons trouvé les dimensions suivantes chez un animal de petite taille : longueur (lobules olfactifs non compris), 105 millimètres ; largeur maximum (au niveau des régions temporales), 105 millimètres ; hauteur maximum (prise au niveau du lobule piriforme), 70 millimètres.

A. **Seuil**. — La longueur du corps calleux est inférieure à la demi-longueur de l'hémisphère, et cette commissure est notablement plus distante de l'extrémité postérieure de celui-ci que de l'antérieure.

B. **Grand lobe limbique**. — La circonvolution du corps calleux s'étend ordinairement sans interruption jusqu'au carrefour de l'hémisphère, où elle s'unit à la face interne du lobule orbitaire ; elle est dédoublée à l'une et à l'autre de ses extrémités par deux incisures qui suivent la réflexion du genou ou du bourrelet du corps calleux et souvent tendent à s'unir par de petites incisures discontinues. Il arrive fréquemment, comme on l'observe figure 233, II, que la partie génuale de la scissure calloso-marginale est isolée du restant de cette scissure par deux plis de passage prélimbiques se jetant sur le gyrus sigmoïde de part et d'autre du sillon crucial ; alors cette partie tend à s'effacer, tandis que l'incisure entolimbique s'exagère, se branche sur la partie postérieure de la scissure calloso-marginale et paraît en être la véritable suite ; comme si la circonvolution du corps calleux avait cédé un de ses plis à la circonvolution sagittale. Nous avons déjà constaté un phénomène semblable chez les petits Ruminants. Remarquons en outre que la scissure calloso-marginale du Bœuf est plus ou moins sinueuse.

La circonvolution de l'hippocampe offre, comme dans les Ovins et les Porcins, un pli de passage rétro-limbique ascendant, dédoublé par une incisure. La scissure qui limite ce pli inférieurement est remarquable par sa longueur ; elle aboutit à une flexuosité de la circonvolution commune postérieure qui la sépare de l'incisure suprapariétale.

La circonvolution de l'hippocampe est parcourue par une incisure entolimbique très accentuée qui la dédouble en deux plis, dont l'externe, le plus étroit, semble faire suite à la racine externe du lobule olfactif. Il est remarquable que ce dédoublement coïncide avec une division pareille du pli de passage rétro-limbique.

La partie blanche de la racine externe du lobule olfactif forme une bandelette très évidente.

C. **Masse circonvolutionnaire**. — I. CIRCONVOLUTION SAGITTALE. — La portion antérieure ne forme point lobule au-devant de l'hémisphère ; elle est disposée comme dans les Ovins ; mais elle est moins allongée, vu la situation plus antérieure du gyrus sigmoïde, et dédoublée antérieurement en deux gros plis sinueux et anastomotiques dont l'externe s'unit à la circonvolution commune antérieure par un pli de passage sus-olfactif. Le sillon olfactif est converti en une large dépression. Lorsque la circonvolution du corps calleux est démembrée, comme nous l'avons dit plus haut, la face interne du lobule orbitaire s'en trouve d'autant agrandie.

Le *gyrus sigmoïde*, situé avant le tiers antérieur du bord supérieur de l'hémisphère, au

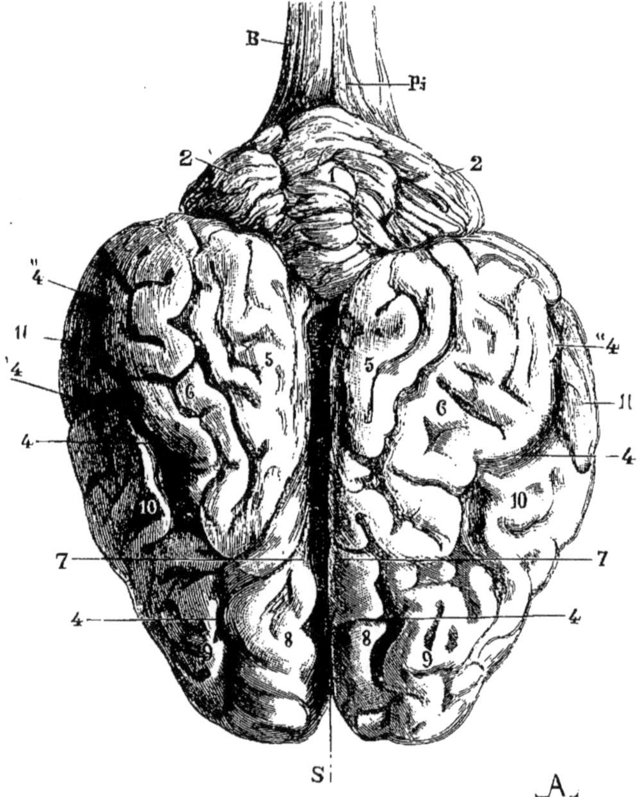

Fig. 232. — Encéphale du Bœuf, face supérieure (3/4 grandeur naturelle) *.

devant du pôle sagittal, ne se distingue pas toujours très bien des sinuosités voisines ; il émet un pli externe qui plonge dans le sillon ectosagittal. Le *sillon crucial* est généralement indépendant de la scissure calloso-marginale ; quelquefois cependant il se branche sur cette scissure comme dans les petits Ruminants. Un *sillon crucial accessoire* (7') s'observe sous le pôle sagittal à un centimètre environ en arrière du précédent.

La circonvolution sagittale qui reprend ensuite va en s'élargissant d'avant en arrière. Elle se divise d'abord en deux plis par une profonde incisure parasagittale, reportée vers la face interne ; le pli interne se subdivise lui-même en deux autres par une petite incisure infrasagittale, plus ou moins reléguée en arrière.

Considéré dans son ensemble, le *sillon ectosagittal* est coupé en trois segments comme dans les Ovins et les Porcins : un segment antéro-inférieur, situé sous l'anastomose

* B, collet du bulbe rachidien ; P*j*, cordon de Goll ; S, scissure interhémisphérique ; 1, lobe médian du cervelet ; 2, 2, lobes latéraux du cervelet ; 4, 4, partie antérieure du sillon ectosagittal ; 4. 4", scissure pariétale ; 4', branche inférieure de la scissure pariétale ; 5, circonv. sagittale ; 6, circonv. ectosagittale ; 7, sillon crucial accessoire ; 8, portion orbitaire de la circonv. sagittale ; 9, circonv. commune antérieure ; 10, 11, circonv. ectosylvienne.

en arceau qui réunit le lobule orbitaire à la circonvolution commune antérieure, et représentant la scissure présylvienne des Carnivores ; un segment moyen qui va de cette anastomose au pôle sagittal en séparant la circonvolution commune antérieure de la portion antérieure de la sagittale ; enfin un segment postérieur, situé en arrière du pôle sagittal. Ce dernier segment ne s'enfonce pas perpendiculairement dans la substance cérébrale, mais obliquement en dehors.

II. Circonvolution ectosagittale. — Elle est disposée exactement comme dans les petits

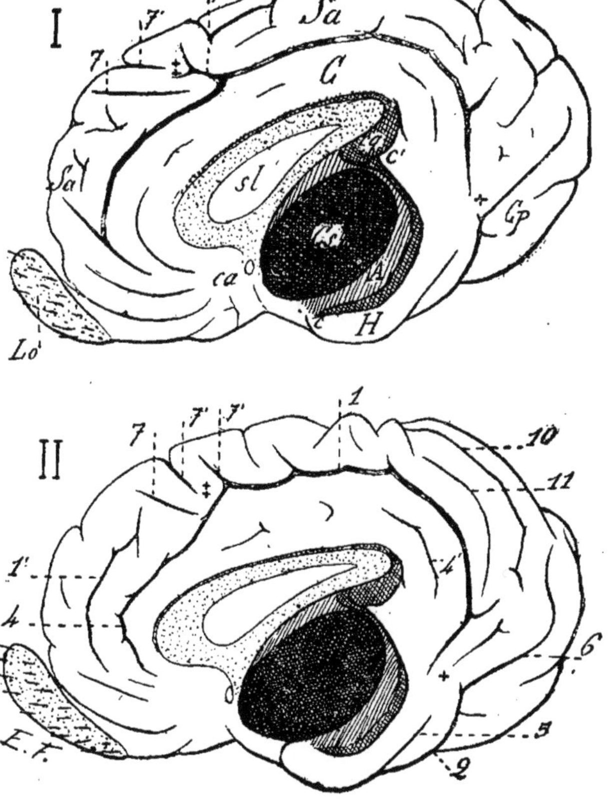

Fig. 233. — Cerveau du Bœuf*.

Ruminants, mais les deux plis en lesquels elle se dédouble sont plus sinueux et plus anastomotiques.

La *scissure pariétale* se fait remarquer par une communication qu'elle présente avec le sillon ectosagittal au-devant du pôle sagittal, communication qui rompt la continuité de celui-ci avec la circonvolution commune antérieure.

III et IV. Circonvolutions sylvienne et ectosylvienne. — Remarquons d'abord que, par suite du grand développement de la circonvolution sous-sylvienne, la *scissure de Sylvius* se trouve très remontée sur la face externe de l'hémisphère. Elle est à peu près perpendiculaire à l'axe de celui-ci et sensiblement plus rapprochée de l'extrémité antérieure que de la postérieure ; en outre, elle est plus ou moins ouverte grâce à deux ou trois plis que l'on voit y plonger. Les deux circonvolutions qui l'entourent, c'est-à-dire la sylvienne et l'ectosylvienne, sont réunies et plus ou moins confondues à sa partie supérieure, tandis qu'elles sont distinctes soit en avant, soit en arrière. En ces points, elles sont même très flexueuses, découpées ou

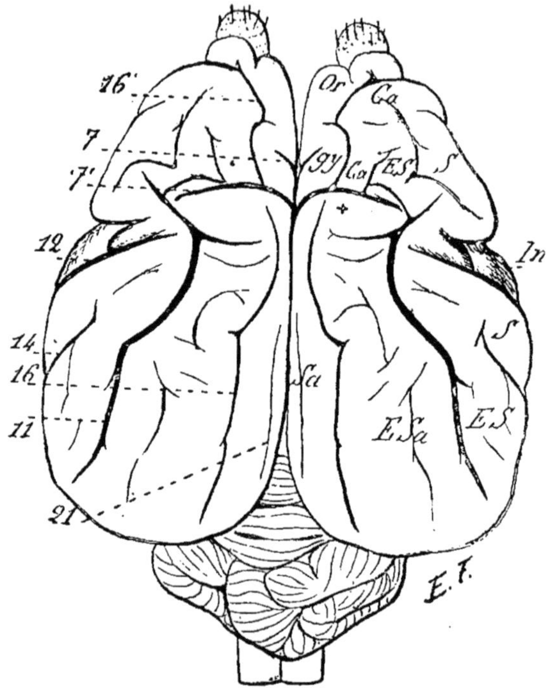

Fig. 234. — Encéphale du Bœuf, face supérieure [*].

dédoublées par de multiples incisures. A la partie postérieure, elles s'anastomosent ordinairement l'une avec l'autre. Le *sillon ectosylvien* se trouve donc divisé en segments irrégulièrement ramifiés. — Cette complication des circonvolutions du groupe sylvien est un trait différentiel important comparativement aux petits Ruminants.

V. Circonvolution sous-sylvienne. — Elle n'est pas moins développée que chez le Mouton et la Chèvre ; tantôt elle surgit de la fosse de Sylvius par de petites digitations ; tantôt elle se branche sur la partie postérieure de la circonvolution sylvienne en décrivant une anse qui traverse la scissure de Sylvius à sa base. Elle se continue d'autre part avec le pli externe du lobule orbitaire, en sorte que la scissure présylvienne n'est que l'extrémité relevée du sillon sous-sylvien : toutefois il arrive souvent que cette circonvolution se continue aussi, grâce à une sorte de bifurcation, avec la circonvolution commune antérieure (fig. 235, I), auquel cas la scissure présylvienne se trouve coupée de sa communication avec le sillon sous-sylvien. Nous avons constaté la même variation chez les Ovins.

VI. Circonvolutions communes. — La *commune antérieure* est disposée comme celle du Mouton, mais elle est moins régulière, plus sinueuse et généralement coupée de sa com-

<hr>

[*] S, circonv. sylvienne ; ES, circonv. ectosylvienne ; Sa, circonv. sagittale ; ESa, circonv. ectosagittale ; Ca, circonv. commune antérieure ; Or, lobule orbitaire ; gy, gyrus sigmoïde ; In, insula de Reil ; 7, sillon crucial ; 7', sillon crucial accessoire ; 11, scissure pariétale ; 12, fosse de Sylvius ; 14, sillon ectosylvien ; 16, sillon ectosagittal ; 16', sa portion antérieure ; 21, incisure parasagittale ; +, pôle sagittal.

munication avec le pôle sagittal par une branche de la scissure pariétale. Elle se recourbe brusquement à son extrémité antéro-inférieure pour former le pli de passage sus-olfactif.

La *commune postérieure* va, comme dans les Ovins, de la sylvienne à la sagittale en suivant le bord cérébelleux de l'hémisphère et en décrivant des flexuosités ; elle reçoit d'une

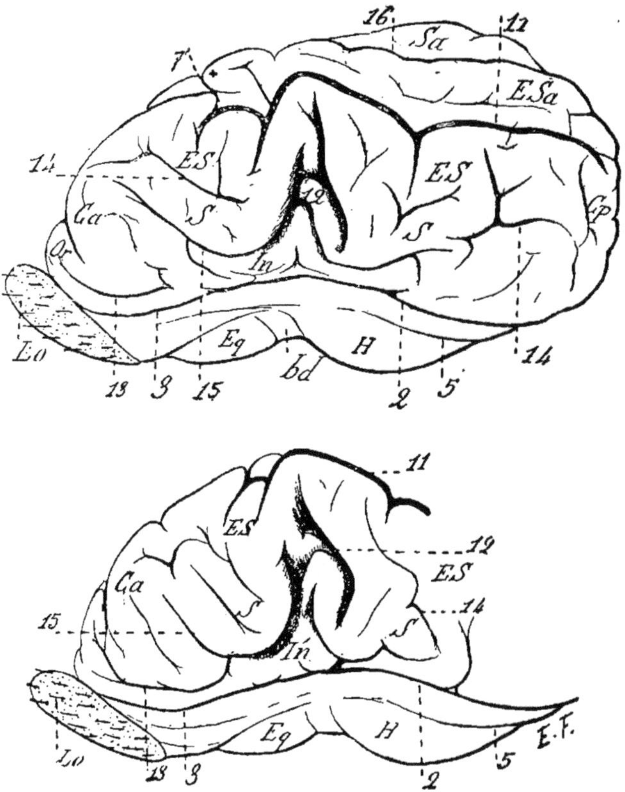

Fig. 235. — Cerveau du Bœuf, face externe *.

part les deux branches du pli rétro-limbique, d'autre part la terminaison des quatre grandes circonvolutions suprasylviennes.

En résumé, le cerveau du Bœuf ressemble beaucoup à celui du Mouton et de la Chèvre par la disposition de ses circonvolutions, qui sont seulement plus compliquées, plus flexueuses, vu le volume de l'organe. Nous rappellerons cependant : 1° le pli externe très accentué du lobule de l'hippocampe ; 2° le dédoublement latéral du lobule orbitaire ; 3° la grande complication des circonvolutions sylvienne et ectosylvienne ; 4° la grande longueur de la scissure de Sylvius, que des plis plongeants ouvrent plus ou moins ; 5° le transfert de l'incisure parasagittale vers la face interne de l'hémisphère ; 6° le peu de développement du sillon crucial et la tendance à l'effacement du gyrus sigmoïde, etc.

* La figure supérieure représente la face externe de l'hémisphère gauche.
Lo, lobule olfactif ; *Eq*, espace quadrilatère ; *bd*, bandelette diagonale ; *H*, circonv. de l'hippocampe ; *S*, circonv. sylvienne ; *ES*, circonv. ectosylvienne ; *Sa*, circonv. sagittale ; *ESa*, circonv. ectosagittale ; *Ca*, circonv. commune antérieure ; *Cp*, circonv. commune postérieure ; *Or*, lobule orbitaire ; *In*, circonv. sous-sylvienne ou insula ; 2, scissure hippocampo-marginale ; 3, scissure rhino-marginale ; 5, incisure entolimbique inférieure ; 7', sillon crucial accessoire ; 11, scissure pariétale ; 12, scissure de Sylvius ; 13, scissure présylvienne ; 14, sillon ectosylvien ; 15, sillon sous-sylvien ; 16, sillon ectosagittal ; +, pôle sagittal.
La figure inférieure montre une variété de l'insula (même légende que ci-dessus).

§ 8. — Chameaux (fig. 236).

Le cerveau des Chameaux est beaucoup moins convexe de profil supérieur que celui des Bovins ; il est aussi moins large, mais plus long et à peine atténué à la partie antérieure. Sa forme générale ainsi que divers détails de sa surface le rapprochent de celui du Cheval.

A. Grand lobe limbique. — La *circonvolution du corps calleux* est divisée par une scissure oblique en deux circonvolutions chevauchantes : l'une, antéro-inférieure, en forme de coin, est subdivisée en deux plis secondaires, dont le supérieur communique antérieurement avec la circonvolution sagittale ; l'autre, postéro-supérieure, également subdivisée, se continue en avant avec le gyrus sigmoïde par un pli de passage prélimbique. Cette dernière semble à première vue se rattacher à la circonvolution sagittale, comme s'il y avait eu

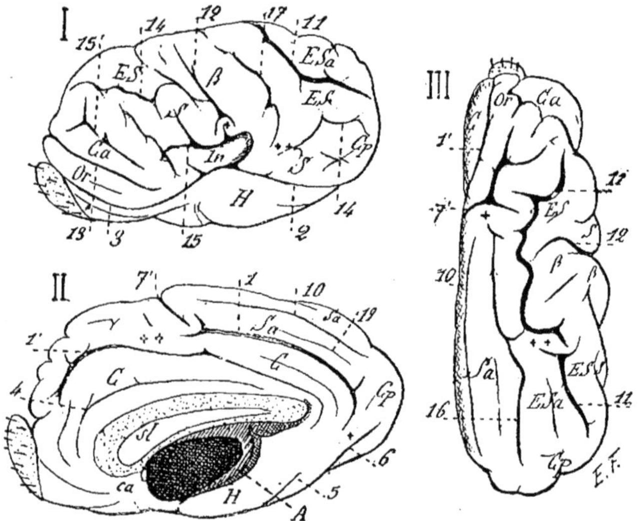

Fig. 236. — Cerveau du Chameau *.

démembrement de la circonvolution du corps calleux en sens inverse de celui que nous avons constaté chez les autres Ruminants.

La *circonvolution de l'hippocampe* n'offre rien de bien particulier, non plus que le pli de passage rétro-limbique : toutefois l'incisure qui la divise est peu marquée.

B. Masse circonvolutionnaire. — 1. Circonvolution sagittale. — La portion antérieure, étroite et sinueuse, fait peu de saillie à l'extrémité de l'hémisphère : elle communique largement avec la circonvolution commune antérieure. Le *sillon crucial* est nul ou insignifiant : le *gyrus sigmoïde* ne se distingue pas de l'une quelconque des petites sinuosités que présente la partie antérieure de la circonvolution sagittale. Par contre, on voit un *sillon crucial accessoire* (7') bien accentué qui limite en avant le pôle sagittal et se continue avec le sillon ectosagittal.

* I. *Face externe de l'hémisphère gauche.* — H. circonv. de l'hippocampe : S, circonv. sylvienne ; ES, circonv. ectosylvienne ; ESa, circonv. ectosagittale ; Ca, circonv. commune antérieure ; Cp, circonv. commune postérieure ; Or, lobule orbitaire ; In, insula de Reil ; 1, anastomose médiane des deux circonv. sylvienne et ectosylvienne ; 2, scissure hippocampo-marginale ; 3, scissure rhino-marginale ; 11, scissure pariétale ; 12, scissure de Sylvius ; 13, scissure pré-sylvienne ; 14, sillon ectosylvien ; 15, sillon sous-sylvien ; 15', partie antérieure de ce sillon : 17, incisure post-sylvienne ; +, pli coupant la scissure de Sylvius à sa base ; ++, pli postérieur unissant les deux circonv. du groupe sylvien.
II. *Face interne de l'hémisphère droit.* — A, corps bordant limité en arrière par le corps godronné ; Ca, carrefour de l'hémisphère ; sl, septum lucidum, limité en haut par le corps calleux, en bas par le trigone ; C, circonv. du corps calleux ; 1, scissure calloso-marginale ; 1', sa portion géniale ; 4, portion géniale de l'incisure entolimbique ; 5, incisure entolimbique inférieure ; 6, scissure rétro-limbique ; 7', sillon crucial accessoire ; 10, incisure parasagittale ; 19, incisure infrasagittale ; +, pli de passage rétro-limbique ; ++, pli prélimbique.
III. *Face supérieure de l'hémisphère droit montrant un peu la face interne.* — 11, 11, scissure pariétale ; 16, sillon ectosagittal ; +, pôle sagittal ; ++, pli de passage entre la circonv. ectosylvienne et l'ectosagittale. (Pour les autres indications, voy. ci-dessus.)

A partir du pôle sagittal, la circonvolution du même nom se continue jusqu'à l'extrémité postérieure de l'hémisphère en occupant peu de place contre la fente interhémisphérique. Elle est divisée, comme chez le Bœuf, par deux incisures, l'une parasagittale, l'autre infrasagittale.

Le *sillon ectosagittal* est coupé en trois segments ainsi que dans les autres Ruminants : un inférieur, équivalant à la scissure présylvienne, un antérieur, réuni au sillon crucial accessoire, et un postérieur.

II. Circonvolution ectosagittale. — Très flexueuse en avant, où elle porte le nom de circonvolution commune antérieure, elle se réunit avec la sagittale au pôle sagittal et se poursuit ensuite librement jusqu'à l'extrémité postérieure de l'hémisphère, où elle vient se jeter dans la commune postérieure après s'être élargie et dédoublée. Elle est coupée vers le tiers postérieur de l'organe par un sillon fort remarquable qui fait communiquer le sillon ectosagittal avec la scissure pariétale. Mais ce qui la caractérise surtout, comparativement aux autres Ruminants, c'est son peu de largeur ; elle n'est dédoublée en effet que tout à fait en arrière ; c'est aussi une anastomose qu'elle présente, au niveau du sillon qui l'intercepte, avec l'ectosylvienne.

La *scissure pariétale* est divisée en deux segments par l'anastomose dont il vient d'être question.

III. Circonvolutions du groupe sylvien. — La *scissure de Sylvius*, très remontée sur la face externe de l'hémisphère, est, à première vue, méconnaissable, car elle est coupée par un pli de la circonvolution sylvienne, qui, dans les autres Ruminants, plonge dans cette scissure au lieu de la traverser (I, +). D'autre part, elle est séparée de la scissure limbique par une circonvolution sous-sylvienne bien développée.

Les deux *circonvolutions sylvienne et ectosylvienne* sont confondues au-dessus de la scissure de Sylvius et réunies l'une à l'autre, en arrière de cette scissure, par un gros pli de passage (β) simulant une circonvolution ascendante sur laquelle se brancheraient de part et d'autre les deux circonvolutions sylvienne et ectosylvienne pour se porter de là vers les circonvolutions communes en décrivant des flexuosités. En avant, elles ne s'anastomosent pas ou rarement entre elles, tandis qu'en arrière le sillon qui les sépare est coupé par un pli de passage (I, ++).

Quant à la *circonvolution sous-sylvienne* (In), elle est moins épaisse que chez le Bœuf ; on la voit surgir du fond de la fosse de Sylvius, décrire une ou deux sinuosités et se continuer antérieurement avec la commune antérieure et la portion orbitaire de la sagittale.

IV. Circonvolutions communes. — La *commune antérieure* (portion antérieure de l'ectosagittale) monte derrière la scissure présylvienne, puis se continue sur le plan supérieur de l'hémisphère jusqu'au pôle sagittal en décrivant de grandes flexuosités ; elle s'unit en dedans avec la portion antérieure de la circonvolution sagittale (pli de passage sus-olfactif) et reçoit en dehors la terminaison des circonvolutions du groupe sylvien. La partie située derrière la scissure présylvienne est séparée de la circonvolution sylvienne par un sillon en forme de T, qui n'est évidemment que la partie antérieure du sillon sous-sylvien, isolée du restant de ce sillon par une anastomose réunissant la circonvolution précitée à *l'insula*.

La *circonvolution commune postérieure* n'offre rien de particulier comparativement aux autres Ruminants.

En résumé, le cerveau des Chameaux participe des caractères de ceux des Solipèdes et des Bovins, tout en présentant un certain nombre de caractères particuliers, à savoir : 1° la division de la circonvolution calleuse en deux plis chevauchants ; 2° l'étroitesse de la circonvolution ectosagittale ; 3° la division de la scissure pariétale en deux segments par un pli de passage ; 4° la séparation de la scissure de Sylvius et du sillon sous-sylvien par un autre pli de passage ; 5° l'existence d'un sillon en T, derrière la scissure présylvienne ; 6° l'absence de gyrus sigmoïde ; etc.

§ 9. — Lamas.

Nous n'avons pas eu jusqu'à ce jour l'occasion d'étudier le cerveau d'un Lama ; mais les figures qu'en donnent les auteurs montrent qu'il est plus voisin du cerveau des Moutons que de celui des Chameaux ; c'est tout ce que nous voulons en dire.

§ 10. — Solipèdes (fig. 176, 177, 200, 201, 237 et 238).

Dans sa forme générale, le cerveau de ces animaux est plus long que celui du Bœuf, moins rétréci à la partie antérieure et beaucoup moins convexe supérieurement. Voici quelques dimensions prises chez un petit Cheval : longueur, 120 millimètres ; largeur maximum, 106 millimètres ; hauteur prise au niveau du lobule piriforme, 73 millimètres.

A. **Région du seuil.** — Le corps calleux est notablement plus distant de l'extrémité postérieure de l'hémisphère que de l'antérieure. Sa longueur ne dépasse pas de beaucoup le tiers de celle des hémisphères.

La circonvolution godronnée n'offre rien de bien particulier; on remarque toutefois que le corps godronné s'étend longuement sous le trigone, au-dessus du crochet supérieur de la circonvolution de l'hippocampe.

B. **Grand lobe limbique.** — La *circonvolution calloso-marginale* est parfaitement limitée dans toute son étendue et dépourvue d'autres plis de passage que celui établi par le carrefour de l'hémisphère. Elle est beaucoup plus large en avant qu'en arrière et divisée en deux plis secondaires par une incisure entolimbique très manifeste aux deux extrémités,

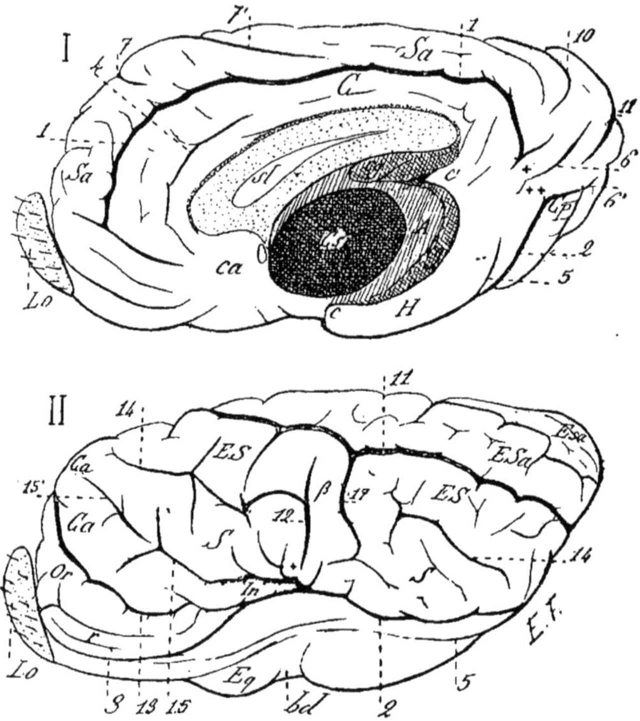

Fig. 237. — Cerveau de Cheval *.

plus ou moins interrompue dans le milieu. Le pli supérieur, le plus large, est lui-même subdivisé par plusieurs incisures ou fossettes.

Le *lobule piriforme* présente, comme dans le Bœuf, un pli externe très accentué, en continuité avec la racine externe du lobule olfactif. Mais ce qu'il y a de plus remarquable dans l'arc inférieur du grand lobe limbique, c'est l'existence de deux plis de passage rétro-limbique, tandis que, dans toutes les espèces précédemment étudiées, nous n'en avons rencontré

* I. *Face interne de l'hémisphère droit.* — Cs, corps strié ; A, corps bordant ; cy, corps godronné, formant avec le nerf de Lancisi la circonv. sous-limbique ; H, circonv. de l'hippocampe ; c, crochet inférieur ; c', crochet supérieur ; sl, septum lucidum ; ca, carrefour de l'hémisphère, en arrière duquel on voit la coupe de la commissure blanche antérieure ; C, circonv. du corps calleux ; Sa, circonv. sagittale ; Lo, lobule olfactif ; Cp, circonv. commune postérieure ; 1, scissure calloso-marginale ; 2, scissure rhino-marginale ; 4, incisure entolimbique supérieure ; 5, incisure entolimbique inférieure ; 6, scissure rétro-limbique supérieure ; 6', scissure rétro-limbique inférieure ; 7, sillon crucial ; 7', sillon crucial accessoire ; 10, incisure parasagittale ; 11, scissure pariétale.

II. *Face externe de l'hémisphère gauche.* — Eq, espace quadrilatère ; bd, bandelette diagonale ; S, circonv. sylvienne ; ES, circonv. ectosylvienne ; 9, anastomose médiane des circonv. sylvienne et ectosylvienne ; ESa, circonv. ectosagittale ; Ca, circonv. commune antérieure ; Or, lobule orbitaire ; r, pli interne du lobule orbitaire ; In, insula ; 2, scissure hippocampo-marginale ; 3, scissure rhino-marginale ; 5, incisure entolimbique inférieure ; 11, scissure pariétale ; 12, scissure de Sylvius coupée de sa communication avec la scissure limbique par le pli de passage + ; 13, scissure présylvienne ; 14, sillon ectosylvien ; 15, sillon sous-sylvien ; 15', partie antérieure de ce sillon ; 17, branche post-sylvienne de la scissure pariétale.

qu'un, susceptible, il est vrai, de bifurcation. Le *pli rétro-limbique supérieur* (+) se jette sur les circonvolutions du groupe sagittal; l'*inférieur* (++), sur les circonvolutions du groupe sylvien; ils sont séparés l'un de l'autre par un sillon équivalant à la scissure rétro-limbique des autres animaux, sillon souvent coupé par une petite anastomose qui réunit les deux plis et aboutissant à une flexuosité de la circonvolution commune postérieure qui le sépare de l'incisure supra-pariétale; nous le désignerons sous le nom de *scissure rétro-limbique supérieure*, par opposition à la *scissure rétro-limbique inférieure*, qui limite en dessous le pli de passage de même nom.

C. **Masse circonvolutionnaire.** — I. Circonvolution sagittale. — La portion antérieure

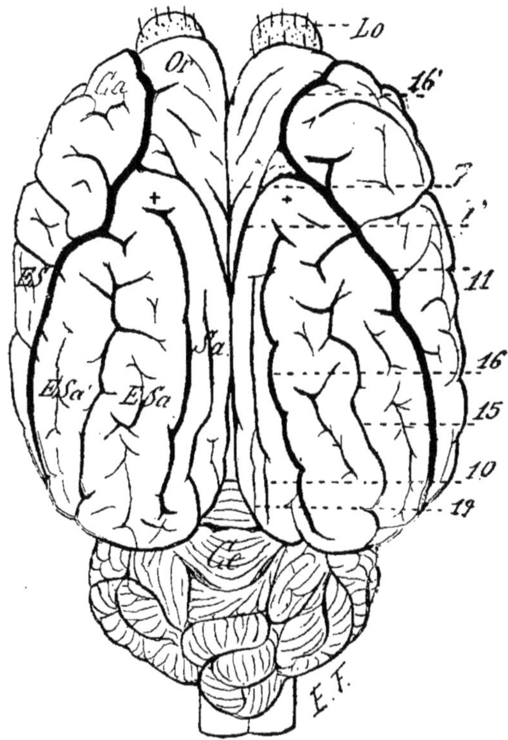

Fig. 238. — Encéphale de Cheval, face supérieure *.

forme un lobule bien développé, *dépourvu d'anastomose avec la circonvolution commune antérieure*; elle rappelle le lobule orbitaire du Chien; mais elle est plus obtuse, moins pointue. La scissure pré-sylvienne qui la limite en dehors se continue sans interruption avec la scissure pariétale au niveau du pôle sagittal. Ce lobule orbitaire est divisé antérieurement en deux gros plis, eux-mêmes subdivisés, plus ou moins flexueux et anastomotiques, lesquels se réunissent supérieurement et se continuent par une circonvolution unique, sinueuse, qui plonge sous le pôle sagittal de l'hémisphère et s'enclave comme un coin entre ce pôle et la circonvolution du corps calleux.

Il n'existe bien distinctement ni *sillon crucial*, ni *gyrus sygmoïde*; mais on voit un *sillon crucial accessoire*, très développé, fortement oblique, qui limite supérieurement l'enclave dont il a été parlé ci-dessus et vient se réunir, au devant du pôle sagittal, au sillon ectosagittal et à la scissure pariétale.

* *La*, lobule olfactif; *Ce*, cervelet; *Sa*, circonv. sagittale; *ESa*, branche interne de la circonv. ectosagittale; *ESa'*, branche externe de la même; *ES*, circonv. ectosylvienne; *Ca*, circonv. commune antérieure; *Or*, lobule orbitaire; *7*, sillon crucial; *7'*, sillon crucial accessoire; *10*, incisure para-sagittale; *11*, scissure pariétale; *15*, incisure supra-pariétale; *16*, sillon ectosagittal; *16'*, sa partie antérieure réunie à la scissure pariétale; *19*, incisure infra-sagittale; *+*, pôle sagittal.

La portion postérieure de la circonvolution sagittale chevauche, comme on vient de le voir, sur la portion antérieure de la même circonvolution et se réunit avec l'ectosagittale pour former le *pôle sagittal*. Elle tient fort peu de place sur le plan supérieur de l'hémisphère, le sillon ectosagittal étant ici très près de la fente inter-hémisphérique ; néanmoins elle est divisée par une incisure para-sagittale et même par une incisure infra-sagittale, en trois plis secondaires, qui viennent se jeter sur la circonvolution commune postérieure.

II. Circonvolution ectosagittale. — Elle atteint l'apogée du développement ; sa largeur en arrière est de 4 centimètres environ. Elle commence au pôle sagittal et se divise bientôt en deux circonvolutions secondaires, grâce à une profonde incisure supra-pariétale, et chacune de ces circonvolutions est elle-même subdivisée et compliquée par d'autres et multiples incisures. Enfin elle vient se jeter dans la circonvolution commune postérieure.

La *scissure pariétale* se continue, comme il a été déjà dit, avec le sillon ectosagittal, au devant du pôle sagittal, en coupant la communication de ce pôle avec la circonvolution commune antérieure. Elle parcourt obliquement et presque en ligne droite la face externe de l'hémisphère pour venir se terminer dans l'un des méandres de la circonvolution commune postérieure. Il n'est pas rare qu'elle soit interrompue en arrière par une petite anastomose réunissant les deux circonvolutions ectosagittale et ectosylvienne. On voit ordinairement s'en détacher une branche inférieure qui coupe plus ou moins profondément la circonvolution ectosylvienne, croise le sillon ectosylvien et descend jusqu'au voisinage de la scissure hippocampo-marginale, non loin de la scissure de Sylvius : c'est la branche post-sylvienne de la scissure pariétale ou l'*incisure post-sylvienne* (fig. 237,17).

III. Circonvolutions du groupe sylvien. — La *scissure de Sylvius* est ordinairement très courte ; on la confondrait facilement, n'était sa situation, avec l'un des méandres voisins de la circonvolution sylvienne. Peut-être cette brièveté tient-elle simplement à ce qu'elle a été coupée à sa base par un pli de passage et en quelque sorte démembrée, ainsi que nous l'avons vu dans les Chameaux ? La disposition indiquée figure 237, II, tendrait à le faire croire. — Quoi qu'il en soit, il y a là une différence caractéristique comparativement au cerveau des Bovins.

Les deux *circonvolutions sylvienne et ectosylvienne* sont extrêmement compliquées, anastomosées l'une avec l'autre et non toujours faciles à suivre individuellement ; elles occupent en grande partie la face externe de l'hémisphère et affectent une direction générale oblique de haut en bas et d'avant en arrière. Le sillon qui les sépare est divisé en plusieurs segments plus ou moins ramifiés.

Parmi les plis qui anastomosent ces deux circonvolutions, un se distingue par son importance, c'est celui qui longe en avant la branche inférieure de la scissure pariétale ; il figure une sorte de circonvolution ascendante coupant vers le milieu la sylvienne et l'ectosylvienne.

La *circonvolution sous-sylvienne ou de l'insula* paraît moins développée que dans les Ruminants ; on la voit sortir de la base de la scissure de Sylvius et se diviser bientôt en deux plis, qui se bifurquent à leur tour, pour se continuer d'une part avec le lobule orbitaire, d'autre part avec la circonvolution commune antérieure. L'*insula* est partagé en trois ou quatre segments successifs par de petites incisures superficielles.

Le *sillon sous-sylvien* s'élève antérieurement entre la circonvolution sylvienne et la commune antérieure jusqu'à leur point de réunion ; il est le plus souvent interrompu par un pli de passage [1].

IV. Circonvolutions communes. — La *commune antérieure* a perdu sa continuité avec l'ectosagittale, par suite de la réunion de la scissure pariétale avec le sillon ectosagittal. Elle longe la partie antérieure de ce dernier (scissure pré-sylvienne), en allant de l'*insula* à la circonvolution ectosylvienne. Elle n'a pas de communication avec le lobule orbitaire.

La *commune postérieure* décrit plusieurs grandes flexuosités et reçoit, d'une part, les quatre grandes circonvolutions supra-sylviennes, d'autre part, les deux plis rétro-limbiques.

En résumé, le cerveau des Solipèdes est, de tous nos animaux domestiques, celui dont la surface est le plus compliquée. On le distinguera aisément : 1° au grand développement de son lobule orbitaire, dépourvu du pli de passage sus-olfactif ; 2° à la continuité de la scissure pariétale avec la portion antérieure du sillon ectosagittal ou scissure pré-sylvienne, d'où résulte une grande anfractuosité qui s'étend, en contournant l'extrémité antérieure de l'hémisphère, depuis la scissure rhino-marginale jusqu'à la région occipitale ; 3° à la disposition chevauchante des deux portions de la circonvolution sagittale, considérées sur la face interne de l'hémisphère ; 4° au développement énorme de la circonvolution ectosagittale, qui est complètement dédoublée par une incisure profonde et dont les deux parties sont elles-mêmes subdivisées ; 5° à l'extrême complication des circonvolutions sylvienne et ectosylvienne ; 6° au peu d'évidence de la scissure de Sylvius, etc.

---

1. La description que nous venons de donner pour les circonvolutions du groupe sylvien s'applique, à peu de chose près, au plus grand nombre des cerveaux de Solipèdes ; mais il y a de fréquentes variations, dans le détail desquelles nous n'entrerons pas, de crainte d'être fastidieux.

F. — Tableau récapitulatif des particularités de la surface cérébrale et de leurs principales synonymies.

A. — *Reliefs*.

Circonvolution godronnée ou sous-limbique......
- Corps godronné ou *fascia dentata* de la corne d'Ammon ou hippocampe.
- Tractus longitudinal du corps calleux, ou nerf de Lancisi.

Grand lobe limbique.
- Lobule olfactif.
  - Bulbe
  - Pédoncule ou bandelette.
  - Racines.
  - Espace quadrilatère ou triangle olfactif, espace perforé antérieur.
  - Bandelette diagonale.
- Circonvolution du corps calleux ou calloso-marginale, circonvolution crêtée, *gyrus fornicatus*.
- Circonvolution de l'hippocampe ou hippocampo-marginale, lobule de l'hippocampe, lobule piriforme (présentant un crochet supérieur et un crochet inférieur).

Circonvolution sagittale ou marginale..
- Lobule orbitaire (lobe frontal de Broca).
  - Pli interne ou circonvolution frontale supérieure.
  - Pli externe ou circonvolution frontale inférieure.
  - Pli sub-rostal ou circonvolution olfactive.
  - Pli pré-sylvien ou circonvolution frontale limitante.
- Gyrus sigmoïde.
  - Branche antérieure ou circonvolution centrale antérieure ou pré-rolandique.
  - Branche postérieure ou circonvolution centrale postérieure ou post-rolandique.
  - Commissure ou courbure.
- Circonvolution sagittale proprement dite.
  - Pli interne ou circonvolution spléniale.
  - Pli supéro-interne ou circonvolution supra-spléniale.
  - Pli supéro-externe ou circonvolution ento-latérale.
- Circonvolution cérébelleuse.
  - Pli interne ou circonvolution spléniale postérieure.
  - Pli supéro-interne ou circonvolution supra-spléniale postérieure.
  - Pli supéro-externe ou circonvolution entérolatérale postérieure.

Circonvolution ecto-sagittale..........
- Partie antérieure ou circonvolution supra-sylvienne antérieure (Carnivores).
- Partie postérieure.
  - Pli interne ou circonvolution ectolatérale.
  - Pli externe ou circonvolution supra-sylvienne postérieure.

Circonvolution ecto-sylvienne.........
- Partie antérieure ou circonvolution ectosylvienne antérieure (partie péninsulaire chez le Porc).
- Partie moyenne ou circonvolution ectosylvienne moyenne.
- Partie postérieure ou circonvolution ectosylvienne postérieure.

Circonvolution sylvienne...........
- Branche antérieure ou circonvolution sylvienne antérieure.
- Branche postérieure ou circonvolution sylvienne postérieure.
- Commissure ou courbure.

Circonvolution sous-sylvienne ou de l'*insula*.

Circonvolution commune antérieure (prolonge la circonvolution ectosagittale).

Circonvolution commune postérieure (peut être considérée comme la suite de la circonvolution marginale).

Pôle sagittal (point de rencontre, au bord supérieur de l'hémisphère, des circonvolutions sagittale, ectosagittale et même commune antérieure).

Plis de passage......
- Pré-limbique.
- Rétro-limbique { supérieur. / inférieur.
- Sagitto-ectosagittal { antérieur. / moyen. / postérieur.
- Sylvio-ectosylvien { antérieur. / moyen (pli félin). / postérieur.
- Transpariétal (unissant la circonvolution ectosagittale à l'ectosylvienne (Chameaux, Solipèdes).
- Supra-olfactif [unissant le lobule orbitaire à la circonvolution commune antérieure (Porcs, Ruminants)].

B. — *Anfractuosités.*

Rainure ou sinus du corps calleux, scissure supra-calleuse; rainure ou scissure de l'hippocampe (entre le grand lobe limbique et la circonvolution godronnée).

Scissure limbique....
- Scissure rhino-marginale ou rhinale antérieure.
- Scissure calloso-marginale ou spléniale : { portion antérieure ou génuale. / portion postérieure.
- Scissure hippocampo-marginale ou rhinale postérieure.

Scissure rétro-limbique ou occipito-temporale { supérieure. / inférieure.

Vallée, fosse, scissure de Sylvius.

Scissure pré-sylvienne (sillon de Rolando de Broca); n'est que la partie antéro-inférieure du sillon ectosagittal.

Scissure pariétale ou grande scissure latérale, scissure supra-sylvienne.

Branche supérieure de la scissure pariétale, ou petit sillon en anse.

Branche inférieure de la scissure pariétale ou incisure post-sylvienne.

Sillon crucial ou scissure cruciforme : { partie externe. / partie interne.

Sillon crucial accessoire ou petit sillon crucial.

Sillon ou fosse olfactive.

Sillon ectosagittal ou latéral............
- portion antéro-inférieure ou scissure pré-sylvienne.
- portion périsigmoïdienne ou sillon coronaire.
- portion ectosagittale proprement dite.
- portion ectocérébelleuse.

Branche supérieure ou post-sigmoïdienne du sillon ectosagittal, sillon en anse.

Sillon ectosylvien.... { partie antérieure. / partie moyenne. / partie postérieure.

Sillon sous-sylvien.

Incisure entolimbique { supérieure (portion génuale). / inférieure.

Incisure parasagittale ou entolatérale.

Incisure infra-sagittale ou supra-spléniale.

Incisure supra-pariétale ou ectolatérale.

G. — Comparaison du cerveau de l'Homme avec ceux des Mammifères domestiques.

Le cerveau de l'Homme se distingue par sa forme régulièrement ovoïde et surtout par son énorme développement. Il recouvre complètement le cervelet, ce qu'on ne voit jamais chez nos animaux, et, d'autre part, proémine considérablement sur le plan inférieur des pédoncules cérébraux (fig. 239).

Grand lobe limbique. — C'est un cerveau microsmatique; le lobule olfactif est en effet réduit à l'état d'une étroite bandelette, entièrement cachée sous la face inférieure du lobe orbitaire, bandelette que les anthropotomistes décrivent à tort sous le nom de nerf olfactif ou nerf de la première paire. Les vrais nerfs olfactifs, nous l'avons vu, s'échappent de ce lobule et traversent le crible de l'ethmoïde. L'arc inférieur du grand lobe limbique de Broca (circonvolution ou lobule de l'hippocampe) est atrophié, mal délimité et dissimulé au

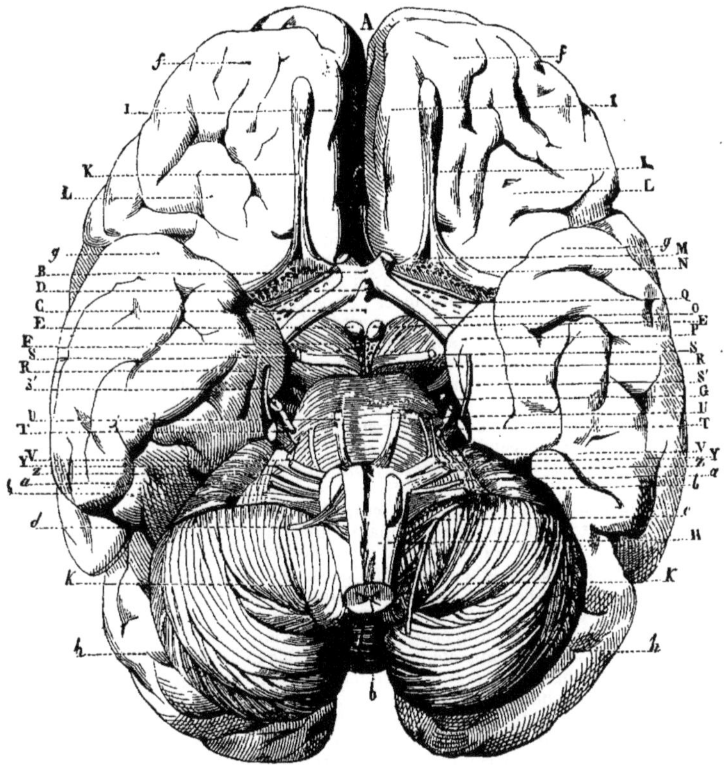

Fig. 239. — Face inférieure de l'encéphale de l'Homme *.

côté interne du lobe temporal, auquel on a l'habitude de le rattacher. L'arc supérieur, ou circonvolution du corps calleux, est, par contre, très évident, malgré les plis de passage qui l'unissent en arrière aux autres circonvolutions de la face interne (fig. 241).

Face externe (fig. 240). — Quant aux autres circonvolutions du manteau, elles se répartissent en trois lobes principaux, que l'on distingue facilement en examinant l'hémisphère par sa face externe. On voit, en effet :

1º Une profonde *scissure de Sylvius* dirigée en arrière, au fond de laquelle on trouve l'*insula* de Reil quand on écarte les deux parties qu'elle sépare ;

2º Une autre scissure, dite *sillon de Rolando* (*sulcus centralis*), qui coupe à peu près transversalement la partie moyenne de l'hémisphère ;

* A, partie antérieure de la fente interhémisphérique ; B, chiasma des nerfs optiques ; C', *tuber cinereum* ; D, tige pituitaire ; E, E, tubercules mamillaires ; F, espace perforé postérieur ou interpédonculaire ; G, protubérance annulaire ; H, bulbe rachidien ; I, I, circonvolution frontale interne du lobule orbitaire (*gyrus rectus*) ; K, K, lobules olfactifs ; L, L. partie orbitaire de la troisième circonv. frontale ; N, racine blanche externe du nerf olfactif ; O, bandelette optique ; P, extrémité antérieure de la circonvolution de l'hippocampe (*crochet*) ; Q, espace perforé antérieur (origine de la scissure de Sylvius) ; R, R, pédoncules cérébraux ; S, S, nerfs moteurs oculaires communs ; S', S', nerfs pathétiques ; T, T, nerfs trijumeaux (cinquième paire) ; U, nerf moteur oculaire externe ; V, V, nerfs faciaux ; Y, nerf intermédiaire de Wrisberg ; Z, nerfs acoustiques ; a, a, nerfs glosso-pharyngiens ; b, b, nerfs pneumogastriques ; c, c, nerfs spinaux (onzième paire) ; d, d, nerfs hypoglosses (douzième paire) ; f, f, lobes frontaux ; g, g, lobes sphénoïdaux ; h, h, lobes occipitaux ; k, k, hémisphères du cervelet ; b, lobe moyen du cervelet. (*Dictionnaire de médecine et de chirurgie pratiques*, Duval.)

3° Enfin une courte scissure appelée *scissure perpendiculaire externe* (f. pariéto-occip.), qui échancre en arrière le bord sagittal de l'hémisphère et se trouve particulièrement développée chez les Singes.

La partie de l'hémisphère située au-dessous de la scissure de Sylvius constitue le *lobe temporal* ou *sphénoïdal*. La partie située en avant du sillon de Rolando forme le *lobe frontal*. Ce qui est en arrière de ce sillon appartient aux deux lobes *pariétal* et *occipital*, dont la limite est établie partiellement par la scissure perpendiculaire externe.

a. Sur le lobe frontal, on voit quatre circonvolutions : une *frontale ascendante, frontale limitante* ou *pré-rolandique* (*G. centralis ant.*), sur laquelle se branchent, en se superposant, les trois autres, que l'on appelle : *première frontale, deuxième frontale, troisième frontale.* Celle-ci, immédiatement sus-jacente à la scissure de Sylvius, est, du côté gauche, le centre du langage ; on l'appelle circonvolution de Broca, ou circonvolution du langage ;

b. Le lobe pariétal comprend : une *circonvolution pariétale ascendante* ou *post-rolandique* (*G. centralis post.*), ne *pariétale supérieure* ou *première pariétale*, et une *pariétale inférieure* ou *deuxième pariétale* ; ces deux dernières séparées par le sillon interpariétal ;

c. Le lobe temporal montre sur sa face externe trois circonvolutions superposées, distinguées en *première, deuxième et troisième*, qui se réunissent en arrière, soit avec la pariétale inférieure, soit avec les deuxième et troisième occipitales ;

d. Le lobe occipital, le moins étendu et le moins bien circonscrit de tous, semble surajouté à la partie postérieure de l'hémisphère ; il se décompose extérieurement en trois circonvolutions antéro-postérieures, dénommées : *première, deuxième et troisième occipitales*.

Face interne (fig. 241). — Examinons maintenant la face interne de l'hémisphère. On voit, indépendamment du grand lobe limbique déjà mentionné :

1° La face interne de la première circonvolution frontale et des deux circonvolutions rolandiques (la partie qui correspond à ces deux dernières a reçu le nom de *lobule paracentral*) ;

2° Le *lobule carré*, encore appelé *lobule central, lobule quadrilatère, præcuneus*, qui est compris entre la scissure perpendiculaire interne (suite de l'externe) et une branche de la scissure calloso-marginale. Ce lobule est toujours en communication avec la circonvolution du corps calleux ;

3° Le *lobule cunéiforme ou cuneus*, situé entre la scissure perpendiculaire interne et la scissure calcarine, cette dernière correspondant à une saillie du ventricule latéral que nous mentionnerons tout à l'heure, sous le nom d'ergot de Morand ;

4° Enfin, la face interne du lobe temporal, parcourue par deux circonvolutions, dites *quatrième et cinquième temporales*, ou encore première circonvolution temporo-occipitale et deuxième circonvolution temporo-occipitale. Celle-ci, ou cinquième temporale, n'est autre chose que la circonvolution de l'hippocampe ; elle se réunit à la face interne du lobe occipital par un pli de passage qui rappelle le pli rétro-limbique des animaux.

Conformation intérieure. — Examiné à l'intérieur, le cerveau de l'Homme présente les quelques différences principales suivantes :

a. Le *corps calleux*, très développé, forme au-dessus du ventricule latéral, en avant et en arrière, deux prolongements saillants, en forme d'angles, qu'on appelle *cornes* ou *forceps* du corps calleux. La corne postérieure (*forceps major*) se subdivise elle-même en une corne occipitale et une corne sphénoïdale ;

b. Le *septum lucidum* est creusé d'une petite cavité dans son épaisseur ;

c. Les *ventricules latéraux* offrent des particularités très remarquables. Ils ne se prolongent pas à l'intérieur des lobules olfactifs, qui sont rudimentaires. Par contre, ils possèdent un diverticulum qui s'enfonce dans le lobe occipital, au-dessous du *forceps major* ; cette corne occipitale, plus ou moins développée suivant les sujets et terminée en pointe, est quelquefois désignée sous le nom de *cavité digitale* ou *ancyroïde* ; elle présente sur son plancher une petite saillie appelée *ergot de Morand* ou *petit hippocampe*. La cavité ancyroïde et l'ergot de Morand n'existent pas chez nos animaux. Notons encore que, chez l'Homme, la corne d'Ammon est un peu bosselée à sa surface et que sa substance grise apparaît au-dessous de la *fimbria* comme une lamelle denticulée, justifiant l'appellation de *fascia dentata* ou *corps godronné* ;

d. La *couche optique* forme une énorme saillie sur le plancher du ventricule latéral entre le noyau caudé et la corne d'Ammon ; tandis que, chez nos animaux, elle n'entre pour rien dans la paroi de ce ventricule.

Homologation. — Que si maintenant nous cherchons les parties équivalentes du cerveau chez l'Homme et les Mammifères domestiques, nous nous trouvons en présence de grandes difficultés et d'opinions contradictoires, car, au point de vue phylétique, l'Homme se rattache aux Mammifères prototypes à cerveau lisse sans autres intermédiaires que les Singes. Il y a eu, dès l'origine, divergence d'évolution cérébrale entre les Primates et les autres Mammifères ; et ainsi s'explique que les comparaisons des uns avec les autres soient si peu probantes. Néanmoins nous allons chercher à démontrer que, à travers les dissemblances, on peut trouver de part et d'autre un certain nombre de traits communs.

Et d'abord où se trouve, chez nos animaux, le représentant du sillon de Rolando, c'est-à-dire la limite postérieure du lobe frontal ? — La plupart admettent, avec Broca, que c'est la scissure pré-sylvienne. Meynert considère comme tel la partie coronale du sillon ectosa-

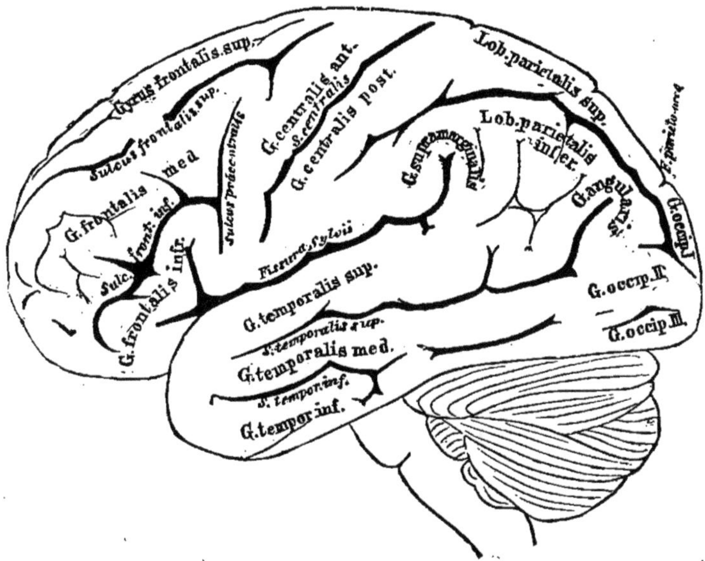

Fig. 240. — Face latérale de l'encéphale humain (d'après Ecker).

gittal. D'autres auteurs, à l'avis desquels nous nous rangeons, croient que le sillon crucial est une amorce de sillon de Rolando et que les deux branches du gyrus sigmoïde repré-

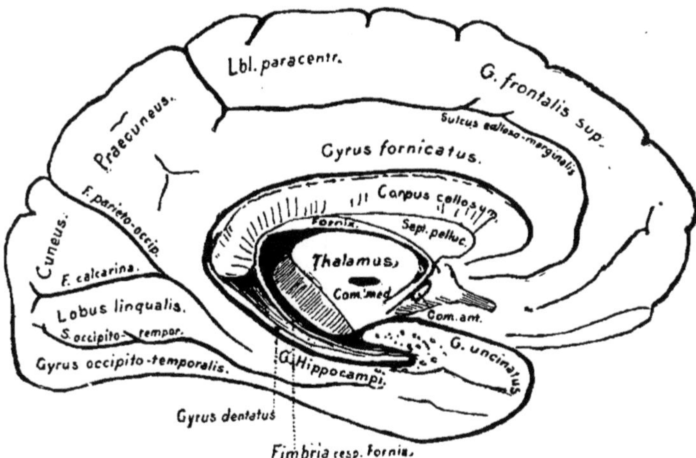

Fig. 241. — Face interne de l'hémisphère cérébral gauche de l'Homme (d'après Edinger).

sentent les circonvolutions frontale ascendante et pariétale ascendante de l'Homme. Dans cette dernière hypothèse, la scissure pré-sylvienne des animaux serait représentée chez celui-ci par la branche horizontale antérieure de la scissure de Sylvius (fig. 240).

Autre question : Nos animaux ont-ils l'équivalent du lobe occipital des Primates ? — Si l'on considère l'absence de la scissure perpendiculaire, sur la face interne comme sur la face externe de l'hémisphère, et surtout l'absence de la corne occipitale du ventricule, on est porté à conclure que ce lobe n'existe chez aucun de nos Mammifères domestiques et que son développement est corrélatif à celui de la cavité ancyroïde.

Ce lobe cérébral supplémentaire des Primates semble avoir déterminé le reploiement de haut en bas et d'arrière en avant des quatre grandes circonvolutions supra-sylviennes, qui ont ainsi constitué le lobe temporal ou sphénoïdal, dont la forte saillie a pris la place du lobule piriforme de nos animaux, lequel est représenté, comme nous l'avons déjà dit, par la cinquième circonvolution temporale des anthropotomistes ; tandis que les quatre autres circonvolutions du même lobe nous paraissent équivaloir respectivement à la portion post-sylvienne des circonvolutions sylvienne, ectosylvienne, ectosagittale et sagittale des animaux.

Au niveau du lobe pariétal, on ne trouve plus, il est vrai, que deux circonvolutions, séparées par une scissure dont Broca a établi l'équivalence avec la scissure pariétale des animaux ; mais on peut admettre hypothétiquement que les quatre circonvolutions ordinaires se sont ici réunies deux à deux : la première pariétale représentant la sagittale et l'ectosagittale des animaux ; la deuxième pariétale, l'ectosylvienne et la sylvienne. Il est en effet commun, en anatomie comparée, de voir se confondre les circonvolutions du groupe sagittal ou du groupe sylvien.

Au devant des circonvolutions rolandiques, assimilables à un gyrus sigmoïde qui aurait été étiré sur toute la hauteur de la face externe de l'hémisphère, on retrouve encore nos quatre grandes circonvolutions, mais les deux supérieures se sont réunies pour former la première frontale, tandis que l'ectosylvienne et la sylvienne forment respectivement la deuxième et la troisième frontale. Par conséquent, le sillon frontal supérieur représente, si ces vues sont exactes, le segment antérieur de la scissure pariétale ; tandis que le sillon frontal inférieur équivaut au sillon ectosylvien.

Nous remarquerons enfin que, chez les Primates, l'*insula* de Reil est plus ou moins caché au fond de la fosse de Sylvius ; tandis que la circonvolution sous-sylvienne qui lui correspond chez nos animaux est à découvert, quand elle n'est pas absente ou rudimentaire. Cette différence témoigne du degré de l'ampliation cérébrale, car la scissure de Sylvius peut être comparée à un point nodal que d'étroites connexions avec le corps strié empêchent de suivre le mouvement de croissance du reste de l'écorce, et rien ne traduit mieux la supériorité du cerveau humain que l'enfoncement profond de l'*insula* et la fermeture complète de la fosse de Sylvius.

Nous nous bornerons à ce court parallèle entre les cerveaux des Primates et ceux des autres Mammifères ; il ne saurait avoir la prétention de résoudre une question sur laquelle tant d'auteurs éminents sont en désaccord ; du moins apporte-t-il quelques vues nouvelles qui contribueront peut-être à son élucidation. C'est pour ne rien préjuger que nous nous sommes abstenus rigoureusement d'appliquer à nos animaux la terminologie humaine chaque fois qu'il y avait doute sur l'équivalence des parties comparées ; par exemple, nous n'avons pas décrit chez eux les grands départements de la surface cérébrale que l'on reconnaît chez l'Homme sous le nom de lobes. Si parfois nous avons parlé de région frontale, pariétale, occipitale, temporale, sphénoïdale, c'est d'une manière vague et seulement pour désigner les parties en rapport avec tel ou tel os du crâne.

Pour terminer, nous résumerons dans le tableau ci-contre les homologies dont il vient d'être question.

Homme.	Mammifères domestiques.
Longue branche de la scissure de Sylvius...	Scissure de Sylvius.
Branche horizontale antérieure de la scissure de Sylvius......................	Scissure pré-sylvienne.
Sillon de Rolando........................	Sillon crucial.
Sillon interpariétal........................	Partie postérieure de la scissure pariétale.
Premier sillon frontal.....................	Partie antérieure de la scissure pariétale.
Circonvolutions rolandiques..............	Gyrus sygmoïde.
Cinquième circonvolution temporale.......	Circonvolution de l'hippocampe ou arc inférieur du grand lobe limbique.
Circonvolution du corps calleux..........	Arc supérieur du grand lobe limbique.
Première circonvolution temporale........	Portion postérieure de la circonvolution sylvienne.
Deuxième circonvolution temporale........	Portion postérieure de la circonvolution ectosylvienne.
Troisième circonvolution temporale........	Portion postérieure de la circonvolution ectosagittale.
Quatrième circonvolution temporale.......	Portion postérieure de la circonvolution sagittale.

Hommes.	Mammifères domestiques.
Première circonvolution pariétale..........	Circonvolutions sagittale et ectosagittale réunies.
Deuxième circonvolution pariétale..........	Circonvolutions sylvienne et ectosylvienne réunies.
Première frontale......................	Partie antérieure des circonvolutions sagittale et ectosagittale réunies.
Deuxième frontale......................	Partie antérieure de la circonvolution ectosylvienne.
Troisième frontale.....................	Partie antérieure de la circonvolution sylvienne.
Insula de Reil........................	Circonvolution sous-sylvienne.
Lobe occipital.........................	Absent, ainsi que la corne ventriculaire qui lui correspond.

CHAPITRE III

NERFS

Section 1. — CONSIDÉRATIONS GÉNÉRALES

Les *nerfs* représentent la partie périphérique de l'appareil de l'innervation. Ce sont des cordons blancs ou grisâtres qui mettent le névraxe en rapport avec les diverses parties du corps. Avant d'aborder leur étude spéciale, il faut prendre une idée sommaire de leur structure, des principales distinctions dont ils sont susceptibles, de leur origine, de leur distribution, de leur terminaison.

Structure. — Les nerfs sont formés par un assemblage de fibres nerveuses, groupées en faisceaux rectilignes ou légèrement onduleux, enveloppés chacun d'une gaine de tissu conjonctif lamellaire appelée *périnèvre*. Les fibres d'un même faisceau sont réunies par un tissu conjonctif délicat, dit *intra-fasciculaire*. Les faisceaux entre eux sont eux-mêmes réunis par un tissu conjonctif lâche, plus ou moins abondant, parfois infiltré de graisse, dit *interfasciculaire* ; et ce tissu conjonctif interfasciculaire se continue avec une enveloppe du même tissu qui entoure le nerf tout entier et que l'on appelle le *névrilème*.

A l'exception des nerfs les plus fins, réduits à un seul faisceau uni ou pauci-tubulaire, enveloppé d'une *gaine de Henle*, dernier terme de la simplification du périnèvre, les autres nerfs sont très vasculaires. Les *vaisseaux sanguins* pénètrent jusque dans le faisceau nerveux en traversant le périnèvre ; les *lymphatiques* ne dépassent pas le tissu conjonctif interfasciculaire. Les premiers, avant de se réduire à l'état capillaire, présentent des filets nerveux propres que l'on a parfois qualifiés de *nervi nervorum*.

Division. — Les nerfs se divisent, eu égard à leur destination, en deux groupes principaux : 1° les *nerfs cérébro-spinaux* ou *de la vie animale* ; 2° les *nerfs ganglionnaires* ou *de la vie organique* (Voy. fig. 155).

Nerfs cérébro-spinaux ou de la vie animale. — Ils émanent directement de l'axe encéphalo-rachidien et se partagent en deux groupes secondaires : 1° les *nerfs craniens* ou *encéphaliques*, qui naissent de l'encéphale et s'échappent par les trous de la base du crâne pour se distribuer principalement à la tête ; 2° les *nerfs spinaux* ou *rachidiens*, qui prennent origine sur la moelle épinière et se rendent aux parties musculeuses ou tégumentaires du tronc et des membres, à travers les trous de conjugaison des vertèbres. Tous ces nerfs sont d'un blanc opaque et sont formés en grande majorité, ou même exclusivement, de fibres à myéline.

Les nerfs spinaux sont tous mixtes, par conséquent à deux sortes de racines : les unes supérieures ou sensitives, c'est-à-dire à conductibilité centripète ; les autres inférieures ou motrices, c'est-à-dire à conductibilité centrifuge ; les premières présentent, au niveau du trou de conjugaison, à l'endroit où elles se joignent avec les secondes, un ganglion sur leur trajet, dit ganglion spinal ou rachidien. Les nerfs craniens se font au contraire remarquer par la variété de leur origine : les uns sont mixtes et, comme tels, offrent les deux sortes de racines, mais moins nettement distinctes que sur la moelle ; les autres sont purement moteurs ; d'autres enfin, qualifiés de nerfs sensoriels, sont exclusivement affectés aux sensations spéciales d'olfaction, de vision ou d'audition. Les nerfs mixtes craniens offrent, comme les rachidiens, un ganglion sur le trajet de leurs racines sensitives.

NERFS GANGLIONNAIRES OU DE LA VIE ORGANIQUE. — Ces nerfs représentent dans leur ensemble le système du *grand sympathique*. Sous ce nom de grand sympathique, on désigne un long cordon moniliforme qui s'étend, de chaque côté, en dessous de la colonne vertébrale, depuis la tête jusqu'à l'origine de la queue, cordon rendu moniliforme par des renflements ganglionnaires dont le nombre correspond en principe à celui des vertèbres, sauf au niveau du cou, où il n'existe que deux ganglions pour sept vertèbres. Cette chaîne sympathique est en communication avec les nerfs cérébro-spinaux par des rameaux qui se jettent sur chacun de ses ganglions (*rami communicantes*) et la relient ainsi au névraxe ; d'autre part, elle émet, de ces mêmes ganglions, une infinité de petits filets, plus ou moins plexiformes, qui se portent aux viscères et à tous les organes de la nutrition, en accompagnant généralement les vaisseaux sanguins et en présentant d'autres ganglions échelonnés sur leur trajet jusque vers leur terminaison.

C'est précisément la multiplicité de ces ganglions interposés sur le trajet des nerfs sympathiques qui rend très indirectes les relations des organes ainsi innervés avec le cerveau et qui explique que ces organes fonctionnent indépendamment de la volonté. En effet, à l'état physiologique, les excitations auxquelles ils donnent naissance sont toutes réfléchies par lesdits ganglions ou par la moelle, de telle sorte qu'elles ne sont pas senties. Nonobstant, le système des nerfs sympathiques, rattaché au névraxe par les rameaux de communication, n'est indépendant ni au point de vue anatomique, ni au point de vue physiologique. Les considérations qui vont suivre s'appliqueront donc indistinctement aux deux sortes de nerfs.

Ajoutons, pour terminer, que les nerfs sympathiques se font généralement remarquer par leur aspect grisâtre et translucide, dû à ce qu'ils sont constitués principalement ou même exclusivement par des fibres de Remak. Ces fibres sont, comme les fibres à myéline, à conductibilité centripète ou à conductibilité centrifuge.

Origine. — En fin de compte, tous les nerfs procèdent du névraxe, puisque les rameaux de communication du sympathique ne sont que des branches des nerfs cérébro-spinaux. Nous avons vu que, à leur origine, ils sont très généralement dissociés en racines plus ou moins nombreuses, étalées en éventail, qui se réunissent bientôt en un seul tronc. Si ces racines sont sensitives, elles présentent un ganglion à leur point de jonction, tandis qu'elles sont dépourvues de tout renflement si elles sont motrices. Telle est l'*origine apparente*.

Quant à l'*origine réelle*, elle est représentée par les cellules qui ont donné naissance aux fibres radiculaires envisagées, et, sous ce rapport, il y a lieu de distinguer les racines motrices et les racines sensitives. Les premières appartiennent à des neurones dont le corps cellulaire se trouve dans la substance grise du névraxe, c'est-à-dire dans les cornes inférieures de la moelle ou dans les noyaux du bulbe qui y font suite (fig. 163). Les secondes ont leurs cellules d'origine en dehors du névraxe, dans les ganglions craniens ou rachidiens ; en sorte qu'elles se terminent dans le névraxe au lieu d'en naître.

On voit, dans ces ganglions, des cellules unipolaires dont le prolongement unique, toujours très court, se bifurque en T ou en Y et donne ainsi une branche qui gagne la périphérie et une autre qui va plonger dans le névraxe ; la première est à conductibilité cellulipète et paraît équivaloir à un prolongement protoplasmique ; la seconde est à conductibilité cellulifuge et peut être assimilée au véritable prolongement cylindraxile. Le prolongement unique dont émanent ces deux branches résulte en réalité de la réunion momentanée de deux pôles fonctionnels. D'ailleurs, les cellules des ganglions spinaux ou craniens des Vertébrés inférieurs, au lieu d'être branchées sur le côté des fibres radiculaires sensitives, interceptent leur trajet et sont ainsi nettement bipolaires, c'est-à-dire opposito-polaires. Et, chez les Mammifères eux-mêmes, ces cellules sont primitivement bipolaires ; elles n'arrivent à la forme unipolaire que par le rapprochement progressif de leurs pôles (fig. 160). Il n'y a pas, physiologiquement parlant, de cellules nerveuses unipolaires, non plus que de cellules apo-

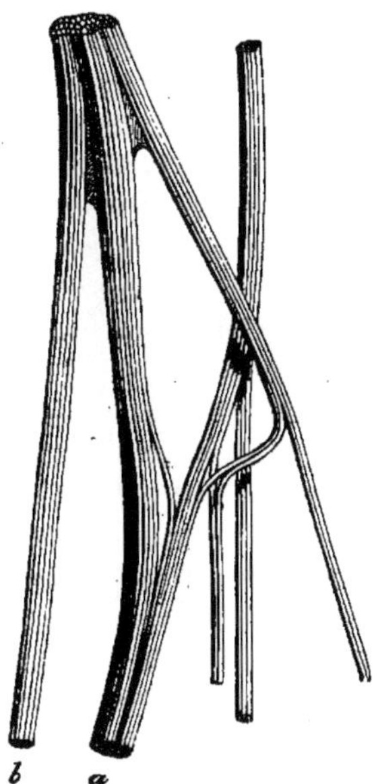

Fig. 242. — Anastomoses nerveuses.

laires ; il faut toujours au moins deux pôles : l'un pour l'arrivée des excitations, l'autre pour la décharge.

Ce que nous venons de dire de l'origine des nerfs sensitifs ne s'applique qu'aux nerfs de sensibilité générale ; nous verrons, à propos de chacun d'eux, ce qu'il en est des nerfs sensoriels.

Distribution. — Les troncs nerveux sortent, par paires, des trous percés à la base du crâne ou entre les vertèbres successives, pour se distribuer dans toutes les parties du corps, en se divisant en branches successivement décroissantes.

a. Les nerfs cérébro-spinaux suivent en général le trajet des vaisseaux profonds ou des veines sous-cutanées, dans une position plus superficielle et suivant la ligne droite. Quelques-uns seulement, comme les rameaux des deux principaux nerfs de la langue, décrivent des flexuosités très prononcées dans le même but protecteur que les artères de cet organe.

Au cours de leur trajet, ils peuvent se réunir par des *anastomoses*, et parfois ces anastomoses sont assez compliquées pour mériter le om de *plexus*. Mais, quelle que soit leur complication, elles ne sauraient permettre une suppléance réciproque, à l'instar de celles des vaisseaux, attendu qu'elles sont constituées par des faisceaux qui se séparent d'un nerf pour aller s'accoler à un autre nerf, tout en gardant leur indépendance et leurs propriétés spéciales (fig. 242); il n'y a jamais fusion véritable des nerfs réunis, pas plus qu'il n'y a fusion des faisceaux sensitifs et des faisceaux moteurs dans les nerfs mixtes. Les anastomoses se multiplient beaucoup vers la terminaison des nerfs; elles expliquent le phénomène connu en physiologie sous le nom de *sensibilité récurrente* [1].

La *ramescence* des nerfs s'effectue par dissociation de leurs faisceaux et des fibres de ces faisceaux. Il arrive un moment où le nerf a ainsi émis, d'une manière successive, tous ses faisceaux, qui, à leur tour, se sont divisés et subdivisés jusqu'à isolement de toutes leurs fibres. C'est alors seulement que celles-ci peuvent se diviser individuellement, au niveau de leurs étranglements annulaires; mais, jusque-là, c'est-à-dire jusqu'au voisinage de la terminaison, il y a simple dissociation. Dans les nerfs mixtes, cette dissociation aboutit à séparer les deux sortes de fibres comme elles l'étaient à l'origine; elle explique comment ceux-ci peuvent émettre sur leur trajet, soit des rameaux mixtes comme eux, soit des rameaux purement sensitifs ou purement moteurs.

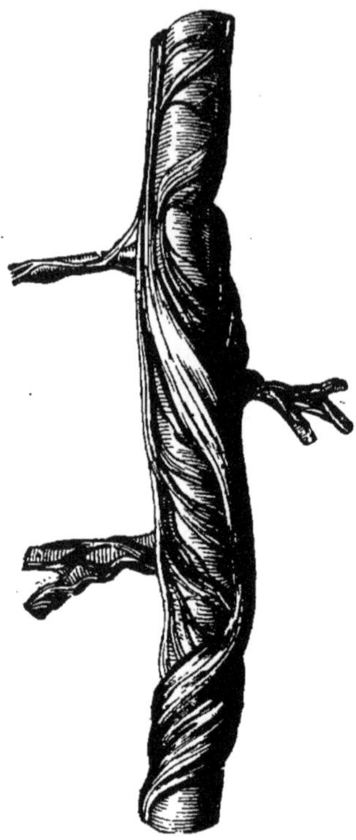

Fig. 243. — Artère splénique du Cheval à son origine, entourée de filets nerveux sympathiques (d'après G. Colin).

b. Les nerfs destinés aux organes de la vie végétative qui s'échappent des ganglions du grand sympathique se comportent d'une manière un peu particulière. Ils s'enlacent généralement autour des artères en formant des lacis plexiformes d'une disposition fort compliquée, mais dont les fibres nerveuses constituantes se retrouvent cependant aussi indépendantes que dans les anastomoses des nerfs cérébro-spinaux. On a comparé cet enlacement des filets sympathiques autour des vaisseaux sanguins à celui du lierre grimpant contre les branches d'un arbre. Les vaisseaux sont donc les tuteurs qui conduisent le plus ordinairement les nerfs sympathiques à destination; ils en reçoivent d'ailleurs des rameaux pour eux-mêmes (fig. 243).

Terminaison. — Les nerfs étant chargés, en définitive, de recueillir les impressions périphériques et de les porter vers les centres, ou bien, au contraire, de transmettre à la périphérie les excitations parties des centres, il est fort important de connaître avec exactitude leurs connexions terminales, soit avec les organes sensibles, soit avec les organes réactionnels. Mais il s'agit là d'une question d'histologie que nous ne devons que brièvement résumer. Nous envisagerons successivement les terminaisons des nerfs centrifuges et celles des nerfs centripètes.

1. Voy. Arloing et L. Tripier, *Recherches sur la sensibilité des téguments et des nerfs de la main* (*Archives de physiologie*, 1869).

A. NERFS CENTRIFUGES. — Sous ce nom, on comprend les nerfs moteurs et les nerfs excito-sécrétoires ou moteurs glandulaires. Sans doute, existe-t-il aussi des nerfs centrifuges tro-phiques, mais, jusqu'à ce jour, ils ont échappé à l'investigation anatomique, ou, du moins, il a été impossible de les distinguer des nerfs sensitifs.

1° *Nerfs moteurs.* — Dans les muscles lisses, les nerfs se terminent, à l'état de filaments cylindraxiles extrêmement ténus, par de petits boutons qui se juxtaposent chacun à une fibre lisse, au niveau de son noyau. Mais, avant de se terminer ainsi, ils se ramifient et s'anastomosent en plusieurs plexus successifs, semés de ganglions microscopiques, comme le plexus myentérique ou d'Aüerbach, que l'on trouve dans la tunique charnue de l'intestin.

Dans les muscles striés des Vertébrés supérieurs, les nerfs se terminent aux plaques motrices ou plaques de Rouget, que l'on trouve sur chaque fibre musculaire. La plaque de Rouget est située sous le sarcolemme de la fibre et constituée par un amas de protoplasma plurinucléé, dans lequel une fibre nerveuse se termine par une arborisation cylindraxile.

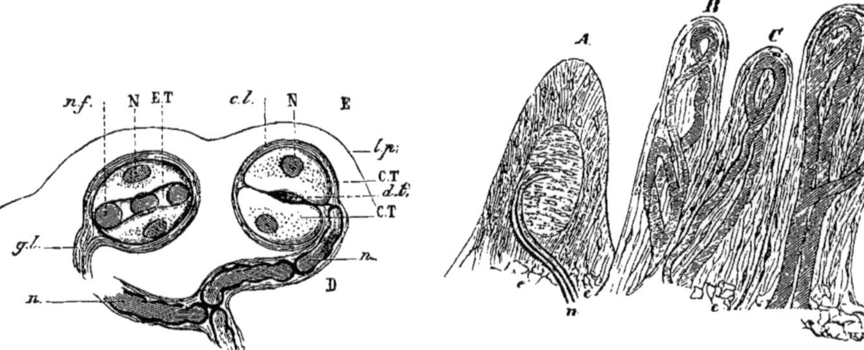

Fig. 244. — Corpuscules de Grandry*.

Fig. 245. — Corpuscules du tact dans des papilles de la peau de la pulpe des doigts de l'Homme**.

Cette fibre se dépouille de toutes ses annexes en entrant dans la plaque motrice, et sa gaine de Henle se met en continuité avec le sarcolemme de la fibre musculaire.

2° *Nerfs excito-sécrétoires.* — Ces nerfs se terminent au contact immédiat des cellules glandulaires par des ramifications cylindraxiles excessivement ténues, formant de petits renflements en grappe ou en chapelet.

B. NERFS CENTRIPÈTES. — Les nerfs de sensibilité générale se terminent, soit dans les épi-théliums tégumentaires par des ramifications cylindraxiles, susceptibles d'arriver jusqu'à la surface extérieure et d'autant plus nombreuses que la partie envisagée est plus sensible (exemples : cornée transparente, pulpe des doigts, groin, etc.); soit dans des corpuscules spé-ciaux situés dans les chorions des téguments ou dans le tissu conjonctif. Ces corpuscules terminaux sont variés ; nous citerons ceux de Grandry, de Meissner, de Krause, de Pacini ou de Vater, de Golgi.

Les *corpuscules de Grandry* (fig. 244) ont été découverts dans la matrice du bec du Canard ; ils se composent d'une coque conjonctive sphéroïdale, où pénètre une fibre ner-veuse en se réduisant au cylindraxe, et de deux cellules chondrigènes, entre lesquelles ce cylindraxe vient se terminer par un renflement discoïde qu'on appelle disque tactile. Il est de ces corpuscules qui renferment trois, quatre, ou un plus grand nombre de cellules ; alors le cylindraxe de la fibre afférente se divise de manière à donner autant de disques tactiles qu'il y a d'espaces intercellulaires.

Les *corpuscules de Meissner*, ou *corpuscules du tact*, sont nombreux chez l'Homme et les Singes, dans les papilles du derme cutané (fig. 245) et dans le chorion de diverses

---

* *n*, tube nerveux à moelle ; CT, cellules de soutien ; N, leur noyau ; *d, t,* disque tactile ; *gl,* gaine lamelleuse du corpuscule ; E, épiderme (*l.p,* sa limite inférieure. D'après J. Renaut.)

** L'épiderme et le réseau de Malpighi ont été enlevé : — A, papille nerveuse avec un corpuscule du tact, dans lequel se perdent deux fibres nerveuses primitives, *n* ; au bas de la papille, on voit de fins réseaux élastiques, *e,* desquels partent des fibres fines : entre ces dernières et au milieu d'elles se voient des corpuscules du tissu con-jonctif ; — B, C, D, papilles vasculaires, simple en C, avec des anses de vaisseaux anastomosés en B et en D. A côté des vaisseaux se voient des fibres élastiques fines et des corpuscules du tissu conjonctif ; *p,* corps papillaire ayant la direction horizontale : — *e,* éléments étoilés de la peau prorpement dite. Grossiss., 300 diamètres. D'après Virchow).

muqueuses. Ils affectent la forme d'un cône de pin et atteignent environ 100 μ de longueur
sur 70 de largeur. Une ou plusieurs fibres nerveuses les abordent à leur base et s'enroulent
autour d'eux avant de les pénétrer. Une fois à l'intérieur, elles se dépouillent de leur
myéline et se divisent en bouquets de rameaux cylindraxiles, qui viennent se terminer, soit
dans les intervalles de nombreuses cellules périphériques, soit dans l'épaisseur d'une sorte
de plasmode central.

Les *corpuscules de Krause*, que l'on rencontre dans la conjonctive oculaire, ainsi que dans
les papilles de la muqueuse du gland et du clitoris, ne sont, d'après Suchard, que de petits
corpuscules de Meissner, et, comme nous venons de voir que ceux-ci ont à peu près la struc-
ure des corpuscules de Grandry, on est amené à rapprocher ces
trois sortes de terminaisons corpusculaires.

Les *corpuscules de Pacini ou de Vater* (fig. 246) sont les plus
volumineux de tous : ce sont des ellipsoïdes de 1 à 2 millimètres
de longueur, que l'on trouve dans le tissu conjonctif sous-cutané,
notamment sur le trajet des nerfs collatéraux des doigts, dans
le tissu conjonctif péri-articulaire, dans les coussinets plantaires,
dans le mésentère du Chat, etc. Ils sont translucides et pénétrés
à une extrémité par une fibre nerveuse qui, réduite au cylindraxe, vient se terminer, dans une substance centrale, granuleuse
et nucléée, par quelques ramifications renflées en boutons. Autour
de cette sorte de massue centrale existent un grand nombre de
lamelles emboîtées concentriquement, qui font suite à la gaine
de Henle de la fibre afférente et n'en sont, semble-t-il, qu'un cul-
de-sac hypertrophié.

Les corpuscules de Pacini ne paraissent pas contribuer à l'acuité
sensitive ; leur présence est probablement corrélative à une sensibilité particulière aux pressions ou tractions.

Il est une variété de corpuscules de Pacini dont les dimensions
ne dépassent guère 100 à 150 μ et que l'on appelle *massues terminales.* Ils sont sphéroïdes ou ovoïdes et se rencontrent à la
surface ou dans l'intérieur des tendons et des aponévroses, dans
les cloisons conjonctives des muscles, dans la muqueuse oculaire,
dans celle de la langue, du gland, du clitoris, etc. Leur enveloppe
est simple au lieu d'être stratifiée.

Les *corpuscules de Golgi* sont des renflements de certains faisceaux tendineux, situés vers leur continuité avec les faisceaux
musculeux, où l'on voit se terminer des fibres nerveuses par des
arborisations cylindraxiles qui pénètrent dans leur intérieur. Ces
corpuscules représentent, dit M. Mathias Duval, quelque chose de
comparable au dynamomètre qu'on interposerait sur le trajet d'une
corde pour se rendre compte des efforts de traction exercés sur
elle. Si nous ajoutons ques les corps charnus eux-mêmes reçoivent
des nerfs sensitifs qui se distribuent dans leur périmysium, externe

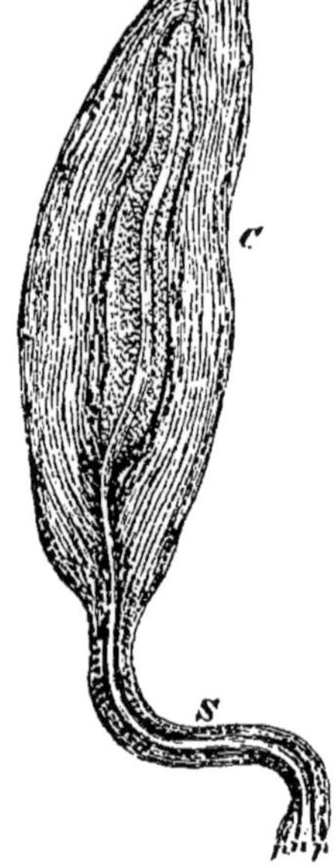

Fig. 246. — Corpuscules de
Pacini.

ou interne, nous aurons montré que les muscles possèdent un véritable appareil sensitif qui
sert de régulateur à leurs contractions.

En résumé, toutes les terminaisons nerveuses de sensibilité générale ou tactile se font
par des extrémités libres, comme les terminaisons motrices ; mais ces extrémités peuvent se
mettre en rapport avec des corpuscules d'origine étrangère, destinés à renforcer et à pré-
ciser les excitations qu'elles sont appelées à recevoir. A l'inverse des terminaisons des nerfs
centrifuges, qui représentent les points aboutissants des excitations à transmettre aux
organes réactionnels, les terminaisons sensitives représentent les extrémités initiales des
nerfs centripètes, dont l'impression se transmet aux centres.

Nous ne dirons rien ici de la terminaison des nerfs sensoriels ou de sensibilité spéciale
(goût, odorat, audition, vision), car elle sera étudiée à propos des organes des sens.

Après ces considérations générales sur les nerfs, nous allons en aborder l'étude particulière dans l'ordre suivant : *nerfs craniens, nerfs rachidiens, grand sympathique.*

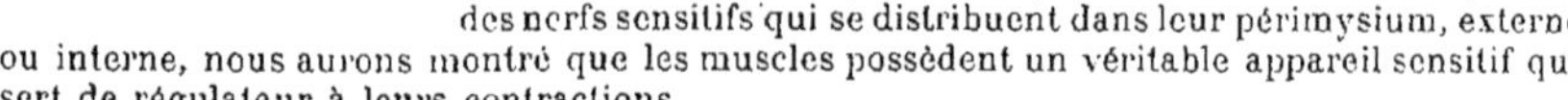

Section II. — NERFS CRANIENS OU ENCÉPHALIQUES

Les *nerfs craniens* s'échappent de l'encéphale symétriquement, à droite et à gauche, et forment 12 paires que l'on désigne par les épithètes numériques de première, deuxième, troisième, etc., en les comptant d'avant en arrière.

Willis, se basant sur le nombre des pertuis qui leur livrent passage, les divisait en neuf paires, avec lesquelles il décrivait la première paire rachidienne, qui faisait alors la dixième des nerfs encéphaliques.

Cette division était passible de quelques reproches ; on voulut la perfectionner. Haller commença par reporter la première paire rachidienne, ou les nerfs sous-occipitaux, à sa véritable place ; puis vinrent Sœmmering et Vicq d'Azyr, qui dédoublèrent la septième paire de Willis et décomposèrent sa huitième en trois paires distinctes, d'après des considérations tirées des usages et de la destination de ces nerfs. Le nombre des paires nerveuses craniennes, leur ordre de succession et leur nomenclature se trouvèrent alors établis de la manière suivante :

```
1re paire ou nerfs olfactifs...........  répondant à la  1re paire de Willis.
2e  paire ou nerfs optiques ...................  .  ....  2e  paire      —
3e  paire ou nerfs moteurs oculaires communs.......       3e  paire      —
4e  paire ou nerfs pathétiques.. ....................      4e  paire      —
5e  paire ou nerfs trijumeaux ......................      5e  paire      —
6e  paire ou nerfs moteurs oculaires externes...·.....    6e  paire      —·
7e  paire ou nerfs faciaux...........................  ⎫  7e  paire      —
8e  paire ou nerfs acoustiques.....................   ⎬
9e  paire ou nerfs glosso-pharyngiens. ............   ⎫
10e paire ou nerfs pneumogastriques...,...........   ⎬  8e  paire      —
11e paire ou nerfs accessoires ou spinaux..........   ⎭
12e paire ou nerfs grands hypoglosses.:............    9e  paire      —
```

Dans le tableau ci-dessous, ces nerfs sont classés d'après leurs propriétés :

```
                                  ⎧ nerfs olfactifs...........   1re paire.
1o Nerfs des sensations spéciales : ⎨ nerfs optiques...........   2e  paire.
                                  ⎩ nerfs acoustiques ..... .    8e  paire.
                                  ⎧ nerfs trijumeaux........     5e  paire.
2o Nerfs mixtes (à double racine) : ⎨ nerf glosso-pharyngiens..   9e  paire.
                                  ⎩ nerfs pneumogastriques.    10e paire.
                                  ⎧ nerfs oculo-moteurs com-
                                  ⎪     muns.................    3e  paire.
                                  ⎪ nerfs pathétiques........    4e  paire.
                                  ⎪ nerfs oculo-moteurs ex-
3o Nerfs moteurs (à racine simple) : ⎨   ternes.... ............   6e  paire.
                                  ⎪ nerfs faciaux...,........    7e  paire.
                                  ⎪ nerfs accessoires ou spi-
                                  ⎪     naux.................   11e paire.
                                  ⎩ nerfs grands hypoglosses.   12e paire.
```

Un des caractères des nerfs craniens étant la diversité, ils ne se prêtent point à une étude générale qui permette de les considérer dans leur ensemble. On prendra une idée de leur origine en consultant la figure 177.

Préparation des nerfs craniens. — Quatre préparations sont nécessaires pour l'étude des nerfs craniens.

1o Un encéphale extrait, après ouverture du crâne par sa base, et convenablement durci. Cette pièce permettra l'étude de l'origine apparente des nerfs ;

2o Les nerfs superficiels de la tête, c'est-à-dire les nerfs auriculaires et les divisions du plexus sous-zygomatique, avec les rameaux sous-orbitaires et mentonniers, ainsi que les ramuscules superficiels des trois nerfs de la branche ophtalmique de la cinquième paire (fig. 256);

3° Une pièce disposée comme dans la figure 251 pour l'étude des nerfs maxillaires. Pour préparer cette pièce, on enlèvera la plus grande partie du masséter en disséquant le nerf massétérin ; le globe de l'œil sera extirpé, les apophyses orbitaire et zygomatique excisées, les deux sinus maxillaires ouverts et la branche de l'os maxillaire inférieur sculptée comme dans la figure 251 ; on disséquera enfin l'anastomose du nerf facial avec le nerf sous-zygomatique en faisant disparaître la glande parotide ;

4° Les nerfs profonds, y compris ceux du globe de l'œil, préparation qui sera faite en suivant exactement les indications données pour les artères de la tête (se guider, pour les détails, sur les figures 248, 249 et 264).

Les nerfs pneumogastrique et spinal, qui ne sont pas compris dans ces considérations, seront préparés et étudiés en même temps que le grand sympathique. Nous reviendrons sur leur compte à propos de ce dernier.

Les préparations 2°, 3° et 4° peuvent se faire sur une seule tête et simultanément. Pour cela, on la dépouille très superficiellement ; on soulève le peaussier, dans l'épaisseur duquel sont placées les branches du plexus sous-zygomatique; on enlève peu à peu et avec précaution la glande parotide, afin de découvrir les branches sous-parotidiennes du facial. Puis, en passant sous le peaussier facial, on opère comme si l'on voulait préparer les muscles de la langue et du pharynx et les artères de l'œil. Dans ce dernier temps de la préparation, on met à nu les branches de la cinquième paire, l'hypoglosse, le glosso-pharyngien et les nerfs de l'œil, qu'il suffit de débarrasser des tissus qui les entourent.

Afin de suivre plus aisément les ramifications des nerfs craniens dans leur trajet intra-osseux, on peut faire macérer la tête dans un bain d'acide azotique étendu d'eau. Les os se ramollissent, deviennent plus faciles à sculpter, et, en même temps, les nerfs eux-mêmes deviennent plus solides et plus apparents.

Première paire : Nerfs olfactifs.

La première paire cranienne est constituée par les lobules olfactifs, dont l'extrémité antérieure laisse échapper un grand nombre de filets nerveux, traversant les trous de la lame criblée de l'ethmoïde, pour se ramifier dans la partie de la membrane pituitaire qui tapisse le fond des fosses nasales [1].

Nous rappellerons que chaque lobule olfactif, creusé intérieurement d'une cavité qui fait diverticule au ventricule latéral, est rattaché au cerveau par deux racines circonscrivant l'espace quadrilatère. La racine externe se poursuit jusqu'au lobule piriforme et paraît se continuer avec le pli latéral de ce lobule, ainsi qu'avec la bandelette diagonale. L'interne se contourne dans la scissure interhémisphérique et vient se perdre sous le bec du corps calleux, dans une région dite carrefour olfactif, où aboutissent aussi la bandelette diagonale et le nerf de Lancisi. Sous le nom de *racine grise*, on désigne parfois l'adhérence établie dans l'intervalle des précédentes entre le pédoncule du lobule et l'écorce cérébrale ; cette troisième racine déborde, ainsi que nous l'avons vu, la racine blanche externe.

L'étude de la structure du cerveau a permis de poursuivre les fibres de la racine externe. jusqu'à la circonvolution de l'hippocampe (fibres directes) et celles de la racine interne jusqu'à la commissure blanche antérieure, où les unes (fibres en anse) traversent la ligne médiane pour se rendre au lobule olfactif de l'autre côté, tandis que les autres (fibres entre-croisées) gagnent l'écorce de l'hémisphère opposé. Directs ou croisés, les conducteurs olfactifs aboutissent pour la plupart à l'écorce cérébrale ; mais on ne sait pas encore très bien quels sont les points de cette écorce qui fonctionnent comme centres olfactifs ; il n'est pas douteux, toutefois, que le grand lobe limbique de Broca,

---

1. L'homme, étant microsmatique, possède des lobules olfactifs rudimentaires qui présentent quelque ressemblance avec des nerfs périphériques; aussi les anciens anthropotomistes avaient méconnu leur véritable nature et en avaient fait la première paire des nerfs craniens. Nous savons ce qu'il en est réellement : les lobules olfactifs dépendent du cerveau ; et les nerfs olfactifs qui en partent sont multiples ; quand on les considère ensemble sous le nom de première paire, on consacre donc une erreur d'interprétation.

surtout par son arc inférieur (circonvolution de l'hippocampe), ne contienne un ou plusieurs de ces centres, sans préjudice de ceux qui peuvent exister dans la région occipitale de l'hémisphère ou dans la circonvolution godronnée ?

Après la réunion de ses racines, le lobule olfactif est constitué par une large bandelette blanche, ou pédoncule, qui se dirige en avant, en rampant sur la face inférieure de l'hémisphère, et se termine bientôt par un renflement ovalaire très allongé, logé dans la fosse ethmoïdale. Ce renflement, ou bulbe olfactif, est formé de substance grise sur sa face inférieure (tubercule cendré de Sœmmering) et de substance blanche sur la supérieure ; on dirait un ganglion aplati, appliqué sur la bandelette blanche, qui représente d'abord à elle seule le lobule olfactif.

Les nerfs olfactifs sont des filets qui naissent en apparence de la face inférieure du bulbe olfactif, traversent la lame criblée de l'ethmoïde pour gagner la muqueuse du nez. Leur nombre est en rapport avec celui des trous ethmoïdaux. Très mous d'abord, très délicats, très faciles à déchirer, ils s'enveloppent, à leur passage dans ces trous, d'un névrilème extrêmement résistant, qui leur donne une grande solidité. Les uns descendent, en se ramifiant, sur la cloison médiane du nez ; les autres, et ce sont les plus nombreux, se divisent sur les volutes ethmoïdales, où ils forment de fort jolis pinceaux plus ou moins plexueux, entremêlés aux divisions non moins riches de la branche nasale de l'artère ophtalmique. Leurs extrémités terminales ne descendent point au-dessous du tiers supérieur des fosses nasales ; ils restent confinés dans le fond de ces cavités ; toutefois il en est qui vont jusqu'à l'organe de Jacobson.

Les nerfs de la première paire encéphalique sont préposés à l'olfaction. Ils reçoivent l'impression des odeurs et la transmettent à l'encéphale. Ce rôle qu'on leur a tour à tour, et à plusieurs reprises, accordé ou refusé, est définitivement accepté aujourd'hui.

Les nerfs olfactifs sont essentiellement formés de fibres amyéliniques, qui viennent se terminer à la base de cellules spéciales, dites olfactives, disséminées dans l'épaisseur de l'épithélium de la muqueuse de l'odorat. Ces cellules se continuent, d'autre part, avec un prolongement (cil olfactif) qui dépasse légèrement la superficie de la muqueuse de manière à être impressionné directement par les particules odorantes. En réalité, ce sont de véritables cellules nerveuses bipolaires, ayant pour prolongement cellulipète les cils olfactifs et pour prolongement cellulifuge les fibres mêmes des nerfs olfactifs ; en sorte que ceux-ci prennent naissance dans la muqueuse olfactive et se terminent dans le bulbe olfactif, contrairement aux apparences ; cette terminaison se fait, pour chaque fibre, par un bouquet de ramifications libres qui prennent contact avec les arborisations protoplasmiques de certaines cellules de ce bulbe, dites cellules mitrales, dont les prolongements nerveux gagnent la sphère olfactive de l'écorce cérébrale.

Deuxième paire : Nerfs optiques.

Les nerfs de la vision présentent à considérer dans leur intéressante étude : leur *origine*, leur *trajet*, leurs *rapports*, leur *terminaison*, leur *structure* et leurs *propriétés*.

ORIGINE. — TRAJET. — L'origine des nerfs optiques a été l'objet de grandes controverses, qui ne sont pas encore terminées. Nous nous bornerons ici à quelques indications sommaires sur cette question.

Quand on examine par côté l'isthme de l'encéphale isolé du cerveau (fig. 192), on reconnaît, à la limite antérieure de cet appareil, la bandelette blanche qui constitue le nerf optique. Cette bandelette, poursuivie jusqu'à son origine, se continue, de la manière la plus évidente, avec le côté externe de la couche optique (fig. 190).

Une partie, dite *racine interne*, se jette dans le corps genouillé interne et, par l'intermédiaire du bras conjonctival, aboutit au tubercule quadrijumeau postérieur ; l'autre partie, *racine externe*, la plus considérable, s'épanouit sur le corps genouillé externe et le pulvinar et se réfléchit en arrière et en dedans pour atteindre le tubercule quadrijumeau antérieur.

En somme, les couches optiques et les tubercules quadrijumeaux sont les points d'origine des bandelettes optiques. Ceux-ci sont même plus spécialement préposés à la vision que celles-là ; aussi leur donne-t-on, en anatomie comparée, le nom de lobes optiques. Mais ni les uns ni les autres ne sont les aboutissants ultimes des fibres de la vision ; ce n'est qu'un relai d'où partent d'autres fibres traversant la capsule interne et le centre médullaire de l'hémisphère pour gagner l'écorce cérébrale de la région occipitale du même côté, où se trouve le centre de perception visuelle.

D'abord large et mince, la bandelette optique s'enroule obliquement de haut en bas et d'arrière en avant autour du pédoncule cérébral, en se rétrécissant graduellement. Arrivée sur la face inférieure de l'encéphale, elle figure un cordon funiculaire qui se réunit à celui du côté opposé en formant le *chiasma des nerfs optiques*, fusion temporaire au-delà de laquelle reparaissent les deux nerfs, qui s'engagent aussitôt dans les conduits optiques pour gagner les orbites et atteindre le fond des globes oculaires.

RAPPORTS. — Revenons avec quelques détails sur les rapports qu'affectent les nerfs optiques dans les différents points de leur trajet :

a. Dans leur portion aplatie, c'est-à-dire vers leur origine, ils sont compris entre le pédoncule cérébral et l'hémisphère, dans la fente de Bichat.

b. Depuis le point où ils sortent de cette fente jusqu'au chiasma, ils sont recouverts par la pie-mère, et ils adhèrent, par leur face profonde, à l'extrémité antérieure des pédoncules cérébraux.

c. Le *chiasma* est logé dans la fossette optique ; il reçoit sur sa face profonde l'insertion de la petite lame grise qui cloisonne en avant le troisième ventricule, et que l'on décrit généralement sous le nom de *racine grise* des nerfs optiques. Mais, de toutes les connexions propres au chiasma, les plus importantes sont certainement celles que chaque nerf entretient avec son congénère. Que deviennent les fibres de chaque cordon dans cette anastomose ? Se croisent-elles avec celles de l'autre nerf pour se rendre à l'œil du côté opposé ? ou bien s'accolent-elles simplement à ce nerf et s'en séparent-elles ensuite pour gagner l'œil de leur côté ? — L'anatomie pure est impuissante à nous renseigner sur ces questions ; mais heureusement l'anatomie pathologique et la physiologie expérimentale viennent à notre aide ; en effet, les dégénérescences secondaires provoquées par l'expérimentation ou par la maladie ont permis de suivre les conducteurs optiques depuis la rétine jusqu'au cerveau. Et voici ce que l'on a constaté :

D'abord toutes les fibres des bandelettes optiques ne passent pas dans les nerfs optiques ; il en est un certain nombre qui passent d'une bandelette à l'autre, derrière le chiasma, et constituent une commissure entre les deux corps genouillés internes : la *commissure de Gudden*.

Les autres fibres se répartissent en deux faisceaux, un *faisceau externe* ou *direct*, qui se continue dans le nerf optique du même côté ; un *faisceau interne* ou *croisé*, qui passe dans le nerf du côté opposé (fig. 247). Ce dernier est de beaucoup le plus volumineux chez les Solipèdes ; mais la proportion numérique des fibres directes et des fibres entre-croisées est très variable suivant les espèces et paraît dépendre du mode de vision. Ainsi, chez les Poissons et les Oiseaux, qui ont les yeux dirigés latéralement, de manière à avoir chacun un horizon distinct (vision monoculaire), la décussation des bandelettes optiques est totale, et même, chez les Poissons osseux, les deux nerfs optiques s'entre-croisent sans former de véritable chiasma, c'est-à-dire en passant simplement l'un sur l'autre sans se réunir ; tandis que, chez la plupart des Mammifères, les axes oculaires se rapprochant plus ou moins l'un de l'autre, de sorte qu'une portion du champ visuel est commune aux deux yeux (vision binoculaire), on voit une partie des fibres optiques, les externes, échapper à l'entre-croisement,

et le nombre des fibres de ce faisceau direct augmenter avec l'étendue de la portion commune du champ visuel, de manière à atteindre son maximum chez les Primates, lesquels ont les deux yeux dirigés en avant.

Cette règle, vraie en général, souffre cependant des exceptions : c'est ainsi que l'on constate un entre-croisement partiel chez le Lapin et un entre-croisement total chez le Cobaye et la Souris, bien que le premier de ces animaux n'ait pas les

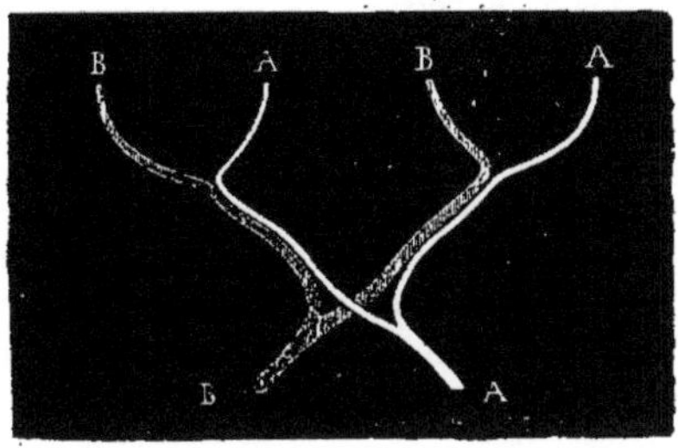

Fig. 247. — Schéma du chiasma des nerfs optiques. (La commissure de Gudden n'est pas représentée.)

yeux moins déjetés en dehors que les seconds. C'est ainsi encore que les Chouettes, malgré leur vision binoculaire, n'en présentent pas moins un entre-croisement complet comme les autres Oiseaux.

En ce qui concerne spécialement le Cheval, il est sujet à une ophtalmie, dite fluxion périodique, qui laisse parfois des lésions très démonstratives au point de vue du trajet des conducteurs optiques. En effet, dans le cas fréquent où cette maladie entraîne la perte d'un œil et l'atrophie consécutive du nerf optique correspondant, on voit cette atrophie se prolonger parfois jusque sur les bandelettes optiques ; mais alors c'est la bandelette opposée à l'œil malade qui est la plus atteinte ; celle du même côté n'est que légèrement touchée vers son bord externe.

d. Au-delà de leur commissure, les nerfs de la deuxième paire répondent aux parois des conduits optiques, puis aux divers faisceaux du muscle droit postérieur de l'œil, qui enveloppent chaque nerf optique comme dans une gaine.

TERMINAISON. — Le nerf optique aborde le fond du globe oculaire non pas exactement à l'extrémité de l'axe visuel, mais en dessous et un peu en dedans. Il présente à cet endroit un rétrécissement bien prononcé ; après quoi il traverse la sclérotique et la choroïde pour s'épanouir enfin à la face interne de cette dernière en une mince membrane, que nous décrirons avec le globe de l'œil sous le nom de *rétine*. Nous verrons alors que les rétines, loin d'être les terminaisons des nerfs optiques, en sont au contraire les points de départ et les centres trophiques.

STRUCTURE. — Le nerf optique a la structure d'un faisceau des centres nerveux. Son mode de développement (Voy. le chapitre de l'*Embryologie*) permet d'ailleurs de l'assimiler au pédoncule du lobule olfactif, et la rétine elle-même à une sorte de lobe cérébral étalé au fond de l'œil.

A partir du chiasma, le nerf optique offre un double névrilème : l'enveloppe externe, fibreuse et résistante, n'est qu'un prolongement de la dure-mère, qui se continue par la sclérotique, sorte de dure-mère oculaire ; l'enveloppe interne émane de la pie-mère et présente une multitude de cloisons qui pénètrent dans le nerf et en séparent les faisceaux constituants. Entre ces deux enveloppes, existent des espaces séreux qui sont la trace d'une cavité arachnoïdienne. Remarquons enfin que les faisceaux des nerfs optiques sont soutenus et divisés en fascicules par une charpente névroglique tout à fait assimilable à celle de la substance blanche des centres.

Ces nerfs ne possèdent pas de véritables lympathiques. Leur partie terminale, attenant au globe de l'œil, renferme au centre l'artère et la veine centrales de la rétine.

Propriétés. — Quant à leurs propriétés, nous n'en dirons rien, sinon qu'elles sont analogues à celles des autres nerfs des sensations spéciales ; c'est-à-dire que les nerfs optiques sont exclusivement aptes à transmettre à l'encéphale les impressions visuelles ; les excitations mécaniques, chimiques, électriques, etc., qu'on peut leur faire subir ne produisent aucune douleur, mais déterminent une sensation lumineuse subjective, de la même manière qu'elles produiraient une sensation auditive avec le nerf acoustique, une sensation olfactive avec les nerfs de l'odorat, ou une sensation gustative avec les nerfs du goût.

Troisième paire : Nerfs moteurs oculaires communs.

Origine. — Les nerfs de la troisième paire émergent au niveau du bord interne des pédoncules cérébraux, près de la scissure interpédonculaire, à égale distance à peu près du tubercule mamillaire et de la protubérance (fig. 178). Leurs racines, au nombre de sept à huit pour chacun d'eux, pénètrent dans l'épaisseur de ces pédoncules, traversent les noyaux rouges de Stilling et peuvent être suivies jusqu'à leur noyau d'origine, situé sous l'aqueduc de Sylvius, contre son homologue du côté opposé, noyau représentant la fin de la colonne motrice supérieure, c'est-à-dire de la base de la corne antérieure de la moelle (fig. 189 et 190).

Trajet et distribution (fig. 248, 249 et 250). — De la réunion de ces racines résulte un tronc aplati qui se porte d'abord en dehors et s'infléchit presque immédiatement en avant pour s'engager, avec la sixième paire et la branche ophtalmique de la cinquième, dans la grande fente sphénoïdale, qui le conduit à l'hiatus orbitaire. Arrivé dans le fond de la gaine oculaire, le nerf oculo-moteur commun se partage en plusieurs branches destinées à tous les muscles de l'orbite, à l'exception du grand oblique, du droit externe et du droit postérieur. Le rameau qui va au petit oblique est remarquable par sa grande longueur ; il gagne sa destination en passant en dehors puis en dessous du droit inférieur (fig. 249,11). Les racines motrices duganglion ophtalmique partent du point où l'oculo-moteur commun laisse échapper ce rameau, que l'on désigne parfois sous le nom de *petit pathétique*.

Propriétés. — Les nerfs de la troisième paire sont exclusivement moteurs, comme l'indiquent et leur origine et leur distribution exclusive à des organes contractiles. Ils animent le releveur de la paupière supérieure, le droit supérieur, le droit interne, le droit inférieur et le petit oblique, c'est-à-dire tous les muscles de l'orbite, moins les trois que nous avons cités plus haut. Ils innervent aussi, par les filets qu'ils donnent au ganglion ophtalmique, les fibres musculaires constrictives de l'iris. La dilatation de la pupille se fait sous l'influence du sympathique.

Quatrième paire : Nerfs pathétiques.

Le nerf *pathétique* ou *oculo-moteur interne* (*nervus trochlearis* des anatomistes anglais et allemands) est le plus petit de tous les nerfs craniens (fig. 248 et 249).

Origine. — C'est un grêle filament qui sort de l'isthme en arrière des

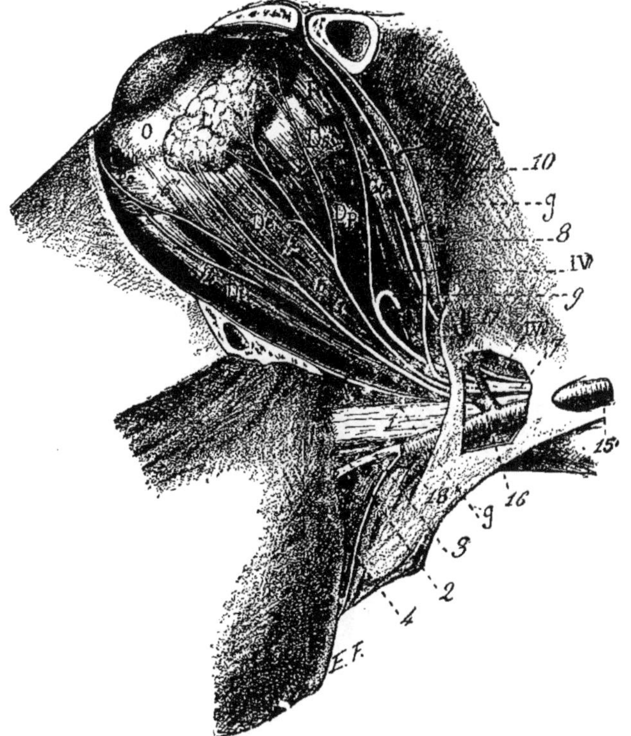

Fig. 248. — Cavité orbitaire ouverte du côté externe pour montrer les nerfs de l'œil (les conduits sus-sphénoïdaux et ptérygoïdien ont été sculptés pour découvrir les nerfs et artères qu'ils renferment) *.

tubercules quadrijumeaux par deux courtes racines gagnant le bord antérieur de la valvule de Vieussens, où se trouvent quelques cellules et, de là, leur véritable noyau, qui est confondu avec celui de l'oculo-moteur commun (fig. 189), après s'être entre-croisées sur la ligne médiane avec le pathétique du côté opposé. C'est le seul nerf moteur qui émerge du plan supérieur du névraxe.

* O, globe de l'œil ; L, glande lacrymale ; P, releveur de la paupière supérieure ; Ds, droit supérieur ; Dp, droit postérieur ; De, droit externe ; Di, droit inférieur ; Go, grand oblique ; Po, petit oblique ; g, gaine périorbitaire ; IV, nerf pathétique ; 1, nerf maxillaire supérieur ; 2, nerf sphéno-palatin ; 3, grand nerf palatin ; 4, nerf staphylin ; 5, rameau orbitaire du nerf maxillaire supérieur ; 6, branche allant à la glande lacrymale ; 6', branche allant à la paupière inférieure ; 7, branche ophtalmique de Willis avant sa division ; 8, nerf frontal ; 9, nerf palpébro-nasal ; 10, son rameau sous-trochléaire ; 11, nerf lacrymal ; 12, origine d'un rameau qui traversait la gaine fibreuse ; 14, nerf petit pathétique ; 15, artère maxillaire interne à son entrée dans le conduit ptérygoïdien ; 16, artère ophtalmique ; 17, artère temporale profonde antérieure ; 18, origine de l'artère staphyline.

TRAJET. — Il se dirige en dehors, en bas et en avant, en contournant le faisceau triangulaire latéral de l'isthme, se dégage de la situation profonde qu'il occupait d'abord et vient s'accoler au nerf maxillaire supérieur, qu'il suit latéralement jusqu'à l'entrée des conduits sus-sphénoïdaux (fig. 250) ; il s'introduit alors dans le plus petit de ces conduits (*conduit pathétique*), qui lui est exclusivement destiné, et arrive ainsi dans le fond de la gaine oculaire, d'où il gagne la face profonde du muscle grand oblique, dans lequel il se ramifie exclusivement et auquel il porte le principe excitateur de la contractilité.

PROPRIÉTÉS. — L'étude physiologique de ce nerf donne lieu à des remarques

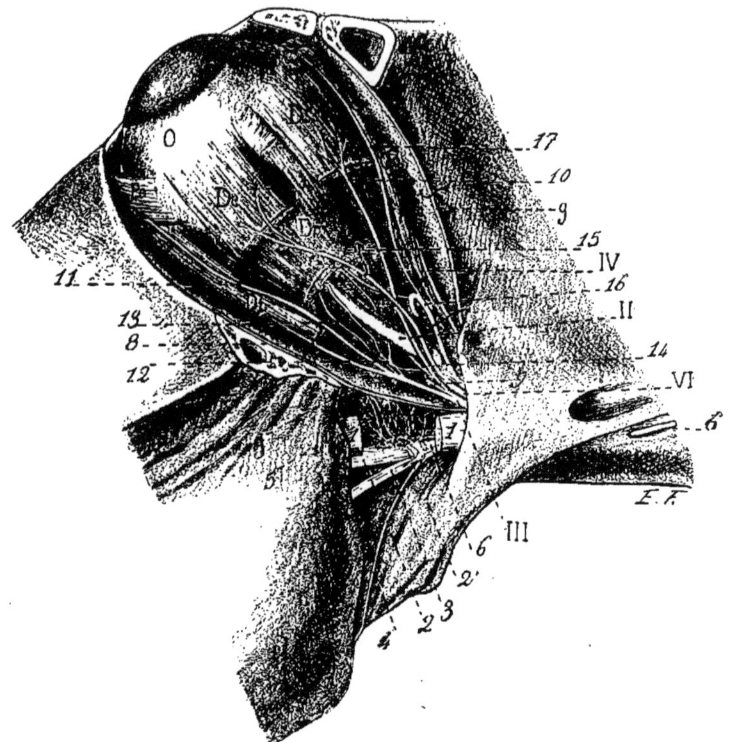

Fig. 249. — Cavité orbitaire ouverte du côté externe pour montrer les nerfs de l'œil (à l'exception du nerf frontal, du nerf lacrymal et du rameau orbitaire du nerf maxillaire supérieur) *.

fort intéressantes que nous résumons ici en quelques mots : les deux muscles obliques de l'œil ont pour usage de faire pivoter cet organe dans l'orbite, sur son axe antéro-postérieur, dans un sens ou dans l'autre, suivant celui qui agit, et sans produire la moindre déviation de la pupille. Or, ce mouvement rotatoire

* O, globe de l'œil : D*s*, droit supérieur ; D*e*, droit externe ; D*i*, droit interne ; G*o*, grand oblique ; P*o*, petit oblique ; D*p*, droit postérieur ; *g*, gaine périorbitaire ; II, nerf optique ; III, nerf oculo-moteur commun ; IV, nerf pathétique ; VI, nerf oculo-moteur externe ; 1, 1, nerf maxillaire supérieur réséqué pour découvrir le ganglion de Meckel ; 2, nerf sphéno-palatin ; 2', ganglion sphéno-palatin ; 3, grand nerf palatin ; 4, nerf palatin ; 5, filets efférents du ganglion sphéno-palatin ; 6, 6, nerf vidien ; 8, rameau de l'oculo-moteur commun allant au droit inférieur ; 9, rameau du même allant au droit interne ; 10, rameau du même allant au droit supérieur ; 11, rameau du même allant au petit oblique (nerf petit pathétique) ; 12, ganglion ophtalmique ; 13, un des nerfs ciliaires ; 14, rameau de l'oculo-moteur externe destiné au droit postérieur ; 15, rameau du même allant au droit externe ; 16, nerf palpébro-nasal ; 17, rameau infratrochléaire du nerf palpébro-nasal.

est tout à fait involontaire, et il s'accomplit simultanément, mais en sens inverse, dans les deux yeux, dans certaines conditions déterminées. C'est ainsi que, lorsqu'on incline alternativement la tête à droite et à gauche pendant qu'on fixe du regard un objet quelconque, les globes oculaires conservent entre l'objet d'où partent les rayons lumineux et les deux rétines un rapport constant. Si la tête se penche sur l'épaule droite, l'œil droit tourne sous l'action du grand oblique, tandis que l'œil gauche tourne sous l'influence du petit oblique ; si la tête s'incline sur l'épaule gauche, c'est au contraire l'œil gauche qui est actionné par le grand oblique, tandis que le droit l'est par le petit oblique. Cette rotation simultanée en sens inverse des globes oculaires autour de leur diamètre antéro-postérieur, pendant que la tête s'incline de l'un ou de l'autre côté, est nécessaire pour l'unité de perception des images visuelles. Lorsque l'un des deux yeux reste immobile pendant que l'autre tourne, les rayons lumineux n'impressionnent plus, dans les deux rétines, des régions symétriques, et l'on aperçoit deux images, une supérieure qui correspond à l'œil sain, et une inférieure qui correspond à l'œil malade ; ces deux images sont visibles lorsque la tête est verticale, et surtout lorsqu'elle s'incline du côté affecté ; elles se confondent en une seule quand la tête se porte du côté sain.

L'action involontaire des musclés obliques de l'œil dans ce mouvement rotatoire appelle donc fortement l'attention sur les nerfs que reçoivent ces muscles et engage à rechercher les conditions particulières qui leur permettent d'agir comme moteurs excitants, à l'insu de la volonté, quoiqu'ils appartiennent à la vie animale, ainsi que les muscles auxquels ils sont destinés. Dans l'état actuel de la science, on ne peut rien affirmer de positif sur un sujet aussi délicat. Il y a cependant deux remarques intéressantes à faire : c'est que le nerf pathétique est *exclusivement* destiné au muscle oblique supérieur ou grand oblique, et que la longue branche émise par l'oculo-moteur commun pour l'oblique inférieur ou petit oblique ne donne sur son passage aucun filet aux parties voisines ; cette branche est donc aussi le nerf *exclusif* de l'oblique inférieur et peut être considérée comme un *second pathétique* ou *petit pathétique*.

Cinquième paire : Nerfs trijumeaux.

Le trijumeau ou trifacial est un nerf mixte qui se distingue, parmi tous les nerfs craniens, par son énorme volume, la multiplicité de ses branches, la variété de ses usages et par ses connexions intimes avec le système du grand sympathique. Aussi exige-t-il une description assez longue, dans laquelle nous ferons entrer l'étude des ganglions céphaliques du grand sympathique, que nous considérerons comme des annexes de la cinquième paire.

Origine. — Le trijumeau, étant un nerf mixte, possède deux racines : l'une sensitive, l'autre motrice.

Racine sensitive (fig. 178). — La racine sensitive est de beaucoup la plus volumineuse. Elle émane de la protubérance annulaire, tout à fait en dehors, près du pédoncule cérébelleux moyen, et se dirige en avant et en bas pour gagner le trou déchiré antérieur, où elle se termine à un énorme renflement semi-lunaire qui constitue le *ganglion de Gasser*. Aplatie de dessus en dessous et plus large en avant qu'en arrière, cette racine est longue de 1 centimètre environ du côté externe ; sa longueur est double du côté interne, à cause de la position oblique

du ganglion qui la continue. Si on la poursuit dans l'épaisseur de la protubérance, dont les fibres s'écartent pour lui livrer passage, on la voit se dissocier
en un vaste éventail qui s'étend depuis la partie tout à fait antérieure du plancher du quatrième ventricule jusqu'au collet du bulbe (fig. 183). La majorité
de ses fibres aboutit à la longue colonne de substance grise prolongeant dans

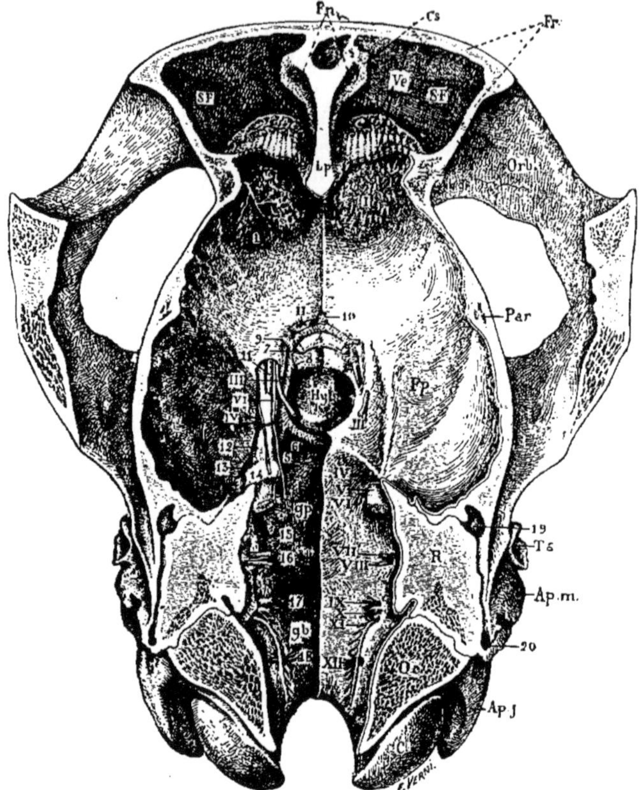

Fig. 250. — Vue intérieure de la base du crâne pour montrer les points de sortie des nerfs. (D'un côté on a laissé
la dure-mère ; de l'autre elle a été enlevée.)

le bulbe et la protubérance la tête de la corne supérieure de la moelle (*noyau
gélatineux*). Les autres arrivent au *locus cœruleus*, qui représente, comme on le
sait, la base de la corne sensitive médullaire.

Ganglion semi-lunaire ou de Gasser (fig. 178 et 250). — Ce ganglion, qui reçoit la racine sensitive du trijumeau, a exactement la même signification que les ganglions spinaux, c'est-à-dire qu'il renferme des cellules unipolaires à pôle bifurqué, qui sont les véritables points de départ des fibres sensitives de la cinquième paire. Il affecte la forme d'un croissant dont la concavité est tournée en arrière et en dedans, et il est pour ainsi dire noyé dans la substance fibro-cartilagineuse qui obture en partie l'hiatus occipito-sphéno-temporal, et partage cet hiatus en plusieurs trous particuliers. Sa face supérieure, recouverte par la dure-mère, envoie à cette membrane plusieurs filets.

Le ganglion de Gasser n'est pas continué par un tronc nerveux unique : il donne naissance à deux grosses branches, dont l'une sort immédiatement du crâne en passant par le trou ovale, tandis que l'autre se loge dans la scissure externe de la face endocranienne du sphénoïde et se bifurque après avoir parcouru cette scissure jusqu'à l'entrée des conduits sus-sphénoïdaux ; d'où il résulte que le trijumeau, avant même qu'il soit sorti du crâne, s'est divisé en trois branches : deux supérieures, la *branche ophtalmique de Willis* et le *nerf maxillaire supérieur*, commençant par un même tronc, et une inférieure constituant le *nerf maxillaire inférieur*.

RACINE MOTRICE OU PETITE RACINE (fig. 178). — C'est une bandelette aplatie, émergeant de la protubérance en dessous et en dedans de la racine principale. Ses fibres peuvent être suivies à l'intérieur du pont de Varole, avec assez de facilité, jusqu'à leur noyau d'origine, qui représente la terminaison de la tête de la corne inférieure de la moelle, et que l'on appelle *noyau masticateur*, parce que la racine qui en part est destinée spécialement à innerver les muscles des mâchoires (fig. 188).

Cette racine se dirige en avant sur la face inférieure du ganglion de Gasser, qu'elle croise obliquement de dedans en dehors, et au-delà duquel elle se jette tout entière dans le nerf maxillaire inférieur. Le nerf maxillaire supérieur et la branche ophtalmique de Willis n'en reçoivent aucun filet. Il n'y a donc, dans la cinquième paire, que les nerfs maxillaires inférieurs qui possèdent à la fois la sensibilité et la motricité ; les autres branches sont purement sensitives.

I. **Branche ophtalmique de Willis** (fig. 248, 7). — Elle est la plus petite des trois branches du trijumeau. Nous répéterons qu'elle procède du ganglion de Gasser par un tronc qui lui est commun avec le nerf maxillaire supérieur, et sur lequel nous reviendrons en décrivant ce dernier. Elle s'engage dans le plus petit des grands conduits sus-sphénoïdaux (fente sphénoïdale) avec les nerfs oculo-moteurs commun et externe, et se partage, à l'intérieur même de ce conduit osseux, en trois rameaux qui arrivent au fond de la gaine orbitaire.

Ces rameaux sont :

1° Le *nerf frontal* ou *sourcilier* ;

2° Le *nerf lacrymal* ;

3° Le *nerf nasal* ou mieux *palpébro-nasal*.

1° NERF FRONTAL (fig. 248, 8). — Encore appelé *nerf sus-orbitaire ou sourcilier*, c'est une branche volumineuse et aplatie qui se place contre la paroi interne de la gaine oculaire et marche presque parallèlement au muscle grand oblique de l'œil, jusqu'au trou sourcilier, dans lequel elle s'engage avec l'artère de même nom. Indivise avant son entrée dans cet orifice, elle se sépare, immédiatement après en être sortie, en plusieurs rameaux qui rencontrent le nerf auriculaire antérieur et s'épuisent dans la peau de la paupière supérieure et du front.

2° Nerf lacrymal (fig. 248, 11). — Il se compose de plusieurs filets qui montent entre la gaine oculaire et les muscles releveur de la paupière et droit supérieur, pour s'aller jeter dans la glande lacrymale. L'un d'eux (fig. 248, 12) traverse la gaine oculaire, derrière l'apophyse sus-orbitaire, et se place d'avant en arrière sur la face externe de l'apophyse zygomatique, où il se divise en plusieurs rameaux, dont les uns se mêlent à ceux du nerf auriculaire antérieur pour contribuer à la formation du plexus de ce nom, tandis que les autres se jettent directement dans les muscles et les téguments antérieurs de l'oreille.

3° Nerf palpébro-nasal (fig. 248, 9). — Encore appelé *orbito-nasal*, *naso-ciliaire*, *nasal*, ce nerf décrit une courbe en anse, comme l'artère ophtalmique, pour rentrer avec elle dans le crâne par le trou ethmoïdal. Après avoir parcouru la scissure qui loge cette artère, sur le côté externe de la fosse ethmoïdale, il traverse la lame criblée et se divise en deux filets, l'un externe, l'autre interne, qui se ramifient sur les deux parois de la fosse nasale, dans la membrane pituitaire. Avant de pénétrer dans le crâne, ce nerf fournit une longue branche qui rampe sur la face profonde du muscle grand oblique, à l'opposé du nerf pathétique, pour gagner l'angle nasal de l'œil, où elle se distribue au petit appareil lacrymal logé dans cet angle, ainsi qu'à la paupière supérieure : c'est le rameau sous-trochléaire (*nervus infratrochlearis*) des anatomistes allemands (fig. 248, 10). Il donne encore un long filet au corps clignotant, ainsi que les racines sensitives du ganglion ophtalmique, dont il sera question plus loin.

II. Nerf maxillaire supérieur (fig. 251, 15). — Ce nerf est la véritable continuation du tronc supérieur fourni par le ganglion de Gasser ; aussi le prendrons-nous à ce ganglion même pour le suivre jusqu'à sa terminaison, regardant un moment la branche ophtalmique, déjà décrite, comme une de ses divisions collatérales.

Remarquable par son volume, sa forme funiculaire et prismatique, le nerf maxillaire supérieur s'échappe de la partie interne et supérieure du ganglion semi-lunaire et occupe d'abord la scissure creusée sur la face interne du sphénoïde, en dehors de la gouttière caverneuse, recouvert à ce point par la dure-mère (fig. 250). Après avoir envoyé la branche ophtalmique dans la grande fente sphénoïdale, il s'engage lui-même à l'intérieur du trou grand rond, arrive dans l'hiatus orbitaire, sous la gaine de l'œil, franchit, avec l'artère maxillaire interne, l'espace rempli de graisse qui sépare cet hiatus de l'origine du conduit dentaire supérieur, et parcourt ensuite ce canal osseux jusqu'au trou sous-orbitaire, où il se termine par un ensemble de branches qu'on désigne sous le nom de *rameaux sous-orbitaires*.

Dans son trajet, il fournit un assez grand nombre de divisions collatérales, parmi lesquelles nous désignerons plus particulièrement :

1° Un *rameau orbitaire* ;

2° Le *grand nerf palatin* ou *palatin antérieur* ;

3° Le *nerf staphylin* ou *palatin postérieur* ;

4° Le *nerf nasal* ou *sphéno-palatin* ;

5° Les *nerfs dentaires* ;

A la suite desquels nous décrirons :

6° Les *rameaux sous-orbitaires*, ou branches terminales du nerf maxillaire supérieur.

1° RAMEAU ORBITAIRE (fig. 248, 5). — Ce rameau prend naissance à l'intérieur même de la grande fente sphénoïdale et pénètre dans la gaine oculaire avec les divisions de la branche ophtalmique de Willis. Il se partage presque aussitôt en deux ou trois filets très grêles, qui montent vers l'angle temporal de l'œil, en passant entre le cornet fibreux de l'orbite et le côté externe de la masse des muscles du globe oculaire. Ces filets sont destinés aux paupières, principalement à l'inférieure, aux téguments environnants et à la glande lacrymale. Ils contractent anastomose avec un ou deux rameaux du nerf lacrymal.

2° GRAND NERF PALATIN OU PALATIN ANTÉRIEUR (fig. 248, 3). — Il naît du nerf maxillaire supérieur, au niveau de l'hiatus orbitaire, par un tronc qui lui est commun avec les branches nasale et staphyline ; puis il s'enfonce dans le conduit palatin avec l'artère palato-labiale et suit cette artère jusqu'auprès du trou incisif, où il s'arrête.

A son passage dans le conduit palatin, ce nerf donne naissance à deux ou trois petits filets (*nerfs palatins moyens*) qui s'échappent par des trous particuliers pour aller s'épuiser dans la partie antérieure du voile du palais, filets qui naissent souvent d'un tronc commun avant l'entrée du grand nerf palatin dans son conduit osseux et se rendent à leur destination par un pertuis particulier.

Dans le reste de son étendue, c'est-à-dire sur la voûte du palais, le grand nerf palatin forme autour de l'artère qu'il accompagne un lacis plexiforme dont la disposition rappelle celle des nerfs ganglionnaires. Les filets qui s'en échappent vont aux parties molles du palais ainsi qu'aux gencives (fig. 247 du tome 1).

3° NERF STAPHYLIN, PALATIN POSTÉRIEUR OU PETIT NERF PALATIN (fig. 248, 4). — Les faisceaux qui composent ce petit nerf sont très faciles à dissocier et s'anastomosent fréquemment avec ceux du nerf précédent. Ils accompagnent l'artère staphyline dans la scissure de même nom, pénètrent dans le voile du palais entre la couche glanduleuse et la membrane albuginée, puis s'infléchissent en arrière et se ramifient soit dans les tissus muqueux et glanduleux du voile, soit dans les muscles pharyngo-staphylin et palato-staphylin. Cette dernière destination indique dans ce nerf la présence de fibres motrices dont nous verrons plus loin la provenance.

4° NERF NASAL OU SPHÉNO-PALATIN (fig. 249, 2). — Né du même tronc que les deux nerfs précédents, plus gros que le staphylin, de même volume à peu près que le palatin antérieur, le nerf nasal passe avec l'artère homonyme dans le trou nasal ou sphéno-palatin, pour pénétrer dans la cavité du nez, où il se partage en deux branches destinées à la membrane pituitaire : l'une se ramifiant sur la paroi externe de la fosse nasale, l'autre sur la cloison médiane.

5° RAMEAUX DENTAIRES. — Ces rameaux, destinés aux racines des dents supérieures, s'échappent du nerf maxillaire supérieur dans son trajet intra-maxillaire ; il en est même qui prennent naissance avant l'entrée du nerf dans le conduit osseux qu'il traverse pour arriver sur le chanfrein. Ceux-ci, analogues aux *nerfs dentaires postérieurs* de l'Homme, pénètrent dans ce conduit avec la branche mère et vont porter leurs divisions aux racines de la dernière molaire, quelquefois aussi de l'avant-dernière. Une partie d'entre eux plongent directement dans la protubérance maxillaire pour se perdre dans la muqueuse du sinus dont cette protubérance est creusée, après avoir fourni quelques filets périostiques.

Parmi les nerfs dentaires qui naissent dans le trajet intra-osseux du nerf maxillaire supérieur, les uns vont aux molaires, les autres aux crochets et aux incisives. Les premiers (*nerfs dentaires moyens*) se séparent par groupes du tronc nerveux, au-dessus des racines des dents mâchelières ; ils pénètrent dans ces racines après un court trajet en avant et donnent quelques minces filets à la membrane des sinus maxillaires. Les seconds ne constituent d'abord

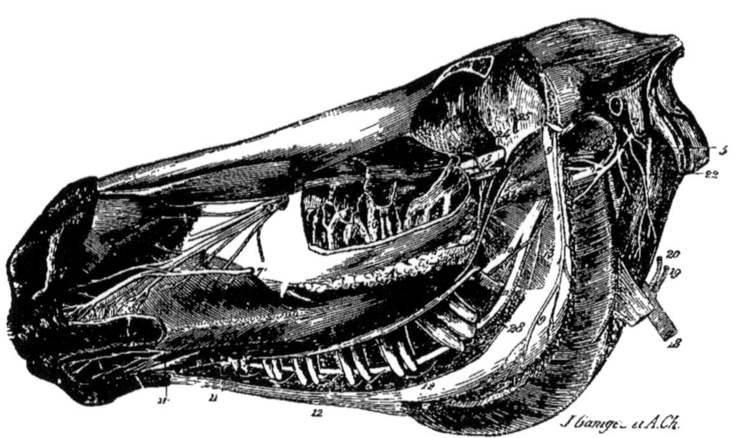

Fig. 251. — Vue générale des nerfs maxillaires supérieur et inférieur. (On a enlevé l'œil après avoir fait sauter, au moyen de trois traits de scie, les apophyses sus-orbitaire et zygomatique. Les sinus maxillaires ont été ouverts à l'aide de la gouge et du rogne-pied ; le masséter excisé, et l'os maxillaire inférieur sculpté pour découvrir le nerf de même nom dans son trajet intra-osseux.) *

qu'une seule branche (*nerf dentaire antérieur*), née du cordon maxillaire un peu avant sa sortie de son conduit osseux, laquelle, après un assez long trajet dans l'épaisseur des os maxillaire supérieur et intermaxillaire, s'épuise en fournissant les rameaux de la dent canine et des incisives du côté correspondant. Elle est toujours accompagnée d'un très mince filet artériel.

6° RAMEAUX SOUS-ORBITAIRES. — Ces rameaux représentent la terminaison du nerf maxillaire supérieur à sa sortie du trou sous-orbitaire. Ils s'épanouissent sur le côté du chanfrein en un magnifique pinceau, qu'on doit regarder comme l'un des plus riches appareils nerveux de l'économie animale. Recouvert, à sa sortie du conduit dentaire supérieur, par le muscle releveur propre de la lèvre supérieure, ce faisceau nerveux descend, sous le releveur commun de l'aile du nez et de la lèvre supérieure et le canin, vers le naseau et la lèvre supérieure, qui reçoivent l'extrémité terminale de ses branches dans l'épaisseur de leurs tissus tégumentaires et musculeux, branches légèrement divergentes et flexueuses, anastomosées pour la plupart avec un gros cordon moteur fourni par le facial (fig. 251).

III. **Nerf maxillaire inférieur** (fig. 251, 11). — Cette troisième branche du tri-

* 1, nerf facial ; 2, origine commune des nerfs auriculaires postérieur et moyen ; 3, filet du muscle stylo-hyoïdien ; 4, rameau du digastrique ; 5, nerf auriculaire antérieur ; 6, origine du filet cervical ; 7, plexus formé par la réunion du facial et du nerf sous-zygomatique ; 7′, branche de ce plexus se jetant sur les nerfs sous-orbitaires ; 8, nerf sous-zygomatique ou temporal superficiel ; 9, nerf massétérin ; 10, nerf lingual ; 11, 11, nerf maxillaire inférieur ; 12, 12, rameaux dentaires inférieurs ; 13, nerf mylo-hyoïdien ; 14, nerf buccal ; 15, nerf maxillaire supérieur ; 16, nerf sphéno-palatin ; 17, nerf staphylin ; 18, artère carotide primitive ; 19, occipitale ; 20, carotide interne ; 21, carotide externe ; 22, auriculaire postérieure embrassée par un angle du facial ; 23, tronc temporal superficiel ; 24, maxillaire interne ; 25, temporale profonde antérieure ; 26, rameau orbitaire de la dentaire supérieure ; 27, artère buccale ; 28, artère dentaire inférieure.

jumeau sort du crâne par le trou ovale, qui, sur le squelette, est confondu avec le trou déchiré antérieur, ou plutôt n'est indiqué que par une échancrure située en dehors de l'échancrure carotidienne. A sa sortie de la boîte cranienne, le nerf maxillaire inférieur se trouve immédiatement en dedans de l'articulation temporo-maxillaire. Il se dirige, de là, en avant et en bas, appliqué d'abord sur la face inférieure du muscle ptérygoïdien externe, où il croise en dehors l'artère maxillaire interne; puis il s'engage entre le ptérygoïdien interne et la branche de la mandibule, pénètre dans le canal dentaire inférieur, qu'il parcourt dans toute sa longueur, et vient sortir par le trou mentonnier, où il se termine par une expansion de branches dites *nerfs mentonniers*, tout à fait analogues à celles du nerf maxillaire supérieur, mais moins importantes.

Dans le premier tiers de son étendue, le nerf maxillaire inférieur est aplati en bandelette. Il s'épaissit plus loin pour acquérir la forme funiculaire.

A son origine même, il donne naissance à quatre branches :

1º Le *nerf massétérin* ;

2º Le *nerf buccal* ;

3º Le *nerf du muscle ptérygoïdien interne* ;

4º Le *nerf temporal superficiel, sous-zygomatique* ou *auriculo-temporal*.

Entre les deux muscles ptérygoïdiens, il fournit :

5º Le *nerf lingual* ;

6º Le *nerf mylo-hyoïdien*.

Dans son trajet intra-maxillaire, il abandonne :

7º Les *rameaux dentaires*.

Triple série de nerfs collatéraux, que nous étudierons avant de décrire les branches terminales, c'est à-dire :

8º Les *nerfs mentonniers*.

Le nerf maxillaire inférieur est, comme nous l'avons dit déjà, mixte à son origine, puisqu'il est formé par une branche émanée du ganglion de Gasser, à laquelle s'adjoint la racine motrice du trijumeau. Mais en est-il de même pour chacune des branches que nous venons d'énumérer ? en d'autres termes, toutes contiennent-elles des fibres des deux ordres ? — C'est une question sur laquelle la dissection n'apprend pas grand'chose, car les deux racines du nerf se confondent bientôt d'une manière si intime qu'il est impossible de les suivre isolément jusqu'à destination ; mais l'étude de la distribution des branches, corroborée par les expériences physiologiques, éclaire cette question d'une vive lumière. Nous verrons, en effet, parmi ces branches, les unes se rendre dans des muscles, d'autres dans des parties glanduleuses ou tégumentaires; les premières sont principalement composées de fibres motrices, ainsi que tous les nerfs musculaires; les secondes contiennent surtout des fibres sensitives ou excito-sécrétoires, ou du moins elles sont privées de fibres motrices soumises à l'influence de la volonté. C'est donc en décrivant chaque branche en particulier que nous signalerons ses propriétés spéciales.

1º **Nerf massétérin** (fig. 251, 9). — Il se détache du tronc principal, en avant et tout près de la base du crâne, contourne la face antérieure de l'articulation temporo-maxillaire et s'engage dans l'échancrure sigmoïde de l'os maxillaire pour descendre dans l'épaisseur du masséter et s'y ramifier.

A son origine même, ce nerf fournit deux filets qui procèdent souvent d'un même tronc fort court, et qui montent dans le muscle crotaphite pour s'y épuiser : ce tronc n'est autre chose que le *nerf temporal profond postérieur*.

Avant de traverser l'échancrure sigmoïde, il abandonne à ce même muscle crotaphite un petit rameau, dit *nerf temporal profond moyen*.

La destination de toutes ces branches prouve assez qu'elles sont motrices.

2° NERF BUCCAL (fig. 251, 14). — Le nerf buccal ou buccinateur est deux fois plus gros que le précédent ; il naît du même point, un peu au-dessous, et se dirige en avant ; il traverse le muscle ptérygoïdien externe pour atteindre l'extrémité postérieure de la glande molaire supérieure, à partir de laquelle il se place sous la muqueuse de la joue et longe la glande molaire inférieure et le bord inférieur du muscle buccinateur jusqu'à la commissure des lèvres.

Il donne des filets très grêles au ptérygoïdien externe, à son passage à travers ce muscle.

Plus loin, il fournit à la portion orbitaire du crotaphite un très mince rameau qu'on appelle *nerf temporal profond antérieur*.

Sur la glande molaire supérieure, il émet un faisceau de branches destinées à cette glande.

Dans son trajet sous-muqueux, il laisse échapper, à diverses distances, des rameaux plus ou moins gros pour la glande molaire inférieure et la muqueuse buccale.

Ses filets terminaux s'épuisent dans la muqueuse et les glandules des lèvres, près de la commissure.

Les rameaux envoyés par ce nerf dans les muscles ptérygoïdien externe et temporal sont sans doute moteurs pour la plupart. Mais les autres rameaux sont sensitifs ou excito-sécrétoires ; ceux-mêmes qui rampent contre le buccinateur ne font pas exception, car ce muscle est animé par le facial, même dans sa portion sous-massétérine.

3° NERF DU PTÉRYGOÏDIEN INTERNE (fig. 264, 9). — Il forme, avec les précédents, un même faisceau qui part du bord antérieur du nerf maxillaire inférieur. Après avoir croisé en dehors l'artère maxillaire interne, il descend entre le tronc nerveux d'où il émane et le muscle péristaphylin externe, pour se rendre en dedans du masséter interne et s'épuiser dans l'épaisseur de ce muscle, vers son origine.

Ce nerf, la plus petite branche du tronc maxillaire inférieur après le mylo-hyoïdien, excite les contractions du muscle qui le reçoit.

4° NERF TEMPORAL SUPERFICIEL OU AURICULO-TEMPORAL OU SOUS-ZYGOMATIQUE (fig. 251, 8). — Il naît du nerf maxillaire inférieur, à l'opposé du faisceau formé par les trois branches précédentes, c'est-à-dire en arrière. Placé d'abord au côté interne de l'articulation temporo-maxillaire, entre celle-ci et la poche gutturale, il se dirige ensuite en bas et en dehors, passe entre la parotide et la branche montante du maxillaire inférieur, sous le condyle, puis contourne le col de cette dernière éminence pour arriver en dessous et en dehors de l'articulation précitée, où il se termine en s'anastomosant avec le facial.

Dans son trajet, il abandonne de nombreux et minces filets à la poche gutturale, à la glande parotide et aux téguments de la tempe. Parmi ceux qui ont cette dernière destination, il faut citer particulièrement celui qui accompagne l'artère sous-zygomatique.

Le nerf temporal superficiel semble exclusivement sensitif. Sa section, avant son anastomose avec le facial, n'apporte effectivement aucun obstacle à la contraction des muscles qui reçoivent les divisions du plexus formé par cette anastomose.

5° NERF LINGUAL OU PETIT HYPOGLOSSE (fig. 251, 10 ; 264, 5). — Le nerf lingual, principale branche du nerf maxillaire inférieur, qu'il égale presque en volume, se détache à angle aigu du bord antérieur de celui-ci un peu après qu'il s'est engagé sous le muscle ptérygoïdien interne. Pour effectuer son trajet, qu'il accomplit en décrivant une légère courbe à concavité antéro-supérieure, il se dirige en avant et en bas, entre le masséter interne et la branche maxillaire, et atteint la base de la langue, où il se place sous la muqueuse buccale. Il descend ensuite plus profondément, entre le mylo-hyoïdien et le stylo-glosse, et contourne le bord inférieur de ce dernier muscle en embrassant le canal de Wharton, pour plonger dans l'interstice qui sépare le génio-glosse du basio-glosse. A partir de ce point, il se continue jusqu'à l'extrémité libre de la langue, en décrivant des flexuosités et en émettant sur son trajet des divisions, également flexueuses, qui traversent toute l'épaisseur de l'organe pour se terminer dans la muqueuse de ses deux tiers antérieurs ; ces divisions ne donnent rien au corps charnu.

Avant de pénétrer dans la masse de la langue, le petit hypoglosse fournit : 1° au niveau des piliers postérieurs de cet organe et en avant, de petits rameaux, parfois plexiformes, pour la muqueuse de cette région ; 2° plus bas et en arrière, un ou deux minces filets qui se portent sur le canal de Wharton et remontent, en suivant son trajet, jusqu'à la glande maxillaire ; 3° une branche *sublinguale*, dont les divisions se jettent dans la glande de même nom et dans la muqueuse qui revêt les faces latérales de la langue.

Le lingual reçoit, près de son origine, le filet *tympano-lingual* ou *corde du tympan*, que nous ferons connaître en même temps que le facial, dont il provient. Ses divisions terminales se mêlent et s'anastomosent avec celles du grand hypoglosse, dans l'interstice musculaire qui loge les unes et les autres.

La physiologie enseigne que le lingual donne aux deux tiers antérieurs de la langue la sensibilité proprement dite d'abord et, de plus, la sensibilité toute spéciale en vertu de laquelle cette membrane est impressionnée par les saveurs. Il ne possède pas par lui-même de fibres gustatives ; ces fibres lui sont données par la corde du tympan ; mais il reste à savoir comment un rameau comme celui-ci, né d'un nerf moteur, le facial, peut communiquer des propriétés gustatives au lingual? C'est là une question très controversée, dont la discussion sera mieux à sa place dans l'article que nous consacrerons au nerf facial.

6° NERF MYLO-HYOÏDIEN (fig. 251, 13). — La dénomination de ce nerf indique sa destination et ses usages ; il va en effet au muscle dont il porte le nom et, de plus, au ventre inférieur du digastrique. Il prend naissance à l'opposé du précédent et descend comme lui entre le muscle ptérygoïdien interne et l'os maxillaire, en adhérant assez intimement à ce dernier ; mais, arrivé vers le bord postérieur du mylo-hyoïdien, il passe en dehors de ce muscle et se ramifie, sur sa face externe, avec l'artère sublinguale qu'il rencontre.

7° RAMEAUX DENTAIRES (fig. 251, 12). — Il y en a de deux ordres : les uns pour les molaires, les autres pour le crochet et les incisives. Leur description ne comporte aucune indication spéciale comparativement à ceux de la mâchoire supérieure.

8° NERFS MENTONNIERS. — Les branches terminales du maxillaire inférieur sont tout à fait analogues aux rameaux sous-orbitaires. Elles forment un faisceau à ramifications divergentes et flexueuses, qui sortent du trou mentonnier pour se jeter dans le tissu de la lèvre inférieure, après avoir reçu une branche du facial. Ces nerfs sont exclusivement sensitifs avant leur mélange avec le facial.

GANGLIONS SYMPATHIQUES ANNEXÉS A LA CINQUIÈME PAIRE.

Ces ganglions, reliés par des filets de communication à l'extrémité antérieure du grand sympathique, appartiennent réellement au système spécial formé par cette chaîne nerveuse, dont ils représentent la portion céphalique. Ils ont le mode de constitution et les propriétés des autres ganglions du grand sympathique. Il faut donc que nous ayons un motif bien puissant pour les distraire de leur catégorie naturelle en rattachant leur description à celle d'un nerf si différent d'eux-mêmes par sa nature et ses fonctions. C'est que, en effet, ces ganglions présentent d'intimes rapports avec les branches du trijumeau, rapports de continuité, rapports de contiguïté. C'est qu'on les trouve quelquefois soudés à ces branches et mêlés profondément à leurs fibres. C'est qu'enfin, dans certains cas, ils semblent même disparaître complètement et que leurs filets d'émission ou de réception sont alors reçus ou émis directement par la cinquième paire.

L'étude que nous allons entreprendre sur chacun d'eux justifiera pleinement ce que nous avançons. Nous la ferons précéder de quelques mots d'introduction relatifs aux faits généraux qui concernent tous ces petits organes.

Le nombre des ganglions sympathiques annexés à la cinquième paire est susceptible de varier, non seulement avec les espèces, mais encore avec les individus de la même espèce. Chez nos Mammifères domestiques, on en trouve assez constamment, mais non pas toujours, trois principaux placés sur le trajet des trois branches du trijumeau. Ce sont : 1° le *ganglion ophtalmique*, annexé à la branche ophtalmique de Willis ; 2° le *ganglion sphéno-palatin*, annexé au nerf maxillaire supérieur et particulièrement à son rameau sphéno-palatin : 3° le *ganglion otique*, qui s'accole au nerf maxillaire inférieur. Les anatomistes en décrivent encore deux autres, le *ganglion sous-maxillaire* et le *ganglion sublingual*, qu'on n'a pas encore trouvés chez les Solipèdes ; mais ils doivent exister. En tout cas, le ganglion sous-maxillaire a été vu sur le Chien, où nous l'étudierons.

Tous ces ganglions ont des caractères communs qui ont été fort bien indiqués par Longet, et que nous devons faire connaître tout d'abord. Tous sont en communication avec le ganglion cervical supérieur par un ou plusieurs filets, généralement fort ténus. Tous reçoivent un ou plusieurs ramuscules d'un nerf sensitif et d'un nerf moteur : *branches afférentes* considérées comme leurs *racines*. Tous, enfin, émettent de leur périphérie un nombre plus ou moins considérable de *branches efférentes* qui partagent les propriétés plus ou moins modifiées des deux ordres de racines. La description de chaque ganglion comporte donc, indépendamment des notions de forme, de situation et de connexions, l'indication de ces divers rameaux : *rameaux de communication* avec le ganglion cervical supérieur, *rameaux afférents* ou *racines*, *rameaux émergents*. C'est un cadre qui s'applique à tous et qui en rend l'étude tout à fait méthodique.

1° Ganglion ophtalmique (fig. 249, 12). — La recherche de ce ganglion est facile, car il est constamment appliqué contre le nerf oculo-moteur commun et soudé avec lui pour ainsi dire, vers le point où prend naissance la branche, dite petit pathétique, qui va au muscle oblique inférieur. Il dépasse rarement le volume d'un grain de millet et est quelquefois si petit qu'il échapperait aux investigations les plus minutieuses sans le point de repère que nous venons de signaler.

Branches afférentes. — La *racine motrice* est généralement formée de deux ramuscules fort courts, venant de la troisième paire. La *racine sensitive*, beaucoup plus longue, procède du nerf orbito-nasal. C'est ordinairement par l'intermédiaire de cette dernière racine que le ganglion ophtalmique communique avec le ganglion cervical supérieur, au moyen d'un mince filet qu'elle reçoit du plexus caverneux à travers la grande fente sphénoïdale.

Branches efférentes. — Les *filets efférents* partent de la partie antérieure du ganglion et se placent autour du nerf optique pour gagner la sclérotique en décrivant des flexuosités. Ils portent le nom de *nerfs ciliaires*. Quelques-uns émanent directement du nerf orbito-nasal, surtout quand le ganglion est rudimentaire. Leur nombre est indéterminé; on en compte ordinairement de cinq à huit. Arrivés sur la sclérotique, vers le fond de l'œil, ils traversent cette membrane et rampent entre sa face interne et la choroïde jusqu'au cercle ciliaire, où chacun se divise en deux ou trois rameaux, qui s'anastomosent avec les rameaux des nerfs ciliaires voisins, en formant ainsi un plexus circulaire, de la concavité duquel partent une série de divisions, elles-mêmes plexueuses, qui se répandent dans l'iris, dont la propriété

contractile est soumise à leur influence. Il y a aussi de fines ramifications qui vont jusque
dans la cornée et la conjonctive oculaire.

2° **Ganglion sphéno-palatin ou de Meckel** (fig. 249). — Rien de plus variable que la disposition de ce petit organe, le plus gros des ganglions céphaliques du sympathique. Voici celle
qui nous a paru la plus constante :

En soulevant le nerf maxillaire supérieur à son passage dans l'espace qui sépare l'hiatus
orbitaire de l'hiatus maxillaire, on découvre, accolé au bord supérieur du nerf sphéno-palatin, un long renflement grisâtre, qui n'est autre chose que le ganglion de Meckel. Ce ganglion, mince et allongé, irrégulièrement fusiforme, étranglé sur différents points de son
étendue, renflé dans d'autres, ne tient pas au nerf sphéno-palatin par de simples adhérences
conjonctives, ou seulement par quelques branches jetées d'un cordon à l'autre ; cette union

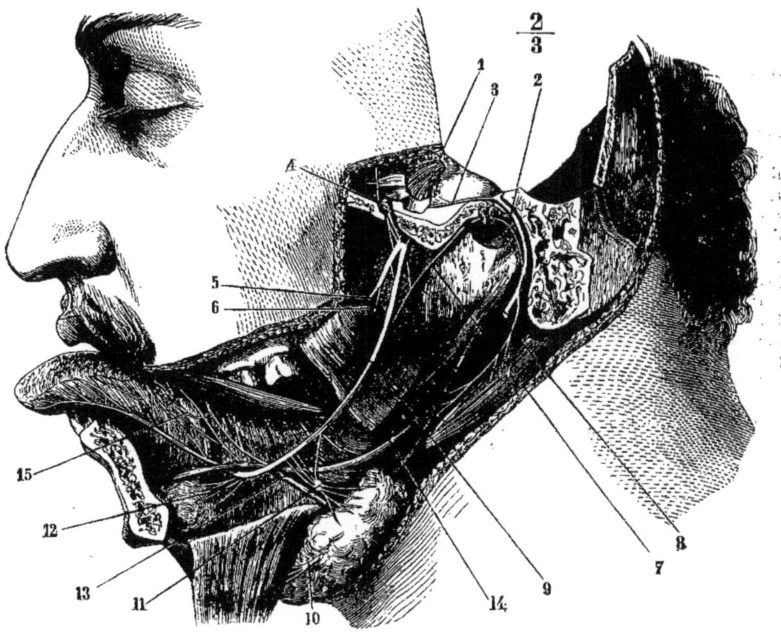

Fig. 252. — Nerf lingual, ganglion sous-maxillaire, corde du tympan et rameau digastrique du facial, chez l'Homme.
(La glande sous-maxillaire a été détachée et rejetée en bas pour montrer les branches du ganglion.) *

est une véritable soudure s'opérant au moyen d'une intrication de fibres difficiles à démêler,
comme si le ganglion faisait réellement partie du nerf sphéno-palatin.

Branches afférentes. — Il reçoit en arrière le *nerf vidien* ou *ptérygoïdien*, rameau composé
qui constitue sa *racine motrice* et qui le rattache au ganglion cervical supérieur. Ce nerf sera
décrit avec le facial, qui en fournit la partie principale. Les *racines sensitives* viennent naturellement du nerf sphéno-palatin ; elles sont aussi remarquables par leur nombre que par
leur volume et se jettent également dans la partie postérieure du ganglion.

Branches émergentes. — On en distingue quatre séries :

1° Une série fort nombreuse de ramuscules qui se détachent à angle droit du bord supérieur du ganglion pour se porter vers la gaine oculaire. La plupart semblent se perdre dans
cette membrane fibreuse ; mais nous avons pu en voir quelques-uns la traverser d'outre en
outre, ramper sur la paroi inférieure et interne de l'orbite et arriver au pourtour du trou

ethmoïdal. Là, ces ramuscules s'unissent manifestement à d'autres filets venus du nerf orbito-nasal et forment un petit plexus dont les divisions semblent destinées aux vaisseaux ophtal-miques et même à quelques muscles de l'œil, les obliques surtout; parmi ces divisions, nous en avons reconnu qui vont s'unir au nerf du corps clignotant;

2° Une deuxième série s'échappant du bord opposé et établissant l'union du ganglion avec le nerf sphéno-palatin, ou bien se portant sur les nerfs palatins, pour les renforcer, en affectant une disposition plexiforme plus ou moins compliquée. C'est parmi eux que se trouvent les filets moteurs qui vont animer les muscles intrinsèques du voile du palais (Voy. plus haut la description du nerf staphylin);

3° Un groupe naissant de l'extrémité antérieure et s'accolant immédiatement au nerf sphéno-palatin pour se distribuer avec lui à la muqueuse du nez;

4° Un dernier faisceau se détachant de l'extrémité postérieure et s'engageant dans les deux grands conduits sus-sphénoïdaux, trou grand rond et grande fente sphénoïdale.

Telle est la disposition la plus ordinaire qu'affecte le ganglion sphéno-palatin. Il nous est arrivé de rencontrer ce ganglion morcelé en trois petites masses reliées entre elles par de nombreux filets d'une couleur gris foncé, et libres de toute adhérence avec le nerf sphéno-palatin. C'était la masse postérieure qui recevait le nerf vidien et les racines sensitives venues de la cinquième paire. La distribution des branches émergentes n'était du reste pas changée.

3° **Ganglion otique ou d'Arnold** (fig. 254). — L'existence de ce ganglion n'est pas constante; il est souvent remplacé par un petit plexus pourvu de quelques grains ganglionnaires presque microscopiques, que l'on trouve à la surface du péristaphylin interne, à l'origine du nerf buccal. Quand il existe, il se présente sous l'aspect d'un petit renflement fusiforme placé en dedans de l'émergence du nerf maxillaire inférieur, sous l'insertion de la trompe d'Eustache. Pour le trouver, on n'a qu'à rechercher le point de départ du nerf buccal, auquel il est joint par des filets si gros et si courts qu'on pourrait le croire soudé à ce nerf.

Branches afférentes. — Les *racines sensitives* sont représentées par les filets précédents. Le nerf petit pétreux superficiel, venu du facial, en constitue la *racine motrice*. Un filet sympathique, émanant du plexus qui enlace l'artère maxillaire interne, établit sa communication avec le ganglion cervical supérieur.

Branches efférentes. — Parmi les rameaux émergents, il faut citer : un filet supérieur qui entre dans la caisse du tympan, avec la trompe d'Eustache, pour atteindre le muscle du marteau (nerf tenseur du tympan), et deux filets inférieurs, d'un volume beaucoup plus consi-dérable, qui se divisent en ramuscules nombreux destinés aux muscles ptérygoïdiens, à la trompe d'Eustache et aux deux péristaphylins.

4° **Ganglion sous-maxillaire.** — Ce ganglion se trouve, dans l'Homme, le Chien et diverses autres espèces, sur le trajet du ou des filets que le nerf lingual fournit à la glande maxil-laire, non loin de leur point d'émission, c'est-à-dire sous la muqueuse latérale de la base de la langue (fig. 252).

Branches afférentes. — Il reçoit ses racines sensitives et ses racines motrices du lingual, celles-ci provenant de la corde du tympan adjointe à ce nerf. La communication avec le ganglion cervical supérieur est établie par un grêle filet venu du plexus sympathique qui entoure l'artère faciale.

Branches efférentes. — Les rameaux efférents vont à la glande maxillaire en suivant le canal de Wharton du côté de son origine. Ils jouissent de propriétés vaso-motrices et excito-glandulaires.

RÉSUMÉ PHYSIOLOGIQUE SUR LA CINQUIÈME PAIRE. — Le trijumeau donne la sensibilité à la peau de la tête, et notamment aux trois grandes régions constituant la face humaine, c'est-à-dire le front, la région comprise entre les yeux et la bouche, et enfin le menton et la lèvre inférieure; c'est pourquoi Chau-nier l'appelait *trifacial*. Il donne aussi la sensibilité à l'œil et à ses annexes; aux fosses nasales; à la bouche, y compris les dents, mais à l'exception de la base de la langue; au voile du palais et à une portion du pharynx; aux glandes salivaires.

Les énormes pinceaux formés, à leur terminaison, par les nerfs maxillaires, supérieur et inférieur, donnent à la peau des lèvres et du bout du nez les attri-buts d'organes de tact exquis.

Grâce à l'adjonction de la corde du tympan, le nerf lingual ajoute la sensibilité gustative à la sensibilité générale pour les deux tiers antérieurs de la langue.

Par la racine motrice, distribuée par le nerf maxillaire inférieur, le trijumeau provoque les contractions des muscles des mâchoires, moins le mylo-hyoïdien et le ventre supérieur du digastrique. De plus, il fournit, d'après M. Moussu [1], les nerfs excito-sécrétoires de la parotide, des glandes molaires et, sans doute aussi, ceux des autres glandes salivaires, à l'exception de la sous-maxillaire, dont l'activité est réglée par la corde du tympan, comme l'a démontré Cl. Bernard.

Enfin, par les rameaux qu'il reçoit du grand sympathique, soit au niveau du ganglion de Gasser, soit ailleurs, le trijumeau jouit de propriétés vaso-motrices, sécrétoires et même trophiques, des plus remarquables, mais sur lesquelles il serait superflu d'insister ici.

Sixième paire : Nerfs moteurs oculaires externes (fig. 249).

Encore appelé *nerf abducteur de l'œil* (*abducens*), l'oculo-moteur externe est, après le pathétique, le plus petit des nerfs craniens; il prend naissance sur le bulbe rachidien, immédiatement en arrière de la protubérance, par cinq à huit petites racines convergentes qui semblent s'échapper du sillon qui borde latéralement l'extrémité antérieure de la pyramide (fig. 178).

En suivant ces racines dans la profondeur de l'isthme, on les voit traverser directement l'épaisseur du bulbe pour arriver à cette saillie du plancher du quatrième ventricule qu'on appelle l'*eminentia teres* et qui correspond à un noyau moteur donnant aussi quelques fibres radiculaires au facial (fig. 185 et 253).

Dès son émergence, le nerf de la sixième paire se porte immédiatement en avant, en croisant le pont de Varole, et vient s'accoler au côté interne du nerf maxillaire supérieur, sous la dure-mère (fig. 250). Il traverse la grande fente sphénoïdale avec la branche ophthalmique de Willis et le nerf oculo-moteur commun et arrive ainsi au fond de l'orbite. Là, il se divise en deux branches qui se ramifient l'une dans le droit externe de l'œil, l'autre dans le droit postérieur.

Ce nerf préside donc aux mouvements d'abduction et de rétraction du globe oculaire. Quand il est paralysé ou sectionné, l'œil est dévié en dedans (strabisme interne), car le muscle droit interne n'est plus équilibré par le droit externe; d'autre part, le corps clignotant ou troisième paupière se trouve dans l'impossibilité de remplir son rôle (on verra plus tard pourquoi).

Septième paire : Nerfs faciaux.
(*Portion dure de la septième paire de Willis.*)

Le *facial* est un nerf exclusivement moteur à son origine, qui devient mixte dans son trajet par l'addition de plusieurs branches sensitives.

ORIGINE (fig. 185 et 253). — Il émerge du bulbe, immédiatement en arrière de la protubérance, à l'extrémité externe du corps trapézoïde. Si l'on cherche à poursuivre son origine dans l'épaisseur du névraxe, on voit le faisceau unique qu'il constitue à son émergence s'enfoncer dans le sillon qui sépare le pont de Varole du corps trapézoïde, traverser toute l'épaisseur du bulbe pour arriver à l'*eminentia teres*. Là, il se partage en deux faisceaux; le moins important s'arrête dans le

---

1. Moussu, *De l'innervation des glandes parotides chez les animaux domestiques* (*Archives de physiologie normale et pathologique*. Janvier 1890.

noyau gris correspondant à cette éminence, où aboutit aussi l'oculo-moteur externe ; l'autre ne fait que contourner ce noyau par-dessus, en s'infléchissant brusquement en bas, de manière à atteindre un autre noyau situé dans la partie latérale du bulbe et s'accusant à l'extérieur par la saillie décrite sous le nom de *tubercule facial*. La portion de ce faisceau qui soulève le plancher du ventricule est appelée *fasciculus teres* : l'anse qu'il décrit est dite *genou* ou *coude* du facial. Quant aux deux noyaux d'origine, ils sont distingués en *noyau supérieur* ou noyau commun à la sixième et à la septième paire, et *noyau inférieur* ou noyau propre ; le premier représente la base de la corne motrice de la moelle ; le second, la tête de cette même corne ; celui-ci n'est pas seulement inférieur à celui-là, il lui est aussi postérieur et externe.

Trajet (fig. 254 et 256). — A partir de son émergence, le facial se dirige en dehors pour s'engager, avec l'acoustique qui lui est accolé en arrière, dans l'hiatus auditif interne. Il s'enfonce ensuite à l'intérieur de l'aqueduc de Fallope, dont il parcourt toute l'étendue en en suivant les inflexions ; il décrit donc un premier coude dirigé en

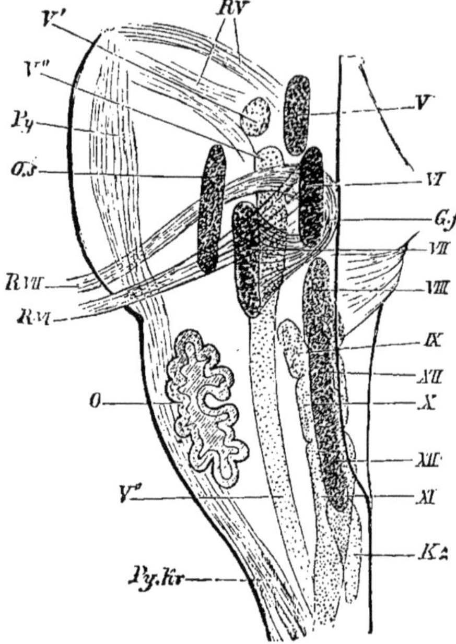

Fig. 253. — Schéma d'une moitié de la protubérance et du bulbe rachidien, montrant comme si on les voyait par transparence les principaux noyaux de substance grise (les plus teintés sont les plus près de la ligne médiane), d'après Erb*.

avant, situé à quelques millimètres seulement de l'ouverture interne du conduit, puis une courbure à concavité antérieure, derrière la caisse du tympan. A la sortie du trou stylo-mastoïdien, ouverture externe de l'aqueduc de Fallope, le facial, caché sous la parotide, se dirige obliquement en avant et en bas, passe entre cette glande et la poche gutturale, et atteint le bord postérieur du maxillaire, au niveau du col du condyle, c'est-à-dire sous l'articulation temporo-maxillaire. Là, il sort de dessous le bord antérieur de la parotide, devient superficiel en se plaçant sur le masséter et se termine par deux ou trois branches anastomosées avec celles du nerf temporal superficiel (de la cinquième paire) et formant ainsi le *plexus sous-zygomatique* ou *facial*.

Distribution. — *A*. Dans son trajet intra-osseux, le facial fournit successivement :

1° Le *grand nerf pétreux superficiel* ;

* Py, faisceau pyramidal traversant la protubérance ; Py.Kr, lieu d'entre-croisement des pyramides ; O, olive bulbaire ; O. s, olive protubérantielle ; RV, racines de la cinquième paire ; RVII, racines de la septième paire ; RVI, racines de la sixième paire ; G.f, genou du facial ou *fasciculus teres* ; V, noyau moteur du trijumeau ou noyau masticateur ; V', noyau sensitif du trijumeau correspondant au *locus cæruleus* ; V'', noyau gélatineux du trijumeau ; VI, noyau commun à l'oculo-moteur externe et au facial ; VII, noyau propre du facial ; VIII, noyau vestibulaire de l'acoustique ; IX, X, XI, noyau moteur du glosso-pharyngien, du pneumogastrique et du spinal ; XII, noyau du grand hypoglosse ; K², noyau de Goll.

2° Le *petit nerf pétreux superficiel ;*

3° Le *nerf du muscle de l'étrier ;*

4° La *corde du tympan.*

De plus, il communique avec le pneumogastrique au moyen d'un filet volumineux, que nous étudierons, avec ce dernier nerf, sous le nom de :

5° *Rameau anastomotique allant du pneumogastrique au facial.*

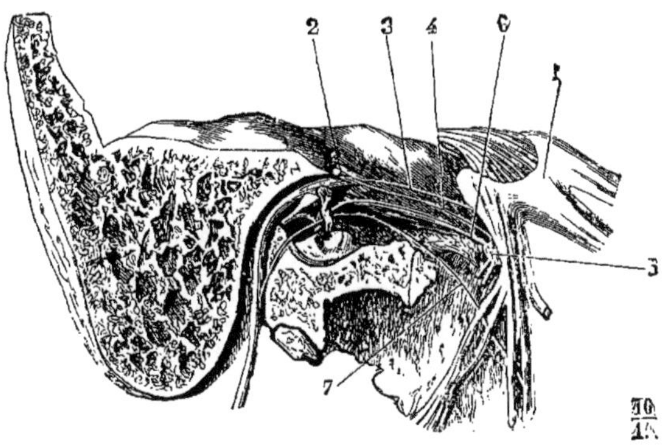

Fig. 254. — Facial de l'Homme dans l'aqueduc de Fallope (d'après Arnold) *.

B. Les branches que le facial émet à son passage sous la parotide partent soit de son bord supérieur, soit de son bord inférieur, ce sont :

Pour le bord supérieur :

6° Le *nerf de l'occipito-hyoïdien ;*

7° Le *nerf du digastrique ;*

8° Le *nerf du stylo-hyoïdien ;*

9° Le *rameau cervical ;*

10° Des *filets pour la poche gutturale* et la *parotide* [1].

Pour le bord inférieur :

11° Le *nerf auriculaire postérieur ;*

12° Le *nerf auriculaire moyen ;*

13° Le *nerf auriculaire antérieur ;*

C. A cet ensemble de rameaux collatéraux se joignent les branches terminales, formant, par leur anastomose avec le nerf temporal superficiel :

14° Le *plexus sous-zygomatique* ou *facial.*

1° **Grand pétreux superficiel** (fig. 254, 3). — C'est un rameau fort remarquable qui s'échappe de la première inflexion du facial pour se porter au ganglion de Meckel. L'importance des particularités qui se rattachent à son étude nous engage à porter une attention toute spéciale sur son origine, son trajet et sa terminaison.

ORIGINE. — Il naît du *ganglion géniculé,* petite intumescence grisâtre que présente le facial au sommet du coude qu'il décrit après son entrée dans

---

1. Nous avons dit plus haut que, d'après M. Moussu, les nerfs excito-sécrétoires de la parotide proviennent non pas du facial, mais du trijumeau.

* 1, ganglion de Gasser ; 2, premier coude du facial où se trouve le ganglion géniculé ; 3, nerf grand pétreux superficiel ; 4, nerf petit pétreux superficiel allant se jeter dans le ganglion otique ; 5, ganglion otique ou d'Arnold ; 6, nerf du muscle du marteau ; 7, corde du tympan.

l'aqueduc de Fallope ; et la présence de ce petit ganglion permet d'assimiler le facial à un nerf mixte, dont la racine sensitive serait représentée par le *ner, intermédiaire de Wrisberg*, grêle filet compris entre la septième et la huitième paire, se jetant dans la partie postérieure du ganglion géniculé. C'est de la partie antérieure de ce même ganglion que part le grand pétreux superficiel ; mais, d'après M. Chauveau, toutes les fibres de ce nerf ne sortiraient pas du ganglion géniculé ; un certain nombre viendraient directement du facial, en sorte qu'il y aurait là deux racines : une sensitive, ganglionnaire, l'autre motrice [1].

1. « Quand nous avons étudié, sur des pièces trempées pendant plusieurs semaines dans l'eau acidulée par l'acide azotique, la constitution du grand nerf pétreux, à son origine même, nous l'avons vu formé de deux faisceaux très faciles à dissocier, l'un interne, l'autre externe : celui-ci se continue seul avec le ganglion géniculé ; l'autre traverse le facial d'avant en arrière, puis s'infléchit brusquement en dedans pour remonter du côté de l'origine du nerf et se mêler à ses fibres ; mais ce faisceau conserve très souvent son indépendance jusqu'au bulbe, dans lequel ses fibres pénètrent isolément ; il représente alors un petit tronc particulier simplement accolé à celui du nerf principal, et compris entre ce nerf et l'acoustique. Le grand nerf pétreux ne procède donc point exclusivement du ganglion géniculé, puisqu'une portion de ses fibres composantes, entièrement dépourvues de corpuscules ganglionnaires, émergent directement du facial. Quant au faisceau externe, la dissociation de ses fibres par l'action de l'acide montre très bien que la substance grise du ganglion géniculé se trouve située sur leur trajet presque exclusivement ; et, si l'on cherche à poursuivre ces fibres, comme celles du précédent faisceau, dans l'épaisseur même du facial, on reconnaît qu'au lieu de se porter du côté de l'origine du nerf, elles semblent se diriger du côté de sa terminaison, circonstance remarquable que nous croyons pouvoir expliquer en admettant qu'elles proviennent du rameau anastomotique du pneumogastrique, dont nous parlerons plus loin.

« Il résulte de cette disposition que le nerf grand pétreux naît du facial par deux racines réelles, intimement accolées : l'interne est évidemment motrice ; l'externe possède les corpuscules ganglionnaires d'une racine sensitive, et le tronc qu'elles forment à elles deux peut être regardé comme un nerf mixte.

« Comme on le voit, notre manière d'envisager le ganglion géniculé diffère des idées généralement admises, puisque nous le faisons appartenir exclusivement au grand nerf pétreux, et non pas à la totalité des faisceaux du facial. D'un autre côté, le *nerf intermédiaire de Wrisberg* n'est plus pour nous la racine sensitive du facial, aux fibres duquel nous ne reconnaissons que la faculté motrice ; ce n'est même pas celle du grand nerf pétreux superficiel, dont il pourrait tout au plus être considéré comme un filet accessoire. Chez le Cheval, ce rameau, extrêmement ténu, ne se distingue point ou se distingue mal, à son origine, des filets de la racine latérale du nerf acoustique ; on le voit pénétrer dans l'aqueduc de Fallope et se diviser sur le coude du facial en plusieurs filets excessivement déliés, qui se confondent avec des fibres propres de ce nerf et avec le ganglion géniculé. Qu'il y a loin de cette disposition à celles qu'affectent les véritables racines sensitives vis-à-vis des ganglions placés sur leur trajet !

« L'opinion qui regarde le rameau de Wrisberg comme la racine sensitive du facial a été, croyons-nous, surtout accréditée par l'impossibilité apparente d'expliquer autrement la sensibilité que possède ce dernier à sa sortie même du trou stylo-mastoïdien, c'est-à-dire avant de contracter aucune anastomose avec la cinquième paire ; or, cette sensibilité appartient exclusivement aux fibres du rameau de communication envoyé par le pneumogastrique, et non pas aux faisceaux de constitution du facial, comme on le prouve en excitant ce dernier nerf hors de l'aqueduc de Fallope, après avoir détruit le pneumogastrique à son origine. Que si l'on veut absolument regarder le nerf intermédiaire comme un rameau distinct des filets originels du nerf acoustique ; que si l'on tient à en faire un nerf sensitif, on sera forcé, du moins, de reconnaître qu'il ne porte point sa sensibilité au-delà du trou stylo-mastoïdien, et que ses filets se perdent tous dans les rameaux fournis par le facial dans son trajet intra-osseux. On sait, du reste, que Longet regarde ce nerf comme formant le petit pétreux superficiel et le filet nerveux du muscle de l'étrier ; ainsi il en fait une branche motrice destinée à animer le petit appareil musculaire de l'oreille moyenne. Son idée, fort ingénieuse, serait assurément soutenable s'il était possible de suivre le nerf intermédiaire, à son origine, jusqu'au cordon latéral du bulbe ; mais il n'en est pas ainsi malheureusement, car ce petit ramuscule n'apparaît que comme une dépendance des fibres propres au nerf acoustique.

« En résumé, le grand nerf pétreux superficiel procède du facial par deux racines, l'une motrice, l'autre sensitive, assimilables jusqu'à un certain point aux racines rachidiennes. La première est fournie par les filets de la septième paire. La seconde vient probablement du pneumogastrique et porte sur son trajet, comme annexe, le ganglion géniculé. Quant au nerf de Wrisberg, peut-être concourt-il à la formation de ce ganglion, mais il n'en est pas, à coup sûr, la source principale. Telles sont les conclusions qui se dégagent de la dissection et de l'expérimentation relativement à la signification du nerf de Wrisberg. »

Depuis l'époque où M. Chauveau écrivait ces lignes, les travaux de M. Mathias Duval sur l'origine réelle des nerfs crâniens (*Journal de l'anatomie*. Paris, 1880) ont permis une nouvelle interprétation du nerf intermédiaire de Wrisberg, d'après laquelle il n'appartiendrait ni au facial ni à l'acoustique, mais bien au glosso-pharyngien, dont il représenterait une racine erratique ; ce serait un filet gustatif qui passerait par la corde du tympan dans le lingual et communiquerait à celui-ci la faculté d'être impressionné par les saveurs (*Voy. Corde du tympan*)

Trajet et terminaison. — Le grand pétreux superficiel s'engage, dès son origine, dans l'hiatus de Fallope, petit pertuis creusé d'arrière en avant dans l'épaisseur du rocher ; il arrive ensuite à l'intérieur du sinus caverneux, qu'il traverse et où il reçoit une branche du plexus caverneux enlaçant la carotide interne. Par sa réunion avec ce filet sympathique, il forme le *nerf vidien*, qui se loge dans la scissure vidienne, puis dans le conduit vidien, et arrive dans l'hiatus orbitaire, où il se partage en plusieurs branches, deux le plus souvent, qui se jettent dans la partie postérieure du ganglion de Meckel.

2° **Petit pétreux superficiel** (fig. 254, 4). — Très mince filet se détachant du facial en dehors du grand pétreux superficiel et traversant aussi le rocher d'arrière en avant pour aller se jeter dans le ganglion otique, dont il représente la racine motrice.

3° **Filet du muscle de l'étrier.** — Le facial, à son passage au-dessus et en avant

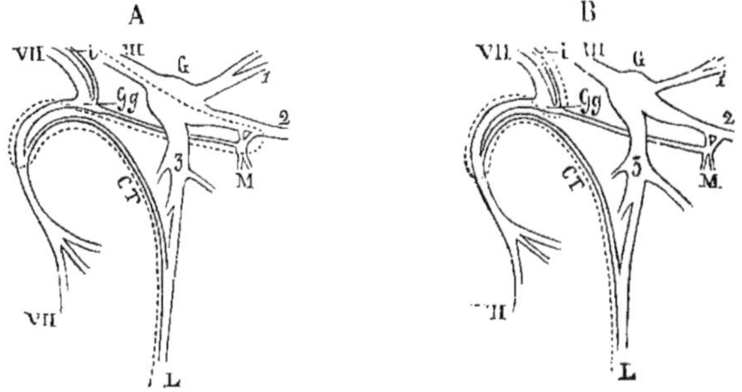

Fig. 255. — Schémas de l'origine de la corde du tympan. A, d'après Schiff ; B, d'après Lussana (empruntés au *Cours de physiologie* de Mathias Duval) *.

du muscle de l'étrier, adhère intimement à ce muscle et lui abandonne un filet extrêmement court, peut-être même plusieurs.

4° **Corde du tympan** (fig. 252 et 254, 7). — Encore appelé *nerf tympano-lingual*, ce rameau naît à angle très obtus du facial, près de l'orifice externe de l'aqueduc de Fallope. Il pénètre dans la caisse du tympan par un orifice particulier et se porte de la paroi postérieure de cette cavité à sa paroi antérieure, en décrivant une courbe à convexité tournée en haut et en passant au milieu de la chaîne des osselets de l'ouïe, entre le manche du marteau et la grande branche de l'enclume. Puis il s'échappe de l'oreille moyenne par un conduit pratiqué sur la limite des portions mastoïdienne et pétrée de l'os temporal, se dirige en bas et en avant, et se jette enfin dans le nerf lingual, à son origine, après un court trajet accompli sous le muscle ptérygoïdien externe, en dehors de la poche gutturale. Pour atteindre le lingual, il croise en dedans le nerf maxillaire inférieur, au-dessus du point d'émission du nerf mylo-hyoïdien.

La physiologie apprend que la corde du tympan se distribue, par l'intermédiaire du lingual, à la langue et à la glande sous-maxillaire. Elle agit sur celle-ci comme vaso-dilatatrice et excito-sécrétoire ; elle communique à celle-là la sensibilité gustative à ses deux tiers antérieurs. Cette dernière propriété ne

* III, origine du trijumeau ; G, ganglion de Gasser ; 1, branche ophtalmique de Willis ; 2, n. maxillaire supérieur ; M, ganglion de Meckel ; 3, n. maxillaire inférieur ; L, nerf lingual ; *i*, n. intermédiaire de Wrisberg ; *Gg*, ganglion géniculé dont part le n. grand pétreux superficiel ; VII, n. facial. (L'origine hypothétique des fibres de la corde du tympan est indiquée par une ligne pointillée.)

laisse pas que de surprendre de la part d'un rameau du facial, nerf moteur ; aussi beaucoup d'auteurs ont-ils adopté la conclusion de Schiff, d'après laquelle les fibres de la corde du tympan seraient empruntées par le facial au trijumeau par l'intermédiaire du grand pétreux, ainsi que l'indique la figure 255, A. Cependant, aujourd'hui, on se rallie généralement à l'opinion de Lussana, qui considère le nerf de Wrisberg comme l'origine de la corde du tympan (fig. 255, B), et à celle de Mathias Duval, qui fait de ce nerf une racine erratique du glosso-pharyngien[1].

Le nerf intermédiaire de Wrisberg figurerait donc une véritable racine sensitive, à laquelle appartiendrait spécialement le ganglion géniculé.

5° **Rameau anastomotique du pneumogastrique.** — (*Voy. la description de la dixième paire*).

6°, 7°, 8° **Nerfs de l'occipito-hyoïdien** (fig. 251, 3), **du stylo-hyoïdien et du digastrique** (fig. 251, 4). — Ces trois nerfs naissent par un faisceau commun, au niveau même du trou stylo-mastoïdien, pour se ramifier dans les muscles auxquels ils sont destinés, après un trajet descendant plus ou moins long sous la glande parotide. Le nerf du digastrique s'épuise dans le ventre postérieur et le faisceau angulaire du muscle, le ventre antérieur recevant un filet du nerf mylo-hyoïdien.

9° **Rameau cervical ou sous-cutané du cou** (fig. 251, 6 ; 256, 11). — Il prend son origine sur le milieu environ de la portion sous-parotidienne du facial, près d'une anse particulière jetée par ce nerf autour de l'artère auriculaire postérieure, et souvent sur cette anse elle-même. Il traverse ensuite la parotide de dedans en dehors et de haut en bas, pour descendre sur la face externe de cette glande, en dessous du muscle parotido-auriculaire, puis dans la gouttière jugulaire, logé alors sous la face profonde du peaussier du cou ou dans l'épaisseur de ce muscle, qui reçoit ses divisions terminales près de l'appendice antérieur du sternum. Dans son trajet, ce nerf communique avec les branches inférieures des deuxième, troisième, quatrième, cinquième et sixième paires cervicales par des rameaux qui le renforcent ; il envoie de nombreux filets collatéraux dans la substance du peaussier.

10° **Filets de la poche gutturale et de la parotide.** — Remarquables par leur nombre et leur ténuité, ces filets ne méritent, sous les autres rapports, aucune mention particulière.

11° **Nerf auriculaire postérieur** (fig. 251, 2). — Il prend naissance au niveau du trou stylo-mastoïdien, se dirige en haut, sous la parotide, en accompagnant l'artère auriculaire postérieure, pour s'aller jeter dans les muscles postérieurs de l'oreille externe. Il présente quelquefois, à son origine, une anse analogue à celle qui embrasse l'artère auriculaire postérieure.

12° **Nerf auriculaire moyen.** — Le plus souvent, il naît du même point que le précédent, en commun avec lui, pour ainsi dire, monte ensuite, en traversant la parotide, vers la base de la conque, et perce ce cornet cartilagineux pour se distribuer dans le tégument intra-conchinien et dans les faisceaux musculaires qui tapissent en quelques points la face adhérente de ce tégument.

13° **Nerf auriculaire antérieur** (fig. 251, 5 ; 256, 4). — C'est le plus gros des trois nerfs auriculaires. Après s'être détaché du facial à l'opposé du rameau cervical, et après avoir traversé de bas en haut le tissu parotidien. Il gagne la face externe de l'apophyse zygomatique, où il rencontre les divisions superficielles

---

1. Voy. A. Cannieu, *Remarques sur le nerf intermédiaire de Wrisberg* (*C. R. A. S.*, 27 avril 1895).

du nerf lacrymal; puis il se continue en avant, sous le muscle temporo-
auriculaire externe, arrive sur la base de l'apophyse orbitaire, au niveau du trou
sourcilier, croise à ce point les branches terminales du nerf frontal, et descend
en dedans de l'orbite, jusqu'au-dessous de l'angle nasal de l'œil, où il se mêle
aux divisions superficielles du nerf palpébro-nasal; il se termine enfin sur le
chanfrein dans les muscles lacrymal et sus-naso-labial.

Le nerf auriculaire antérieur abandonne dans son trajet de nombreux ramuscules aux muscles antérieurs de l'oreille, au fronto-sourcilier et à l'orbiculaire
des paupières, dont il anime la contractilité.

Il est remarquable par les relations qu'il entretient avec les rameaux terminaux

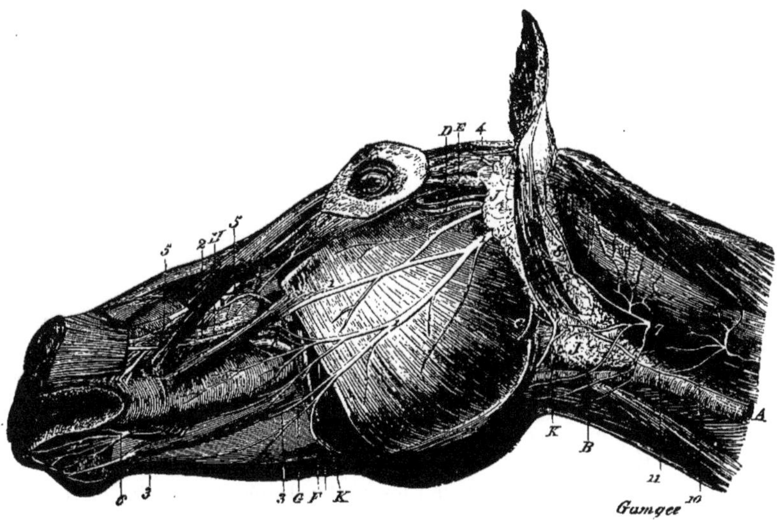

Fig. 256. — Nerfs superficiels de la tête du Cheval *.

des trois branches du nerf ophtalmique de Willis. Quoiqu'il n'existe point de
véritables anastomoses entre ces divers nerfs, on est convenu d'appeler
l'ensemble réticulaire qu'ils forment en avant de l'oreille et sur le côté du front
plexus auriculaire antérieur.

14° **Plexus sous-zygomatique** (fig. 256, 1, 1, 1). — Le facial, on l'a vu, se termine
par plusieurs branches, deux ordinairement, en arrivant sous l'articulation
temporo-maxillaire; lesquelles branches reçoivent alors le temporal superficiel,
qui est purement sensitif, comme on sait. Elles se continuent ensuite sur la face
externe du masséter, couvertes par le peaussier, auquel elles donnent quelques
rameaux, et reliées entre elles par des branches anastomotiques d'une disposition variée. Quelle que soit, du reste, cette disposition, on observe toujours le
même mode de distribution, c'est-à-dire que les branches du plexus sous-

* 1, 1, 1, branches principales du plexus sous-zygomatique ; 2, rameau de ce plexus qui s'anastomose avec les divisions terminales du nerf maxillaire supérieur ; 3, celui qui se joint aux divisions analogues du nerf maxillaire inférieur ; 4, nerf auriculaire antérieur ; 5, nerfs sous-orbitaires ou branches terminales du nerf maxillaire supérieur ;
6, nerfs mentonniers ou branches terminales du nerf maxillaire inférieur ; 7, rameaux superficiels de la branche
inférieure de la deuxième paire cervicale ; 8, anse atloïdienne ; 9, rameaux superficiels de la branche inférieure de la
troisième paire cervicale ; 10, filet qui se rend au rameau cervical du facial ; 11, rameau cervical du facial ;
A, veine jugulaire ; B, veine faciale ; C, vaisseaux maxillo-musculaires ; D, artère transversale de la face ; E, veine
satellite de ce vaisseau ; F, artère faciale ou maxillaire externe ; G, artère coronaire inférieure ; H, artère coronaire
supérieure ; J, glande parotide ; K, canal parotidien.

zygomatique, en arrivant près du bord antérieur du masséter, se partagent en une série de rameaux divergents qui passent à la surface des canaux vasculaires ou glandulaires situés en avant du masséter, pour aller se jeter dans le tissu des joues, des lèvres et des naseaux.

Parmi ces rameaux, l'un, supérieur (*branche temporo-faciale*), remarquable par son énorme volume, passe sous le muscle zygomatique, s'accole au bord inférieur du canin, avec l'artère coronaire supérieure, et s'engage ensuite sous le releveur commun de l'aile du nez et de la lèvre supérieure, où il se joint aux rameaux terminaux du nerf maxillaire supérieur, avec lesquels il se distribue aux tissus de la lèvre supérieure et des ailes du nez (fig. 251, 7'; 256, 2).

Un second rameau, inférieur (*branche cervico-faciale*), plus faible que le précédent, suit la face interne du muscle abaisseur de la lèvre inférieure pour aller se jeter dans le faisceau terminal du nerf maxillaire inférieur, avec lequel il se ramifie dans les tissus de la lèvre inférieure (fig. 256, 3).

Entre ces deux branches principales existent une série de ramifications, plus petites, destinées au muscle buccinateur ; on en voit quelques-unes s'infléchir sous la face interne du masséter, pour gagner la partie postérieure du buccinateur, où elles s'anastomosent avec des filets du nerf buccal.

D'autres ramuscules, situés sous la branche cervico-faciale, s'épuisent dans le peaussier de la face ; l'un d'eux arrive dans l'auge en contournant le bord inférieur du maxillaire.

Le plexus sous-zygomatique des Solipèdes est sujet à diverses variétés, qui ont été minutieusement étudiées par MM. Arloing et L. Tripier [1].

Fonctions. — Le facial est un nerf essentiellement moteur, mais qui contracte d'intimes anastomoses avec divers nerfs sensitifs.

C'est lui qui anime tous les muscles peaussiers de la tête, donnant à la physionomie ses traits particuliers et sa mobilité ; aussi l'appelle-t-on parfois le *nerf de l'expression*. Il excite en effet les contractions des muscles de la conque, de la joue, des lèvres, des naseaux, de l'orbiculaire des paupières [2], du peaussier cervico-facial et du peaussier du crâne.

Il préside aussi, directement ou par l'intermédiaire des nerfs pétreux super-

---

1. « En règle générale, le facial se partage en deux branches tout près de la parotide. Le nerf temporal superficiel se divise en trois rameaux inégaux dès qu'il arrive sous le condyle du maxillaire : le rameau supérieur, grêle, simple ou bifurqué, suit l'artère sous-zygomatique et va se perdre dans la peau de la région ou regagne en partie le plexus temporo-facial : les autres rameaux s'accolent immédiatement aux deux branches du nerf facial, et les deux nerfs de chaque couple marchent confondus vers leur destination... Ce type se modifie de plusieurs manières :

« 1° Les nerfs des deux provenances, au lieu de se confondre tout de suite au bord antérieur de la parotide, peuvent marcher côte à côte. Cette séparation est généralement moins marquée dans la branche supérieure que dans l'inférieure. Quand elle existe dans celle-ci, le rameau moteur est situé entre le masséter et le peaussier ; le sensitif, entre le peaussier et la peau ;

« 2° L'isolement de la partie sensitive et de la partie motrice devient complet. La branche faciale inférieure, notamment, peut cheminer seule vers la lèvre ; la branche sensitive qui lui est destinée suit d'abord la branche supérieure du plexus et ne s'en sépare que vers le milieu du masséter, pour se jeter sur la joue et rejoindre son filet moteur satellite dans la lèvre inférieure seulement. Dans ce cas, la branche inférieure ne comprend que des filets du facial :

« 3° Au lieu d'une prompte séparation des branches du nerf temporo-auriculaire et du facial, on observe parfois une fusion des quatre branches, fusion qui peut se prolonger assez loin en avant de la parotide. Nous avons vu des dispositions de ce genre dans lesquelles la branche inférieure (toujours mixte alors) se détachait du faisceau, à la hauteur de l'œil, en formant à son origine un angle très aigu.

« On observe quelquefois des différences assez grandes entre les deux plexus d'un même sujet. »
Extrait d'un mémoire intitulé : *Des conditions de la persistance de la sensibilité dans le bout périphérique des nerfs sectionnés* (*Archives de physiologie norm. et pathol.*, 1876).

2. Rappelons ici que le muscle releveur de la paupière supérieure dépend du nerf oculo-moteur commun.

ficiels et des ganglions otique et sphéno-palatin, à la contraction des muscles agissant dans le premier temps de la déglutition (muscles du voile du palais, stylo-hyoïdien, occipito-hyoïdien, digastrique).

Enfin il innerve les muscles de l'oreille moyenne, le muscle de l'étrier certainement, le muscle du marteau probablement.

Il sert aussi de lieu de passage pour des filets vaso-moteurs, excito-secrétoires et gustatifs.

On remarquera que le facial ne possède aucune influence sur le masséter, malgré l'intimité de ses rapports avec ce muscle. Celui-ci relève, comme les autres muscles rapprocheurs des mâchoires, de la racine motrice du trijumeau.

Huitième paire : Nerfs auditifs ou acoustiques.

(Portion molle de la septième paire de Willis.)

Préposé à l'audition et au sens de l'espace, le nerf de la huitième paire affecte une disposition que nous allons résumer en peu de mots.

Origine (fig. 178 et 257). — Il procède du bulbe par deux racines, une antérieure ou inférieure, et une postérieure ou supérieure. La première a reçu le nom de *racine vestibulaire* ou même de *nerf vestibulaire*, parce qu'elle se distribue

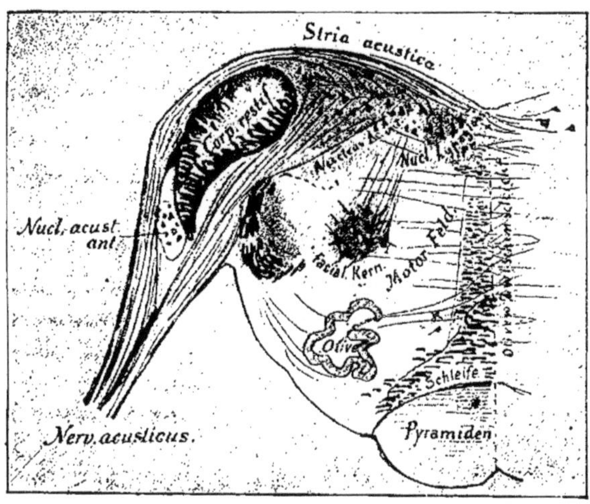

Fig. 257. — Schéma d'une coupe du bulbe pratiquée au niveau de l'origine du nerf auditif, d'après Edinger. (Le tubercule acoustique latéral n'a pas été distingué du noyau antérieur.)

au vestibule ainsi qu'aux canaux demi-circulaires ; la seconde, celui de *racine* ou *nerf cochléaire*, parce qu'elle va innerver le limaçon.

La racine antérieure s'engage sous le corps restiforme pour aboutir à des noyaux situés au côté externe du plancher du quatrième ventricule dans la région de l'aile blanche externe.

La racine postérieure se poursuit extérieurement jusqu'au plancher du quatrième ventricule en contournant le pédoncule cérébelleux inférieur. Elle s'épanouit, chez l'Homme, en plusieurs petits tractus blancs, connus sous le nom de *barbes du calamus scriptorius* ou *stries acoustiques*, qu'il nous a toujours été impossible de mettre en évidence chez nos animaux domestiques. Sur le côté du corps restiforme, elle offre, sur son trajet, deux amas ganglionnaires, plus ou moins distincts, qui représentent ses véritables noyaux aboutissants; ce sont : 1° le *noyau antérieur* ou *inférieur*, d'où partent les fibres du corps trapézoïde, lesquelles aboutissent à l'olive protubérantielle du même côté ou du côté opposé; 2° le *tubercule acoustique latéral*, émettant les fibres qui contournent le pédoncule cérébelleux inférieur pour arriver au *calamus*, fibres ne se terminant pas, comme on pourrait le croire, sur le plancher du quatrième ventricule, mais plongeant dans l'épaisseur de l'isthme pour arriver à l'olive supérieure du même côté ou à celle de l'autre côté. Le tubercule acoustique latéral est particulièrement développé chez le Chat et nombre de Ruminants.

Nous ne faisons que mentionner ici les voies acoustiques centrales, conduisant soit à l'écorce cérébrale de la région temporale, soit aux tubercules quadrijumeaux, principalement les postérieurs, soit enfin au cervelet.

TRAJET ET TERMINAISON. — Les deux racines du nerf auditif se réunissent immédiatement, sur le côté du bulbe, en un seul cordon, peu consistant, placé derrière celui de la septième paire, à l'extrémité du corps trapézoïde. Les deux nerfs, réunis par l'intermédiaire de Wrisberg, se trouvent en regard de l'hiatus auditif interne et s'y engagent bientôt. Là, l'acoustique se divise en deux branches, l'une antérieure, l'autre postérieure, dont les rameaux traversent les trous percés au fond de cet hiatus, pour pénétrer, ceux du premier faisceau dans l'axe du limaçon, ceux du second dans le vestibule et les canaux demi-circulaires. La description de ces deux branches sera mieux placée dans l'étude de l'organe de l'ouïe; nous ferons seulement remarquer qu'elles correspondent exactement aux deux racines, en sorte qu'il y a là deux nerfs simplement accolés dans leur trajet : l'un pour le vestibule et les canaux demi-circulaires, l'autre pour le limaçon.

Neuvième paire : Nerfs glosso-pharyngiens.

Le glosso-pharyngien est un nerf mixte qui porte la sensibilité générale avec la sensibilité gustative dans le tiers postérieur de la langue, et qui excite les contractions des muscles du pharynx.

ORIGINE (fig. 259). — Il prend son origine sur le côté du bulbe, en arrière de la huitième paire, par huit ou dix fines racines, dont les unes sont implantées sur le corps restiforme, pendant que les autres, moins nombreuses, s'échappent, comme les filets du nerf facial, de l'interstice compris entre ce même corps restiforme et le faisceau latéral du bulbe [1]. Les racines du glosso-pharyngien se rendent dans deux noyaux différents. Les fibres sensitives gagnent un noyau (PN, fig. 184) situé sur le plancher du quatrième ventricule (aile grise), dans le prolongement de la base de la corne supérieure de la moelle. Les fibres motrices ont leur point de départ à un autre noyau, dit noyau ambigu, appartenant aussi à la 10ᵉ et à la 11ᵉ paire et faisant suite à la tête de la corne inférieure de la moelle (S, fig. 184).

A leur émergence, les racines se réunissent bientôt en un cordon unique, qui sort du crâne par un orifice particulier du trou déchiré postérieur et pré-

---

1. Cette disposition, très facile à mettre en évidence chez le Cheval, nous semble propre à lever tous les doutes qui existent dans l'esprit d'un certain nombre d'anatomistes sur la nature du nerf glosso-pharyngien. Il possède évidemment dès son origine des filets moteurs, ceux qui naissent au même niveau que le facial, et des filets sensitifs, ceux qui procèdent du corps restiforme. On peut, du reste, objecter aux personnes qui seraient encore tentées d'attribuer la propriété motrice du glosso-pharyngien aux branches anastomotiques entre ce nerf et la septième paire, que ces anastomoses sont loin d'être constantes et qu'elles manquent même toujours dans plusieurs espèces.

sente à ce point un renflement grisâtre, ovalaire, le *ganglion pétreux* ou *d'Andersch*, dans lequel il est assez difficile de distinguer les deux sortes de racines.

TRAJET ET TERMINAISON (fig. 260 et 264). — A peine sorti de la cavité cranienne, le glosso-pharyngien descend, en décrivant une courbe à concavité antérieure, derrière la grande branche de l'hyoïde, compris d'abord dans un repli de la poche gutturale, puis entre celle-ci et le muscle masséter interne. Accolé, dans cette dernière partie de son parcours, à l'artère maxillaire externe, il longe avec elle le bord postérieur du stylo-hyal et gagne la base de la langue avec l'ar-

tère linguale, en s'engageant sous le muscle basio-glosse. Ce sont les papilles de la partie postérieure de la muqueuse linguale qui reçoivent les ra-musules terminaux de ce nerf (Voy. le sens du *Goût*).

BRANCHES COLLATÉRALES. — Il fournit dans son trajet :

1° Le *rameau de Jacobson* ou *nerf tympanique* (fig. 258), très mince filet né du ganglion d'An-dersch, se dirigeant en haut, dans un conduit particulier de

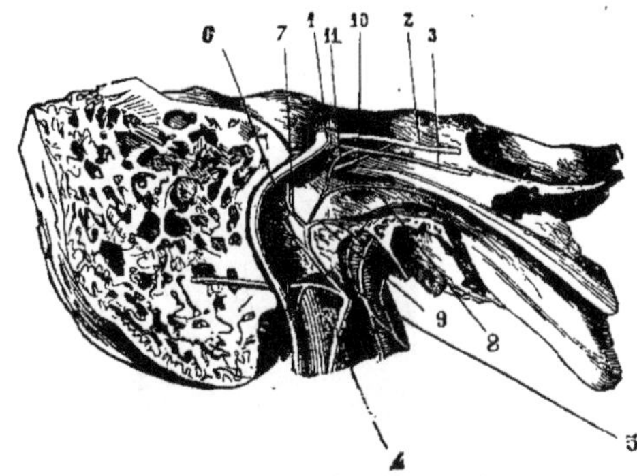

Fig. 258. — Rameau de Jacobson, chez l'Homme (d'après Arnold) *.

la portion tubéreuse du temporal, pour atteindre la muqueuse de la caisse du tympan, et envoyant sur les nerfs pétreux superficiels deux rameaux de renforcement désignés sous les noms de *grand* et *petit pétreux profonds*, lesquels constituent des racines sensitives pour les ganglions sphéno-palatin et otique. Le rameau de Jacobson donne en outre un filet à la muqueuse du pourtour de la fenêtre ronde, un filet semblable à celle de la fenêtre ovale, un filet à la muqueuse de la trompe d'Eustache et enfin une anastomose au plexus caverneux du sympathique.

2° Des *filets de communication avec le ganglion cervical supérieur*, au nombre de deux ou trois, remplacés quelquefois par un rameau unique ;

3° Une *branche destinée au plexus carotidien* (fig. 260, 2), laquelle se dirige en arrière sur la poche gutturale, pour gagner l'extrémité terminale de la carotide primitive, d'où ses filets se portent, avec ceux du sympathique, soit sur la carotide externe, soit sur l'occipitale, soit enfin sur la carotide primitive elle-même. Cette branche communique par plusieurs anastomoses avec les nombreux rameaux sympathiques qui, du ganglion cervical supérieur, se portent à la surface de la poche gutturale, pour s'épuiser dans cette membrane ou aller rejoindre le bord postérieur du nerf grand hypoglosse ;

4° Un *rameau pharyngien* (fig. 260, 1), qui se détache généralement au niveau de l'artère pharyngienne et qui forme, avec les filets pharyngiens du pneumo-gastrique et du ganglion cervical supérieur, sur la paroi postérieure de l'arrière-bouche, au devant de la poche gutturale, un plexus remarquable par son intrication. Ce plexus pharyngien reçoit aussi un filet de l'hypoglosse ; il émet trois

* 1, tronc du facial ; 2, grand pétreux superficiel ; 3, petit pétreux superficiel ; 4, tronc du glosso-pharyngien ; 5, rameau de Jacobson ; 6, branche de la fenêtre ovale ; 7, branche de la fenêtre ronde ; 8, branche de la trompe d'Eustache ; 9, branche anastomotique avec le grand sympathique ; 10, grand pétreux profond ; 11, petit pétreux profond.

ordres de ramuscules : des filets moteurs pour les constricteurs du pharynx et le stylo-pharyngien, des filets sensitifs pour la muqueuse de cette cavité, et enfin des filets vasculaires.

Dixième paire : Nerfs pneumogastriques.

Le nerf pneumogastrique, ou *nerf vague*, est aussi remarquable par son étendue que par la multiplicité des usages physiologiques qui lui sont dévolus. Il se prolonge en effet jusqu'au-delà de l'estomac, après avoir fourni à ce viscère au poumon, au cœur, au pharynx, au larynx, à l'œsophage, à la trachée et aux bronches une multitude de rameaux et avoir contracté nombre d'anastomoses avec les nerfs voisins, particulièrement avec les nerfs sympathiques. Bien que

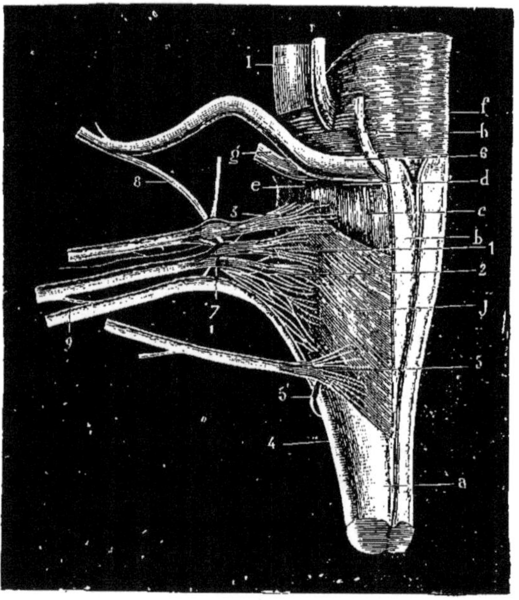

Fig. 259. — Origine des nerfs qui naissent de la protubérance et du bulbe rachidien *.

d'origine cérébro-spinale, il concourt, pour une part importante, à l'innervation des viscères, notamment du cœur, du poumon et de l'estomac, c'est-à-dire des trois organes formant ce que Bichat appelait le trépied de la vie.

ORIGINE (fig. 259). — Le pneumogastrique s'échappe sur le côté du bulbe, immédiatement en arrière du glosso-pharyngien, par six à dix racines, dont l'ensemble décrit une légère courbure à convexité supérieure ; les médianes, les plus élevées, répondent au sillon latéral du bulbe, tandis que les postérieures et les antérieures s'abaissent vers les pyramides, celles-ci plus que celles-là. L'anatomie macroscopique est impuissante à distinguer les racines sensitives

et les racines motrices ; mais l'étude de la texture du bulbe montre que les antérieures aboutissent à l'aile grise du plancher du quatrième ventricule, où se
trouvent des noyaux prolongeant la base de la corne sensitive de la moelle ;
tandis que les postérieures procèdent du noyau ambigu, qui, dans la partie
inféro-latérale du bulbe, fait suite à la tête de la corne motrice (fig. 186) ; c'est-
à-dire que ces deux ordres de racines ont exactement les mêmes origines que
les racines similaires du glosso-pharyngien. Le pneumogastrique est donc
mixte dès son origine et avant toute anastomose avec le spinal.

Ses racines se dirigent transversalement en dehors, mélangées à du tissu
conjonctif et à quelques fines ramifications vasculaires, sortent du crâne par un
orifice particulier du trou déchiré postérieur et se réunissent, à leur passage
dans cette ouverture, sur un ganglion assez volumineux, désigné sous le nom de
ganglion jugulaire.

GANGLION JUGULAIRE ET SES ANASTOMOSES. — Allongé d'avant en arrière, aplati
de dessus en dessous, ce ganglion est noyé dans la substance cartilagineuse qui
ferme le trou déchiré. Quand il a macéré quelque temps dans l'acide azotique
étendu, on peut le décomposer en deux parties : l'une correspondant au pneumogastrique, l'autre à la branche interne du spinal. Quelques filaments nerveux
semblent passer à sa surface sans se confondre avec lui. Il est en rapport, en
avant, avec le ganglion d'Andersch, auquel il envoie un rameau, tandis qu'il
reçoit un filet des racines les plus élevées du glosso-pharyngien. En arrière, il
reçoit les racines les plus antérieures du spinal représentant ce qu'on appelle la
branche interne de ce nerf. Enfin il est uni à la septième paire par une branche que
nous avons déjà nommée *rameau anastomotique du pneumogastrique au facial*.

Ce rameau, d'un volume assez considérable (fig. 259, 8), part du ganglion
jugulaire ; parfois même il nous a semblé qu'au nombre de ses radicules d'origine il s'en trouvait quelques-unes en continuité directe avec les racines sensitives du pneumogastrique. Il se dirige ensuite en avant, au-dessus du ganglion
d'Andersch, croise le rameau de Jacobson, traverse la portion tubéreuse du
temporal et arrive dans l'aqueduc de Fallope, où il aborde le nerf facial, près
du point où celui-ci donne naissance à la corde du tympan. On voit alors un
petit nombre de ses fibres s'accoler au nerf de la septième paire, en remontant
du côté de l'origine de ce nerf, où elles iraient constituer, selon nous, une partie
du grand nerf pétreux, celle qui présente à son origine le ganglion géniculé
(Voy. plus haut p. 518). D'autres fibres descendent, au contraire, en suivant le
trajet des fibres propres du facial et se perdent au milieu d'elles ; mais le plus
grand nombre croisent ce nerf et continuent leur trajet dans l'épaisseur du temporal, pour aller se distribuer principalement à la membrane qui tapisse le
conduit auditif externe.

TRAJET ET RAPPORTS. — Au-delà du ganglion jugulaire, le tronc du pneumogastrique des Solipèdes ne présente point trace de « ganglion plexiforme » ; il reste
intimement accolé à la branche externe du spinal dans l'étendue de 2 centimètres
environ ; puis les deux nerfs se séparent pour laisser passer entre eux le grand
hypoglosse, après quoi le pneumogastrique descend isolément derrière la poche
gutturale, à proximité du ganglion cervical supérieur, en suivant l'artère carotide
interne (fig. 260). Arrivé vers l'origine de l'artère occipitale, il croise ce vaisseau
en dedans et s'unit plus loin de la manière la plus intime au filet cervical du sympathique, avec lequel il constitue le *cordon vaguo-sympathique*, qui se place en

arrière de la carotide primitive et la suit jusqu'auprès de l'entrée de la poitrine. Si intimement unies que soient les deux parties de ce cordon, elles se distinguent parfaitement, sous leur commune enveloppe, par leur différence de couleur et leur position réciproque, et il est facile de les séparer par la dissection : le filet sympathique est grisâtre et situé en arrière du vague, qui a la couleur blanche des nerfs cérébro-spinaux.

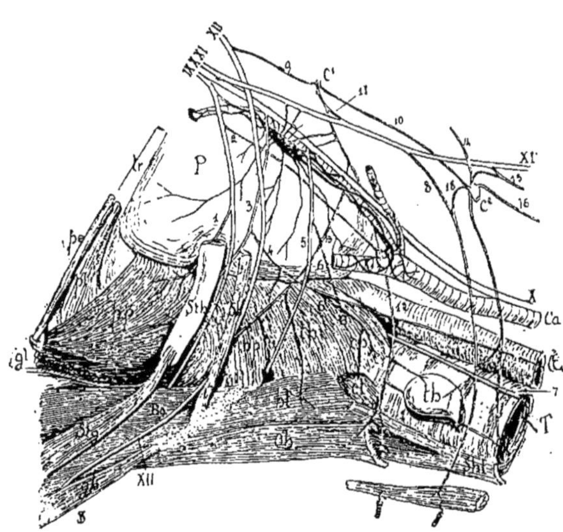

Fig. 260. — Vue d'ensemble des nerfs de la région gutturale chez le Cheval (figure demi-schématique) *.

Fig. 261. — Distribution des nerfs dans le larynx du Cheval **.

Au voisinage du thorax, les deux nerfs reprennent leur indépendance, et le pneumogastrique pénètre dans cette cavité un peu au-dessous du sympathique, en passant parmi les ganglions sympathiques qui existent entre les deux premières côtes.

Dans cette première partie de leur trajet, les deux pneumogastriques affectent

* P, poche gutturale ; tr, trompe d'Eustache ; pe, péristaphylin externe ; pi, péristaphylin interne ; gl, glandes staphylines ; pp, ptérygo-pharyngien ; sth, stylo-hyal ; stg, stylo-glosse ; Bg, basio-glosse ; gh, génio-hyoïdien ; hp, hyo-pharyngien ; tp, thyro-pharyngien ; cp, crico-pharyngien ; ht, hyo-thyroïdien ; oh, omo-hyoïdien ; ct, crico-thyroïdien ; sht, sterno-hyoïdien et sterno-thyroïdien ; T, trachée ; Œ, œsophage ; Ca, carotide primitive ; th, corps thyroïde. — IX, nerf glosso-pharyngien ; 1, son rameau pharyngien ; 2, son rameau carotidien ; X, pneumogastrique ; 3, son rameau pharyngien ; 4, nerf œsophagien supérieur émanant du précédent ; 5, nerf laryngé supérieur ; 6, n. laryngé externe, recevant une branche de renforcement (6') du n. œsophagien supérieur ; 7, n. laryngé inférieur ; XI, n. spinal ; 8, rameau du sterno-maxillaire, renforcé par une branche sensitive (18) fournie par la deuxième paire cervicale ; XII, n. grand hypoglosse ; 9, anastomose du grand hypoglosse avec la première paire cervicale (C1) ; 10, anastomose de la première paire cervicale avec la deuxième (C2) ; 11, rameau donné au spinal par la première paire cervicale ; 12, rameau destiné aux muscles omo-hyoïdien, sterno-thyroïdien et à la glande thyroïde ; 13, grêle rameau allant renforcer l'hypoglosse et émettant le filet du muscle hyo-thyroïdien ; 14, origine de l'anse atloïdienne ; 15, n. du mastoïdo-huméral ; 16, rameau anastomotique de la deuxième à la troisième paire cervicale ; 18, rameau sensitif du muscle sterno-maxillaire. — Le ganglion cervical supérieur et ses branches efférentes sont en noir.

** a, base de la langue ; b, épiglotte ; c, aryténoïdes ; d, cartilage thyroïde réséqué pour montrer les parties qu'il recouvre ; e, cartilage cricoïde ; f, trachée ; g, œsophage ; h, muscle thyro-aryténoïdien ; i, muscle crico-aryténoïdien latéral ; j, muscle crico-aryténoïdien postérieur ; k, muscle aryténoïdien. — 1, nerf laryngé supérieur ; 2, laryngé inférieur ; 3, branches du laryngé supérieur allant à l'épiglotte et à la langue ; 4, branches du laryngé supérieur allant à l'œsophage ; 5, anastomose très fine et multiple entre les deux laryngés ; 6, rameaux trachéaux ; 7, branche du muscle crico-aryténoïdien postérieur ; 8, branche du muscle crico-aryténoïdien latéral ; 9, branche du muscle thyro-aryténoïdien ; une partie se tamise à travers les fibres du muscle et va à la muqueuse sous-jacente ; 10, branche du muscle aryténoïdien ; 11, branche œsophagienne du nerf pharyngien ; elle vient quelquefois du laryngé externe. (Empruntée à la thèse de H. Toussaint.)

à peu près les mêmes rapports; il y a cependant quelque chose de spécial pour le gauche, qui répond à l'œsophage vers la partie inférieure du cou.

Une fois entrés dans la poitrine, les deux nerfs se comportent d'une manière un peu différente (fig. 262 et 263). Le droit contourne très obliquement l'artère axillaire de dessous en dehors et d'avant en arrière, pour suivre ensuite, sous la plèvre médiastine, la face correspondante de la trachée, jusqu'au-dessus de l'origine des bronches, où il se termine. Quant au gauche, il passe bien aussi sous le tronc brachial; mais, au lieu de le contourner pour s'appliquer sur la trachée, il reste accolé à ce vaisseau et atteint la racine du poumon, après avoir croisé en dehors l'origine des deux aortes.

Lorsque les pneumogastriques sont arrivés au-dessus de la bifurcation de la trachée, ils se terminent en formant le *plexus bronchique* et les *cordons œsophagiens*, ceux-ci prolongés jusqu'à l'estomac et au plexus solaire.

A la partie supérieure du cou, mais au-dessous du ganglion jugulaire, le pneumogastrique reçoit des filets du spinal, du ganglion cervical supérieur, de l'hypoglosse et des deux premières paires cervicales, filets qui s'entre-croisent d'une manière complexe à la surface de la poche gutturale et forment le plexus guttural.

DISTRIBUTION. — Les branches fournies par le pneumogastrique sur son parcours sont :

1º Des *rameaux de communication au ganglion cervical supérieur*;

2º Un *rameau pharyngien*;

3º Le *nerf laryngé supérieur*;

4º Des *rameaux de communication au ganglion cervical inférieur*;

5º Le *nerf laryngé inférieur*;

6º Des *filets cardiaques*.

Nous passerons en revue ces divisions collatérales avant d'étudier les rameaux terminaux, communs aux deux pneumogastriques, c'est-à-dire :

7º Le *plexus bronchique*;

8º Les *cordons œsophagiens*.

1º **Rameaux de communication avec le ganglion cervical supérieur**. — Toujours très grêles et au nombre de deux ou trois, ils viennent souvent du rameau pharyngien.

2º **Nerf pharyngien** (fig. 260, 3). — Né du pneumogastrique au niveau de la partie moyenne ou supérieure du ganglion cervical supérieur, le nerf pharyngien se dirige en avant et en bas, rampe sur le côté de la poche gutturale et gagne le plan postérieur du pharynx, où il se termine en formant un plexus avec la branche pharyngienne de la neuvième paire et des filets sympathiques émanant du ganglion cervical supérieur. C'est un rameau sensitivo-moteur. Il émet une forte division qui se dirige en bas, à la surface des constricteurs moyen et postérieur du pharynx, auxquels elle fournit des filets, abandonne un rameau de renforcement au laryngé externe, gagne l'origine de l'œsophage et descend, accolé latéralement à ce conduit, tout en s'épuisant dans sa tunique musculaire (fig. 261, 11). Cette division, à laquelle M. Chauveau a donné le nom de *nerf œsophagien supérieur*, peut être suivie sur l'œsophage jusqu'à la partie inférieure du cou, et même, chez quelques sujets, jusque dans la cavité thoracique[1].

---

1. H. Toussaint l'a vue abandonner l'œsophage pour s'accoler au récurrent; mais ses rameaux revenaient toujours à ce conduit par un court trajet ascendant.

3° Nerf laryngé supérieur (fig. 260, 5). — Plus volumineux que le précédent et né un peu plus bas, ce nerf suit un trajet et une direction analogues pour gagner le côté du larynx, où on le voit s'enfoncer dans le trou pratiqué sous la corne hyoïdienne du cartilage thyroïde, et s'épuiser en presque totalité dans

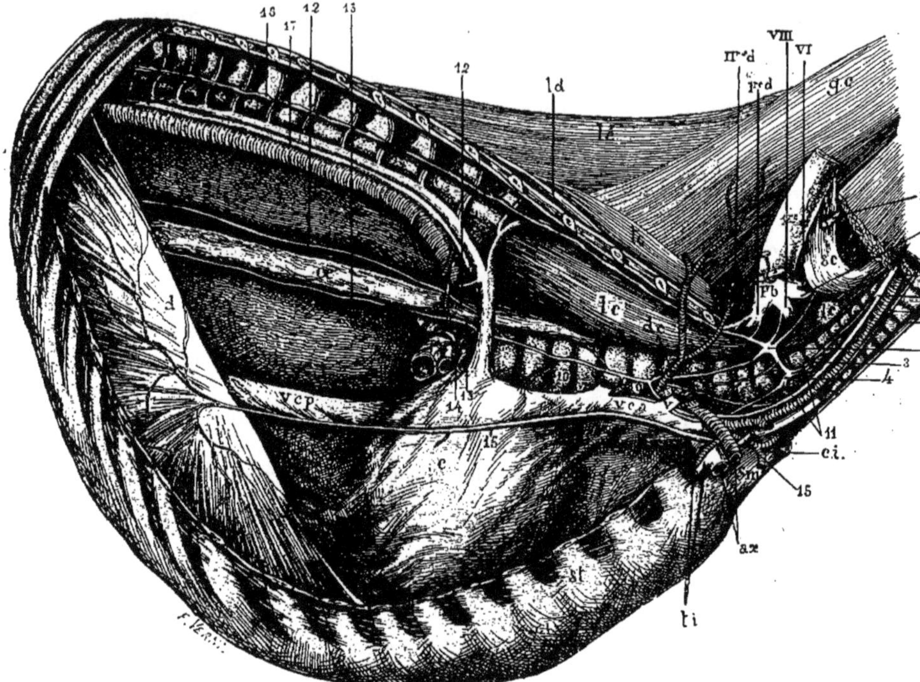

Fig. 262. — Nerfs de la cavité thoracique du Cheval, côté droit. (La première côte a été sciée à l'extrémité inférieure et renversée en haut.) *

la muqueuse de la portion sus-glottique du larynx, à laquelle il communique une très grande sensibilité.

A la face interne du cartilage thyroïde, il se termine par un faisceau de rameaux qui se dirigent en avant, en haut et en arrière (fig. 261). Les premiers se rendent à la muqueuse de la base de la langue et sur les deux faces de l'épiglotte. Les seconds se distribuent à la muqueuse des aryténoïdes ainsi qu'à celle de la partie inférieure du pharynx et de l'entrée de l'œsophage. Quant aux troisièmes, ils se répandent sur les muscles thyro-aryténoïdien et crico-aryténoïdien latéral et sur la muqueuse sous-jacente, en se mélangeant aux divisions terminales du

* *sc*, scalène ; *gc*, grand complexus ; *le*, long épineux ; *lc*, long du cou ; *tc*, transversaire du cou ; *ld*, extrémité du long dorsal ; *d*, diaphragme ; *sth*, muscles sterno-hyoïdiens et sterno-thyroïdiens ; *sm*, origine des sterno-maxillaires ; Œ, œsophage ; C, cœur enveloppé du péricarde ; V, veine vertébrale ; V*ca*, veine cave antérieure ; *vcp*, veine cave postérieure ; *ax*, section de l'artère et de la veine axillaire ; *ti*, artère et veine thoraciques internes ; C*i*, artère cervicale inférieure ; *dc*, tronc artériel dorso-cervical ; *st*, articulations sterno-costales ; P*b*, plexus brachial ; VI, 6e paire cervicale ; VII, 7e paire cervicale ; VIII, 8e paire cervicale ; 1re*d*, 1re paire dorsale ; 2e*d*, 2e paire dorsale. — 1, cordon vaguo-sympathique à l'endroit où se séparent ses deux nerfs constituants ; 2, nerf laryngé inférieur ou récurrent ; 3, filet cervical du sympathique ; 4, ganglion cervical moyen ; 4' ganglion cervical inférieur ; 10, rameaux cardiaques du pneumo-gastrique ; 11, rameaux de communications donnés par le pneumogastrique au ganglion cervical moyen ; 12, cordon œsophagien supérieur ; 13, cordon œsophagien inférieur ; 14, nerfs bronchiques ; 15, nerf diaphragmatique droit ; 16, chaîne sympathique dorsale ; 17, canal thoracique, situé entre l'aorte et la grande veine azygos.

laryngé inférieur; il existe même entre ces deux nerfs une fine anastomose connue sous le nom d'*anastomose de Galien* (fig. 261, 5).

Avant de pénétrer dans le larynx, et même très près de son origine, le laryngé supérieur fournit le *laryngé externe*, grêle filet moteur destiné aux muscles crico-

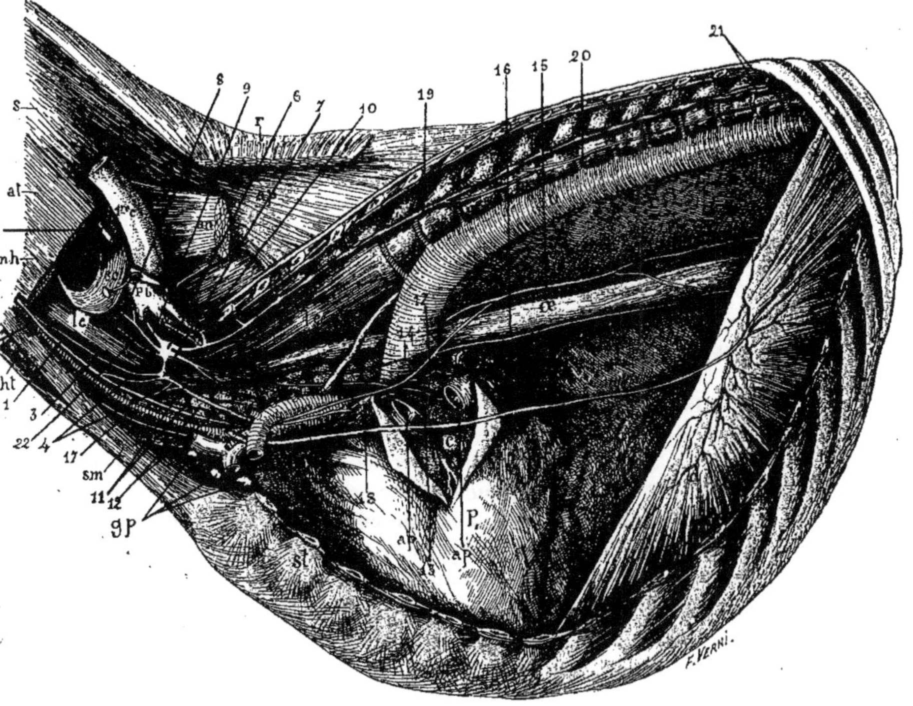

Fig. 263. — Nerfs de la cavité thoracique du Cheval, côté gauche. (La première côte a été sciée à l'extrémité inférieure et renversée en haut). *

pharyngien et crico-thyroïdien, et qui peut provenir, soit du pneumogastrique directement, soit, plus souvent, de son rameau pharyngien. Quoi qu'il en soit, la branche œsophagienne de ce dernier lui donne généralement un filet de renforcement. D'autres rameaux, extrêmement ténus, lui viennent du ganglion cervical supérieur.

4° Rameaux de communication avec le ganglion cervical inférieur. — Ils ne se jettent pas toujours directement dans ce ganglion; quand le ganglion cervical

* Sc, scalène; *mh*, mastoïdo-huméral; *al*, omo-trachélien; *s*, splénius; *ap*, aponévrose commune au splénius et au petit dentelé antérieur; *r*, rhomboïde; *an*, angulaire de l'épaule; *lc*, long du cou; *sm*, sterno-maxillaires; *sht*, sterno-hyoïdien et sterno-thyroïdien; *pb*, plexus brachial érigné en haut; *gp*, ganglions lymphatiques de l'entrée de la poitrine; *st*, articulations sterno-costales; *p*, péricarde; *C*, cœur, vu à travers une ouverture du péricarde; *ap*, artère pulmonaire, réséquée à la partie moyenne; *Œ*, œsophage; *d*, diaphragme; *ao*, aorte postérieure; 1, pneumogastrique; 2, carotide primitive; 3, connectif cervical du sympathique; 4, rameaux de communications donnés par le pneumogastrique au ganglion cervical moyen; 6, ganglion cervical inférieur; 7, ébauche de ganglion cervical moyen; 8, nerf vertébral, apportant au ganglion cervical inférieur les rameaux de communication de la plupart des paires cervicales; 9, rameau de communication fourni isolément par la 8e paire cervicale; 10, rameau de communication de la 1re paire dorsale; 11, branches efférentes du ganglion cervical inférieur constituant le plexus trachéal; 12, filets cardiaques du pneumogastrique se jetant dans ce plexus; 13, un rameau cardiaque du sympathique; 14, rameau sympathique se jetant dans le plexus bronchique; 15, cordon œsophagien supérieur; 16, cordon œsophagien inférieur; 17, 17, récurrent; 18, nerf diaphragmatique; 19, chaîne dorsale du sympathique; 20, une des racines du nerf grand splanchnique anormalement séparée des autres; 21, suite de la chaîne dorsale sympathique dont on voit se détacher les dernières racines du grand splanchnique; 22, nerf du muscle long du cou.

moyen existe, c'est lui qui les reçoit (fig. 262 et 263). Ces filets ne présentent pas, du reste, la même disposition des deux côtés. Ceux du pneumogastrique droit, au nombre de deux ou trois, sont extrêmement courts, mais volumineux. Quant au pneumogastrique gauche, il ne fournit ordinairement qu'un seul rameau, long et grêle, qui se détache, dans la région du cou, vers le point où le pneumogastrique commence à se séparer du cordon cervical du sympathique, et qui gagne le ganglion cervical inférieur, en restant accolé dans son trajet au nerf principal.

5° **Nerf laryngé inférieur** (fig. 260 à 263). — Encore appelé *récurrent* ou *trachéal récurrent*, ce nerf prend naissance non pas au voisinage du larynx, comme le laryngé supérieur, mais bien dans la cavité thoracique, ce qui l'oblige à remonter le long de la trachée pour gagner sa destination. De là son nom de récurrent.

Les deux nerfs laryngés inférieurs ne sont pas symétriques à leur origine. Celui du côté droit se détache du pneumogastrique en dessous de l'artère axillaire, à peu près au niveau du tronc artériel dorso-cervical (fig. 262). Il se réfléchit immédiatement d'arrière en avant, en embrassant l'origine de ce tronc, qu'il croise en dedans pour se placer contre la face inférieure de la trachée, au milieu des principaux nerfs cardiaques, avec quelques-uns desquels il contracte d'intimes adhérences. — Du côté gauche, c'est seulement quand le pneumogastrique arrive au niveau de la crosse de l'aorte qu'il laisse échapper le récurrent (fig. 263), lequel contourne cette crosse en arrière et de gauche à droite, de manière à l'embrasser dans une anse à concavité antérieure, et se place sous la face inférieure de la trachée, parmi les nerfs cardiaques, avec lesquels il communique comme celui du côté droit.

Les nerfs laryngés inférieurs se trouvent donc, à une distance plus ou moins éloignée de leur point de départ, mêlés aux cordons nerveux sympathiques qui constituent, par leur ensemble, le plexus trachéal (Voy. la description du *grand sympathique*). Ils s'en dégagent bientôt pour sortir de la poitrine, toujours en rampant sur la face inférieure de la trachée; puis ils montent sur les côtés de ce tube cartilagineux, en avant des carotides primitives, dont ils se rapprochent peu à peu. Ils atteignent enfin le larynx et y pénètrent en passant sous le muscle crico-pharyngien, puis en dedans de l'articulation crico-thyroïdienne et de l'aile du thyroïde.

D'après Goubaux, le récurrent gauche serait, en bas du cou, plus superficiel que le droit et par cela même plus exposé aux compressions du collier; ainsi s'expliquerait que, dans les cas de paralysie du larynx (cornage chronique), ce sont presque toujours les muscles du côté gauche qui sont en état de dégénérescence. Mais cette différence est purement hypothétique; il est plus rationnel d'invoquer comme cause de la fréquence plus grande à gauche qu'à droite de la paralysie laryngée la différence d'origine des deux récurrents, et notamment les rapports du récurrent gauche avec les ganglions bronchiques, qui l'exposent à des compressions.

Les divisions terminales des nerfs laryngés inférieurs s'épuisent dans les muscles crico-aryténoïdiens postérieurs et latéraux, aryténoïdiens et thyro-aryténoïdiens, c'est-à-dire dans tous les muscles intrinsèques du larynx, moins les crico-thyroïdiens, qui sont innervés, comme nous l'avons dit plus haut, par les laryngés externes. Elles donnent aussi la sensibilité à la portion sous-glottique de la muqueuse, sensibilité beaucoup moins vive que celle de la glotte et de la portion sus-glottique.

Sur leur long trajet, les récurrents émettent des filets collatéraux, ascendants comme eux, destinés à la trachée et à l'œsophage. Les *filets trachéens* sont mixtes, c'est-à-dire qu'ils donnent la sensibilité à la muqueuse et la contractibilité au plan charnu du tube aérien. Les *filets œsophagiens* sont tous sensitifs, car le nerf moteur de la première portion de l'œsophage n'est autre que le nerf œsophagien supérieur dont nous avons déjà parlé. Ils forment cinq groupes : le premier et le deuxième groupe naissent, du côté gauche, tout près de la crosse de l'aorte, montent sur les côtés de la trachée et vont à la portion de l'œsophage comprise entre ce conduit et la portion thoracique du muscle long du cou. Le troisième, plus considérable, provient d'un rameau qui naît au niveau des troncs brachiaux ; il est très franchement récurrent, forme sur le côté de la trachée, avec le deuxième, une sorte de petit plexus, puis s'accole très intimement à l'œsophage qu'il accompagne jusqu'à une distance d'environ 20 centimètres de la première côte. Le rameau qui constitue le quatrième groupe est le plus long de tous ; il se détache à 5 ou 6 centimètres en avant de la première côte, et, après avoir abandonné plusieurs longues branches trachéales, il remonte sur le côté de la trachée en rasant le bord de l'œsophage, où on le perd, en général, à 15 ou 20 centimètres du pharynx. Le cinquième groupe se compose d'un rameau qu'on voit se détacher du récurrent à peu près à la hauteur où le précédent se termine ; il est destiné tout à fait à l'origine du conduit.

6° **Rameaux cardiaques.** — Les rameaux cardiaques sont de grêles filets qui naissent du pneumogastrique en différents points, depuis l'entrée de la poitrine jusqu'à la racine du poumon. Ils atteignent la base du cœur en suivant, en général, la face inférieure de la trachée, où ils se mêlent au plexus trachéal formé par les branches efférentes des ganglions cervicaux inférieurs. Quelques-uns de ces rameaux s'épuisent dans le péricarde. Il est à remarquer que le pneumogastrique droit fournit un plus grand nombre de filets cardiaques que le gauche, ce qui explique sans doute la prédominance du nerf droit dans le phénomène de l'arrêt du cœur[1].

Les nerfs de la dixième paire peuvent donc agir sur le cœur, soit d'une manière directe, par les filets dont nous venons de parler, soit d'une manière indirecte par ceux qu'ils donnent aux ganglions cervicaux inférieurs. Ils partagent l'innervation de ce viscère avec le grand sympathique, dont les rameaux cardiaques sont intimement mélangés avec les leurs (Voy. plus loin la description du *sympathique*). Et la physiologie apprend que les rameaux du pneumogastrique sont modérateurs ou frénateurs, tandis que ceux du sympathique sont accélérateurs.

7° **Plexus bronchique** (fig. 262 et 263). — Le plexus bronchique et les cordons œsophagiens ou nerfs œsophagiens inférieurs sont des branches terminales communes aux deux pneumogastriques. Le plexus bronchique est formé par plusieurs rameaux, qui s'échappent de ces derniers à leur arrivée au-dessus des racines pulmonaires, rameaux entrelacés en réseau et ramifiés autour des divisions bronchiques, qu'ils suivent jusqu'aux alvéoles pulmonaires. Ce sont ces

---

1. Voy. Arloing et Tripier, *Contribution à la physiologie des nerfs vagues* (*Arch. de physiologie norm. et path.* Paris, 1872).

rameaux qui donnent à la muqueuse des bronches sa grande sensibilité et qui provoquent les contractions de leur couche charnue.

Il entre aussi dans le plexus bronchique des filets sympathiques provenant du ganglion cervical inférieur.

8° **Cordons œsophagiens** (fig. 262 et 263). — Après avoir émis les rameaux du plexus bronchique, chaque pneumogastrique se continue le long de l'œsophage par deux branches, l'une supérieure, l'autre inférieure, ce qui fait quatre branches pour les deux nerfs. Les deux supérieures s'accolent et se confondent en un seul cordon, soit immédiatement, soit après avoir accompli un certain trajet ; les deux inférieures se comportent de la même manière ; et de cette double anastomose résultent les deux cordons que nous avons à décrire, ou nerfs œsophagiens postérieurs. Le pneumogastrique droit forme la plus grande partie du cordon supérieur ; le gauche donne surtout à l'inférieur.

Ces deux cordons, placés entre les lames du médiastin postérieur, suivent l'œsophage, à une certaine distance, l'un au-dessus, l'autre au-dessous, abandonnent quelques ramuscules à ce conduit, s'envoient ordinairement deux ou trois branches de communication, et traversent l'ouverture des piliers centraux du diaphragme pour pénétrer dans la cavité abdominale.

L'*inférieur* se termine dans les parois de l'estomac, en formant sur la petite courbure, à droite du cardia, un plexus pré-stomacal très riche, parsemé de ganglions grisâtres, plexus qui jette le plus grand nombre de ses ramuscules sur le sac droit du viscère.

Le *supérieur* passe à gauche de l'insertion de l'œsophage avec l'artère gastropulmonaire et va se perdre dans le ganglion semi-lunaire et le plexus solaire, après avoir envoyé sur le cul-de-sac gauche de l'estomac de nombreuses divisions mêlées aux rameaux sympathiques entourant l'artère gastrique et anastomosées autour du cardia avec celles du nerf inférieur. Il forme avec le grand splanchnique, qui se jette aussi dans le ganglion semi-lunaire, l'*anse mémorable de Wrisberg*. — Quant à savoir ce qu'il devient après son arrivée au plexus solaire, l'anatomiste est impuissant à le démêler, et c'est précisément en raison de cette terminaison indéfinie que les anciens avaient désigné les nerfs de la dixième paire sous le nom de *nerfs vagues* ; mais la physiologie démontre qu'ils se poursuivent jusqu'au foie, à l'intestin, aux reins, et qu'ils partagent avec le sympathique l'innervation de la plupart des viscères.

FONCTIONS. — Formé de fibres des deux ordres, le pneumogastrique est un nerf sensitivo-moteur qui est le siège de courants réflexes qui lui font jouer un rôle important dans plusieurs actes de la vie végétative et le rapprochent ainsi du grand sympathique, avec lequel il entretient des connexions anastomotiques sur plusieurs points de son trajet.

C'est le pneumogastrique qui donne à la muqueuse du larynx l'exquise sensibilité dont elle jouit et qui anime les muscles intrinsèques de cet organe.

C'est à lui aussi que sont dues la sensibilité de la muqueuse trachéo-bronchique et les contractions du plan charnu de cet arbre aérophore, contractions purement réflexes, c'est-à-dire involontaires.

C'est lui encore qui provoque les mouvements de l'œsophage et de l'estomac, mouvements également involontaires, dus aux courants réflexes, et qui donne à ces viscères cette sensibilité obtuse, non localisée, que Bichat qualifiait de sensibilité organique ou sensibilité inconsciente.

Péut-être agit-il d'une manière analogue, c'est-à-dire par actions réflexes, sur la sécrétion du suc gastrique et sur les fonctions du foie ; mais ce sont là des points sur lesquels la science n'est pas fixée.

Il paraît prouvé qu'il n'exerce aucune influence directe sur les phénomènes essentiels de la respiration ; mais il participe à l'excitation centripète qui met en jeu la mécanique respiratoire.

Il transmet au cœur l'influence du centre modérateur de cet organe, situé au niveau de ses noyaux d'origine, dans le bulbe rachidien. Quand il est sectionné dans la région du cou, les mouvements du cœur deviennent très précipités ; mais on en peut diminuer l'énergie et la fréquence et même les arrêter complètement en galvanisant le bout périphérique du nerf. Dans cette action frénatrice sur le cœur, un nerf, habituellement le droit, joue un rôle prépondérant.

Il transmet encore aux centres vaso-moteurs bulbaires une excitation partant du cœur, qui provoque ensuite un effet vaso-dilatateur général, principalement dans la cavité abdominale. Les fibres qui conduisent cette excitation régulatrice du travail mécanique du cœur sont mélangées aux autres fibres du nerf, dans les Solipèdes, tandis qu'elles forment, chez le Lapin, un nerf distinct connu sous le nom de *nerf dépresseur de la circulation* ou *nerf de Cyon*.

Enfin le pneumogastrique agit aussi sur l'intestin et même sur les reins ; mais on n'a pu, jusqu'à ce jour, séparer son action de celle du sympathique.

Onzième paire : Nerfs spinaux ou accessoires de Willis.

Le spinal est un nerf exclusivement moteur, qui entretient, à son origine, des connexions si intimes avec le pneumogastrique qu'on devrait peut-être, à l'exemple de Müller, décrire ces deux nerfs comme une seule et même paire. Il a été ainsi nommé de ce que le plus grand nombre de ses racines naissent de la moelle épinière, ainsi qu'on va le voir.

ORIGINE (fig. 259). — Il présente en effet des *racines bulbaires* et des *racines médullaires*. Celles-ci s'échappent de toute l'étendue de la moelle cervicale, entre les deux ordres de racines des nerfs cervicaux ; elles se réunissent sur un long cordon de 70 à 80 centimètres, chez les animaux de taille moyenne, cordon commençant par une pointe effilée au niveau du renflement brachial de la moelle, s'accolant au faisceau latéral de celle-ci, en arrière de l'insertion des ligaments dentelés, et s'élevant vers le bulbe en augmentant progressivement de volume. Ce cordon se courbe en dehors à son extrémité antérieure pour sortir du crâne par le trou déchiré postérieur, en arrière du pneumogastrique. L'origine réelle des racines médullaires du spinal se fait dans cette partie de la corne inférieure de la moelle que l'on distingue parfois sous le nom de corne latérale.

Quant aux *racines bulbaires*, elles sont situées sur le côté du bulbe à la suite des racines du pneumogastrique, avec lesquelles on les confond d'autant plus facilement qu'aucun intervalle ne les sépare et que les plus antérieures se jettent dans le ganglion jugulaire. Ces racines bulbaires du spinal, anastomosées les unes avec les autres et d'autant plus longues qu'elles sont plus antérieures, convergent en dehors vers le trou déchiré postérieur, où les plus postérieures se jettent sur le cordon qui résume les racines médullaires, tandis que les antérieures traversent le trou déchiré postérieur par une ou deux ouvertures spéciales pour aller rejoindre le ganglion jugulaire, en dessous et en arrière duquel on les trouve appliquées, et se confondre avec le pneumogastrique. Ainsi le spinal se partage, dès sa sortie du crâne, en deux branches : une *branche interne* ou *anastomotique*, qui se jette dans le nerf de la dixième paire et dont la distribution échappe à l'anatomiste ; une *branche externe*, que nous allons bientôt poursuivre.

On démontre en physiologie que les fibres de la branche interne du spinal entrent dans la constitution du nerf pharyngien, du laryngé supérieur (branche laryngée externe), du laryngé inférieur et des nerfs cardiaques.

Les racines bulbaires du spinal procèdent du même noyau inféro-latéral du bulbe (noyau ambigu, prolongeant la tête de la corne motrice de la moelle), qui a déjà donné naissance aux racines motrices du glosso-pharyngien et du pneumogastrique (fig. 183).

Distribution. — Au-delà du ganglion du pneumogastrique, le spinal, réduit à sa branche externe, s'accole au tronc de ce nerf sur une longueur de 2 centimètres environ, puis s'en sépare en formant avec lui un angle aigu dont le sinus est traversé, d'arrière en avant, par le nerf grand hypoglosse (fig. 260). Il se dirige ensuite en arrière, passe sous l'extrémité supérieure de la glande maxillaire et du mastoïdo-huméral, contourne en dessous l'aile de l'atlas et gagne le bord postéro-supérieur du muscle omo-trachélien, qu'il suit jusqu'en avant de l'épaule. Là, il remonte légèrement, croise cette dernière région sous la face interne du trapèze cervical et va se perdre dans le trapèze dorsal.

Il émet sur son trajet :

1° Un ou deux filets pour le ganglion cervical supérieur, lesquels procèdent du spinal par un petit lacis plexiforme, au point où ce nerf se sépare du pneumogastrique ;

2° Vers la glande maxillaire, une grosse branche pour le muscle sterno-maxillaire. Cette branche est renforcée par un rameau sensitif émanant de la deuxième paire cervicale, et dont l'excitation provoque la contraction du sterno-maxillaire par voie réflexe ;

3° Un peu plus loin, un autre rameau destiné au mastoïdo-huméral ;

4° Une série de ramuscules qui se jettent dans l'omo-trachélien et le trapèze.

Le spinal traverse la partie antérieure du plexus cervical superficiel et reçoit des rameaux de renforcement des première, deuxième, troisième, quatrième, cinquième, et quelquefois même sixième paires cervicales.

Fonctions. — Par sa branche externe, le spinal anime les muscles sterno-maxillaire, mastoïdo-huméral, omo-trachélien et trapèze, lesquels reçoivent en outre des branches du plexus cervical superficiel. L'innervation donnée à ces muscles par le spinal serait, d'après les expériences de Cl. Bernard, relative à la phonation ; ils interviendraient alors pour suspendre ou modérer l'expiration de manière à régler l'écoulement de l'air par le larynx et à moduler ainsi la voix ou le chant.

Par sa branche interne, qui passe dans le pneumogastrique, le spinal agit comme modérateur du cœur et préside à tous les mouvements phonateurs du larynx.

Ce nerf est donc essentiellement préposé à la phonation, puisque, par l'une de ses branches (l'interne), il agit sur l'organe phonateur lui-même, tandis que l'autre branche (l'externe) règle le jeu du soufflet à air de cet organe. Le chant n'est plus possible quand la branche externe du spinal a été coupée. L'aphonie est complète si le nerf tout entier a été arraché.

Nous ferons observer, en terminant, que seuls les mouvements phonateurs du larynx sont sous la dépendance du spinal ; les mouvements respiratoires de cet organe sont commandés par le pneumogastrique. Le récurrent, qui préside à ces deux sortes de mouvements, contient donc des fibres des deux provenances.

Douzième paire : **Grands hypoglosses** (fig. 260 et 264).

Le nerf *grand hypoglosse*, ou simplement l'*hypoglosse*, est un nerf exclusivement moteur qui anime les muscles de la langue.

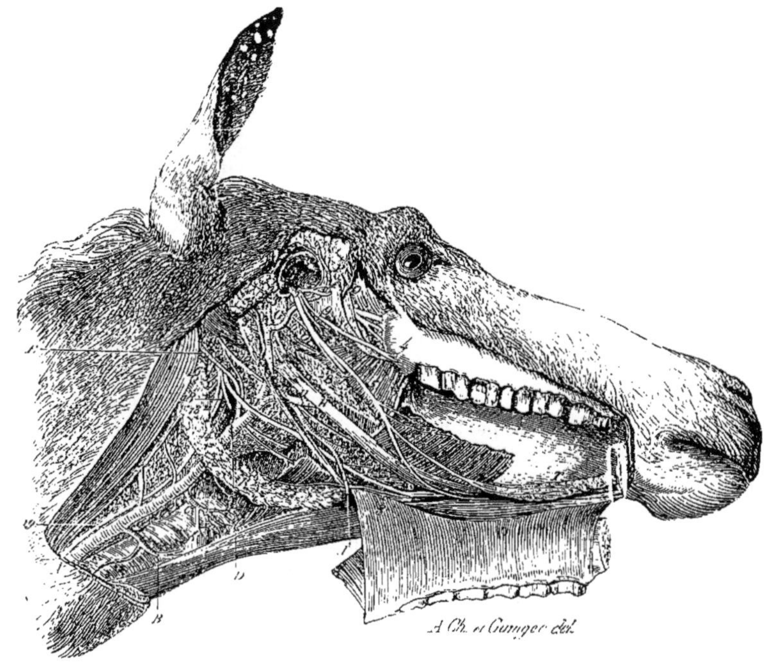

Fig. 264. — Nerfs profonds de la tête (chez un Mulet) *.

ORIGINE (fig. 178 et 259. — Il prend son origine apparente à la face inférieure du bulbe rachidien, dans le sillon qui borde la pyramide en dehors, c'est-à-dire

* 1, nerf maxillaire inférieur à sa sortie du crâne ; 2, nerf massétérin ; 3, nerf sous-zygomatique ; 4, nerf buccal ; 5, nerf lingual ; 6, corde du tympan ; 7, nerf maxillaire inférieur coupé vers le point où il entre dans le conduit dentaire ; 8, nerf mylo-hyoïdien ; 9, nerf du ptérygoïdien interne ; 10, nerf glosso-pharyngien ; 11, branche pharyngienne de ce nerf ; 12, branche linguale du même ; 13, nerf pneumogastrique ; 14, nerf laryngé supérieur ; 15, rameau pharyngien du pneumogastrique ; 16, nerf accessoire de Willis ou spinal ; 17, nerf grand hypoglosse ; 18, origine du cordon cervical du grand sympathique ; 19, le même après sa réunion avec le pneumogastrique. — A, artère carotide primitive ; B, thyroïdienne accessoire ; C. thyro-laryngienne ; D, point d'origine de la carotide interne (vaisseau caché par la poche gutturale) ; E, occipitale ; F. carotide externe ; G, maxillaire interne ; H. pharyngienne (représentée infiniment trop volumineuse) ; I, maxillaire externe ; J, linguale ; K, origine de la maxillo-musculaire ; L, auriculaire postérieure ; M, tronc temporal superficiel ; O, dentaire inférieure ; P, temporale profonde postérieure ; Q, temporale profonde antérieure ; R, glande maxillaire ; S, canal de Wharton ; T, glande sublinguale. — La lettre X, placée à l'extrémité supérieure de la grande branche hyoïdienne, ne se rapporte à rien ; on ne doit pas en tenir compte.

sur le prolongement de la ligne d'insertion des racines inférieures des nerfs rachidiens, par une douzaine de racines convergentes.

Poursuivis à l'intérieur du bulbe, ces filets viennent prendre naissance dans deux noyaux, l'un principal, l'autre accessoire (fig. 184). Le *noyau principal* occupe l'aile blanche interne du *calamus scriptorius* et se continue postérieurement jusque dans les parties du bulbe où le canal central n'est pas encore élargi en quatrième ventricule ; il représente la base de la corne inférieure de la moelle. Le *noyau accessoire*, découvert par M. Mathias Duval, dépend du noyau ambigu, au côté interne duquel il se trouve situé, et, par conséquent, de la tête de la corne motrice médullaire.

Les racines de l'hypoglosse traversent la dure-mère en deux ou trois faisceaux, qui s'engagent dans le trou condylien de l'occipital, où ils se réunissent en un seul cordon.

En 1833, Mayer signalait l'existence, chez divers Mammifères, d'une racine ganglionnaire au nerf grand hypoglosse, racine émergeant du sillon latéral du bulbe sur la même ligne que le spinal et le pneumogastrique, et présentant un petit ganglion à son point de réunion avec les autres racines. En 1862, Vulpian confirmait cette assertion en ce qui concerne le Chien, le Chat et le Cochon. Plus tard, Toussaint trouvait cette même racine, d'une manière constante, chez l'Ane, le Mulet, le Bœuf, le Mouton : à titre anormal, chez le Cheval, où le ganglion qu'elle présente atteint le volume d'une petite lentille (fig. 259). Enfin, dans ces dix ou quinze dernières années, la racine ganglionnaire de l'hypoglosse a été plusieurs fois rencontrée chez l'Homme.

A. Froriep a démontré, sur des embryons de Ruminants, que le nerf de la douzième paire cranienne se développe à la manière d'un nerf rachidien et possède, dès l'origine, les deux sortes de racines, les postérieures munies d'un ganglion. Ces dernières disparaissent graduellement au cours de la vie intra-utérine, mais non toujours complètement.

DISTRIBUTION (fig. 260 et 264). — Après sa sortie du trou condylien, l'hypoglosse communique immédiatement avec la première paire cervicale au moyen d'un rameau transversal ; puis il passe entre le spinal et le pneumogastrique, descend sur la face externe de la poche gutturale, et se met alors en relation avec le ganglion cervical supérieur du grand sympathique par de nombreux filets qui forment en grande partie le lacis désigné sous le nom de plexus guttural. Il croise ensuite en dehors l'artère carotide externe, en se portant en avant et en bas, sur le côté du pharynx et du larynx, reçoit à ce point un grêle ramuscule de la première paire cervicale, passe en dedans de l'extrémité inférieure du muscle stylo-hyoïdien et de l'artère glosso-faciale, qu'il croise très obliquement, se prolonge entre les muscles mylo-hyoïdien et basio-glosse, envoie de nombreux petits filets sur celui-ci, avec un rameau au génio-hyoïdien, et se termine enfin par une série de branches analogues à celles du nerf lingual et mêlées avec elles. Ces branches se réfléchissent donc en haut, en contournant le bord inférieur du basio-glosse, et rampent dans l'interstice compris entre ce dernier muscle et le génio-glosse. Elles se terminent toutes dans les muscles de la langue.

FONCTION. — Les hypoglosses excitent la contraction des muscles de la langue pendant les mouvements propres à la mastication et à la voix. Ils agissent très souvent ensemble ; mais ils peuvent s'isoler dans leur action de manière à produire des mouvements unilatéraux.

DIFFÉRENCES

Les nerfs craniens présentent les plus grandes analogies dans les divers Mammifères domestiques ; leur origine est absolument la même ; seule leur distribution offre parfois de légères différences, que nous allons examiner sommairement dans chaque espèce.

§ 1. — Bœuf. — Mouton. — Chèvre.

D'une manière générale, les nerfs du Bœuf, craniens ou autres, sont remarquables par leur volume, qui est beaucoup plus considérable que dans le Cheval, ce qui paraît tenir à l'abondance du tissu conjonctif qui les infiltre.

A part cela, il n'y a pas de différences à signaler dans les quatre premières paires.

TRIJUMEAU. — La *branche ophtalmique* de Willis distribue des filets à la plupart des muscles de l'œil, surtout par l'intermédiaire de son rameau palpébro-nasal, qui est particulièrement volumineux [1]. Le nerf lacrymal donne un rameau qui vient s'épuiser dans la membrane tégumentaire de la corne. Le nerf frontal, au lieu de sortir de l'orbite par le trou sourcilier, passe sous l'arcade orbitaire.

Le *nerf maxillaire supérieur* sort du crâne par le même orifice qui livre passage à la branche ophtalmique et aux trois oculomoteurs, car il n'existe qu'un seul conduit sus-sphénoïdal au lieu de trois. Il affecte le même trajet et la même distribution, mais il sort tout entier par le trou sous-orbitaire, vu l'absence d'incisives et de canines; d'autre part, son rameau palatin antérieur est remarquable par son volume.

Le *nerf maxillaire inférieur* sort du crâne par un trou ovale indépendant du trou déchiré. Le nerf buccal fournit le rameau excito-secrétoire de la parotide, lequel se détache sous le masséter et se porte au bord antérieur de ce muscle pour atteindre le canal de Sténon, le long duquel il remonte jusqu'à la parotide (Moussu).

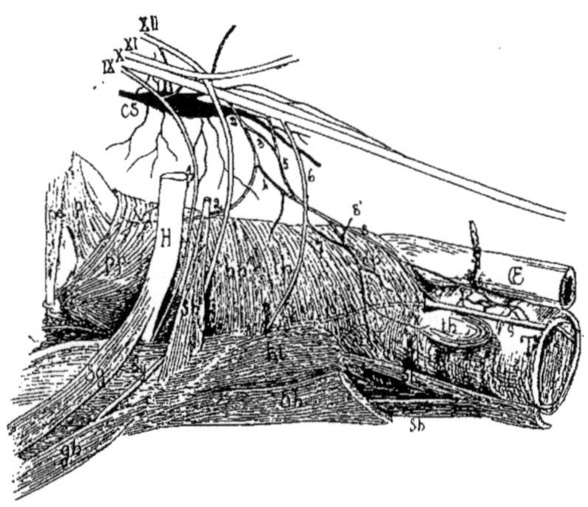

Fig. 265. — Vue d'ensemble des nerfs de la région gutturale chez le Bœuf. (Le ganglion cervical supérieur et ses branches efférentes ont été représentés en noir.) [*]

La branche inférieure du nerf buccal émet un autre rameau excito-sécrétoire qui se rend à la glande molaire inférieure (Moussu). Le nerf temporal superficiel s'unit au facial à peu près à égale distance de la crête zygomatique et de l'angle de la mandibule.

OCULO-MOTEUR EXTERNE. — N'offre rien de particulier.

FACIAL. — Le nerf de la septième paire se divise sous la parotide, quelquefois très près de son point de sortie du trou stylo-mastoïdien, en deux branches. La supérieure, la plus volumineuse, s'anastomose, à la surface du masséter, avec le nerf temporal superficiel et se distribue comme la branche homologue des Solipèdes; elle fournit ordinairement le nerf auriculaire antérieur, qui est remarquable par son volume. La branche inférieure se porte obliquement en avant et en bas, sous la parotide ou dans son épaisseur, et envoie une anastomose à la branche supérieure; elle atteint le canal de Sténon et les vaisseaux faciaux, qu'elle suit jusqu'au bord antérieur du masséter en croisant en dessous le tendon du sterno-maxillaire; après quoi elle se continue le long du bord inférieur du buccinateur, sous la glande molaire inférieure, pour venir se perdre dans la lèvre inférieure, où elle mélange ses divisions avec les nerfs mentonniers.

ACOUSTIQUE ET INTERMÉDIAIRE DE WRISBERG. — Sont disposés comme dans les Solipèdes.

[*] *pe*, péristaphylin externe; *pi*, péristaphylin interne; *pp*, ptérygo-pharyngien; H, stylo-hyal; Sg, stylo-glosse; *bg*, basio-glosse; *gh*, génio-hyoïdien; Sh, stylo-hyoïdien; *hp*, hyo-pharyngien; *tp*, thyro-pharyngien; *cp*, crico-pharyngien; *ct*, crico-thyroïdien; *th*, hyo-thyroïdien; Oh, omo-hyoïdien; Sh, sterno-hyoïdien; St. sterno-thyroïdien; *th*, corps thyroïde; T, trachée; Œ, œsophage, légèrement soulevé par une érigne. — IX, X, XI, XII, 9e, 10e, 11e et 12e paires craniennes; Cs, ganglion cervical supérieur du sympathique. — 1, origine du rameau pharyngien du glosso-pharyngien; 2, 2, rameau pharyngien du pneumogastrique; 3, branche lancée par ce rameau au laryngé externe; 4, sa branche œsophagienne; 5, nerf laryngé externe; 6, nerf laryngé supérieur; 7, rameau qu'il donne au laryngé externe; 8, suite du nerf œsophagien supérieur; 8', suite du nerf laryngé externe; 9, laryngé inférieur; 10, anastomose de Galien, supposée vue par transparence.

1. Voy. Cusco. *Thèse pour le doctorat en médecine.* Paris, 1848.

Glosso-pharyngien. — Communique avec le pneumogastrique, un peu après sa sortie du tissu déchiré. Sa branche pharyngienne est très grêle.

Pneumogastrique. — Il présente des différences assez nombreuses, soit dans la disposition de ses racines, soit dans sa distribution.

Les *racines*, au nombre d'une douzaine, s'échappent suivant une ligne courbe qui comprend presque toute la hauteur du faisceau latéral du bulbe ; elles sont souvent réunies les unes aux autres.

Le *ganglion jugulaire* est volumineux ; mais, à part son grand volume, il présente les mêmes caractères que chez les Solipèdes ; il reçoit donc toutes les racines propres au pneumogastrique, ainsi que la branche interne du spinal ; la partie du ganglion qui correspond à celle-ci est plutôt une intrication de fibres nerveuses qu'un véritable ganglion ; mais il est impossible, même par les dissections les plus minutieuses, de la séparer du reste du ganglion jugulaire. Celui-ci reçoit aussi une division du glosso-pharyngien, et il donne à ce dernier, ainsi qu'à la branche externe du spinal.

Comme dans les Solipèdes, il n'y a pas de plexus gangliforme.

Le tronc de la dixième paire est beaucoup plus volumineux que dans ces derniers, ainsi que l'examen des racines pouvait le faire pressentir. Il effectue le même trajet et présente les mêmes rapports ; toutefois, pour atteindre la carotide primitive, il croise en dehors le tendon commun du sterno-basilaire et du grand droit antérieur de la tête.

Le *rameau pharyngien* est volumineux (fig. 265) ; la branche qu'il envoie à l'œsophage est la plus forte de ses divisions ; elle descend à la surface des constricteurs du pharynx, s'unit au laryngé externe, envoie une forte division au thyro-pharyngien, et s'insinue sur le côté de l'œsophage entre ce conduit et le corps thyroïde. Là elle se divise en deux rameaux : l'un descendant sur le bord de l'œsophage, où il forme un très riche plexus avec des branches du récurrent, l'autre se perdant immédiatement dans le cordon du laryngé inférieur, au niveau même de la thyroïde. La branche œsophagienne du nerf pharyngien ne se poursuit donc pas, distincte du récurrent, sur toute l'étendue de l'œsophage cervical, comme on l'observe chez les Solipèdes.

Le *laryngé externe* naît ordinairement du tronc même du pneumogastrique, à 1 centimètre environ au-dessus du laryngé supérieur ; il n'est pas rare cependant de le voir procéder de ce dernier. Il reçoit à son origine une forte branche du rameau pharyngien et une autre du sympathique, et il s'accole presque immédiatement à la branche œsophagienne du nerf pharyngien ; toutefois, avec un peu d'attention, on peut disséquer un faisceau, venant du laryngé externe, qui se rend au crico-thyroïdien, au crico-pharyngien, à la glande thyroïde et à ses vaisseaux, après avoir reçu un rameau de renforcement du laryngé supérieur (fig. 265). — Chez le Mouton et la Chèvre, le nerf laryngé externe donne parfois directement une branche à l'œsophage, qui s'anastomose avec le laryngé inférieur, ou bien descend sur le bord du conduit, conjointement avec le rameau œsophagien du nerf pharyngien.

Le *laryngé supérieur*, très volumineux relativement, naît au-dessous du précédent (fig. 265) ; il communique avec le sympathique, soit directement, soit par l'intermédiaire du plexus pharyngien, ainsi qu'avec les nerfs pharyngien et laryngé externe, comme il a été dit pour ceux-ci. Sous le cartilage thyroïde, une très forte division s'anastomose avec le récurrent et finit par se perdre dans ce nerf, au-dessous du larynx. Il est facile de voir que cette branche donne, dans la région cervicale, un grand nombre de filets à l'œsophage et à la trachée.

Les *nerfs laryngés inférieurs* naissent comme chez les Solipèdes, mais leurs rapports sont un peu différents dans la région cervicale. Le gauche se place en effet dans l'interstice de la trachée et de l'œsophage, et se trouve séparé de l'artère carotide et du cordon vaguo-sympathique par l'épaisseur du conduit alimentaire. Leur distribution aux muscles du larynx se fait comme dans le Cheval, avec cette différence que l'anastomose de Galien est relativement énorme. Dans toute l'étendue de la portion cervicale, les branches pour l'œsophage sont plus nombreuses et plus volumineuses que chez les Solipèdes ; elles sont les unes sensitives, les autres motrices, ces dernières provenant de l'anastomose contractée supérieurement avec le laryngé supérieur et la branche œsophagienne du nerf pharyngien.

Les différences que les pneumogastriques présentent à leur terminaison sont en rapport avec le volume et la forme des estomacs. Voici ce que nous avons rencontré sur le Mouton :

Après avoir reçu un filet volumineux venu du cordon supérieur, le *cordon œsophagien inférieur* se divise en trois branches principales : une, se dirigeant à gauche, fournit des nerfs à la face antérieure et à la grande courbure du réseau, ainsi qu'au bord supérieur du rumen ; une, moyenne, se distribue à la face antérieure du feuillet, se place dans l'épaisseur du petit épiploon, suit la caillette à quelque distance en lui envoyant des filets, puis s'anastomose avec des nerfs rétrogrades venus d'un riche plexus existant à la face postérieure du foie et de la vésicule biliaire ; elle forme, avec les divisions du plexus solaire que nous venons de signaler et d'autres divisions émanant du cordon œsophagien supérieur, un riche plexus d'où partent des rameaux destinés au foie, à la caillette et au duodénum ; la troisième branche enfin s'épuise sur les deux faces du rumen, surtout sur le sac droit.

Le *cordon œsophagien supérieur* se distribue principalement à la panse. Avant d'arriver aux estomacs, il donne plusieurs divisions pour le plexus dont nous avons parlé, qu'on pourrait appeler plexus hépatique, reçoit une forte branche du plexus solaire et lui en envoie une non moins forte. Il se divise ensuite en deux branches principales. La plus volumineuse suit la scissure supérieure du rumen avec les vaisseaux de cet organe. D'après Lavocat, elle forme là un large plexus pourvu à son centre d'un renflement ganglionnaire d'où émanent des rameaux allant sur toute la face supérieure, les faces latérales, et jusqu'à la face inférieure du rumen. Chez le Mouton, nous n'avons pas trouvé de ganglion, ce qui n'empêche pas la branche en question de se distribuer à toutes les parties indiquées par Lavocat. L'autre branche, placée dans l'épaisseur de l'épiploon, arrive sur le bord convexe du feuillet, franchit cet organe, se distribue à la face gauche de la caillette, tandis que le rameau analogue qui vient du cordon œsophagien inférieur va plus particulièrement à la face droite.

Spinal. — L'origine du spinal ne présente pas de différences bien importantes ; toutefois les racines se ressentent du volume beaucoup plus considérable de ce nerf ; et la branche interne, avant de se jeter sur le ganglion jugulaire, présente un petit ganglion propre. Quant à la branche externe, elle offre dans sa distribution les caractères suivants : au niveau de l'extrémité inférieure de l'apophyse transverse de l'atlas, elle se divise en deux rameaux : l'un antérieur, l'autre postérieur. Celui-ci gagne le trapèze en suivant le même trajet que chez le Cheval et en distribuant, chemin faisant, une volumineuse division au mastoïdo-huméral et des filets multiples à l'omo-trachélien et au trapèze. Celui-là se dirige en bas en longeant en dehors le tendon du grand droit antérieur de la tête, puis traverse le sterno-basilaire et arrive dans l'interstice compris entre ce muscle et le sterno-maxillaire. Là, il se partage en un certain nombre de rameaux dont les trois ou quatre premiers, légèrement récurrents, se jettent dans la partie supérieure du sterno-maxillaire ; les autres, dirigés vers le sternum, s'épuisent dans le sterno-maxillaire ou indistinctement dans ce muscle et le sterno-sous-occipital. Ces rameaux du spinal représentent la branche qui, chez les Solipèdes, se rend exclusivement au sterno-céphalique. On sait, en effet, que ce dernier muscle est repré-

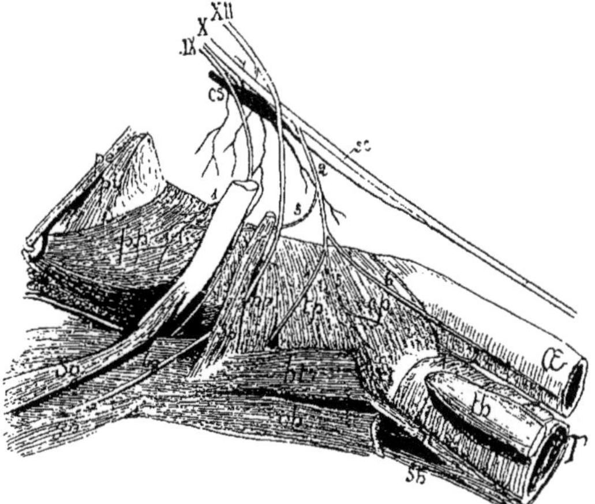

Fig. 266. — Vue d'ensemble des nerfs de la région gutturale chez les Chameaux *.

senté chez le Bœuf et la Chèvre par les muscles sterno-maxillaire ou sterno-massétérin et sterno-basilaire ou sterno-sous-occipital, lesquels sont extrêmement adhérents l'un à l'autre, pour ne pas dire confondus, près de leur origine sternale.

Grand hypoglosse. — Avant de croiser le spinal et le pneumogastrique, ce nerf, remarquable par son volume, communique avec la première paire cervicale par une branche considérable ; plus bas, il abandonne un long rameau qui descend sur l'artère carotide.

§ 2. — Chameaux. — Lamas.

Les nerfs crâniens des Chameaux et des Lamas sont disposés en général comme dans les autres ruminants ; mais les nerfs laryngés présentent une particularité tout à fait spéciale et des plus remarquables (fig. 266) :

* *pe*, péristaphylin externe ; *pi*, péristaphylin interne ; *pp*, ptérygo-pharyngien ; *hp. tp, cp*, hyo-, thyro- et crico-pharyngien ; *Ct*, crico-thyroïdien ; *ht*, hyo-thyroïdien ; *Oh*, omo-hyoïdien ; *Sh*, stylo-hyoïdien ; *bg*, basio-glosse ; *Lg*, stylo-glosse ; *gh*, génio-hyoïdien ; *sh*, *st*, sterno-hyoïdien et sterno-thyroïdien ; *th*, corps thyroïde ; T, trachée ; Œ, œsophage ; IX, nerf glosso-pharyngien ; X, pneumogastrique ; XII, grand hypoglosse ; 1, rameau pharyngien du glosso-pharyngien ; 2, tronc commun du nerf pharyngien et des trois laryngés ; 3, nerf pharyngien ; 4, nerf laryngé inférieur ; 5, nerf laryngé externe ; 6, tronc commun de l'œsophagien supérieur et du laryngé inférieur ; 7, nerf laryngé inférieur ; Cs, ganglion cervical supérieur ; sc, cordon cervical du sympathique. (Le ganglion cervical supérieur ainsi que ses branches efférentes sont en noir.)

On voit le pneumogastrique abandonner, près du point où il s'unit au filet cervical du sympathique, une grosse branche qui résume le nerf pharyngien et les trois nerfs laryngés. Cette branche, un peu plexiforme à son origine, fournit directement un certain nombre de filets pharyngiens ; puis elle se bifurque pour donner : 1º le nerf laryngé supérieur, émettant avant son entrée dans le larynx, un laryngé externe extrêmement ténu, renforcé par des filets de la branche suivante ; 2º une branche descendante qui, arrivée sur le côté de l'œsophage, à l'origine de ce conduit, se divise elle-même en deux rameaux, dont l'un, nerf œsophagien supérieur, se continue, le long de l'œsophage, jusqu'à l'entrée de la poitrine, accolé à ce conduit, tandis que l'autre, laryngé inférieur, décrit une crosse récurrente pour pénétrer dans le larynx et se comporter exactement comme la terminaison du laryngé-inférieur des autres espèces. Le premier peut se poursuivre jusqu'au niveau de la deuxième vertèbre dorsale, où on le voit s'unir, au-dessous de l'œsophage, avec celui du côté opposé et constituer un nerf unique qui rampe entre la trachée et l'œsophage et finit par se diviser en plusieurs filets se jetant dans le plexus bronchique. Quant au rameau laryngé inférieur, il y a lieu de se demander si son mode d'origine ne tient pas à la longueur extrême du cou des Camélidés, qui l'eût allongé outre mesure s'il avait effectué son trajet ordinaire. Il serait intéressant de savoir si la même disposition existe chez la Girafe, dont le cou est encore plus long.

Une autre particularité, non moins intéressante et signalée par M. Lesbre, c'est l'absence du nerf spinal, du moins de sa branche externe, chez les Camélidés. On ne trouve pas trace, sur la moelle cervicale, de la longue racine qui se constitue d'ordinaire sur son flanc ; par contre, on voit sur le côté du bulbe, à la suite des racines du pneumogastrique, un cordon descendant, de 3 ou 4 centimètres de longueur, qui collecte un certain nombre de racines et vient se jeter sur le ganglion jugulaire ; ce cordon représente sans doute la branche interne de la onzième paire, mais il n'y a aucune séparation entre les racines bulbaires qu'il résume et les filets d'origine de la dixième paire [1].

§ 3. — Porc.

Les nerfs *olfactifs, optiques, oculo-moteurs, acoustiques* et *glosso-pharyngiens* n'offrent rien de particulier.

TRIJUMEAU. — Le rameau palpébro-nasal de la *branche ophtalmique* envoie de nombreuses divisions aux muscles de l'œil et s'anastomose même avec un nerf moteur sur la face profonde du muscle droit externe.

Le *nerf maxillaire supérieur* s'enfonce presque immédiatement, à sa sortie du crâne, dans le conduit dentaire supérieur ; son trajet sous-orbitaire est donc très court. Sa *branche staphyline* s'engage tout de suite au-dessous de la tubérosité alvéolaire, où elle se divise en plusieurs rameaux : l'un d'eux, passant dans la scissure staphyline, forme le *nerf palatin postérieur* ; les autres traversent la voûte palatine à des hauteurs différentes et constituent les *nerfs palatins moyens* ; on voit même quelques-uns de ces rameaux s'enfoncer dans le conduit palatin proprement dit avec le *nerf palatin antérieur*. Les *rameaux sous-orbitaires* sont relativement considérables ; ils viennent se terminer dans la lèvre supérieure et le groin.

Le *nerf maxillaire inférieur* se divise dans le canal dentaire en plusieurs branches qui sortent par les divers trous mentonniers. « Les rameaux excito-sécrétoires qu'il fournit à la parotide proviennent de deux sources : du temporal superficiel pour la partie supérieure de la glande, du mylo-hyoïdien pour la partie inférieure. C'est au point où le nerf mylo-hyoïdien s'engage sous le muscle de même nom, juste au bord antérieur du muscle ptérygoïdien interne, qu'il émet deux divisions pour la parotide : l'une se porte vers la scissure maxillaire avec le canal de Sténon ; l'autre, plus volumineuse et récurrente, croise en dehors le rameau inférieur du facial, gagne le canal de Sténon et plonge à l'extrémité

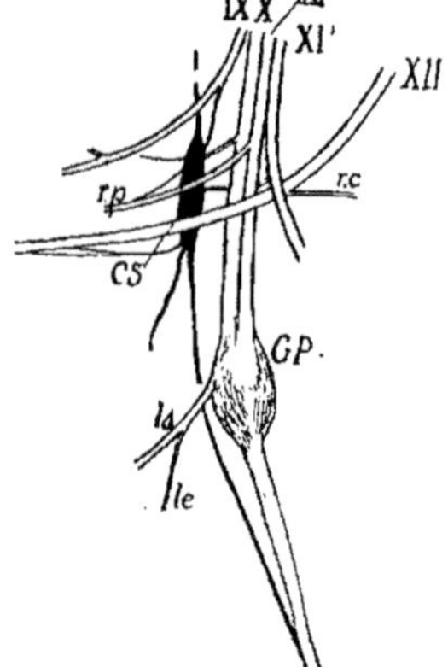

Fig. 267. — Schéma des nerfs de la région gutturale chez le Porc*.

* IX, glosso-pharyngien ; X, pneumogastrique ; XI, branche interne du spinal ; XI', branche externe du spinal ; XII, grand hypoglosse ; GP, ganglion plexiforme ; *ls, le,* origine des nerfs laryngé supérieur et laryngé externe ; *rp,* rameau pharyngien du pneumogastrique ; CS, ganglion cervical supérieur et ses branches efférentes (en noir) ; *rc,* anastomose de l'hypoglosse avec la 1re paire cervicale.

1. F.-X. Lesbre, *Recherches anatomiques sur les Camélidés…. in loc. cit.*

antérieure de la face profonde de la glande. » (Moussu.) Ce nerf mylo-hyoïdien est relativement fort.

FACIAL. — Au-dessous de la parotide, le facial, après avoir donné les branches qu'il fournit d'ordinaire (nerfs auriculaires, nerfs des muscles occipito-hyoïdien, stylo-hyoïdien, digastrique), se termine par les deux branches temporo-faciale et cervico-faciale; la première s'anastomose avec le nerf temporal superficiel, croise le masséter et va mêler ses divisions aux rameaux sous-orbitaires; la seconde se dirige de haut en bas et d'arrière en avant, sous la face profonde de la parotide, arrive dans l'espace intra-maxillaire, s'infléchit en avant du masséter, dont elle remonte le bord antérieur, et va se réunir à la branche précédente avant qu'elle se jette parmi les rameaux sous-orbitaires ; elle fournit, vers le bord inférieur du buccinateur, un rameau qui suit ce bord pour se porter à la lèvre inférieure.

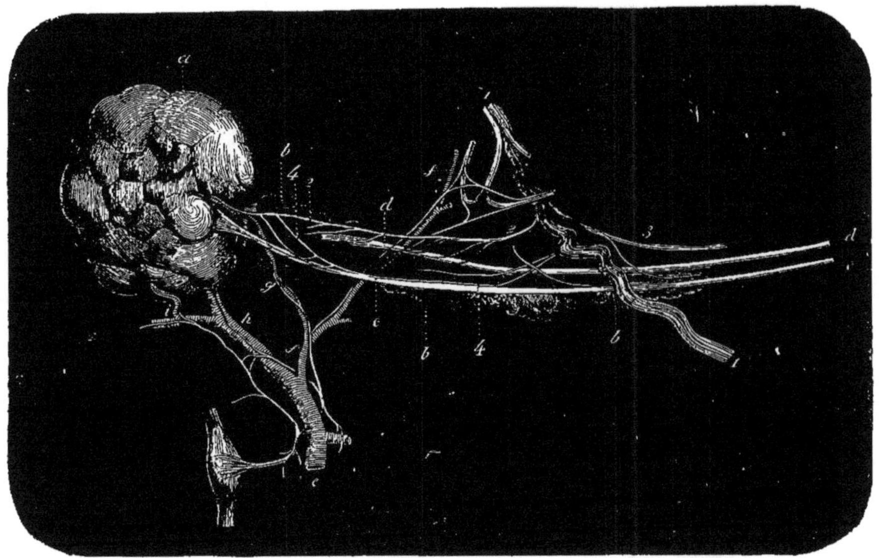

Fig. 268. — Innervation des glandes sous-maxillaire et sublinguale chez le Chien, d'après Cl. Bernard [*].

PNEUMOGASTRIQUE. — Ce nerf présente, à l'endroit même où il émet le laryngé supérieur, avant sa réunion au connectif cervical du sympathique, un ganglion grisâtre, de la dimension d'un gros plomb ou d'un petit pois, qui équivaut au plexus gangliforme de l'Homme (fig. 267). Le segment du nerf situé au-dessus de ce ganglion, c'est-à-dire dans toute la hauteur de la région gutturale, est formé de deux branches accolées qui se laissent facilement séparer, ainsi que les parties correspondantes du ganglion; l'une de ces branches fait suite au ganglion jugulaire et appartient en propre au pneumogastrique ; l'autre n'est que la branche interne du spinal.

A partir des ganglions plexiformes jusqu'à leurs branches terminales, les pneumogastriques du Porc ressemblent à ceux des Solipèdes; mais la bifurcation qui donne naissance aux cordons œsophagiens ne se fait pas immédiatement au-delà du plexus bronchique, elle s'opère un peu plus loin. Des anastomoses nombreuses existent entre le cordon supérieur et l'inférieur et enlacent l'œsophage d'un véritable plexus, comme chez l'Homme. A leur terminaison, ces cordons diffèrent beaucoup l'un de l'autre par leur volume : l'inférieur, très petit, se jette sur la face antérieure de l'estomac ; le supérieur, beaucoup plus gros, s'arrête en partie sur l'estomac; il croise aussi la petite courbure de ce viscère pour se jeter dans le plexus solaire.

SPINAL. — Sa branche interne ne se confond avec le pneumogastrique qu'au niveau du ganglion plexiforme (fig. 267). Sa branche externe, après s'être infléchie d'avant en arrière

[*] a, glande sous-maxillaire ; b, b, glande sublinguale ; c, c, canal de Wharton ; d, d, canal de Bartholin ; e, f, g, h, i, rameaux divers de la carotide externe, autour desquels s'enlacent des filets sympathiques émanant du ganglion cervical supérieur ; 1, 1, nerf lingual; 2, 2, rameau que ce nerf fournit à la glande sous-maxillaire ; 3, autre rameau du lingual donnant un filet à la partie antérieure de la glande sublinguale ; 4, filets du lingual, pour la même glande et se poursuivant même jusqu'à la maxillaire.

sur le bord antérieur de la portion mastoïdienne du mastoïdo-huméral, passe sous la portion trapézienne du même muscle pour effectuer ensuite son trajet accoutumé à la face profonde du trapèze. Elle donne un rameau profond qui va se réunir à la deuxième paire cervicale, près du trou de conjugaison qui livre passage à cette dernière.

GRAND HYPOGLOSSE. — Il fournit, près de la base de la langue, un filet qui se rend dans le muscle génio-hyoïdien.

§ 4. — Chien. — Chat.

Chez ces animaux, la plupart des nerfs craniens ne présentent aucune différence importante; nous ne parlerons donc pas des deux premières paires, ni du glosso-pharyngien, ni du spinal. Et nous ferons seulement remarquer, pour les nerfs moteurs de l'œil, qu'ils se mélangent avec des filets de la branche ophtalmique au milieu des muscles de l'orbite.

TRIJUMEAU. — Le rameau frontal de la branche ophtalmique est divisé en deux filets, qui sortent de l'orbite en passant sous l'arcade orbitaire, comme dans les Ruminants et le Porc. Le rameau lacrymal prend naissance à l'origine même de la branche ophtalmique, en sorte que Ellenberger et Baum, dans leur Anatomie du Chien, le décrivent comme une division du nerf maxillaire supérieur.

Lorsque le nerf temporal superficiel arrive sur le bord postérieur de la mandibule, il se divise en plusieurs rameaux : une partie s'accole à la branche moyenne du facial, l'autre accompagne le nerf auriculaire antérieur en s'unissant intimement à lui.

Le nerf mylo-hyoïdien se détache du maxillaire inférieur presque immédiatement après sa sortie du crâne. Arrivé au bord postérieur du muscle de même nom, il se partage en deux rameaux; l'un s'applique sur ce muscle en accompagnant l'artère sous-mentale et se poursuit jusqu'au voisinage de la symphyse du menton, en donnant au mylo-hyoïdien et au digastrique; l'autre s'infléchit de dedans en dehors et de bas en haut, en avant du masséter, et s'unit à la branche inférieure du facial, à laquelle il apporte la sensibilité. Grâce à cette disposition, chacune des branches de ce dernier nerf s'anastomose, avant sa terminaison, avec un rameau de la cinquième paire.

Le nerf lingual fournit les nerfs vaso-moteurs et excito-sécrétoires des glandes sous-maxillaire et sublinguale, lesquels proviennent,

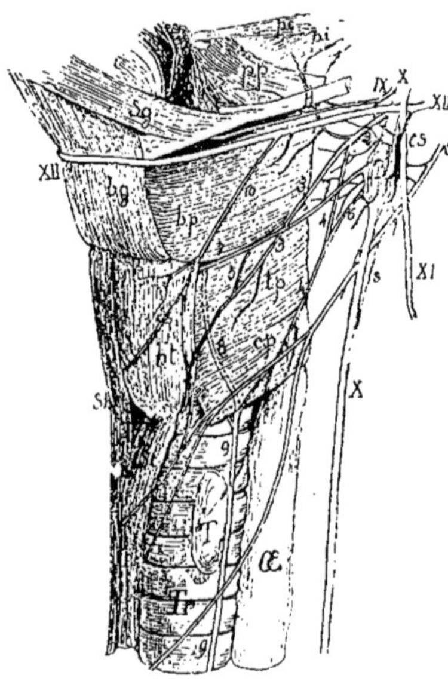

Fig. 269. — Vue d'ensemble des nerfs de la région gutturale chez le Chien*.

comme on le sait, de la corde du tympan (fig. 268). Un mince filet se détache de celle-ci, accompagne l'artère carotide et va s'unir au ganglion cervical supérieur du sympathique.

FACIAL. — Dès sa sortie de l'aqueduc de Fallope, le facial se divise en quatre branches, dont trois semblent former sa terminaison. La dernière, la plus petite, se dirige de haut en bas à travers la parotide et constitue le rameau cervical. Les trois autres se distinguent en supérieure, moyenne et inférieure.

La *branche supérieure*, la plus volumineuse, monte vers le front en décrivant une courbe à convexité supérieure, contourne l'œil et vient se terminer vers l'angle nasal des paupières. Dans son trajet, elle fournit: 1° un rameau auriculaire antérieur; 2° au-dessus de l'inser-

* pe, péristaphylin externe ; pi, péristaphylin interne ; pp, ptérygo-pharyngien ; hp, tp, cp, hyo-, thyro- et crico-pharyngien ; ht, hyo-thyroïdien ; sh, sterno-hyoïdien ; St, sterno-thyroïdien ; bg, basio-glosse ; Sg, stylo-glosse ; T, glande thyroïde ; Tr, trachée ; ŒE, œsophage ; H, stylo-hyal ; IX, glosso-pharyngien ; X, pneumogastrique ; XI, spinal ; XII, grand hypoglosse ; C1, première paire cervicale ; P, ganglion plexiforme ; CS, ganglion cervical supérieur ; S, cordon cervical du sympathique ; 1, rameau pharyngien du glosso-pharyngien ; 2, tronc du nerf pharyngien du pneumogastrique ; 3, sa branche allant au crico-thyroïdien ; 4, branche inférieure allant au crico-pharyngien et à l'œsophage ; 5, anastomose du laryngé supérieur et de la branche moyenne du pharyngien ; 6, rameau du ganglion plexiforme se jetant sur la branche pharyngienne inférieure ; 7, nerf laryngé supérieur ; 8, branche descendante de ce nerf (supposée vue par transparence) allant s'adjoindre au laryngé inférieur, mais sans se confondre avec lui ; 9, laryngé inférieur cachant la branche descendante du laryngé supérieur; 10, branche descendante du grand hypoglosse. (Figure imitée d'Ellenberger et Baum, *Anatomie du Chien*.)

tion du masséter, plusieurs rameaux aux muscles de la conque ; 3° enfin, elle est croisée au-dessus de l'œil par les filets sourciliers des rameaux frontal et lacrymal de la branche ophtalmique de Willis. La *branche moyenne* accompagne le canal de Sténon à la surface de la joue, et, au niveau du bord antérieur du masséter, s'anastomose d'une façon très flexueuse avec des rameaux de la branche inférieure ; après quoi elle va se terminer dans la lèvre supérieure et le bout du nez. La *branche inférieure* suit le bord inférieur du masséter pour arriver à la scissure maxillaire ; là, elle reçoit le rameau sensitif qui lui est fourni par le nerf mylo-hyoïdien de la cinquième paire, abandonne des filets à la branche moyenne, puis enfin se continue dans la lèvre inférieure.

Pneumogastrique. — Les *racines* du pneumogastrique se rapprochent beaucoup de la disposition indiquée pour le Bœuf. Elles se réunissent sur le ganglion jugulaire, qui, d'autre part, reçoit la branche interne du spinal.

Au-dessous du trou déchiré, le nerf de la dixième paire fournit son *rameau pharygien*, avant de former l'analogue du plexus gangliforme de l'Homme (fig. 269). Ce plexus est mieux limité que chez l'Homme ; c'est, comme dans le Porc, un véritable ganglion, dit *ganglion plexiforme*, allongé en un fuseau, sur le fond grisâtre duquel on voit courir quelques filets nerveux blancs. Il peut atteindre, chez les gros Chiens, 1 centimètre à 1 centimètre et demi de longueur. On le trouve au voisinage du ganglion cervical supérieur du sympathique, un peu plus éloigné du crâne que ce dernier, et appliqué, avec lui, sur la face externe du muscle grand droit antérieur de la tête, en dedans de l'origine des artères occipitale et carotide interne. C'est lui-même qui donne naissance au laryngé supérieur, ainsi que nous l'avons vu déjà chez le Porc.

Le *nerf pharyngien* est très développé. Après avoir émis un grêle filet pour la partie supérieure du pharynx (branche supérieure), il se divise en deux autres branches : l'une (branche moyenne), gagnant le crico-thyroïdien, après avoir émis un filet pour le thyro-pharyngien, et avoir reçu un rameau de renforcement du laryngé supérieur ; l'autre (branche inférieure), se portant à l'origine de l'œsophage, après avoir innervé le crico-pharyngien et la glande thyroïde, et avoir lancé une anastomose à la terminaison du récurrent. Cette dernière branche est renforcée sur son trajet par un rameau émanant du ganglion plexiforme, qui représente vraisemblablement, avec le rameau du laryngé supérieur renforçant la branche moyenne, le laryngé externe.

La branche inférieure du nerf pharyngien se comporte donc exactement comme le nerf œsophagien supérieur du Bœuf ; mais, au lieu d'être purement motrice, elle communique à la fois la sensibilité et la motricité à la partie cervicale de l'œsophage, en sorte que le nerf récurrent ne prend aucune part à l'innervation de cette partie du tube digestif.

Le *laryngé supérieur*, dont procède le *laryngé externe*, présente, chez le **Chien**, une disposition fort curieuse. Arrivé à la face interne du cartilage thyroïde, il donne, comme chez tous les animaux, des filets à la glotte, à l'épiglotte, à la base de la langue et à l'œsophage ; mais le rameau de Galien, qui égale presque son volume, ne s'anastomose pas avec le laryngé inférieur. Ce rameau donne une forte branche au muscle crico-aryténoïdien postérieur en passant à sa surface ; puis il sort du larynx un peu en dedans du récurrent, et descend sur la trachée, en conservant la même position vis-à-vis ce dernier, jusqu'à l'entrée de la poitrine. Dans la cavité thoracique, la branche descendante du laryngé supérieur forme deux divisions qui communiquent avec les rameaux nerveux de diverses provenances que l'on rencontre en cet endroit. Du côté droit, la division la plus volumineuse reçoit une forte branche venant du ganglion cervical inférieur, puis les deux divisions se réunissent pour aller rejoindre le pneumogastrique après que celui-ci a contourné le tronc brachial, 1 centimètre à peu près en arrière du point d'émergence du laryngé inférieur. Du côté gauche, la même disposition existe ; toutefois les anastomoses sont plus fortes et plus nombreuses que du côté droit ; le nerf suit en sens inverse le trajet parcouru par le récurrent, pour aller se réunir au pneumogastrique au point où le récurrent prend naissance sur ce dernier.

Dans ce long parcours, la branche descendante du laryngé supérieur donne des rameaux volumineux à l'œsophage et à la trachée ; ceux qui vont à l'œsophage peuvent s'accoler à la membrane charnue et revenir ensuite au nerf, ou bien se continuer à la surface de ce conduit. Dans tous les cas, on trouve sur les côtés de l'œsophage un riche plexus formé par ces filets, ainsi que par ceux qui viennent du nerf pharyngien.

Cette branche présente encore d'autres particularités. Ainsi, très souvent, elle s'accole au nerf laryngé inférieur dans une plus ou moins grande étendue, quelquefois en plusieurs endroits différents. Lorsque l'accolement se fait dans la partie supérieure, tout à fait au sortir du larynx, comme cela arrive dans beaucoup de cas, il semble qu'il y ait une anastomose comme dans le Bœuf, mais il est toujours facile de séparer les deux nerfs l'un de l'autre ; et cette séparation est encore rendue bien plus aisée sur les pièces qui ont macéré dans l'eau acidulée par l'acide azotique.

Dans sa *portion cervicale*, le nerf pneumogastrique est très intimement uni au sympathique. La séparation des deux nerfs n'est plus possible comme chez le Cheval et le Bœuf.

Nous avons déjà décrit une partie du nerf *laryngé inférieur* en parlant de la branche trachéo-œsophagienne du laryngé supérieur : la comparaison avec les autres animaux exige en effet qu'on rapporte cette dernière au récurrent. On peut donc dire que le nerf laryngé inférieur naît par deux branches qui, à droite, sont distantes l'une de l'autre d'environ 1 centimètre, tandis qu'elles procèdent du même point à gauche : ces deux branches peuvent s'accoler ou non dans une plus ou moins grande étendue ; elles ne se fusionnent jamais, ainsi que nous l'avons déjà dit. L'externe, ou branche récurrente proprement dite, reçoit de loin en loin des filets venant de la branche interne ou branche descendante du laryngé supérieur ; elle n'en donne que de très rares et de très grêles à la trachée et à l'œsophage. Les communications avec les nerfs cardiaques et trachéaux se font principalement par la branche trachéo-œsophagienne.

Les *nerfs bronchiques* sont nombreux et volumineux.

Le *plexus œsophagien* fourni par les cordons de même nom est beaucoup plus riche que chez le Cheval.

Rien de bien particulier à dire sur la terminaison des pneumogastriques dans l'abdomen.

HYPOGLOSSE. — Donne une longue branche qui passe sur les côtés du larynx et se jette dans les muscles pré-trachéliens (sterno-hyoïdien, sterno-thyroïdien et hyo-thyroïdien).

§ 5. — Lapin.

Signalons seulement quelques différences présentées par le *facial* et le *pneumogastrique*.

Le *facial* fournit quelques fins ramuscules (deux ou trois) au nerf temporo-auriculaire pendant son trajet sous-parotidien. Lorsque ces deux nerfs arrivent au bord antérieur de la parotide, ils sont ou simplement parallèles l'un à l'autre ou superposés plus ou moins. C'est presque sur le milieu du masséter que se forme le plexus temporo-facial. Parfois la branche destinée au *risorius de Santorini* se détache avant la formation du plexus.

Le *pneumogastrique* possède un ganglion plexiforme comme celui des Carnivores. Dans la région cervicale, il est isolé du sympathique ; on observe en outre, à l'état indépendant, un petit nerf découvert par Ludwig et Cyon, qui l'ont nommé *nerf dépresseur de la circulation* ; il prend ordinairement naissance par deux racines fournies, l'une par le tronc du pneumogastrique, l'autre par le nerf laryngé supérieur ; descend le long du cou, à côté du cordon cervical du grand sympathique, reçoit à l'entrée de la poitrine des rameaux du ganglion cervical inférieur, et se perd bientôt dans la substance du cœur. La racine qui provient du laryngé supérieur doit être la plus volumineuse, car Toussaint l'a toujours rencontrée, tandis qu'il a rarement vu celle qui se détache du tronc du pneumogastrique.

Remarquons enfin que, de tous les animaux domestiques, le Lapin est le seul chez lequel la portion trachéale de l'œsophage reçoive ses fibres motrices des nerfs récurrents. Dans les autres animaux, ces fibres nerveuses sont exclusivement données par le nerf œsophagien supérieur du pharyngien ; le récurrent ne participe en rien à cette distribution[1].

§ 6. — Comparaison des nerfs craniens de l'Homme avec ceux des animaux.

Les quelques modifications que les nerfs craniens de l'Homme présentent, lorsqu'on les compare à ceux des animaux, sont dictées par la disposition des parties et des organes dans lesquels ils se distribuent.

Nous avons parlé des *lobules olfactifs* à propos du cerveau, nous n'y reviendrons pas. Quant aux *nerfs optiques, oculo-moteurs communs* et *pathétiques*, ils ne comportent aucune différence méritant mention.

TRIJUMEAU. — Même origine et même division que chez les animaux.

Le *nerf frontal* de la portion ophtalmique se partage en deux branches qui s'infléchissent de bas en haut sur le bord de l'orbite et montent se distribuer dans la peau du front. Ces deux branches, bien développées sur le Chien, se distinguent en interne et externe ; celle-ci s'anastomose avec un rameau du facial. Le *nerf orbito-nasal*, après s'être répandu à la surface des cornets et des méats, fournit un rameau, dit *naso-lobaire*, qui devient sous-cutané en passant entre le bord inférieur de l'os propre du nez et le cartilage des narines.

Le *nerf maxillaire supérieur* sort du crâne par le trou grand rond, gagne la gouttière sous-orbitaire et se répand sur la face par les rameaux sous-orbitaires. Comme celui des animaux, il donne naissance à un rameau orbitaire, aux rameaux dentaires postérieurs et au rameau dentaire antérieur ; mais des différences apparaissent pour les autres branches ; en effet, dans l'Homme, ces branches partent du ganglion de Meckel, dont les filets émergents sont : 1° le *nerf pharyngien de Bock*, qui s'épuise dans la partie supérieure de la muqueuse du pharynx, dans celle de la trompe d'Eustache et de l'orifice postérieur des

<hr>

1. Voy. Chauveau, *Du nerf pneumogastrique considéré comme agent excitateur et comme agent coordinateur des contractions œsophagiennes dans l'acte de la déglutition (Journal de la physiologie de l'Homme et des animaux.* Paris, 1862).

cavités nasales ; 2º les *nerfs palatins*, qui sont distingués en *grand nerf palatin* ou *palatin antérieur*, destiné à la muqueuse de la partie antérieure du palais ; *palatin moyen*, qui se distribue dans la muqueuse antérieure du voile du palais ; et *palatin postérieur*, qui se rend à la muqueuse des deux faces de la cloison staphyline ainsi qu'aux muscles péristaphylin interne et palato-staphylin : 3º le *nerf nasal* ou *sphéno-palatin* (fig. 270).

Le *nerf maxillaire inférieur* offre la plus grande analogie avec celui des animaux ; toutes les différences consistent en ce que : 1º le nerf temporal profond moyen naît directement du maxillaire ; 2º le nerf lingual se détache près de la base du crâne ; 3º le nerf temporal superficiel fournit, indépendamment des filets qui l'unissent au facial, un rameau auriculo-temporal qui monte en avant de l'oreille et se termine dans la peau de la région temporale.

Chez l'Homme, on trouve très distinctement le *ganglion sous-maxillaire* (fig. 252). Ce ganglion reçoit une branche sensitive du lingual, un filet moteur de la corde du tympan et des filets sympathiques ; il fournit plusieurs filets émergents qui se rendent presque tous dans la glande maxillaire.

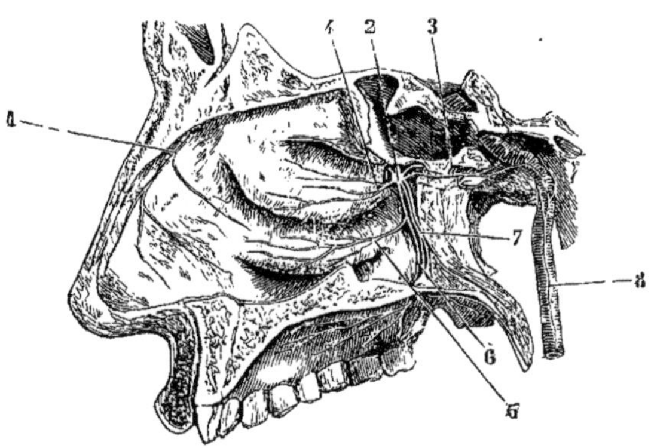

Fig. 270. — Ganglion de Meckel, nerfs palatins et nerfs des carnets et des fosses nasales chez l'Homme (d'après Arnold) *.

Oculo-moteur externe. — Se distribue exclusivement au muscle droit externe, le droit postérieur n'existant pas.

Facial. — Par ses branches collatérales, le facial de l'Homme ressemble absolument à celui des animaux. Il possède cependant un rameau qui n'est pas décrit chez ceux-ci ; c'est le *rameau de Hirchsfeld*, qui gagne la base de la langue, où il se distribue en se mélangeant au glosso-pharyngien. — La terminaison rappelle beaucoup celle que présente le Chien : on décrit deux branches terminales principales : la branche *temporo-faciale* et la branche *cervico-faciale*. La première reçoit le nerf temporal superficiel, décrit une arcade à convexité antérieure, de laquelle se détachent des rameaux temporaux, frontaux, palpébraux, sous-orbitaires et buccaux, formant ensemble le plexus sous-parotidien. La seconde, logée dans la parotide, se porte vers l'angle de la mâchoire, où elle s'anastomose avec le plexus cervical ; elle fournit des rameaux buccaux inférieurs, mentonniers et cervicaux.

Glosso-pharyngien. — Ce nerf commence et se termine comme chez les Solipèdes ; il affecte aussi des rapports identiques. Il fournit aux muscles *digastrique* et *stylo-hyoïdien*, concurremment avec le facial, donne le filet du *stylo-glosse*, et enfin des rameaux formant autour de l'amygdale le *plexus tonsillaire*.

Pneumogastrique (fig. 271). — Le pneumogastrique présente, indépendamment du ganglion jugulaire logé dans le trou déchiré postérieur, un second renflement situé à l'extérieur du crâne, renflement fusiforme, plus volumineux que le précédent, et connu sous le nom de *plexus gangliforme*, ou ganglion plexiforme. C'est à ce niveau qu'il reçoit la branche interne du spinal. A partir de ce renflement gangliforme, le pneumogastrique se place un peu en dedans du sympathique, descend le long du cou, traverse la poitrine et vient se terminer sur l'estomac et dans le plexus solaire. Les rapports des deux pneumogastriques dans la cavité thoracique sont les mêmes que chez les animaux. Le cordon qui se termine dans le ganglion semi-lunaire forme, avec le grand splanchnique, qui s'y termine aussi, une arcade appelée *anse mémorable de Wrisberg*.

Les diverses anastomoses que contracte le pneumogastrique de l'Homme n'ont rien de particulier.

Les *rameaux pharyngiens* partent du plexus gangliforme et sont constitués par les filets apportés au pneumogastrique par la racine interne du spinal. Ils sont au nombre de deux, trois ou quatre, et vont former le plexus pharyngien.

Le *nerf laryngé supérieur* naît aussi du plexus gangliforme ; il présente, comme dans

* 1. filet externe du rameau ethmoïdal du palpébro-nasal ; 2, ganglion de Meckel ; 3, nerf vidien ; 4, branches du cornet moyen ; 5, branches du cornet inférieur ; 6, grand nerf palatin ; 7, nerfs palatins postérieur et moyen ; 8. rameau carotidien.

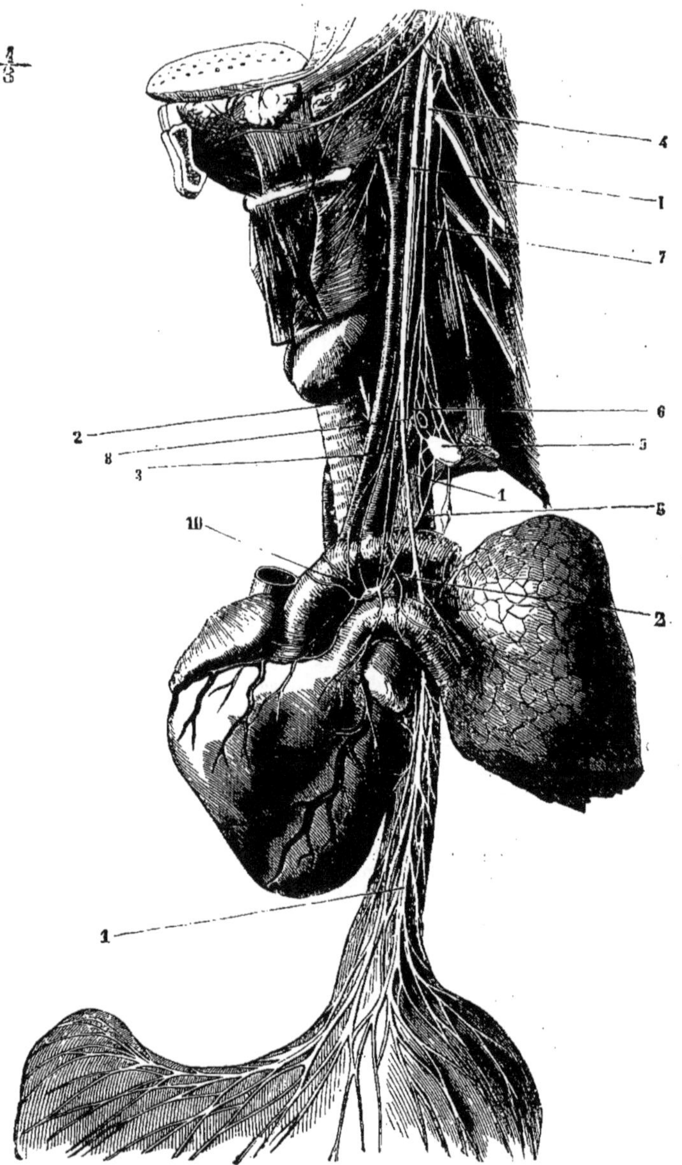

Fig. 271. — Pneumogastrique du côté gauche, grand sympathique du cou, plexus cardiaque et ganglion de Wrisberg, de l'Homme *.

* 1, 1, 1, pneumogastrique gauche ; 2, 2, récurrent gauche embrassant la crosse de l'aorte et remontant entre la trachée et l'œsophage ; 3, rameau cardiaque du pneumogastrique ; 4, ganglion cervical supérieur ; 5, ganglion cervical inférieur ; 6, arcade du sympathique entourant l'artère sous-clavière ; 7, rameau cardiaque sympathique supérieur ; 8, rameau cardiaque sympathique moyen ; 9, rameau cardiaque sympathique inférieur ; 10, ganglion de Wrisberg et plexus cardiaque. (D'après Beaunis et Bouchard.)

les Ruminants, un rameau de Galien qui s'anastomose bout à bout avec une branche du laryngé inférieur. Le *laryngé externe*, branche du laryngé supérieur, se distribue au muscle constricteur inférieur du pharynx, au crico-thyroïdien et à la muqueuse de la partie sous-glottique du larynx et du ventricule de la glotte.

Les *nerfs récurrents* affectent une distribution analogue à celle que nous connaissons déjà. Comme chez le Lapin, ils donnent à la fois la sensibilité et la motricité à la portion cervicale de l'œsophage.

Le pneumogastrique fournit encore des *rameaux cardiaques, broncho-pulmonaires* et *œso-phagiens*. Les rameaux cardiaques s'accolent à ceux qui proviennent du sympathique et des récurrents et vont se jeter dans le *ganglion de Wrisberg*, situé à la base du cœur.

Les rameaux œsophagiens se font remarquer par leur nombre et leur intrication ; ils forment un véritable plexus. Les branches stomacales sont également très nombreuses.

Spinal. — Il présente des racines bulbaires et des racines médullaires. Le cordon en lequel se rassemblent celles-ci descend ordinairement jusqu'à la cinquième paire cervicale, quelquefois même jusqu'à la première dorsale.

Après sa sortie du trou déchiré postérieur, le spinal se divise en deux branches : l'une interne, l'autre externe ; la première, formée par les racines bulbaires, se jette dans le plexus gangliforme du pneumogastrique ; la seconde se comporte comme chez les animaux.

Hypoglosse. — L'hypoglosse ressemble à celui des Carnivores ; il possède comme lui une branche descendante pour les muscles sous-hyoïdiens et donne aussi au thyro-hyoïdien et au génio-hyoïdien.

Section III. — NERFS RACHIDIENS

Encore appelés *nerfs spinaux, nerfs vertébraux*, les nerfs rachidiens sont ceux qui émanent de la moelle épinière et sortent du canal vertébral par les trous de conjugaison. Ils se divisent, comme les vertèbres, en cervicaux, dorsaux, lombaires, sacrés et coccygiens. On en compte, chez le cheval, quarante-deux ou quarante-trois paires, réparties comme il suit :

8 paires cervicales ; la première sortant par le trou de conjugaison occipito-atloïdien, la huitième par le trou de conjugaison de la dernière vertèbre cervicale et de la première dorsale ;

18 paires dorsales ; la première s'échappant entre la première et la deuxième vertèbre dorsale, la dix-huitième entre la dernière vertèbre dorsale et la première lombaire ;

6 paires lombaires (5 seulement chez l'Ane) ; la première sortant entre les deux premières vertèbres lombaires, la sixième entre la dernière vertèbre lombaire et le sacrum ;

5 paires sacrées ; trouvant issue par les trous sus-sacrés et sous-sacrés, et entre le sacrum et le coccyx ;

5 ou 6 paires coccygiennes ; sortant par les intervalles des premières vertèbres caudales.

Tous ces nerfs diffèrent des nerfs encéphaliques en ce qu'ils présentent entre eux la plus grande analogie dans les points fondamentaux de leur constitution. Ainsi tous prennent naissance sur les côtés de la moelle par deux ordres de racines, les unes motrices, les autres sensitives. Dans tous, ces deux ordres de racines se réunissent en traversant le trou de conjugaison pour former un tronc mixte, fort court, qui se divise presque immédiatement en deux branches terminales : l'une supérieure au dorsale, destinée aux muscles et aux téguments de la région spinale ; l'autre, inférieure ou ventrale, se rendant dans les parties latérales et inférieures du tronc ou dans les colonnes de soutien qui constituent les membres. Tous enfin envoient de leur branche inférieure un ou plusieurs rameaux de communication au ganglion sympathique correspondant (fig. 155).

ORIGINE. — Les racines des nerfs spinaux offrent partout la même disposition ; elles sont constituées, pour chaque nerf, par deux faisceaux de filets convergents, les uns supérieurs, les autres inférieurs, d'autant plus nombreux et forts qu'ils appartiennent à des troncs plus volumineux, comme on le remarque pour ceux qui naissent des deux renflements de la moelle. La direction de ces faisceaux est généralement perpendiculaire à l'axe neural ; mais celle des nerfs postérieurs s'incline en arrière de plus en plus de manière à se rassembler autour de la terminaison de la moelle épinière (fig. 169 et 170).

Les *racines sensitives*, plus fortes que les motrices, émergent du sillon collatéral supérieur de la moelle. Mais, en réalité, ainsi que nous avons déjà eu l'occasion de le dire, leur origine réelle se trouve dans le *ganglion spinal*, renflement qu'elles présentent avant de se mélanger aux racines inférieures ; en sorte qu'elles se terminent dans la moelle au lieu d'y prendre naissance. La plupart des fibres du cordon supérieur de celle-ci (faisceaux de Goll et de Burdach) n'en sont que le prolongement (Voy. p. 393).

Les *racines motrices* naissent à l'opposé, c'est-à-dire sur la face inférieure de la moelle, à une petite distance de la ligne médiane, sur la limite du cordon inférieur et du cordon latéral, non point sur une seule ligne, mais sur une bande étroite, parallèle au sillon médian. Elles se poursuivent à l'intérieur de la moelle jusqu'aux cellules radiculaires de la corne grise inférieure, lesquelles en sont les points de départ.

DISTRIBUTION. — Les filets des deux ordres de racines ne se réunissent en un tronc commun qu'après avoir traversé la dure-mère, et, au niveau de leur jonction ou un peu avant, on trouve, sur le trajet des racines sensitives exclusivement, le renflement constituant le ganglion spinal, rachidien ou intervertébral. Immédiatement après cette réunion, les nerfs rachidiens donnent un mince filet qui pénètre dans le canal rachidien pour se distribuer aux sinus et aux corps vertébraux. Ce *nerf sinu-vertébral* est renforcé par un petit rameau qui provient du ganglion sympathique voisin par l'intermédiaire de son rameau communicant (fig. 155, *ns*).

Après leur sortie de la gaine méningienne, les racines des nerfs fournis par l'extrémité terminale de la moelle épinière parcourent un assez long trajet, dans le canal sacré, avant de se réunir définitivement et de s'échapper par les trous de conjugaison. C'est au faisceau commun qu'elles forment, par leur ensemble, à l'extrémité postérieure du canal rachidien, qu'on donne le nom de *queue de Cheval*.

Abstraction faite de leur division initiale en deux branches, l'une dorsale, l'autre ventrale, les nerfs spinaux, vu leur diversité, ne se prêtent point à des considérations générales sur leur distribution. Nous allons les étudier successivement dans chacune des régions du rachis.

ARTICLE I. — **NERFS CERVICAUX** (8 paires).

Branches supérieures (*postérieures chez l'Homme*). — La *première* (petit nerf sous-occipital chez l'Homme) passe par le trou supérieur de l'atlas en compagnie de l'artère occipito-musculaire. Arrivée dans l'interstice qui sépare le petit oblique des droits postérieurs de la tête, elle se divise immédiatement en plusieurs branches divergentes qui se distribuent dans les trois muscles sus-nommés, dans l'extrémité antérieure du grand complexus et dans les muscles cervico et temporo-auriculaires. Le rameau qui se porte à ces derniers organes monte du côté interne de la conque et s'épuise par plusieurs filets dans la peau de l'oreille externe.

La *deuxième* (grand nerf sous-occipital chez l'Homme) fournit immédiatement quelques ramuscules au grand oblique, sous lequel elle se trouve située, ainsi qu'au petit oblique. Elle se dirige ensuite en arrière, en se comportant comme les suivantes.

Celles-ci diminuent de volume de la *troisième à la huitième*. Toutes perforent les intertransversaires du cou et se divisent en plusieurs rameaux destinés aux muscles et aux téguments de la région cervicale supérieure. Parmi ces rameaux, les uns superficiels, presque rudimentaires dans les deux dernières paires, gagnent la face interne du splénius; les autres, profonds et plus volumineux, croisent le transversaire épineux et montent, en se divisant, entre le grand complexus et le ligament cervical, jusqu'auprès du bord supérieur de cette grande lame élastique. Ils communiquent généralement ensemble par plusieurs filets, d'où le nom de *plexus cervical profond* donné par Girard au réseau qu'ils forment à la face interne du grand complexus.

Branches inférieures (*antérieures chez l'Homme*). — Ces branches nerveuses, dont le volume augmente de la première à la dernière, se divisent en deux groupes parfaitement distincts. Les six premières couvrent de leurs divisions les parties latérale et antérieure du cou, ainsi que les muscles du poitrail. Ordinairement anastomosées entre elles au moyen de longs rameaux de communication, elles forment un vaste réseau nerveux traversé par deux nerfs importants, le spinal et le rameau cervical du facial, réseau qu'on a désigné sous le nom de *plexus cervical superficiel*. Les deux autres s'unissent avec les précédentes par un filet jeté entre la sixième et la septième; bientôt confondues entre elles, ainsi qu'avec les deux premières branches inférieures de la région dorsale, elles constituent le *plexus brachial*.

Sans nous arrêter davantage sur la disposition de ce double ensemble plexiforme, nous passerons à la description de la branche inférieure de chaque paire cervicale en particulier.

Première. — Située profondément sous l'apophyse transverse de l'atlas, elle sort du trou antérieur de cette vertèbre et accompagne l'artère et la veine occipitales, pour se placer immédiatement entre le petit droit antérieur et le petit droit latéral de la tête. Puis elle croise le grand droit antérieur et le nerf spinal, qu'elle sépare l'un de l'autre, arrive, en décrivant une légère courbe à concavité antérieure, près de la glande thyroïde, et se jette dans l'extrémité supérieure de l'omo-hyoïdien par plusieurs divisions terminales (fig. 260).

Près de son origine, elle fournit des rameaux collatéraux aux trois muscles droits. Plus bas, elle s'unit, par un ou plusieurs filets de communication, avec le ganglion cervical supérieur et le nerf spinal. Au niveau de la carotide, elle envoie en avant, sur le côté du larynx, un filet très grêle, divisé bientôt en deux ramuscules, dont l'un s'unit au grand hypoglosse et l'autre va se perdre dans le muscle hyo-thyroïdien. Puis elle laisse échapper, du côté de sa convexité, plusieurs petits nerfs à trajet descendant, tous destinés à l'omo-hyoïdien, ainsi qu'aux muscles sterno-hyoïdien et sterno-thyroïdien. L'un de ces filets, renforcé par un rameau de la deuxième paire, se distingue par sa grande longueur; on peut le suivre effectivement jusqu'auprès du sternum, où il s'épuise dans la masse charnue commune aux quatre muscles qui s'étendent de cet os au larynx et à l'hyoïde ; sa disposition constante pourrait lui mériter le nom de *nerf pré-trachélien.*

Deuxième (fig. 256). — Elle descend sous le grand oblique, en croisant la direction du grand droit antérieur et en se ramifiant par de nombreuses branches. Nous indiquerons spécialement : 1° celles qui s'épuisent dans le grand droit antérieur, les plus courtes et les plus profondes ; 2° l'*anse alloïdienne,* long et fort rameau superficiel, qui perce le mastoïdo-huméral, pour se diriger en avant et en haut, sur la parotide, en contournant l'apophyse transverse de l'atlas ; ce rameau abandonne des filets au muscle parotido-auriculaire, ainsi qu'au peaussier du cou et se termine par deux branches principales d'inégal volume : la plus forte remonte sur le côté externe de la conque ; l'autre, située en arrière, gagne les muscles cervico-auriculaires ; 3° une autre branche superficielle, qui passe sur la jugulaire, vers l'embouchure de la veine faciale, et se divise aussitôt en deux rameaux qui se dirigent en avant en accompagnant la veine faciale et s'épuisent dans la peau et le peaussier de la région de l'auge ; 4° des filets anastomotiques qui s'unissent aux branches que le spinal donne aux muscles sterno-maxillaire et mastoïdo-huméral ; 5° des ramuscules de renforcement pour le filet cervical du facial ; 6° deux branches de communication qui se rendent, l'une à la première, l'autre à la troisième paire, en rampant sur le muscle grand droit antérieur ; 7° un rameau profond, allant se réunir au filet pré-trachélien de la première paire et donnant directement quelques fines divisions au muscle omo-hyoïdien ; 8° une dernière branche qui prend naissance au niveau du trou de conjugaison et s'engage, avec l'artère vertébrale, dans le trou transversaire de la deuxième vertèbre d'abord, puis des vertèbres suivantes, pour aller s'insérer sur le ganglion cervical inférieur du grand sympathique, après avoir reçu sur son passage des filets de renforcement émanés de troisième, quatrième, cinquième, sixième et septième paires.

Troisième, quatrième, cinquième, sixième. — Chacune d'elles traverse les inter-transversaires du cou par un interstice différent de celui qui livre passage à la branche supérieure correspondante, et gagne la face interne du mastoïdo-huméral, où elle se divise en rameaux profonds et rameaux superficiels.

Les premiers se distribuent aux muscles profonds des côtés et de la partie antérieure de l'encolure. On doit distinguer parmi eux ceux qui font communiquer les quatre paires entre elles et la troisième avec la seconde. Très longs et très grêles, ces filets sont couchés sur le côté de la forte colonne musculeuse formée en avant de la tige cervicale par le grand droit antérieur, le long du cou et le scalène, où ils forment tantôt des arcades, tantôt des anastomoses par convergence. Ceux de la cinquième et de la sixième paire, en se réunissant sur le bord antérieur du scalène avec une branche du plexus brachial, constituent le *nerf diaphragmatique,* dont il sera question plus loin.

Quant aux rameaux superficiels, ils gagnent la surface externe du mastoïdo-huméral et de l'omo-trachélien, en passant entre ces deux muscles. Beaucoup plus nombreux et plus forts que les précédents, ils se distribuent, soit en avant dans le peaussier du cou, soit en arrière dans l'omo-trachélien et le trapèze, soit en bas dans le mastoïdo-huméral et les pectoraux superficiels. Ceux qui vont à ces derniers muscles sont très longs et très volumineux ; ils représentent les branches sus-acromienne et sus-claviculaire du plexus cervical de l'Homme.

On remarquera que les filets postérieurs communiquent généralement avec le spinal, tandis que les antérieurs se rencontrent sur la jugulaire avec le rameau cervical du facial, auquel ils abandonnent souvent quelques fibres anastomotiques.

Septième. — Branche énorme, sortant de l'interstice pratiqué entre les deux portions du scalène pour se jeter tout entière dans le plexus brachial. Elle reçoit communément un rameau anastomotique du filet diaphragmatique fourni par la sixième paire.

Huitième. — Plus grosse encore que la précédente et se comportant comme elle, elle fournit directement au ganglion cervical inférieur son rameau de communication.

Article II. — **NERFS DORSAUX** (18 paires).

Ces nerfs, au nombre de dix-huit paires, se comportent d'une manière extrêmement simple et à peu près identique pour tous ; aussi leur description est-elle loin de présenter la complication des nerfs cervicaux.

Branches supérieures. — Elles présentent deux rameaux principaux destinés aux muscles spinaux et à la peau de la région dorso-lombaire. L'un monte vers le sommet des apophyses épineuses des vertèbres dorsales, en passant entre le transversaire épineux et le long épineux ; l'autre se dirige en dehors, en passant entre ce dernier muscle et le long dorsal.

Branches inférieures (*nerfs intercostaux*). — Celles-ci sont plus considérables que les précédentes et descendent dans les espaces des côtes, entre la plèvre et les muscles intercostaux internes, ou bien entre les intercostaux internes et les externes. A l'exception de la première, dont la disposition est différente, on les voit passer d'abord sur la tête de la côte postérieure pour gagner le bord convexe de la côte antérieure, qu'elles suivent jusqu'en bas de l'espace intercostal. Elles se terminent alors de la manière suivante : celles des côtes sternales traversent les muscles pectoraux, leur donnent des filets et vont s'épuiser dans la peau de la région sousthoracique ; celles des côtes asternales plongent dans les muscles abdominaux, en passant entre le transverse et le grand droit ; elles fournissent également des filets cutanés pour la peau du ventre. La branche inférieure du dernier nerf dorsal, comprise d'abord dans l'intervalle qui sépare la dernière côte de la première apophyse costiforme lombaire, entre le carré des lombes et le grand psoas, se porte vers le bord postérieur de la dernière côte en passant entre le transverse et le petit oblique de l'abdomen, auxquels elle donne des filets ; elle longe en arrière la côte précitée, puis se continue à la surface du muscle transverse jusqu'au grand droit, dans lequel elle se perd.

Près de leur origine, les branches inférieures des nerfs dorsaux communiquent chacune avec le ganglion sympathique correspondant par plusieurs filets, rarement par un seul.

Dans leur trajet, elles fournissent de nombreux et minces ramuscules aux muscles intercostaux. Elles donnent, de plus, vers le milieu de leur longueur, un gros rameau, la *branche perforante intercostale*, qui traverse les muscles costaux et descend sous le pannicule charnu, en se ramifiant partie dans ce muscle, partie dans la peau. Les perforantes les plus antérieures s'anastomosent généralement avec la branche sous-cutanée thoracique du plexus brachial. La branche perforante du dernier nerf traverse la paroi abdominale au-dessus du bord supérieur du petit oblique et se distribue à la peau du flanc et à la partie postérieure du pannicule charnu.

Quant à la première paire dorsale, sa branche inférieure se jette dans le plexus brachial. Elle fournit toutefois un rameau intercostal, toujours extrêmement grêle, qui se porte sur le muscle intercostal externe et s'épuise dans sa substance bien avant d'arriver au sternum.

La deuxième paire concourt également à la formation du même plexus brachial, mais seulement par un rameau peu volumineux, car elle donne un nerf intercostal normalement développé.

Article III. — NERFS LOMBAIRES (6 paires).

Branches supérieures. — Destinées aux muscles spinaux et aux téguments des lombes et de la croupe, elles sont plus fortes que les branches similaires de la région dorsale, mais présentent une disposition analogue. Ainsi, elles offrent des rameaux internes pour les muscles de l'épine, et des rameaux externes fort longs qui traversent ces muscles pour se distribuer à la peau.

Branches inférieures. — La *première*, comprise, d'une part, entre les deux premières apophyses costiformes; d'autre part, entre le carré des lombes et le grand psoas, se termine surtout dans le petit oblique de l'abdomen par plusieurs rameaux, dont l'un émet quelquefois un grêle filet, contribuant à la formation des nerfs inguinaux. Il ne faut pas oublier, dans l'indication des branches émises par cette première paire lombaire, deux nerfs perforants qui descendent en avant et en dedans de la cuisse et se distribuent à la peau du flanc et de la région crurale interne.

La *deuxième* marche également en dehors, au-dessus des psoas, qui reçoivent d'elle plusieurs divisions, et va se ramifier dans les muscles du flanc. Elle a aussi des nerfs perforants, et même ces nerfs, destinés à la région inguinale, se comportent d'une manière assez intéressante pour mériter une mention particulière. Ils sont ordinairement au nombre de trois : un *nerf inguinal interne* et deux *nerfs inguinaux externes*. Tous trois s'engagent d'abord sous le péritoine et se dirigent en arrière, en bas et en dehors, vers le canal inguinal, dans lequel ils entrent, en se plaçant l'un en dedans, les deux autres en dehors du cordon testiculaire couvert de ses tuniques fibreuse et érythroïde. Ils abandonnent quelques filets au crémaster et aux muscles abdominaux, et vont enfin se ramifier dans les bourses tégumentaires, le fourreau et la peau de la région inguinale. Souvent les deux nerfs externes se confondent en un seul tronc à leur arrivée sur le muscle crémaster. — Quant à la disposition qu'ils affectent les uns et les autres, à leur origine, elle est extrêmement variable : tantôt en effet, ils ont chacun une origine distincte et traversent isolément, soit le petit, soit le grand psoas, soit l'interstice compris entre ces deux muscles; d'autres fois, le nerf inguinal interne et l'un des nerfs externes procèdent d'un tronc commun, au niveau du trou de conjugaison, le second nerf externe naissant alors isolément vers le bord externe du grand psoas; le plus souvent, le nerf interne reçoit de la troisième paire une branche de renforcement; il est même quelquefois entièrement formé par cette dernière. Cette variété de disposition n'est point, du reste, l'apanage exclusif des nerfs inguinaux : nous avons pu voir la deuxième paire fournir seulement ces trois nerfs et les filets des psoas, sans se plonger dans les muscles du flanc.

Les nerfs inguinaux représentent les deux branches abdomino-génitales et la fémoro-génitale de l'Homme.

La *troisième* branche inférieure lombaire trouve son équivalent dans le nerf fémoro-cutané de l'Homme. Elle perce le petit psoas et s'engage dans l'interstice qui sépare ce muscle de son congénère, le grand psoas. Après avoir rampé entre le péritoine et l'aponévrose lombo-iliaque, elle arrive sous l'angle de la hanche et sort alors de l'abdomen ; puis elle descend en dedans et en avant du muscle du *fascia lata* et se continue, accompagnée par les divisions de l'artère circonflexe iliaque, jusque sur la rotule, où elle s'épuise dans la peau. A son origine, elle abandonne : 1° un gros et court rameau pour le grand psoas ; 2° une forte branche anastomotique qui va concourir à la formation du plexus lombo-sacré ; 3° un filet de renforcement pour le nerf inguinal interne ; nous avons déjà dit que celui-ci émane quelquefois tout entier de la troisième paire.

La *quatrième*, la *cinquième* et la *sixième*, beaucoup plus volumineuses que les précédentes, et d'autant plus grosses qu'elles appartiennent à une paire plus postérieure, s'unissent ensemble et avec les deux premières paires sacrées pour former le plexus nerveux du membre abdominal.

Toutes les branches lombaires inférieures communiquent avec le grand sympathique par plusieurs filets qui passent à travers les faisceaux du petit psoas. Toutes aussi communiquent entre elles : la quatrième et la cinquième par une véritable fusion, les autres au moyen de branches anastomotiques plus ou moins volumineuses, dont les premières sont loin d'être constantes.

Article IV. — NERFS SACRÉS (5 paires).

Nous décrivons comme nerfs sacrés non seulement les quatre doubles cordons qui sortent par les trous latéraux de l'os sacrum, mais encore le nerf qui s'échappe entre cet os et la première vertèbre caudale ; car c'est une règle, dans la répartition des nerfs rachidiens en régions, de rattacher toujours à la région antérieure les paires qui s'échappent dans les intervalles des groupes successifs de vertèbres. C'est ainsi que celle qui sort entre la septième vertèbre cervicale et la première dorsale est comptée huitième cervicale ; que celle comprise entre la dernière vertèbre dorsale et la première lombaire est numérotée dix-huitième dorsale ; que celle correspondant à l'intervalle des lombes et du sacrum est une sixième paire lombaire ; et que, enfin, la paire sortant entre le sacrum et le coccyx doit être considérée comme la dernière sacrée.

Branches supérieures. — Ce sont de petits rameaux gagnant les muscles logés sur les côtés de l'épine sacrée et se terminant à la peau de la croupe et de l'origine de la queue. Les quatre premiers sortent par les trous sus-sacrés.

Branches inférieures. — La *première* et la *deuxième*, de beaucoup les plus volumineuses, convergent vers la grande échancrure sciatique et se réunissent avec la dernière lombaire en une large bande nerveuse qui constitue la partie postérieure ou pelvienne du plexus lombo-sacré, dont il sera question ci-après.

La *troisième* et la *quatrième* cheminent sur le côté de la cavité pelvienne dans l'épaisseur du ligament ischiatique ou contre sa face interne, en se dirigeant en bas et en arrière. Réunies entre elles, à leur base, par un filet anastomotique, elles ne communiquent point ordinairement, du moins d'une manière directe, avec le faisceau formé par les deux premières paires. La *troisième* constitue le nerf *honteux interne*, qui passe entre les deux racines du corps caverneux, en contournant l'arcade ischiale, où il se trouve presque accolé à celui du côté opposé. Ce nerf descend ensuite sur le bord dorsal de la verge, mêlé aux mailles du magnifique plexus veineux sus-pénien, et en décrivant des flexuosités qui lui permettent de se prêter à l'allongement du pénis. Arrivé à l'extrémité de cet organe, il se termine, par de nombreuses divisions, dans le tissu érectile propre à cette extrémité ou dans la muqueuse qui la revêt. Chemin faisant, il émet de très longues branches, également flexueuses, dont les ramifications ultimes pénètrent dans le corps caverneux ou se rendent au canal de l'urètre. Bien avant sa sortie du bassin, il laisse échapper en arrière deux minces rameaux destinés aux muscles et à la peau de la région périnéo-anale. Ces rameaux, de même que le nerf principal, reçoivent des filets anastomotiques d'une des branches ischio-musculaires du plexus lombo-sacré.

La *quatrième* constitue le nerf *anal* ou *hémorroïdal*, qui se porte en arrière, au-dessus du précédent, et s'épuise dans le muscle sphincter de l'anus et les téguments environnants. Avant de sortir du bassin, ce nerf donne un rameau au releveur de l'anus.

Les quatre premières branches inférieures sacrées émettent, près de leur origine, un filet plus ou moins grêle qui se jette dans le plexus pelvien ou hypogastrique. Elles donnent en outre des rameaux de communication à la chaîne sympathique, lesquels sont généralement gros, courts et multiples.

La *cinquième* est très faible ; elle s'épuise surtout dans les téguments et les muscles de la face inféro-latérale de la base de la queue ; elle contribue aussi, par un mince filet, à la formation des deux cordons coccygiens dont il sera parlé ci-dessous.

Article V. — **NERFS COCCYGIENS** (5 ou 6 paires).

On trouve, dans la région caudale, deux paires de cordons nerveux, placés, l'un sous le muscle abaisseur de la queue, l'autre sous le sacro-coccygien latéral, cordons qui s'étendent jusqu'à l'extrémité de la queue en émettant sur leur trajet des filets musculaires et cutanés, et qui sont formés respectivement par les branches supérieures ou inférieures des paires coccygiennes. Celles-ci, au nombre de cinq ou six bien distinctes, ont en effet leur deux branches très obliquement dirigées en arrière et réunies de proche en proche avec leurs homologues, de manière à se collecter en deux cordons de chaque côté.

Article VI. — **NERFS RACHIDIENS COMPOSÉS**

Sous cette rubrique, nous décrirons : 1° les *nerfs diaphragmatiques* ; 2° le *plexus brachial* et ses branches de distribution ; 3° le *plexus lombo-sacré* et ses branches de distribution, — toutes parties formées par l'anastomose des branches inférieures de plusieurs nerfs rachidiens.

§ 1. — **Nerfs diaphragmatiques** (fig. 262 et 263).

Le *nerf diaphragmatique* est constitué par deux branches principales et par un petit rameau accessoire dont l'existence n'est pas constante. Celui-ci vient de la cinquième paire cervicale ; les deux autres procèdent, l'un de la paire suivante, l'autre du plexus brachial. Le rameau de la sixième paire perce le scalène inférieur de dedans en dehors, fournit un filet au plexus brachial et descend obliquement en arrière, à la surface du muscle qu'il a traversé, pour se réunir vers l'entrée de la poitrine au rameau du plexus précité. Cette dernière branche, plus courte et généralement plus forte, provient exclusivement de la septième paire cervicale.

Le tronc du nerf diaphragmatique, ainsi formé, s'engage dans la cavité thoracique, après avoir reçu le ramuscule de la [cinquième paire (quand il existe), passe en dessous de l'artère axillaire, avec le nerf pneumogastrique, et reçoit, à ce point, souvent sinon toujours, un filet du grand sympathique. Puis il gagne le côté de la base du cœur,|en rampant sous la |plèvre médiastine, soit au-dessous du tronc brachial gauche, soit à la surface de la veine cave antérieure, suivant le côté envisagé. Il s'applique ensuite sur le péricarde, auquel il est attaché par un petit frein pleural, et atteint enfin le centre phrénique, après un trajet d'au moins 2 décimètres effectué [entre les deux lames du médiastin postérieur, s'il s'agit du nerf gauche ; — le long de la veine cave postérieure, s'il s'agit du nerf droit. On sait que ce dernier est enveloppé avec sa veine satellite par un méso particulier que forme la plèvre du côté correspondant (Voy. p. 37).

Avant même qu'ils soient arrivés au centre phrénique, les nerfs diaphragmatiques se divisent en plusieurs branches, dont les ramifications se portent à la périphérie du diaphragme. Un rameau assez fin se dirige du côté des piliers.

Il est à peine utile de dire que ce sont des nerfs moteurs. Lorsqu'ils sont coupés ou lésés, on observe une discordance des mouvements respiratoires du thorax et du ventre, c'est-à-dire que le flanc s'abaisse quand les côtes s'élèvent et *vice versa*.

§ 2. — **Plexus brachial.**

Ce plexus est un énorme faisceau nerveux situé sous l'épaule et émergeant de l'interstice des deux portions du scalène, en avant de la première côte ; il résulte de l'ensemble des anastomoses contractées par les branches inférieures des sixième, septième, huitième paires cervicales et des deux premières dorsales, et il est principalement destiné aux muscles et aux téguments du membre de devant.

Mode de constitution. — La sixième paire cervicale ne concourt à la formation du plexus brachial que par le mince filet qui provient de son rameau diaphragmatique. Les deux suivantes s'y épuisent tout entières ; ainsi que la première paire dorsale, sauf le très petit rameau formant le premier nerf intercostal. Quant à la racine fournie par la deuxième paire dorsale, elle ne représente qu'une assez faible partie de sa branche inférieure, l'autre partie servant à former un nerf intercostal volumineux.

Ces diverses branches convergent l'une vers l'autre pour gagner l'interstice compris entre les deux portions du scalène. Là, elles se réunissent en un seul faisceau, se soudent intimement en s'envoyant réciproquement des fibres et des rameaux, lesquels se séparent bientôt en un certain nombre de divisions efférentes, que nous ferons connaître ci-après. On remarquera que l'entre-croisement des branches composantes du plexus brachial ne se fait point d'une manière confuse et quelconque. Si le chevauchement des rameaux qu'elles reçoivent les unes des autres n'a pas lieu suivant un mode constant, il est loin, du moins, d'être inextricable. On peut suivre facilement, jusqu'à la moelle, surtout après macération dans l'acide azotique étendu, les divisions qui émanent du plexus, c'est-à-dire démêler celui-ci.

RAPPORTS. — Le faisceau nerveux constituant le plexus brachial est très large et très court. Il est d'abord compris entre le scalène supérieur et le long du cou, puis entre les deux scalènes. Il contourne la première côte par son bord postérieur et répond en dedans à l'artère et à la veine vertébrales, ainsi qu'au filet nerveux de même nom qui accompagne ces deux vaisseaux et vient se jeter dans le ganglion cervical inférieur du sympathique.

MODE DE DISTRIBUTION. — Immédiatement après sa sortie de l'interstice des scalènes, le plexus brachial arrive sous l'épaule, près de l'angle scapulo-huméral. Là, il se partage en un certain nombre de branches, parmi lesquelles nous regardons comme impossible de distinguer des divisions terminales et des rameaux collatéraux. Aussi les décrirons-nous les unes après les autres sans nous préoccuper de cette distinction, en commençant par celles qui vont au tronc, pour continuer par les branches destinées au membre. Ces dernières seront examinées dans l'ordre suivant : les plus courtes d'abord, c'est-à-dire celles qui se rendent aux rayons supérieurs du membre et, en dernier lieu, les plus longues, c'est-à-dire celles qui gagnent la main.

Toutes ces divisions sont nommées et classées dans le tableau ci-dessous, qui indique en outre les paires nerveuses dont elles proviennent :

NOMS	ORIGINES
A. BRANCHES DESTINÉES AU TRONC.	
1° Racine inférieure du nerf diaphragmatique.......	7e paire cervicale.
2° Branche de l'angulaire et du rhomboïde..........	6e —
3° — du grand dentelé ou thoracique supérieure.	6e et 7e —
4° Branches des pectoraux ou thoraciques inférieures.	6e et 7e —
5° Branche sous-cutanée thoracique.................	1re et 2e paires dorsales.
6° — du grand dorsal.................	8e paire cervicale.
B. BRANCHES DESTINÉES A L'ÉPAULE.	
7° Branche du grand rond....................	8e paire cervicale.
8° Branches du sous-scapulaire............	7e —
9° Nerf sus-scapulaire....................	6e et 7e —
10° Nerf axillaire....................	8e —
C. BRANCHES DESTINÉES AU BRAS ET A L'AVANT-BRAS.	
11° Nerf brachial antérieur	7e et 8e paires cervicales.
12° Nerf radial...........................	1re paire dorsale.
D. BRANCHES DESTINÉES A L'AVANT-BRAS ET A LA MAIN.	
13° Nerf cubital ou cubito-cutané..................	1re et 2e paires dorsales.
14° Nerf médian ou cubito-plantaire................	8e paire cerv. 1re et 2e paires dors.

Préparation du plexus brachial. — On placera l'animal en première position, et on l'inclinera légèrement de côté en abandonnant l'un des membres antérieurs à son propre poids ; puis on incisera
les muscles pectoraux très près de leur insertion sur ce membre non fixé, et on les renversera en
haut, en les maintenant dans cette position par des érignes à chaînettes. On aura soin, dans cette
opération, de séparer le pectoral ascendant du panniculc charnu, en laissant ce dernier muscle se
rabattre sur la table avec le membre antérieur. En déchirant ensuite la masse considérable de tissu
conjonctif sous-scapulaire dans laquelle se trouvent noyés les nerfs du plexus brachial, ces nerfs
apparaissent bientôt et peuvent être isolés avec la plus grande facilité. Il est bon, dans cette
dissection, de conserver les vaisseaux artériels. Il importe aussi de conserver les branches perforantes intercostales pour observer l'anastomose de ces nerfs avec la division sous-cutanée thoracique.
   Dans cette préparation, on écarte considérablement du tronc le membre antérieur, et les rapports
des nerfs se trouvent nécessairement plus ou moins changés ; mais elle permet d'observer
l'ensemble du plexus de la manière la plus parfaite.
   Pour suivre les divisions des principaux nerfs de ce plexus, on se servira d'un membre isolé du
tronc et, s'il est possible, avec les artères injectées. Les nerfs se présentent alors dans leurs
rapports naturels et peuvent être disséqués beaucoup plus aisément. Les figures 272 et 273
guideront l'élève dans la recherche de ces divisions nerveuses.

1. Racine inférieure du nerf diaphragmatique.

(Voy. plus haut la description de ce nerf.)

2. Branche de l'angulaire et du rhomboïde (fig. 272, 7).

Entièrement fournie par la sixième paire cervicale, cette branche se dirige en
haut à la surface de l'angulaire de l'épaule, dans lequel elle ne tarde pas à
plonger ; souvent même elle n'a aucun trajet extérieur. Elle se divise en plusieurs
filets qui s'épuisent entièrement dans ce muscle, dans le grand dentelé et dans
le rhomboïde. Le filet destiné à ce dernier est grêle et très long ; il traverse,
pour gagner sa destination, la substance de l'angulaire.

3. Branche du grand dentelé, ou nerf thoracique supérieur (fig. 272, 8).

Cette branche, extrêmement remarquable, procède du plexus brachial par
deux rameaux principaux : l'un émanant de la sixième paire cervicale, l'autre
de la septième ; celui-ci traversant constamment le dernier faisceau du scalène
supérieur avant de se réunir au premier. Le nerf unique qui résulte de l'union
de ces deux racines est mince et fort large. Il se dirige horizontalement en
arrière, à la surface du grand dentelé, en croisant la direction des fibres de ce
muscle, et il s'épuise dans sa substance, en émettant en haut et en bas des
ramifications assez régulièrement disposées.

. Branches des muscles pectoraux, ou nerfs thoraciques inférieurs.

On en distingue cinq principales, dont une seule provient directement du
plexus brachial :
   1° Celle-ci émane de la septième et de la sixième paires cervicales, de cette
dernière surtout ; elle se porte à la face interne du pectoral scapulaire, pour se
ramifier exclusivement dans ce muscle, après s'être divisée en deux branches :
l'une antérieure, courte et forte, l'autre, postérieure, grêle et longue
(fig. 272, 10) ;
   2° Un deuxième nerf thoracique inférieur provient d'une anastomose réunissant les nerfs brachial antérieur et médian sous l'artère axillaire. Il passe entre
les deux muscles pectoraux profonds et se termine dans les pectoraux superficiels après avoir fourni quelques ramuscules au sterno-trochinien, par un filet
mince et long qui se porte en arrière, à la surface externe de ce muscle
(fig. 272, 11).

3° Les trois autres, destinés exclusivement au pectoral ascendant, naissent généralement de la branche sous-cutanée thoracique. Compris entre le grand dentelé et le sterno-trochinien, ils se dirigent en bas et en arrière et se jettent dans ce dernier muscle. L'un d'eux, plus long et plus fort que les autres, suit le trajet de la veine de l'éperon.

5. Branche sous-cutanée thoracique (fig. 272, 9).

C'est un nerf fort remarquable, né du plexus brachial par un tronc qui lui est commun avec le cubital. Placé d'abord en dedans de ce nerf, il le quitte bientôt pour se porter en arrière, à la face interne de l'anconé accessoire du grand dorsal et du pannicule charnu. Dans son long trajet, il sert de satellite à la veine de l'éperon, au-dessus de laquelle il se trouve situé. On peut le suivre jusqu'au flanc, où ses divisions terminales se perdent dans la substance du peaussier. Celles qu'il émet sur son passage sont également destinées à ce muscle ; elles s'anastomosent avec la plupart des perforantes intercostales, en formant, à la face interne du pannicule charnu, une sorte de treillis nerveux. L'une de ses branches se contourne, avec un nerf perforant volumineux, sur le bord inférieur du grand dorsal, et se dirige en avant pour se jeter dans la portion scapulo-humérale du peaussier.

6. Branche du grand dorsal (fig. 272, 6).

Formée par des fibres qui proviennent en majeure partie de la huitième paire cervicale, cette branche se porte, en arrière et en haut, sur la face interne du grand dorsal et s'épuise bientôt dans ce muscle. Elle est longue et forte.

7. Branche du grand rond (fig. 272, 12).

Elle procède du plexus brachial par un même tronc que le nerf axillaire, lequel tronc est fourni par la huitième paire cervicale, et elle se porte en arrière, sur le sous-scapulaire d'abord, sur le grand rond ensuite, dans la substance duquel elle se perd par de nombreux filets.

8. Branches du sous-scapulaire (fig. 272, 14).

Ces branches, au nombre de deux, proviennent généralement de la septième paire. Après un court trajet en arrière, elles se divisent en plusieurs ramuscules qui plongent dans le muscle sous-scapulaire.

9. Nerf sus-scapulaire (fig. 272, 15).

Ce volumineux nerf est formé par la sixième et la septième paires cervicales. Après un court trajet en arrière, entre l'angulaire de l'épaule d'une part, le pectoral scapulaire et le sus-épineux d'autre part, il gagne l'interstice que forme ce dernier muscle avec le sous-scapulaire, et y plonge un peu au-dessus de l'artère sus-scapulaire. Il se porte alors à la face externe de l'omoplate, après avoir contourné le bord antérieur de cet os ; puis il croise d'avant en arrière l'épine acromienne, en dessous de sa tubérosité, et remonte dans la fosse sous-épineuse, pour se perdre dans le muscle qui la remplit (fig. 273, 1). A son passage sous le sus-épineux, il donne à ce muscle plusieurs rameaux.

Dans le cas de chute de l'animal sur le côté ou d'écart violent de l'épaule, il peut arriver que ce nerf soit contusionné ou tiraillé ; alors les muscles sus-

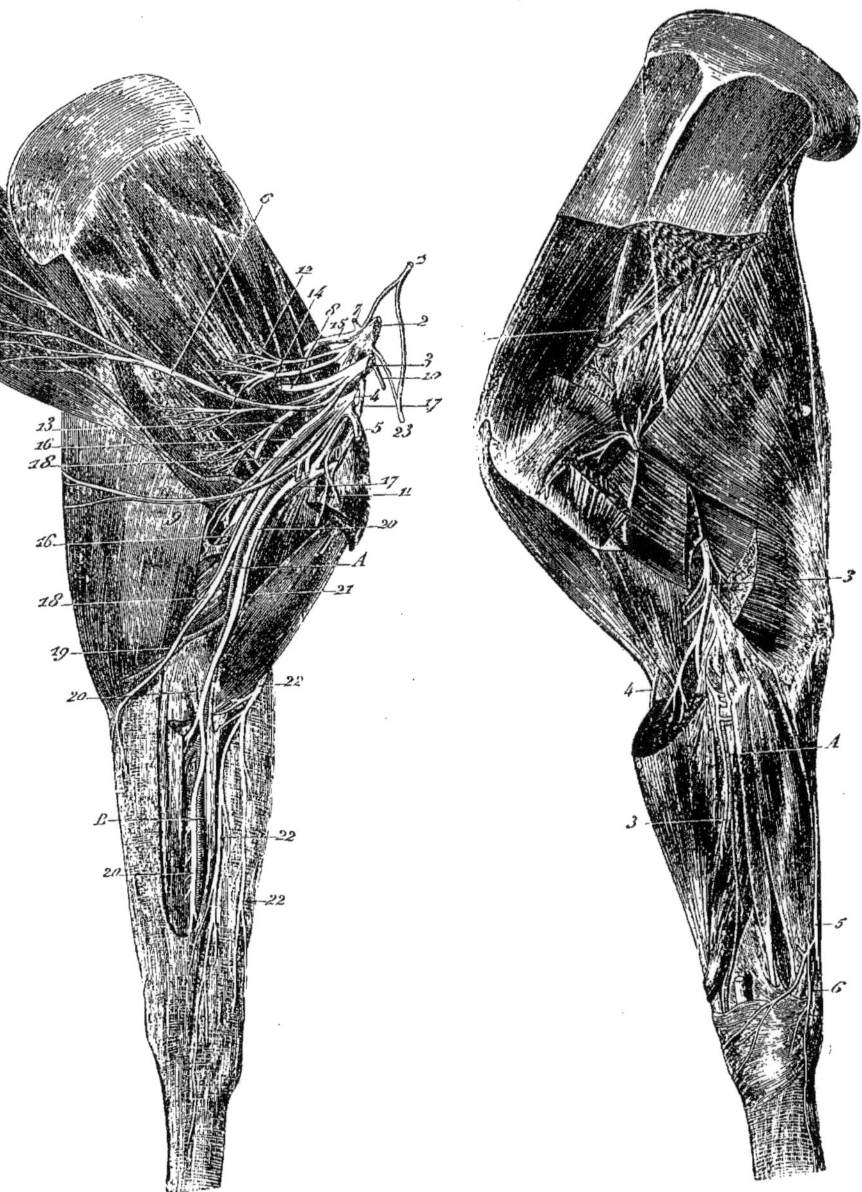

Fig. 272. — Nerfs du membre antérieur du
Cheval, face interne *.

Fig. 273. — Nerfs du membre antérieur du
Cheval, face externe **.

* 1, branche de la sixième paire fournissant un rameau au plexus brachial et un autre rameau qui s'unit à une branche de ce plexus pour constituer le nerf diaphragmatique, 23 ; 2. septième paire cervicale ; 3, huitième paire cervicale ; 4. première paire dorsale ; 5. deuxième paire dorsale ; 6, branche du muscle grand dorsal ; 7, branche de l'angulaire et du rhomboïde ; 8, branche thoracique supérieure ou du grand dentelé ; 9, branche sous-cutanée thoracique donnant naissance, près de son origine, à trois branches thoraciques inférieures ; 10, 11, deux autres branches thoraciques inférieures ; 12, nerf du grand rond ; 13. nerf axillaire ; 14. nerfs sous-scapulaires ; 15, nerf sus-scapulaire ; 16. nerf radial ; 17, nerf brachial antérieur ; 18. nerf cubital ; 19, sa branche représentant le brachial cutané interne ; 20. nerf médian ; 21, sa branche musculo-cutanée ; 22, 22, 22, rameaux superficiels de cette branche. — A, artère humérale ; B, artère radiale.
** 1, nerf sus-scapulaire ; 2. nerf axillaire ; 3, nerf radial ; 4, rameau superficiel du nerf musculo-cutané ; 5, nerf cubital ; 6, sa branche cutanée terminale. — A, artère radiale antérieure.

épineux et sous-épineux, étant paralysés, affermissent insuffisamment l'articulation scapulo-humérale en dehors, et l'on voit se produire, à chaque appui du membre, un mouvement d'abduction caractéristique; de plus, ces muscles ne tardent pas à s'atrophier; mais, à la longue, ils peuvent récupérer leur volume avec leur contractilité.

10. Nerf circonflexe ou axillaire fig. (272, 13).

Ce nerf, d'un volume assez considérable, est fourni, comme nous l'avons dit plus haut, par la huitième paire cervicale. Il se dirige en arrière et en bas, en rampant sur la face interne du muscle sous-scapulaire, pour aller s'enfoncer dans l'interstice pratiqué entre ce dernier et le grand rond, où il croise l'artère sous-scapulaire. On le voit passer derrière l'articulation scapulo-humérale, avec l'artère circonflexe, s'engager entre le petit rond, le long anconé et l'anconé externe, arriver sous le deltoïde scapulaire et se diviser alors en plusieurs branches divergentes, destinées à ce muscle, au petit rond, à la portion inférieure du mastoïdo-huméral et même au tégument de la région antérieure du bras (fig. 273, 2).

Avant de s'engager dans l'interstice qui loge l'artère sous-scapulaire, il envoie des filets au muscle grand rond.

11. Nerf brachial antérieur (fig. 272, 17).

Ce nerf, encore appelé *musculo-cutané*, chez l'Homme, procède de la septième et de la huitième paire cervicale, descend à la face interne de l'articulation scapulo-humérale et rencontre bientôt l'artère axillaire, qu'il croise en dehors, à angle aigu, pour passer par devant. Il s'unit alors au nerf médian par une large et courte branche, qui passe sous l'artère précitée et l'embrasse dans une anse; puis il descend, en avant du nerf médian, jusqu'au niveau de la bifurcation du coraco-brachial, s'insinue entre les deux branches de ce muscle, ce qui lui a valu le nom de *nerf perforant* de Cassérius, et va plonger par plusieurs rameaux, les uns ascendants, les autres descendants, dans l'épaisseur du biceps brachial. On le voit fournir aussi des filets au coraco-brachial avant de le traverser. De plus, il concourt, par un petit rameau, à la formation d'une des thoraciques inférieures.

12. Nerf radial (fig. 272, 16 ; 273, 3).

C'est à coup sûr le plus gros des nerfs fournis par le plexus brachial. Il naît de la première paire dorsale, principalement, et se dirige en arrière et en bas, sur la face interne des muscles sous-scapulaire et grand rond, dont il croise la direction. Dans cette première partie de son trajet, il marche parallèlement à l'artère humérale, séparé de ce vaisseau par le nerf cubital. Arrivé au niveau de l'artère humérale profonde, il la laisse en dehors et passe derrière l'humérus, avec les divisions de cette artère, en s'engageant entre le long anconé et le brachial antérieur. Après avoir longé le bord postérieur de ce dernier muscle, il gagne la face antérieure de l'articulation du coude et celle du radius, où il se trouve recouvert par les deux principaux extenseurs du métacarpe et des phalanges, et où il rencontre l'artère radiale antérieure, qu'il accompagne jusque sur l'extenseur oblique du métacarpe. Là, il se termine par deux branches qui plongent dans l'épaisseur de ce muscle.

Dans son trajet, le nerf radial fournit successivement :

1º Avant de quitter la face interne du membre pour passer sous la masse des anconés, un très gros faisceau de branches, les unes descendantes, les autres ascendantes : celles-ci contournent le tendon commun au grand dorsal et au grand rond, pour aller se perdre dans la masse du gros extenseur ou long anconé ; celles-là gagnent soit l'anconé interne et l'accessoire du grand dorsal, soit la partie inférieure du long anconé ;

2º En arrière du bras, des filets pour le petit anconé et l'anconé externe, et plusieurs rameaux cutanés qui se dégagent de dessous ce dernier pour descendre sous la peau de la face antérieure de l'avant-bras ;

3º Dans la région antibrachiale, des rameaux pour l'extenseur antérieur et le fléchisseur externe du métacarpe, ainsi que pour les deux extenseurs du doigt.

En résumé, on voit que le nerf radial anime les extenseurs de l'avant-bras, du métacarpe et des phalanges, plus un fléchisseur du métacarpe, le cubital externe, et qu'il porte la sensibilité à la peau de la région antibrachiale postérieure. Il est remarquable que le seul muscle fléchisseur auquel il donne est extenseur dans l'Homme et un grand nombre d'animaux ; en sorte que l'exception dont il est l'objet est plus apparente que réelle et que le nerf radial est essentiellement un nerf des extenseurs.

13. Nerf cubital (fig. 272, 18 ; 273, 5).

Formé principalement par des fibres des paires dorsales, le nerf cubital ou *cubito-cutané*, d'un volume moins considérable que le précédent, se porte en arrière et en bas, et se place derrière l'artère humérale, qu'il accompagne jusqu'au-dessous de l'origine de l'humérale profonde. Après avoir croisé ce dernier vaisseau, il s'engage entre le muscle accessoire du grand dorsal et l'anconé interne, dont il suit le bord inférieur ; gagne le côté interne du coude, en passant sur l'épitrochlée et sous la bandelette cubitale du fléchisseur oblique du métacarpe ou cubital interne ; puis il longe le bord postérieur de ce dernier muscle jusqu'auprès de l'os suscarpien, où il se termine par deux branches. Dans cette dernière partie de son parcours, il est placé sous l'aponévrose antibrachiale, entre les deux muscles cubitaux, et accompagné par l'artère et la veine cubitales.

Des deux branches terminales de ce nerf, l'une, *cutanée* (fig. 273, 6), traverse l'espace compris entre les tendons terminaux des muscles précités, c'est-à-dire fléchisseurs externe et oblique du métacarpe, ainsi que l'aponévrose antjbrachiale, pour se répandre par plusieurs filets, les uns ascendants, les autres horizontaux ou descendants, sous la peau de l'avant-bras, de la face antérieure du genou et du côté externe du métacarpe ; l'autre branche constitue, avec un rameau du nerf médian, le *nerf palmaire externe*.

Dans son trajet, le nerf cubital fournit deux branches collatérales principales.

La première (fig. 272, 19) se détache du tronc immédiatement avant qu'il s'engage sous l'anconé accessoire du grand dorsal, se porte en arrière et en bas, entre ce muscle et le pectoral transverse, fournit quelques filets à ce dernier et le traverse bientôt pour devenir sous-cutané et se distribuer à la peau de l'avant-bras, au-dessous du coude : c'est le *brachial cutané interne*, qui, chez l'Homme, provient directement du plexus brachial.

La seconde naît à la surface de l'épitrochlée et se divise en un faisceau de rameaux destinés aux deux fléchisseurs des phalanges ainsi qu'au fléchisseur oblique du métacarpe.

14. Nerf médian (fig. 272, 20).

Le médian ou *cubito-plantaire* est composé de fibres qui viennent des paires dorsales et de la huitième cervicale. Il se détache de la partie postérieure du plexus brachial et atteint l'artère axillaire au niveau de l'articulation scapulo-humérale. Là, il croise cette artère en dedans et contracte une anastomose avec le brachial antérieur, au moyen de l'anse nerveuse dont nous avons déjà parlé en décrivant ce dernier nerf, anse formée par des fibres qui se portent réciproquement de l'un à l'autre cordon. A partir de ce point, il se place en avant de l'artère humérale et l'accompagne jusqu'à sa bifurcation terminale; puis il se continue le long de la radiale, gagne l'articulation du coude, où il répond au ligament interne de cette jointure, et où il croise à angle très aigu la direction de son vaisseau satellite pour devenir postérieur, position qu'il intervertit sous l'articulation, qu'il reprend ensuite et conserve dans la plus grande étendue de son trajet antibrachial, en restant toujours un peu plus superficiel que l'artère. Arrivé au-dessus du tiers inférieur de l'avant-bras, il se bifurque pour former les *nerfs palmaires*.

Dans son trajet, le médian fournit successivement :

1° Avant son arrivée sous l'artère axillaire, l'une des branches d'origine du nerf thoracique inférieur destiné aux muscles pectoraux superficiels.

2° Au niveau du milieu de l'humérus, une longue branche représentée, dans l'Homme, par la portion du *nerf musculo-cutané* qui se rend au muscle brachial antérieur et à la peau de l'avant-bras. Cette branche s'engage sous le biceps et se divise bientôt en deux rameaux : l'un qui s'épuise dans le brachial antérieur, l'autre qui passe entre ce dernier muscle et le biceps, pour devenir superficiel à la partie antéro-interne de l'avant-bras, où il se partage en deux filets principaux, rampant sur l'aponévrose antibrachiale et accompagnant de leurs divisions les deux veines sous-cutanées de la région jusqu'au-dessous du carpe (fig. 272, 21 et 22).

Il paraît évident que cette branche du médian est passée dans ce nerf par l'anastomose qui l'unit au brachial antérieur et qu'elle provient en réalité de ce dernier, comme on l'observe chez l'Homme.

3° Dans la région antibrachiale, et à diverses hauteurs, mais surtout sous l'articulation du coude, des ramifications pour le grand palmaire et les deux fléchisseurs des phalanges. Ceux-ci reçoivent donc leur innervation du médian et du cubital.

Nerfs palmaires. — Ces nerfs, que les vétérinaires appellent à tort nerfs plantaires, sont au nombre de deux et distingués en *interne* et en *externe*.

a. Le *nerf palmaire interne*, l'une des branches terminales du médian, s'accole à l'artère palmaire métacarpienne, le long du tendon perforant et suit ce vaisseau postérieurement jusqu'auprès du boulet, où il se termine par plusieurs branches digitales. Il fournit, dans son trajet, plusieurs ramuscules métacarpiens cutanés et une branche anastomotique qui se détache vers le milieu à peu près de la région du canon, contourne obliquement par derrière les tendons fléchisseurs et vient se joindre au *nerf palmaire externe*.

b. Celui-ci est formé par la réunion de deux branches : l'une venant du nerf cubital, l'autre émanant du médian et rejoignant la première au niveau du bord

supérieur de l'os sus-carpien, après avoir passé sous l'extrémité inférieure du
fléchisseur oblique du métacarpe. Le nerf palmaire externe accompagne en
arrière la veine métacarpienne externe dans toute sa longueur, en descendant
en dehors des tendons fléchisseurs, dans un canal fibreux particulier de la gaine

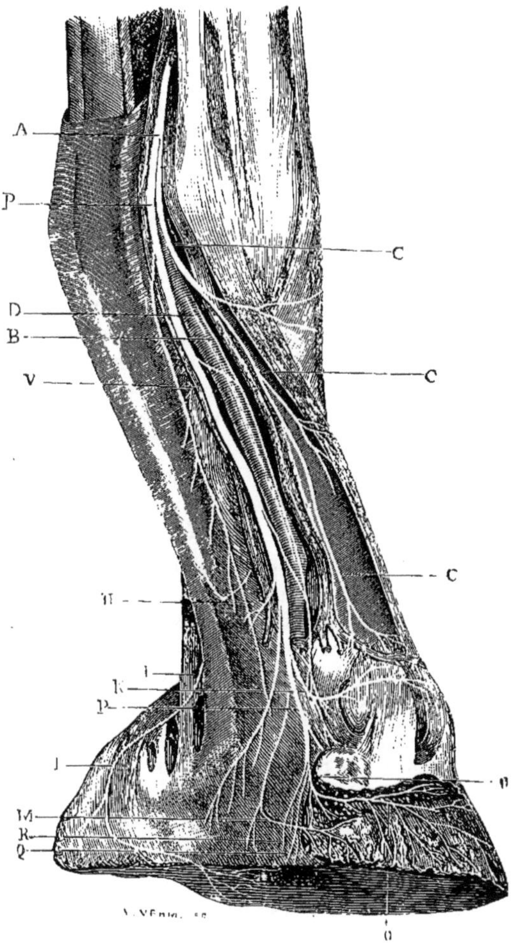

Fig. 274. — Nerfs collatéraux du doigt *.

xcarpienne. Arrivé vers l'extrémité supérieure du canon, en dedans de la tête du
métacarpien externe, il envoie sur la face postérieure du ligament suspenseur
du boulet une branche *palmaire profonde*, principalement destinée aux muscles
interosseux (dont ce ligament fait partie). Puis il continue son trajet descendant

* A. l'un des nerfs palmaires à sa terminaison ; B, branche digitale moyenne ; C, C, branche digitale antérieure;
P. branche digitale postérieure ; D, artère collatérale du doigt longée en avant par la veine homonyme ; H, filet
nerveux, inconstant, destiné au bulbe du talon ; I, I, nerf du coussinet plantaire (celui du côté droit de la figure
n'a pas d'index) ; K, rameau coronaire de la branche digitale postérieure ; M et O, divisions podophylleuses de
cette même branche ; Q, R, divisions pour le tissu velouté ; V, veine anormale accompagnant parfois la branche
digitale postérieure.

le long du tendon perforant, en émettant quelques ramuscules métacarpiens superficiels : reçoit le rameau de renforcement qui lui est envoyé par le nerf interne ; et enfin se termine comme ce dernier, en arrivant sur le boulet, par plusieurs branches digitales, dont il nous reste à examiner la disposition.

Nerfs collatéraux du doigt (fig. 274). — Les branches digitales ou collatérales du doigt qui terminent les nerfs palmaires sont au nombre de trois de chaque côté, accompagnant l'artère et la veine digitales, qu'elles couvrent de leurs divisions dans quelques points. Elles se séparent du boulet sur les grands sésamoïdes. Une d'elles descend en avant de la veine ; une autre s'engage entre la veine et l'artère ; la troisième suit l'artère en arrière. On peut donc les distinguer, eu égard à leur position, en *antérieure, moyenne* et *postérieure*.

a. La *branche antérieure* se détache en regard du sommet du grand sésamoïde correspondant ; elle descend obliquement en avant en croisant l'artère et la veine digitales, et disperse ses divisions collatérales dans la peau de la face antérieure du doigt, et ses divisions terminales dans la cutidure.

b. La *branche moyenne* prend naissance au-dessous de la branche antérieure, souvent en commun avec elle. Elle se place entre l'artère et la veine, descend en échangeant de fréquentes anastomoses avec les deux autres branches, surtout avec la postérieure, et arrive ainsi au niveau du bord supérieur du cartilage complémentaire de la troisième phalange, où elle se termine par plusieurs rameaux qui se dispersent dans le plexus veineux cartilagineux superficiel, le bourrelet et le podophylle.

c. La *branche postérieure*, beaucoup plus considérable que les précédentes, et véritable continuation du tronc du nerf, est d'abord superposée à l'artère digitale, puis placée immédiatement derrière ce vaisseau. Elle descend avec lui jusqu'auprès de l'apophyse basilaire de la troisième phalange, suit alors, dans la scissure latérale de cet os, l'artère unguéale dorsale, et s'épuise comme elle au sein du tissu podophylleux ainsi que dans la substance osseuse. Cette branche nerveuse laisse échapper de nombreux rameaux sur son parcours ; on remarquera plus particulièrement : 1° quelques divisions postérieures se distribuant en arrière des tendons fléchisseurs, surtout au niveau de l'articulation métacarpo-phalangienne, et dont une se rend à l'ergot ; 2° une branche satellite de l'artère du coussinet plantaire ; 3° un filet né sous la plaque cartilagineuse, se portant en avant, à proximité de la branche antérieure du cercle coronaire artériel, et se perdant dans les mailles du réseau veineux profond du cartilage scutiforme ; 4° une petite division podophylleuse, dont le point d'origine est placé au même niveau que le filet précédent, mais à l'opposé, et qui descend sur l'apophyse rétrossale, où elle traverse le tissu cartilagineux pour se rendre dans le réticulum podophylleux, après avoir envoyé des ramuscules postérieurs dans le coussinet plantaire ; 5° quelques rameaux croisant en dedans l'apophyse rétrossale pour se rendre au tissu velouté ; 6° enfin plusieurs filets, extrêmement grêles, enlacés autour de l'artère unguéale palmaire, et pénétrant avec elle dans l'intérieur de l'os du pied ; quelques-uns de ces filets remontent dans le nerf du côté opposé [1].

1. L'anatomie comparée démontre que le nerf palmaire externe répond à l'interosseux palmaire du troisième espace chez les animaux pentadactyles ; le palmaire interne, à l'interosseux palmaire du deuxième espace ; et que les branches digitales représentent exactement les nerfs collatéraux

Ajoutons, pour terminer, qu'il y a anastomose non seulement entre les trois branches digitales d'un même côté, mais encore entre celles des deux côtés.

La distribution que nous venons de faire connaître permettrait de distinguer, jusqu'à un certain point, deux étages d'innervation dans la région ongulée (vulgairement le pied) : un étage inférieur, alimenté par les branches digitales postérieures ; un étage supérieur, recevant les branches antérieures et moyennes, ainsi qu'un rameau des branches postérieures.

Lorsqu'il y a indication, pour combattre une boiterie, d'insensibiliser la région supérieure ou coronaire, il ne suffit pas de névrotomiser la branche antérieure et la branche moyenne, il faut couper le nerf palmaire lui-même avant sa division (névrotomie haute), et, si l'on veut obtenir une insensibilité complète, il faut pratiquer l'opération des deux côtés (névrotomie haute et double). S'il s'agit d'insensibiliser l'étage inférieur ou plantaire, on pourra se borner à la névrotomie de la branche postérieure, que l'on pratiquera, suivant les cas, d'un seul côté ou des deux côtés (névrotomie basse, simple ou double).

§ 3. — **Plexus lombo-sacré.**

En se réunissant, les branches inférieures des trois dernières paires lombaires et des deux premières paires sacrées constituent le *plexus lombo-sacré*, qui répond de tous points, et par son mode de constitution et par sa distribution, au plexus brachial.

On est dans l'habitude, en anatomie humaine, de décrire un *plexus lombaire* et un *plexus sacré*, formés chacun par les branches inférieures de toutes les paires rachidiennes dont ils portent le nom. Ce procédé a, selon nous, deux inconvénients : d'abord il sépare en deux faisceaux les nerfs du membre abdominal ; de plus, en rattachant à la description de ces nerfs les premières paires lombaires et les dernières sacrées, il mêle à cette description des éléments qui lui sont tout à fait étrangers. On remarquera en effet que les trois premières paires lombaires ne s'anastomosent entre elles (quand elles s'anastomosent) que par de fort maigres filets ; qu'elles n'envoient sur le membre postérieur que des rameaux sous-cutanés ; que les trois dernières branches sacrées, destinées principalement à la verge, à l'anus et à la base de la queue, sont ordinairement sans communication directe avec les autres ; que, enfin, les trois dernières paires lombaires et les deux premières sacrées se *fusionnent seules à la manière du plexus brachial et se comportent comme ce plexus dans la distribution de leurs branches.*

C'est donc avec raison que nous avons décrit d'une manière spéciale les branches inférieures des trois premières paires lombaires et des trois dernières sacrées, réservant le faisceau formé par les cinq paires intermédiaires pour en faire une description commune sous le nom de *plexus lombo-sacré*.

Mode de constitution. — En jetant les yeux sur ce plexus, on peut voir qu'il se divise en deux portions, l'une antérieure, l'autre postérieure, ayant chacune un gros tronc pour centre (fig. 275).

Le premier de ces troncs est constitué par les branches inférieures des quatrième et cinquième lombaires, qui se fondent ensemble, après un court trajet en arrière et après avoir reçu un rameau de renforcement de la troisième paire.

Le second, plus large et plus mince que le précédent, comprend les branches

des doigts, qui résultent, dans les espèces pentadactyles, d'une bifurcation de chaque nerf interosseux.

D'après la description que nous venons de donner du nerf médian des Solipèdes, on voit que les branches terminales de ce nerf ne se contentent pas d'innerver la face postérieure du doigt ; un bon nombre de filets se distribuent à la face dorsale : remarque qui a été faite, dans ces dernières années, à propos de la distribution des nerfs collatéraux palmaires des doigts de l'Homme.

inférieures de la dernière lombaire et des deux premières sacrées, qu'on voit sortir de dessous les vaisseaux sous-sacrés et se souder en un seul faisceau au niveau de la grande échancrure sciatique.

Ces deux troncs sont réunis par un ou deux rameaux, allant de la dernière paire lombaire au nerf obturateur, l'une des branches de distribution du premier.

RAPPORTS. — La *portion antérieure* du plexus lombo-sacré est couverte par le muscle petit psoas et séparée par l'artère iliaque interne de la *portion postérieure*. Celle-ci, placée en haut et sur le côté du bassin, au niveau de la grande ouverture sciatique, répond en dedans aux vaisseaux sous-sacrés, en dehors et en avant aux vaisseaux fessiers. Toutes les branches constituantes de l'une et de l'autre portion sont en outre en rapport avec les ganglions correspondants de la chaîne sympathique par un ou plusieurs rameaux de communication.

MODE DE DISTRIBUTION. — La *portion antérieure* du plexus fournit d'abord plusieurs petits rameaux aux psoas, à l'iliaque surtout, rameaux désignés par Girard sous le nom de *nerfs iliaco-musculaires*; puis elle se termine par deux grosses branches : le *nerf crural* et *le nerf obturateur*. — La *portion postérieure* se continue par le *nerf grand sciatique* après avoir émis un ensemble de petites branches rayonnant à la sortie de la grande échancrure sciatique et distinguées en *nerfs fessiers antérieurs* et *nerfs fessiers postérieurs*.

Nous étudierons successivement toutes ces ramifications.

Préparation du plexus lombo-sacré. — Après avoir enlevé la peau sur le sujet et extrait la masse des viscères contenus dans l'abdomen, on isolera le train postérieur, en sciant la colonne vertébrale en arrière de la dernière côte : puis, au moyen d'une section presque médiane du bassin, on retranchera l'un des membres: et la pièce. disposée comme dans la figure 275, sera maintenue en première position, c'est-à-dire que. la croupe reposant sur une table de dissection. près d'une barre, le membre. dressé verticalement. le pied en haut, sera fixé à l'anneau de cette barre au moyen d'une corde. On pourra aussi, avec tout autant de facilité pour la dissection et plus de commodité pour l'étude, laisser le membre couché sur la table.

On exécutera ensuite en deux temps la préparation proprement dite. Dans le premier temps, on disséquera, après l'excision des organes pelviens et du muscle petit psoas. l'ensemble du plexus et de ses branches de formation, en prenant pour guide la figure 275, et en ayant bien soin de ne pas toucher au ligament sacro-sciatique. Dans le deuxième temps. on découvrira, du côté externe. la partie postérieure du plexus avec les nerfs qu'elle émet, en excisant, comme dans la figure 276. la masse des muscles superposés au ligament sacro-sciatique et en ouvrant la gaine des ischio-tibiaux en avant du long vaste, ce qui se fait facilement par deux incisions : une première au devant du muscle précité, et une deuxième en travers de son aponévrose terminale.

Pour suivre jusqu'à leur terminaison les diverses divisions des nerfs émanés du plexus. on fera bien d'employer l'autre membre, qui, n'étant point fixé, pourra être étendu sur une table et se prêter mieux que le premier à cette partie de l'opération.

A. — PORTION ANTÉRIEURE.

1. Nerfs iliaco-musculaires.

Ces nerfs sont assez peu importants. Nous signalerons cependant. d'une manière particulière, le principal, qui accompagne l'artère iliaco-musculaire à travers la substance du muscle iliaque.

2. Nerf crural ou fémoral intérieur (fig. 275. 2).

C'est la plus grosse des branches de la portion antérieure du plexus. Il descend entre le petit et le grand psoas, jusque sur l'extrémité conique commune à ce dernier muscle et à l'iliaque, où il se trouve recouvert par l'origine du couturier; puis il se termine par un large pinceau de rameaux qui plongent dans le triceps

crural avec l'artère grande musculaire antérieure, c'est-à-dire entre le vaste
interne et le droit antérieur de la cuisse.

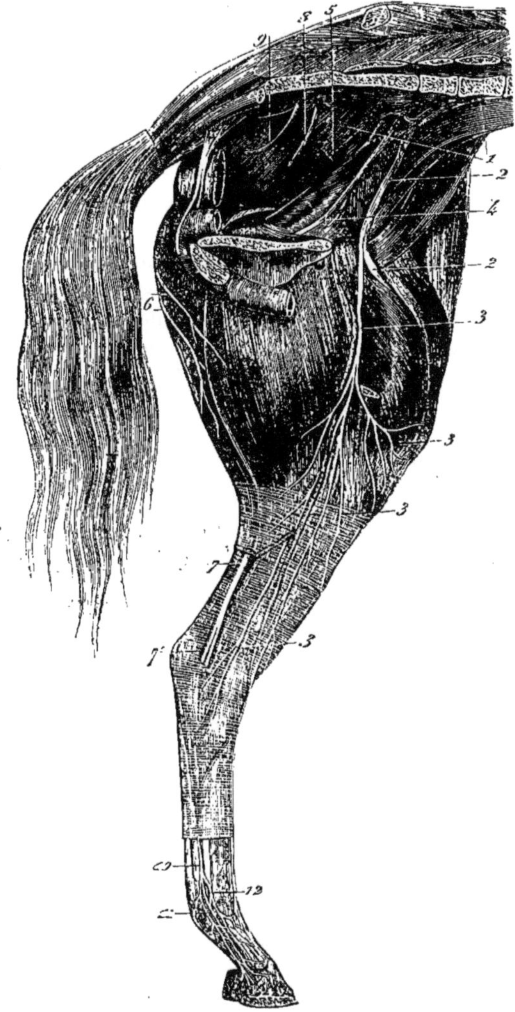

Fig. 275. — Plexus lombo-sacré et nerfs internes du membre postérieur du Cheval *.

Sous le couturier, il laisse échapper successivement deux longues branches, qui
méritent une description particulière.

* 1, 1, plexus lombo-sacré ; 2, nerf fémoral antérieur ; 3, nerf saphène interne ; 4, nerf obturateur ; 5, origine du
nerf grand sciatique ; 6, rameaux superficiels du nerf petit sciatique ; 7, nerf grand sciatique vers sa terminaison ;
7', origine des nerfs plantaires ; 8, nerf honteux interne ; 9, nerf hémorrhoïdal ou anal ; 10, nerf plantaire interne ;
11, 12, ses ramifications digitales.
Nota. — Sur cette figure, on voit la partie postérieure du plexus formée par les branches nerveuses qui sortent
des trois premiers trous sous-sacrés. Celle qui s'échappe du trou de conjugaison percé entre le sacrum et la dernière vertèbre lombaire ne donne qu'une faible branche à cette partie du plexus et envoie le plus grand nombre
de ses fibres, en deux cordons, à la partie antérieure. Cette disposition n'est pas rare. On la rencontre généralement, croyons-nous, quand il n'existe que cinq vertèbres lombaires, comme on le remarque chez l'Ane et chez le
Mulet, et parfois dans le Cheval.

a. La première représente les deux nerfs musculo-cutanés du crural de l'Homme. Nous la nommerons *nerf accessoire du saphène interne*. Elle gagne l'intervalle compris entre le couturier et le droit interne en croisant très obliquement, par devant, les vaisseaux cruraux ; puis elle sort de cet interstice vers le milieu de la cuisse, pour devenir sous-cutanée et former de nombreuses divisions entourant l'artère et la veine saphènes internes ;

b. La deuxième, ou le *nerf saphène interne*, rampe d'abord sous le couturier, à la surface du vaste interne, en marchant parallèlement à la première, qui se trouve située plus en dedans et plus en arrière. Arrivée en bas de l'interstice que forme le couturier avec le droit interne, elle s'en échappe pour devenir sous-cutanée et se divise alors en plusieurs filets rencontrant ceux du nerf accessoire.

Ces deux branches nerveuses communiquent ensemble par des anses anastomotiques profondes ou superficielles. Avant leur sortie de l'interstice des adducteurs de la jambe, elles donnent quelques minces filets à ces deux muscles, à l'antérieur surtout. Près de leur origine, elles en donnent à l'iliaque. Devenues sous-cutanées, elles couvrent de leurs rameaux la face interne de la cuisse et de la jambe ; les plus longs accompagnent la veine saphène jusque sur la face antérieure du tarse.

Il peut arriver, et c'est peut-être la disposition la plus fréquente, que le saphène interne et son nerf accessoire ne forment qu'une branche unique, dont les divisions musculaires ou cutanées se comportent du reste exactement comme ci-dessus. C'est ce qui s'est rencontré sur la pièce qui a été représentée dans la figure 275.

Le nerf fémoral est exposé à être comprimé dans l'intervalle des psoas, lorsque ces muscles se tendent sous l'influence d'une extrême extension du membre, comme celle que peut produire une glissade en arrière ; il se trouve alors pincé entre deux plans fibreux résistants, et il s'ensuit la paralysie et bientôt l'atrophie des muscles qu'il anime, notamment du triceps crural.

3. Nerf obturateur (fig. 275, 4).

Situé sous le péritoine, en dedans des vaisseaux iliaques, qu'il accompagne jusqu'à l'origine de l'artère obturatrice, le nerf obturateur se continue ensuite avec cette artère sur la face supérieure du pubis et passe avec elle sous le muscle obturateur interne, pour traverser l'ouverture ovalaire. Il arrive ainsi en dehors du bassin, où il reste néanmoins profondément caché par les masses musculaires de la face interne de la cuisse. Ses ramifications terminales s'épuisent dans l'obturateur externe, les adducteurs de la cuisse, le pectiné et le droit interne. La branche destinée à ce dernier muscle est la plus longue ; elle sort de l'interstice pratiqué entre le pectiné et le petit adducteur de la cuisse et descend en arrière sur la face interne du muscle auquel elle est destinée.

B. — PORTION POSTÉRIEURE.

1. Nerfs fessiers antérieurs et fessiers postérieurs.

L'ensemble de ces nerfs est parfois désigné, en anatomie vétérinaire, sous le nom de *petit sciatique* ; mais il n'y a aucune raison de les grouper sous une dénomination commune. Au surplus, le petit sciatique de l'Homme équivaut seulement aux fessiers postérieurs.

a. Les *nerfs fessiers antérieurs* ou *ilio-musculaires* (fig. 276, 2, 3, 4, 5), au nombre de quatre ou cinq, naissent, soit isolément, soit par groupes, de la portion postérieure du plexus lombo-sacré. Ils semblent fournis surtout par les deux premières branches de cette portion. Ils sortent de la partie supérieure de la grande ouverture sciatique avec les vaisseaux fessiers. Les principaux se perdent dans la substance des muscles fessiers moyen et profond. L'un d'eux croise

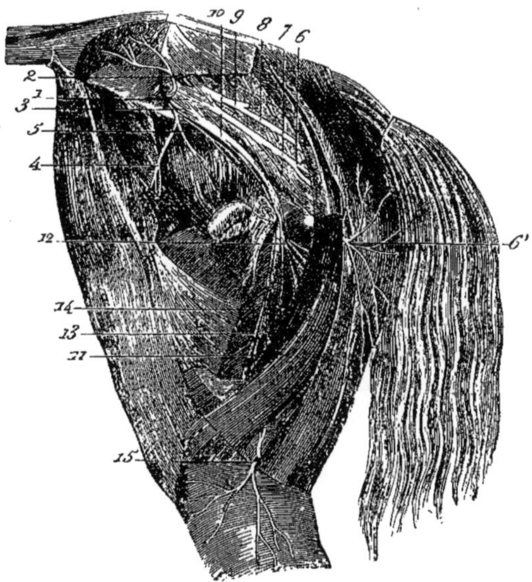

Fig. 276. — Portion postérieure du plexus lombo-sacré du Cheval, avec les nerfs grand sciatique, fessiers antérieurs et fessiers postérieurs [*].

obliquement le col de l'ilium, au-dessus du *scansorius*, et se dirige en dehors pour gagner le muscle du *fascia lata*. Le dernier, qui est le plus grêle, suit le bord inférieur du grand sciatique pour atteindre la surface externe du *scansorius*, dans lequel il finit par pénétrer.

b. Les *nerfs fessiers postérieurs* ou *ischio-musculaires* (fig. 276, 6, 6', 8) sont ordinairement au nombre de deux : l'un supérieur, l'autre inférieur.

Le premier sort du bassin avec le nerf grand sciatique et se place à la surface du ligament sacro-sciatique ; il se dirige en arrière, parallèlement aux vaisseaux ischiatiques, entre ce ligament et le fessier moyen, jusque sous la portion sacrée du long vaste, dans laquelle il se perd par plusieurs rameaux. Il donne en plus : 1° en passant sous le fessier moyen, un filet grêle, mais constant, pour la branche post-trochantérienne de ce muscle ; 2° un autre rameau, plus considérable, qui contourne le bord postérieur du fessier précité pour se porter en avant et en dehors, dans le fessier superficiel. — C'est la branche musculaire du petit sciatique de l'Homme.

[*] 1, faisceau de réunion de la dernière paire lombaire et des deux premières sacrées : 2, 3, 4, 5, nerfs fessiers antérieurs ; 6, 6', 8, nerfs fessiers postérieurs (petit sciatique) ; 7, 9, rameaux traversant le ligament ischiatique et faisant communiquer les branches fessières postérieures avec les divisions du nerf honteux interne : 10, 11, nerf grand sciatique ; 12, branches des muscles cruraux postérieurs ; 13, origine du saphène externe ; 14, sciatique poplité externe : 15, branche cutanée péronière.

L'autre nerf fessier postérieur, situé au-dessous du précédent, semble se détacher du bord postérieur du grand sciatique. Il se place à la surface externe du ligament sacro-sciatique, se dirige en arrière en rampant sous la partie supérieure du long vaste, passe entre ce muscle et le demi-tendineux et devient superficiel au-dessous de la tubérosité ischiale. Là, il se divise et subdivise en rameaux qui se perdent dans la peau de la pointe de la fesse et de la partie postérieure de la cuisse. Sa partie profonde émet des rameaux collatéraux qui renforcent les divisions du nerf honteux interne, ainsi que des filets pour la longue branche du muscle demi-tendineux. — Ce nerf représente la branche cutanée du petit sciatique de l'Homme.

2. Nerf grand sciatique (fig. 276 et 277).

Le grand sciatique (*nervus ischiadicus*) est le plus volumineux de tous les nerfs de l'économie. Il sort de la grande ouverture sciatique, sous forme d'une large bande qui s'applique à la face externe du ligament ischiatique. Compris d'abord entre ce ligament et le muscle fessier moyen, il se dirige en arrière, le long de la crête sus-cotyloïdienne, en passant sur l'insertion fixe du *scansorius*, et arrive en arrière des muscles jumeaux pelviens et du carré crural, contre lesquels il s'infléchit pour descendre dans la cuisse. Il se place alors derrière le fémur, dans la gaine musculeuse que lui forment le long vaste, le demi-tendineux, le demi-membraneux et le grand adducteur de la cuisse. Arrivé vers l'insertion supérieure du gastro-cnémien, il s'engage entre les deux ventres de ce muscle, longe en arrière le perforé et descend dans le creux du jarret interne, sous l'aponévrose jambière, en suivant la lanière de renforcement du tendon d'Achille. Il se termine enfin au-dessus de la coulisse calcanéenne par une bifurcation qui donne naissance aux nerfs plantaires.

Chez l'Homme, on fait terminer le grand nerf sciatique à l'endroit où il émet le sciatique poplité externe, c'est-à-dire au-dessus du creux poplité, et l'on décrit sous le nom de *sciatique poplité interne* ou *grand fémoro-poplité* la partie qui s'engage entre les jumeaux de la jambe, laquelle est elle-même continuée par le nerf *tibial postérieur*, terminé par les nerfs plantaires. Cette manière de voir nous a paru une complication inutile. En considérant le sciatique poplité externe ou petit fémoro-poplité comme une simple branche collatérale du grand sciatique, nous avons poursuivi celui-ci jusqu'au point d'émission des nerfs plantaires.

Dans son long trajet, le grand sciatique émet successivement : 1º le nerf sciatique poplité externe ; 2º une branche pour les muscles jumeaux du bassin, obturateur interne et carré crural ; 3º une autre pour les muscles cruraux postérieurs ; 4º le nerf saphène externe ; 5º un faisceau volumineux pour les muscles de la région jambière postérieure.

Nous étudierons toutes ces branches en consacrant un espace assez long à la plus importante d'entre elles, le sciatique poplité externe, qui est considérée, comme nous l'avons dit plus haut, par la plupart des anatomistes, comme une branche terminale du grand sciatique, et qui, autrefois, fut décrite faussement par les anatomistes vétérinaires sous le nom de petit sciatique.

1º **Nerf sciatique poplité externe ou petit fémoro-poplité**. — Le sciatique poplité externe se sépare du grand sciatique non loin de son origine, au niveau des jumeaux du bassin ou plus haut encore ; c'est une des raisons pour lesquelles nous le considérons comme une branche collatérale, car le grand sciatique serait vraiment trop court, chez les Solipèdes, s'il se terminait à la naissance du sciatique poplité externe. Ce nerf accompagne le tronc dont il procède derrière le fémur, dans la gaine des ischio-tibiaux, jusqu'à l'extrémité supérieure du gastro-cnémien (fig. 277). Là, les deux nerfs se séparent : le grand sciatique pénètre entre les deux ventres de ce muscle, tandis que le sciatique poplité externe descend entre le jumeau externe et le long vaste et arrive ainsi en dehors de l'extrémité supérieure de la jambe, derrière le ligament fémoro-tibial externe, où il se termine par les nerfs *musculo-cutané* et *tibial antérieur*. Vers sa terminaison, le sciatique poplité externe est presque superficiel, puisqu'il n'est séparé de la peau que par l'aponévrose jambière.

Dans le long trajet qu'il parcourt depuis son origine jusqu'à sa bifurcation, il ne fournit qu'un seul rameau collatéral : c'est un nerf cutané qui se détache au-dessus des jumeaux de la jambe et traverse inférieurement la partie postérieure du long vaste pour se terminer par des rameaux divergents dans la peau de la face externe de la jambe ; nous l'appellerons *branche cutanée péronière*. Avant de devenir superficielle, cette branche donne un petit filet descendant qui va renforcer le nerf saphène externe après avoir rampé sur le feuillet aponévrotique du jumeau externe. Ce filet, connu sous le nom de *nerf accessoire du saphène externe*, procède quelquefois directement du sciatique poplité externe, comme on peut le voir sur la figure 277.

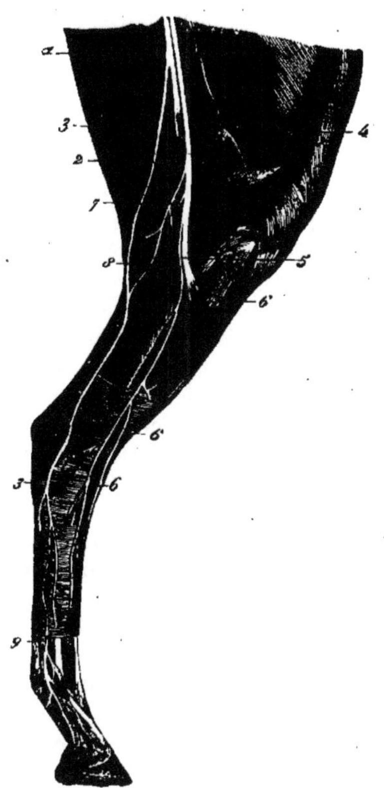

Fig. 277. — Nerfs externes du membre postérieur du Cheval *.

Branches terminales. — Ces deux branches animent la contractilité des muscles de la région jambière antérieure et portent la sensibilité à la peau de la face antérieure du pied.

a. Le *nerf musculo-cutané* (fig. 277, 6) se place sous l'aponévrose jambière, envoie d'abord un paquet de rameaux dans l'extenseur latéral des phalanges et continue à descendre entre ce muscle et son congénère, l'extenseur antérieur, jusque vers le milieu du tibia. Il traverse alors l'aponévrose jambière, devient sous-cutané et se poursuit sur la face antérieure du métatarse, où il se perd dans la peau. Quelques-uns de ses filets ultimes peuvent être suivis jusqu'au devant de l'articulation métacarpo-phalangienne et même au-delà.

b. Le *nerf tibial antérieur* (277, 5) passe en avant du précédent sur le côté de l'extrémité supérieure de la jambe, et plonge bientôt sous l'extenseur antérieur des phalanges, en donnant à ce muscle et au fléchisseur du métatarse de forts et courts rameaux. Puis il descend jusqu'au devant du tarse, toujours couvert par l'extenseur antérieur des phalanges et placé au côté externe des vaisseaux tibiaux antérieurs. Quand il arrive en bas du tibia, il s'accole à l'artère pédieuse et la suit dans sa portion métatarsienne jusqu'au-dessus du boulet. Il quitte alors son vaisseau satellite et se porte sur le côté du doigt, où il s'épuise par émission de filets cutanés.

Parmi les ramuscules que ce nerf abandonne dans son trajet, nous citerons ceux qui portent l'influence nerveuse au muscle pédieux.

2° **Branche des jumeaux du bassin, de l'obturateur interne et du carré crural.** — Cette branche, longue et grêle, se détache du grand sciatique vers le milieu de la crête sus-cotyloïdienne et descend avec ce tronc derrière l'articulation coxo-fémorale, pour distribuer ses divisions terminales aux muscles sus-nommés. La plus longue et la plus forte va au carré crural. Celle de l'obturateur interne rentre dans le bassin par la petite échancrure sciatique et remonte jusqu'au voisinage de l'articulation sacro-iliaque.

3° **Branche des muscles cruraux postérieurs** (fig. 276, 12). — Cette volumineuse branche naît du coude formé par le grand sciatique derrière les jumeaux pelviens. Après un court trajet en arrière et en bas, elle se divise en plusieurs rameaux qui vont se jeter dans la partie postérieure du long vaste, dans le demi-tendineux et dans le demi-membraneux. Quelques-uns des filets destinés à ce dernier muscle rampent entre sa substance et celle du grand adducteur de la cuisse, dans lequel ils se terminent en partie.

4° **Nerf saphène externe** (fig. 277, 3). — Le saphène externe commence à 10 ou 15 centimètres environ du point où le grand sciatique plonge entre les jumeaux de la jambe. Il se place sur le jumeau externe, non loin de son bord postérieur, et descend jusqu'à l'origine de la corde du jarret, en dessous de la lame aponévrique spéciale qui recouvre ce muscle. Il reçoit alors son *nerf accessoire,* c'est-à-dire le filet de renforcement provenant de la branche cutanée péronière du sciatique poplité externe ; puis il se continue sous l'aponévrose jambière, dans le creux du jarret, en accompagnant la veine saphène externe et en suivant le bord externe de la lanière de renforcement du tendon d'Achille. Il occupe ainsi, en dehors du jarret, la même situation que le grand sciatique présente du côté interne. On le voit ensuite passer sur la région tarsienne et s'épuiser en dehors du métatarse par plusieurs filets, dont quelques-uns descendent jusque sur le côté externe du doigt.

5° **Faisceau des muscles de la région jambière postérieure.** — Ce faisceau est constitué par de nombreuses branches qui s'échappent toutes à la fois du grand sciatique, à son passage entre les jumeaux, en formant un tronc gros et court. Les muscles de la couche superficielle, c'est-à-dire le gastro-cnémien, le perforé et le soléaire, reçoivent des rameaux qui se distinguent par leur grand nombre et leur brièveté ; celui du soléaire passe, comme chez l'Homme, sous le jumeau externe, en dehors du perforé. Les muscles de la couche profonde, poplité, fléchisseur externe et fléchisseur interne des phalanges, sont animés par les filets d'une branche unique, forte et longue, qui descend entre le perforé et le jumeau interne.

6° **Rameaux innominés.** — Dans son trajet le long de la corde du jarret, le grand sciatique émet quelques minces filets cutanés que nous ne croyons pas devoir signaler plus amplement.

7° **Nerfs plantaires** (fig. 275, 10, 12). — Branches terminales du grand sciatique, les nerfs plantaires s'engagent tous deux dans la gaine tarsienne, en arrière du tendon perforant, avec les artères plantaires. Vers l'extrémité supérieure du métatarse, ils se séparent définitivement l'un de l'autre, pour se placer sur les côtés du tendon précité, en arrière des métatarsiens latéraux.

Le *plantaire externe* est longé en avant par la veine métatarsienne externe. Le *plantaire interne* n'arrive au contact de la veine métatarsienne interne que vers le tiers inférieur du métatarse, attendu que cette veine se dévie en avant pour gagner le pli du tarse, où elle se continue par la saphène interne.

Ainsi que dans le membre antérieur, le nerf interne lance une anastomose oblique à l'externe, par derrière les tendons fléchisseurs ; mais cette anastomose se fait un peu plus bas que celle unissant les deux nerfs palmaires.

A partir du boulet, les nerfs plantaires se comportent exactement comme ces derniers ; par conséquent, les nerfs de la région digitée sont la répétition de ceux des membres de devant.

DIFFÉRENCES

Le nombre des paires nerveuses spinales, considérées en totalité ou dans chaque région, est subordonné à celui des vertèbres dans l'individu ou la région envisagés, exception faite pour la région coccygienne, qui ne comprend jamais que quelques nerfs (six ou sept paires au maximum) pour un nombre de vertèbres qui peut aller jusqu'à vingt-trois ou vingt-quatre (Voy. le tableau de la page 35, tome I, indiquant les formules vertébrales ordinaires des diverses espèces domestiques).

L'origine, le trajet et la distribution des nerfs rachidiens sont essentiellement les mêmes dans toutes les espèces. Nous n'avons à signaler de différences que dans les nerfs rachidiens composés, émanant du plexus brachial ou du plexus lombo-sacré.

§ I. — Bœuf. — Mouton. — Chèvre.

Plexus brachial. — Le plexus brachial est constitué par les branches inférieures des sixième, septième, huitième paires cervicales et de la première dorsale. Il ne reçoit rien de la deuxième dorsale ; par contre, la branche inférieure de la sixième cervicale s'y jette presque tout entière après avoir émis le nerf de l'angulaire et du rhomboïde.

Les branches de distribution de ce plexus sont les mêmes que dans les Solipèdes et affectent à peu près les mêmes dispositions dans les régions supérieures ; des différences dignes d'être notées n'apparaissent guère que dans la région de la main, et elles sont subordonnées au nombre et à la disposition des doigts. Il faut remarquer toutefois que ces nerfs sont, en général, beaucoup plus volumineux que chez le Cheval, mais moins tendus, un peu plus flasques, ce qui tient à l'abondance du tissu conjonctif interstitiel. Toutefois cette différence de volume et de consistance est moins accentuée dans le Mouton et la Chèvre que dans le Bœuf.

Le *nerf diaphragmatique* offre, chez le Mouton, une particularité qui a été signalée par H. Toussaint : il est formé par un filet qui se détache du rameau que la septième paire cervicale fournit au plexus brachial, filet qui rampe à la surface du scalène, et d'un second rameau qui émane de la cinquième paire, rampe sous le scalène et se réunit au premier à la face interne de la première côte.

Le *nerf de l'angulaire et du rhomboïde* procède de la sixième paire avant qu'elle se soit jetée dans le plexus, c'est-à-dire vers son émergence.

Les *branches thoraciques inférieures*, la branche *sous-cutanée thoracique*, le nerf *branchial antérieur* ou musculo-cutané n'offrent rien de particulier.

Le *nerf du grand dentelé*, couvert à son origine par le scalène supra-costal, ne présente pas la racine qui, chez les Solipèdes, provient de la sixième paire ; par contre, il reçoit à la surface du grand dentelé un rameau de la branche de l'angulaire.

Le *nerf du grand dorsal* est énorme relativement; il s'échappe du plexus, réuni avec le radial.

Le *nerf du grand rond*, le *nerf circonflexe* et la branche postérieure du sous-scapulaire sont confondus à leur origine, de telle sorte que le nerf circonflexe, qui est le plus volumineux des trois, semble émettre les deux autres. Assez souvent la branche postérieure du sous-scapulaire s'échappe du nerf du grand rond, lequel procède lui-même du circonflexe.

Le muscle sous-scapulaire reçoit une autre branche qui est libre à partir du plexus, ainsi qu'un troisième rameau provenant du *nerf sus-scapulaire* plus ou moins près de son origine.

Celui-ci est presque aussi gros que le radial.

Le *nerf radial*, en arrivant au niveau du grand rond, se partage en trois branches : l'une s'enfonce dans le long anconé; l'autre plonge dans l'anconé interne : la troisième s'infléchit sur le tendon du grand dorsal et passe entre le long anconé et l'anconé interne pour contourner le bras de dedans en dehors, à la surface du muscle brachial antérieur; elle s'engage ensuite entre ce muscle et l'extenseur antérieur du métacarpe, franchit le pli du coude et va se distribuer aux extenseurs du métacarpe et des phalanges. Cette dernière branche émet : 1° des rameaux musculaires pour l'anconé externe et le petit anconé : 2° une grosse branche sensitive qui sort de dessous le bord inférieur de l'anconé externe, descend sous la peau de la face antérieure de l'avant-bras et se divise en deux rameaux cheminant parallèlement à la veine sous-cutanée antérieure de cette région. L'un de ces rameaux se perd sur le carpe; l'autre se continue en avant et en dedans du métacarpe, jusqu'à l'interstice digité, où il se termine par deux filets principaux constituant les *nerfs collatéraux dorsaux concentriques* des doigts, et par un autre filet qui traverse l'espace interdigité pour aller s'anastomoser avec les collatéraux palmaires correspondants. Une branche s'en échappe vers le milieu du canon, qui forme le nerf

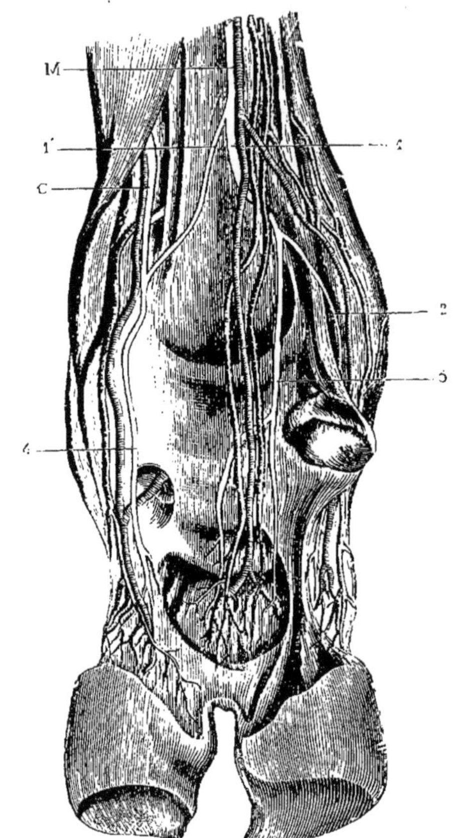

Fig. 278. — Nerfs de la région digitée du Bœuf, face palmaire *.

collatéral dorsal excentrique du doigt interne et donne un ramuscule à l'ergot du même côté.

Le *cubital* et le *médian* sont accolés l'un à l'autre et confondus, jusque vers le milieu du bras, en un tronc qui s'applique sur l'artère humérale après avoir reçu l'anastomose du brachial antérieur. Les deux nerfs se comportent ensuite jusqu'au carpe comme dans les Solipèdes; on remarque cependant que le médian passe sous le muscle rond pronateur. lequel se confond, comme on sait, avec le ligament interne du coude.

Le *cubital* est environ trois fois plus petit que le médian. mais plus gros cependant qu'il n'est chez les Solipèdes; il n'est recouvert, à la surface de l'épitrochlée, que par un simple plan aponévrotique, tandis que, chez ces derniers, il passe sous le muscle accessoire du grand dorsal. Il se bifurque vers le milieu ou le tiers inférieur de l'avant-bras. La branche externe sort

* M. nerf palmaire interne. suite du médian : C, nerf palmaire externe. suite du cubital : 1, 2, nerf collatéral palmaire excentrique du doigt interne : 1', branche d'anastomose entre les deux nerfs palmaires ; 3. tronc des deux nerfs collatéraux palmaires concentriques des doigts : 4, nerf collatéral palmaire excentrique du doigt externe.

de l'intervalle des tendons des muscles cubitaux et peut se poursuivre, au côté externe du carpe et du métacarpe, jusqu'au doigt correspondant, dont elle constitue le nerf collatéral dorsal excentrique. Chemin faisant, elle fournit une division à l'ergot. La branche interne ne reçoit rien du nerf médian; elle forme à elle seule le *nerf palmaire externe*, qui s'engage d'abord dans la gaine de la portion postérieure du perforé, contre l'os pisiforme, puis pénètre dans celle du perforant, en traversant la cloison fibreuse qui sépare les deux gaines, et se continue dans la région métacarpienne, accolé à l'aponévrose palmaire profonde (bride carpienne). Arrivé au-dessus du boulet, il se réunit à une branche du palmaire interne pour constituer le collatéral palmaire excentrique du doigt externe, lequel donne un ou deux ramuscules à l'ergot correspondant. En dessous du carpe, le nerf palmaire externe émet un volumineux rameau destiné au ligament suspenseur du boulet. Il est comme incrusté dans le tissu fibreux, sur une grande partie de son trajet, et cela ne laisse pas que de rendre sa dissection laborieuse.

Le *médian* est continué par le *palmaire interne*, qui, arrivé vers le milieu du métacarpe, se partage en deux branches, se bifurquant à leur tour un peu plus bas, d'où résultent en définitive quatre branches : deux excentriques et deux concentriques. La branche excentrique du côté externe croise obliquement en arrière les tendons fléchisseurs pour aller se réunir au nerf palmaire externe, comme il a été dit plus haut. La branche excentrique du côté interne forme le nerf collatéral palmaire excentrique du doigt correspondant et donne à l'ergot du même côté. Quant aux branches concentriques, elles se placent derrière le tendon perforé, très près l'une de l'autre, de manière à atteindre l'espace interdigité, où elles vont constituer les nerfs collatéraux palmaires concentriques des deux doigts ; elles s'anastomosent toujours entre elles et souvent même se réunissent sur une longueur plus ou moins grande. Elles fournissent de fines divisions aux ergots.

Il y a donc, sans compter les nerfs des ergots, huit nerfs collatéraux digités : quatre dorsaux et quatre palmaires (Voy. fig. 279 et 280). Ces derniers côtoient les tendons fléchisseurs, sous les ligaments de l'ergot, et vont se terminer dans la boîte cornée à la manière des branches digitales postérieures des Solipèdes.

Plexus lombo-sacré. — Le plexus lombo-sacré du Bœuf est constitué, comme celui des Solipèdes, par trois paires lombaires et deux paires sacrées. Ses branches de distribution sont peu différentes de celles du Cheval jusqu'à l'articulation fémoro-tibiale. Nous remarquerons cependant que le *nerf fémoral* se place dans la gouttière du muscle iliaque, où il est couvert par le grand psoas; il se trouve donc séparé du tendon du petit psoas par la portion interne de l'iliaque. Il s'engage ensuite sous l'origine du couturier, en avant de l'artère fémorale, pour gagner l'interstice du droit antérieur et du vaste interne. Il émet, indépendamment du saphène interne accompagnant l'artère et la veine de même nom, une petite branche antérieure qui croise obliquement la terminaison trochantinienne du grand psoas et de l'iliaque pour atteindre le pectiné.

Le *grand sciatique* a bien 4 centimètres de largeur à son origine. La branche qu'il donne aux muscles cruraux postérieurs est énorme. La branche cutanée péronière est, au contraire, très faible ; elle naît souvent au-dessus du point d'émission du *sciatique poplité externe*. Celui-ci, en effet, se détache du sciatique moins haut que dans les Solipèdes, c'est-à-dire vers le quart supérieur de la cuisse ; il se fait en outre remarquer par sa grande largeur, surtout à son extrémité inférieure, où on lui voit émettre deux petites branches cutanées : l'une, inconstante, longe en avant le gastro-cnémien et le tendon d'Achille et traverse l'aponévrose jambière, pour se perdre dans la peau du creux du jarret (c'est vraisemblablement l'équivalent du *nerf accessoire du saphène externe*); l'autre suit, en dessous de l'aponévrose jambière, l'interstice des muscles extenseur latéral et fléchisseur externe et vient se distribuer à la peau de la face externe de la jambe et du tarse. Cette dernière branche fournit au court péronier avant de devenir sous-cutanée.

Le sciatique poplité externe se termine à l'endroit ordinaire par un faisceau de branches destinées aux muscles antérieurs de la jambe, et par un cordon descendant qui s'engage sous le long péronier et donne, par bifurcation, les deux nerfs musculo-cutané et tibial antérieur.

Le *musculo-cutané* est remarquable par son volume et sa longueur. Après avoir croisé le long péronier en dessous, il franchit le pli du tarse et se poursuit sur la face antérieure du canon, au côté interne de la veine métatarsienne antérieure superficielle. Arrivé à la hauteur du boulet, il se termine par une bifurcation qui donne naissance aux nerfs collatéraux dorsaux concentriques des doigts, lesquels longent en dedans la face antérieure de ceux-ci.

A la partie supérieure du métatarse, le musculo-cutané émet deux rameaux, l'un interne, l'autre externe, qui constituent les collatéraux dorsaux excentriques des doigts.

Le *nerf tibial antérieur* longe l'artère homonyme et se continue dans la région du pied avec la pédieuse métatarsienne, c'est-à-dire sous les tendons extenseurs, de manière à gagner l'espace interdigité, où il se termine par deux rameaux qui s'engagent dans cet espace et se réunissent aux nerfs collatéraux plantaires concentriques des doigts. Dans son trajet, il donne au muscle pédieux ainsi qu'à la peau du canon.

CHAUVEAU et ARLOING. — Anat. comp., 5e édit.   II. — 37

Revenons maintenant au *grand sciatique*. On le voit se placer, à sa partie terminale, derrière l'artère et la veine saphène internes, en avant de la corde du jarret, et atteindre ainsi la gaine tarsienne, où il se partage entre les deux nerfs plantaires.

Le *nerf plantaire externe* passe sous le ligament calcanéo-métatarsien postérieur, reçoit à ce niveau la terminaison du saphène externe, longe le bord externe du ligament suspenseur du boulet, dans une gaine fibreuse spéciale, puis la bride tarsienne, et enfin se termine par le nerf collatéral plantaire excentrique du doigt correspondant, sans contracter d'anas-

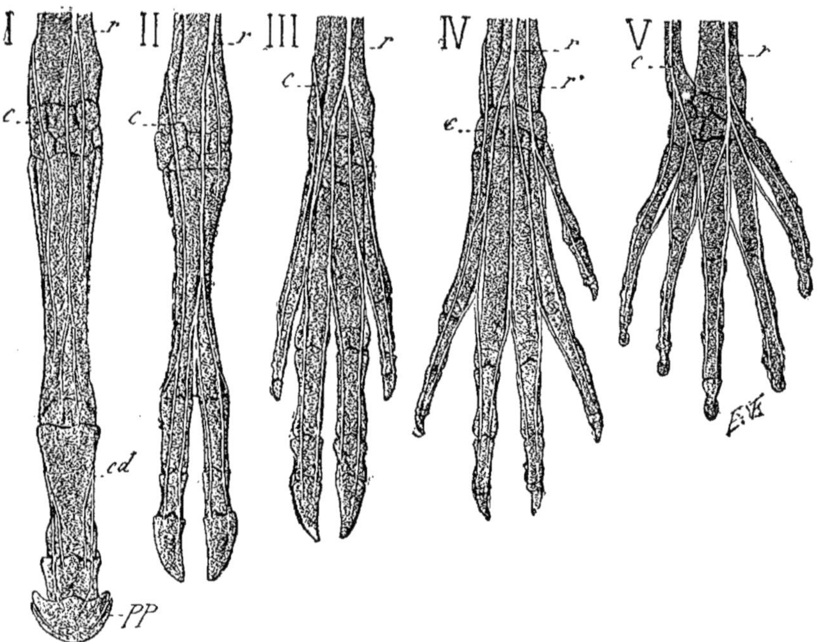

Fig. 279. — Schéma de la distribution des nerfs sur la face dorsale de la main : I, chez les Solipèdes ; II, chez le Bœuf ; III, chez le Porc ; IV, chez le Chien ; V, chez l'Homme *.

tomose avec son homologue du côté opposé. Il fournit un rameau à la partie supérieure du ligament suspenseur du boulet.

Le *nerf plantaire interne* passe derrière la gaine tarsienne, sous une couche aponévrotique spéciale, et se continue dans la région métatarsienne, entre le tendon perforant et le ligament suspenseur du boulet, sous l'aponévrose contentive de cette région. Arrivé vers le milieu ou le tiers inférieur du canon, il se divise en deux branches : l'une se continuant contre le bord des tendons fléchisseurs et devenant le nerf *collatéral plantaire excentrique* du doigt interne ; l'autre contournant les tendons pour se placer sur leur plan postérieur et atteindre l'espace interdigité, où elle se partage en deux nerfs digités *collatéraux concentriques*.

En résumé, chaque doigt du pied reçoit deux nerfs collatéraux dorsaux ou antérieurs, provenant du sciatique poplité externe, et deux nerfs collatéraux plantaires ou postérieurs, provenant du grand sciatique ; les uns et les autres se distinguent en excentriques et concentriques.

§ 2. — Chameaux.

Plexus brachial. — Il est énorme. Il donne :

1° Une branche au mastoïdo-huméral ; 2° le nerf de l'angulaire et du rhomboïde ; 3° une racine du nerf diaphragmatique ; 4° le nerf du grand dentelé ; 5° les nerfs des pectoraux ;

* r, nerf radial ; r', rameau interne de la branche superficielle de ce nerf chez le Chien ; c, branche dorsale du nerf cubital ; cd, branches digitales antérieure et moyenne des nerfs palmaires du Cheval.

6° la branche sous-cutanée thoracique ; 7° le nerf du grand dorsal ; 8° le nerf du grand rond ; 9° le nerf sus-scapulaire ; 10° le nerf circonflexe ; 11° le nerf du sous-scapulaire, qui prend naissance en commun avec le précédent ; 12° le nerf brachial antérieur, qui s'anastomose avec le médian, comme dans les autres espèces ; 13° le nerf radial, qui croise en dehors l'artère humérale pour arriver aux muscles olécrâniens ; 14° le nerf médian, procédant, avec le cubital, d'un tronc commun, qui donne la branche sous-cutanée thoracique avant sa bifurcation et embrasse l'artère axillaire par derrière. Le médian, après avoir

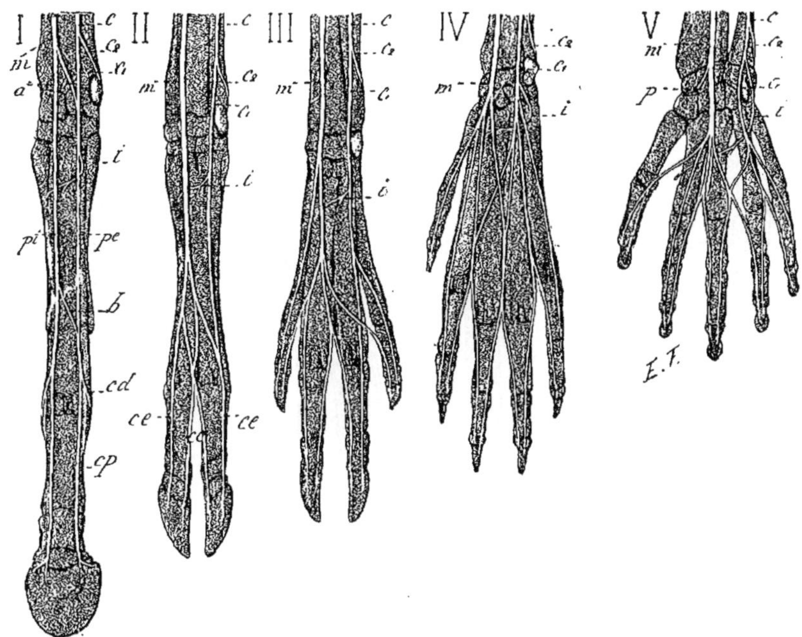

Fig. 280. — Schéma de la distribution des nerfs sur la face palmaire de la main : I, chez les Solipèdes ; II, chez le Bœuf ; III, chez le Porc ; IV, chez le Chien ; V, chez l'Homme *.

longé l'artère humérale, puis la radiale, traverse la gaine carpienne et se poursuit contre l'artère palmaire métacarpienne jusqu'au tiers ou au quart supérieur du canon, où il se termine par la bifurcation qui donne naissance aux *nerfs palmaires*. Ceux-ci longent, de chaque côté, l'artère sus-nommée, derrière le tendon perforé, communiquant entre eux par une anastomose, et enfin se terminent en bas du canon chacun par une bifurcation qui donne les nerfs collatéraux palmaires du doigt correspondant ; — 15° enfin le nerf cubital, effectuant son trajet ordinaire et se terminant, au-dessus du pisiforme, par deux branches, dont l'une s'épuise dans la peau de la face externe du carpe, tandis que l'autre traverse la gaine carpienne, donne au suspenseur du boulet et se continue par plusieurs filets accompagnant les artères interosseuses.

PLEXUS LOMBO-SACRÉ. — Il ne présente rien de bien particulier relativement à celui du Cheval. Toutefois le grand sciatique, au lieu de se bifurquer au-dessus du tarse, se prolonge au-delà, en accompagnant l'artère plantaire métatarsienne et ne donne les nerfs plantaires que vers le milieu ou le tiers supérieur du canon. Ceux-ci se terminent chacun par les deux nerfs collatéraux plantaires du doigt correspondant, ainsi qu'au membre antérieur.

§ 3. — **Porc** (fig. 279 à 282, III).

PLEXUS BRACHIAL. — Constitué comme chez les Ruminants, le plexus brachial du Porc se divise en deux portions : l'une supérieure, émergeant à travers le scalène ; l'autre inférieure, effectuant sa sortie par l'interstice de ce muscle. Ces deux portions, anastomosées l'une avec l'autre, émettent les mêmes branches que chez le Bœuf et groupées sensiblement de la même manière. Ainsi, le radial, le médian et le cubital procèdent d'un même tronc, dont

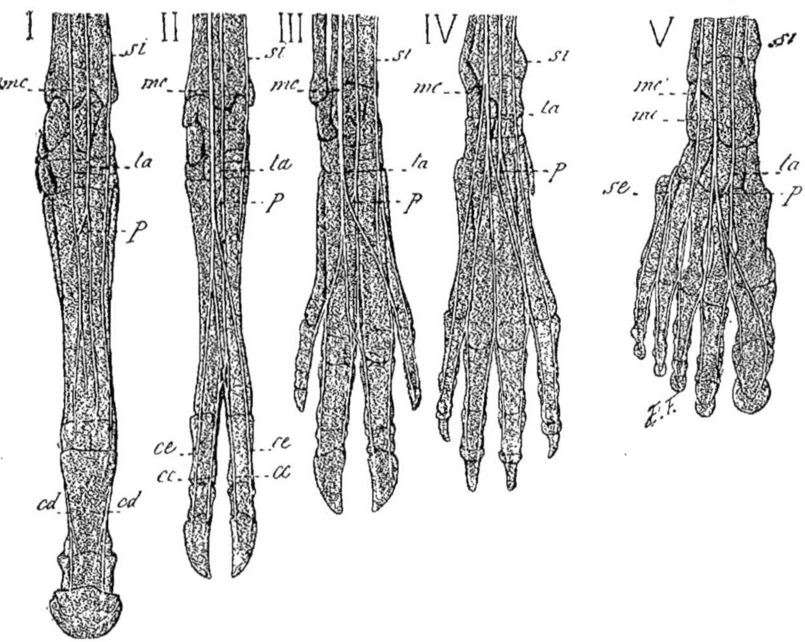

Fig. 281. — Schéma de la distribution des nerfs sur la face dorsale du pied : I. chez les Solipèdes; II, chez le Bœuf ; III, chez le Porc ; IV, chez le Chien ; V, chez l'Homme*.

s'échappe en arrière la branche sous-cutanée thoracique. Il en est de même pour le circonflexe, le nerf du grand rond et l'une des branches du sous-scapulaire.

Le nerf du grand dorsal naît du radial. Le nerf diaphragmatique procède du plexus brachial par deux racines provenant de l'une et de l'autre portion de ce plexus.

La branche de l'angulaire et du rhomboïde émane de la paire cervicale qui précède immédiatement le plexus (Vᵉ) ; elle ne lui appartient donc pas. La branche du grand dentelé se fait remarquer par sa longueur et son volume.

Les différences importantes, comparativement aux Ruminants, n'apparaissent qu'à partir du carpe. On voit le nerf médian s'engager sous les tendons fléchisseurs des phalanges, du côté interne, émettre des rameaux pour muscles interosseux, et enfin se diviser comme l'indique la figure 280, de manière à fournir les nerfs collatéraux palmaires des doigts, à l'exception des nerfs excentriques des doigts IV et V.

Le nerf cubital, arrivé au-dessus de l'os pisiforme, se divise en deux branches, dont l'une suit le bord externe de la main et se continue par le nerf collatéral dorsal excentrique du doigt externe, tandis que l'autre se place sur la face antérieure du métacarpe et se bifurque pour donner le collatéral dorsal concentrique du doigt V et le collatéral dorsal excentrique du doigt IV.

Le nerf radial se comporte à peu près comme dans les Ruminants : sa branche cutanée

---

* *mc*, nerf musculo-cutané ; *mc'*, sa branche externe chez l'Homme; *ta*, nerf tibial antérieur ; *p*, rameau du muscle pédieux ; *si*, nerf saphène interne ; *se*, nerf saphène externe.

fournit tous les nerfs collatéraux de la face dorsale des doigts, qui ne proviennent pas du cubital ; en outre, elle donne un rameau de renforcement à la branche de ce dernier, qui émet les collatéraux opposés des doigts IV et V (fig. 279, III).

PLEXUS LOMBO-SACRÉ. — Le plexus lombo-sacré du cochon est constitué par les trois dernières paires lombaires et la première sacrée.

La branche inférieure de la première sacrée et celle de la dernière lombaire forment, avec un rameau de l'avant-dernière lombaire, la portion postérieure du plexus, trouvant émergence par la grande échancrure sciatique.

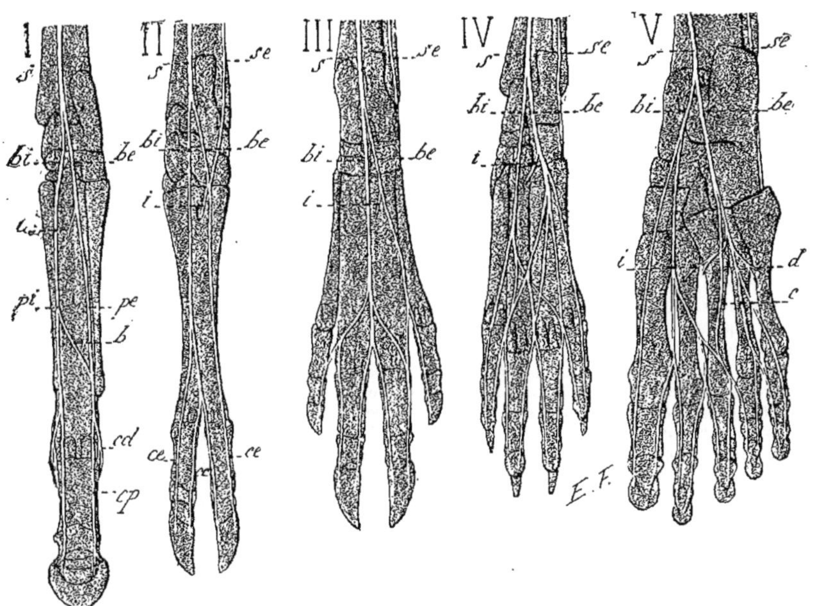

Fig. 282. — Schéma de la distribution des nerfs sur la face plantaire du pied : I, chez les Solipèdes ; II, chez le Bœuf ; III, chez le Porc ; IV, chez le Chien ; V, chez l'Homme *.

La branche inférieure de l'avant-dernière lombaire se divise en trois parties : une postérieure, qui se réunit aux nerfs suivants pour constituer la portion postérieure du plexus, comme nous venons de le dire ; une moyenne, qui se réunit avec une branche de l'antépénultième lombaire, pour former le nerf obturateur ; une antérieure, qui se réunit avec une autre branche de cette même paire pour former le nerf fémoral.

La distribution des branches du plexus se fait sensiblement comme dans les Ruminants, sauf les différences imposées par le nombre de doigts. Le *saphène interne* est presque aussi volumineux, à son origine, que la branche du fémoral se jetant dans les muscles antérieurs de la cuisse. Il se poursuit en avant et en dedans du tarse et du métatarse et se termine par deux branches, l'une constituant le nerf collatéral dorsal excentrique du petit doigt interne, l'autre se réunissant à une branche du musculo-cutané pour former le collatéral dorsal concentrique du doigt précité et le collatéral dorsal excentrique du grand doigt interne (fig. 281, III).

Le *grand sciatique* est volumineux, arrondi ; il ne présente de différences notables que dans les branches à destination du pied. Ainsi le *musculo-cutané* du sciatique poplité externe gagne la région métatarsienne, où il se partage en trois rameaux, dont procèdent la plupart des collatéraux de la face dorsale des doigts, ainsi que le montre la figure 281. Le *tibial antérieur* descend entre les métatarsiens principaux et, au niveau de la racine des

<hr>

* s, terminaison du nerf grand sciatique (tibial postérieur) ; *bi*, *be*, ses deux branches de bifurcation ; *se*, nerf saphène externe ; *pi*, *pe*, nerfs plantaires interne et externe ; *b*, anastomose oblique jetée entre ces deux nerfs ; *i*, rameau des muscles interosseux : *c*, *d*, autres rameaux fournis par le plantaire externe chez l'Homme ; *cd*, origine des nerfs collatéraux dorsaux du doigt des Solipèdes ; *ce*, collatéraux plantaires excentriques des doigts des Ruminants ; *cc*, collatéraux plantaires concentriques, *id*.

doigts médians, se divise et s'anastomose avec les collatéraux concentriques de ces doigts. Quant aux *nerfs plantaires*, on remarque que l'externe, assez petit, donne au doigt V et au côté excentrique du doigt IV, tandis que l'interne, le plus volumineux, descend entre les métatarsiens médians et se termine par quatre branches : deux médianes, constituant les collatéraux concentriques des grands doigts ; une interne, se partageant entre les côtés adjacents des deux doigts internes, et une externe, se réunissant au nerf plantaire externe (fig. 282).

§ 4. — Chien. — Chat.

PLEXUS BRACHIAL. — Les quatre dernières paires cervicales et la première dorsale entrent dans la constitution de ce plexus ; la cinquième cervicale, pour un filet insignifiant. Ces diverses branches, au lieu de traverser le scalène, comme dans les espèces déjà passées en revue, se réunissent au-dessous de ce muscle. Les branches efférentes du plexus affectent la disposition générale que nous avons déjà étudiée. Nous nous bornerons à dire qu'on ne trouve pas le nerf de l'angulaire et du rhomboïde, — ces muscles étant innervés par les branches dorsales des nerfs cervicaux, — et à décrire les nerfs brachial antérieur, radial, médian et cubital.

Le *brachial antérieur* ou *musculo-cutané* est constitué par un filet de la sixième paire cervicale et par des branches plus volumineuses venant de la septième paire. Placé en avant de l'artère axillaire, ce cordon nerveux arrive à la hauteur de l'articulation scapulo-humérale, où il se bifurque : une de ses branches se porte en avant dans la masse du biceps ; l'autre reste accolée au bord antérieur de l'artère humérale, se termine par un rameau légèrement récurrent qui s'enfonce dans l'épaisseur du muscle brachial antérieur et par un filet, très grêle, qui devient sous-cutané au niveau du coude, puis descend sur le bord interne de l'avant-bras pour se perdre aux environs du carpe. Le brachial antérieur est donc bien, dans ces espèces, un nerf musculo-cutané. Chez les Carnivores, la branche qui unit le musculo-cutané au médian est située un peu au-dessous de la partie moyenne de l'humérus, au lieu de se trouver sous l'artère axillaire, comme chez les Solipèdes.

Le *nerf radial* du **Chien** est exclusivement formé par la huitième paire cervicale. Il reçoit des filets du médian, du cubital et du nerf axillaire ; il donne également quelques rameaux à ces trois cordons nerveux. Lorsqu'il est arrivé dans l'interstice du brachial antérieur et de l'anconé externe, à deux travers de doigt au-dessus de la face externe du coude, il se divise en deux branches terminales : l'une profonde, s'engageant sous les muscles de la face antérieure de l'avant-bras et s'épuisant dans ces muscles, y compris les supinateurs ; l'autre superficielle, sortant de l'interstice précité et se partageant immédiatement en deux rameaux. Le plus petit de ces rameaux se porte en dedans, franchit le pli du coude, s'accole au bord interne de la veine sous-cutanée de l'avant-bras et se distribue à la moitié inférieure de cette région, au pouce et au bord interne de l'index. Le plus volumineux s'accole au bord externe de la veine susdite, fournit un ramuscule récurrent vers le pli du bras, et, au niveau du carpe, trois filets pour les deuxième, troisième et quatrième espaces intermétacarpiens dorsaux, lesquels filets se bifurquent à la racine des doigts pour constituer les *nerfs collatéraux dorsaux*. Le quatrième nerf interosseux métacarpien s'anastomose, par une fine branche transversale, avec le rameau du cubital, qui constitue le collatéral dorsal externe du petit doigt (fig. 279, IV).

En résumé, le radial du Chien donne des rameaux à la face dorsale de tous les doigts, à l'exception du bord externe du cinquième doigt, ou auriculaire.

Dans le **Chat**, on observe quelques différences. Ainsi le rameau interne de la branche superficielle du *radial* s'accole quelquefois au rameau externe ; il se place sur le bord interne du métacarpe, abandonne un filet à la face dorsale du pouce et forme ensuite le nerf collatéral dorsal interne de l'index. Quant au rameau externe, il franchit la face antérieure du carpe et atteint l'origine du deuxième espace interosseux, où il se partage en trois rameaux métacarpiens ; le rameau externe, très fin, se dirige obliquement en dehors et s'anastomose avec la branche dorsale du cubital entre le quatrième et le cinquième doigt.

Le *médian* du **Chien** est uni au cubital jusqu'au quart inférieur du bras ; il est situé en arrière de l'artère humérale ; le filet qu'il reçoit du musculo-cutané le rejoint à une petite distance de l'articulation du coude. Accolé à l'artère radiale, le médian se trouve, vers le tiers inférieur de l'avant-bras, immédiatement au-dessous du bord postérieur du tendon du grand palmaire ; il traverse ensuite la gaine carpienne, fournit une branche qui constitue les *collatéraux palmaires interne du pouce et externe de l'index* ; puis, enfin, se divise en trois rameaux qui affectent la disposition suivante (fig. 283) : le premier s'anastomose avec le cubital à la surface de l'arcade palmaire et se perd sur une artère ; les deux autres reçoivent un filet du cubital vers l'origine des doigts, se bifurquent pour former le *collatéral palmaire interne de l'annulaire* et les *collatéraux du médius et de l'index*. Le deuxième donne, de plus, une branche grêle qui se perd dans le lobe interne et le lobe moyen du gros coussinet de la patte. En somme, le médian du Chien fournit des branches à tous les doigts, moins l'auriculaire et le bord externe de l'annulaire (fig. 280, IV).

Chez le **Chat**, le *médian* traverse le trou épitrochléen et se partage, au-dessous de l'arcade carpienne, en trois branches. La branche interne est destinée au rudiment du pouce et au bord palmaire interne de l'index. La branche moyenne descend dans le deuxième espace interosseux, fournit un filet au gros bourrelet de la patte et se divise pour former les collatéraux palmaires externe de l'index et interne du médius. Enfin la branche externe se place

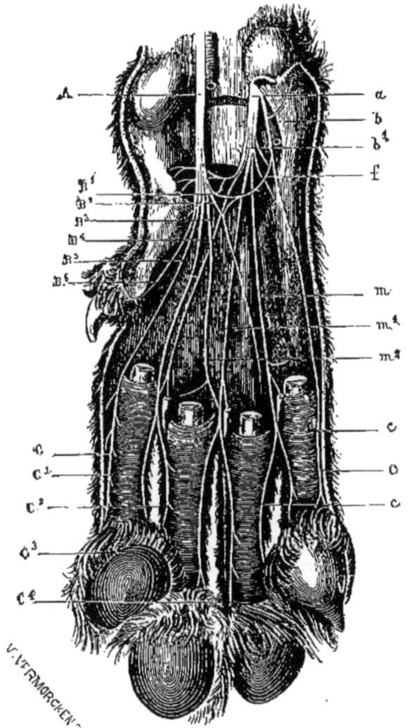

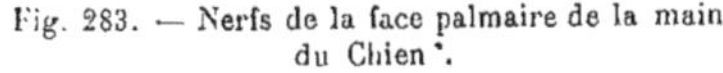

Fig. 283. — Nerfs de la face palmaire de la main du Chien *.

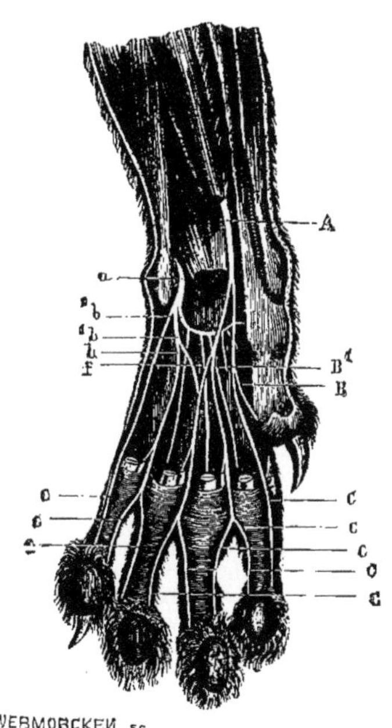

Fig. 284. — Nerfs de la face palmaire de la main du Chat **.

(Figures extraites d'un mémoire d'Arloing et L. Tripier, intitulé : *Recherches sur la sensibilité des téguments et des nerfs de la main. Archives de physiologie*, 1869.)

dans le troisième espace intermétacarpien et donne les *collatéraux palmaires* suivants : *externe du médius, interne de l'annulaire* (fig. 284).

Le *nerf cubital* du **Chien**, au-dessous du coude, est accolé à l'artère cubitale jusqu'au tiers inférieur de ce vaisseau. Là il se divise en deux branches, l'une dorsale et l'autre palmaire. La *branche dorsale* devient sous-cutanée, longe le bord externe de la main et forme le *nerf collatéral externe dorsal* du cinquième doigt. La *branche palmaire* franchit la gaine carpienne, abandonne, à la hauteur du trapézoïde, un rameau qui passe à la surface des muscles palmaires pour aller constituer le collatéral palmaire externe de l'auriculaire, puis se divise, à la surface de l'arcade palmaire profonde, en une huitaine de rameaux terminaux. Les plus petits de ces rameaux s'épuisent dans les muscles rudimentaires du pouce, du petit doigt, et dans les muscles interosseux ; les plus grands, au nombre de trois, s'appliquent sur les artères interosseuses et se bifurquent au niveau des doigts pour former

---

* A, tronc du médian : il se divise en six branches ; B¹, branche de l'arcade nerveuse superficiel'e ; B², branche se perdant sur un vaisseau ; B³, B⁴, branches s'unissant avec des rameaux correspondants du cubital ; B⁵, branche formant le collatéral interne de l'index ; B⁶, branche rudimentaire allant au pouce ; C, collatéral fourni par le médian ; C¹, C², C³, C⁴, collatéraux fournis par le médian et le cubital ; *a*, branche palmaire du cubital ; *b*, branche superficielle : elle abandonne un premier filet à l'éminence hypothénar et un second qui va constituer l'arcade nerveuse superficielle ; *b*¹, branche profonde : elle va aux muscles et à la peau ; *m*, ne s'anastomose pas avec le médian ; *m*¹, *m*², s'anastomosent avec la branche correspondante du médian : les plus internes se rendent aux muscles du pouce ; *c, c, c*, collatéraux fournis par le cubital.

** A, tronc du médian : il se divise en deux branches ; B, branche interne donnant un filet rudimentaire au pouce ; B¹, branche externe recevant un filet *f* du cubital ; C, C, C, C, collatéraux fournis par le médian ; *a*, branche palmaire du cubital : elle se divise en trois branches ; *b*, branche interne : elle fournit le filet *f* au médian ; *b*¹, branche externe ; *b*², branche profonde ; *c, c, c*, collatéraux fournis par le cubital.

des nerfs collatéraux palmaires ; les deux rameaux internes se confondent préalablement avec les branches correspondantes du médian. De cette disposition, il résulte que le nerf cubital fournit à la face palmaire de tous les doigts, excepté le bord *interne de l'index*.

Le *cubital* du **Chat** se divise aussi en une branche dorsale et une branche palmaire ; mais leur distribution n'est pas la même que dans le Chien. La *branche dorsale* se partage en deux filets au niveau du carpe : l'un forme le collatéral dorsal externe du cinquième doigt ; l'autre gagne le quatrième espace interosseux, reçoit un rameau du radial et fournit ensuite les collatéraux dorsaux : interne du cinquième doigt, externe du quatrième. La *branche palmaire* ne s'étend pas à tous les doigts comme chez le Chien. En passant en dedans de l'os pisiforme, elle se divise en plusieurs filets. Quelques-uns se distribuent aux muscles du premier et du cinquième doigt ; un autre suit le bord externe de celui-ci et constitue son nerf collatéral palmaire externe ; un des plus longs se loge dans le quatrième espace inter-métacarpien, donne le filet du gros bourrelet de la patte et les collatéraux palmaires : interne du cinquième doigt et externe du quatrième.

Plexus lombo-sacré. — Ce plexus est constitué, chez le Chien et le Chat, par les cinq dernières paires lombaires et la première sacrée. Sa portion antérieure, émettant les nerfs crural et obturateur, est formée par la troisième et la quatrième paire lombaires. Le nerf obturateur reçoit, en outre de la cinquième paire, un rameau de renforcement.

Nous noterons seulement, à propos de cette portion antérieure du plexus, que le *saphène interne* est très long, comme dans le Porc ; il franchit la face interne du tarse, s'accole au métatarsien II et forme ensuite le nerf collatéral dorsal interne du doigt correspondant (fig. 281, IV).

Le *grand sciatique* pourrait se décrire, ainsi que chez l'Homme, avec deux branches terminales se séparant l'une de l'autre, un peu au-dessus de l'insertion fémorale des jumeaux.

Le *sciatique poplité externe* s'engage sous le long péronier, puis entre ce muscle et l'extenseur commun des doigts, où il se termine par la bifurcation donnant naissance au tibial antérieur et au musculo-cutané. Ce dernier descend sous le long péronier jusque vers le tiers inférieur de la jambe : là, il devient superficiel, se continue en avant du tarse et arrive à la partie supérieure du métatarse, où il se divise en trois branches. Il faut dire toutefois que, au niveau de l'articulation tibio-tarsienne, il fournit un rameau très grêle, se dirigeant en dehors pour aller former le nerf collatéral dorsal externe du doigt V. Ses trois branches terminales suivent chacune un espace intermétatarsien, et, à la hauteur des articulations métatarso-phalangiennes, se partagent en deux filets, d'où résulte la distribution suivante : la branche externe forme les nerfs collatéraux dorsaux interne du doigt V et externe du doigt IV ; la moyenne donne les collatéraux dorsaux interne du doigt IV et externe du doigt III ; enfin l'interne fournit les collatéraux dorsaux interne du doigt III et externe du doigt II (fig. 281, IV).

Le *nerf tibial antérieur* descend avec l'artère de même nom le long de la face externe du tibia et se termine par deux branches au niveau du tarse. De ces deux branches, l'une se distribue aux articulations tarsiennes et au muscle pédieux ; l'autre, interne, suit l'intervalle des métatarsiens II et III, et, vers les articulations métatarso-phalangiennes correspondantes, s'anastomose avec la branche interne du nerf musculo-cutané et se perd dans les mêmes parties que cette branche (fig. 281, IV).

La *sciatique poplité interne*, deuxième branche terminale du grand sciatique, représente la portion du grand sciatique du Cheval qui est située en arrière de l'articulation fémoro-tibiale. Il se continue par le *nerf tibial postérieur*, lequel se termine par les deux nerfs plantaires. Pendant son trajet, le sciatique poplité interne fournit des filets articulaires et musculaires, puis des filets cutanés ; parmi ceux-ci, nous devons rappeler le *saphène externe*, qui prend naissance par deux branches et s'épuise en arrière de la malléole, à la face externe du tarse.

Les *nerfs plantaires* se distinguent en externe et en interne. Celui-ci s'accole au bord interne du tendon fléchisseur superficiel des phalanges. Lorsqu'il atteint la partie moyenne du métatarse, il abandonne un filet grêle qui forme le collatéral plantaire interne du doigt II ; puis il passe obliquement dans la direction de l'orteil externe, à la face profonde du tendon sus-indiqué, et fournit successivement trois filets, un pour chaque espace intermétatarsien, lesquels s'anastomosent avec les branches terminales du plantaire externe, au niveau des articulations métatarso-phalangiennes. Parmi ces filets, les deux externes fournissent au gros bourrelet de la patte (fig. 282, IV).

Le *nerf plantaire externe* passe entre les deux tendons fléchisseurs des orteils, d'où il abandonne un filet qui constitue le collatéral plantaire externe du cinquième orteil ; il se place ensuite en dehors du fléchisseur profond et s'engage bientôt sous le court fléchisseur pour se diviser en plusieurs branches, les unes musculaires, les autres digitées. Ces dernières, au nombre de trois, suivent chacune l'espace interosseux correspondant, se bifurquent à la hauteur des articulations métatarso-phalangiennes, reçoivent les filets fournis par le plantaire interne et forment les collatéraux plantaires suivants : interne du cinquième orteil, interne et externe du quatrième, interne et externe du troisième, externe du deuxième (fig. 282, IV).

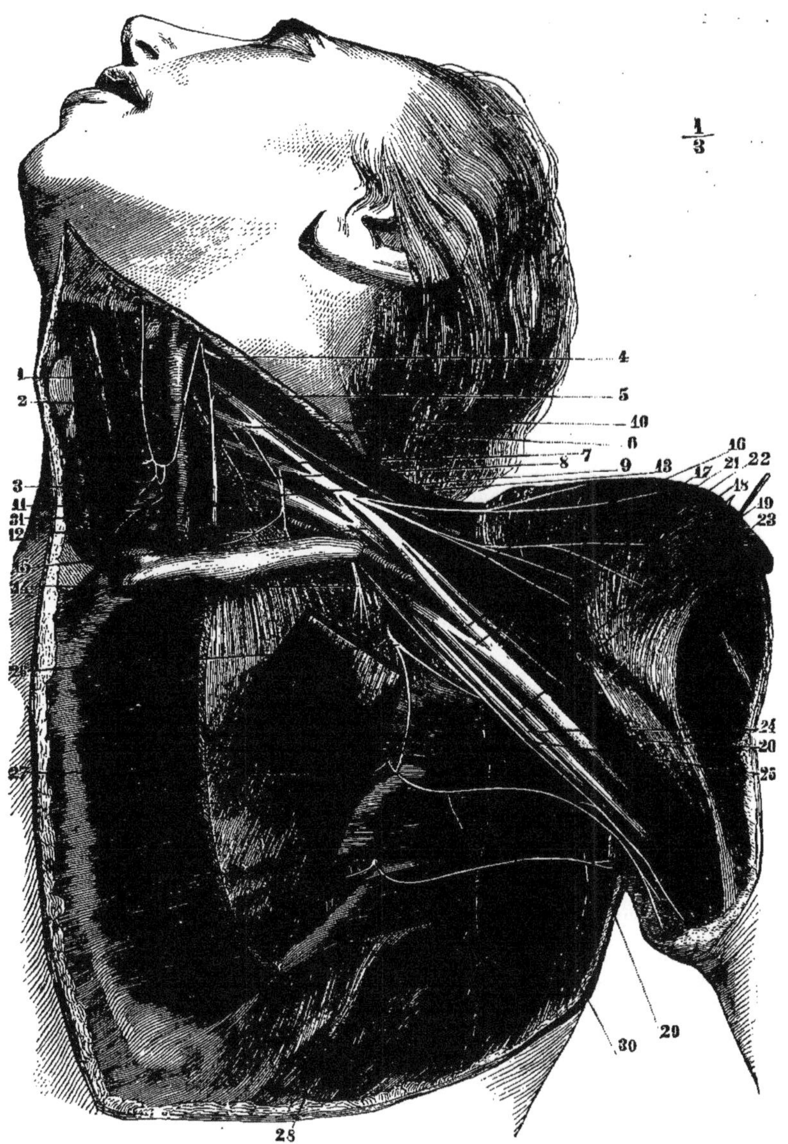

Fig. 285. — Plexus brachial de l'Homme *.

* 1 et 2, anse anastomotique de la branche de l'hypoglosse et du plexus cervical ; 3, nerf phrénique ; 4, quatrième paire cervicale sectionnée ; 5, cinquième paire cervicale ; 6, sixième paire cervicale ; 7, septième paire cervicale ; 8, huitième paire cervicale ; 9, première paire dorsale ; 10, nerf sus-scapulaire ; 11, branche du sous-clavier ; 12, filet anastomotique qu'il envoie au phrénique ; 13, nerf du grand pectoral ; 14, nerf du petit pectoral ; 15, nerf radial ; 16, branche du sous-scapulaire ; 17, nerf axillaire ; 18. branche du petit rond ; 19, musculo-cutané ; 20, radial se dirigeant vers la coulisse de torsion de l'humérus ; 21, racine externe du médian ; 22, racine interne du médian ; 23, nerf cubital ; 24, nerf brachial cutané interne ; 25, accessoire du brachial cutané interne ; 26, deuxième nerf intercostal ; 27, troisième nerf intercostal ; 28, quatrième nerf intercostal ; 29, nerf du grand rond et du grand dorsal ; 30, nerf du grand dentelé ; 31, pneumogastrique (Beaunis et Bouchard).

§ 5. — Comparaison des plexus brachial et lombo-sacré de l'Homme avec ceux des animaux.

Plexus brachial (fig. 285). — Il est constitué, comme dans le Chien, par les branches antérieures des quatre dernières paires cervicales et de la première dorsale. Les quelques différences que l'on observe dans sa distribution sont très légères et tiennent surtout à la différence de forme des régions dans lesquelles se rendent les nerfs du plexus.

Comme chez l'Homme, l'épaule est courte et les autres rayons du membre longs et bien détachés du tronc, on a pu distinger les divisions du plexus brachial en branches collatérales et en branches terminales.

Les *branches collatérales* sont : 1° la *branche du sous-clavier*, muscle représenté chez les animaux par le pectoral scapulaire ; 2° le *nerf de l'angulaire* ; 3° le *nerf du rhomboïde* ; 4° le *nerf sus-scapulaire* ; 5° le *nerf du grand dentelé* ; 6° le *nerf sous-scapulaire*, qui se divise, dès son origine, en deux branches, comme chez le Mouton et les Carnassiers ; 7° les *nerfs du grand pectoral* et *du petit pectoral* ; 8° le *nerf accessoire du brachial cutané interne*, représenté dans les Quadrupèdes par la branche sous-cutanée thoracique ; 9° le *nerf du grand dorsal* ; 10° le *nerf du grand rond*.

Les *branches terminales* sont destinées au bras, à l'avant-bras et à la main. Ce sont :

1° Le *nerf brachial cutané interne*, qui, chez nos animaux, est fourni par le cubital. Ce nerf devient sous-cutané vers le tiers inférieur du bras, et, un peu au-dessus du coude, se divise en deux branches : l'antérieure se répand sur la peau antérieure du bras jusqu'au poignet ; la postérieure se dirige en arrière et s'épuise dans la partie postérieure de l'avant-bras ;

2° Le *musculo-cutané* ou *perforant de Cassérius*, dont la disposition est analogue à celle que nous avons décrite sur les Carnivores ;

3° Le *nerf axillaire* ou *circonflexe* de l'épaule, sur lequel nous n'avons rien à dire de particulier ;

4° Le *nerf radial*, qui passe, comme chez les animaux, dans la coulisse de torsion de l'humérus, fournit un rameau cutané interne, un rameau cutané externe, et arrive à la partie antéro-externe du bras, dans l'interstice du brachial antérieur et du long supinateur, où il se termine par deux branches. La *branche antérieure* ou *superficielle* gagne le dos de la main, où elle donne trois rameaux qui se distribuent de la manière suivante : le premier forme le collatéral dorsal externe du pouce ; le second se bifurque et constitue le collatéral dorsal interne du pouce et le collatéral externe de l'index ; enfin le troisième fournit les collatéraux interne de l'index et externe du médius. Ce rameau s'anastomose toujours avec la branche dorsale du cubital. La *branche postérieure*, motrice, s'épuise dans les muscles de la face dorsale de l'avant-bras ;

5° Le *nerf médian* commence par deux branches : l'une naît en commun avec le musculocutané ou brachial antérieur et répond à l'anastomose que l'on trouve chez le Cheval autour de l'artère axillaire ; l'autre se détache du tronc commun au cubital et au brachial cutané interne. Le médian longe le biceps, passe au-devant du pli du bras et vient se placer sous le ligament annulaire du carpe, où il se termine en fournissant : 1° un filet au muscle court abducteur du pouce ; 2° des rameaux palmaires au pouce, à l'index, au médius et au bord externe de l'annulaire (fig. 286). Cette disposition du médian ressemble donc beaucoup à celle du Chat ;

6° Le *nerf cubital* longe le bord interne du bras et de l'avant-bras et se partage, un peu au-dessus de l'extrémité inférieure du cubitus, en deux branches terminales, l'une *dorsale*, l'autre *palmaire* (fig. 286). La première se dirige sur le dos de la main et se divise en trois branches métacarpiennes, qui, à leur tour, fournissent les collatéraux dorsaux de l'auriculaire et de l'annulaire et le collatéral interne du médius ; le reste de la main est innervé par le radial. La seconde, ou la branche palmaire, présente un rameau superficiel qui donne les collatéraux palmaires du petit doigt et le collatéral interne de l'annulaire, et un rameau profond qui se place en travers des muscles interosseux ; ce dernier est moteur.

En résumé, nous voyons que cette distribution des branches terminales du plexus brachial de l'Homme se rapproche beaucoup de celle que nous a fait connaître l'étude des Carnivores, et surtout du Chat.

Plexus lombo-sacré (fig. 287). — On a l'habitude, en anatomie humaine, de décrire un plexus lombaire et un plexus sacré.

Le *plexus lombaire* est constitué par l'anastomose des branches inférieures des cinq nerfs lombaires, auxquelles vient se joindre un rameau du dernier nerf dorsal. Ces branches sont unies par des filets assez grêles, mais elles ne sont pas intriquées. Les divisions du plexus sont distinguées en *branches collatérales* et *branches terminales* Les premières, destinées à la partie supérieure du membre et à la peau qui recouvre les organes génitaux externes, sont représentées, chez les Solipèdes, par les ramifications des nerfs lombaires que nous

avons décrits isolément. Les branches terminales sont le *nerf obturateur* et le *nerf crural*
ou *fémoral antérieur*. Rien à dire de particulier sur le nerf obturateur ; il sort du bassin par
le trou sous-pubien, comme dans tous les animaux. On décrit quatre branches terminales au
nerf crural, qui sont : le *musculo-cutané interne*, le *musculo-cutané externe*, le *nerf du triceps crural* et le *saphène interne*. Les deux branches musculo-cutanées ont leur analogue,
chez le Cheval, dans le rameau que nous avons désigné sous le nom de branche accessoire
du saphène interne. Le nerf du triceps est la véritable terminaison du crural. Quant au
saphène interne, il descend entre les muscles de la face interne de la cuisse, au-dessous de
l'aponévrose, devient superficiel à une petite distance du condyle du fémur, fournit une

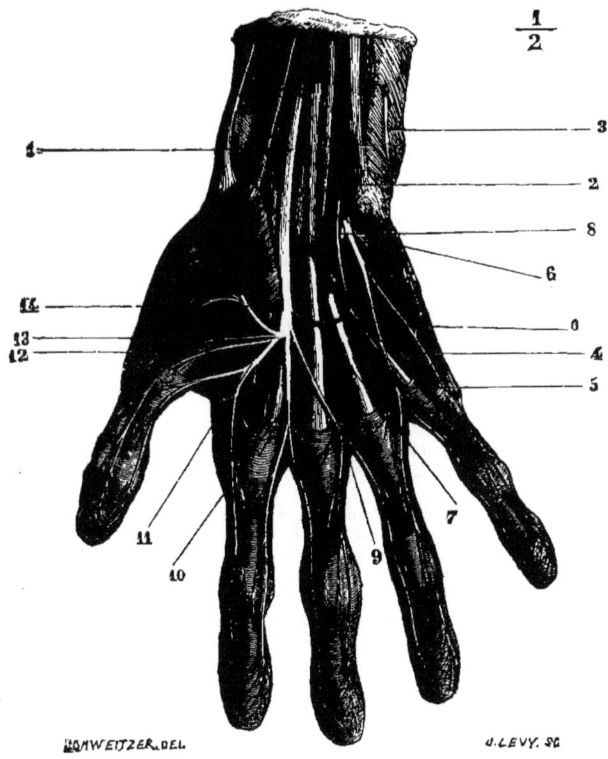

Fig. 286. — Nerfs de la paume de la main de l'Homme *.

branche rotulienne qui se divise dans la peau du genou et une branche jambière qui
s'épuise à la face interne des articulations tarsiennes et du pied.

Le *plexus sacré* comprend les trois premiers nerf sacrés, auxquels viennent s'adjoindre une
branche lombo-sacrée, fournie par la dernière paire lombaire, et un filet assez grêle, qui
remonte de la quatrième paire sacrée. Dix branches collatérales et une branche terminale
partent du plexus sacré.

Les *branches collatérales* sont divisées en intra-pelviennes et extra-pelviennes ; elles sont
au nombre de cinq dans chaque groupe. Les premières sont destinées aux muscles de la
paroi interne du bassin, à ceux du périnée et à la peau de cette région. Les secondes se

* 1, nerf médian ; 2, nerf cubital ; 3, branche postérieure du cubital au moment où elle traverse l'aponévrose ;
4, branche collatérale interne du petit doigt ; 5, branche interosseuse du cubital fournissant les collatérales externe
du petit doigt et interne de l'annulaire ; 6, rameau des muscles de l'éminence hypothénar ; 7, anastomose du
médian et du cubital ; 8, branche profonde du cubital ; 9, branche interosseuse du troisième espace fournissant les
collatérales externe de l'annulaire et interne du médius ; 10, branches du deuxième espace se divisant en collatérales
externe du médius et interne de l'index ; 11, branche du premier espace donnant les collatérales externe de l'index
et interne du pouce ; 13, rameau de l'opposant et court fléchisseur du pouce ; 14, rameau du court abducteur
du pouce.

répandent dans tous les muscles de la paroi externe du bassin et dans la peau de la face postérieure de la cuisse. Ce sont :

1° Des *branches viscérales* qui descendent sur les côtés du rectum et se perdent dans le plexus hypogastrique ; 2° le *nerf du releveur de l'anus* ; 3° le *nerf hémorroïdal* ou *anal* ; 4° le *nerf de l'obturateur interne*, qui semble partir, chez le Cheval, du tronc sciatique ; 5° le *nerf honteux interne*, que nous avons décrit à propos des nerfs sacrés. Chez l'Homme, ce nerf sort du bassin par la grande échancrure sciatique et y rentre ensuite par la petite ; en dedans de la tubérosité ischiatique, il se divise en deux branches: l'une inférieure ou *périnéale*, l'autre supérieure ou *pénienne*; celle-ci se place sur le dos de la verge et arrive jusqu'à la muqueuse du gland et du prépuce; celle-là s'arrête dans les muscles et les téguments du périnée ; 6° le *nerf fessier supérieur* ; 7° le *nerf du pyramidal* ; 8° le *nerf du jumeau supérieur* ; 9° le *nerf du jumeau inférieur et du carré crural* ; 10° le *nerf petit sciatique* ou *fessier inférieur*, dont la branche inférieure ou fémorale possède une longueur considérable ; en effet, cette branche descend sur le milieu de la face postérieure de la cuisse, au-dessous de l'aponévrose crurale jusqu'au creux poplité ; à partir de ce point, elle devient superficielle et se termine dans la peau de la partie supérieure de la jambe.

La *branche terminale* du plexus sacré forme le *grand nerf sciatique*, qui offre la disposition générale que nous avons décrite chez les Carnivores. Les rameaux collatéraux du grand sciatique sont : le rameau de la longue portion du biceps, le rameau du demi-tendineux, celui du demi-membraneux, le rameau du grand adducteur, et enfin celui de la courte portion du biceps. Il se termine par le *sciatique poplité externe* et le *sciatique poplité interne*.

Les *nerfs musculo-cutané* et *tibial antérieur*, qui continuent le sciatique poplité externe, se comportent à peu près comme dans le Chien. Le premier se divise en deux branches, après avoir traversé l'aponévrose jambière ; la branche externe chemine au devant du troisième espace interosseux métatarsien et se bifurque à l'extrémité de cet espace pour donner le collatéral dorsal externe du troisième orteil et le collatéral dorsal interne du quatrième ; la branche interne se partage en trois rameaux qui donnent, ainsi qu'on le voit sur la figure 281, V, les collatéraux dorsaux des bords opposés des premier, deuxième et troisième orteils, ainsi que le collatéral excentrique du premier.

Quant au *tibial antérieur*, il atteint le premier espace interosseux, où il se réunit à l'un des rameaux du nerf musculo-cutané. Il fournit, au niveau du coup de pied, une branche qui se dirige en bas et en dehors et s'épuise dans le muscle pédieux, ainsi que dans les articulations de la région.

Le *sciatique poplité interne* présente un nerf saphène externe qui longe le bord externe du pied et offre même un rameau montant sur le dos de cet organe, lequel rameau fournit les trois derniers collatéraux dorsaux, c'est-à-dire les collatéraux des bords opposés du quatrième et du cinquième orteil et le collatéral excentrique de ce dernier doigt.

Le *nerf tibial postérieur* prolonge le sciatique poplité interne dans la région de la jambe ; il se termine par les *nerfs plantaires*. Le plantaire interne fournit les nerfs collatéraux plantaires aux premier, deuxième et troisième orteils, ainsi que le collatéral interne du quatrième orteil. Le nerf plantaire externe se divise en trois branches ; les deux branches superficielles forment les collatéraux plantaires du cinquième orteil et le collatéral externe du quatrième ; la branche profonde glisse, de dehors en dedans, en arrière des muscles interosseux et se termine dans les muscles interosseux du premier espace, après avoir donné des filets à l'adducteur oblique du gros orteil, à l'adducteur transverse, aux deux premiers lombricaux, aux interosseux, et des ramuscules très fins aux articulations du tarse avec le métatarse. On voit donc que, chez l'Homme, les rameaux de la branche profonde du plantaire externe ne se joignent pas avec ceux du nerf plantaire interne pour former les nerfs collatéraux (fig. 282, V).

Section IV. — GRAND SYMPATHIQUE

Préparation du grand sympathique (*on l'exécutera sur la même pièce que les nerfs pneumogastrique et spinal*). — Après avoir placé le sujet en première position, on enlèvera la masse des intestins, puis on procédera à la dissection de toute la portion abdomino-pelvienne du système et à celle des branches terminales du pneumogastrique, après avoir abattu l'un des membres postérieurs et avoir fait sauter la plus grande partie du coxal en sciant la symphyse du bassin avec le col de l'ilium. Le membre antérieur du même côté sera ensuite détaché, l'épaule étant sciée préalablement en travers de sa partie moyenne, et la poitrine sera ouverte par l'ablation de la paroi costale, ablation pratiquée au moyen de deux traits de scie, l'un opérant la section des cartilages sternaux, l'autre celle des côtes, près de leur extrémité supérieure. On peut alors préparer toute la portion thoracique de l'appareil nerveux ganglionnaire et des nerfs pneumogastriques. Il ne reste plus à effectuer que la dissection du sympathique et du nerf vague dans la région cervico-céphalique, avec celle du nerf spinal, opération qui n'offre aucune difficulté, et qui sera précédée de l'extirpation de

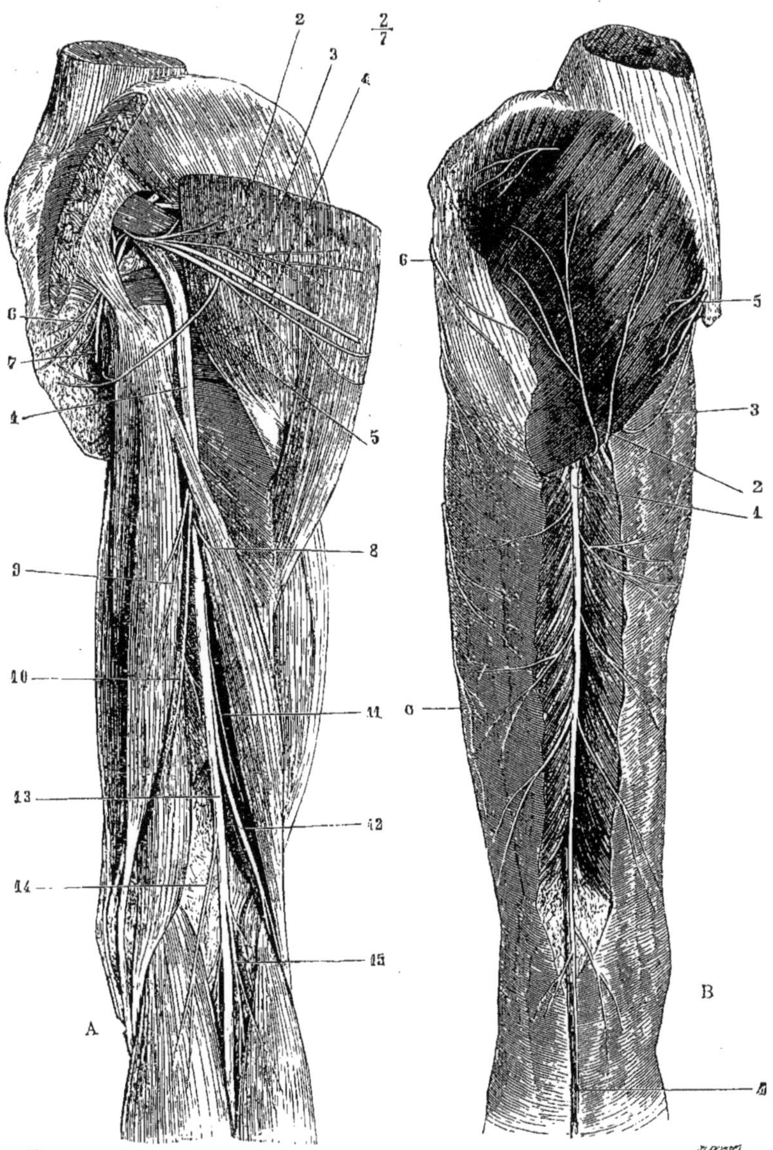

Fig. 287. — A, nerf grand sciatique de l'Homme (le muscle grand fessier est sectionné près de ses insertions au sacrum et renversé en dehors). — B, nerf petit sciatique de l'Homme *.

* A. — 1, grand nerf sciatique ; 2, branches fessières du petit sciatique ; 3, branche fémorale du petit sciatique ; 4, branche fessière du petit sciatique, qui se réfléchit sur le bord inférieur du muscle grand fessier (c'est elle qu'on retrouve en B, 2) ; branche génitale du petit sciatique ; 6, nerf hémorroïdal ; 7, nerf honteux interne ; 8, branche du grand sciatique pour la longue portion du biceps ; 9, branche du demi-tendineux ; 10, branche du demi-membraneux ; 11, branche de la courte portion du biceps ; 12, nerf sciatique poplité externe ; 13, nerf sciatique poplité interne ; 14, branche du jumeau interne ; 15, branche du jumeau externe.
B. — 1, branche fémorale du petit sciatique ; 2, branches du grand fessier réfléchies sur le bord inférieur de ce muscle ; 3, branche génitale du petit sciatique ; 4, rameau terminal de ce nerf longeant la veine saphène externe ; 5, branches postérieures des derniers nerfs sacrés ; 6, 6, rameaux du nerf fémoro-cutané (Beaunis et Bouchard).

la branche montante du maxillaire inférieur. — Il est utile d'injecter préalablement le système artériel; grâce à cette injection, on pourra suivre plus facilement les filets du sympathique accolés aux vaisseaux des organes de la cavité abdominale.

Le *grand sympathique* (Winslow), encore appelé *nerf trisplanchnique* (Chaussier), *nerf ganglionnaire* (Meckel), est le système nerveux des organes de la vie végétative.

Il se présente sous l'aspect d'un long cordon étendu de la tête à la queue, sous la colonne vertébrale, à droite et à gauche de la ligne médiane, cordon rendu noueux et pour ainsi dire moniliforme par les nombreux ganglions qui l'entrecoupent et l'ont fait comparer à une chaîne. En principe, ces ganglions sont en nombre correspondant à celui des paires rachidiennes de la région envisagée, excepté dans la région cervicale, où, pour huit paires spinales, on ne compte que deux ganglions. Le dernier ganglion de la chaîne sympathique correspond à la dernière vertèbre sacrée ou, plus exactement, au dernier trou sous-sacré. Cette chaîne n'a donc point de portion coccygienne; les filets qui se continuent sur les artères coccygiennes, et particulièrement sur la coccygienne médiane, ne sont que des efférents des derniers ganglions sacrés. Nous ferons abstraction ici des ganglions annexés aux branches de la cinquième paire cranienne, bien qu'on les considère généralement comme la *portion céphalique* du système nerveux de la vie végétative. Quant aux rameaux accompagnant la carotide interne dans le crâne, ce ne sont que des efférents du ganglion cervical supérieur.

Le grand sympathique offre à étudier : 1° sa constitution générale ; 2° chacun de ses segments correspondant aux régions de la colonne vertébrale.

§ 1. — Constitution générale.

Il est formé de ganglions successifs réunis les uns aux autres par des connectifs, ganglions communiquant, d'une part, avec les nerfs cérébro-spinaux ; émettant, d'autre part, les nerfs de la vie organique (fig. 155).

1° **Ganglions de la chaine**. — Ce sont des renflements de consistance ferme, de couleur gris rougeâtre et de forme très variable suivant la disposition des rameaux nerveux dont ils sont le point de départ ou l'aboutissant : habituellement fusiformes, ils peuvent être ovalaires, arrondis, triangulaires, étoilés, bifurqués à une de leurs extrémités ou aux deux. Ils sont situés sur les côtés de la colonne vertébrale, ventralement, c'est-à-dire en dessous, chez les Quadrupèdes. Les plus gros sont les ganglions cervicaux, dont le volume semble compenser le petit nombre.

2° **Connectifs interganglionnaires**. — Ils se font remarquer par leur coloration d'un blanc un peu grisâtre, et sont susceptibles de se dédoubler et parfois de s'interrompre, ce qui démontre bien que le grand sympathique n'est pas un nerf comme un autre, naissant dans un point déterminé et finissant dans un autre point, mais qu'il résulte d'un système d'anastomoses entre des ganglions sériés qui sont autant de centres de rayonnement nerveux.

3° **Rameaux communicants ou afférents**. — Les rameaux communicants ou afférents sont en quelque sorte les racines qui relient le grand sympathique au névraxe ; ils émanent des nerfs cérébro-spinaux voisins. A part le ganglion cervical supérieur, c'est-à-dire le premier de la chaîne, qui reçoit des anastomoses de divers nerfs craniens, tous les autres sont alimentés exclusivement par les nerfs rachidiens. Le ou les rameaux communicants qu'ils en reçoivent les atteignent du côté externe et supérieur. Ils renferment non pas seulement des fibres partant de la moelle et aboutissant aux ganglions, mais encore des fibres allant des ganglions à la moelle ou-bien aux ganglions spinaux voisins, et même des fibres qui passent dans les nerfs cérébro-spinaux et se distribuent avec eux. C'est pourquoi l'appellation de rameaux afférents que l'on donne ordinairement aux branches de communication du grand sympathique est assez impropre.

4° **Rameaux périphériques ou efférents.** — Les rameaux efférents ou émergents constituent la partie périphérique du système sympathique ; ils se détachent généralement du côté inféro-interne du cordon central et ont grande tendance à s'anastomoser entre eux, soit d'un même côté, soit d'un côté à l'autre, de manière à former des plexus, latéraux ou médians, qui s'enlacent ordinairement autour des artères pour gagner leur destination (fig. 243). En règle générale, ils se rendent à des organes situés bien en arrière de leur point d'origine : ainsi le ganglion cervical inférieur fournit aux viscères thoraciques ; les ganglions de la portion dorsale, aux viscères abdominaux ; ceux de la portion lombaire, aux organes pelviens.

Parmi ces branches efférentes, les unes sont presque aussi blanches que des nerfs cérébro-spinaux, par exemple les nerfs splanchniques ; la plupart sont grisâtres ; cela dépend de la proportion de fibres à myéline et de fibres de Remak qu'elles contiennent.

On rencontre fréquemment, sur leur trajet, au milieu de leurs plexus, des renflements ganglionnaires, très variables pour le siège, le volume et le nombre. Quelques-uns sont volumineux, tels que les ganglions solaires ; la plupart sont petits ou même microscopiques, et noyés dans l'épaisseur des organes : tels sont les ganglions du cœur, les plexus ganglionnaires de l'estomac, de l'intestin, de l'œsophage, des vaisseaux, etc., etc.

5° **Structure.** — Il y a donc à considérer dans le système sympathique des *ganglions centraux* et des *ganglions périphériques*.

Les uns et les autres sont formés d'un substratum conjonctif, voire même névroglique, dans lequel sont plongées des cellules et des fibres nerveuses, substratum parcouru par de nombreux vaisseaux sanguins. — Les fibres nerveuses sont des deux sortes. Beaucoup ne font que traverser le ganglion envisagé ; les autres y prennent naissance ou s'y terminent. — Les cellules nerveuses ne diffèrent pas de celles du névraxe, c'est-à-dire qu'elles présentent des prolongements protoplasmiques, terminés dans l'épaisseur même du ganglion envisagé, et un prolongement cylindraxile, origine d'une fibre nerveuse qui va se terminer par des extrémités libres dans un autre ganglion plus ou moins distant, ou même dans le névraxe.

Ainsi se constitue un complexus de neurones, dont les uns sont situés tout entiers dans la chaîne sympathique (neurones d'association), tandis que les autres y ont seulement leur point de départ ou leur terminaison, ou encore ne font que la traverser, leurs cellules siégeant soit dans le névraxe, soit dans les ganglions périphériques. Les rameaux dits efférents de la chaîne sympathique sont constitués, comme les communicants, par des fibres centripètes et des fibres centrifuges.

§ 2. — Étude particulière des diverses portions.

On divise le grand sympathique en quatre portions : une *cervicale*, une *dorsale*, une *lombaire* et une *sacrée*, qui correspondent respectivement aux régions vertébrales de mêmes noms.

En outre, les ganglions déjà décrits comme annexes de la cinquième paire cranienne sont généralement considérés comme constituant une *portion céphalique* du même système.

I. — Portion cervicale.

La section cervicale du grand sympathique est formée de deux gros ganglions placés l'un en haut, l'autre en bas du cou, et reliés l'un à l'autre par un long connectif.

*A. **Ganglion cervical supérieur ou guttural*** (fig. 288, 1). — Ce ganglion représente un corps fusiforme, très allongé, de couleur gris rougeâtre, accolé à l'artère carotide interne, compris avec elle dans un repli particulier de la poche gutturale, et situé ainsi en avant de l'apophyse transverse de l'atlas, contre le muscle grand droit antérieur de la tête, à proximité des nerfs glosso-pharyngien, pneumogastrique, spinal, hypoglosse et de la branche inférieure de la première paire cervicale : tous nerfs mis en communication avec ledit ganglion par de minces filets, et formant, de cette manière, autour de lui, un véritable plexus, qui a été appelé *plexus guttural* par les anatomistes vétérinaires.

RAMEAUX AFFÉRENTS. — Ce sont les filets de communication appartenant aux nerfs qui viennent d'être énumérés. Ils sont trop peu importants pour mériter une description particulière (Voy. fig. 260).

RAMEAUX ÉMERGENTS. — Ce sont : 1° des branches supérieures accompagnant l'artère carotide interne jusque dans le crâne ; 2° un gros faisceau inférieur gagnant l'origine des trois divisions terminales de la carotide primitive ; 3° de petits filets antérieurs pour la poche gutturale et la paroi du pharynx.

Voici les principaux caractères anatomiques de ces trois ordres de rameaux :

a. Les *rameaux carotidiens supérieurs* naissent à l'extrémité supérieure du ganglion et sont variables de nombre. On en trouve généralement deux, de volume inégal, un postérieur et un antérieur, ce dernier le plus petit. Ils enlacent la carotide interne en s'anastomosant entre eux, et pénètrent avec elle dans le sinus caverneux, où ils forment, par leurs divisions, le *plexus caverneux*, qui contracte anastomose avec plusieurs des nerfs encéphaliques. Nous citerons, parmi les branches de ce plexus : 1° quelques filets réunis aux filets analogues du côté opposé, sur l'anastomose transverse qui joint les deux carotides internes dans le sinus caverneux ; 2° un rameau qui s'accole au grand nerf pétreux et concourt ainsi à la formation du nerf vidien, que nous avons déjà décrit comme branche afférente du ganglion de Meckel ; 3° un ramuscule se rendant au ganglion ophtalmique de la cinquième paire ; 4° plusieurs filets destinés au ganglion de Gasser ; 5° des rameaux qui se mêlent aux fibres des trois nerfs moteurs de l'œil, et notamment de l'oculo-moteur externe ; etc.

b. Le *faisceau carotidien inférieur* s'échappe de la partie inférieure du ganglion guttural. Souvent il ne forme, à son origine, qu'un seul gros cordon ; mais ordinairement il est composé, dès son point de départ, de plusieurs rameaux anastomotiques, qui se dirigent vers la terminaison de la carotide primitive, en suivant la carotide interne. Arrivés là, ils se rencontrent avec des ramuscules émanés du glosso-pharyngien et du pneumogastrique (fig. 260) et forment, autour de l'origine des trois branches terminales de la carotide primitive, le *plexus carotidien*, dont les ramifications suivent presque exclusivement la carotide externe et vont se perdre en majeure partie dans les glandes et les granulations salivaires. La division qui suit, chez l'Homme, l'artère sphéno-épineuse, se rend au ganglion optique ; il en est de même sans doute chez les animaux.

c. Les *filets gutturaux*, nés du bord antérieur du ganglion, ainsi que du faisceau carotidien inférieur, sont généralement fort déliés ; ils s'épuisent dans la poche gutturale et dans la paroi postérieure du pharynx. Ceux qui ont cette dernière destination concourent, avec le glosso-pharyngien et le pneumogastrique, à former le *plexus pharyngien*.

B. **Connectif cervical.** — Ce cordon intermédiaire aux deux ganglions cervicaux part de l'extrémité inférieure du ganglion cervical supérieur, s'accole intimement au pneumogastrique, qui le surpasse toujours en volume, et descend ainsi jusqu'à l'entrée de la poitrine, où il se sépare du nerf vague pour aller se jeter dans le ganglion cervical inférieur. Il ne reçoit ni ne donne aucune branche dans son trajet.

C. **Ganglion cervical inférieur** (fig. 288, 2). — Généralement plus gros que le supérieur, ce ganglion est placé en dedans de l'insertion costale du muscle scalène. Celui du côté gauche est appliqué contre le muscle long du cou et l'œsophage ; celui du côté droit, contre le long du cou et la trachée, dans une position un peu plus antérieure que le gauche. L'un et l'autre répondent en dehors à l'artère et à la veine vertébrales.

Le ganglion cervical inférieur présente des formes fort sujettes à varier et très irrégulières. Il est tantôt lenticulaire, tantôt plus ou moins allongé, toujours comme étoilé, souvent double. Dans ce dernier cas, qui se rencontre peut-être plus fréquemment à droite qu'à gauche, les deux portions sont placées l'une au-dessous et en avant de l'autre et réunies par un large et court ruban grisâtre. La portion antéro-inférieure reçoit le connectif émané du ganglion cervical supérieur et équivaut au *ganglion cervical moyen* de l'Homme ; tandis que la portion supéro-postérieure, qui se continue par la chaîne thoracique, correspond au ganglion cervical inférieur proprement dit.

Rameaux afférents. — On en compte deux, provenant des paires cervicales. L'un est un gros nerf, satellite de l'artère vertébrale (*nerf vertébral*), logé avec elle dans les trous transversaires des vertèbres du cou, et formé par des filets provenant des deuxième, troisième, quatrième, cinquième, sixième et septième paires cervicales. Il apporte ainsi en bloc au grand sympathique le contingent des rameaux communicants de ces divers nerfs rachidiens (fig. 288, 24'), rameaux qui ont dû se collecter par suite de l'absence de ganglions aux niveaux de leur émission. L'autre branche afférente cervicale provient de la huitième paire, dont le rameau communicant se jette ainsi isolément sur le ganglion cervical inférieur.

Il faut signaler, en outre, les filets envoyés par le pneumogastrique, lesquels aboutissent au ganglion cervical moyen, lorsqu'il existe (Voy. p. 531).

Certains auteurs, à la suite de Neubauer, décrivent le ganglion cervical inférieur sous le nom de *premier ganglion thoracique* ; cette appellation n'est pas judicieuse, car, ainsi qu'on vient de le voir, le ganglion en question reçoit ses rameaux de communication des paires cervicales ; mais il est vrai qu'il se continue le plus souvent, sans aucun connectif intermédiaire, avec les deux ou trois premiers ganglions de la chaine dorsale.

Rameaux émergents (fig. 262, 263 et 288). — Les rameaux efférents du ganglion cervical inférieur se détachent de la partie postérieure et inférieure du ganglion et se portent vers le cœur. Quelques filets extrêmement fins vont au médiastin antérieur ou se jettent sur les artères collatérales du tronc brachial.

Les *nerfs cardiaques sympathiques* sont généralement au nombre de deux ou trois, dont un au moins est fourni par le ganglion cervical moyen (quand il existe); parfois on en trouve un plus grand nombre, comme si les rameaux dont il vient d'être parlé s'étaient dissociés dès leur origine. Ces nerfs se dirigent en arrière et en bas en croisant la face correspondante de la trachée et atteignent la base du cœur en suivant la face inférieure de ce tube et les gros troncs artériels sous-jacents. Quelques filets se poursuivent jusqu'au poumon et vont concourir à la formation du plexus bronchique. Sous la trachée, avant de traverser le péricarde, les nerfs cardiaques se réunissent entre eux, ainsi qu'avec des filets du pneumogastrique, en un très large faisceau que l'on appelle *plexus trachéal* ou *plexus cardiaque*, et ce plexus, commun aux nerfs des deux côtés, c'est-à-dire impair, est traversé d'arrière en avant par les deux nerfs récurrents qui lui abandonnent ou en reçoivent des ramuscules.

Telle est la disposition générale des branches émergentes du ganglion cervical inférieur; nous allons maintenant envisager les rameaux cardiaques en particulier et les décrire successivement du côté gauche et du côté droit en prévenant le lecteur que les variations sont ici fréquentes et considérables.

a. *Du côté gauche*, on trouve ordinairement trois branches principales : une postérieure, naissant du ganglion cervical inférieur et croisant en dehors le tronc brachial correspondant; deux antérieures procédant du ganglion cervical moyen, croisant la même artère en dedans et se distinguant en superficielle et profonde.

La branche antérieure superficielle, la plus volumineuse, contracte, au-dessous du tronc brachial, une anastomose en arcade avec la branche postérieure, puis s'accole à la branche antérieure profonde. Celle-ci reçoit deux rameaux de renforcement : l'un du pneumogastrique, l'autre du cordon cervical du sympathique ; elle suit la branche antérieure superficielle dans la direction du cœur, s'infléchit avec elle sous la concavité du tronc brachial, et les deux nerfs accolés longent le bord inférieur de cette artère pour arriver dans l'intervalle compris entre l'aorte et l'artère pulmonaire. Là ils se distribuent au cœur et aux gros vaisseaux : un rameau passe sous l'auricule droite avant de plonger dans le myocarde; un second se répand sur l'origine de l'artère pulmonaire et sur le ven-

partie moyenne avec le pneumogastrique ; 5, nerfs cardiaques ; 6, portion dorsale de la chaine sympathique ; 7, nerf grand splanchnique ; 8, nerf petit splanchnique ; 9, ganglion semi-lunaire, centre du plexus solaire ; 10, portion de l'artère hépatique entourée par son plexus ; 11, l'artère splénique, de même ; 12, l'artère gastrique, de même ; 13, l'artère mésentérique antérieure, de même ; 14, rein (maintenu ou relevé par une érigne) recevant le plexus rénal ; 15, la capsule surrénale, de même ; 16, plexus lombo-aortique ; 17, portion lombaire de la chaine sympathique ; 18, plexus mésentérique postérieur ; 19, branches de ce plexus allant au mésentérique antérieur ; 20, plexus testiculaire ; 21, les rameaux qui vont au plexus pelvien ; 22, portion sacrée de la chaine sympathique ; 23, plexus pelvien ; 24, rameaux afférents fournis au sympathique par les paires rachidiennes ; 24', le cordon qui reçoit six des rameaux cervicaux ; 25, nerf pneumogastrique ; 26, nerf laryngé supérieur ; 27, nerf laryngé inférieur du côté droit ; 28, celui du côté gauche au point où il contourne la crosse de l'aorte ; 29, nerfs du plexus bronchique ; 30, cordon œsophagien supérieur ; 31, cordon œsophagien inférieur ; 32, nerf spinal : 33, nerf hypoglosse ; 34, nerf glosso-pharyngien (représenté trop gros).

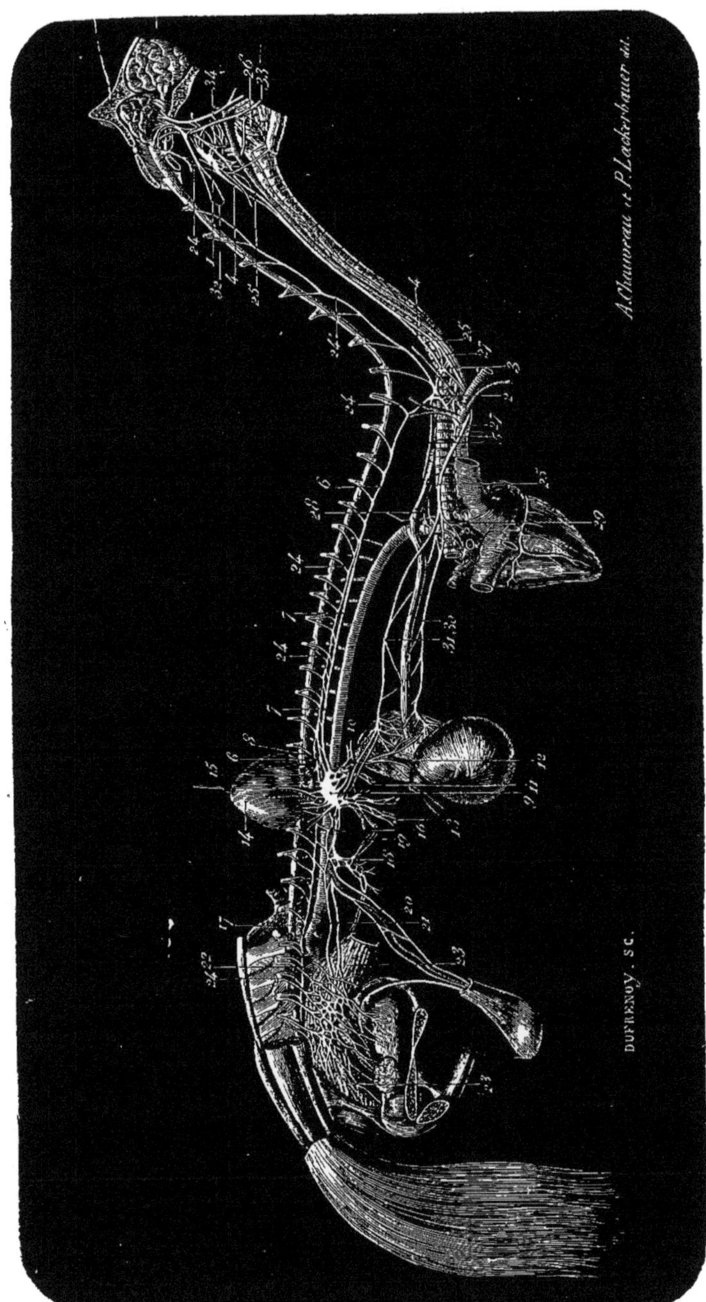

Fig. 288. — Ensemble du grand sympathique (figure en partie théorique. La moelle épinière est représentée dépouillée de son étui osseux dans toute l'étendue de ses portions cervicale, dorsale et lombaire*).

* De 1 à 2, portion cervicale de la chaîne sympathique. — 1, ganglion cervical supérieur, au milieu du plexus guttural; 2, ganglion cervical inférieur; 3, ganglion cervical moyen; 4, connectif cervical intimement uni dans sa

tricule droit ; deux autres, grisâtres, plexiformes, s'anastomosent plus ou moins entre l'aorte et l'artère pulmonaire, s'unissent sous la crosse aortique à une branche venue du côté droit, puis descendent dans le sillon vertical du cœur en s'épuisant plus spécialement dans le ventricule gauche ; enfin d'autres ramuscules, parallèles au pneumogastrique, se rendent sur l'artère pulmonaire et l'aorte.

b. *Du côté droit,* on compte deux nerfs cardiaques principaux : l'un antérieur, fourni par le ganglion moyen ; l'autre postérieur, émanant du ganglion inférieur. Le premier, renforcé ordinairement par un filet du pneumogastrique, passe avec ce nerf sous l'artère axillaire, puis rampe sur la base du cœur, après avoir traversé le péricarde, contourne la crosse de l'aorte et mêle ses fibres terminales à celles des nerfs cardiaques gauches. Le deuxième nerf cardiaque droit croise obliquement la trachée, en passant en dedans du tronc artériel dorso-cervical et vient se réunir au pneumogastrique, à l'endroit où naît le récurrent ; il forme avec ces derniers un petit plexus dont émanent : en avant le récurrent, en arrière deux ou trois filets cardiaques. Ceux-ci rampent sous la trachée avec le nerf cardiaque antérieur pour atteindre la base du cœur, où ils s'épuisent soit sur le plafond des oreillettes, soit à la surface des ventricules.

De l'un et l'autre côté, les rameaux cardiaques du sympathique entretiennent les connexions les plus intimes avec les filets cardiaques du pneumogastrique, ainsi qu'avec les nerfs récurrents ; de plus, ils se réunissent entre eux, soit d'un même côté, soit d'un côté à l'autre ; et le tout forme un plexus dont les deux éléments, sympathique et cérébro-spinal, ne sont pas moins intimement unis que ceux du plexus solaire que nous décrirons tout à l'heure.

II. — Portion dorsale ou thoracique.

Le cordon aplati qui représente cette partie de la chaîne sympathique part du ganglion cervical inférieur et s'étend, d'avant en arrière, jusqu'au diaphragme, en passant sous l'extrémité supérieure des côtes, ou plutôt sous les articulations vertébro-costales, contre lesquelles il se trouve appliqué par la plèvre, et en croisant les vaisseaux et les nerfs intercostaux. Il se continue dans la cavité abdominale par la portion lombaire, après avoir franchi, au côté interne du petit psoas, l'arcade du bord supérieur du diaphragme.

Ce cordon présente sur son trajet, au niveau de chaque espace intervertébral, un petit renflement ganglionnaire fusiforme, soit dix-huit en tout. Les deux ou trois premiers manquent le plus souvent ; mais alors l'extrémité antérieure du cordon offre, dans une assez grande étendue, l'aspect d'un ganglion rubané qui semble provenir de l'allongement en arrière du ganglion cervical inférieur.

Rameaux afférents. — Fournis par les branches inférieures des nerfs dorsaux, ces rameaux sont au nombre de un à trois pour chaque ganglion, qu'ils abordent du côté externe, après avoir traversé l'extrémité supérieure de l'espace intercostal correspondant, en passant tantôt en arrière, tantôt en avant de l'artère intercostale.

Rameaux émergents. — Ceux des premiers ganglions vont, à l'état de grêles filets, se mélanger au plexus cardiaque et au plexus bronchique. D'autres, non moins déliés, se rendent à la plèvre, à l'aorte, à l'œsophage, au canal thoracique, etc. D'autres enfin, les seuls qui méritent l'attention, se réunissent en

deux nerfs relativement volumineux, le grand splanchnique et le petit splanchnique.

a. Le *grand splanchnique* (fig. 288, 7) commence à se constituer vers le sixième
ou septième ganglion ; il se dirige en arrière, accolé au côté interne de la chaîne
dorsale, et reçoit un rameau de renforcement de chacun des ganglions au voisinage desquels il passe, les deux ou trois derniers exceptés. Une fois constitué,
il l'emporte beaucoup en volume sur la chaîne dont il provient ; il croise cette
chaîne par-dessous, de manière à se placer en dehors, et franchit avec elle
l'arcade du diaphragme, au niveau de laquelle il présente habituellement une
petite intumescence ganglionnaire ; puis il s'infléchit vers la ligne médiane
pour se jeter sur un gros ganglion, que nous décrirons ci-après sous le nom de
ganglion semi-lunaire.

b. Le *petit splanchnique* (fig. 288, 8) est constitué par deux ou trois filets qui
émanent des derniers ganglions thoraciques et qui, au lieu de se réunir au
grand splanchnique comme ceux des ganglions qui précèdent, avec lesquels
ils communiquent du reste par une ou deux fines divisions, se rassemblent en
un court et mince cordon dont les ramifications se jettent directement dans
le plexus solaire ou se confondent avec les nerfs du rein et de la capsule surrénale. Il arrive quelquefois que ce nerf fait défaut ou plutôt se confond avec le
grand splanchnique.

c. Le *ganglion semi-lunaire ou cœliaque* (fig. 288, 9) est le plus volumineux de
l'économie tout entière[1] ; il est allongé d'avant en arrière, aplati de dessus en
dessous et situé sur le côté de l'aorte abdominale, entre le tronc cœliaque et
la grande mésentérique. Il communique avec son congénère du côté opposé, au
moyen d'un large et fort cordon grisâtre, embrassant en arrière le tronc de cette
dernière artère, ainsi que par une multitude de filets qui constituent à la face
inférieure de l'aorte, entre l'origine des deux troncs artériels précités, le *plexus
solaire* ou *cœliaque*, qui est lui-même parsemé de petits ganglions dits *ganglions
solaires*.

Les ganglions semi-lunaires, avec le plexus solaire qui les réunit, ont pour
branches afférentes les nerfs splanchniques et quelques rameaux terminaux du
cordon œsophagien supérieur du pneumogastrique[2]. Le plexus solaire représente l'ensemble des branches efférentes de ces mêmes ganglions ; il se subdivise en plexus secondaires, qui s'enlacent autour des branches du tronc cœliaque,
de la grande mésentérique, des artères rénales, pour se distribuer à la plupart
des viscères de l'abdomen. C'est ainsi que l'on décrit : 1° Un *plexus gastrique*,
allant à l'estomac, sur les parois duquel ses rameaux s'anastomosent avec ceux
des pneumogastriques ; 2° un *plexus hépatique*, destiné au foie, au duodénum, au
pylore, au pancréas ; 3° un *plexus splénique*, qui se jette dans la rate et en partie
sur l'estomac ; 4° un *plexus mésentérique antérieur*, le plus considérable de tous,
qui se distribue aux mêmes organes que l'artère de même nom ; 5° un *plexus
rénal* et un *plexus surrénal*, ces deux derniers doubles, peu distincts l'un de
l'autre, et gagnant, par leurs divisions terminales, les reins et les capsules surrénales. La terminaison des filets de ces divers plexus a été étudiée en splanchnologie.

---

1. Bichat l'appelait volontiers le *cerveau du ventre.*
2. Chez l'Homme, le pneumogastrique et le grand splanchnique droits se terminent aux deux
extrémités du ganglion semi-lunaire correspondant, de telle sorte que celui-ci forme, entre les deux
nerfs, une anse connue sous le nom d'*anse mémorable de Wrisberg.*

Il faut ajouter enfin à ce riche appareil nerveux le plexus *lombo-aortique* (fig. 288, 16), formé par des branches, fortes et nombreuses, qui naissent du plexus solaire, en arrière de l'artère grande mésentérique, rampent sur les côtés et la face inférieure de l'aorte, en s'anastomosant fréquemment ensemble, et se réunissent au plexus mésentérique postérieur.

III. — Portion lombaire ou abdominale.

La portion lombaire représente un cordon semblable à celui de la portion dorsale, c'est-à-dire pourvu de renflements ganglionnaires, fusiformes, en nombre égal à celui des paires nerveuses lombaires. Ce cordon suit le bord interne du petit psoas sur le côté des corps vertébraux, non loin du ligament vertébral commun inférieur. Il est recouvert à gauche par l'aorte, à droite par la veine cave postérieure, et il se continue insensiblement avec la portion sacrée.

Rameaux afférents. — Fournis par les branches inférieures des nerfs lombaires, ces rameaux se comportent exactement comme ceux de la région dorsale.

Rameaux émergents. — Leur nombre est généralement inférieur à celui des ganglions. Ils se dirigent en arrière et en dedans pour gagner l'aorte. On en compte deux ou trois qui se réunissent au plexus lombo-aortique. Les autres atteignent l'origine de l'artère petite mésentérique, s'anastomosent autour d'elle avec l'extrémité postérieure des branches de ce plexus et forment ainsi un nouveau réseau nerveux, impair, désigné sous le nom de *plexus mésentérique postérieur* (fig. 288, 18).

Ce plexus, au centre duquel existe un ganglion plus ou moins volumineux, envoie sur les diverses branches de ladite artère des ramifications destinées au petit côlon et au rectum. Il fournit de plus : 1º deux ou trois gros rameaux qui suivent la veine petite mésaraïque et vont rejoindre le plexus mésentérique antérieur, après avoir jeté quelques divisions dans l'épaisseur du mésentère colique (fig. 288, 19); 2º des branches satellites des deux *artères spermatiques* ou *ovariques*, constituant le plexus de même nom (fig. 288, 20); 3º deux ou trois longues divisions (fig. 288, 21), qui entrent de chaque côté dans le bassin, en rampant sous le péritoine, et qui gagnent le plan latéral du rectum, où elles se mélangent au plexus pelvien, dont il sera question ci-dessous.

IV. — Portion sacrée ou pelvienne.

Continuation du cordon lombaire, cette partie de la chaîne sympathique est située sous le sacrum, en dedans de l'émergence des nerfs sacrés inférieurs, c'est-à-dire contre les trous sous-sacrés. Elle présente quatre ganglions allongés, dont le dernier correspond au dernier trou sous-sacré. Sa terminaison paraît variable. On a décrit un petit ganglion médian, dit *ganglion coccygien*, sur lequel se rencontreraient les deux cordons; mais la nature nerveuse de ce petit corps a été contestée, de même que celle d'un corps semblable que l'on trouve à la trifurcation de la carotide primitive; ces deux organules sont connus aujourd'hui sous les noms de *glande coccygienne* et *glande carotidienne*. D'autres fois, la chaîne sympathique semble se terminer brusquement par le rameau de communication de la quatrième paire sacrée, qui se jette sur le dernier ganglion.

Cette question du mode de terminaison du sympathique, non 'plus que celle de son mode d'origine, n'a d'ailleurs pas l'importance qu'on lui avait autrefois attribuée ; ce qu'il y a de certain, c'est ce que le quatrième ganglion sacré est le dernier chaînon de la chaîne, de même que le ganglion cervical supérieur en est le premier ; les rameaux efférents de ces ganglions extrêmes appartiennent, comme les autres, à la partie périphérique du système et non au cordon central.

RAMEAUX AFFÉRENTS. — Les nerfs sortant par les trous sous-sacrés fournissent chacun un ou plusieurs filets au ganglion sympathique correspondant.

RAMEAUX EFFÉRENTS. — Les rameaux efférents de la chaîne sacrée sont excessivement grêles, presque imperceptibles chez les Solipèdes ; ils se portent sur les parties latérales du rectum, où ils se rencontrent avec deux ou trois filets venus du plexus mésentérique postérieur, ainsi qu'avec des ramuscules provenant directement des nerfs sacrés. Et de l'anastomose de ces différentes divisions résulte le *plexus hypogastrique* ou *pelvien*, qui alimente tous les organes contenus dans la cavité du bassin. Ce plexus, parsemé de petits ganglions plus ou moins visibles, se décompose en plexus particuliers à chaque organe (plexus utérin, vaginal, vésical, hémorroïdal, prostatique, séminal, etc.).

§ 3. — Fonctions du grand sympathique.

Malgré les travaux d'un assez grand nombre de physiologistes, à la tête desquels il faut placer Cl. Bernard, la connaissance de ces fonctions laisse encore beaucoup à désirer.

Le grand sympathique contient des éléments sensitifs et des éléments moteurs. La sensibilité qu'il confère aux organes de la vie végétative est normalement très obtuse et donne lieu seulement à des phénomènes réflexes ; mais elle s'exagère à l'état pathologique et peut devenir très vive et même douloureuse (par exemple dans le cas de coliques). La motricité s'exerce sur les muscles des viscères et des vaisseaux. Les excitations inconscientes qui la mettent en jeu prennent naissance dans le névraxe ou dans les ganglions sympathiques eux-mêmes. Les filets fournis aux vaisseaux (nerfs vaso-moteurs) tiennent sous leur dépendance la circulation capillaire, c'est-à-dire le débit nutritif des organes et conséquemment la calorification ; les uns sont vaso-constricteurs, les autres vaso-dilatateurs. Ils agissent particulièrement sur les artérioles et les veinules pour régler l'arrivée du fluide nutritif dans les capillaires ainsi que son départ [1]. On se demande même si la nutrition des éléments est uniquement sous la dépendance des modifications circulatoires et si le sympathique ne contient pas des *nerfs trophiques*, c'est-à-dire agissant directement sur les échanges nutritifs.

1. Le Dr François Franck a publié, dans les *Travaux du laboratoire* de Marey, pour l'année 1875, un long mémoire sur les *nerfs vasculaires de la tête*, où l'auteur passe en revue les travaux de ses devanciers et fait connaître les résultats nouveaux qu'il a obtenus en associant l'anatomie à la physiologie. Il a résumé ceux-ci dans les principales conclusions suivantes : 1° les vaisseaux reçoivent leurs nerfs des filets sympathiques libres et des filets de même ordre contenus dans les nerfs mixtes rachidiens, empruntés par ceux-ci à la moelle et aux ganglions ; 2° les vaisseaux superficiels et profonds de la face sont innervés par les filets sympathiques libres provenant du ganglion cervical supérieur et du cordon pré-vertébral, ou par les branches du facial et du trijumeau ; 3° les vaisseaux de l'oreille reçoivent leurs nerfs du sympathique libre, du facial et du trijumeau, du plexus cervical ; 4° les vaisseaux encéphaliques sont innervés par le plexus carotidien et par le plexus vertébral.

DIFFÉRENCES

Dans tous les Mammifères domestiques, la disposition générale du grand sympathique se ressemble beaucoup; nous n'avons donc que des différences peu importantes et peu nombreuses à signaler.

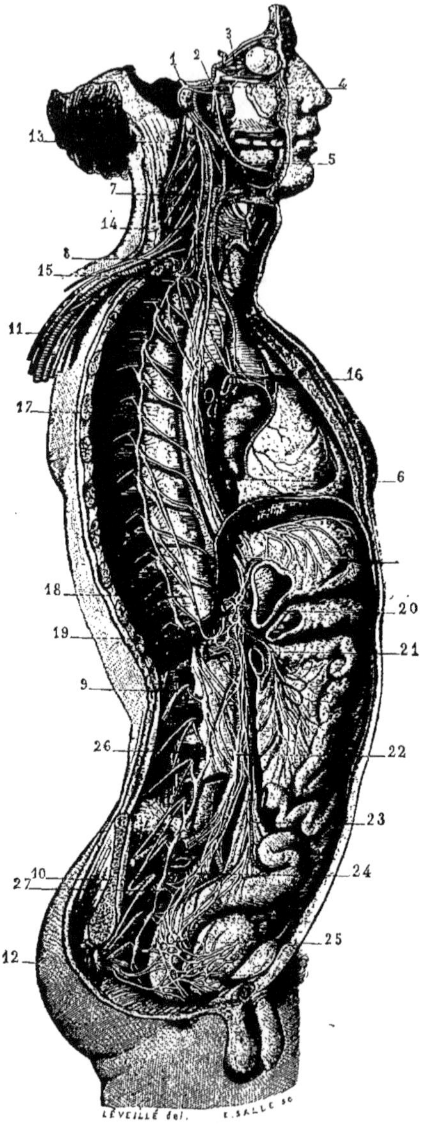

Le nombre des ganglions des portions dorsale, lombaire et sacrée, dépend naturellement du nombre des vertèbres des mêmes régions dans les diverses espèces. Chez tous les animaux autres que les Solipèdes, le premier ganglion thoracique est plus volumineux et plus libre que dans ces derniers.

On remarque, chez le **Bœuf**, que le connectif cervical du grand sympathique ne provient pas de l'extrémité inférieure du fuseau figuré par le ganglion supérieur, mais qu'il se détache en arrière de la partie moyenne de ce ganglion; il est divisible en deux ou trois filets pendant un certain trajet, après lequel il s'accole au pneumogastrique. Le rameau qui gagne la terminaison de la carotide primitive est énorme; il en est de même du rameau caverneux.

Le **Porc** présente un ganglion cervical supérieur, fusiforme, très allongé. A son extrémité inférieure, il donne naissance à plusieurs filets, dont un s'accole au pneumogastrique, dans la région cervicale, et s'en sépare ensuite pour se jeter dans le ganglion cervical moyen; les autres se portent sur la dixième paire et se confondent avec elle au niveau du ganglion plexiforme. A l'entrée de la poitrine, on aperçoit un rameau qui se sépare du pneumogastrique pour s'accoler aux artères axillaires et se jeter ensuite dans le cœur. Ce rameau est peut-être formé par les filets du sympathique qui s'étaient réunis au pneumogastrique en haut du cou.

Dans le **Chien**, le cordon cervical sympathique est intimement confondu avec le pneumogastrique; il n'est pas possible d'isoler ces deux nerfs l'un de l'autre, comme on peut le faire chez les Solipèdes et les Ruminants. Chez le **Lapin**, au contraire, les deux cordons nerveux sont indépendants sur toute la longueur du cou.

COMPARAISON DU GRAND SYMPATHIQUE DE L'HOMME AVEC CELUI DES ANIMAUX.

Il est disposé et divisé de la même manière que chez les animaux (fig. 289).

La *portion cervicale* se compose d'un ganglion supérieur, fusiforme, d'où émergent beaucoup de branches, qui ont été étudiées avec un grand soin. On les décrit

Fig. 289. — Grand sympathique de l'Homme (d'après Bourgery et Manec) *.

* 1, facial; 2, ganglion otique; 3, ganglion ophtalmique; 4, ganglion sphéno-palatin; 5, lingual; 6, pneumogastrique; 7, branche antérieure de la cinquième paire cervicale; 8, première branche antérieure intercostale; 9, première branche antérieure lombaire; 10, première branche antérieure sacrée; 11, plexus brachial; 12, plexus lombaire; 13, connectif cervical du sympathique; 14, ganglion cervical moyen; 15, ganglion cervical inférieur; 16, plexus cardiaque; 17, ganglions thoraciques; 18, grand splanchnique; 19, ganglion semi-lunaire; 20, plexus solaire; 21, plexus mésentérique supérieur; 22, plexus aortique; 23, plexus mésentérique inférieur; 24, anastomoses entre les plexus; 25, plexus hypogastrique; 26, ganglion lombaire; 27, ganglion sacré.

en : 1° branches supérieures ou intra-craniennes ; 2° branches externes ou anastomotiques avec les quatre premiers nerfs rachidiens ; 3° branches internes ou viscérales, mêlées aux filets pharyngiens et laryngés du pneumogastrique ; 4° branches antérieures ou carotidiennes externes ; celles-ci se portent sur la carotide primitive et présentent au milieu d'elles un petit ganglion appelé intercarotidien ; 5° branches postérieures, musculaires ou osseuses. Toutes ces branches sont représentées chez le Cheval, où nous les avons décrites. Un connectif cervical et deux ganglions inférieurs, distingués en ganglion moyen et ganglion inférieur, complètent cette région, sur laquelle nous n'avons rien à dire de particulier.

La *portion thoracique* est absolument identique par sa disposition avec celle des animaux ; elle donne naissance à deux nerfs splanchniques se terminant sur les ganglions semi-lunaires.

Il n'y a pas non plus de différences à signaler relativement à la *portion lombaire* et à la *portion sacrée*. On remarque, toutefois, que le plexus hypogastrique est très développé.

SYSTÈME NERVEUX DES OISEAUX

A. **Parties protectrices du névraxe**. — Les parties protectrices des centres nerveux sont les mêmes dans tous les animaux vertébrés ; nous n'aurons donc que peu de chose à dire à propos des Oiseaux. Nous n'ajouterons rien à la description de l'étui osseux, telle qu'elle a été faite à la page 253 du tome I. Quant aux méninges, elles sont au nombre de trois et disposées comme dans les Mammifères. « On retrouve dans les Oiseaux la *faux du cerveau* ; elle a, dans le Dindon, la forme d'un segment de cercle ; elle s'étend du milieu de l'intervalle des nerfs olfactifs jusqu'à la tente du cervelet. La *faux du cervelet* manque ; sa *tente* est peu étendue, soutenue par une lame osseuse, et il y a en outre deux replis particuliers, un de chaque côté, qui séparent les deux hémisphères d'avec les tubercules quadrijumeaux (Cuvier). » Par l'absence de la faux du cervelet, les méninges des Oiseaux se rapprochent donc plus de celles des Solipèdes que de celles de l'Homme. D'après Leydig, la faux du cerveau s'ossifie en partie chez les Oiseaux.

B. **Moelle épinière**. — Dans les Oiseaux, la moelle épinière est creusée à son centre d'un canal central et présente aussi, comme sur les Mammifères, deux renflements : l'un cervico-dorsal et l'autre lombaire. Cet organe se prolonge jusque dans les vertèbres coccygiennes et fournit ainsi une preuve de plus contre l'assertion de certains naturalistes qui voulaient établir un rapport constant entre l'allongement de la moelle épinière en arrière et le développement de la région coccygienne. On remarque que les deux cordons supérieurs de la moelle s'écartent l'un de l'autre au niveau du renflement lombaire et se rejoignent ensuite de manière à limiter entre eux un espace elliptique appelé *sinus rhomboïdal*, où s'ouvre le canal central comme au *calamus scriptorius*. Cet espace est rempli par une substance gélatineuse, transparente, qui n'est pas autre chose qu'une sorte de hernie de la névrolgie épendymaire.

C. **Encéphale**. — Chez un **Coq** de taille moyenne, l'encéphale pèse environ 4 grammes. Il comprend les trois parties que nous avons distinguées dans les Mammifères (fig. 290).

1° L'*isthme* n'est pas divisé en deux sections par la protubérance annulaire, car celle-ci fait défaut chez les Oiseaux. Les pédoncules cérébelleux se fixent immédiatement sur les corps restiformes. La face inférieure de l'isthme est fortement convexe en arrière ; en avant, elle est débordée par la saillie des tubercules jumeaux, réunis l'un à l'autre au moyen d'un cordon transversal, relativement volumineux, formé par les bandelettes optiques entre-croisées sur la ligne médiane. La face supérieure est déprimée au-dessous du cervelet, de façon à constituer un quatrième ventricule taillé aussi en bec de plume à écrire. En avant de ce ventricule, on trouve les *lobes optiques* ou tubercules jumeaux, qui sont au nombre de deux seulement, mais volumineux, écartés l'un de l'autre supérieurement, où ils embrassent le cervelet, et saillants sur les

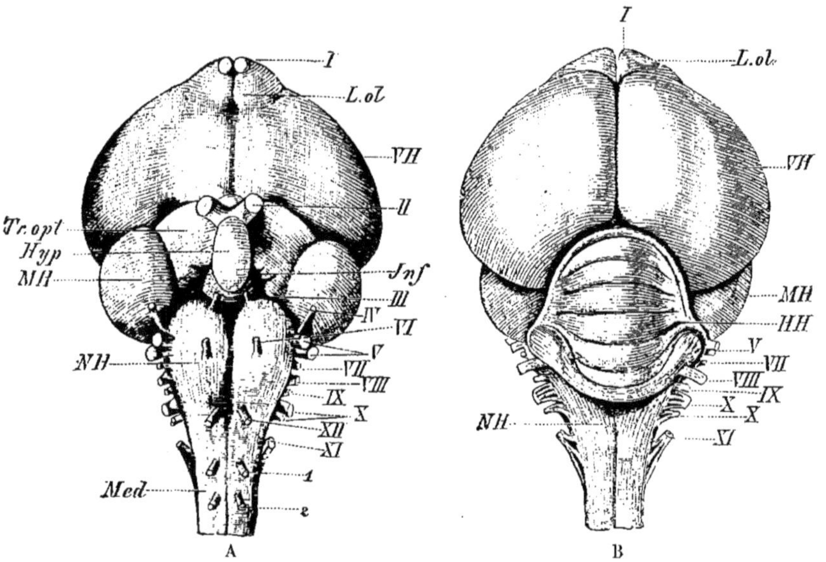

Fig. 290. — Encéphale d'Oiseau : A, face inférieure ; B, face supérieure*.

parties latérales de la face inférieure, comme nous l'avons déjà dit. Ils sont creux intérieurement et en communication avec l'aqueduc de Sylvius. Les couches optiques sont par contre peu développées.

2° Le *cervelet* est à peu près réduit au lobe médian ou vermis; les lobes latéraux, situés en arrière et en bas du médian, figurent deux petites ailes ou floccules. En avant, le cervelet s'engage entre les lobes optiques et vient toucher aux hémisphères du cerveau. Il est annelé transversalement à sa surface; entre les sillons principaux existent des sillons secondaires, comme dans les Mammifères. La substance blanche forme à son intérieur une arborisation, en rapport par le nombre de ses branches avec la simplicité de la surface de l'organe. Au centre du cervelet des Oiseaux, on rencontre une petite cavité communiquant avec le quatrième ventricule.

3° Le *cerveau*, divisé en deux hémisphères par un sillon peu profond, a la forme d'un cœur de carte à jouer, forme qui est plus prononcée encore lorsqu'on regarde le cerveau par sa face inférieure. Les circonvolutions font défaut sur les faces supérieure et latérales de l'organe; sur la face inférieure, on

* NH, bulbe rachidien ; M*ed*, moelle épinière ; HH, cervelet ; MH, lobes optiques : VH, hémisphères cérébraux ; L.*ol*, lobules olfactifs ; *Hyp*, hypophyse ; Tr.*opt*, bandelettes optiques. Les paires nerveuses craniennes sont indiquées par des chiffres romains correspondant à leurs rangs. Les numéros 1 et 2 représentent les racines inférieures des deux premières paires cervicales.

aperçoit une trace de scissure de Sylvius, qui se dirige obliquement d'arrière en avant et de dedans en dehors. Les lobules olfactifs, peu développés, sont placés près de la ligne médiane et accolés l'un à l'autre. Les deux cavités ventriculaires sont confondues, car on remarque l'absence complète du corps calleux et du *septum lucidum*. Elles ne présentent pas de corne sphénoïdale; par conséquent, les hippocampes et les lobules piriformes font défaut. Les corps striés sont, au contraire, volumineux et occupent à peu près tout le plancher du ventricule.

D. **Nerfs craniens** (fig. 290). — Ils sont au nombre de douze paires, comme dans les Mammifères. Leur origine est analogue, sinon absolument identique; les différences que l'on observe tiennent à l'absence du pont de Varole et à la convexité de la face inférieure de l'isthme.

Nerf olfactif. — Il n'existe, pour chaque lobule olfactif, qu'un seul nerf, lequel décrit une courbe en longeant le plafond de l'orbite et se termine par un renflement à l'extrémité postérieure de la cavité nasale.

Nerf optique. — Se détache du lobe optique par une volumineuse bandelette dite *tractus opticus* qui s'entre-croise en chiasma avec celle du côté opposé. Dans certains Oiseaux, surtout les Rapaces diurnes, les nerfs optiques sont constitués par des faisceaux de tubes nerveux décrivant des ondulations.

Nerf oculo-moteur commun. Nerf pathétique. Nerf oculo-moteur externe. — Rien de particulier à signaler dans leur origine et leur distribution.

Nerf trijumeau. — Ce nerf se partage en trois branches principales, ainsi que nous l'avons vu dans tous les animaux domestiques. La *branche ophtalmique* présente un rameau nasal, un rameau qui devient superficiel et s'étend jusqu'à l'extrémité du bec, et enfin un troisième filet qui se perd au pourtour de l'orifice inférieur des cavités nasales. Le *maxillaire supérieur* sort du crâne par l'orifice qui livre passage au maxillaire inférieur, rampe au-dessous de l'orbite, traverse l'os maxillaire et vient se terminer sur les côtés du bec par des filets qui rappellent les rameaux sous-orbitaires du Cheval. Le *maxillaire inférieur* fournit deux branches : l'une traverse le conduit dentaire et arrive jusqu'à l'extrémité de la mandibule inférieure ; l'autre se répand dans les téguments sous-cornés de la même mandibule.

Nerf facial. — Il est très peu développé et difficile à suivre chez les Oiseaux. « Il se distribue aux muscles des mâchoires et aux petits muscles qui redressent les plumes de la tête (Cuvier). »

Nerf acoustique. Nerf glosso-pharyngien. — Rien à dire sur leur disposition.

Nerf pneumogastrique. — Ce nerf offre très peu de différences; il est aussi étendu que chez les Mammifères ; ses anastomoses et ses rapports sont à peu près les mêmes; seulement il n'est pas entièrement constitué à sa sortie du crâne ; il présente toujours deux ou trois filets constituants qui se rejoignent et se confondent à quelque distance de l'orifice d'émergence. Les récurrents fournissent des ramuscules au jabot.

Nerf spinal. — Il présente aussi une racine médullaire, qui commence à la hauteur de la troisième vertèbre cervicale ; il s'accole au nerf vague pour devenir superficiel. Il se termine dans les muscles peaussiers de la face postérieure du cou.

Nerf hypoglosse. — Même origine que dans les animaux quadrupèdes. Au point où il croise le pneumogastrique, il abandonne un long filet qui se dirige vers la poitrine en suivant la veine jugulaire. Sur les côtés du larynx, il se partage en deux branches : l'une se dirige en avant en passant sous la langue ; l'autre affecte la même direction, mais en passant sur la face supérieure de cet organe.

E. **Nerfs rachidiens.** — Nous n'insisterons que sur les nerfs de l'aile et du membre pelvien, les autres nerfs rachidiens ayant une disposition analogue à celle que nous avons déjà décrite.

Plexus brachial. — Trois branches principales, la dernière paire cervicale et les deux premières dorsales, forment ce plexus dans les **Palmipèdes**. Chez les **Gallinacés**, on en compte quatre, les trois dernières paires cervicales et la première dorsale. Ces branches s'anastomosent sous la face profonde de l'articulation scapulo-humérale. Le plexus une fois constitué fournit quelques rameaux collatéraux et se termine par deux faisceaux de branches. Le premier rameau collatéral se rend au muscle pectoral profond ; un autre se distribue dans les muscles qui entourent la tête de l'humérus, ainsi que dans la capsule articulaire. Les faisceaux de branches terminales peuvent être distingués, d'après leur position, en antérieur et postérieur. Celui-ci représente le *brachial cutané interne* et le *nerf radial* ; il donne des rameaux musculaires, des rameaux cutanés s'étendant jusqu'aux doigts rudimentaires placés à l'extrémité de l'aile. Le faisceau antérieur, plus volumineux, s'étend aussi à tout le membre, où il s'épuise par des filets sensitifs et des filets moteurs ; tout près de son origine, il abandonne des ramuscules au pectoral superficiel. Ce faisceau représente le *médian*, le *cubital* et le *brachial antérieur* ou *musculo-cutané* des Mammifères.

Plexus lombo-sacré. — Trois paires lombaires et trois paires sacrées entrent dans la constitution de ce plexus, qui, chez le **Coq**, se divise nettement en deux portions, l'une antérieure, l'autre postérieure, séparées par un espace assez considérable.

La *portion antérieure* se compose d'une partie de la dernière paire lombaire fusionnée avec les deux paires précédentes sur la crête osseuse très saillante qui sépare la région lombaire du sacrum. Elle donne naissance à quatre ou cinq branches, parmi lesquelles on reconnaît très bien : 1° un *filet pour muscle du fascia lata* ; 2° un *nerf crural* ou *fémoral;* 3° un *nerf saphène interne*, qui descend jusque sur la jambe, et 4° un *nerf obturateur*. Ce dernier, très grêle, se dirige de haut en bas, d'avant en arrière, et se jette dans le muscle qui ferme le trou ovalaire.

La *portion postérieure* comprend une partie de la dernière paire lombaire et les trois premières sacrées tout entières, qui se dirigent en dehors et se réunissent vers l'échancrure sciatique. Pendant ce trajet à l'intérieur du bassin, ces divers cordons nerveux sont entourés par le tissu du rein. La distribution de cette portion du plexus rappelle celle que nous avons étudiée chez le Cheval. Ainsi, en sortant de l'échancrure sciatique, on lui voit donner des *nerfs fessiers antérieurs et postérieurs*, puis deux longues branches qui restent accolées l'une à l'autre jusqu'aux jumeaux de la jambe. Ces branches sont : 1° le *grand sciatique* avec un rameau pour les jumeaux et les autres muscles de la région jambière postérieure ; 2° le *sciatique poplité externe*, qui, en dehors de l'extrémité supérieure de la jambe, se divise en *nerf musculo-cutané* et *nerf tibial antérieur*.

F. **Grand sympathique.** — Le grand sympathique des Oiseaux est surtout facile à mettre en évidence au niveau du tronc. Dans la région du cou, il est très fin et comme encastré dans le canal transversaire des vertèbres. Sa portion thoraco-

abdominale semble s'être dédoublée, vu que les ganglions sont réunis l'un à
l'autre par deux connectifs circonscrivant des losanges successifs ; le connectif
supérieur ou dorsal passe dans le pertuis ménagé entre les deux articulations
costo-vertébrale et costo-transversaire ; l'inférieur ou ventral émet, de même
que les ganglions, des rameaux formant en dessous de la colonne vertébrale une
sorte de plexus se collectant en un tronc qui va se répandre sur les viscères
de la cavité abdominale. Au niveau du plexus brachial, on voit se constituer un
autre rameau efférent destiné au cœur. Après avoir croisé du côté interne
l'origine du plexus lombo-sacré, le sympathique se renfle tout à coup et se soude
à la portion postérieure de ce plexus. — On remarquera que les ganglions de la
chaîne sympathique ne se distinguent pas en général des ganglions spinaux ;
ces deux sortes de ganglions paraissent s'être confondus[1].

1. Pour les détails concernant le ganglion cervical supérieur et les ganglions céphaliques des
Oiseaux, nous renvoyons aux communications de M. F. Rochas, *C. R. A. S.*, années 1885 et 1886.

LIVRE SEPTIÈME
ORGANES DES SENS

Les organes des sens servent à mettre l'organisme en relation avec le monde extérieur. Situés à la périphérie du corps comme des sentinelles avancées, ils sont impressionnés par les excitations de diverses natures qui ont leur source au dehors, et ils transmettent, par l'intermédiaire des nerfs sensitifs, ces excitations au cerveau, c'est-à-dire au *sensorium commune*, qui les perçoit, les élabore et les convertit en sensations. Il y a donc, dans toute sensation, mise en jeu de trois parties : un *organe de réception*, un *organe de transmission* et un *organe de perception*.

Nous connaissons déjà les instruments de transmission et de perception, il nous reste à étudier ceux de réception, c'est-à-dire les organes des sens proprement dits, que nous passerons en revue dans l'ordre suivant : *sens du tact, sens du goût, sens de l'odorat, sens de la vue, sens de l'ouïe.*

CHAPITRE PREMIER

SENS DU TACT

Le sens du tact a pour siège le tégument externe, c'est-à-dire la peau, vaste membrane enveloppant le corps tout entier et se continuant, au pourtour des ouvertures naturelles, avec les téguments internes, c'est-à-dire les muqueuses.

La peau ne jouit pas partout, au même degré, de la sensibilité tactile ; il est des régions privilégiées qui concentrent en quelque sorte cette aptitude et représentent les véritables agents du *toucher* ; telles sont : les mains, chez l'Homme ; les quatre extrémités et les lèvres, chez nos Mammifères domestiques. Au surplus, cette membrane n'est pas seulement destinée à recueillir les impressions tactiles ou thermiques, elle remplit en outre un office de protection physique et mécanique, et elle constitue l'un des émonctoires de l'économie.

L'étude de la peau, étant du ressort de l'histologie, sera faite ici très sommairement [1]. Elle comprend l'étude de la peau proprement dite et celle de ses annexes, c'est-à-dire des glandes sébacées et sudoripares, des poils et des productions cornées.

ARTICLE Ier. — PEAU

Nous en considérerons successivement la conformation et la structure.

Conformation. — L'*épaisseur* de la peau est très variable suivant les sujets

1. Voy., pour plus de détails, F.-X. Lesbre, *Éléments d'histologie.* Asselin et Houzeau. Paris, 1903.

sujets et, dans le même sujet, suivant les régions. En général, elle est plus grande sur les parties dorsales que sur les parties ventrales, sur la face externe des membres que sur leur face interne, à l'extrémité distale de ceux-ci qu'à l'extrémité proximale. Elle est au minimum au voisinage des orifices naturels, par exemple sur les lèvres, les paupières, les ailes du nez, le pourtour de l'anus et de la vulve. Il semble qu'il y ait proportionnalité entre l'épaisseur du tégument et la grosseur des poils auxquels il donne implantation.

La *résistance* et l'*élasticité* de la peau sont considérables ; aussi se laisse-t-elle facilement distendre et garde-t-elle son intégrité dans certaines contusions qui ont rompu les muscles sous-jacents.

Sa *coloration* chez le Cheval est ordinairement noire ou brune, quelle que soit d'ailleurs la nuance du pelage.

Son *adhérence* est très variable : elle est extrême sur les régions dorsales du corps, ainsi qu'au pourtour des ouvertures naturelles ; tandis qu'elle est plus ou moins lâche sur les régions ventrales, dans le pli des jointures, du côté interne des membres, et surtout à la racine de ceux-ci (aine, aisselle, poitrail).

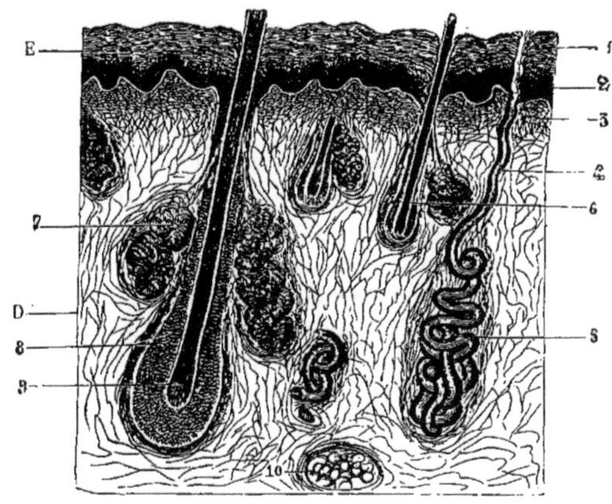

Fig. 291. — Coupe de la peau du Cheval (ailes des nascaux) *.

La *face libre* est partout recouverte de poils ; mais ceux-ci deviennent très fins et clairsemés sur la région génito-anale et disparaissent tout à fait à l'intérieur du fourreau.

La *face adhérente* s'unit aux parties sous-jacentes par l'intermédiaire d'un tissu conjonctif plus ou moins abondant et plus ou moins lâche, dont les mailles peuvent se remplir de graisse, de manière à constituer un *pannicule cellulo-adipeux*. Quelquefois ce tissu conjonctif sous-cutané se creuse de bourses séreuses plus ou moins développées, susceptibles de former des tumeurs que l'on désigne sous le terme générique d'*hygromas*. Sur les parties latérales du tronc, la peau est doublée d'un vaste peaussier, qui fait corps avec elle et s'interpose entre le derme et le pannicule cellulo-adipeux : c'est le *pannicule charnu*. Dans la région génito-anale, le tissu conjonctif sous-cutané se charge de fibres musculaires lisses et prend les caractères du *dartos*, sorte de peausier à fibres lisses. Partout où la peau présente quelque mobilité sur les parties sous-jacentes, son pannicule cellulo-adipeux repose sur une mince couche conjonctive dite *fascia superficialis*.

Structure (fig. 291). — La peau se compose de deux couches : le *derme* et l'*épiderme*.

DERME. — Le derme ou chorion forme la plus grande partie de l'épaisseur de la membrane. Il est formé par un feutrage inextricable de faisceaux connectifs entremêlés de cellules et de fibres élastiques, tous éléments qui se dissocient progressivement dans la profondeur et passent à l'état de tissu conjonctif sous-cutané. On y voit, en outre, de petits faisceaux de fibres musculaires lisses annexés aux follicules pileux du côté de leur inclinaison et capables de les redresser en se contractant, de manière à produire le phénomène de la *chair de poule* ou *horripilation* : ce sont les muscles appelés *arrectores pilorum*.

Dans les points particulièrement préposés au toucher, le derme de la peau de l'Homme se hérisse d'élevures connues sous le nom de papilles (fig. 245) ; ces papilles s'accusent au dehors, à la paume des mains et à la plante des pieds, par de fines crêtes plus ou moins tourbillonnantes. Dans nos animaux, le derme cutané est partout à peu près plan ; l'appareil papillaire superficiel ne se développe qu'en dessous des productions cornées (ongles, châtagines, coussinets plantaires, cornes frontales), ou bien au niveau des surfaces dénudées, telles que le mufle du Bœuf, le groin du Porc, etc.

Les *vaisseaux sanguins* forment dans le derme deux réseaux planiformes, l'un profond, l'autre superficiel, communiquant l'un avec l'autre. Le premier alimente les lobules adipeux de la couche profonde, ainsi que les glandes et les follicules pileux. Le second, immédiatement sous-jacent à l'épiderme, fournit des anses aux papilles ; il est à mailles tellement serrées que la moindre piqûre d'épingle amène une gouttelette de sang.

Les *lymphatiques* sont relativement énormes quand ils sont injectés, mais très irréguliers de calibre ; leur disposition répète celle des capillaires sanguins.

Les *nerfs* sont sensitifs ou moteurs ; les moteurs, peu abondants, sont destinés à la couche contractile des artères et aux muscles redresseurs des poils ; les sensitifs communiquent une sensibilité tactile plus ou moins intense ; il en est qui se répandent jusque dans l'épiderme ; les autres se terminent dans le derme.

Abstraction faite des corpuscules de Pacini, que l'on rencontre dans le tissu conjonctif sous-cutané, on n'a pas encore observé chez nos animaux de véritables corpuscules tactiles (Voy. p. 493).

ÉPIDERME. — L'épiderme est une variété d'épithélium stratifié pavimenteux, dont la couche superficielle est nettement kératinisée. Il est généralement très mince chez nos animaux, vu qu'il est suppléé par le pelage ; toutefois, dans certaines régions où la peau est nue, comme le mufle du Bœuf, le groin du Porc, le bout du nez du Chien, ou bien exposée à des pressions répétées, comme les coussinets plantaires, il s'épaissit beaucoup. C'est ainsi que, sous la toison du Mouton, on trouve un épiderme formé de quelques assises cellulaires seulement, tandis que, sur les coussinets plantaires du Chien, les cellules se stratifient par centaines. Dans tous les cas, on distingue deux couches principales : le *corps muqueux de Malpighi* et la *couche cornée*.

La première repose sur le derme par l'intermédiaire d'une très fine membrane basale et est constituée par des cellules qui prolifèrent au contact du derme et se kératinisent au contact de la couche cornée, dans une couche de transition, dite *stratum granulosum*.

La seconde s'accroît donc incessamment de nouveaux éléments qui s'ajoutent à sa face profonde ; elle ne garde son épaisseur que grâce à une desquamation superficielle concomitante. Ainsi l'épiderme se trouve en état de mue permanente et insensible.

Chez les Solipèdes et beaucoup d'autres animaux, l'épiderme est ordinairement chargé d'un pigment abondant, qui donne à la peau une couleur noire ou brune et la protège contre l'ardeur des rayons solaires. S'il est peu ou point pigmenté, il est plus ou moins translucide et laisse voir le derme comme à travers un voile, de telle sorte que la peau est plus ou moins rosée, ainsi qu'on l'observe dans l'Homme de race blanche, et souvent aussi dans le Porc, dans le Mouton, ou encore chez le Cheval, au niveau des taches de ladre. Lorsqu'il y a dépigmentation complète de l'épiderme et même du fond de l'œil, l'individu est qualifié d'*albinos* (exemples : le Lapin et le Rat blancs). — Les poils poussent toujours blancs sur une peau d'albinos ; mais souvent aussi ils sont blancs sur une peau noire. C'est ainsi que les chevaux blancs deviennent nègres quand ils sont rasés.

L'épiderme est absolument dépourvu de vaisseaux ; il se nourrit par imbibition du plasma extravasé des vaisseaux superficiels du derme. Par contre, il reçoit dans son corps muqueux des terminaisons nerveuses cylindraxiles.

Les glandes cutanées, les poils, les productions cornées ne sont, comme nous le verrons tout à l'heure, que des dépendances de l'épiderme ; le derme luimême n'est que du tissu conjonctif différencié pour lui servir de substratum.

Nous terminerons cette étude sommaire de la peau en signalant l'existence, chez certains Ruminants, d'enfoncements donnant lieu à des espèces de sinus au niveau desquels la peau est mince et très glanduleuse : tel est le *larmier* ou *fosse larmière* du Mouton et des Cervidés, que l'on trouve au-dessous de l'œil ; tel est aussi le *canal biflexe*, situé dans les interstices digités du Mouton et que l'on peut trouver aussi, mais exceptionnellement, chez la Chèvre. — Nous mentionnerons encore les *pendeloques*, que l'on observe si souvent dans la région de la gorge, chez la Chèvre et, plus rarement, chez le Mouton et le Porc. Ces appendices renferment ordinairement une petite tigelle cartilagineuse avec quelques petits faisceaux musculaires. M. L. Blanc, qui en a fait une bonne étude[1], a montré qu'ils se développent à l'extrémité inférieure de la deuxième fente branchiale, comme le pavillon de l'oreille à l'extrémité supérieure de la première.

ARTICLE II. — ANNEXES DE LA PEAU

Les annexes de la peau sont en creux ou en saillie. Les premières sont des *glandes*, les secondes des *phanères*. On sait que de Blainville a désigné sous ce dernier terme les poils, les productions cornées et les dents, c'est-à-dire l'ensemble des organes défensifs qui font saillie à la surface des membranes tégumentaires dermo-papillaires (de φανερός, évident).

§ 1. — **Glandes.**

Nous ne parlerons ici que des glandes faisant partie intrinsèque de la peau, c'est-à-dire des sébacées et des sudoripares, les autres (mamelles, glandes anales, glandes préputiales) ayant été déjà décrites.

Glandes sébacées (fig. 291, 7). — Les glandes sébacées sont annexées pour la

1. L. Blanc, *les Pendeloques et le canal du soyon* (*Journal de l'anatomie et de la physiologie*, 1897).

plupart à la partie supérieure des follicules pileux, où elles déversent une matière grasse, *sébum* ou *matière sébacée*, qui se répand ensuite à la surface de la peau et des poils. Il en est aussi qui s'ouvrent directement à la surface du tégument ; par exemple, sur le gland, dans le fourreau, dans la vulve. Celles qui dépendent des poils sont en général d'autant plus petites que ceux-ci sont plus gros ; les fins poils de la caroncule lacrymale ou du larmier du Mouton sont pourvus de véri-

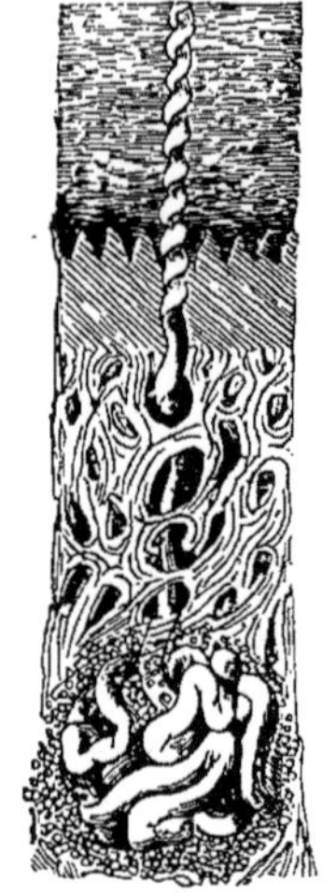

Fig. 292. — Coupe de la peau de l'Homme montrant une glande sudoripare.

tables grappes sébacées, tandis que les gros poils n'ont souvent qu'un unique cul-de-sac. Dans tous les cas, il s'agit de glandes acineuses.

Chez les Oiseaux, les glandes sébacées semblent s'être rassemblées, au-dessus de la base du croupion, en une volumineuse glande bilobée, dite *uropygienne*, qui sécrète une sorte d'huile s'épanchant sur le plumage et l'empêchant d'être mouillé par l'eau.

Glandes sudoripares. — Elles sont constituées par un tube glomérulé à l'extrémité inférieure et ouvert à la surface de la peau dans les intervalles des poils. Le glomérule, ou partie sécrétante, est situé dans la profondeur du derme, vers le fond des follicules pileux ; il est plus ou moins allongé et dissocié chez les Solipèdes (fig. 291, 5), tandis qu'il est tassé et plus ou moins sphérique chez l'Homme (fig. 292). Le canal excréteur est légèrement onduleux à la traversée du derme ; il décrit des tours de spire dans l'épaisseur de l'épiderme.

Très nombreuses chez les Solipèdes, les glandes sudoripares sont plus clairsemées et surtout beaucoup moins développées dans les Ruminants et le Porc. Chez le Bœuf, exception faite pour celles du mufle, elles n'ont pas de glomérule et se terminent en doigt de gant ou en ampoule. Dans le Chien, elles sont particulièrement développées au niveau des coussinets plantaires ; mais, bien que l'animal ne sue jamais, elles ne font pas défaut ailleurs.

Les glandes sudoripares sécrètent, indépendamment de la sueur, une certaine quantité de graisse ; il en est même dont le produit est une véritable émulsion (glandes de l'aisselle chez l'Homme). Les *glandes cérumineuses* du conduit auditif ne sont qu'une variété de glandes sudoripares à sécrétion grasse. Il ne faut donc pas s'étonner que les glandes sudoripares puissent suppléer les glandes sébacées là où celles-ci font défaut.

Müller a signalé, chez le Porc, en arrière et en dedans du carpe, une glande cutanée spéciale, assez semblable aux glandes sudoripares, longue de 2 à 5 centimètres, large de 6 à 13 millimètres.

§ 2. — **Poils.**

Les poils sont non moins caractéristiques des Mammifères que les mamelles. Ce sont des filaments flexibles d'épiderme corné, auxquels on distingue : une partie libre ou *tige* et une partie enchâssée ou *racine* logée dans une cavité appelée *follicule pileux*. Ce dernier s'implante obliquement dans le derme et s'enfonce parfois jusque dans le tissu conjonctif sous-cutané ou dans les muscles

peaussiers ; il est dilaté à son fond, où fait saillie une *papille* que coiffe un renflement (*bulbe* ou *bouton*) de la racine du poil ; et il reçoit à sa partie supérieure
le produit d'une ou de plusieurs glandes sébacées. Un *muscle arrecteur*, situé
du côté de son inclinaison, peut, comme nous l'avons dit plus haut, le redresser
tout en exprimant le produit des glandes précitées.

STRUCTURE. — Nous considérerons successivement la structure du poil et
celle de son follicule.

a. *Poil* (fig. 293 et 294). — Trois couches concentriques entrent dans la constitution de la tige du poil : l'*épidermicule*, l'*écorce* et la *moelle*.

L'*épidermicule* est formé d'une seule assise de cellules transparentes, extrê-

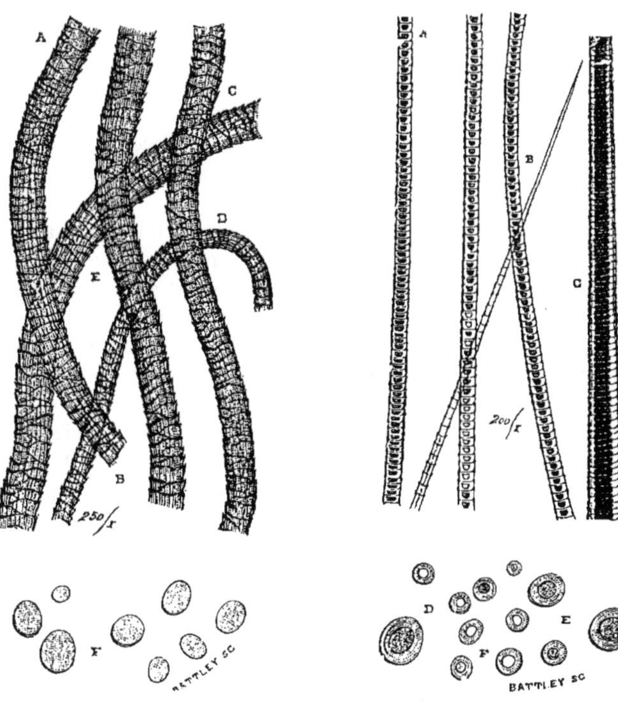

Fig. 293. — Brins de laine du Mouton
(d'après G. Colin) [*].

Fig. 294. — Poils du chat [**].

mement minces et imbriquées comme les tuiles d'un toit, cellules dont les contours dessinent à la surface du poil un réseau de lignes noires.

L'*écorce* ou *substance corticale*, *substance fondamentale*, est la partie la plus
solide du poil ; elle est finement striée longitudinalement et diversement colorée ;
elle se désagrège, après l'action de l'acide sulfurique à chaud ou de la potasse,
en fuseaux allongés, qui, eux-mêmes, se décomposent en cellules lamellaires
plus ou moins chargées de granulations pigmentaires, hormis le cas où les poils
sont blancs. D'après certains auteurs, la coloration du poil ne serait pas due

[*] A, B, C, D, brins vus de profil ; F, coupes transversales de ces brins.
[**] A, B, C, poils vus de profil ; D, E, F, coupes transversales montrant le canal médullaire.

seulement à du pigment granulaire; elle tiendrait encore à du pigment diffus et même à des bulles d'air qui infiltreraient les substances corticale et médullaire.

La *moelle*, ou *substance médullaire*, n'existe pas dans tous les poils; elle fait défaut dans les brins de laine (fig. 293), dans la plupart des poils de duvet et même dans certains poils volumineux et rigides comme les soies du porc. Lorsqu'elle existe, elle est d'épaisseur très variable, et il est digne de remarque qu'un poil donné est d'autant plus cassant que sa moelle est plus abondante et son écorce plus mince. La moelle apparaît au microscope comme une substance foncée ou même complètement noire, remplissant une sorte de canal axial; cet aspect est dû à l'air qui l'infiltre; aussi devient-elle claire et transparente lorsque le poil est resté immergé quelques heures dans de la glycérine, qui s'est substituée à ce gaz. La moelle est constituée par de petites cellules polyédriques ou arrondies, renfermant un vestige de noyau et des granulations diverses, cellules peu cohérentes, qui, en s'éloignant de la papille où elles prennent naissance, se rétractent et passent finalement à l'état de grumeaux méconnaissables, en même temps que l'air pénètre du dehors pour remplir les vides. La substance médullaire s'arrête toujours à une certaine distance de la pointe du poil.

Le poil conserve la structure que nous venons de faire connaître jusqu'au voisinage de la papille. Là, on trouve le corps muqueux de Malpighi, dont il procède, coiffant immédiatement celle-ci et recouvert d'un *stratum granulosum* au niveau duquel se fait la kératinisation qui détermine la croissance du poil.

b. *Follicule pileux* (fig. 295). — Le follicule pileux semble formé par une invagination du derme et de l'épiderme; il offre, en effet, de dehors en dedans : 1° une couche conjonctive dense et serrée, dite *sac fibreux du follicule, paroi folliculaire*, qui n'est qu'un derme lamelleux, dont s'élève inférieurement la *papille* ou *germe* du poil, formée d'un tissu conjonctif délicat, très vasculaire; 2° une *couche vitrée*, faisant suite à la membrane basale de l'épiderme, mais beaucoup plus épaisse; 3° une *gaine épithéliale externe*, qui n'est que le corps muqueux de Malpighi invaginé; 4° enfin une *gaine épithéliale interne*, formée de cellules cornées prennant naissance à la base de la papille et subissant la même évolution ascendante que le poil pour venir desquamer au col du follicule. Par suite de ce mode de croissance, la gaine épithéliale externe se trouve en quelque sorte barrée en dedans et frappée d'impuissance évolutive, afin d'empêcher l'atrésie du follicule.

Les follicules pileux comportent diverses variétés : 1° ils peuvent être plus ou moins courbés, et alors les poils s'enroulent naturellement comme s'ils sortaient d'une filière spirale; c'est ce que l'on observe pour les cheveux des Nègres, les brins de laine des Moutons mérinos; 2° parfois ils se rassemblent en groupes, de manière à former des touffes de poils; 3° enfin ils présentent des particularités spéciales quand les poils concourent à l'exercice du tact. On distingue alors les *poils tactiles à sinus sanguin* et les *poils tactiles sans sinus sanguin*. Ces derniers ne diffèrent des poils ordinaires que par l'épaississement de leur vitrée et la richesse nerveuse de leur paroi folliculaire. Les autres sont doués d'une véritable érectilité, grâce à un système caverneux creusé dans l'épaisseur du sac fibreux folliculaire et rappelant les aréoles d'un tissu érectile. Sur la paroi interne de ce sinus sanguin, on voit souvent se différencier un gros bourrelet circulaire de tissu conjonctif hyalin, que M. Renaut a désigné sous le nom

d'*anneau tactile*, car c'est le point où se concentrent les terminaisons nerveuses.
Les poils tactiles à sinus sanguins se rencontrent sur les lèvres, le bout du nez,
les paupières des Solipèdes, des Ruminants, des Carnivores, des Rats, du Lapin,
du Cobaye ; les poils des moustaches du Chat en sont de fort beaux spécimens.
Partout où ils existent, la peau est très adhérente, et leurs follicules s'enfoncent
jusque dans le tissu musculaire sous-jacent.

VARIÉTÉS DE POILS. — Il y a :

1° Les *poils ordinaires*, souples, plus ou moins fins, plus ou moins longs, plus

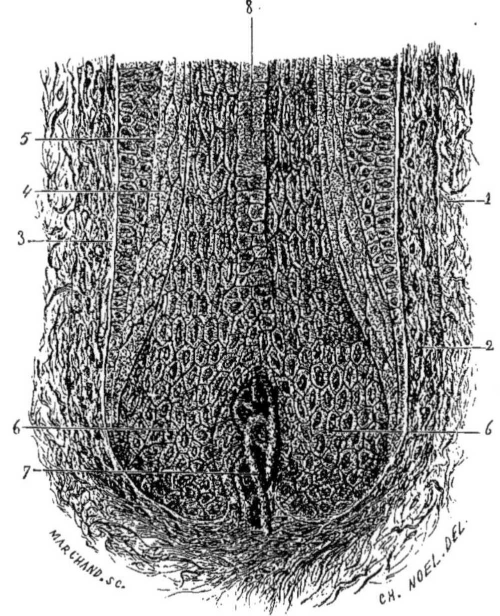

Fig. 295. — Coupe longitudinale passant par le fond d'un follicule pileux (d'après Morel et Villemin) .

ou moins serrés, imbriqués les uns sur les autres, régulièrement ou en formant
des épis ou écussons, et répandus sur toute la surface du corps en une couche
continue ;

2° Les *crins*, poils longs et épais, flottants, formant le toupet, la crinière et la
touffe de la queue ;

3° Les *cils*, implantés au bord libre des paupières, principalement à la paupière
supérieure ;

4° Les *tentacules*, poils tactiles à sinus sanguins que nous avons signalés déjà
sur les lèvres et les paupières ;

5° Les *poils du fanon*, formant un bouquet plus ou moins développé en arrière
de l'articulation du boulet ;

6° Les *poils de la barbe,* chez la Chèvre ;

 1, derme cutané ; 2, sac fibreux du follicule ; 3, couche vitrée ; 4, gaine épithéliale externe ; 5, gaine épithéliale
interne ; 6, bulbe pileux ; 7, papille avec son réseau vasculaire ; 8, substance médullaire entourée par la substance
corticale.

7° Les *soies* du Porc, particulièrement raides sur la région dorsale;

8° Les *brins de laine* du Mouton, formant les mèches de la toison; celle-ci n'exclut pas les poils ordinaires, qui se mélangent à la laine (jarre), et revêtent les membres et la tête;

9° Le *duvet*, poil fin et court, que l'on trouve sous le poil ordinaire, dans certaines espèces, comme la Chèvre, etc.

Nous renvoyons aux ouvrages d'extérieur et de zootechnie pour une description détaillée de la *robe* dans les diverses espèces domestiques, et des modifications qu'elle éprouve suivant les climats, les saisons, l'âge, l'état de santé, l'alimentation, etc.

Mue. — A quelque variété qu'ils appartiennent, les poils sont sujets à la *mue*, c'est-à-dire qu'ils tombent et se renouvellent, soit d'une manière insensible, en quelque sorte un à un, soit en grand nombre à la fois, comme par exemple au printemps et à l'automne. Ainsi l'on distingue le pelage d'hiver et le pelage d'été, celui-ci plus court et plus brillant que celui-là. Cette mue pileuse ne laisse pas que de contribuer à la dépuration de l'économie. Elle rend impérieusement nécessaire les soins du pansage.

Anomalies. — Il peut y avoir non-formation des poils, c'est-à-dire *alopécie congénitale* ou *atrichosis;* alors la peau est nue, comme on l'observe chez les Chiens de la race chinoise. D'autres fois, au contraire, il y a développement excessif du système pileux, c'est-à-dire *hypertrichosis* ou *hirsutie;* alors les crins peuvent traîner à terre; le toupet couvrir toute la tête; des touffes de poils sortir du nez ou des oreilles, etc. — Il est remarquable que les anomalies du système pileux retentissent souvent sur le système dentaire : c'est ainsi que les Chiens nus de la Chine et du Mexique ont la dentition plus ou moins réduite, parfois complètement nulle, et que, dans l'Homme, on a signalé plusieurs fois des dents surnuméraires chez des individus velus, ou bien, au contraire, des dents déficientes.

§ 3. — **Productions cornées.**

Sous ce titre, nous comprenons : 1° l'étui des cornes frontales des Ruminants cavicornes (Bœufs, Moutons, Chèvres, Antilopes); 2° les châtaignes; 3° les ergots; 4° les ongles. Ces dernières productions nous arrêteront tout d'abord comme étant les plus importantes.

A. — **ONGLES.**

Au point de vue du développement de leurs ongles, les Mammifères se divisent en *Ongulés* et *Onguiculés.* Les premiers ont des ongles très développés, à l'état de *sabots*, par lesquels s'effectue l'appui des membres sur le sol (Solipèdes, Bœuf, Mouton, Chèvre, Porc). Les seconds ont des griffes (Chien, Chat, Lapin) ou bien des ongles plats garnissant seulement la face dorsale de l'extrémité des doigts (Homme, Singes).

Le sabot des Solipèdes est, de toutes les variétés d'ongles, le plus volumineux, le plus complexe et le plus intéressant à étudier; il forme l'enveloppe de cette partie que, dans le langage courant, on appelle le pied, et qui compte au nombre des organes les plus importants de l'appareil locomoteur.

1° **Sabot du Cheval**.

On a publié de nombreux et de volumineux ouvrages rien que sur le sabot du Cheval et son contenu ; il n'est pas d'organes, en effet, dont la connaissance importe davantage au point de vue pratique. Nous nous bornerons ici aux détails descriptifs essentiels, renvoyant pour une étude plus complète au *Traité de l'organisation du pied du Cheval*, de H. Bouley, et au *Précis du pied du Cheval*, de Peuch et Lesbre.

Nous allons d'abord passer en revue les parties contenues dans le sabot, pour arriver ensuite à la description de cette boîte cornée ; ainsi nous aurons fait l'analyse complète de ce que l'on appelle vulgairement le *pied* du Cheval.

a. Parties contenues dans le sabot.

On trouve dans l'intérieur de cette boîte cornée :

1° La troisième phalange et son sésamoïde ; 2° l'articulation de ces os entre eux et avec la deuxième phalange ; 3° la terminaison tendineuse des deux muscles extenseur antérieur et fléchisseur profond des phalanges, celui-ci glissant sur la face postérieure de l'os naviculaire au moyen d'une bourse synoviale ; 4° un appareil d'amortissement constitué par les cartilages scutiformes et le coussinet plantaire ; 5° le tégument sous-unguéal, que l'on appelle membrane kératogène, parce qu'il sert de matrice à l'ongle ; 6° enfin des vaisseaux et des nerfs.

La description des os a été faite page 191 du tome I ;

Celle de l'articulation, page 306 du tome I ;

Celle du tendon extenseur, page 444 du tome I ;

Celle du tendon perforant, page 449 du tome I ;

Celle des artères, page 197 du tome II ;

Celle des veines, page 303 du tome II ;

Celle des lymphatiques, page 344 du tome II ;

Celle des nerfs, page 566 du tome II.

Il nous reste à étudier ici l'*appareil d'amortissement* et la *membrane kératogène*.

Préparation. — La préparation des fibro-cartilages se fait en même temps que celle de l'articulation du pied. On prendra une bonne idée de la forme du coussinet plantaire sur une coupe longitudinale et médiane de la région digitée et sur la pièce destinée à montrer le tégument sous-corné. Celle-ci s'obtient par deux procédés. Dans le premier, on attend qu'un commencement de décomposition cadavérique, amenant le ramollissement de la couche de cellules placée entre le sabot et la membrane kératogène, permette d'arracher la boîte cornée sans effort. Dans le second, on maintient un pied durant une demi-heure environ dans l'eau bouillante. On le saisit ensuite dans un étau, au niveau du paturon ; on incise légèrement les tissus autour de la couronne ; puis insinuant les deux branches d'une paire de tricoises ou de tenailles sous la corne des talons, on pousse d'une façon soutenue et de bas en haut. Peu à peu, le sabot est décollé ; on finit par l'enlever entièrement. Il ne reste plus qu'à laver la membrane kératogène pour la débarrasser des débris de la couche cellulaire qui restent encore à sa surface.

1° Appareil d'amortissement.

Il se compose de deux pièces latérales, les *fibro-cartilages* complémentaires de la troisième phalange, réunies l'une à l'autre, en arrière et en bas, par le *coussinet plantaire*, masse fibro-élastique interposée entre la fourchette et le tendon perforant.

1° **Fibro-cartilages de l'os du pied.** — Encore appelés *cartilages scutiformes*, ils forment deux plaques aplaties d'un côté à l'autre, prolongeant la troisième phalange en haut et en arrière et couvrant l'articulation du pied latéralement. Leur *face externe*, convexe, surplombe légèrement l'os du pied. — L'*interne*, concave, est appliquée antérieurement sur l'articulation et adhère au cul-de-sac latéral de la synoviale, lequel s'échappe, comme on le sait, entre les deux ligaments latéraux de cette articulation. En bas et en arrière, elle s'unit au coussinet plantaire, soit par continuité de tissu, ce qui s'observe près du bord inférieur, soit par des tractus fibreux qui se portent de l'un à l'autre organe. — Le *bord supérieur* est plus ou moins convexe, aminci et taillé en écaille. — Le *bord inférieur* est implanté en avant sur les apophyses basilaire et rétrossale de la phalangette. En arrière, il se projette au-delà de cet os, en s'infléchissant du côté interne, et il se continue avec le tissu de la face inférieure du coussinet plantaire. — L'*extrémité antérieure* s'unit intimement au ligament latéral antérieur de l'articulation du pied et, avec l'âge, se confond avec lui. — L'*extrémité postérieure* se termine en pointe dans le bulbe du talon.

Les deux faces de ces cartilages servent de support à des veines nombreuses et plexiformes (Voy. fig. 134), dont plusieurs s'impriment sur l'organe et même le traversent de part en part.

Ces appendices ne sont qu'à moitié contenus dans le sabot ; ils le débordent en haut et produisent dans la région de la couronne deux saillies flexibles et élastiques, que l'on sent très bien sous la peau.

Ils comprennent dans leur *structure* un mélange de tissu fibreux et de tissu cartilagineux qui est loin d'être homogène ; ainsi ils sont beaucoup plus fibreux en arrière et sur leur face interne qu'en avant et sur leur face externe, où ils ont tendance à une structure purement hyaline.

On remarque, en outre, qu'ils sont plus épais et plus étendus aux pieds de devant qu'aux pieds de derrière.

2° **Coussinet plantaire.** — Le coussinet plantaire représente une espèce de coin situé dans l'intervalle des deux cartilages scutiformes, entre le tendon perforant et le plancher de la boîte cornée. Sa forme permet d'y considérer une *face supérieure*, une *face inférieure*, une *base*, un *sommet*, deux *bords latéraux*.

La *face supérieure*, ou *antérieure*, moulée sur l'expansion terminale du tendon perforant, est « revêtue d'une membrane cellulo-fibreuse qui fait continuité par sa face interne aux cloisons fibreuses dont la substance du coussinet est traversée, et adhère par sa face externe (c'est-à-dire la face antérieure) à l'*aponévrose de renforcement* interposée entre elle et le tendon perforant » (H. Bouley). Cette membrane se prolonge en haut jusqu'au boulet, où elle se confond avec le *fascia* superficiel de la région métacarpienne ; elle est bordée latéralement d'une bandelette ligamenteuse, sorte d'ourlet résistant qui croise très obliquement le faisceau vasculo-nerveux du doigt. Ces bandelettes latérales, qui se fixent, d'une part, à la base de l'ergot, d'autre part, en dedans de l'apophyse rétrossale de la phalangette, figurent certainement des ligaments interdigités, car l'ergot n'est qu'un vestige onglé des doigts II et IV.

La *face inférieure* du coussinet, couverte par la membrane kératogène, rappelle la fourchette, à laquelle elle sert de support ; aussi les hippiâtres donnaient-ils au coussinet plantaire le nom de *fourchette de chair*. Cette face forme donc une forte saillie triangulaire, simple en avant, dédoublée en arrière par une profonde dépression longitudinale : c'est le *corps pyramidal*, auquel on distingue une *pointe*, une *lacune médiane* et deux *branches*.

La *base*, tournée en arrière et en haut, présente deux renflements arrondis, désignés sous le nom de *bulbes du coussinet plantaire*, *bulbes des talons*, lesquels terminent en arrière les branches du corps pyramidal et se confondent en dehors avec l'extrémité postérieure des cartilages scutiformes. Cette partie du coussinet est, comme la face antérieure, couverte d'une expansion cellulofibreuse qui la sépare de la peau du paturon, expansion attachée latéralement sur le bord supérieur des cartilages précités et continuée supérieurement avec celle qui s'élève de la face antérieure.

Le *sommet* est fixé sur la face plantaire de l'os du pied, en avant de la crête semi-lunaire et de l'insertion du tendon perforant, avec lequel le coussinet plantaire tend ici à se confondre.

Les *bords latéraux* présentent plus de largeur en arrière qu'en avant, à cause de la forme en coin qu'affecte l'organe tout entier. Ils sont en continuité avec la face interne des cartilages scutiformes de la manière que nous avons indiquée en décrivant ceux-ci.

La *structure* du coussinet plantaire a pour base un canevas fibreux, continu avec celui qui constitue la trame fondamentale des fibro-cartilages qui l'encadrent, canevas extrêmement serré vers la face inféro-postérieure de l'organe, devenant de plus en plus lâche en s'éloignant de cette région, et circonscrivant des aréoles communicantes, remplies d'une pulpe jaunâtre que Coleman avait prise à tort pour de la graisse. En réalité, cette pulpe est formée essentiellement par des pelotons de fines fibres élastiques enchevêtrées, qui se peuvent étirer en membranes sous l'action dissociante des aiguilles. Dans l'Ane et le Mulet, on y trouve aussi des lobules adipeux ; en sorte que les coussinets plantaires de ces animaux font transition entre les coussinets fibro-adipeux des Carnivores, des Ruminants, du Porc, et les coussinets fibro-élastiques du Cheval [1].

Dans toutes les espèces, les coussinets plantaires sont des organes très vasculaires, doués d'une nutrition énergique qui leur rend facile la réparation de leurs lésions. Ils sont, d'autre part, abondamment innervés ; on a signalé à leur intérieur (au moins chez le Cheval) des corpuscules de Pacini, qui, sans doute, leur donnent une sensibilité particulière aux pressions qu'ils sont destinés à amortir. Découverts il y a une trentaine d'années par le professeur de Martini, de Naples, ces corpuscules ont fait ensuite l'objet d'études spéciales de la part des professeurs Palladino et Piana [2].

2° Membrane kératogène (fig. 296).

La membrane kératogène n'est autre chose que le tégument sous-corné. En effet, la peau ne s'arrête pas à la jonction du sabot ; elle ne fait que changer de caractères : le derme, revêtu partout du corps muqueux de Malpighi, se prolonge sous l'ongle en formant la membrane kératogène ; et l'ongle lui-même n'est que la couche cornée de l'épiderme, amoncelée et différenciée.

On met à découvert la membrane kératogène en arrachant le sabot, ce qui s'obtient facilement, soit par macération, soit par immersion dans l'eau bouil-

---

1. Voy. Lesbre et Peuch, *Contribution à l'anatomie et à la physiologie du pied* (*Journal de l'École vétérinaire de Lyon*, 1892 et 1893).
2. Voy. Fogliata, *Manuale di ippo-podologia*.

lante. On voit alors qu'elle recouvre l'extrémité ongulée à la manière d'un bas sur lequel le sabot serait appliqué comme une deuxième chaussure, et qu'elle se divise en trois parties : le *bourrelet* ou *cutidure*, le *podophylle* ou *tissu podophylleux*, et le *tissu velouté*.

1° **Bourrelet**. — Encore appelée *cutidure* par Bracy-Clarck, le bourrelet représente la matrice de la paroi et se trouve logé dans une gouttière du bord supérieur de cette partie du sabot. Il forme, selon l'expression de H. Bouley, une saillie arrondie qui « proémine à la manière d'une corniche d'entablement » au-dessus du tissu podophylleux.

Son *bord supérieur* est limité par une étroite rainure, dite *rainure unguéale*, où

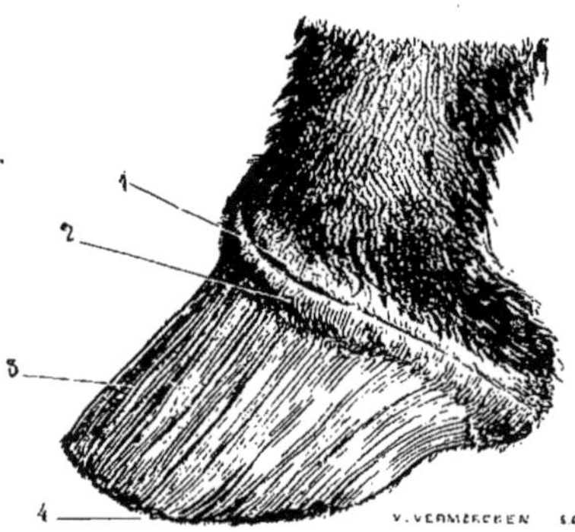
Fig. 296. — Membrane kéralogène*.

se trouve serti le bord supérieur de la paroi de l'ongle, rainure qui s'arrête aux bulbes des talons et est surmontée d'un petit pli de peau, connu sous le nom de *bourrelet périoplique*. Cette sorte de bordure, large de 2 à 3 millimètres, équivaut au pli sus-unguéal de l'Homme. Elle représente la matrice du périople.

Le *bord inférieur* du bourrelet s'unit au podophylle par l'intermédiaire d'une zone blanchâtre, presque lisse, formée par l'extrémité supérieure des feuillets de ce dernier et dénommée par H. Bouley *zone coronaire inférieure*. C'est là que se forme le kéraphylle.

Les *extrémités*, plus étroites que la partie moyenne, se réfléchissent brusquement sous le pied, au niveau des bulbes des talons, et se continuent par côté du coussinet plantaire en se confondant avec le tissu velouté.

Le bourrelet est hérissé sur toute sa surface de papilles drues et serrées, filiformes, un peu étranglées à la base, toutes dirigées en bas, qui, dans l'eau, flottent comme les brins d'herbe d'un gazon touffu. Ces *papilles*, *villo-papilles*, *villosités*, *houppes villeuses*, sont d'autant plus développées qu'elles sont plus voisines du bord inférieur du bourrelet ; là elles peuvent atteindre 5 ou 6 millimètres de longueur. Il y en a d'ailleurs de petites et de grandes entremêlées. Plus elles sont petites, plus elles sont nombreuses. Toutes s'enfoncent dans les porosités de la gouttière supérieure de la paroi et correspondent à une fibre de cette dernière. Il y a rigoureusement autant de fibres cornées dans la constitution de la paroi que de papilles à la surface de la cutidure. — Le bourrelet périoplique est également papillaire ; mais ses papilles sont plus fines et plus serrées que celles du bourrelet principal.

La structure du bourrelet rappelle celle du derme cutané, dont il n'est que la continuation. Elle comprend une trame fibreuse, remarquable par son épaisseur, sa condensation et ses abondantes fibres élastiques, avec un nombre considérable de vaisseaux et de nerfs dont on peut suivre les ramifications jusqu'à l'extrémité des prolongements villeux. Le bourrelet doit à sa grande vascularité la couleur rouge vif qu'il présente à sa surface, couleur qui est ordinairement

* 1, bourrelet périoplique surmontant la rainure unguéale ; 2, bourrelet principal ou cutidure ; 3, tissu podophylleux ou feuilleté ; 4, papilles de l'extrémité inférieure des feuillets.

dissimulée, vers le bord supérieur, par du pigment noir appartenant au corps muqueux de Malpighi qui le recouvre. Celui-ci est relativement épais et montre tous les indices d'une active kératogenèse.

2° **Tissu velouté**. — Beaucoup plus mince que le bourrelet, le *tissu velouté*, ou *membrane veloutée*, revêt la face inférieure de la troisième phalange et le corps pyramidal et représente la matrice de la sole et de la fourchette. Il doit son nom à son aspect tomenteux produit par la multitude des papilles qui le hérissent.

Sa *surface* se décompose en deux régions, ainsi que le plancher du sabot; l'une centrale, répondant au coussinet plantaire et à la fourchette, et se continuant sur les bulbes des talons avec le bourrelet périoplique ; l'autre, périphérique, répondant au croissant phalangien et à la sole. Cette dernière est envahie en arrière, dans une partie de son étendue, par le podophylle correspondant aux barres, et elle se continue, entre ce podophylle réfléchi et le corps pyramidal, avec la partie plantaire de la cutidure.

Les papilles du tissu velouté ressemblent tout à fait à celles du bourrelet ; les plus longues, qui ont de 5 à 6 millimètres, existent vers la circonférence de cette surface ; les plus courtes s'observent au fond de la lacune médiane du coussinet plantaire. Toutes se logent dans les porosités de la face correspondante de la sole et de la fourchette, lesquelles porosités représentent l'origine d'autant de tubes cornés.

Le tissu velouté offre la même adhérence, la même résistance et la même structure que le bourrelet. Le chorion vasculaire qui en forme la base se trouve doublé, dans la portion périphérique de la membrane, d'un lacis fibreux nommé *réticulum plantaire*, dans les mailles duquel sont soutenues les veines de la face inférieure du pied.

On a signalé dans le tissu velouté correspondant à la fourchette, et particulièrement aux angles saillants et à la partie inférieure des branches de cette dernière, des glandes en tube dont le produit ressemble beaucoup à celui des glandes sébacées (Ercolani, Franck, Fogliata et Vachetta).

Le corps muqueux de Malpighi du tissu velouté est épais et proliférant, comme celui du bourrelet; il est souvent pigmenté en noir ou en brun foncé, sinon dans toute son étendue, au moins par places.

3° **Podophylle**. — Le *podophylle, tissu podophylleux, tissu feuilleté, chair cannelée*, etc., est étalé sur la face antérieure de la troisième phalange et la partie inférieure des cartilages scutiformes ; c'est-à-dire qu'il occupe l'espace compris entre le bord plantaire de cet os et le bord inférieur du bourrelet ; son étendue en hauteur est donc plus considérable dans sa partie moyenne, c'est-à-dire au milieu de la face antérieure de la phalange, que sur les côtés, où l'on voit les extrémités de la membrane se réfléchir sur le tissu velouté, au niveau des talons.

Le podophylle doit son nom aux feuillets qu'il présente à sa superficie, au nombre de 550 à 600, parallèles entre eux, séparés par des sillons profonds, dans lesquels s'engrènent les feuillets analogues de la face interne de la paroi, s'étendant de la zone blanchâtre qui limite le bord inférieur du bourrelet, où leur saillie est à peine sensible, jusqu'au bord plantaire du pied, où ils se terminent chacun par une dizaine de papilles, fort développées, qui s'enfoncent dans les tubes cornés de la circonférence de la sole.

Ces lames vont en augmentant de largeur de haut en bas ; elles atteignent inférieurement 3 à 4 millimètres. A s'en tenir à un examen à l'œil nu, on pourrait croire que leurs faces sont planes et lisses et que leur bord libre est absolument rectiligne ; il n'en est rien. On constate, au microscope (fig. 297), que ces faces, ce bord, ainsi que le fond des intervalles des lames, sont parcourus longitudinalement par un grand nombre de petites crêtes, hautes de 70 à 100 μ, que séparent autant de fines canelures. On compte une cinquantaine de ces crêtes sur chaque face d'un feuillet, parmi lesquelles beaucoup se dédoublent. Cela multiplie considérablement la surface du tissu podophylleux. Bracy-Clark

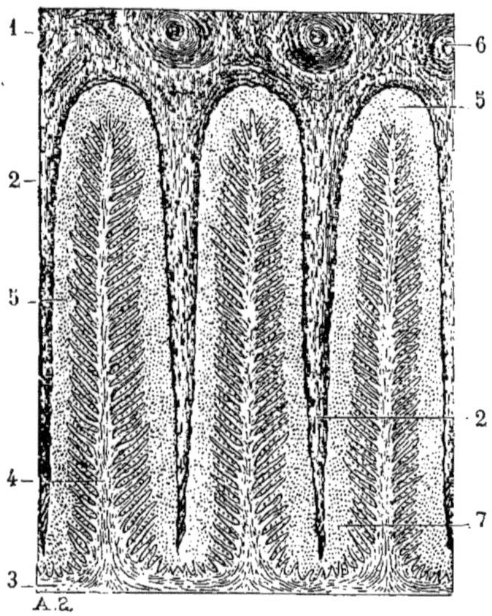

Fig. 297. — Union du podophylle et du kéraphylle chez le Cheval (figure demi-schématique) *.
(Les lames podophylleuses sont représentées beaucoup trop minces).

estimait cette surface, supposée déployée et étalée sur un plan, douze fois plus grande que celle de la superficie extérieure du cylindre du pied : rapport qui a été calculé comme si les lames podophylleuses étaient planes ; mais on peut bien admettre que leurs crêtes secondaires en quadruplent à peu près l'étendue, en sorte que le rapport en question serait approximativement 50 : 1.

Il est évident que les feuillets du podophylle, avec leurs crêtes, se rattachent à l'appareil papillaire du derme ; ne les voit-on pas se désagréger en papilles à leur extrémité inférieure, et, dans certains états pathologiques, présenter la même désagrégation tout le long de leur bord libre, comme si chaque lame résultait de la coalescence d'une série linéaire de papilles ?

Le tissu podophylleux est si résistant, si tenace, que Bracy-Clark le croyait de nature cartilagineuse ; bien entendu, il ne s'agit là que d'un chorion très dense, très adhérent, très vasculaire, dans lequel on remarque un grand nombre de fines fibres élastiques. La couche profonde se confond avec le périoste

de la phalangette et sert de support à un réseau veineux des plus riches ;
Bracy-Clark la distingue sous le nom de *reticulum processigerum*.

Les vaisseaux sont fort nombreux et remarquablement ordonnés dans les
lames du podophylle ; le long du bord adhérent de chacune d'elles, on voit un
rameau artériel et un rameau veineux, lançant, de distance en distance, dans
le plan médian de la lame, des branches qui s'épuisent en capillaires et vont
jusque dans les crêtes secondaires.

Les nerfs sont disposés de la même manière ; on ne connaît pas encore très
bien leur terminaison ; jamais, jusqu'à ce jour, il n'a été possible de mettre en
évidence le moindre corpuscule tactile ; toutefois Norner a décrit et figuré des
terminaisons cylindraxiles libres dans l'épiderme podophyllien, presque au
contact de la corne[1]. Ce qu'il y a de certain, c'est que le podophylle doit être

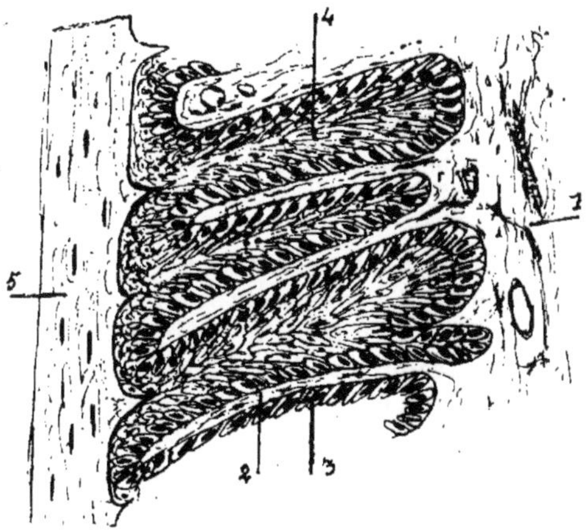

Fig. 298. — Coupe horizontale montrant, à un fort grossissement, une partie des rapports
d'une lame kéraphylleuse avec une lame podophylleuse (sabot du Cheval)[*].

rangé au nombre des principaux instruments de la sensibilité tactile du pied.
C'est, en outre, une surface de support et d'adhérence pour la paroi de l'ongle,
c'est-à-dire une *surface kératophore*, mais non une surface kératogène, du moins
à l'état physiologique.

Il n'est pas immédiatement en contact avec les feuillets de corne de la face
interne de la paroi ; entre les deux s'interpose une couche molle et adhésive de
cellules épidermiques représentant un mince corps muqueux (fig. 298), toujours
dépourvu de pigment et à peu près aussi stérile que la gaine épithéliale externe
de la racine des poils. En effet les lames du kéraphylle se forment dans la zone
coronaire inférieure et, à partir de là, glissent dans les cannelures podophylleuses sans augmenter d'épaisseur. La membrane kératogène ne justifie donc
son nom que pour ses parties villeuses, c'est-à-dire le bourrelet (matrice de la
paroi) et le tissu velouté (matrice de la sole et de la fourchette) ; la partie lamel-

1. Dr Norner, *De la structure intime du sabot* (*Archives d'anatomie microscopique*. Berlin, 1886).

[*] 1, lame principale podophylleuse ; 2, lame secondaire ; 3, cellules elliptiques (analogues à celles de a couche
génératrice du corps muqueux de Malpighi) ; 4, cellules aplaties provenant des précédentes et se teignant en rouge
par le carmin ; 5, lame kéraphylleuse.

laire est un simple *lit*, à l'état physiologique ; mais nous avons dit plus haut que, dans diverses circonstances pathologiques, elle peut elle-même devenir villeuse et par conséquent kératogène (exemple : fourbure).

En résumé, le tégument sous-ongulé se fait remarquer : 1º par son appareil papillaire exubérant, se présentant sous forme de papilles proprement dites, de lames ou de crêtes ; 2º par son extrême vascularisation, qui lui communique une couleur rouge vif, souvent masqué par le pigment malpighien sur le bour-relet et le tissu velouté [1] ; 3º par sa texture dense et résistante et son extrême adhérence aux parties sous-jacentes ; 4º par l'absence de tout follicule pileux ou glandulaire (abstraction faite des glandes sudoripares du coussinet plantaire) ; 5º par sa riche innervation lui communiquant, surtout au niveau du podophylle, une exquise sensibilité ; 6º enfin par son corps muqueux de Malpighi, très épais sur les régions kératogènes, très mince sur le lit.

b. Sabot (fig. 299).

Préparation. — Une macération prolongée divise le sabot en ses trois parties. Si l'on veut agir plus rapidement, on arrache le sabot après immersion d'une demi-heure dans l'eau bouillante ; puis, à l'aide d'un fort scalpel, on isole la paroi de la sole ; on enlève ensuite la fourchette réunie au périople ; ce dernier, en promenant avec précaution la lame de l'instrument sous le bord supérieur de la paroi, d'arrière en avant.

Le sabot du Cheval, considéré dans son ensemble, représente une sorte de boîte engainante qui enveloppe l'extrémité du doigt en s'appliquant exactement sur la membrane kératogène, avec laquelle elle s'unit de la manière la plus intime, par une pénétration réciproque des saillies et des creux des surfaces en contact, pénétration déterminant une adhérence qui est presque à toute épreuve.

Sa forme générale serait, d'après Bracy-Clark, celle d'un segment de cylindre coupé très obliquement en travers dans sa partie moyenne, et posé sur la surface de section. Elle affecte cependant sur presque tous les pieds une disposition légèrement conoïde [2].

Une macération prolongée divise cette boîte en trois parties : la *paroi*, la *sole* et la *fourchette*.

1. Paroi.

CONFORMATION. — La *paroi*, encore appelée *muraille*, est la partie du sabot apparente à l'extérieur quand le pied repose sur le sol. L'épaisse lame de corne qu'elle représente s'applique, par sa partie moyenne, sur la face antérieure de la région ongulée, se contourne en arrière et de chaque côté en se rétrécissant graduellement et en diminuant d'épaisseur, puis se réfléchit brusquement en dedans, près des bulbes du coussinet plantaire, pour former sous le pied ce que l'on appelle les *barres* ou *arcs-boutants*.

La partie moyenne, médiane ou antérieure de cette enveloppe cornée porte le nom de *pince*; on appelle *mamelles* les deux parties voisines de la pince ; *quar-tiers*, les régions latérales ; *talons*, les angles d'inflexion qui donnent naissance aux *barres*.

Envisagée au point de vue de la *direction* qu'elle affecte par rapport au sol,

1. Les vaisseaux lymphatiques n'ont jamais été positivement démontrés dans le derme sous-ongulé de nos Mammifères domestiques ; mais on a constaté leur existence chez l'Homme ; d'autre part, la fréquence des lymphangites des membres à la suite de lésions du pied oblige à les admettre. Ils doivent être d'autant plus fins que la membrane en question est de texture plus dense
2. Pour les détails de morphologie, voy. le *Précis du pied* de Peuch et Lesbre.

cette enveloppe se montre fortement inclinée dans sa région médiane, c'est-à-dire vers la pince, mais cette obliquité va en décroissant d'avant en arrière, de manière à s'annuler et même à devenir négative en talons ; ceux-ci n'en restent pas moins parallèles à la pince lorsque l'on considère le pied de profil.

. La *face externe*, convexe d'un côté à l'autre et parfaitement rectiligne du bord supérieur au bord inférieur, est lisse, polie, luisante et présente un aspect finement rayé, dû à la texture fibreuse de la corne. Elle est recouverte, à sa partie supérieure, d'une mince couche épidermique desquamante, très hygroscopique, qui descend du pli sus-unguéal et se confond en arrière avec les glomes de la fourchette : c'est le *périople*. Ce *périople* s'en va en écailles à 2 ou 3 centimètres du bord supérieur de la paroi ; il forme une espèce de cercle, en continuité avec la fourchette, derrière les talons.

La *face interne* présente, suivant sa hauteur, des lamelles blanches, parallèles, qui s'engrènent avec les feuillets du podophylle, et dont l'ensemble porte le nom

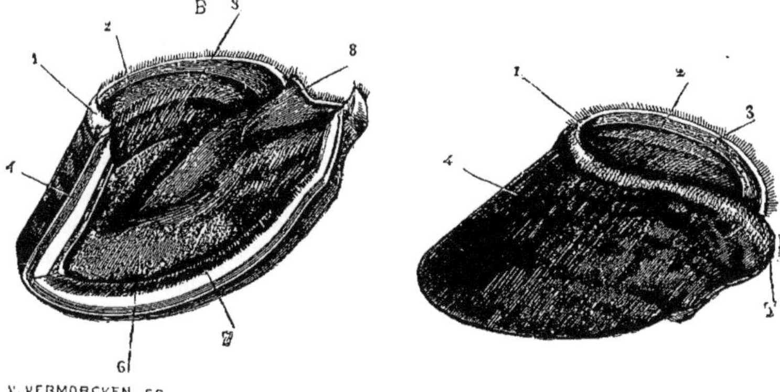

Fig. 299. — Sabot du Cheval *.

de *kéraphylle* ou *tissu kéraphylleux*. Ces feuillets de corne sont beaucoup plus minces que les feuillets dermiques opposés, excepté vers leur bord adhérent; de plus, ils sont dépourvus de crêtes secondaires.

Le *bord supérieur* est taillé en un biseau interne, excavé, formant une espèce de gouttière circulaire dans laquelle se loge le bourrelet. Cette gouttière, appelée *biseau* de la paroi, à cause de sa forme, *cavité cutigérale*, en raison de ses rapports, offre à son fond une multitude de petits trous, origine des tubes cornés dans lesquels s'enfoncent les papilles du bourrelet.

Le *bord inférieur*, en rapport avec le sol et soumis à l'usure chez les animaux non ferrés, s'unit en dedans avec la circonférence de la sole par une engrenure extrêmement solide, résultant de la pénétration de celle-ci par l'extrémité des feuillets kéraphylleux. Il y a là une zone blanche, finement dentée, que l'on appelle le *limbe* ou *nimbe* de la sole, vulgairement la *ligne blanche*.

Les *extrémités*, constituées, comme on l'a vu, par les prolongements réfléchis et rentrés désignés sous le nom de *barres* ou *arcs-boutants*, encadrent latéra-

* A, sabot complet, vue supéro-latérale ; B, le même après ablation de la moitié de la paroi. — 1, périople ; 2, gouttière cutigérale ; 3, kéraphylle ; 4, paroi, face externe et coupe ; 5, point où le périople se continue avec le glome de la fourchette ; 6, sole, face interne ; 7, union de la sole avec la paroi ; 8, arête de la fourchette.

lement la fourchette en formant avec elle deux rigoles angulaires appelées *lacunes latérales de la fourchette*. On ne s'entend pas sur le mode de terminaison des barres. Les uns les arrêtent vers le milieu ou le tiers antérieur de la fourchette ; les autres les font rejoindre l'une à l'autre au devant d'elle. A en juger sur un pied paré ou usé naturellement, il semble qu'elles ne dépassent pas le kéraphylle plantaire, lequel n'arrive jamais jusqu'à la pointe du corps pyramidal, et que la sole est en contact immédiat avec la pointe de la fourchette ; mais si l'on observe des pieds vierges de ferrure, abandonnés à leur croissance naturelle, sans usure compensatrice, on voit les barres se détacher en relief jusqu'au devant de la fourchette et se réunir manifestement l'une à l'autre.

L'*épaisseur* de la paroi, subordonnée à celle du bourrelet, est en moyenne de 1 centimètre ; elle diminue régulièrement de la pince à l'extrémité des barres, mais, dans une région quelconque du pourtour, elle reste la même depuis la gouttière cutidurale jusqu'au bord plantaire. En règle très générale, elle est sensiblement plus mince au quartier interne qu'à l'externe.

La *dureté* est d'autant plus grande qu'on envisage des couches plus superficielles ; les couches profondes se ramollissent progressivement sous l'influence des sucs exhalés de la membrane kératogène ; la consistance est en effet en rapport avec le degré de dessiccation ou d'imbibition, ainsi qu'avec le degré de pigmentation ; plus la paroi est colorée, plus elle est dure.

En général, la *couleur* est noire ou grise dans les couches superficielles, avec dégradation de teinte du côté interne ; tandis que la couche profonde est blanche ; mais l'épaisseur relative de ces deux couches est très variable ; la corne peut être blanche dans toute l'épaisseur de la paroi ; d'autres fois, au contraire, elle n'est blanche qu'à proximité du kéraphylle. Ces variétés de coloration dépendent de l'état de pigmentation du corps muqueux du bourrelet. C'est parce que les balzanes s'accompagnent presque toujours d'une dépigmentation de la peau (tache de ladre) qu'elles déterminent la couleur blanche des sabots.

Structure (fig. 300). — A un simple examen à l'œil nu, il est facile de se rendre compte de la structure essentiellement fibreuse de la paroi. Ses fibres constitutives sont rectilignes, cylindriques et étendues, parallèlement aux faces et à peu près parallèlement entre elles, de la gouttière cutidurale au bord plantaire ; chacune d'elles correspond à une papille du bourrelet. Leur diamètre varie de $0^{mm},15$ à $0^{mm},50$; les plus petites sont dans les couches superficielles ; toutefois, même dans les couches profondes, on en remarque de petites entremêlées aux grosses. Les lames du kéraphylle n'en renferment jamais. On les appelle communément *tubes cornés*, car leur axe est occupé par un canal de $0^{mm},02$ à $0^{mm},05$ de calibre, s'évasant supérieurement pour recevoir une papille du bourrelet et contenant, dans le restant de sa longueur, une substance particulière, de couleur blanche et d'une opacité telle qu'elle paraît noire quand on l'examine par transparence sous le microscope. Cette substance n'est pas uniformément déposée dans la longueur des canaux de la corne ; elle est souvent interrompue de distance en distance, de manière à figurer une corde noueuse ou un chapelet ; de plus, dans les points où elle existe. elle ne remplit pas toujours exactement le calibre des tubes cornés (fig. 300, D).

Les fibres pariétales ne sont pas en contact immédiat ; un tissu corné, qui correspond aux espaces interpapillaires du bourrelet, en remplit les intervalles,

tout en les soudant en une masse compacte : c'est la *substance intertubulaire*,
dont les lames kéraphylleuses ne sont que des prolongements. Quand la corne
est colorée, les granulations pigmentaires se remarquent principalement dans
la substance intertubulaire.

Bien qu'il y ait un abîme entre la corne et l'os, les coupes transversales

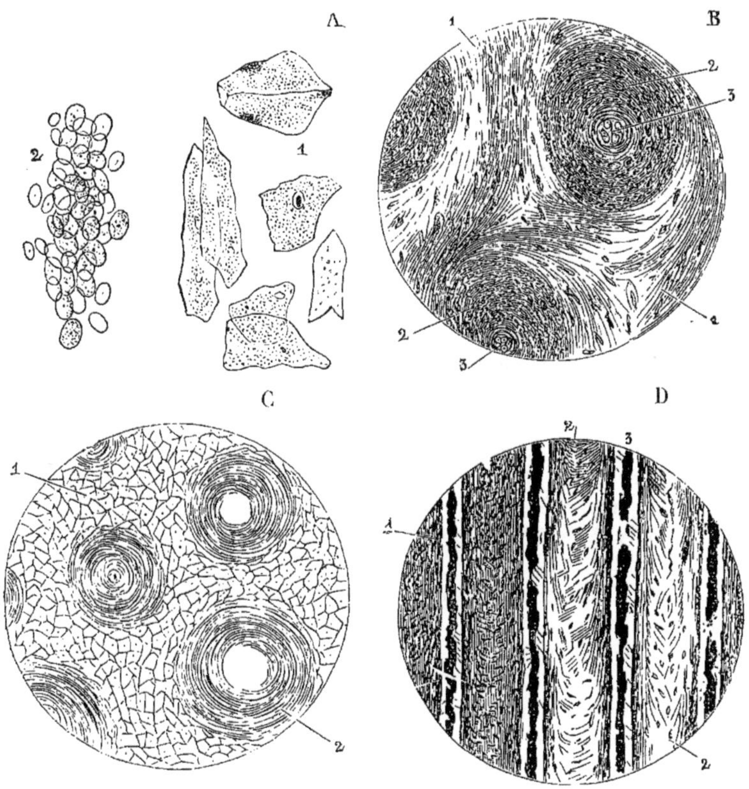

Fig. 300. — Structure de la paroi du sabot du Cheval [*].

microscopiques de la [paroi ressemblent, au premier coup d'œil, à des coupes
de tissu osseux compact (fig. 300, B) ; les tubes cornés rappellent les canaux de
Havers (sauf qu'ils ne s'anastomosent pas) ; leur épaisse paroi propre, les
lamelles concentriques des systèmes de Havers ; enfin la substance intertubulaire, les systèmes intermédiaires. L'illusion est complétée par les noyaux
très apparents d'un grand nombre de cellules, qui jouent l'aspect de cellules
osseuses. Mais il n'y a là qu'une apparence, bien vite dissipée, si l'on examine

[*] A, éléments isolés ; 1, cellules lamellaires de la paroi des tubes cornés ou de la substance intertubulaire ;
2, petites cellules de l'intérieur des tubes cornés. — B, coupe transversale de la paroi perpendiculaire à la
direction des tubes cornés (couche profonde) ; 1. 1. substance intertubulaire ; 2, 2, parois des tubes cornés ;
3, 3, intérieur du tube rempli par des cellules irrégulières, granuleuses et opaques. — C, coupe transversale de la
paroi traitée par la potasse ; 1, substance intertubulaire ; 2, parois des tubes. Cette figure montre le mode de
stratification des lamelles épithéliales dans la paroi des tubes et dans la substance intertubulaire. — D, coupe
longitudinale de la muraille ; 1, paroi des tubes cornés ; 2, substance intertubulaire ; 3, tube et substance
intratubulaire.

la coupe à un grossissement plus fort, surtout après l'action de la potasse (fig. 300, C) ; on voit alors que tout se résume, fibres et substance intertubulaire, en cellules kératinisées, disposées en long dans les fibres, stratifiées horizontalement dans le tissu intermédiaire : arrangement subordonné aux accidents de surface du bourrelet, car les lamelles cornées se déposent toujours parallèlement aux surfaces couvertes, c'est-à-dire de champ dans la paroi des tubes cornés, formée à la surface des papilles, à plat dans la substance intertubulaire, correspondant aux espaces interpapillaires. A l'extrémité même des papilles, les cellules ne se kératinisent pas ou se kératinisent imparfaitement, et il en résulte un canal rempli d'une sorte de moelle ressemblant à celle des poils.

Le *périople* n'est qu'une extension de la couche cornée de la peau de la couronne ; il ne se distingue de cette couche que par sa texture tubulée, déterminée par les longues papilles qui le pénètrent à son origine.

2. Sole.

Conformation. — La sole est cette partie du plancher du sabot qui correspond à la face inférieure de la troisième phalange. Elle a la forme d'une plaque semi-lunaire, encadrée par le bord plantaire de la muraille et même confondue avec lui au niveau de la partie antérieure des arcs-boutants.

La *face supérieure* ou *interne*, convexe, est criblée de porosités pour recevoir l'extrémité des papilles du tissu velouté correspondant.

La *face inférieure* ou *externe* forme le creux du pied, sorte de voûte, plus ou moins concave suivant les sujets, dont le centre correspond à peu près à la pointe de la fourchette. Elle exfolie naturellement lorsque l'usure ne suffit pas à compenser son accroissement en épaisseur.

Le *bord externe* ou *grande circonférence* s'engrène, comme nous l'avons dit plus haut, avec le bord inférieur de la paroi, d'une manière si solide qu'il ne faut pas moins de cinq ou six mois de macération pour obtenir la séparation.

Le *bord interne* ou *petite circonférence* représente une profonde échancrure, en forme de V, au niveau de laquelle la sole se réunit aux barres, par engrenure en arrière, par continuité de substance en avant.

On désigne sous le nom de *branches de la sole* les extrémités du croissant qu'elle représente, extrémités enclavées dans les angles des talons et correspondant aux apophyses rétrossales de la troisième phalange.

L'*épaisseur* de la sole équivaut à peu près à celle de la paroi ; elle est un peu plus considérable à la périphérie qu'au centre.

Sa *dureté* est de beaucoup inférieure à celle de la muraille ; aussi se laisse-t-elle facilement entamer par le boutoir et le rogne-pied.

Sa *couleur* est tantôt uniformément noire ou brune, tantôt blanche marbrée de noir, tantôt complétement noire, suivant le degré de pigmentation du tissu velouté. En général, elle s'atténue de la profondeur à l'extérieur, en sorte que, si la sole est noire au contact de la membrane kératogène, elle est seulement ardoisée dans ses couches superficielles.

Structure. — La sole offre essentiellement la même structure que la paroi. Elle est formée de fibres qui vont obliquement d'une face à l'autre, dans une direction parallèle à celle de la muraille, et de substance intertubulaire. Cette texture fibreuse, déterminée par les papilles du tissu velouté, se voit très bien sur les coupes ; mais elle est masquée par l'état desquamant de la face externe lequel avait fait admettre autrefois une texture feuilletée.

Les différences de qualité de la corne solaire, comparée à la corne pariétale, paraissent dépendre uniquement du processus chimique de la kératinisation.

3. Fourchette.

CONFORMATION. — La fourchette est un coin de corne souple et flexible, enclavé entre les barres, appliqué et comme moulé sur le coussinet plantaire. Nous lui décrirons : une face inférieure ou externe, une face supérieure ou interne, deux bords latéraux, une base et un sommet ou pointe.

La *face inférieure* répète exactement la configuration du corps pyramidal ; elle forme une forte saillie triangulaire, simple en avant, divisée en arrière en deux *branches*, grâce à une sorte de pli rentrant qu'on appelle *lacune médiane*. Le nom de *lacunes latérales* ou *commissures* de la fourchette a été donné aux deux sillons angulaires compris entre cet organe et les barres.

La *face supérieure*, criblée de petits orifices correspondant aux papilles du tissu velouté, montre l'empreinte exacte du corps pyramidal, c'est-à-dire : 1º une arête médiane, engagée dans la lacune de celui-ci, que l'on appelle *arête-fourchette* ou *arête de la fourchette* ; 2º une excavation triangulaire, divisée postérieurement en deux gouttières latérales par l'arête précédente.

Les *bords* de la fourchette se continuent avec les barres, au fond des lacunes latérales, sans autre démarcation que celle établie par la différence de qualité de la corne de ces deux parties.

La *base* est constituée par les extrémités renflées des deux branches, sorte de bulbes arrondis, flexibles, élastiques, connus sous le nom de *glomes* de la fourchette. Les glomes se continuent, par-dessus les angles de réflexion de la muraille, avec le périople, que l'on pourrait décrire comme une dépendance de la fourchette, soit en raison de cette continuité de substance, soit en raison de l'analogie de structure.

La *pointe* ou *sommet* de la fourchette dépasse un peu, en avant, le niveau de la crête semi-lunaire et de l'insertion du perforant. Elle se loge dans l'angle des deux barres réunies. Toutefois la distinction de celles-ci en avant du kéraphylle plantaire n'étant possible que sur des pieds vierges, beaucoup de personnes conduisent la sole jusqu'au contact de la pointe furcale.

L'*épaisseur* de la fourchette est à son maximum sur les parties les plus saillantes de sa face inférieure ; elle diminue beaucoup latéralement, ainsi que dans la lacune médiane et sur les glomes, où la corne fait transition à l'épiderme cutané. Dans les points où elle est au maximum, elle ne dépasse guère celle de la sole.

La *couleur* est toujours plus foncée que celle des autres parties du sabot. Dans les ongles noirs, elle est d'un noir d'ébène ; sa teinte tire plus ou moins sur le gris ou le blanc jaunâtre dans les sabots dont la corne est blanche.

La corne de la fourchette est remarquable par sa *mollesse*, sa souplesse et son élasticité, égales à celles du caoutchouc. Elle s'exfolie superficiellement en fines écailles imbriquées, ou bien en filandres lorsque l'usure fait défaut.

STRUCTURE. — La structure de la fourchette diffère considérablement de celle de la paroi et de la sole ; elle est la même que celle du périople ou des châtaignes. Au lieu de véritables fibres cornées, elle présente de simples tubes dirigés obliquement d'arrière en avant et légèrement flexueux, entre lesquels on voit, de distance en distance, les canaux excréteurs de quelques glandes sudoripares logées dans le coussinet plantaire. D'autre part, la couche granuleuse où s'opère la kératinisation est *éléidinique* au lieu d'être *onychogénique* (Voy. dans les ouvrages d'histologie la signification de ces termes).

Développement du sabot.

Le sabot n'est, en somme, qu'une dépendance de l'épiderme, une couche cornée épaisse et dense, qui se développe et s'accroît incessamment aux dépens du corps muqueux de Malpighi sous-jacent. Nous répéterons que la sole et la fourchette se forment et s'accroissent sur le tissu velouté, la paroi sur le bourrelet cutidural, le périople sur le bourrelet périoplique, le kéraphylle sur la zone coronaire inférieure; et que, à l'état normal, le podophylle n'est qu'une surface d'adhérence et de glissement, un lit pour la muraille. Cette partie du tégument sous-ongulé ne devient kératogène que sous l'influence d'une inflammation ayant rendu sa surface villo-papillaire; par exemple, dans le cas d'arrachement du sabot, elle engendre une corne peu dense, peu consistante, formant ce que l'on appelle un *faux quartier*, qui est ensuite chassé peu à peu par la corne normale, descendant du bourrelet à raison de 1 centimètre à 1 centimètre et demi par mois. Dans le cas de fourbure, le podophylle se met aussi à fabriquer de la corne, dans la région antérieure du pied : mais cette corne ne se confond pas avec celle de la paroi normale; elle constitue une sorte de tumeur qu'on appelle *kéraphyllocèle*. C'est tout ce que nous voulons dire ici sur cette question de la kératogenèse du sabot.

Il reste à envisager le développement morphologique.

Chez le fœtus, les sabots sont pointus à l'extrémité comme des griffes courtes et émoussées; ils sont d'abord mous et jaunâtres dans toute leur étendue; ils ne commencent à prendre la consistance de la corne que dans la deuxième moitié de la gestation, et cette kératinisation, qui se fait progressivement à partir des matrices, chasse la partie molle vers l'extrémité, où elle forme une sorte de tampon conique que l'on croirait surajouté dans un but protecteur. Cette partie molle et comme épithéliale se flétrit rapidement après la naissance, se désagrège et laisse à découvert une face plantaire qui prend toute sa netteté en deux ou trois semaines. La kératinisation de l'ongle est ordinairement précédée par sa pigmentation, qui s'effectue de la même manière.

Le sabot du jeune poulain est loin de la forme et des proportions qu'il est appelé à prendre; il est plus large à la couronne qu'au bord inférieur; sa surface d'appui s'étend progressivement, proportionnellement au développement de la masse et du poids supportés, de telle sorte qu'il passe peu à peu de la forme tronconique à base supérieure à la forme cylindrique, et de celle-ci à la forme tronconique à base inférieure. Pendant la première année, le pied est plus large en haut qu'en bas. Vers un an, il devient cylindrique, c'est-à-dire limité de face et de profil par des lignes parallèles. A partir de quinze ou dix-huit mois, plus tôt dans les grosses races que dans les petites, il s'évase inférieurement, et cet évasement, corrélatif à l'affaissement de la voûte plantaire, paraît être, d'une manière générale, en rapport avec la taille et le poids du corps.

M. Lesbre a démontré que, au cours du développement, le nombre des lames du podophylle et du kéraphylle ne change pas, non plus que celui des papilles de la cutidure et du tissu velouté, et que l'accroissement du sabot se fait purement et simplement par augmentation de volume des fibres cornées et de la substance qui les sépare. On sait d'ailleurs que, chez l'Homme, l'appareil papillaire cutané est invariable du fait de l'âge et caractéristique dans chaque individu : les doigts mignons de l'enfant présentent sur la pulpe le même nombre de crêtes papillaires, affectant le même dessin que plus tard chez l'adulte [1].

Différences entre les quatre sabots.

Les différences entre les sabots d'un même bipède, antérieur ou postérieur, sont, dans l'état de beauté, à peine sensibles. Cependant, en règle très générale, on peut distinguer le droit du gauche à ce que le quartier interne est sensiblement plus mince, plus aplati que l'externe, et son contour plantaire moins convexe.

Les différences entre les sabots de devant et ceux de derrière sont toujours très manifestes : les premiers sont plus évasés inférieurement, plus obliques de profil, plus arrondis du contour antérieur et moins creux que les seconds; leurs barres, participant de l'obliquité de la muraille externe, sont plus inclinées latéralement que dans ces derniers.

---

1. Voy. Peuch et Lesbre, *Précis du pied du Cheval et de sa ferrure.*

2° **Sabot de l'Ane et du Mulet.**

Le pied de l'Ane et celui du Mulet sont très ressemblants. Ils diffèrent de celui du Cheval par les caractères suivants : ils sont plus petits, même relativement à la taille, plus étroits, plus creux, moins obliques de profil, de paroi plus épaisse et plus dure, et d'une sûreté d'appui qui permet à ces animaux de passer par les sentiers les plus escarpés des pays de montagnes ; en outre, au lieu d'être évasés inférieurement, ils sont au contraire plus larges à la couronne qu'au bord plantaire ; leur contour d'appui est allongé d'avant en arrière et à peine courbé en quartiers ; les barres sont presque verticales ; la fourchette dépasse de beaucoup en arrière la ligne des talons, comme si elle avait été tirée postérieurement.

Les balzanes n'existant pas, la paroi est toujours pigmentée, et, chose remarquable, dans toute son épaisseur ; seul le kéraphylle est blanc. Toutefois, chez le Mulet, il est commun de voir une mince couche blanche dans la profondeur, surtout en talons.

La membrane kératogène se fait remarquer par la grande hauteur du bourrelet, par la grande largeur et la grande épaisseur des lames podophylleuses, qui sont au nombre de 350 environ dans l'Ane, 450 dans le Mulet ; enfin par la structure mi-élastique, mi-adipeuse du coussinet plantaire.

3° **Onglons du Bœuf, du Mouton et de la Chèvre.**

Les sabots de ces animaux sont connus sous le nom d'*onglons*. Ils sont au nombre de deux à chaque membre, sans compter les *ergots*, sorte d'onglons rudimentaires situés en arrière du boulet.

Chaque onglon offre à étudier : 1° une face externe convexe, lisse et généralement luisante ; 2° une face interne, légèrement concave, parcourue par des sillons ondulés, et ne touchant à son homologue de l'autre onglon que par ses extrémités, à cause de sa dépression ; 3° une face inférieure ou plantaire, étroite, formant voûte avec celle de l'autre onglon, et présentant une sole en avant, une grosse protubérance en arrière, qui remplace la fourchette. Cette protubérance arrondie, correspondant au coussinet plantaire, est formée d'une corne assez mince et très souple ; elle constitue le talon ; 4° un bord inférieur, formé par la circonférence de la muraille et divisé en une partie externe, relativement épaisse, par laquelle se fait principalement l'appui et qui reçoit les clous employés à fixer le fer, et une partie interne qui s'amincit d'avant en arrière et se trouve à un niveau plus élevé que la précédente ; 5° un bord antérieur correspondant à la jonction de la face externe et de la face interne de la paroi. On ne voit rien qui ressemble aux barres des Solipèdes.

Considéré par sa face intérieure, après arrachement, l'onglon présente un biseau large et peu profond, criblé de fines porosités répondant aux papilles du bourrelet, et un kéraphylle beaucoup plus fin et serré que celui des Solipèdes.

Étudiée au microscope, la corne de cet ongle se montre parcourue soit dans la hauteur de la paroi, soit dans l'épaissseur de la sole et du talon, par de très nombreux tubes qui tendent à disparaître dans la couche profonde de la muraille. Ces tubes, correspondant aux papilles de la membrane kératogène, sont de simples trajets et non pas des fibres creuses, comme on l'observe dans la paroi et la sole des Solipèdes.

La *membrane kératogène* présente les mêmes régions que dans le Cheval. Le bourrelet périoplique est séparé de la cutidure par une rainure très prononcée, et il est muni de papilles très longues. Le bourrelet principal est large et peu saillant, d'une teinte brune dans sa moitié supérieure, blanchâtre dans sa moitié inférieure. Il se confond en arrière et en dehors avec le tissu velouté ; en dedans, il se termine en pointe. Les papilles qui le hérissent sont plus petites que celles du pli sus-unguéal et du tissu velouté, surtout inférieurement. Les lames du podophylle sont simples, c'est-à-dire dépourvues où à peu près de crêtes secondaires, et leur adhérence au kéraphylle est beaucoup moins solide que dans les Solipèdes ; aussi l'arrachement de l'ongle est-il plus facile.

Il existe deux *coussinets plantaires*, un pour chaque talon, lesquels se prolongent sous l'insertion des tendons perforants en s'amincissant et en devenant triangulaires (fig. 220 du t. I). Ces masses graisseuses sont beaucoup moins denses que le coussinet des Solipèdes.

Les troisièmes phalanges n'ont *pas de cartilages complémentaires*.

Au-dessus des onglons, entre les deux feuillets de peau formant en avant et en arrière le fond de l'interstice digité, on remarque, chez le Mouton, le *canal biflexe*, vulgairement *canal du fourchet*, petit cul-de-sac cutané, réfléchi sur lui-même, dont l'ouverture, située antérieurement, présente une petite touffe de poils souvent agglutinés par le suint.

4° **Onglons du Porc.**

Le Porc a quatre onglons bien développés, deux grands et deux petits, ces derniers équivalant aux ergots des Ruminants et ne participant à l'appui qu'autant que la patte s'enfonce dans un sol meuble.

Tous ces onglons offrent essentiellement la même organisation que ceux du Bœuf, du Mouton ou de la Chèvre ; on remarque seulement que le bulbe des talons est plus souple, mieux circonscrit que chez ces animaux et rappelle assez exactement les pelotes des pattes des Carnivores.

5° Ongles des Camélidés.

a. Les *pieds des Chameaux* constituent l'un des traits les plus curieux de leur conformation extérieure, en même temps qu'une admirable adaptation à la marche sur un sol sablonneux et mouvant[1]. En effet, les deux doigts de chaque extrémité sont empêtrés dans la peau jusqu'aux ongles et portent à leur face inférieure un vaste coussinet plantaire qui les réunit l'un à l'autre, les déborde latéralement et leur sert de surface d'appui. Ce coussinet, légèrement convexe, presque régulièrement circulaire, est recouvert d'une semelle cornée, noirâtre, souple, finement crevassée, dont l'épaisseur atteint 2 à 4 millimètres. Il est échancré en avant entre les deux ongles et divisé postérieurement en deux lobes proéminents formant talons. Il est constitué par quatre boules de tissu adipeux, par des travées fibreuses formant loges à ces boules et enfin par un derme papillaire et comme velouté, faisant office de membrane kératogène à l'égard de la semelle de corne. Les boules graisseuses, au nombre de deux sous chaque doigt, l'une externe, l'autre interne, sont molles et pour ainsi dire semi-fluides ; elles ne se figent pas sur le cadavre comme la graisse des autres régions ; leurs dimensions varient du volume d'un œuf de poule à celui d'un œuf de dinde ; elles se laissent facilement énucléer des loges fibreuses qui les renferment, et, au microscope, se montrent pénétrées par un réseau de fines fibres élastiques, qui s'agglomèrent à leur pourtour, surtout dans la région des talons.

Quant aux ongles, ils figurent des espèces de griffes courtes et crochues, dont l'animal se sert pour gratter, mais non pour s'appuyer ou marcher ; les Camélidés, en effet, ne sont pas onguligrades comme les autres Ruminants, les Porcins, les Solipèdes, mais plutôt onguiculés comme les Carnivores et les Rongeurs. Ces ongles sont relativement petits, aplatis et incurvés sur leur face concentrique, très recourbés en dessous, où ils forment une pointe crochue au devant du coussinet plantaire. Ils sont tenus relevés par l'action d'un ligament élastique particulier. Chacun d'eux est formé d'une lame de corne dure et fibreuse plus épaisse en dehors qu'en dedans, sertie à son origine dans une rainure unguéale profonde, et couverte d'un périople relativement épais. Il n'y a pas trace de sole.

La membrane kératogène comprend, indépendamment du pli sus-unguéal ou bourrelet périoplique : 1° un bourrelet cutidural en forme de croissant, c'est-à-dire large à la partie antérieure, atténué en pointe aux deux extrémités, hérissé de papilles correspondant aux tubes de l'ongle ; 2° un podophylle analogue à celui du Bœuf et engrené avec des feuillets de corne, podophylle se terminant au contact du derme velouté du coussinet plantaire par une crête finement dentelée.

b. Le *pied des Lamas,* vu par-dessous, se montre profondément fendu en avant ; de telle sorte qu'il y a deux semelles plantaires au lieu d'une ; toutefois ces coussinets sont réunis en arrière, et il n'est pas exact de dire avec Buffon que le pied de ces animaux est fourchu comme celui des Bœufs ou des Moutons. Les ongles sont beaucoup plus comprimés et recourbés que chez les Chameaux ; leur aplatissement latéral s'accuse par une sorte d'arête antérieure à l'endroit où se joignent leurs deux faces.

6° Ongles des Carnivores et des Rongeurs.

Les ongles des Carnivores et des Rongeurs portent le nom de *griffes.* Ils constituent, pour chaque doigt, un étui conique, plus ou moins long, recourbé en bas, rappelant la forme de la troisième phalange elle-même. Ils ne participent pas à l'appui de la patte, lequel s'effectue sur des espèces de pelotes mollasses que l'on appelle *tubercules* ou *coussinets plantaires.*

Les griffes équivalent à une paroi de sabot enroulée en cornet ; toutefois la lame cornée qui les constitue ne se rejoint pas tout à fait et laisse place pour une toute petite sole très friable. Cette paroi est dépourvue de kéraphylle, ou plutôt elle ne présente à sa face interne que de très fines crêtes, situées latéralement. Sa base ou racine, taillée en biseau, est enchâssée et solidement sertie dans la rainure circulaire de la phalangette. Sa texture est homogène ; toutefois, du côté dorsal, on rencontre ordinairement quelques tubes dans son épaisseur.

Le derme sous-ongulé est presque lisse ; les papilles ne s'y montrent qu'en deux points : en regard de la sole et au fond de la rainure unguéale. La partie qui correspond à la racine de l'ongle fonctionne comme matrice à l'égard de la paroi de celui-ci ; celle qui revêt le côté plantaire de la phalangette agit de même relativement à la sole ; le reste sert de lit et offre de chaque côté de très légères crêtes.

Quant aux coussinets plantaires, ils sont au nombre de cinq et de nature fibro-graisseuse :

1. Voy. F.-X. Lesbre, *Recherches anatomiques sur les Camélidés,* in *loc. cit.*

quatre à l'extrémité des doigts, hormis le pouce, qui n'est jamais assez développé pour arriver
à terre ; le cinquième, de beaucoup le plus gros, en forme de feuille de trèfle, et situé en arrière
des autres, au centre de l'espace demi-circulaire qu'ils circonscrivent. On remarque en
outre un sixième tubercule, plus petit que les précédents et n'ayant aucune utilité dans la
marche : c'est le tubercule du carpe, situé en arrière de cette région, à l'extrémité de l'os
pisiforme, et ayant un noyau musculo-adipeux pour substratum.

Tous ces coussinets renferment des glandes sudoripares très développées, ainsi que des
corpuscules de Pacini. Le tégument qui les revêt est très papillaire et montre un épiderme
corné, très dur, chagriné et rugueux.

Chez le Chat, les griffes sont très aiguës et rétractiles, c'est-à-dire qu'elles se relèvent en
se renversant dans les espaces interdigités à l'aide d'un petit ligament jaune, élastique, qui
se porte de la seconde à la troisième phalange. Elles constituent le plus puissant moyen
d'attaque et de défense de cet animal. Dans le Lapin, elles permettent à l'animal de fouir le
sol. Elles peuvent avoir le même usage chez le Chien et le Chat.

B. — ERGOTS ET CHATAIGNES

Les ergots et les châtaignes sont des productions cornées représentant des vestiges ongulés
de doigts disparus.

Cette signification ne saurait être contestée pour les ergots du Bœuf, du Mouton, de la
Chèvre, car ils ont la forme caractéristique de petits onglons et renferment un osselet
phalangettien surmonté, dans certains autres Ruminants, de deux autres phalanges et même
d'un métacarpien ou métatarsien plus ou moins développé (exemple : Cervidés, Chevrotains).
Elle est moins évidente pour les ergots des Solipèdes, réduits à une petite plaque cornée
dissimulée dans une touffe de poils de la face postérieure des boulets, plaque reposant
sur un coussinet fibro-élastique en rapport avec le coussinet plantaire par deux petites
bandelettes ligamenteuses que nous avons déjà signalées page 616.

Quant aux *châtaignes*, ce sont aussi des plaques cornées que l'on observe à la face interne
des membres des Solipèdes, où elles figurent un vestige du pouce. Chez le Cheval, il en existe
en dedans de l'avant-bras, vers le tiers inférieur de la région, et à la partie inférieure de la
face interne du jarret. Chez l'Ane, elles manquent aux membres postérieurs, et celles des
membres antérieurs n'ont aucun relief. Dans le Mulet, les châtaignes de derrière peuvent
exister ou faire défaut ; quand elles existent, elles sont fort petites ; on les a même vues
manquer chez quelques petits chevaux de race méridionale.

La corne des châtaignes, ainsi que celle des ergots des Solipèdes, participe des caractères
de la corne furcale ; elle se développe sur un derme très papillaire, par l'intermédiaire d'une
couche granuleuse éléidinique.

Les Chameaux et les Lamas sont totalement dépourvus d'ergots à la face postérieure de
leurs boulets. Toutefois les Lamas présentent, à la partie supérieure des canons de derrière
et des deux côtés, des espèces de châtaignes que l'on pourrait considérer comme des ergots
remontés.

C. — CORNES FRONTALES

Dans le groupe des Ruminants cavicornes (Bœufs, Moutons, Chèvres, Antilopes), ces
appendices de la tête sont constitués par une cheville osseuse, fixée au frontal, et par un étui
corné engaînant, entre lesquels s'interpose un derme papillaire, uniforme, qui est kératogène
sur toute sa surface. Il n'y a ni bourrelets à la naissance de la corne, ni surface feuilletée
sur sa longueur. L'étui corné commence par un mince biseau et augmente graduellement
d'épaisseur jusqu'à l'extrémité. Il se décompose assez facilement, dans certaines circonstances, en cornets emboîtés comme des oublies, c'est-à-dire se dépassant l'un l'autre, ce qui
témoigne d'un double accroissement : en longueur, par la base ; en épaisseur, sur toute la
face interne ; toutefois, le pouvoir kératogène du tégument sous-corné diminue graduellement
en allant vers l'extrémité de l'appendice.

Chez le *Bœuf*, la plupart des papilles de ce tégument restent noyées dans le corps muqueux
de Malpighi, mais il y en a un certain nombre qui dépassent la ligne de kératinisation et
déterminent des alignements de cellules ébauchant une texture tubulée. L'épiderme cutané
se prolonge sur la base de la corne comme une sorte de périople.

Chez le *Mouton* et la *Chèvre*, la corne, au lieu d'être à peu près lisse et unie comme dans
le Bœuf (abstraction faite des anneaux de croissance de la base), présente une surface
extérieure ondulée transversalement et striée en long, comme si elle était constituée par
des brins de laine agglutinés. Au microscope, on la voit parcourue longitudinalement
par un nombre considérable de petits tubes, légèrement flexueux, correspondant chacun à
l'extrémité d'une papille dermique. Ces tubes atteignent $0^{mm},15$ à $0^{mm},20$ de diamètre dans
la couche superficielle ; ils sont moins nombreux et surtout plus exigus dans la couche
profonde.

D. — CONSIDÉRATIONS GÉNÉRALES SUR LES PRODUCTIONS CORNÉES

On peut tirer de l'étude analytique qui précède les conclusions générales suivantes :

a. La corne est toujours constituée par des cellules épidermiques kératinisées provenant du corps muqueux de Malpighi.

b. L'arrangement de ces cellules est variable et déterminé par l'état de la surface dermique sur laquelle elles se superposent. On distingue sous ce rapport : 1° la *corne homogène*, formée sur un derme lisse ou dont les papilles ne dépassent pas l'épaisseur du corps muqueux (exemple : ongles humains, griffes, châtaignes de l'Ane, cornes frontales du Bœuf, etc.); — 2° la *corne tubuleuse*, formée sur un derme dont les papilles atteignent juste ou dépassent à peine la ligne de kératinisation; alors les cellules situées à l'extrémité de ces papilles ne se kératinisent pas ou se kératinisent imparfaitement; elles dégénèrent, et ainsi le tissu corné se creuse de canaux, comme on le voit dans les cornes frontales du Mouton et de la Chèvre, dans les onglons des Ruminants et du Porc, dans la fourchette des Solipèdes, dans les châtaignes du Cheval, etc. Ces canaux sont tantôt presque vides, tantôt remplis de petites cellules empilées à leur intérieur; cela dépend du degré de kératinisation à l'extrémité des papilles; si elle est nulle, les cellules se réduisent bientôt à quelques débris infimes, le tube est creux; si elle est seulement incomplète, les cellules persistent en se désagrégeant plus ou moins et forment une sorte de moelle à l'intérieur du tube corné; — 3° la *corne fibreuse*, formée sur un derme dont les papilles pénètrent à l'origine de la corne en entraînant avec elles des prolongements du corps muqueux, de manière à ordonner un certain nombre de cellules autour des tubes cornés, qui prennent ainsi une paroi propre et constituent de véritables fibres, ainsi qu'on le voit dans la paroi et la sole des Solipèdes.

c. Le tube corné à paroi propre, ou fibre cornée, est assez semblable à un poil; l'un et l'autre en effet se développent à la surface d'une papille dermique, possèdent une substance fondamentale formée de cellules longitudinales, disposées concentriquement, sont creusés dans leur axe d'un canal rempli d'une sorte de moelle. La seule différence est que les poils sont libres et, à ce titre, revêtus d'un épidermicule, tandis que les fibres cornées sont noyées dans une gangue de même tissu, qui en remplit les intervalles, et partant n'ont point d'épidermicule. Ce tissu intermédiaire, descendant des intervalles des papilles, est assimilable à la gaine épithéliale interne des follicules pileux, dont l'évolution se fait aussi simultanément et solidairement avec celle des poils. On pourrait objecter que la fibre cornée se forme sur une papille à fleur du derme, tandis que le poil se forme sur une papille invaginée au fond d'un follicule; mais ce n'est là qu'une différence d'ordre secondaire, ayant pour effet de consolider l'insertion du poil sur le tégument.

Lorsque les anciens auteurs comparaient certaines productions cornées, telles que la paroi du sabot des Solipèdes, à un aggloméral pileux, ils n'étaient donc pas très loin de la vérité; la seule rectification importante à faire, c'est que la substance cimentant cet aggloméral n'est pas une colle amorphe, comme ils le supposaient, mais un véritable tissu, de même nature que les filaments cornés eux-mêmes.

d. Les différences considérables que présentent les diverses productions cornées dans leurs propriétés physico-chimiques ne dépendent pas de leur structure, mais du processus kératinisant qui a son siège dans la couche granuleuse ou *stratum granulosum*. Quand cette couche est *éléidinique*, la cornée engendrée est toujours souple, flexible, desquamante, ainsi qu'on l'observe pour les périoples, les châtaignes et, d'une manière générale, pour l'épiderme de tous les coussinets plantaires. Quand elle est *onychogénique*, elle produit au contraire une corne consistante, susceptible d'acquérir une extrême dureté (exemple : la paroi des divers ongles).

e. La corne se développe et s'accroît de trois manières différentes :

1° En épaisseur, perpendiculairement à la surface couverte : alors la couche malpighienne sous-jacente est partout kératinisante (exemple : sole, fourchette, châtaigne, etc. :

2° En surface et en épaisseur, obliquement à la surface couverte; alors le corps muqueux est encore kératogène partout, mais beaucoup plus à la partie proximale qu'à la partie distale (exemple : cornes frontales des Ruminants);

3° En surface seulement, parallèlement à la surface couverte; alors le corps muqueux n'est kératinisant qu'à la partie proximale; il forme ailleurs une surface de glissement et d'adhérence, c'est-à-dire un lit (exemple : la paroi des ongles).

E. — TÉGUMENT EXTERNE CHEZ LES OISEAUX

La *peau*, généralement mince, dépourvue de pigment, est remarquable, chez les Oiseaux, par l'absence presque complète de glandes. Chez les Autruches, il n'y en a pas du tout; dans les autres Oiseaux, on trouve quelques glandes sébacées simples dans le conduit auditif et une sorte de glande sébacée conglomérée, située sur le croupion et appelée *glande uropy-*

gienne. Cette dernière sécrète une espèce d'huile destinée à graisser le plumage pour l'empêcher d'être mouillé par l'eau ; aussi atteint-elle son plus grand développement dans les Oiseaux aquatiques. Dans les Gallinacés, la peau forme souvent des crêtes, caroncules, margeoles et autres appendices, très vasculares et plus ou moins érectiles, dont la couleur est donnée par le sang ou par divers pigments où le bleu domine.

Les *phanères* sont : des plumes, des écailles et des productions cornées.

Celles-ci constituent le bec, les griffes et les ergots ou éperons. Les *écailles* se trouvent sur le tarse et les doigts des pattes, particulièrement du côté dorsal. Les *plumes* recouvrent le corps tout entier, à l'exception du bec, du tarse et des doigts ; encore y a-t-il des races, dites pattues, où les plumes descendent jusqu'à l'extrémité des pattes. Il y a les plumes proprement dites, ou *pennes*, et le *duvet*. Celui-ci est constitué par de petites houppes, très légères, qui recouvrent immédiatement la peau. Il est particulièrement fin et abondant sous le ventre et chez les Oiseaux aquatiques. On l'observe exclusivement chez les tout jeunes Oiseaux. Les pennes sont constituées par un *rachis* ou *hampe* et par une *lame* formée de *barbes* et de *barbules*. Le rachis est une tige dure, élastique, circulaire à la base, carrée sur le reste de son pourtour ; implantée dans un follicule de la peau, et présentant deux ouvertures : une à l'extrémité enchâssée, où pénètre une longue papille vasculaire qui finit par se dessécher, l'*âme* de la plume ; l'autre au niveau des premières barbules, donnant accès à l'air. Ces deux orifices ont reçu les noms d'*ombilics*. La lame, ou *vexillum*, est formée de barbes obliquement insérées de part et d'autre du rachis et se prêtant un mutuel appui grâce à des barbules souvent dentées. Barbes et barbules se développent comme des ramifications du rachis ; à un moment donné, chez les jeunes Oiseaux, les futures pennes sont réduites à la hampe.

On distingue, parmi les pennes, les *remiges* ou grandes plumes des ailes, les *rectrices* ou grandes plumes de la queue, et les *tectrices* ou plumes de couverture qui se superposent à la base des remiges ou des rectrices. Chez le Coq, les rectrices, gracieusement recourbées en demi-cercle, sont souvent désignées sous le nom de *faucilles*.

Les plumes, quelle qu'en soit la variété, sont des productions épidermiques de la même nature que les poils, sujettes comme eux à la mue et non moins caractéristiques des Oiseaux que ces derniers le sont des Mammifères.

CHAPITRE II

SENS DU GOUT

Le sens du goût ou de la gustation fait connaître les propriétés sapides des corps, c'est-à-dire les *saveurs*. La langue en est l'organe, grâce à la corde du tympan et à la branche linguale du glosso-pharyngien, qui se terminent dans sa muqueuse. Nous l'avons déjà étudiée à propos de la bouche (p. 527 du t. I). Il nous suffira d'en rappeler ici les particularités spécialement corrélatives à la gustation.

a. Surface de la muqueuse linguale. — C'est la muqueuse du dos de la langue qui se met en rapport avec les corps sapides et en est impressionnée. Parmi la multitude des papilles qu'elle présente et qui lui donnent l'aspect tomenteux ou râpeux, les caliciformes, les foliacées et les fongiformes sont spécialement préposées à la gustation. Les premières, au nombre de deux seulement, quelquefois de trois chez les Solipèdes, le Porc, le Lapin (trous borgnes de Morgagni), sont en double série (V *lingual*), chez les Ruminants et les Carnivores. Les secondes sont agglomérées au devant des piliers postérieurs en une petite saillie, plus ou moins distincte, connue sous le nom d'*organe folié* ou *organe de Mayer, organe latéral du goût* (fig. 249 du t. I). On les observe très nettement chez les Solipèdes, le Lapin, le Porc ; d'une manière moins évidente chez le Chien et le Chat, tandis qu'elles manquent chez les Ruminants, où leur absence est compensée par le grand nombre des papilles caliciformes. Quant aux papilles fongiformes, elles paraissent servir à la fois au tact et au goût; on les trouve principalement sur les bords de la partie libre de la langue; elles sont moins visibles chez les Solipèdes que dans les autres espèces.

b. Bourgeons du goût. — Les nerfs de la gustation se terminent dans l'épi-

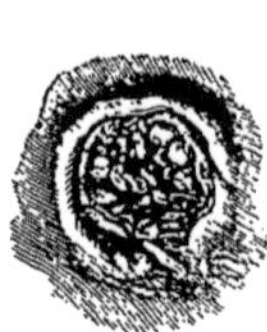

Fig. 301. — Trou borgne de Morgagni de la langue du Cheval, vu par sa face supérieure.

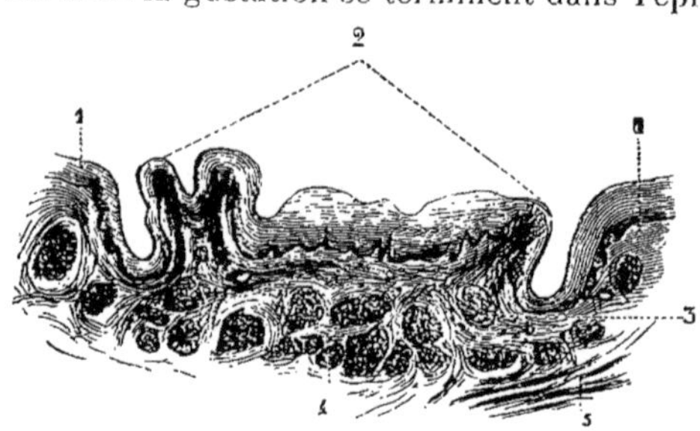

Fig. 302. — Coupe verticale d'un trou borgne de Morgagni de la langue du Cheval[*].

thélium des diverses papilles précitées, au sein de petits corpuscules découverts en 1868 par Lowén et Schwalbe et appelés *bourgeons, gemmes* ou *bulbes* du goût. Les bourgeons gustatifs correspondent chacun à un orifice superficiel, le *pore gustatif*. Ils sont constitués (fig. 303) : 1° au centre, par des cellules fusiformes (*cellules gustatives*), entourées par les terminaisons nerveuses, et présentant à

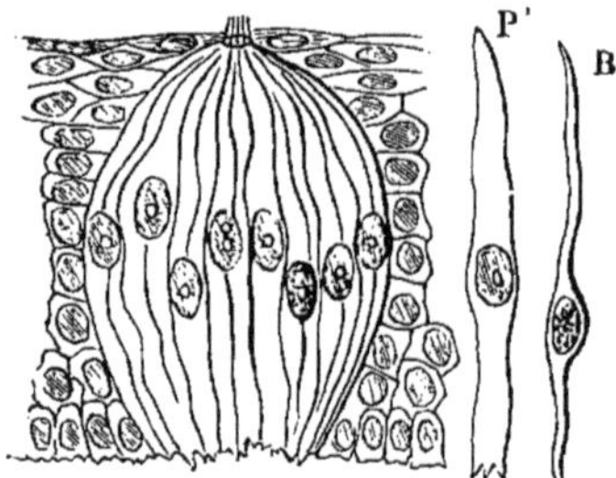

Fig. 303. — Un corpuscule gustatif. d'après M. Duval[**].

l'extrémité superficielle une sorte de cil qui vient sortir par le pore gustatif; 2° à la périphérie, par des *cellules de soutènement*, aplaties et juxtaposées, dans leurs diverses couches, à la manière des douves d'un tonneau.

Pendant longtemps l'on considéra les cellules gustatives comme des cellules nerveuses qui auraient été en continuité à leur base avec les fibres des nerfs gustatifs. Des recherches récentes, faites par les méthodes de Golgi et d'Ehrlich, ont montré que ces dernières ne sont nullement en continuité avec les cellules en question ; elles se terminent seulement à leur contact par un grand nombre de ramifications cylindraxiles libres, semées de petits renflements ; les cellules gustatives sont donc des cellules épithéliales au même titre que les cellules de soutènement ; le corps cellulaire des neurones gustatifs siège à l'origine des nerfs et non à leur terminaison, par exemple dans le ganglion d'Andersch du glosso-pharyngien.

M. Ranvier a montré que la section de ce dernier nerf, qui est le nerf essentiel de la gustation, entraîne la dégénérescence des terminaisons nerveuses et l'atrophie des bourgeons du goût.

Ces bourgeons sont en nombre considérable dans les papilles foliées et dans les papilles caliciformes; on en trouve aussi dans la plupart des papilles fongiformes, sinon dans toutes. Schwalbe évalue leur nombre à 35 200 sur la langue

[*] 1, 1, bords du calice; 2, la papille remplissant le calice; 3, tissu adénoïde; 4, glandules en grappes; 5, fibres musculaires de la langue.
[**] B, cellule gustative; P' cellule de soutènement.

du Bœuf. Et il faut remarquer que les terminaisons gustatives ne se font pas seulement à l'intérieur des bulbes gustatifs (fibrilles intragemmales), on en voit aussi à leur périphérie et dans leurs intervalles (fibrilles périgemmales et intergemmales).

CHAPITRE III

SENS DE L'ODORAT OU OLFACTION

Le sens de l'odorat fait connaître les *odeurs*. Il a pour organe les fosses nasales, et spécialement la partie de leur muqueuse qui reçoit les nerfs de la première paire encéphalique, c'est-à-dire celle qui revêt le fond de ces fosses. Toutes ces parties ayant été déjà décrites (Voy. p. 2 et 496), nous nous bornerons ici à rappeler sommairement que les nerfs olfactifs, après avoir traversé la lame criblée de l'ethmoïde, se répandent dans la muqueuse du fond des fosses nasales, ainsi que dans celle de l'organe de Jacobson, et viennent se terminer à la base de cellules spéciales, dites olfactives, disséminées dans l'épaisseur de l'épithélium.

Celui-ci comprend trois sortes de cellules : 1° des cellules cylindriques, juxtaposées bord à bord en revêtement régulier ; 2° des cellules basales, anastomosées en réseau sous les précédentes, qu'elles sont probablement chargées de remplacer ; 3° enfin les *cellules olfactives*, éléments en fuseau, intercalés entre les cellules cylindriques et formés d'un corps sphérique muni d'un gros noyau et de deux grêles prolongements, dont l'un se continue avec une fibre nerveuse, tandis que l'autre se termine par un ou plusieurs cils effilés qui dépassent la superficie de l'épithélium.

Cette disposition, étudiée d'abord dans les Batraciens et les Poissons par M. Schultze, a été retrouvée chez les Vertébrés supérieurs, et l'on s'est assuré, par les méthodes nouvelles, que, ici, il y a vraiment continuité entre les cellules olfactives et les fibres nerveuses ; en sorte que celles-ci ne se terminent pas au contact de celles-là, mais au contraire en procèdent. Les cellules olfactives sont donc des cellules nerveuses bipolaires, dont le prolongement cylindraxile vient se terminer dans le bulbe du lobule olfactif par un bouquet de ramifications libres, qui prennent contact avec les dendrites de certaines cellules de ce bulbe, dites cellules mitrales ; tandis que le ou les cils olfactifs représentent des prolongements protoplasmiques.

CHAPITRE IV

SENS DE LA VUE OU VISION

Préposé à la perception des images extérieures rendues visibles par les rayons lumineux, le sens de la vue dépend de l'activité du nerf optique, dont l'extrémité terminale s'épanouit en une mince membrane au fond de l'œil, organe globuleux, pair, logé dans l'orbite, mû par des muscles qui lui font exécuter des mouvements en tous sens, protégé par des voiles membraneux et mobiles, dont le jeu sur la surface de l'œil est facilité par les larmes, liquide qui humecte constamment leur face interne.

Le nerf optique étant connu, nous décrirons successivement : le *globe de l'œil*,

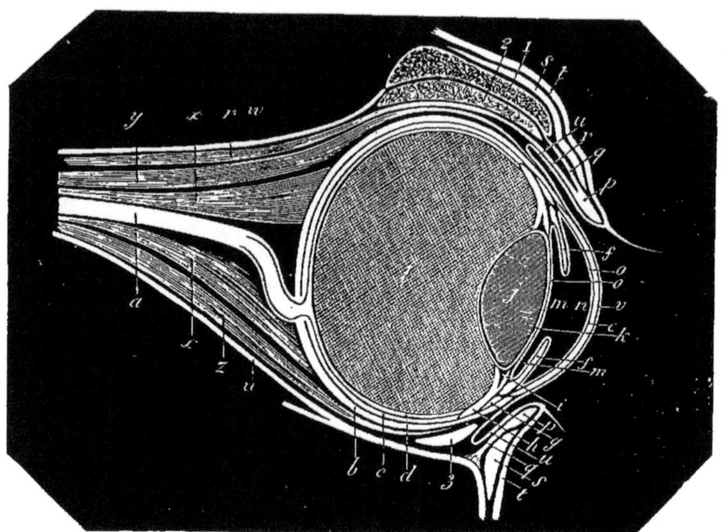

Fig. 304. — Coupe théorique de l'œil du Cheval suivant son méridien vertical.

organe essentiel de la vision ; puis, sous le nom d'*annexes de l'œil*, la *cavité orbitaire*, les *muscles du globe*, les *paupières*, y compris le *corps clignotant* ou *troisième paupière*, et enfin la *glande lacrymale* et ses voies d'excrétion.

Article Ier. — ORGANE ESSENTIEL DE LA VISION OU GLOBE DE L'ŒIL

Préparation. — Le globe de l'œil est extrait de l'orbite. On le débarrasse des muscles qui s'attachent sur sa face postérieure et des pelotons adipeux qui existent entre ceux-ci. On peut ensuite disséquer les membranes avec des instruments délicats et prendre une idée de la structure de l'organe. Mais, pour bien voir la forme et les rapports des différentes membranes et les milieux de l'œil, il faut faire durcir le globe dans des solutions graduellement concentrées d'acide chromique, ou encore dans le liquide de Müller, dans le formol étendu d'eau, etc. Quand il est durci, on pratique des coupes dans tous les sens et à des distances plus ou moins grandes des axes; la coque de l'œil ne se déforme pas, et rien n'est plus facile que de saisir sur ces préparations la structure du globe oculaire.

Constitution générale. — Le *globe* ou *bulbe de l'œil* est une coque membraneuse, sphéroïdale, dont l'intérieur est rempli de parties liquides ou semi-fluides appelées *milieux de l'œil* (fig. 304).

Les *parois* de cette coque sont formées : 1° d'une membrane externe, fibreuse;

très résistante, incolore, limpide et translucide dans sa partie antérieure, constituant la *cornée transparente*; blanche et opaque dans le reste de son étendue, qu'on désigne sous le nom de *sclérotique*; 2° d'une membrane moyenne, musculo-vasculaire et pigmentaire, constituant le *tractus uvéal*, c'est-à-dire la *choroïde* et l'*iris*; 3° d'une membrane interne, nerveuse, la *rétine*, sorte d'expansion terminale du nerf optique.

Les *milieux* sont : 1° le *cristallin*, lentille biconvexe, située immédiatement en arrière de l'iris, au centre d'une zone circulaire qui dépend de la choroïde; 2° l'*humeur aqueuse*, en avant du cristallin; 3° le *corps vitré*, en arrière de cette lentille, au contact de la rétine.

FORME. — Considéré à l'extérieur, dans son ensemble, l'organe résultant de la réunion de toutes ces parties représente un corps globuleux, dont la région antérieure, répondant à la cornée, est plus bombée que la partie restante, ce qui tend à augmenter le diamètre antéro-postérieur; mais, comme le sphéroïde auquel s'ajoute en avant ce segment d'un autre sphéroïde plus petit est sensiblement déprimé d'avant en arrière, il en résulte que les deux autres principaux diamètres du globe, c'est-à-dire le vertical et le transversal, l'emportent néanmoins sur le premier. Nicolas et Fromaget[1] donnent les dimensions suivantes, prises sur des yeux de Chevaux de cavalerie légère durcis dans un mélange d'acide acétique (20 grammes), sublimé corrosif (10 grammes), eau (200 grammes) :

Diamètre vertical	48 millimètres.	
— transversal	49	—
— antéro-postérieur	42	—

Nos mensurations personnelles, effectuées sur des yeux durcis dans l'acide chromique, donnent moins de différence entre les deux premiers diamètres et le troisième.

On distingue au globe oculaire, comme au globe terrestre: deux *pôles* occupant les extrémités du diamètre antéro-postérieur; un *équateur* ou ligne de contour circulaire située à égale distance des pôles et partageant le globe en deux *hémisphères*; enfin les *méridiens* ou cercles passant par les deux pôles; le méridien vertical et le méridien horizontal sont les plus importants.

POIDS. CONSISTANCE. — Le poids de l'œil du Cheval varie de 45 à 60 grammes. Sa consistance, assez ferme sur le vivant, devient plus ou moins flasque sur le cadavre.

Nous allons étudier successivement les membranes et les milieux de l'œil.

A. — **Membranes de l'œil.**

§ 1. — Membrane ou tunique fibreuse.

On la divise en deux portions fort inégales : une postérieure, qui en représente au moins les 4/5 : c'est la *sclérotique* ou *cornée opaque* de certains auteurs; une antérieure, qui constitue en quelque sorte la vitre de l'œil : c'est la *cornée transparente* ou *cornée lucide*.

1. *Précis d'ophtalmoscopie vétérinaire*. Paris, 1898.

1. Sclérotique (fig. 304, *b*).

La sclérotique (de σκληρός, dur) est une membrane blanche, opaque, très solide, dont la partie visible entre les paupières forme le *blanc de l'œil*, quand elle n'est pas dissimulée par du pigment, comme on l'observe ordinairement chez les Solipèdes.

La *face externe*, en rapport avec les muscles et le tissu adipeux, reçoit à son fond, non pas au milieu, mais en dessous et un peu en dedans du pôle postérieur, l'insertion du nerf optique, qui traverse à ce point cette membrane ainsi que la choroïde pour aller former la rétine.

La *face interne* est unie d'une manière assez lâche à la choroïde par des vaisseaux, des nerfs et un tissu conjonctif brunâtre, très délicat, connu sous le nom de *lamina fusca*.

L'*ouverture antérieure*, destinée à recevoir la cornée transparente, a la forme d'une ellipse dont le grand diamètre est transversal et dont le bord, taillé en biseau du côté interne, s'unit de la manière la plus intime avec la circonférence de la cornée. Ce biseau est sensiblement plus étendu en haut et en bas qu'en dehors et en dedans.

L'*ouverture postérieure*, livrant passage au nerf optique, est au contraire biseautée aux dépens de la face externe, de manière à se rétrécir d'arrière en avant. Elle est divisée à son fond en une multitude de petits trous, par lesquels tamisent les faisceaux du nerf optique (*lamina cribrosa*).

L'*épaisseur* de la sclérotique est traversée par les vaisseaux et les nerfs ciliaires. Elle n'est pas la même dans tous les points : au maximum vers le fond de l'œil, autour de l'insertion du nerf optique, elle diminue graduellement à partir de là jusqu'au niveau de l'équateur, pour augmenter ensuite en allant vers la cornée transparente.

STRUCTURE. — La sclérotique a la structure d'une aponévrose de contention. Elle est formée de faisceaux de tissu conjonctif entre-croisés d'une manière très serrée, entre lesquels on rencontre quelques fibres élastiques et de petits amas de pigment, surtout en arrière. Ces faisceaux sont dirigés les uns d'avant en arrière, les autres d'un côté à l'autre ou d'une manière oblique. Les superficiels se continuent avec le névrilème du nerf optique.

Les *artères* de la sclérotique proviennent des artères ciliaires antérieures et postérieures ; les *veines* se rendent dans des troncs parallèles aux artères. Les unes et les autres sont assez clairsemées.

Les *nerfs* proviennent des nerfs ciliaires ; leurs fibres, réduites bientôt à l'état cylindraxile, se résolvent en un grand nombre de fibrilles terminées par des extrémités effilées.

Lecoq a observé que, dans l'Ane, le fond de la sclérotique s'incruste souvent, avec l'âge, d'une couche osseuse plus ou moins marquée.

2. Cornée transparente (fig. 304, *c*).

La *cornée*, ou *vitre* de l'œil, est une membrane transparente qui permet l'entrée des rayons lumineux dans cet organe. Elle bouche l'ouverture antérieure de la sclérotique et complète ainsi la tunique externe du globe, dont elle représente la cinquième partie environ, c'est-à-dire celle correspondant au segment antérieur du sphéroïde oculaire.

Elliptique comme l'ouverture qu'elle ferme, la cornée a environ 3 centimètres
de diamètre transversal, 2^{cm},5 de diamètre vertical. Elle offre à étudier :
1° deux *faces*, parfaitement polies, l'une *externe* ou *antérieure*, convexe ; l'autre
interne ou *postérieure*, concave, baignée par l'humeur aqueuse. D'après Berlin,
le rayon de courbure de ces faces serait de 17 millimètres dans le plan vertical,
de 19^{mm},5 dans le plan horizontal ; 2° une *circonférence*, taillée en biseau aux
dépens de la face externe de la membrane, et reçue dans l'ouverture antérieure
de la sclérotique à la manière d'un verre de montre dans son cadre. On désigne
sous le nom de *limbe scléro-cornéen* cette
zone d'union de la sclérotique et de la
cornée, qui, dans la majorité des chevaux, même non âgés, se distingue par
une couleur grisâtre ou nacrée. Dans son
épaisseur se trouve la grande voie de
filtration par laquelle s'établit l'écoulement de l'humeur aqueuse vers l'extérieur. Cette voie commence dans l'angle
irido-cornéen par une sorte de grillage ou

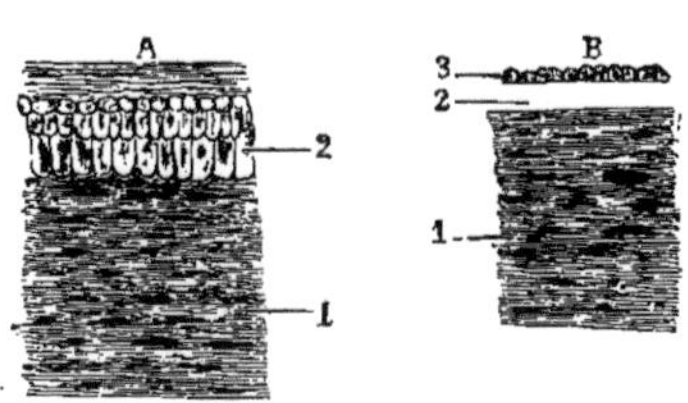

Fig. 305. — Coupes de la cornée *.

de crible correspondant au ligament pectiné dont nous parlerons plus loin ; elle
se continue soit dans les espaces lymphatiques supra-choroïdiens, soit par de
petits canaux veineux anastomotiques qui traversent la sclérotique d'avant en
arrière. Chez l'Homme, on observe entre les veines efférentes et le crible
pectinéal une sorte de sinus circulaire connu sous le nom de *canal de Schlemm*,
lequel fait défaut dans la plupart de nos animaux, notamment les Solipèdes, les
Ruminants, le Porc.

STRUCTURE. — Trois couches entrent dans la constitution de la cornée : une
externe, une *interne*, une *moyenne* (fig. 305).

a. La *couche moyenne*, ou *couche propre*, est une couche fibreuse au même titre
que la sclérotique ; les éléments de celle-ci passent sans interruption dans celle-
là, et, au microscope, les deux membranes se confondent, sans limite bien définie
Le tissu propre de la cornée se compose d'un grand nombre de lames superposées, anastomosées en systèmes de tentes, lames que l'on peut faire glisser les
unes sur les autres en pressant la membrane entre deux doigts. Chacune d'elles
est constituée par des fibrilles conjonctives, entre-croisées en divers sens dans
le plan de la lame et noyées dans une substance fondamentale chondroïde qui
possède le même indice de réfraction que le leur propre. D'autres fibres, dites
fibres suturales, traversent l'épaisseur de la cornée pour en réunir les diverses
lamelles ; mais il n'existe nulle part de fibres élastiques. Les *cellules* sont disposées entre les lames, fortement comprimées, ramifiées et couvertes de crêtes
d'empreintes ; elles s'anastomosent entre elles, soit dans le même intervalle
interlamellaire, soit d'un intervalle à l'autre, de manière à former un vaste réseau
occupant toute l'épaisseur de la membrane (fig. 306) ; les anastomoses à travers
les lames s'établissent grâce à un système de fentes que celles-ci présentent.
M. Ranvier a montré que, suivant les espèces, les cellules cornéennes sont
plus ou moins aplaties et étalées : elles affectent le type corpusculaire chez

---

* A, 1, couche moyenne ou membrane propre cornéenne avec ses faisceaux ondulés de substance conjonctive ;
2, épithélium antérieur. — B, 1, couche moyenne de la cornée ; 2, élastique postérieure ; 3, endothélium de la
membrane de Descemet.

les Batraciens, les Reptiles et les Oiseaux ; le type membraniforme chez l'Homme, le Lapin, le Chien, le Rat ; chez le Cheval et le Bœuf, elles ont un type intermédiaire. Dans tous les cas, les préparations au nitrate d'argent les montrent parfaitement, se détachant en clair sur fond obscur. — Indépendamment des cellules fixes, il y a dans la cornée des cellules migratrices qui vont d'un espace interlamellaire à l'autre et s'accumulent en grand nombre dans le cas de kératite.

Lorsque l'on soumet le globe oculaire à une pression un peu énergique, la cornée devient plus ou moins opaque suivant l'intensité de la pression, ce qui est dû au tassement de ses lamelles et à l'expression du ciment interfibrillaire qui leur communique la transparence.

La même opacité de la cornée peut s'observer chez le Chien à la suite de l'anesthésie par le chlorure d'éthylène (Raphaël Dubois).

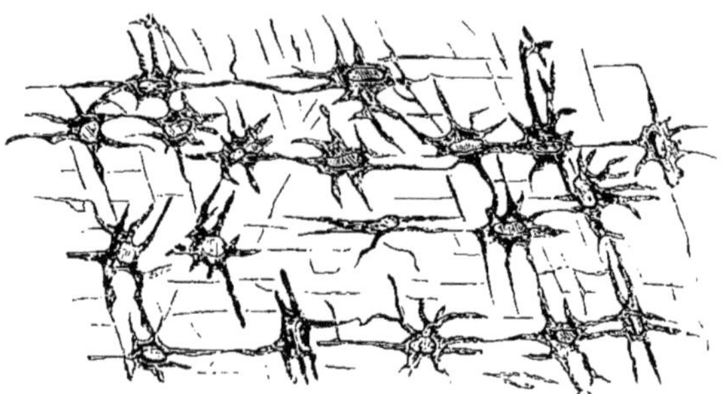

Fig. 306. — Réseau des cellules fixes de la cornée, vu sur une coupe parallèle à la surface. (D'après Virchow.)

b. La *couche externe* ou *superficielle* n'est pas autre chose que l'épithélium de la conjonctive, lequel mesure, chez le Cheval, 0ᵐᵐ,12 à 0ᵐᵐ,15 d'épaisseur. C'est un épithélium stratifié pavimenteux, reposant sur une membrane basale, dite *élastique antérieure* ou *membrane de Bowmann*, qui est très variable d'épaisseur suivant les espèces : à peine distincte chez le Lapin, le Cochon d'Inde, le Cheval, etc., elle est très manifeste chez l'Homme.

La couche épithéliale antérieure de la cornée desquame assez facilement sur le cadavre.

c. La *couche interne* ou *profonde*, plus connue sous le nom de *membrane de Descemet* ou *de Demours*, membrane de l'humeur aqueuse, se compose : 1° d'une épaisse membrane basale, dite *élastique postérieure* ; 2° d'un endothélium à cellules polygonales.

Elle se dissocie à la périphérie de la cornée en un grand nombre de fines trabécules, dont les unes plongent dans la sclérotique, ou bien dans le muscle ciliaire, tandis que les autres se réfléchissent sur l'iris et constituent le *ligament pectiné*. Les intervalles cribleux en résultant portent le nom de *lacunes* ou *espaces de Fontana* ; ils servent, comme nous l'avons déjà dit, à la filtration de l'humeur aqueuse vers le dehors.

Vaisseaux. — La cornée est complètement dépourvue de vaisseaux chez l'adulte. Elle renferme, chez le fœtus, un réseau vasculaire sanguin qui s'atrophie et disparaît avant la naissance. Mais il reste, à la périphérie, des vaisseaux disposés en anses qui sont prêts à reconquérir leur ancien domaine dans le cas d'inflammation.

Nerfs. — Les nerfs de la cornée sont extrêmement nombreux. Découverts en 1832 par Schlemm, ils ont été suivis depuis leur origine aux nerfs ciliaires jusque dans la couche épithéliale antérieure.

En abordant la périphérie de la cornée, leurs fibres perdent leur myéline et se réduisent au cylindraxe ; elles forment un riche plexus dans la couche moyenne, d'où partent une multitude de fibrilles qui plongent dans l'épithélium antérieur et s'insinuent entre les cellules jusqu'à une très petite distance de la superficie, ou bien se portent en arrière vers la membrane de Descemet. — M. Ranvier a vu, chez le Lapin, ces fibrilles se régénérer avec l'épithélium antérieur, après destruction de celui-ci par raclage.

§ 2. — Tunique musculo-vasculaire.

Encore appelée *membrane irido-choroïdienne*, *uvée*, *tractus uvéal*, la tunique moyenne de l'œil forme, à l'intérieur de la sphère constituée par la sclérotique et la cornée, une deuxième sphère, de couleur noire ou sombre, appendue au nerf optique comme un grain de raisin à son pédicule : de là le nom d'uvée, tiré de *uva*, grain de raisin.

Dans la plus grande partie de son étendue, cette tunique est appliquée contre la sclérotique et porte le nom de *choroïde*, tandis que la partie antérieure se sépare de la cornée pour constituer l'*iris* ; l'espace résultant de cette disjonction n'est autre chose que la *chambre antérieure*, et l'angle correspondant est dit *irido-cornéen*.

1. Choroïde.

La choroïde se divise elle-même en deux parties : une postérieure, mince et uniforme, qui s'étend jusqu'en avant de l'équateur de l'œil : c'est la *choroïde proprement dite* ; une antérieure, beaucoup plus épaisse, qui établit l'union avec l'iris ainsi qu'avec le cristallin : c'est la *zone ciliaire*. Ces deux parties sont séparées par une ligne festonnée connue sous le nom d'*ora serrata*.

A. **Choroïde proprement dite**. — Elle figure un segment de sphère creuse, noirâtre, intercalé entre la sclérotique et la rétine, livrant passage en arrière au nerf optique. Son épaisseur ne dépasse guère 1 demi-millimètre ; elle diminue en avant. Sa consistance a été comparée à celle de la pie-mère, dont elle représente une sorte de prolongement. Elle offre à considérer sa surface externe, sa surface interne et sa structure.

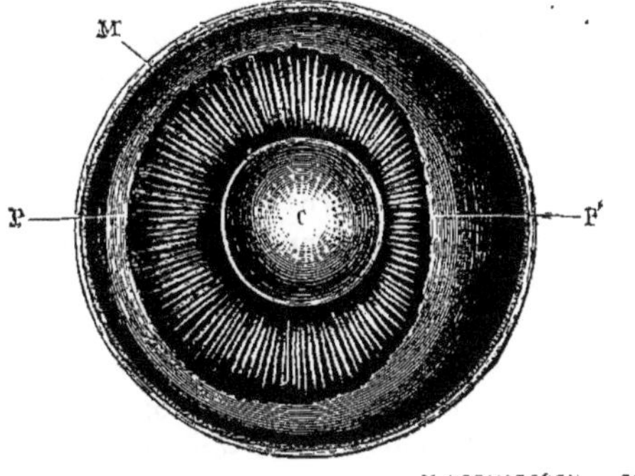

Fig. 307. — Face interne de l'hémisphère antérieur du globe de l'œil du Cheval*.

La *surface externe*, de couleur uniformément noirâtre, répond à la sclérotique par l'intermédiaire d'un tissu conjonctif lâche, pigmenté, que nous avons déjà mentionné sous le nom de *lamina fusca* ; tissu conjonctif creusé de petits

* C, cristallin ; P, procès ciliaires ; P', côté interne où les procès ciliaires sont plus courts ; M, choroïde vue sur la coupe.

espaces séreux communicants, témoignant qu'il y a là une sorte de cavité arachnoïdienne incomplètement oblitérée (espaces supra-choroïdiens de Schwalbe). — Les nerfs ciliaires apparaissent sur cette face externe comme de petits fils blancs, se dirigeant en avant vers la zone ciliaire.

La *surface interne* est en rapport avec la rétine sans lui adhérer. Lorsqu'on ouvre sous l'eau un œil frais, celle-ci s'en détache et forme une espèce de flocon nuageux qui pend à l'insertion du nerf optique. Nous dirons tout à l'heure que l'adhérence est au contraire très grande au niveau de la zone ciliaire. La face interne de la choroïde, au lieu d'être parfaitement noire dans toute son étendue, comme chez l'Homme, présente à son fond une tache brillante, à reflets irisés, que l'on appelle le *tapis* ou *tapetum*, et parfois le *tapis clair* par opposition au reste de la surface interne de la choroïde, que l'on désigne alors sous le nom de *tapis sombre*. Cette tache, surmontant une ligne horizontale passant à 2 ou 3 millimètres au-dessus de la papille, est très variable dans la diversité, l'intensité et la répartition de ses nuances ; les trois principales sont le bleu, le vert et le jaune. Dans la majorité des chevaux, elle est bleu verdâtre à la partie inférieure, ensuite bleu azuré, puis bleu brunâtre. Il y a une certaine corrélation, mais encore mal définie, entre la couleur du tapis et la couleur de la robe ; par exemple les tapis foncés (bleu et vert) sont plus communs dans les robes obscures, et inversement, les tapis clairs, où le jaune domine, s'observent de préférence avec les robes peu pigmentées.

STRUCTURE. — Abstraction faite de la *lamina fusca*, qui établit l'union avec la sclérotique, la choroïde se compose de quatre couches, qui sont, en allant de dehors en dedans : la *couche des gros vaisseaux*, la *couche des capillaires*, la *lame vitrée* et enfin l'*épithélium pigmentaire*. Bien que celui-ci se rattache à la rétine par son mode de développement, nous le décrirons avec la tunique vasculaire de l'œil, dont il est inséparable au point de vue de l'anatomie descriptive.

a. La *couche des gros vaisseaux* comprend un plan profond formé par les artères et un plan superficiel formé par les veines. Celles-ci décrivent des tourbillons très caractéristiques, qui leur ont valu le nom de *vasa vorticosa* ou *veines vorticineuses*. Ces tourbillons, régulièrement espacés sur l'équateur du globe, correspondent à quatre troncs qui traversent la sclérotique pour aller se jeter dans la veine ophtalmique. Un stroma conjonctif semé de fibres élastiques, de fibres musculaires lisses et de nombreuses cellules étoilées, plus ou moins chargées de pigment, sert de soutien à tous ces gros vaisseaux.

b. La *couche des capillaires*, dite *couche chorio-capillaire* ou *membrane de Ruysch*, a pour base une substance amorphe finement granuleuse, parcourue par un réseau de fins capillaires, dont les mailles s'élargissent au fur et à mesure que l'on approche de l'*ora serrata*.

c. La *lame vitrée* ou *membrane de Bruch*, très mince et transparente, sert de basale à l'épithélium pigmentaire.

d. Ce dernier est formé d'une rangée unique de cellules à cinq ou six côtés, qui, vues de face, dessinent une belle mosaïque, cellules comprises entre la vitrée de la choroïde et la couche des bâtonnets et des cônes de la rétine, mais n'adhérant aucunement à cette dernière. Étudiées sur des coupes faites à travers l'épaisseur des deux membranes, ces cellules présentent deux parties : une externe non pigmentée, enfermant le noyau, et une interne, fortement pigmentée et divisée en une multitude de fins prolongements qui s'insinuent entre les bâtonnets et les cônes de la rétine. Les granulations pigmentaires se rapprochent ou s'éloignent de celle-ci suivant que l'œil est exposé à la lumière ou placé dans l'obscurité.

Dans les albinos, cet épithélium est dépourvu de pigment et laisse voir par transparence les réseaux sanguins de la chorio-capillaire ; il s'ensuit que le fond de l'œil, observé sur le vivant à travers la pupille, présente une couleur rouge, comme dans le Lapin ou le Rat blancs.

Particularités de structure au niveau du tapis. — La couche épithéliale que nous venons d'étudier ne subit aucune interruption ; mais, sur le tapis, les cellules qui la constituent perdent en partie leur pigment et deviennent translucides. D'autre part, une couche nouvelle apparaît à ce niveau, qui s'interpose entre les capillaires et les gros vaisseaux et produit, par des jeux de lumière, une tache brillante et en quelque sorte irisée. Suivant la structure de cette couche inter-vasculaire ou *couche de Sattler*, on distingue deux types de tapis, le cellulaire et le fibreux. Dans le *tapis cellulaire*, tel qu'on le rencontre chez les Carnivores, elle est constituée par la superposition en couches multiples de grandes cellules polygonales, finement striées, connues sous les noms d'*iridocytes, cellules irisantes, cellules chatoyantes*. Dans le *tapis fibreux*, tel qu'on l'observe dans les Solipèdes et les Ruminants, la couche dont il est ici question est composée de faisceaux fibrillaires aplatis parallèlement à la surface de la choroïde et terminés en pointe à leurs deux extrémités, faisceaux entre lesquels existent quelques cellules conjonctives fusiformes, dépourvues de pigment [1].

FONCTION. — La choroïde a pour fonction de convertir le fond de l'œil en une véritable chambre noire et de constituer, pour la rétine appliquée sur sa face interne, un appareil de caléfaction. Son *tapetum* constitue une adaptation à la vision nocturne.

B. **Zone ciliaire.** — La zone ciliaire comprend deux parties : le *muscle ciliaire* et les *procès ciliaires*.

1° Le *muscle ciliaire*, ou *cercle ciliaire*, est une sorte d'anneau de 2 ou 3 millimètres de largeur, de couleur grisâtre, que l'on trouve en dedans de la sclérotique, au-dessus de l'angle irido-cornéen ; il occupe le plan superficiel de la zone ciliaire et apparaît, sur les coupes, sous la forme d'un triangle dont le sommet répond à l'*ora serrata* et la base à la périphérie de l'iris (fig. 308).

On peut lui distinguer : une face externe ou antérieure, adhérente à la sclérotique, surtout vers la cornée ; une face interne ou postérieure, confondue avec les procès ciliaires ; un bord antérieur en continuité avec la circonférence de l'iris ; un bord postérieur qui se continue avec la zone choroïdienne.

Le cercle ciliaire est formé par des fibres musculaires lisses disposées suivant deux directions : les unes, *radiées* ou *méridiennes*, prennent naissance sur la sclérotique, en dedans de son ouverture antérieure, et se terminent en arrière dans le stroma choroïdien ; les autres, *circulaires* ou *équatoriales*, sont situées en plan profond et forment un véritable muscle annulaire, parallèle à la grande circonférence de l'iris. Les unes et les autres agissent indirectement sur le cristallin pour faire varier ses courbures dans le phénomène de l'accommodation de l'œil pour la vision à différentes distances (voy. fig. 308). On a remarqué, chez l'Homme, que les fibres circulaires sont peu nombreuses ou même complètement absentes chez les sujets atteints de myopie, tandis que, au contraire,

---

1. Pour plus de détails sur ce point, voy. Tourneux, *Contribution à l'étude du tapis chez les Mammifères* (*Journal de l'anatomie*, 1878).

elles sont très développées chez certains hypermétropes; à l'état normal, elles représentent le dixième environ de la masse totale du muscle ciliaire. Chez le Chien, elles font à peu près défaut.

2° Les *procès ciliaires* sont des plis, au nombre de 110 à 120, chez le Cheval, rayonnant à l'entour du cristallin et s'abaissant progressivement, en s'éloignant de cette lentille, pour se continuer avec la choroïde au niveau de l'*ora serrata*.

Ils sont complètement masqués par devant, soit par le cercle ciliaire, soit par l'iris; mais on les met facilement en évidence en sectionnant le globe suivant son équateur et en examinant la face interne de son hémisphère antérieur (fig. 307).

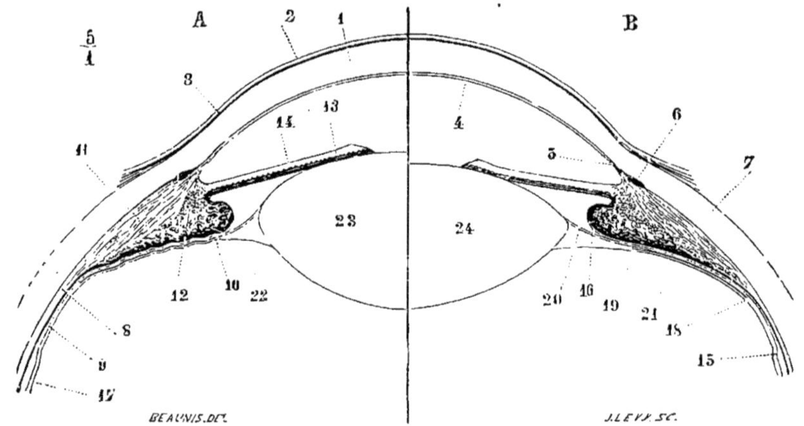

Fig. 308. — Coupe théorique de la partie antérieure du globe oculaire *.

On voit alors, autour du cristallin, une sorte de collerette très noire, asymétrique, c'est-à-dire plus étroite en dedans qu'en dehors, formant des plis radiés, d'un aspect très régulier, dont l'extrémité interne se projette dans la chambre postérieure de l'humeur aqueuse et arrive à petite distance de la circonférence du cristallin, lequel se trouve comme enchatonné au centre de ces plis. Les procès ciliaires ont chacun la forme d'une pyramide triangulaire dont la base est au cristallin et le sommet à l'*ora serrata*. Ils sont constitués par des pelotons de vaisseaux, surtout veineux, plongés dans un stroma conjonctif noirâtre et revêtus superficiellement d'une lame vitrée et d'un épithélium pigmentaire faisant suite à ceux de la choroïde.

2. Iris.

L'iris forme, dans l'intérieur de l'œil, au niveau de l'ouverture antérieure de la sclérotique, en avant du cristallin, un véritable diaphragme percé d'une ouverture centrale, la *pupille*, qui se resserre ou se dilate suivant l'intensité plus ou moins prononcée des rayons lumineux et la distance plus ou moins rapprochée des objets sur lesquels se fixe la vue (fig. 304 et 308).

* Côté A, œil accommodé pour la vision des objets rapprochés; côté B, œil accommodé pour la vision des objets éloignés.
1, couche propre de la cornée; 2, épithélium antérieur de cette membrane; 3, élastique antérieure; 4, membrane de Demours; 5, ligament pectiné; 6, canal de Schlemm; 7, sclérotique; 8, choroïde; 9, rétine; 10, procès ciliaires; 11, fibres radiées du muscle ciliaire; 12, fibres circulaires du même; 13, iris; 14. épithélium pigmentaire de l iris; 15, *ora serrata*; 16, partie antérieure de la rétine; 17, membrane hyaloïde; 18, division de cette membrane en deux feuillets; 19. feuillet antérieur ou zone de Zinn, dans sa partie soudée aux procès ciliaires; 20, le même, dans sa partie libre; 21. feuillet postérieur de l'hyaloïde; 22, canal de Petit; 23. cristallin pendant l'accommodation; 24, cristallin dans la vue des objets éloignés. (D'après Beaunis et Bouchard.)

Ce diaphragme partage l'espace compris entre la cornée, d'une part, la face antérieure du cristallin et l'extrémité interne des procès ciliaires, d'autre part, en deux compartiments d'inégale grandeur, connus sous les noms de *chambre antérieure* et *chambre postérieure*; cette dernière est presque virtuelle, l'iris étant à peu près immédiatement appliqué sur le cristallin.

L'iris affecte la forme elliptique, comme la cornée et l'ouverture de la sclérotique.

Sa *face antérieure*, plane ou très légèrement convexe, présente des sillons circulaires très prononcés et des stries rayonnées, sensibles seulement vers la grande circonférence de la membrane. Elle reflète chez les Solipèdes une teinte brune plus ou moins jaunâtre et toujours luisante. Des bandes circulaires interrompues, de couleur noire, lui donnent parfois un aspect tigré. D'autres fois elle est presque blanche, ou tout au moins gris très clair, dans une partie ou dans la totalité de son étendue : dépigmentation qui fait qualifier l'œil de *vairon*. Malgré ces différences, on peut dire que, chez le Cheval, la couleur des yeux, communiquée par l'iris, est infiniment moins variée que chez l'Homme.

La *face postérieure*, en rapport avec le cristallin et les procès ciliaires, est enduite d'une couche épaisse de pigment noir, faisant suite à celle qui revêt la choroïde et les procès ciliaires, pigment dont une portion fait saillie dans la chambre antérieure, au bord supérieur de l'ouverture pupillaire, sous forme d'un ou de plusieurs petits corps spongieux, pédicellés, noirâtres, que l'on appelle ordinairement *fongus* ou *grains de suie*, et qui ne paraissent pas gêner la vision [1].

La *grande circonférence* de l'iris est attachée au cercle ciliaire, qui proémine sur elle, antérieurement, à la manière d'un cadre ; elle répond aussi à la zone scléro-cornéenne par l'intermédiaire du ligament pectiné.

La *petite circonférence* circonscrit l'ouverture pupillaire, qui, dans les Solipèdes et les Ruminants, a la forme d'une ellipse à grand axe transversal. Elle se resserre avec l'âge et passe à la forme d'un rectangle horizontal à angles arrondis.

Pendant la plus grande partie de la vie fœtale, la pupille est fermée par une membrane mince et transparente, dite *membrane pupillaire* ou *membrane de Wachendorff*, qui persiste quelquefois chez l'adulte.

Structure. — On a beaucoup discuté sur l'organisation de l'iris. Aujourd'hui tout le monde admet comme élément principal de cette organisation des fibres musculaires lisses. — Une membrane propre, tapissée antérieurement par un endothélium qui fait suite à celui de la membrane de Descemet, postérieurement par un épithélium pigmentaire qui continue celui de la choroïde : telles sont les trois couches constituantes de l'iris.

a. La *membrane propre* est formée essentiellement par des fibres musculaires lisses, des vaisseaux et des nerfs, plongés dans un stroma conjonctif. Celui-ci comprend des faisceaux connectifs, de très fines fibres élastiques, des cellules fixes plus ou moins pigmentées, des cellules migratrices et enfin des granulations pigmentaires libres ; il communique à l'iris sa couleur. Les fibres musculaires lisses sont disposées : les unes circulairement autour de la pupille (*sphincter pupillaire*), les autres radiairement d'une circonférence à l'autre (*muscle dilatateur de la pupille*). Toutefois ces dernières sont contestées par

1. Consulter à ce sujet Ablaire : *Considérations optiques sur l'image rétinienne de la pupille et des franges iriennes associées* (*Société des Sciences vétérinaires de Lyon*, 1902).

divers auteurs. Koganeï, qui a étudié comparativement l'iris de l'Homme et de trente Vertébrés différents, conclut que le dilatateur de la pupille n'existe pas chez l'Homme, le Chien, le Chat, le Rat, le Porc, le Cheval, le Bœuf, etc. ; qu'il y en a un, mais peu développé, chez le Lapin, assez fort chez les Oiseaux, plus fort encore chez la Loutre, etc. [1].

Ce qu'il y a de certain, c'est que la contraction de la pupille est commandée par l'oculo-moteur commun, tandis que la dilatation du même orifice relève du grand sympathique. Pour M. Chauveau, cette dualité d'innervation n'implique nullement une dualité musculaire ; la dilatation pupillaire serait due simplement à une action d'arrêt ou d'inhibition entraînant relâchement du sphincter.

b. L'*épithélium antérieur*, ou mieux l'endothélium, est formé de cellules polygonales très aplaties, dépourvues de pigment et reposant sur une membrane basale extrêmement mince. Quelques auteurs y ont décrit des stomates lymphatiques. Ces deux couches sont en continuité avec celles de la membrane de Descemet, qui tapisse la face postérieure de la cornée.

c. L'*épithélium postérieur*, ou *épithélium pigmentaire*, formé de cellules stratifiées en deux ou plusieurs couches, fait suite à celui des procès ciliaires et repose sur une membrane basale. Il dépend aussi de la rétine par son développement.

3. Vaisseaux et nerfs de la membrane irido-choroïdienne.

1. Les *artères* proviennent des artères ciliaires, que l'on divise en *ciliaires postérieures* et *ciliaires antérieures*, suivant qu'elles traversent la sclérotique au voisinage du nerf optique ou vers son ouverture antérieure. Les premières sont elles-mêmes subdivisées en *ciliaires courtes* et *ciliaires longues*, suivant qu'elles se jettent dans la partie postérieure de la choroïde ou bien rampent sur cette membrane pour se rencontrer avec les ciliaires antérieures et former avec elle le *grand cercle artériel de l'iris*, situé entre la sclérotique et le muscle ciliaire, cercle dont partent des rameaux postérieurs ou excentriques, à destination de la zone ciliaire et de la partie antérieure de la choroïde, et des rameaux antérieurs ou concentriques, qui se portent dans l'iris en se ramifiant et viennent former autour de la pupille le *petit cercle artériel de l'iris*.

2. Les *veines* de l'iris répètent la disposition des artères ; elles s'unissent à la circonférence de ce diaphragme avec les pelotons des procès ciliaires avant de se jeter dans les *vasa vorticosa* de la choroïde, lesquels se collectent, comme nous l'avons déjà dit, en quatre troncs au niveau de l'équateur de l'œil. — Quant aux veines du muscle ciliaire, les unes se jettent dans le réseau choroïdien, les autres, dites ciliaires antérieures, traversent immédiatement la sclérotique avec les artères de même nom.

3. Les *lymphatiques* véritables font défaut, sauf, dit-on, au niveau du tapis ; mais Schwalbe a décrit un système lacunaire qui paraît en tenir lieu. D'une part, la lymphe de l'iris et de la zone ciliaire se déverserait dans la chambre antérieure par des fentes ou stomates *ad hoc* et, de la chambre antérieure, filtrerait à travers le crible pectinéal dans les veines du limbe scléro-cornéen, après s'être collecté ou non dans un canal de Schlemm. D'autre part, la lymphe de la choroïde aboutirait aux espaces supra-choroïdiens de la *lamina fusca*, où elle se rassemblerait dans quatre canaux traversant la sclérotique avec ceux qui servent de déversoir aux *vasa vorticosa*.

1. Voy. Testut, *Traité d'anatomie humaine.*

4. Les *nerfs* proviennent des nerfs ciliaires, émanant pour le plus grand nombre du ganglion ophtalmique. Ils forment, à la face externe de la choroïde, un riche plexus ganglionnaire (*plexus choroïdien*) dont les ramuscules viennent se perdre dans la tunique musculaire des vaisseaux de cette membrane — et un deuxième plexus, semblable au premier, en avant du muscle ciliaire (*plexus ciliaire*). Ils pénètrent ensuite dans l'iris, où ils se résolvent en un troisième plexus (*plexus irien*), sur le trajet duquel n'existeraient point de cellules nerveuses.

§ 3. — Tunique nerveuse ou rétine.

La rétine, telle qu'on l'entend en anatomie descriptive, c'est-à-dire abstraction faite de l'épithélium pigmentaire, s'étend depuis le nerf optique, dont elle n'est que l'épanouissement, jusqu'à la circonférence du cristallin. C'est une membrane parfaitement transparente, qui se divise, comme la choroïde contre laquelle elle est appliquée, en deux fractions : l'une postérieure, correspondant à la zone choroïdienne et dépourvue de toute adhérence : c'est la *rétine proprement dite* ; l'autre antérieure, modelée sur les procès ciliaires et adhérente, dénuée de toute aptitude visuelle. La continuité entre les deux portions se fait au niveau de l'*ora serrata*.

1. Portion postérieure ou rétine proprement dite.

La rétine proprement dite est une membrane de quelques dixièmes de millimètre d'épaisseur, c'est-à-dire très mince, très fragile, facile à décoller, transparente pendant la vie, s'altérant rapidement après la mort et prenant de ce fait une teinte opaline ou légèrement grisâtre. Incolore quand elle est éclairée, elle prend dans l'obscurité une couleur rougeâtre due à un pigment particulier, le *pourpre visuel*, qui se décompose sous l'influence de la lumière à la manière de la substance sensible des plaques photographiques.

La rétine offre à considérer sa *surface externe*, sa *surface interne* et sa *structure*.

a. La *surface externe* répond à l'épithélium pigmentaire du fond de l'œil, mais sans lui adhérer, malgré l'espèce d'engrènement qui se produit entre les prolongements des cellules de cet épithélium et les bâtonnets et les cônes de la rétine.

b. La *surface interne* est en rapport avec le corps vitré, avec lequel elle ne présente non plus aucune adhérence. Elle est parfaitement unie, sauf à l'arrivée du nerf optique, c'est-à-dire à 2 millimètres environ au-dessous du tapis, où l'on observe ce que l'on appelle improprement la papille.

La *papille*, ou *punctum cœcum*, est le lieu d'épanouissement du nerf optique, sorte de disque blanchâtre, elliptique, mesurant 3 à 4 millimètres dans son grand axe, qui est horizontal, et déprimé légèrement au centre comme un petit cratère, au fond duquel apparaissent les vaisseaux destinés à la rétine (fig. 313).

Au-dessus de la papille, c'est-à-dire au niveau du pôle postérieur de l'œil, dans la région la plus sensible de la rétine, on remarque, chez l'Homme (fig. 309), la *tache jaune* (*macula lutea*), au centre de laquelle existe une petite dépression dite *fossette centrale* (*fovea centralis*) : particularités qui paraissent faire défaut chez nos animaux. Il y a bien chez eux, comme chez l'Homme, une région de meilleure vision, mais cette *area centralis* ne se manifeste ni par une tache jaune, ni par une dépression, mais seulement par sa structure comportant une augmentation de nombre des cellules nerveuses et surtout des cellules multipolaires.

c. STRUCTURE (fig. 310 et 311). — La structure de la rétine est très complexe ; elle ne comprend pas moins de neuf couches, stratifiées dans sa faible épaisseur, qui sont, de la face interne à la face externe : 1° la membrane limitante interne ; 2° la couche des fibres du nerf optique ; 3° la couche des cellules ganglionnaires ou multipolaires ; 4° la couche moléculaire ou réticulaire interne ;

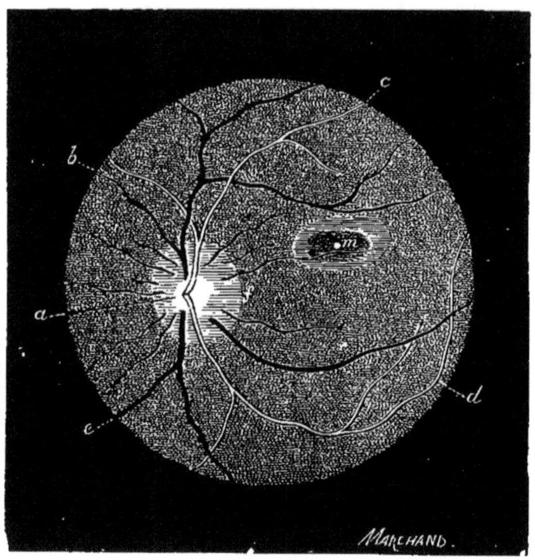

Fig. 309. — Fond de l'œil humain, d'après Galezowski [*].

5° la couche granuleuse interne ou couche des grains internes ; 6° la couche intergranuleuse ou réticulaire externe ; 7° la couche granuleuse externe ou couche des grains externes ; 8° la membrane limitante externe ; 9° la couche des bâtonnets et des cônes ou membrane de Jacob ; sans compter la couche pigmentaire, que nous avons déjà décrite avec la choroïde.

En outre, la rétine est traversée dans son épaisseur, depuis la limitante interne jusqu'à la limitante externe, par les *fibres* ou *cellules de Müller*, constituant une sorte de stroma de soutènement, comparable à un réseau névroglique. Le tissu conjonctif manque absolument.

1° La *membrane limitante interne* est une mince membrane hyaline, en contact avec le corps vitré et donnant appui aux pieds des fibres de Müller ;

2° La *couche des fibres du nerf optique* est formée de fibres nerveuses rayonnant dans toutes les directions à partir de la papille, et aboutissant une à une aux cellules multipolaires de la couche qui suit. En entrant dans la rétine, ces fibres se dépouillent de leurs annexes et se réduisent au cylindraxe ;

3° La couche des cellules ganglionnaires est formée de volumineuses cellules (30 μ) disposées en une seule rangée et ressemblant manifestement aux cellules multipolaires du névraxe. Leurs prolongements protoplasmiques se ramifient dans la couche moléculaire interne, tandis que leur prolongement nerveux se continue par une fibre du nerf optique. Ce nerf ne se termine donc pas à la rétine ; au contraire, il y prend naissance par le plus grand nombre de ses fibres ;

4° La *couche moléculaire* ou *réticulaire interne* est formée par un très fin réseau fibrillaire noyé dans une substance amorphe, réseau où se perdent les prolongements protoplasmiques des cellules multipolaires sous-jacentes et les ramifications descendantes des cellules de la couche suivante ;

5° La *couche granuleuse interne* renferme de

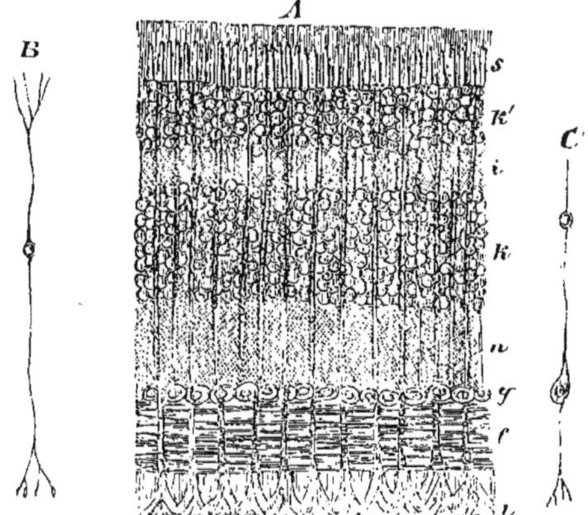

Fig. 310. — Coupe de la rétine, d'après Virchow *.

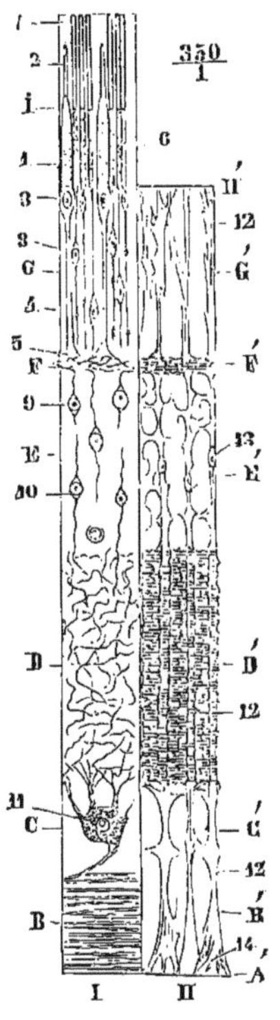

Fig. 311. — Schéma de la rétine, montrant d'un côté (I) les éléments nerveux, de l'autre (II) les éléments de soutènement **.

nombreux éléments cellulaires, disposés en plusieurs étages. La plupart sont *bipolaires* et ont un prolongement terminé dans la couche moléculaire interne, l'autre dans la couche moléculaire externe. D'autres, connus sous le nom de *spongioblastes*, sont *unipolaires* (fig. 312) ; leur unique prolongement se ramifie dans la couche moléculaire interne. D'autres enfin, appelés *cellules horizontales*, occupent la partie supérieure, c'est-à-dire externe, de la couche et unissent entre elles les cellules de la couche granuleuse externe (fig. 312) ;

6° La *couche moléculaire* ou *réticulaire externe* est une couche intergranuleuse de même constitution que l'autre couche de même nom, mais plus mince ;

* A, épithélium pigmentaire ; B, C, éléments de soutènement ; *l*, membrane limitante interne avec les pieds des fibres de Müller ; *f*, couche des fibres du nerf optique ; *g*. couche des cellules ganglionnaires ; *n*, couche moléculaire interne ; *h*, couche granuleuse interne ; *i*, couche moléculaire externe ; *k*, couche granuleuse externe ; *s*, couche des bâtonnets et des cônes, reposant sur une fine membrane limitante externe.

** A, membrane limitante interne ; B, B', couche des fibres du nerf optique ; C, C' couche ganglionnaire ; D, D', couche moléculaire interne ; E, E', couche granuleuse interne ; F, F', couche intergranuleuse ; G, G', couche granuleuse externe ; H, membrane limitante externe ; I. couche des bâtonnets et des cônes ; 1, article interne des cônes ; 2, article externe ; 3, grain de cône ; 4, prolongement inférieur d'un grain de cône ; 5, son disque terminal ; 6, article interne des bâtonnets ; 7, article externe ; 8, grain de bâtonnet ; 9, 10, cellules de la couche granuleuse interne ; 11, cellule multipolaire ; 12, fibres de Müller ; 13, noyau de ces fibres ; 14, leur pied.

7° La *couche granuleuse externe* est formée de cellules, plus petites que les grains internes, qui sont en rapport de continuité avec les bâtonnets et les cônes à travers la membrane limitante externe, et que l'on appelle pour cela *grains de cônes* et *grains de bâtonnets*. Ces cellules sont disposées régulièrement sur trois étages, les grains de bâtonnets au-dessous des grains de cônes. Ceux-ci se terminent dans la couche moléculaire externe par un disque aplati ; ceux-là par un petit renflement piriforme ou sphérique :

8° La *membrane limitante externe* ressemble à l'interne ; elle sert de support aux bâtonnets et aux cônes, qui, à travers son épaisseur, se continuent comme il vient d'être dit avec les cellules de la couche sous-jacente ;

9° La *couche des bâtonnets et des cônes* ou *membrane de Jacob* simule un épithélium bacillaire dont les éléments réfringents et très altérables se distinguent, suivant leur forme, en bâtonnets et en cônes ; ceux-ci sont fortement renflés à la base, terminés en pointe à l'extrémité ; ceux-là sont plus longs, à peine renflés à la base et coupés carrément à l'extrémité. Les uns et les autres se divisent en deux segments ou articles superposés : l'un interne, l'autre externe. C'est dans le segment externe des bâtonnets que se trouve le *pourpre visuel, érythropsine* ou *rhodopsine*, qui, d'après Kühne, serait sécrété par les cellules de l'épithélium pigmentaire adjacent.

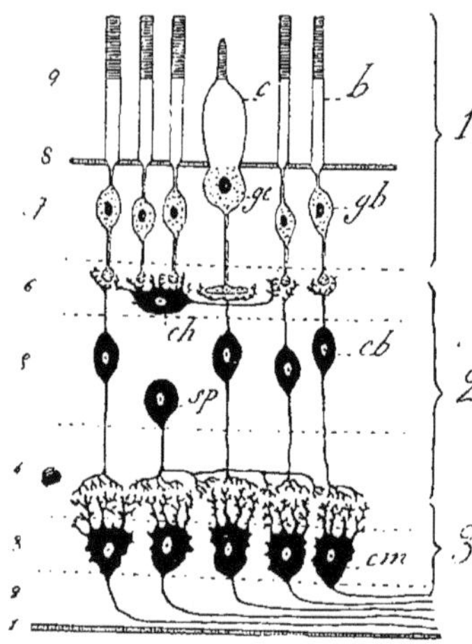

Fig. 312. — Schéma de la rétine, d'après M. Duval [*].

La proportion des cônes et des bâtonnets varie suivant les régions examinées : les cônes sont tout à fait prédominants, ou même existent exclusivement, au point de la vision parfaite, tandis qu'ils diminuent progressivement de nombre en allant vers l'*ora serrata* et finissent par disparaître complètement. Dans beaucoup d'animaux nocturnes, tels que le Hérisson, la Taupe, on ne trouve que des bâtonnets dans la rétine ; au contraire les cônes sont extrêmement nombreux dans les Oiseaux de jour. D'où il faut conclure que les cônes sont des éléments de plus grande acuité visuelle, adaptés notamment à la vision des couleurs.

Essayons maintenant de faire la synthèse de cette structure complexe. M. Ranvier distingue deux parties principales dans l'épaisseur de la rétine : une partie interne, vasculaire et vraiment nerveuse, et une partie externe, non vasculaire, assimilable à un épithélium sensoriel ; ces deux parties ont pour limite la couche moléculaire externe, qu'il appelle *plexus basal* (fig. 312). La partie non vasculaire, ou *neuro-épithéliale*, est essentiellement constituée par les grains externes ou *cellules visuelles*, dont les bâtonnets et les cônes ne sont que des prolongements ; ces cellules seraient comparables aux cellules gustatives ou auditives, c'est-à-dire sensorielles, mais non nerveuses. La partie vasculaire ou *cérébrale* est essentiellement constituée par deux étages de neurones : des *neurones sensitifs périphériques*, représentés par les cellules bipolaires de la couche granuleuse interne, et des *neurones sensitifs centraux*, représentés par les cellules ganglionnaires ou multipolaires, dont procèdent les fibres du nerf optique. On y trouve aussi des *neurones d'association*, destinés à relier les diverses régions d'une même couche : telles sont les cellules horizontales, réunissant les cellules visuelles, et les spongioblastes, qui en font autant à l'égard des cellules multipolaires.

Ajoutons enfin que Ramon y Cajal a démontré l'existence dans le nerf optique de fibres centrifuges, c'est-à-dire ayant leurs cellules d'origine dans le névraxe et se terminant dans la rétine ; on tend à croire que ces fibres actionnent les spongioblastes et que ceux-ci réagissent sur les cellules multipolaires.

En résumé, la rétine nous apparaît comme une sorte de lobe cérébral, réuni à un épithélium sensoriel et étalé au fond de l'œil, grâce au long pédicule constitué par le nerf optique.

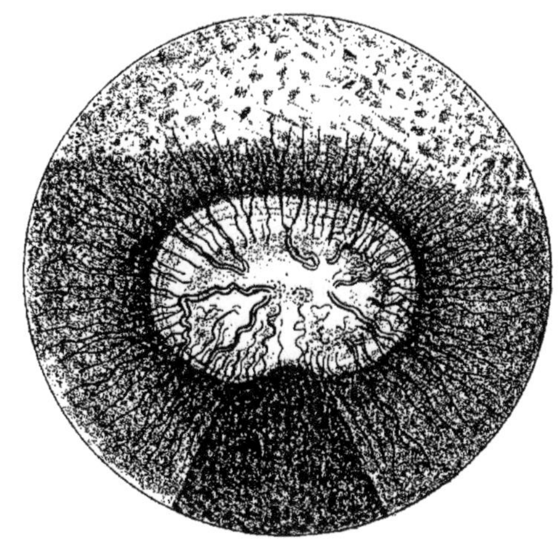

Fig. 313. — Fond de l'œil normal du Cheval, à l'ophtalmoscope. d'après Nicolas et Fromaget.

Vaisseaux. — La rétine possède un système vasculaire en quelque sorte particulier, qui a pour afférent l'artère centrale de la rétine et pour efférent la veine de même nom, l'une et l'autre s'engageant dans le nerf optique à une petite distance du globe oculaire, traversant la papille et se divisant aussitôt en deux branches qui se dirigent, l'une en haut, l'autre en bas (fig. 309). Les Solipèdes, toutefois, présentent une disposition particulière, ainsi décrite par MM. Nicolas et Fromaget (fig. 313) : « Contrairement à ce qui existe chez l'Homme et chez les autres animaux domestiques (Bœuf, Mouton, Chien), les vaisseaux rétiniens des Solipèdes ne partent pas du centre du *punctum cœcum*, mais émergent de la périphérie comme des rayons. Cependant certains partent d'une région plus ou moins centrale, quelques-uns du centre même de la papille. Tous ces vaisseaux rayonnants, souvent flexueux, se divisent suivant le type dichotomique, sans communiquer les uns avec les autres, et se terminent à une distance variable, comme on le voit figure 313, ou plutôt ils se résolvent en un réseau capillaire qui se perd dans l'épaisseur de la membrane. »

Les vaisseaux sanguins de la rétine sont à peu près indépendants de ceux de la choroïde ; cependant on observe quelques fines anastomoses au niveau de la papille.

On a décrit dans la rétine des gaines lymphatiques périvasculaires, mais il n'y a pas de véritables vaisseaux lymphatiques.

2. Portion antérieure ou ciliaire de la rétine.

La rétine s'amincit progressivement à partir de la papille et perd peu à peu ses éléments nerveux. Au delà de l'*ora serrata*, elle est complètement inexcitable et réduite à une pellicule qu'il est presque impossible de détacher des procès ciliaires, sur lesquels elle est exactement moulée. Cependant la disjonction peut s'opérer sur des yeux déjà flétris : ainsi, en enlevant la cornée et une certaine étendue de sclérotique, en partageant ensuite l'iris en plusieurs lambeaux à l'aide d'incisions rayonnantes, et en renversant chacun d'eux en dehors par une légère traction qui déchire la zone ciliaire de la choroïde, on met à découvert, autour du cristallin, une délicate collerette, plissée comme une fraise du temps de la Renaissance : c'est la portion ciliaire de la rétine, qui s'engrenait avec les procès ciliaires et qu'il ne faut pas confondre avec la *zone de Zinn*, dont nous parlerons à propos du corps vitré.

A ce niveau, la membrane est réduite à une rangée de cellules cylindriques que l'on assimile généralement aux cellules de Müller ou cellules de soutènement, lesquelles seraient venues au contact les unes des autres par suite de la disparition de tous les autres éléments. Ces cellules sont comprises entre l'épithélium pigmentaire des procès ciliaires et une fine membrane limitante interne.

B. — **Milieux de l'œil.**

§ 1. — Cristallin.

Le cristallin est une lentille biconvexe, transparente comme un bloc de cristal, et située en arrière de la pupille, entre l'humeur aqueuse et le corps vitré, fixée dans la petite circonférence de la zone des procès ciliaires par une membrane élastique connue sous les noms de *zone de Zinn* ou de *zonula*.

Son *diamètre* est en moyenne de 18 à 20 millimètres ; son *épaisseur* de 12 à 14 millimètres. La face postérieure est beaucoup plus bombée que l'antérieure ; en sorte que nous avons vu, sur un gros cristallin, l'épaisseur se répartir de la manière suivante : 6 millimètres pour la face antérieure, 9 millimètres pour la postérieure.

D'après Mathiesen, l'*indice de réfraction* du cristallin du Cheval est de 1,5084.

STRUCTURE. — Le cristallin est constitué par une membrane d'enveloppe et un tissu propre.

a. La membrane d'enveloppe, dite *capsule cristalline* ou *cristalloïde*, est d'épaisseur sensiblement uniforme chez le Cheval, tandis que, chez l'Homme, elle est deux fois plus épaisse sur la face antérieure de la lentille (cristalloïde antérieure) que sur la face postérieure (cristalloïde postérieure). Cette fine enveloppe, anhiste, est très élastique, sans adhérence avec le tissu propre, et assimilable à une cuticule ou à la membrane basale d'un épithélium tégumentaire. Elle est tapissée intérieurement, au niveau de la cristalloïde antérieure, par un épithélium cubique qui se dissout après la mort et forme l'*humeur de Morgagni*.

b. Le *tissu propre* est disposé en couches concentriques, presque fluides à la surface de l'organe, mais dont la consistance augmente de l'extérieur à l'intérieur. Le microscope démontre que ces couches sont composées de longues fibres rubanées, prismatiques, intimement unies, dont la coupe est en forme d'hexagones aplatis. Les superficielles sont molles, riches en eau et pourvues d'un noyau vers le milieu de leur longueur ; les profondes sont moins larges, plus consistantes, engrenées par de fines dentelures et dépourvues de noyau. Celles du centre se portent directement d'un pôle à l'autre ; les moyennes vont également d'un pôle à l'autre, mais en décrivant une courbure du côté du centre ; les superficielles, extrêmement infléchies, se contournent sur l'équateur de la lentille. Lorsque le cristallin a été durci et coagulé par l'action de certains réactifs, on voit, sur chacune de ses faces, une étoile à 3 ou 4 branches suivant lesquelles il est possible de le cliver en secteurs (fig. 314). Ces plans de clivage corres-

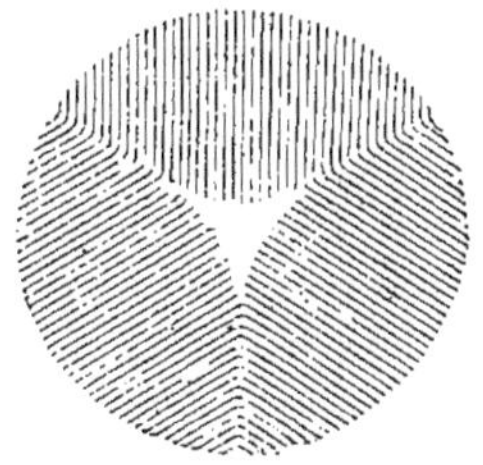

Fig. 314. — Schéma de la disposition des fibres du cristallin, d'après M. Duval.

pondent au mode de groupement des fibres ; ils sont occupés par une substance amorphe relativement abondante.

Le cristallin ne possède ni vaisseaux, ni nerfs ; sa nutrition, purement osmotique, se fait par l'intermédiaire des tissus voisins. Mais, chez le jeune fœtus, sa capsule reçoit de l'artère centrale de la rétine une branche spéciale qui traverse le corps vitré d'arrière en avant et aborde le cristallin par la face postérieure pour se ramifier dans sa capsule et jusque dans la membrane pupillaire. Cette branche, dite *artère capsulaire* ou *hyaloïdienne*, disparaît longtemps avant la naissance.

§ 2. — Corps vitré.

Le corps vitré, ou *corps hyaloïde*, est une masse transparente, sorte de gelée incolore, dont la consistance et l'aspect rappellent assez bien le blanc d'œuf cru, masse qui occupe tout l'espace qui se trouve compris entre le cristallin et la rétine, c'est-à-dire la plus grande partie de l'intérieur de l'œil.

Son indice de réfraction, chez le Cheval, est, d'après Berlin, de 1,3361. Il se compose d'une enveloppe, la *membrane hyaloïde*, et d'un contenu, l'*humeur vitrée*.

a. La *membrane hyaloïde* est une pellicule fort mince, en rapport avec la rétine, qui enveloppe le corps vitré à l'exception de la partie déprimée en cupule, correspondant au cristallin (*fossa patellaris*). A partir de l'*ora serrata* jusqu'à l'équateur du cristallin, cette membrane s'épaissit, devient plus résistante, adhérente à la rétine, et échange sa structure amorphe contre une structure fibrillaire ; elle prend le nom de *zone de Zinn* ou *zonula*. Les fibrilles de cette zone, dirigées suivant les méridiens de l'œil, se dissocient en arrivant vers la circonférence du cristallin et se terminent, le plus grand nombre, sur la face antérieure de la lentille, les autres sur l'équateur même ou un peu en arrière, en se confondant avec la cristalloïde ; elles servent à maintenir le cristallin dans sa situation. La zone de Zinn ménage avec l'humeur vitrée un petit espace progressivement croissant à partir de l'*ora serrata* : c'est le *canal godronné* ou *canal de Petit*. Cet espace péricristallinien se distend par l'insufflation et prend un aspect bosselé qui lui a valu son nom de canal godronné. On suppose qu'il sert de voie lymphatique et qu'il est en communication avec la chambre postérieure de l'humeur aqueuse par les interstices des fibrilles zonulaires. Il y a des auteurs qui le considèrent comme le produit artificiel de l'insufflation ; d'autres, au contraire, le placent entre deux feuillets de la membrane hyaloïde, qui se dédoublerait antérieurement comme dans la figure 308.

b. L'humeur vitrée adhère à la face interne de son enveloppe, excepté au niveau de la zone de Zinn. C'est une sorte de tissu conjonctif muqueux, analogue à celui qui constitue la gélatine de Wharton du cordon ombilical ; toutefois, chez l'adulte, la plupart des éléments figurés disparaissent, et il ne reste plus qu'une masse amorphe et gélatiniforme, parcourue par des cellules lymphatiques, et quelques rares fibrilles.

Le corps vitré ne contient ni vaisseaux ni nerfs ; cependant nous avons déjà dit que, dans l'embryon, il est traversé par l'artère capsulaire allant de la papille au cristallin. Le canal qui loge cette artère, et que l'on appelle *canal hyaloïdien*, se trouve encore, dit-on, chez l'adulte, où il sert de voie lymphatique.

La persistance de l'artère hyaloïdienne et du canal qui lui livre passage dans le corps vitré s'observe fréquemment chez le Chien, le Chat, le Lapin, le Porc et surtout le Bœuf et divers autres Ruminants, sous l'aspect de tractus blanchâtres, s'avançant du fond de l'œil dans le corps vitré et équivalant peut-être au peigne des Oiseaux et des Reptiles.

§ 3. — Humeur aqueuse.

L'humeur aqueuse est un liquide incolore, parfaitement limpide, ressemblant à de l'eau. Sa densité est de 1,005 ; son indice de réfraction, de 1,336, d'après Helmoltz. Elle renferme, suivant Berzélius :

Eau	98.10
Chlorure de sodium	1.15
Matière extractive soluble dans l'eau	0,75
Albumine	traces.
	100,00

On n'y trouve d'autres éléments figurés que quelques rares cellules lymphatiques. C'est un produit sécrété par l'épithélium des procès ciliaires et de la face postérieure de l'iris, lentement renouvelé grâce à une filtration qui se fait dans l'angle irido-cornéen, à travers les lacunes du ligament pectiné. Lorsqu'il a été évacué par une ponction de l'œil, il se reforme très vite.

L'humeur aqueuse remplit les deux chambres de l'œil. La *chambre antérieure*, comprise entre la cornée et l'iris, mesure environ 8 millimètres de profondeur après l'ablation du cristallin, 6 à 7 millimètres seulement lorsque celui-ci est en place, vu que l'iris est un peu repoussé en avant par ladite lentille. La *chambre postérieure*, comprise entre l'iris, la face antérieure du cristallin et l'extrémité interne des procès ciliaires, est presque virtuelle, par suite de la juxtaposition de ces diverses parties ; elle communique avec l'antérieure par l'orifice pupillaire et avec le canal godronné par les espaces intertrabéculaires de la zone de Zinn. La chambre antérieure est partout revêtue d'un mince endothélium, tandis que la postérieure est tapissée, comme nous l'avons vu, par un épithélium véritable, d'origine ectodermique, excepté sur la face antérieure du cristallin, qui se présente à découvert.

Article II. -- ORGANES ACCESSOIRES DE LA VISION

§ 1ᵉʳ. — **Cavité orbitaire.**

Préparation. — On préparera la gaine oculaire en débarrassant la fosse temporale des muscles et du tissu adipeux qui s'y trouvent et en enlevant les paupières, le globe et les muscles de l'œil.

Située sur le côté de la tête, à l'union du crâne et de la face, cette cavité est circonscrite, à son entrée, par un contour osseux, à la formation duquel concourent le frontal et son apophyse orbitaire, le lacrymal, le jugal et une petite enclave de l'apophyse zygomatique du temporal (Voy. fig. 43, t. I). Mais, à son fond, elle ne présente plus de parois osseuses et se trouve confondue, dans le squelette, avec la fosse temporale. C'est un cornet fibreux qui, chez nos animaux domestiques, complète la cavité orbitaire et en fait un compartiment spécial tout à fait indépendant de la fosse précitée.

Désigné sous le nom de *gaine oculaire* ou *périorbite*, ce cornet conique s'attache par son fond au pourtour de l'hiatus orbitaire. Le feuillet fibreux qui le forme se fixe, en avant, sur la face interne de l'orbite, et, arrivé à l'entrée de cette cavité, se prolonge au-delà du bord qui la circonscrit pour former la membrane fibreuse des paupières. Forte et tendue en dehors, c'est-à-dire dans les points où elle n'est pas en rapport avec l'os, la gaine oculaire est assez mince du côté interne, où elle se confond avec le périoste des divers os qu'elle tapisse. Elle est traversée par des vaisseaux et des nerfs et présente dans sa structure beaucoup de fibres élastiques mélangées à ses faisceaux fibreux inextensibles.

Ainsi complétée, la cavité orbitaire présente la forme d'un cône creux, assez régulier, ouvert à sa base, fermé à son sommet, qui correspond à l'hiatus orbitaire. Dans la position la plus habituelle de la tête, l'axe de ce cône regarde en avant, en bas et en dehors.

Indépendamment du globe de l'œil, la cavité orbitaire loge les muscles qui le meuvent, la paupière clignotante, la glande lacrymale et le muscle releveur de la paupière supérieure; sans compter un volumineux coussinet graisseux qui remplit tous les interstices.

§ 2. — **Muscles moteurs du globe de l'œil.**

Préparation. — Pour étudier l'appareil moteur du globe oculaire, on prendra pour guide la figure 315.

Ces muscles sont au nombre de sept : cinq désignés sous le nom de *muscles droits* et distingués en *postérieur, supérieur, inférieur, externe* et *interne ;* deux appelés *muscles obliques*, l'un *supérieur* ou *grand oblique*, l'autre *inférieur* ou *petit oblique* (fig. 315).

Droit postérieur. — Encore appelé *muscle choanoïde* ou *rétracteur de l'œil*, ce muscle enveloppe complètement la portion extra-cranienne du nerf optique d'une sorte de gaine qui rappelle assez bien celle du cornet fibreux de la cavité orbitaire. Ses fibres, disposées longitudinalement, prennent leur origine auprès du trou optique et se terminent sur l'hémisphère postérieur de la sclérotique.

Il est toujours plus ou moins fasciculé et divisible en quatre portions régulières, une supérieure, une inférieure, une externe, une interne.

Le droit postérieur tire le globe de l'œil au fond de l'orbite, en se contractant, et ainsi projette la troisième paupière sur la cornée par un mécanisme dont nous parlerons plus loin.

Son existence étant corrélative à celle de la paupière clignotante, il fait défaut chez l'Homme.

Droits supérieur, inférieur, externe et interne. — Ces quatre muscles sont appliqués longitudinalement sur le précédent et répètent, plus en grand, la disposition de ses quatre faisceaux. Comme ils se touchent par leurs bords, ils forment autour de lui une gaine charnue, analogue à celle qu'il forme lui-même autour du nerf optique ; mais ils s'étendent sur l'hémisphère antérieur du globe en s'infléchissant sur l'équateur comme sur une poulie de renvoi.

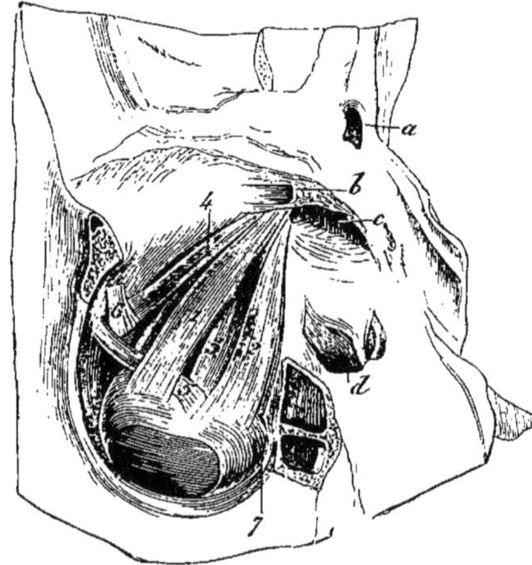

Fig. 315. — Muscles moteurs du globe de l'œil *.

Exactement ressemblants les uns aux autres, ils constituent, à eux quatre, un groupe tellement naturel que leur description ne peut se séparer. Chacun représente une bandelette musculeuse aplatie, formée de fibres longitudinales, plus ou moins parallèles, bandelette attachée fixement, par l'extrémité postérieure, dans le fond de la gaine oculaire et jusqu'à l'intérieur du conduit ptérygoïdien, terminée antérieurement par une mince aponévrose qui s'insère sur la sclérotique à une petite distance du pourtour de la cornée.

Séparés les uns des autres et du droit postérieur par le peloton adipeux qui complète la paupière clignotante, ces petits muscles répondent extérieurement à la gaine oculaire.

Comme traits particuliers, ils n'offrent rien autre chose à signaler que leur position, qui est du reste suffisamment indiquée par leurs noms.

Ils ont pour usage de porter l'ouverture pupillaire à la rencontre des rayons lumineux, en tournant la cornée transparente du côté d'où viennent ces rayons, soit en haut, soit en bas, soit en dehors, soit en dedans, soit encore dans des positions intermédiaires, quand deux muscles adjacents, le droit inférieur et l'externe par exemple, agissent au même moment en combinant leur action. Le droit supérieur et le droit inférieur font tourner le globe sur son diamètre transversal ; le droit externe et le droit interne le font pivoter sur son diamètre vertical.

Grand oblique. — Couché en dedans de l'orbite, à côté du droit interne et du droit supérieur, formé comme eux d'une bandelette charnue terminée par une mince aponévrose, le grand oblique, ou oblique supérieur, diffère des précédents par son trajet brisé. Il part en effet du fond de l'orbite, se dirige en avant, contre la paroi interne de cette cavité, et arrive sous une forte bride fibro-cartilagineuse dépendant de la péri-orbite et formant une sorte de poulie de renvoi fixée par ses extrémités sur l'os frontal, à la base de l'apophyse orbitaire ; là, il se réfléchit en dehors, pour s'insinuer sous l'extrémité terminale du droit supérieur et s'insérer sur la sclérotique, entre ce dernier muscle et le droit externe.

Le grand oblique fait pivoter le globe de l'œil dans la cavité orbitaire, de dehors en dedans et de bas en haut, c'est-à-dire qu'il porte en haut la partie externe de l'organe, et la partie inférieure en dehors. C'est grâce à sa poulie de renvoi qu'il peut imprimer à l'œil ce mouvement de rotation, car il agit comme s'il avait son insertion fixe au niveau du coude, qui le brise en deux parties.

Petit oblique. — Plus épais mais beaucoup plus court que le précédent, presque entièrement charnu, le petit oblique, ou oblique inférieur, est placé sous le globe de l'œil dans une direction transversale, c'est-à-dire à peu près parallèle à celle de la portion réfléchie du grand oblique. Il prend origine dans la fossette lacrymale, se porte en dehors, en croisant superficiellement le droit inférieur, et vient se terminer sur la sclérotique entre ce dernier muscle et le droit externe.

Comme le grand oblique, il fait pivoter l'œil sur son axe antéro-postérieur, mais en sens inverse.

Nous avons déjà dit (Voy. p. 502) que le double mouvement rotatoire exécuté par ces muscles est tout à fait involontaire et qu'il se produit simultanément dans les deux yeux quand la tête s'incline d'un côté ou de l'autre, le grand oblique agissant du côté sur lequel la tête penche, tandis que le petit oblique opère de l'autre côté. Si, par exemple, l'on incline la tête sur l'épaule droite, le grand oblique de l'œil droit et le petit oblique de l'œil gauche les font tourner de telle sorte qu'une tache placée à la partie supérieure de l'iris quand la tête est droite conserve la même position dans l'attitude penchée.

Capsule de Ténon. — La *capsule de Ténon*, ou *aponévrose orbito-oculaire*, est une mince membrane conjonctive dont la disposition complexe est subordonnée aux muscles de l'orbite, membrane servant à suspendre l'œil dans sa cavité, tout en lui permettant ses divers mouvements. Elle enveloppe tous les muscles individuellement, les réunit l'un à l'autre dans la même couche et se réfléchit sur le globe, dont elle recouvre toute la partie de la sclérotique libre d'insertions musculaires, et enfin se détache, à l'état d'ailerons, de la région équatoriale de l'œil pour prendre attache au pourtour de l'entrée de l'orbite. Elle forme des loges où sont contenus le nerf optique, la glande lacrymale et des pelotons adipeux. (Pour plus de détails sur la capsule de Ténon des Solipèdes, consulter : Appareil moteur de l'œil, par M. Motais, dans le *Traité d'anatomie humaine* de Poirier et Charpy. Paris, 1904.)

§ 3. — **Voiles protecteurs de l'œil.**

A. — Paupières (fig. 304 et 316).

Préparation. — L'étude de la disposition et de la structure des paupières n'offre pas de difficulté. L'ablation de la peau, faite avec soin, permet de voir l'orbiculaire. En renversant cet organe, on tombe sur la couche fibreuse. Si l'on fait sauter l'apophyse orbitaire du frontal, à l'aide de deux traits de scie, et, si l'on enlève la partie supérieure de la gaine oculaire, on peut disséquer le muscle releveur de la paupière supérieure. Enfin, sur un œil extrait de l'orbite avec les paupières, on se rendra compte du mode d'union de ces voiles protecteurs avec le globe.

La surface de l'œil est couverte et protégée en avant par les deux voiles musculo-membraneux qui constituent les *paupières* : l'une *supérieure*, l'autre *inférieure*, la première beaucoup plus étendue et mobile que la seconde.

Conformation. — Attachées sur le pourtour de l'orbite par leur contour extérieur, les paupières présentent : 1° une *surface externe*, convexe, formée par la peau ; 2° une *surface interne*, concave, moulée sur la partie antérieure du globe oculaire et tapissée par une muqueuse, dite *conjonctive*, qui se réfléchit en haut et en bas sur le globe en formant les *sinus conjonctivaux*, *supérieur* et *inférieur*, où le doigt vient buter quand on l'introduit sous l'une ou l'autre paupière ; 3° un *bord libre*, circonscrivant avec celui de la paupière opposée l'ouverture palpébrale et s'unissant angulairement avec lui, par ses extrémités, de manière à former deux *commissures*. Ce bord, légèrement taillé en biseau du côté interne, offre une série de petits trous, régulièrement alignés, représentant les orifices excréteurs des *glandes de*

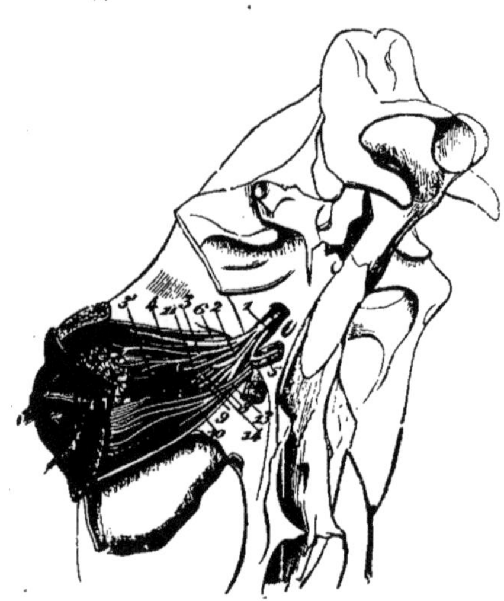

Fig. 316. — Paupières, glande lacrymale, muscles et nerfs de l'œil, chez le Cheval *.

Meibomius ou glandes de la chassie ; on y voit aussi des poils raides, disposés sur trois ou quatre rangées et d'autant moins longs qu'ils sont plus rapprochés des commissures : ce sont les *cils* ; ceux de la paupière inférieure sont beaucoup moins nombreux et plus courts que leurs opposés ; par contre, on trouve en plus sur cette dernière paupière quelques longs poils tactiles, disséminés à sa surface, semblables aux tentacules des lèvres.

Quand les deux paupières se rapprochent l'une de l'autre par leur bord libre, elles couvrent l'œil complètement et forment une fente étroite qu'on peut comparer à une boutonnière parfaitement fermée. Lorsqu'elles sont écartées, elles laissent entre elles une ouverture elliptique dont le grand axe est obliquement dirigé de haut en bas, d'arrière en avant et de dehors en dedans. Le contour supérieur de cette ouverture, formé par le bord libre de la paupière d'en haut, est toujours plus courbe que l'inférieur. La commissure supérieure ou externe est encore appelée *angle temporal de l'œil* ; elle est aiguë. L'inférieure ou interne porte le nom d'*angle nasal* ; elle est arrondie et loge la caroncule lacrymale, sous laquelle on voit apparaître le bord libre du corps clignotant.

Structure. — Un *feuillet fibreux*, terminé vers le bord libre de la paupière par un petit arc tendineux qu'on désigne sous le nom de *tarse* ; un muscle sphincter, l'*orbiculaire des paupières*, appliqué sur la membrane fibreuse ; un *releveur de la paupière supérieure*, logé en partie dans la gaine oculaire et terminé antérieurement par une très large et très mince expansion qui se place sous le feuillet fibreux de cette paupière ; une *enveloppe tégumentaire* formée de deux lames, l'une externe, cutanée, l'autre interne, muqueuse, continues l'une à l'autre au bord libre des paupières : tels sont les éléments qui entrent dans l'organisation de ces voiles protecteurs de l'œil.

1º **Membrane fibreuse.** — Ordinairement plus épaisse à la paupière inférieure qu'à la supérieure, cette membrane s'attache par son bord adhérent sur le sourcil de l'orbite, où elle se continue avec le périoste et le feuillet fibreux de la gaine oculaire, voire même avec la capsule de Ténon. Son bord libre forme le tarse, dont la description suit.

2º **Tarse.** — C'est une sorte d'ourlet fibreux, dense, qui communique au bord libre des paupières une certaine rigidité l'empêchant de se froncer sous l'influence des contractions de l'orbiculaire et permettant ainsi la fermeture exacte de la fente palpébrale. Il se rétrécit aux commissures et s'amincit progressivement à sa continuité avec la membrane fibreuse. Il est creusé, sur la face, interne, d'un assez grand nombre de petits sillons perpendiculaires au bord palpébral, où se trouvent logées les glandes de Meibomius. — Ces deux petits arcs rigides sont purement fibreux ; c'est donc à tort que beaucoup de personnes les désignent sous le nom de cartilages tarses.

3º **Orbiculaire des paupières.** — (Voy. *Myologie*, p. 345 du t. I.)

4º **Releveur de la paupière supérieure ou orbito-palpébral.** — Quand le sphincter oculaire cesse de se contracter, la paupière inférieure s'abaisse en vertu de son propre poids ; mais la paupière supérieure avait besoin d'un muscle spécial pour s'écarter de la première, en se relevant ; c'est le muscle que nous allons décrire maintenant. Le releveur de la paupière supérieure n'est qu'une très mince et très étroite bandelette charnue, logée dans la gaine oculaire, avec les muscles du globe, et appliquée sur le droit supérieur, dont elle suit le trajet. Arrivé sous la grande lacrymale, il s'épanouit en une large aponévrose qui se porte entre la conjonctive et le feuillet fibreux de la paupière supérieure pour se terminer au tarse.

Ce muscle s'infléchit sur le globe de l'œil comme sur une poulie de renvoi, et il doit à cette disposition la propriété de relever la paupière supérieure. Si l'œil manquait, ou s'il était en état de phtisie, comme on l'observe souvent à la suite de la fluxion périodique, le muscle orbito-palpébral tirerait au fond de la cavité orbitaire le bord libre du voile qu'il est chargé de soulever.

5º **Téguments.** — Les différentes couches qui viennent d'être signalées sont comprises entre deux feuillets tégumentaires, *peau* et *conjonctive*, continu l'un avec l'autre au bord libre des paupières. Nous allons examiner ces deux feuillets et leurs dépendances, c'est-à-dire les *cils* et les *glandes de Meibomius*.

a. *Peau.* — Intimement adhérente, par sa face interne, au muscle orbiculaire, cette membrane est mince, couverte de poils fins, courts et nombreux. Chez le fœtus, elle présente, au niveau du contour de l'arcade sourcilière, quand elle est encore nue partout ailleurs, un arc de poils bien apparents constituant le *sourcil*. On ne trouve jamais de graisse au-dessous d'elle.

b. *Conjonctive.* — La muqueuse des paupières a été justement nommée conjonctive, parce qu'elle a pour usage de joindre les paupières au globe de l'œil. Très fine, très vasculaire et très absorbante, elle tapisse la face interne des paupières, enveloppe la portion antérieure du corps clignotant dans un repli particulier, recouvre la caroncule lacrymale et se prolonge dans les points lacrymaux, puis se réfléchit, au niveau des bords adhérents des voiles palpébraux, sur le globe oculaire, pour tapisser la sclérotique et l'expansion aponévrotique terminale des muscles droits. Mais, arrivée au pourtour de la cornée, il devient impossible de la suivre sur la face antérieure de cette membrane ; elle y est cependant représentée par un épithélium stratifié pavimenteux que nous avons déjà décrit. A la surface de la caroncule lacrymale, elle présente de très fins poils.

La conjonctive est formée, comme toutes les muqueuses, d'un chorion et d'un épithélium. Le chorion est hérissé de petites papilles et infiltré d'éléments lymphatiques diffus ou rassemblés en follicules. Ceux-ci se rencontrent parfois en très grand nombre autour de la cornée, où ils forment une sorte de couronne. On trouve aussi un certain nombre de glandes tubuleuses ou acineuses; sans compter la glande de Harder, que nous décrirons à propos de la troisième paupière.

L'épithélium est stratifié cylindrique ; mais il passe à l'état stratifié pavimenteux en approchant de la cornée.

La conjonctive renferme dans ses papilles, principalement au voisinage du bord libre des paupières, de nombreux corpuscules nerveux terminaux, connus sous les noms de *corpuscules de Krause* ou *massues terminales*.

c. *Cils*. — Ils servent, pense-t-on, à arrêter les petits corps en suspension dans l'air, qui tendraient à tomber sur la cornée; aussi sont-ils beaucoup plus abondants, plus longs et plus forts à la paupière supérieure qu'à l'inférieure, le poids des particules solides qu'ils sont chargés d'arrêter entraînant toujours ces particules de haut en bas. Cette dernière, par contre, est pourvue de poils tactiles qui n'existent pas sur son opposée.

Comme tous les poils, sans exception, les cils sont flanqués à leur base par deux ou trois petites glandes sébacées s'ouvrant dans leur follicule.

d. *Glandes de Meibomius*. — Ce sont de petites glandes en grappe, au nombre de 20 à 30 à chaque paupière, qui viennent s'ouvrir en dedans du bord libre de celle-ci par de petits orifices simulant des points de couture. Chacune d'elles est formée d'un canal central, sur la longueur duquel viennent déboucher un grand nombre de petits culs-de-sac, isolés ou réunis en groupes (fig. 317). Elles sont logées, comme il a été déjà dit, dans l'épaisseur des tarses. L'humeur onctueuse et grasse qu'elles sécrètent est versée sur le bord libre des paupières, auquel elle communique la propriété de retenir plus facilement les larmes, afin qu'elles ne se répandent pas sur la joue ou le chanfrein. C'est le dépôt formé par cette humeur à la base des cils, dans certains cas maladifs, qui prend le nom de *chassie*.

6° **Vaisseaux et nerfs des paupières**. — Ces voiles membraneux reçoivent le sang principalement par les artères sourcilière et lacrymale et par la branche orbitaire de la dentaire supérieure. On voit s'y ramifier l'extrémité terminale des trois nerfs sensitifs formés par la branche ophtalmique de Willis, ainsi que celle du rameau orbitaire du nerf maxillaire supérieur. Le nerf auriculaire antérieur, branche du facial, anime le muscle orbiculaire. L'oculo-moteur commun commande au releveur de la paupière supérieure.

Quant aux vaisseaux lymphatiques, ils sont particulièrement nombreux dans la peau et dans la conjonctive.

B. — Corps clignotant.

Le *corps clignotant, membrane clignotante, paupière clignotante, troisième paupière,* est placé à l'angle interne de l'œil, où il apparaît comme un simple pli semi-lunaire de la conjonctive, en dedans de la caroncule lacrymale ; mais il est susceptible de s'étendre sur le globe à la manière d'un rideau pour le débarrasser des corps étrangers qui peuvent y être tombés.

Il a pour base un fibro-cartilage élastique, de forme assez irrégulière, épais et presque prismatique à sa base, qui est dirigée vers le fond de l'orbite, aminci à sa partie antérieure, qui est recouverte par un pli de la conjonctive et apparaît, comme nous venons de le dire, à l'angle interne des paupières.

Il se met en rapport en arrière avec une petite glande jaunc rougeâtre, dite *glande de Harder,* sécrétant un liquide onctueux, qui vient suinter à sa face interne par deux ou trois petits orifices ouverts sur la conjonctive. Cette glande, quoique beaucoup moins évidente que dans les autres animaux, est constante chez les Soli-pèdes. Le corps clignotant se met aussi en rapport postérieure-ment avec un gros peloton graisseux, mobile, qui remplit tous les intervalles laissés libres dans la cavité de l'orbtie.

Aucun muscle ne concourt d'une manière directe à l'exé-cution des mouvements du corps clignotant ; ils sont entiè-rement mécaniques. Lorsque l'œil est dans sa position habituelle, on n'aperçoit de ce corps que le repli semi-lunaire de la conjonctive ; le reste est caché dans la gaine oculaire. Mais, si l'œil vient à se rétracter par la contraction du muscle droit postérieur, le peloton graisseux faisant suite au carti-lage se trouve comprimé, tend à s'échapper au dehors et pousse devant lui le corps clignotant, qui s'avance de dedans en dehors sur la vitre de l'œil et l'essuie dans toute son éten-due. Ce mouvement est instantané ; si l'on veut maintenir la troisième paupière sur le devant du globe, il suffit d'ap-puyer légèrement sur celui-ci à travers les paupières ; l'ani-mal retire alors instinctivement l'organe au fond de l'or-bite, et le corps clignotant reste apparent. Dans le tétanos, il est souvent en permanence devant le globe de l'œil, par suite de la contraction constante des muscles droits.

L'usage du corps clignotant est donc d'entretenir la net-teté de la surface de l'œil en enlevant les corpuscules que les paupières ont pu laisser arriver jusqu'à lui ; et ce qui démontre parfaitement cet usage, c'est le rapport inverse qui existe entre le développement de ce corps et la facilité qu'ont les animaux de se frotter l'œil avec la main. C'est ainsi que, dans le Cheval et le Bœuf, dont le membre thoracique ne peut servir à cet usage, le corps clignotant est très déve-loppé ; qu'il devient plus petit dans le Chien, qui peut déjà un peu se servir de sa patte pour le remplacer ; plus petit encore dans le Chat ; et qu'il est seulement indiqué par le pli semi-lunaire de la conjonctive, dans les Singes et dans l'Homme, dont la main est parfaite.

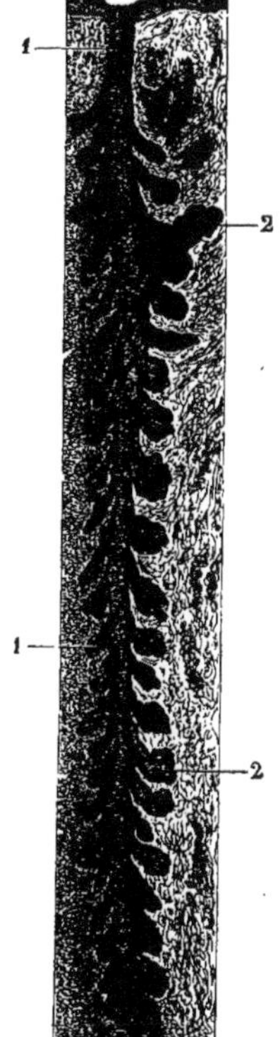

Fig. 317. — Une glande de Meibomius. (D'après Morel et Villemin.)*

* 1, canal excréteur commun ; 2, 2, acini.

§ 4. — Appareil lacrymal.

Préparation. — La glande lacrymale se préparera en même temps que le muscle releveur de la paupière supérieure (Voy. plus haut). Pour disséquer l'appareil excréteur, on commencera par pousser du suif dans les voies lacrymales par l'égout nasal. On sculptera l'os lacrymal pour voir la partie supérieure du canal de ce nom; la partie inférieure ou nasale de ce conduit sera étudiée sur une coupe longitudinale de la tête, passant en dehors du plan médian.

Cet appareil comprend : 1° une glande sécrétant les larmes ; 2° une série de canaux transmettant le superflu de ce liquide à l'entrée des voies respiratoires.

A. GLANDE LACRYMALE (fig. 316). — Cette glande, située entre l'apophyse orbitaire et la partie supérieure du globe de l'œil, dont elle est séparée par les muscles droit supérieur et orbito-palpébral, présente une face supérieure convexe et une face inférieure concave, pour s'accommoder à la disposition de ces parties. Elle est peu développée et formée de granulations très ténues, réunies par un tissu conjonctif très fin. Elle donne naissance à des radicules déliées, dont la réunion forme une douzaine de canaux très étroits, dits *canaux hygrophtalmiques*, qui viennent s'ouvrir au devant du cul-de-sac conjonctival supérieur, du côté de l'angle temporal des paupières.

La glande lacrymale sécrète les larmes destinées à lubrifier la surface anté- rieure de l'œil. Ce liquide s'épanche entre les paupières et le globe en se portant de l'angle temporal à l'angle nasal. Sa sécrétion, qui a lieu continuellement, est activée par toutes les causes qui peuvent irriter la conjonctive, et sa nature peut changer sous les mêmes influences. A l'état normal, il présente la composition suivante, qui a été déterminée chez l'Homme : eau, 98,223 p. 100; chlorure de sodium, 1,257 ; albumine, 0,504 ; parties salines, 0,016 ; matières grasses, traces.

La glande lacrymale appartient à la catégorie des glandes en grappe ; sa constitution rappelle celle des glandes salivaires séreuses, à cette différence près que sa texture est plus serrée.

Les canaux hygrophtalmiques ont pour parois une mince membrane conjonc- tive, revêtue intérieurement par un épithélium cylindrique.

B. VOIES LACRYMALES. — Les larmes s'amassent dans l'angle interne des pau- pières, où elles trouvent deux petits pertuis appelés *points lacrymaux*, disposés de part et d'autre d'un tubercule connu sous le nom de *caroncule lacrymale*. Par les points lacrymaux elles arrivent dans les *conduits lacrymaux*, qui aboutissent à un réservoir dit *sac lacrymal*, reposant sur la fossette lacrymale du plancher orbitaire. De là elles passent enfin dans le *canal nasal*, qui les amène vers l'entrée de la fosse nasale. Nous allons décrire rapidement toutes ces parties.

1° *Caroncule lacrymale.* — On appelle ainsi un petit corps arrondi, légèrement rugueux, que l'on remarque dans l'angle nasal de l'œil, et qui n'est autre chose qu'un amas de follicules pilo-sébacés, d'où sortent de fins poils, facilement visibles à sa surface, amas recouvert par la conjonctive et appliqué sur le repli semi-lunaire du corps clignotant.

La caroncule lacrymale est assez souvent noirâtre ou marbrée de cette couleur. On croit qu'elle sert ou à diriger les larmes vers les points lacrymaux, ou à séparer de ce liquide les corpuscules qu'il pourrait entraîner.

2° *Points lacrymaux.* — Ce sont deux petites ouvertures, parfaitement visibles à l'œil nu, situées une à chaque paupière, à peu de distance de la commissure nasale, et par lesquelles les larmes passent de la surface oculo-palpébrale dans les conduits lacrymaux.

3° *Conduits lacrymaux.* — Ces deux petits canaux amènent les larmes dans le sac lacrymal. Le supérieur est plus long que l'inférieur et gagne le sac lacrymal en arrière de celui-ci.

La mince muqueuse qui les tapisse est à épithélium stratifié pavimenteux.

4° *Sac lacrymal.* — Ce petit réservoir, logé dans l'infundibulum qui précède le trou lacrymal de l'os de ce nom, reçoit les larmes des deux conduits lacrymaux et les réunit pour les faire passer ensuite dans le canal nasal.

La muqueuse qui en constitue la paroi est bien différente de celle des conduits lacrymaux : elle est à épithélium cylindrique et vibratile comme la pituitaire.

5° *Canal nasal* ou *lacrymo-nasal.* — C'est un long conduit qui fait suite au sac lacrymal et s'étend jusqu'au naseau. La moitié environ de son trajet se fait dans le conduit osseux du lacrymal et du maxillaire supérieur, qui va du plancher de l'orbite au méat moyen de la fosse nasale. Le reste est placé sous la muqueuse pituitaire, dans une simple gouttière de la face interne du maxillaire supérieur et de l'apophyse montante de l'intermaxillaire.

Après avoir passé en dedans de l'aile externe de la narine, le canal se termine vers la commissure inférieure par un orifice, quelquefois double, qui semble avoir été percé à l'emporte-pièce. Cet orifice, connu sous le nom d'*égout lacrymal* ou *égout nasal,* est situé près du point où s'établit la ligne de démarcation, entre la couleur foncée de la peau invaginée dans le naseau et la teinte rosée de la muqueuse pituitaire.

La muqueuse du canal lacrymal participe des caractères de celle du sac lacrymal, excepté au voisinage de l'égout nasal, où l'épithélium est stratifié pavimenteux. Elle présente quelques glandules en grappes.

Dans les Solipèdes, le canal s'ouvrant sur la surface cutanée de l'entrée de la narine, il s'ensuit que la conjonctive, avec ses dépendances, forme une muqueuse particulière, isolée de la grande muqueuse gastro-pulmonaire.

Chez l'**Ane** et le **Mulet**, l'égout lacrymal est situé en dedans de l'aile externe du naseau, et non vers la commissure inférieure, comme dans le Cheval.

DIFFÉRENCES

A. — Organe essentiel de la vision.

Forme générale. — Le globe de l'œil présente, chez les Ruminants, à peu près la même forme que chez les Solipèdes ; tandis que, chez les petits animaux, Chien, Chat, Lapin, il est presque parfaitement sphérique, sauf un léger bombement de la cornée, et en outre plus volumineux relativement. Dans les Oiseaux, il est fortement convexe au niveau de la vitre, et au contraire aplati d'avant en arrière comme une lentille dans le restant de son étendue; le bombement de la cornée est d'autant plus manifeste que la zone de sclérotique qui l'entoure jusqu'à l'équateur du globe est presque plane.

Sclérotique. — Cette membrane présente la même disposition dans tous nos Mammifères domestiques, mais elle est généralement plus mince que dans les Solipèdes, de telle sorte qu'elle laisse plus ou moins transparaître la couleur noire de la choroïde. Chez les Oiseaux, elle offre une particularité assez curieuse : une lame cartilagineuse se développe dans son épaisseur, qui s'ossifie au pourtour de la cornée et parfois aussi au pourtour du nerf optique. De cette ossification résultent l'*anneau sclérotical antérieur* et l'*anneau sclérotical postérieur*, tous les deux décomposés en petites écailles imbriquées et mobiles permettant les changements de forme du globe.

Cornée. — La cornée est, d'une manière générale, plus étendue chez nos Mammifères domestiques que chez l'Homme ; aussi, d'ordinaire, ne voit-on pas ou presque pas de blanc de l'œil, c'est-à-dire de sclérotique, entre les paupières, cela surtout dans les petites espèces. Dans les Solipèdes, il existe bien une petite zone de sclérotique à découvert, mais elle est habituellement masquée par du pigment; si, par exception, celui-ci fait défaut, on dit que l'œil est *cerclé*.

La cornée est de forme elliptique à grand axe transverse chez les Solipèdes, les Ruminants; elle est de contour circulaire chez le Chien, le Chat, le Lapin. Elle figure, chez le Porc, un ovale irrégulier dont le pôle aigu est dirigé du côté interne.

Dans les Oiseaux, la limitante antérieure est plus épaisse que la postérieure (Leydig).

Choroïde. — La choroïde présente quelques différences dans la couleur du *tapis*. Ainsi, chez le Bœuf et le Mouton, celui-ci est d'un vert doré qui devient bleu à la circonférence; en outre il est plus étendu que dans les Solipèdes. Quelquefois, chez le Mouton, il est d'un beau bleu céleste (Vachetta). Dans la Chèvre, le bleu domine, nuancé de violet, avec du jaune au pourtour de la papille. Chez un Bouc, Vachetta a vu un tapis jaune doré éclatant. Dans le Porc, la choroïde est sombre dans toute son étendue, ainsi que chez l'Homme. Le tapis est jaune doré dans le Chat, virant au vert à la périphérie. Il en est de même dans beaucoup de Chiens; mais cela varie : il peut être bleu jaunâtre, rouge tacheté de vert, etc.

Dans les Oiseaux, la choroïde est uniformément noire. De plus elle possède, dans son fond, un réseau de fibres musculaires lisses. Le muscle ciliaire est extrêmement développé et formé de fibres striées. Il est connu sous le nom de *muscle de Crampton*. Enfin on remarque, dans le corps vitré, une membrane plissée, rectangulaire, vasculaire et pigmentée, qui se porte obliquement du nerf optique au cristallin, sans atteindre celui-ci le plus souvent : c'est ce qu'on appelle le *peigne*, organe qui existe aussi chez les Reptiles, mais dont la fonction est encore énigmatique.

Iris. — Dans tous les animaux, l'iris est musculaire. Les fibres sont lisses chez les Mammifères, striées chez les Oiseaux. La couleur de ce diaphragme est généralement moins foncée chez les Ruminants que chez les Solipèdes; elle est ordinairement bleuâtre chez la Chèvre, brunâtre chez le Porc, jaune brun ou jaune doré chez le Chien, verdâtre dans le Chat adulte, bleu clair dans les individus jeunes, etc. L'ouverture pupillaire participe de la forme de la cornée : elle est elliptique dans les Ruminants comme dans les Solipèdes; ronde chez le Lapin et le Chien; ronde également chez le Chat quand elle est très dilatée : mais, lorsqu'elle se resserre, elle devient elliptique de haut en bas et arrive même à ne plus figurer qu'une étroite fente verticale. Elle est aussi circulaire chez les Oiseaux. Dans le porc, la pupille est à peu près ronde quand elle est dilatée : elle devient elliptique transversalement quand elle se resserre.

La pupille est toujours plus variable, plus contractile, chez les animaux nocturnes que chez les autres animaux.

Rétine. — Dans le Bœuf et le Mouton, « les vaisseaux rétiniens forment trois faisceaux principaux, un supérieur et deux inférieurs, partant du centre de la papille pour s'étendre jusqu'à

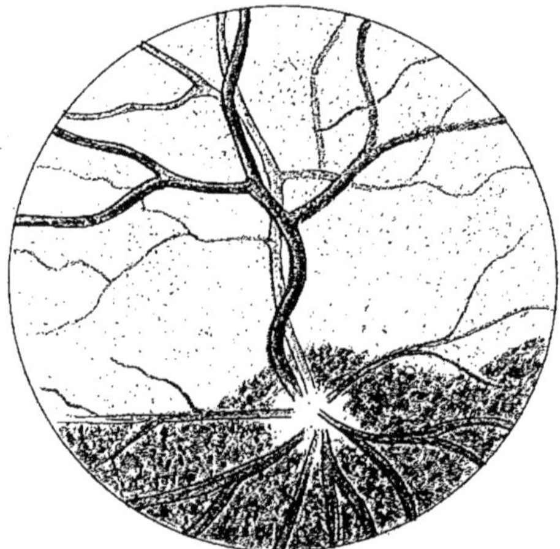

Fig. 318. — Fond de l'œil normal du Bœuf, vu à l'ophtalmoscope. (D'après Nicolas et Fromaget.)

l'*ora serrata* (fig. 318). On distingue facilement, à l'ophtalmoscope, les veines des artères : les premières, d'une couleur rouge noirâtre, sont énormes; les secondes sont plus fines, plus rouges et enroulées en spire autour des veines. Les ramifications artérielles ou veineuses se détachent des troncs presque à angle droit » (Nicolas et Fromaget).

Dans la Chèvre, la distribution des vaisseaux de la rétine est assez irrégulière et un peu différente de ce que nous venons de constater chez le Bœuf et le Mouton.

Dans le Chien, on voit émerger de la papille trois ou quatre artères accompagnées de leurs veines, et quelques petites branches artérielles et veineuses. Ces vaisseaux irriguent, ainsi que dans les Ruminants, toute la face interne de la coque oculaire en se croisant en divers sens.

Chez le Chat, les vaisseaux de la rétine se comportent, à peu de chose près, comme dans le Chien; mais, au lieu d'émerger du centre, ils émergent de la périphérie de la papille.

Chez les Oiseaux, la couche granuleuse interne de la rétine se fait remarquer par sa grande épaisseur, et nous avons déjà dit que, en général, les cônes sont tout à fait prédominants dans la membrane de Jacob.

B. — Organes accessoires de la vision.

Cavité orbitaire. — Nous rappellerons seulement que, chez le Porc et les Carnivores, l'entrée de l'orbite est incomplète sur le squelette (Voy. *Ostéologie*). Son contour est complété par un ligament très résistant, dépendant de la péri-orbite. Dans le Chien notamment, l'arcade osseuse orbitaire est presque complètement absente, ce qui explique la possibilité de l'arrachement de l'œil hors de sa cavité.

Muscles. — Les muscles du globe oculaire sont les mêmes dans tous nos Mammifères domestiques; tous possèdent le choanoïde, qui fait défaut aux Primates ainsi qu'aux Oiseaux. Chez ces derniers, les deux obliques partent de la partie antérieure de l'orbite, par conséquent le grand oblique ne présente ni inflexion ni poulie de renvoi. En outre, le droit supérieur se fait remarquer par sa prépondérance de volume.

Paupières. — Les paupières ont une disposition identique chez tous les Mammifères. On remarque cependant, chez le Lapin, une traînée de follicules lymphatiques à la face interne de la paupière inférieure. Chez les Oiseaux, la paupière supérieure est plus petite que l'inférieure, en sorte que, lorsque l'animal ferme l'œil, cette dernière se soulève et va à la rencontre de son opposée en masquant la presque totalité de la cornée; aussi est-elle munie d'un muscle abaisseur particulier, attaché sur le plancher de l'orbite et plus volumineux même que le releveur de la paupière supérieure. En outre, les paupières des Oiseaux sont dépourvues de glandes de Meibomius.

Corps clignotant. — Parmi les Mammifères domestiques, la troisième paupière est à son maximum de développement chez les Solipèdes et les Ruminants, mais on l'observe aussi dans les autres; tandis que, chez l'Homme et les Singes, elle n'est plus représentée que par le pli semi-lunaire de la conjonctive, et, corrélativement, le muscle rétracteur du globe fait défaut.

La troisième paupière des Oiseaux est connue sous le nom de *membrane nictitante*; elle est assez étendue pour couvrir entièrement la face antérieure de l'œil, et elle est mise en mouvement par deux petits muscles spéciaux (muscle carré et muscle pyramidal), qui s'insèrent à un tendon faisant le tour du globe oculaire.

Glandes. — La glande de Harder s'observe chez tous les animaux possédant une troisième paupière; elle est particulièrement développée chez les Oiseaux, tandis que leur glande lacrymale est ordinairement rudimentaire. Les Ruminants, le Porc, les Carnivores, le Lapin ont aussi une glande de Harder bien développée, annexée à la partie postérieure de leur corps clignotant, qui en est généralement enveloppée; tandis que celle des Solipèdes est si faible qu'elle passe facilement inaperçue. Cette glande, acineuse chez les Mammifères, tubuleuse chez les Oiseaux, sécrète une humeur épaisse et blanchâtre dans laquelle domine la graisse, humeur déversée sous la troisième paupière par un ou plusieurs orifices et qui a sans doute pour usage de favoriser le mouvement de cet organe sur la surface de l'œil, ainsi que celui des paupières proprement dites.

La glande lacrymale du Bœuf est proportionnellement plus volumineuse que celle du Cheval, plus épaisse surtout et formée de gros lobules séparés par des travées conjonctives. L'égout nasal est situé plus profondément dans le méat inférieur de la fosse nasale. La caroncule lacrymale est très petite; c'est chez les Solipèdes qu'elle est le plus développée. Dans le Porc, les conduits lacrymaux sont contenus dans deux tubes osseux qui se réunissent bientôt pour former le canal nasal (Voy. *Ostéologie*).

Dans le Chien, la glande lacrymale est de texture très lâche; ses conduits débouchent non loin du bord libre de la paupière supérieure; le canal nasal s'ouvre tantôt en dedans et en bas de l'aile externe de la narine, tantôt dans le méat inférieur de la fosse nasale, sous le cornet maxillaire (Ellenberger et Baum). Chez le Lapin, la glande lacrymale est très allongée transversalement; il n'existe, d'après Carl Vogt et Émile Yung, qu'un seul point lacrymal, à quelques millimètres au-dessous du bord libre de la paupière inférieure, point entouré d'un petit bourrelet circulaire.

Dans les Oiseaux, la glande des larmes est plus petite que la glande de Harder; les deux conduits lacrymaux sont volumineux et se réunissent en un canal nasal qui débouche dans la région postérieure de la cavité nasale correspondante.

Comparaison de l'appareil visuel de l'Homme avec celui des animaux. — Nous avons indiqué suffisamment, pour n'avoir pas à y revenir, les particularités des organes de la vision chez l'Homme, au cours de la description que nous avons faite des mêmes organes chez les animaux.

CHAPITRE V

SENS DE L'OUIE OU AUDITION

Le sens de l'ouïe fait connaître les sons, lesquels sont produits par la vibration des corps élastiques. Il a pour organe de réception *l'oreille* et pour organe de transmission le nerf de la huitième paire cranienne ou *nerf acoustique*. L'oreille, telle qu'on l'entend en anatomie, est essentiellement un système de cavités creusées dans une portion de l'os temporal et divisées en trois sections successives, qui sont, en allant de l'extérieur vers l'intérieur; *l'oreille externe*, *l'oreille moyenne* et *l'oreille interne*.

§ 1. — Oreille externe.

L'oreille externe est formée de deux parties : le *pavillon de l'oreille* et le *conduit auditif externe*.

a. Pavillon de l'oreille.

Le pavillon de l'oreille, ou conque, vulgairement appelé oreille, est, chez les Solipèdes, une sorte de cornet, dressé au sommet de la tête et très mobile, qui est destiné à recueillir les ondes sonores et à les diriger vers le conduit auditif externe, tout en les renforçant à la manière d'un cornet acoustique. Il comprend dans sa structure : 1° une *charpente cartilagineuse* composée des cartilages conchinien, annulaire et scutiforme ; 2° des *muscles*, distingués en intrinsèques et extrinsèques ; 3° un *coussinet graisseux* ; 4° des *téguments*.

1. Charpente cartilagineuse.

Nous l'avons déjà décrite, tome I, page 353.

2. Muscles.

Voyez le tome I, page 352.

3. Coussinet adipeux.

Ce coussinet, qui ne manque jamais, même chez les animaux les plus maigres, enveloppe la base de la conque en avant, en dedans et en arrière. Il a pour usage de faciliter les mouvements de cet organe en permettant le glissement des muscles et des cartilages.

4. Téguments.

La peau qui recouvre la conque en dehors est couverte de poils fins et serrés.

Celle qui tapisse l'intérieur est très mince, très vasculaire, très adhérente, et se montre hérissée de longs poils soyeux qui s'opposent à la pénétration des poussières.

b. Conduit auditif externe.

Ce canal, signalé déjà en ostéologie, est, chez le Cheval, légèrement aplati d'avant en arrière, progressivement rétréci à son fond ; il mesure à son entrée environ 2 centimètres de largeur, tandis que, au commencement de sa portion osseuse,

·il n'a guère que 1 centimètre en diamètre antéro-postérieur et 13 ou 14 millimètres en diamètre vertical. Sa longueur ou profondeur est de 3 à 4 centimètres.

Il présente à son fond la membrane du tympan, qui le sépare de l'oreille
moyenne. Son axe forme avec la surface de cette membrane un angle de 30°
environ. Sa partie initiale correspond au cartilage annulaire ; sa partie profonde
au tube osseux de la portion tympanique du temporal. Il est revêtu d'une mince
membrane tégumentaire présentant des caractères intermédiaires entre ceux de
la peau et des muqueuses, et contenant dans son épaisseur un grand nombre de
glandes en tube pelotonné analogues aux glandes sudoripares, mais dites *cérumineuses*, parce qu'elles sécrètent le liquide onctueux désigné sous le nom de
cérumen.

§ 2. — **Oreille moyenne ou caisse du tympan.**

Préparation. — On peut voir toutes les parties qui constituent l'oreille moyenne en pratiquant des
coupes de la portion tubéreuse du temporal, ou en sculptant la bulle tympanique, surtout sur un
os décalcifié par les acides.

Creusée dans l'épaisseur de la portion tubéreuse du temporal, sur la limite
de la portion pétrée et de la portion tympanique, mais principalement dans
cette dernière, l'oreille moyenne, ou caisse du tympan, est une cavité irrégulière,
remplie d'air, déprimée d'un côté à l'autre, dans laquelle on peut considérer
deux *parois* et une *circonférence* (fig. 319).

La *paroi externe* est principalement constituée par la *membrane du tympan*.

La *paroi interne*, formée par le rocher, présente deux ouvertures, la *fenêtre
ovale* et la *fenêtre ronde*, situées l'une au devant de l'autre et séparées par une
petite éminence portant le nom de *promontoire*.

La *circonférence* est occupée, en grande partie, par les *cellules mastoïdiennes*,
cavités anfractueuses, largement ouvertes dans la caisse du tympan.

A l'*intérieur*, cette caisse contient une chaîne de petits osselets, composée du
marteau, de l'*enclume*, du *lenticulaire* et de l'*étrier* ; chaîne qui met en rapport
la membrane du tympan avec la fenêtre ovale, en s'étendant ainsi d'une paroi
à l'autre.

La cavité tympanique, tapissée par une fine *membrane muqueuse*, communique
enfin avec le pharynx à l'aide d'un tube cartilagineux désigné sous le nom de
trompe d'Eustache, tube amenant l'air extérieur, et présentant sur son trajet,
chez les Solipèdes, un énorme réservoir connu sous le nom de *poche gutturale*.

On va signaler rapidement les caractères anatomiques de toutes les parties
qui viennent d'être énumérées.

1. Membrane du tympan.

Située sur la paroi externe de l'oreille moyenne, qu'elle sépare du fond du
conduit auditif, cette membrane, mince et susceptible de vibrer, présente la forme
ovalaire et mesure 10 à 11 millimètres de haut en bas, 8 à 9 d'avant en arrière.
Sa *face interne*, tirée en dedans et légèrement convexe, est adhérente au manche
du marteau et croisée d'arrière en avant par la corde du tympan, à sa partie
supérieure (fig. 320). — Sa *face externe*, c'est-à-dire celle qui forme le fond du
conduit auditif, est au contraire légèrement concave. Comme elle est plus
étendue que celui-ci, elle est en partie masquée en bas et sur les côtés par une

sorte de rebord osseux dont elle est séparée par une étroite rainure. — La *circonférence* est attachée à un petit cadre osseux, très nettement dessiné, mais incomplet à la partie supérieure, qu'on appelle *cercle tympanal*, cadre autour duquel rayonnent les cellules mastoïdiennes.

STRUCTURE. — Bien que très mince, la membrane du tympan se compose de trois couches : une moyenne, de nature fibreuse ; une externe, cutanée ; une interne, muqueuse.

La *couche fibreuse*, ou *couche propre*, est remarquable par sa résistance ; elle comprend notamment des fibres radiées convergeant vers le manche du marteau,

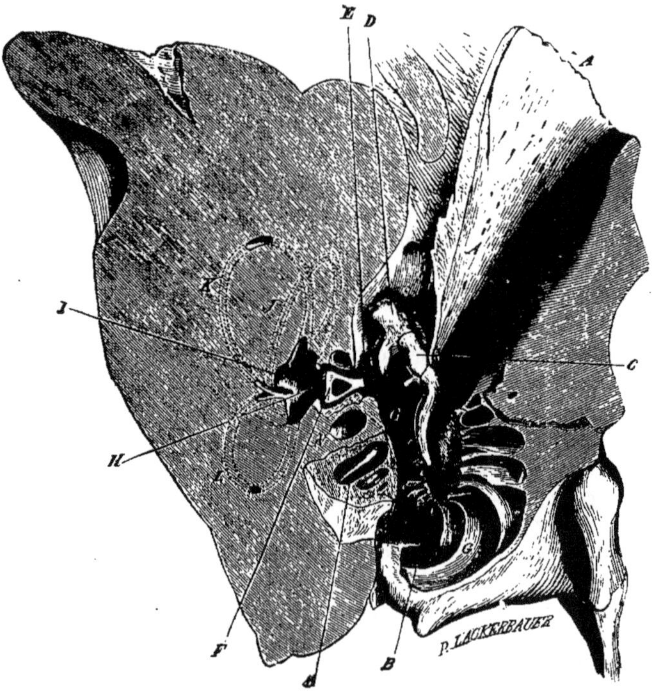

Fig. 319. — Caisse du tympan du côté droit chez le Cheval (coupe verticale et transverse, plan antérieur) *.

et des fibres circulaires disposées concentriquement. — La *couche externe* est une dépendance de la peau du conduit auditif, dont le derme est ici extrêmement aminci et dont l'épiderme présente ses assises ordinaires. — La *couche interne* n'est qu'une partie de la muqueuse de la caisse que nous étudierons plus loin.

La membrane du tympan présente : deux *réseaux vasculaires sanguins*, l'un cutané, l'autre muqueux ; deux *réseaux lymphatiques*, localisés aussi dans les couches tégumentaires ; et enfin des *nerfs* accompagnant les vaisseaux et formant un riche plexus, dont certaines fibrilles se poursuivent, dit-on, jusque dans l'épiderme externe et l'épithélium interne, tandis que la couche moyenne en

* A, conduit auditif externe ; B, membrane du tympan ; C, marteau ; D, enclume ; E, lenticulaire ; F, étrier ; G, cellules mastoïdiennes ; H, fenêtre ovale ; I, vestibule ; J, K, L, indication schématique des canaux demi-circulaires ; M, limaçon ; N, origine de la rampe tympanique.

serait totalement dépourvue. Ces nerfs proviennent : pour le tégument du conduit auditif, du rameau auriculaire du pneumogastrique et d'un rameau de l'auriculo-temporal ; pour la muqueuse de la caisse, du rameau de Jacobson de la neuvième paire.

2. Promontoire, fenêtre ovale, fenêtre ronde.

Situé sur la paroi interne de la caisse tympanique, le *promontoire* n'est qu'une fort légère éminence, allongée transversalement, séparant la fenêtre ronde de la fenêtre ovale. Il est pourvu d'une petite rainure, qui loge l'anastomose nerveuse de Jacobson.

La *fenêtre ovale*, placée en avant du promontoire, est une ouverture dont la forme est suffisamment indiquée par son nom, ouverture qui ferait communiquer la caisse du tympan avec le vestibule osseux, si elle n'était bouchée par la base de l'étrier. Dans le Cheval, ses diamètres sont en moyenne de 4 millimètres de longueur sur 2 de largeur.

La *fenêtre ronde*, située en arrière du promontoire, est un peu plus petite que la précédente et de contour circulaire ; elle est bouchée, dans l'état frais, par une mince membrane, dite *tympan secondaire*, qui s'interpose entre l'oreille moyenne et la rampe tympanique du limaçon.

L'aqueduc de Fallope, logeant le nerf facial, passe au-dessus du promontoire et des deux fenêtres que celui-ci sépare ; à ce niveau, on remarque une dépression relativement profonde dans laquelle se fixe le muscle de l'étrier.

3. Cellules mastoïdiennes ou tympaniques.

Ces cellules occupent toute la circonférence de la caisse tympanique, excepté en haut (fig. 319, G). Ce sont de petites cavités plus ou moins irrégulières, plus ou moins profondes, séparées par de minces cloisons disposées en rayons autour du cercle tympanal et présentant un bord libre tourné vers le centre de la caisse. Les plus développées sont situées à la partie inférieure, au-dessous de l'apophyse vaginale du temporal.

Dans plusieurs animaux, et notamment les Carnivores, les cellules mastoïdiennes forment un compartiment spécial de la caisse tympanique, qu'une ouverture unique met en communication avec cette cavité, et ce compartiment produit à l'extérieur ce que l'on appelle la *bulle tympanique*.

4. Chaîne des osselets de l'ouïe (fig. 319 et 320).

Quatre pièces articulées, désignées sous les noms de *marteau, enclume, lenticulaire* et *étrier*, composent cette chaîne osseuse, qui s'étend, en suivant un trajet brisé, de la paroi externe à la paroi interne de la caisse du tympan. Ces pièces sont mobiles les unes sur les autres, unies par des *ligaments* et mues par des *muscles*.

1° **Marteau.** — Le plus allongé des osselets de l'ouïe (11 millimètres en moyenne), le marteau a moins de ressemblance avec l'objet de ce nom qu'avec une massue recourbée à l'extrémité supérieure. Il présente un *manche*, un *col*, une *tête* et deux *apophyses*.

Le *manche*, situé à peu près verticalement, est comme soudé à la face interne de la membrane du tympan. Le *col* se coude sur le manche et n'en est que la partie supérieure. La *tête* porte une facette diarthrodiale qui s'articule avec l'enclume. Quant aux *apophyses*, ce sont deux petites saillies d'insertion, portées par le col, l'une vers le manche, l'autre vers la tête, la première plus développée que la seconde.

2° **Enclume.** — Elle présente un *corps* et deux *branches*. — Le corps est taillé, sur sa partie externe, d'une facette diarthrodiale, légèrement saillante, en rapport avec celle du marteau. Des deux branches, l'une, *supérieure*, se termine par une pointe mousse qui s'appuie contre la paroi interne et supérieure de la cavité tympanique ; l'autre, *inférieure*, plus longue et plus mince que la précédente, s'articule à son extrémité avec le lenticulaire.

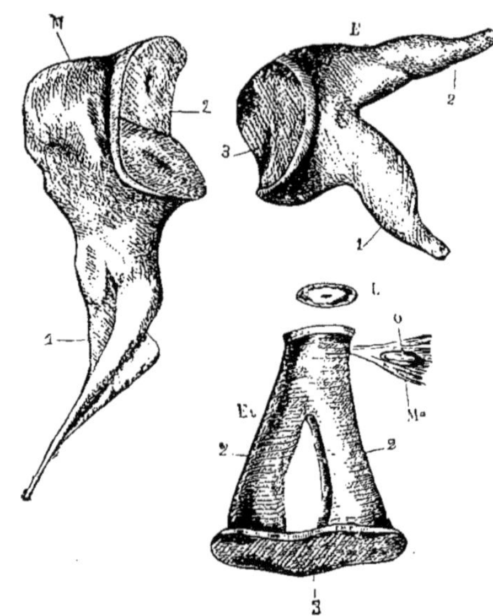

Fig. 320. — Osselets de l'oreille moyenne du Cheval. (D'après une figure inédite communiquée par Lavocat.)

3° **Lenticulaire.** — Celui-ci est un très petit grain osseux, circulaire, discoïde, compris entre la branche inférieure de l'enclume et l'étrier.

4° **Étrier.** — Remarquable par sa forme, qui rappelle exactement celle d'un étrier, cet os affecte une direction presque horizontale et se trouve caché en grande partie par le promontoire, dans une espèce de fosse au fond de laquelle débouche la fenêtre ovale. — Son *sommet* ou *tête* est articulé avec la face interne du lenticulaire. Sa *partie moyenne* est divisée en deux *branches* interceptant une ouverture bouchée à l'état frais par la muqueuse tympanique. Sa *base* représente une petite plaque de même forme que la fenêtre ovale, qu'elle bouche, et maintenue dans sa position par le feuillet muqueux du tympan, qui se porte sur l'étrier après s'être réfléchi au pourtour de l'orifice.

5° **Ligaments des osselets de l'ouïe.** — Nous ne faisons que les énumérer ; ils sont trop petits et trop peu importants pour mériter une description particulière. Il y a :

Le *ligament capsulaire du marteau,* qui unit le marteau à l'enclume ;

Le *ligament suspenseur du marteau.* qui unit la tête de cet osselet à la partie supérieure de la paroi externe de la caisse ;

Le *ligament suspenseur de l'enclume,* attachant la courte branche de l'enclume à la paroi interne de la cavité tympanique ;

Le *ligament capsulaire de l'enclume,* assujettissant la longue branche de l'enclume au lenticulaire ;

Enfin le *ligament capsulaire de l'étrier,* unissant la tête de cet os au lenticulaire ; sans compter les connexions, déjà connues, que contractent les deux extrémités de la chaîne soit avec la membrane du tympan, soit avec la fenêtre ovale.

6° **Muscles des osselets de l'ouïe.** — Les articulations de ces osselets sont de

* M, marteau ; 1, manche ; 2, tête. — E, enclume ; 1, branche inférieure ; 2, branche supérieure ; 3, corps. — L, lenticulaire ; Et, étrier ; 1, sommet ; 2, 2, branches ; 3, base. — Me, muscle de l'étrier ; 1, noyau osseux noyé dans son tendon.

petites arthrodies donnant à la chaîne qu'ils constituent une certaine latitude pour s'étendre ou se briser davantage : mouvements produits par deux muscles dont l'un agit sur le marteau, l'autre sur l'étrier (fig. 321).

a. *Muscle du marteau.* — C'est un petit faisceau, allongé en fuseau, logé dans une scissure particulière de la portion mastoïdienne du temporal, près de l'extrémité supérieure de la trompe d'Eustache. A la sortie de son canal osseux, il se coude pour traverser la caisse tympanique et venir s'insérer par un tendon sur l'apophyse inférieure du col du marteau.

Il tire les osselets de l'ouïe en dedans et ainsi tend la membrane du tympan, en même temps qu'il enfonce la base de l'étrier dans la fenêtre ovale.

b. *Muscle de l'étrier.* — Logé dans une excavation de la paroi interne du tympan, près de la fenêtre vestibulaire, sur le trajet de l'aqueduc de Fallope, ce muscle est remarquable par son peu de longueur, son épaisseur relativement considérable et sa forme conique. Il se termine en avant de la tête de l'étrier au moyen d'un petit tendon qui, dans les Solipèdes, le Bœuf et le Mouton, renferme un noyau osseux (fig. 320, Me).

Lorsqu'il se contracte, il tend à sortir la base de l'étrier de la fenêtre ovale, en lui imprimant un mouvement de bascule ; il s'ensuit, d'une part, un agrandissement de la cavité

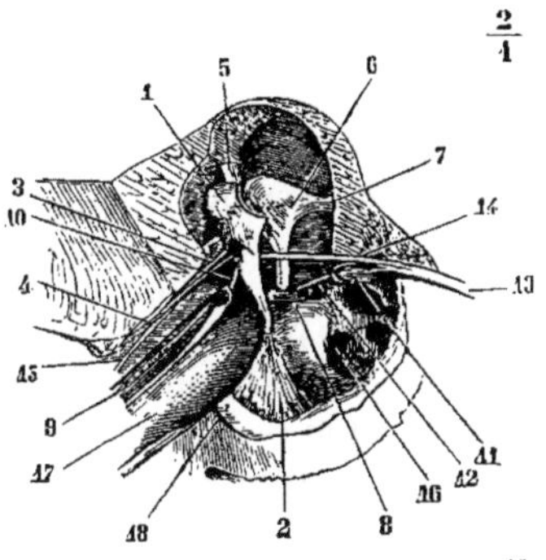

Fig. 321. — Muscles des osselets de l'ouïe *.

vestibulaire amenant une diminution de pression du liquide labyrinthique ; d'autre part, un refoulement vers le dehors de la membrane du tympan, qui ainsi se trouve relâchée.

La chaîne des osselets de l'ouïe assure la transmission solidienne des vibrations de la membrane du tympan jusqu'à l'oreille interne. En outre, elle intervient dans l'adaptation de l'oreille pour l'audition des sons forts ou des sons faibles, grâce aux muscles que nous venons de décrire, qui font varier la tension de la membrane du tympan et la pression du liquide du labyrinthe.

5. Muqueuse tympanique.

Très fine et transparente, cette membrane tapisse toutes les anfractuosités de l'oreille moyenne, en se réfléchissant sur la chaîne des osselets et en se prolongeant dans les cellules mastoïdiennes. Elle est continue avec celle de la trompe d'Eustache et partant doit être considérée comme un prolongement de la muqueuse du pharynx. Son épithélium est simple et pavimenteux sur la membrane du tympan, le promontoire et les osselets, tandis qu'ailleurs il est stratifié cylindrique, à cils vibratiles, et les parties où l'épithélium présente ce dernier caractère sont les plus vasculaires et les plus épaisses. L'existence de glandes est encore discutée.

* 1, tête du marteau ; 2, portion de la membrane du tympan encore attachée au manche du marteau ; 3, apophyse grêle du col du marteau ; 4, ligament antérieur du marteau ; 5, ligament suspenseur du marteau ; 6, enclume ; 7, ligament postérieur de l'enclume ; 8, étrier enfoncé dans la fenêtre ovale ; 9, muscle du marteau ; 10, son tendon ; 11, muscle de l'étrier ; 12, son tendon : 13, nerf facial ; 14, 15, corde du tympan ; 16, fenêtre ronde ; 17, trompe d'Eustache ; 18, cercle tympanal coupé à sa partie antérieure. (D'après un temporal d'enfant nouveau-né : figure empruntée à Beaunis et Bouchard.)

6. Trompe d'Eustache.

La *trompe d'Eustache* est un long conduit cartilagineux qui met en communication la cavité de l'oreille moyenne avec le pharynx.

Étendu en ligne droite, sous la base du crâne, depuis la caisse du tympan jusqu'à la partie supéro-latérale de la cavité pharyngienne ; longé en dehors par les muscles péristaphylins, ce conduit est aplati d'un côté à l'autre, long de près de 1 décimètre, chez les Solipèdes, et fendu inférieurement dans une partie de son étendue pour communiquer avec la poche gutturale.

Son *orifice supérieur* ou *tympanique* est étroit, situé en dedans de la base de l'apophyse subuliforme du temporal.

L'*orifice inférieur*, *guttural* ou *pharyngien*, situé près et en arrière de l'ouverture gutturale des cavités nasales, est évasé et représente une grande fente oblique en bas et en dehors, dont les bords contigus sont soutenus par une lame cartilagineuse formant une espèce de clapet (fig. 305 du t. I).

La trompe d'Eustache est formée par une couche de cartilage réticulé, tapissée intérieurement par une muqueuse identique à celle du naso-pharynx, c'est-à-dire pourvue d'un épithélium cylindrique et vibratile, ainsi que de glandes acineuses et de tissu lymphoïde. Cette muqueuse s'échappe par la fissure inférieure du conduit pour constituer la poche gutturale.

La trompe d'Eustache sert à renouveler l'air de la caisse du tympan et à l'entretenir en équilibre de pression avec celui du conduit auditif externe : condition indispensable à l'accomplissement exact des phénomènes auditifs.

7. Poches gutturales.

La muqueuse qui tapisse la trompe d'Eustache est continue en avant avec celle de l'arrière-bouche ; en arrière et en haut, elle se prolonge dans la cavité tympanique, qu'elle tapisse ; en bas, elle se dilate et forme la *poche gutturale*, sac aérien particulier aux Solipèdes.

Au nombre de deux, une de chaque côté, les poches gutturales sont adossées l'une à l'autre dans le plan médian et descendent jusqu'au niveau du larynx, où elles se terminent en cul-de-sac constituant leur *fond*.

D'avant en arrière, elles s'étendent de la paroi postérieure du pharynx à la face antérieure de l'atlas.

La capacité moyenne de chacune d'elles est d'environ 4 décilitres ; mais, en raison de leur grande extensibilité, leur volume peut varier dans de grandes limites.

FORME ET RAPPORTS. — De forme irrégulière, comme l'espace où elle se déploie, la poche gutturale répond :

a. *En haut*, à la base du sphénoïde et de l'occipital, ainsi qu'aux muscles péristaphylins ;

b. *En bas et en avant*, elle descend, lorsqu'elle est distendue, sur la partie latérale du pharynx, et du larynx jusqu'au niveau de l'extrémité inférieure de la parotide, dans le tissu conjonctif lâche de cette région.

c. *Du côté externe*, elle contracte de nombreux rapports, qui sont différents dans sa portion *antérieure* ou *maxillaire* et dans sa portion *postérieure* ou *parotidienne*.

Dans la région *intermaxillaire*, la poche gutturale répond aux muscles ptérygo- et stylo-pharyngien, ainsi qu'à l'artère maxillaire interne et au nerf lingual ; elle enveloppe la grande branche de l'hyoïde et tapisse la face interne du muscle ptérygoïdien interne.

Dans la *région parotidienne*, elle répond, tout à fait en haut, à la face interne de la parotide, dont elle est séparée par les vaisseaux et les nerfs auriculaires ; un peu plus bas, à l'extrémité supérieure du stylo-hyal, au muscle occipito-hyoïdien et à l'apophyse jugulaire de l'occipital ; en cet endroit, elle adhère d'une manière moins lâche aux parties qui la recouvrent, et, dans l'opération de l'hyo-vertébrotomie, on profite de ce fait pour la ponctionner à travers le muscle occipito-hyoïdien, lequel est croisé obliquement en arrière par l'artère auriculaire postérieure. Au-dessous de ce point, le sac guttural est en rapport avec le muscle digastrique, la carotide externe et les nerfs qui forment le plexus guttural, tels que le glosso-pharyngien, le grand hypoglosse, le rameau pharyngien du pneumogastrique, les nerfs laryngés supérieur et externe, des filets du ganglion cervical supérieur, etc. Plus bas, il répond à la parotide et peut se prolonger jusqu'à l'extrémité inférieure de cette glande.

d. *En arrière*, la poche gutturale répond à l'atlas, aux muscles fléchisseurs de la tête, à l'artère occipitale, etc. ; elle forme un repli qui enveloppe principalement le pneumogastrique et le sympathique, et, plus antérieurement, une autre duplicature entourant la carotide interne.

STRUCTURE. — La *muqueuse* qui forme paroi aux poches gutturales est plus épaisse et résistante que celle des trompes d'Eustache. Généralement peu adhérente aux parties voisines, si ce n'est à la grande branche de l'hyoïde, à la face interne du muscle occipito-hyoïdien, etc., elle est lisse intérieurement et lubrifiée par le mucus qu'elle sécrète ; elle peut devenir le siège de collections purulentes qui compriment le larynx et gênent la respiration, et c'est alors que l'on pratique la ponction de la poche gutturale : opération connue sous le nom d'*hyo-vertébrotomie* ou *hyo-spondylotomie*.

Cette membrane reçoit des divisions *vasculaires* et *nerveuses* nombreuses et fines, fournies par les branches qui l'avoisinent. Elle est revêtue intérieurement d'un épithélium cylindrique et vibratile et renferme quelques glandes acineuses.

FONCTION. — Les poches gutturales, communiquant avec l'arrière-bouche et la cavité tympanique renferment habituellement de l'air ; la quantité de ce fluide peut varier, dans l'état physiologique, suivant qu'elles sont dilatées ou non ; leur dilatation est principalement opérée par le muscle ptérygo-pharyngien, dont plusieurs fibres se prolongent et s'épanouissent à leur surface ; en outre, quand l'oreille se redresse, la membrane des poches gutturales est mise en état de tension par le prolongement inférieur de la conque qui adhère à leur surface.

Les fonctions de ces poches sont loin d'être connues. Il paraît bien certain qu'elles ne servent en rien à la phonation. Si l'on considère qu'elles sont annexées au conduit guttural du tympan et que leur existence, chez les Solipèdes, coïncide avec un développement des cellules mastoïdiennes moindre que dans les autres animaux, on est amené à leur attribuer un rôle dans l'audition,... à moins qu'elles ne soient chargées purement et simplement de remplir l'intervalle qui sépare le pharynx de la colonne vertébrale.

§ 3. — Oreille interne ou labyrinthe.

L'oreille interne est la partie essentielle de l'appareil de l'audition, celle qui reçoit les terminaisons du nerf de la huitième paire. Elle est composée de cavités complexes, creusées dans l'épaisseur de la portion pétrée du temporal, c'est-à-dire du rocher, cavités remplies de liquide où flottent des membranes qui en répètent la disposition. De là la distinction d'un *labyrinthe osseux* et d'un *labyrinthe membraneux*. Le liquide qui remplit le labyrinthe membraneux a reçu le nom d'*endolymphe*; celui qui s'étale entre le labyrinthe membraneux et le labyrinthe osseux est appelé *périlymphe;* les deux ensemble sont parfois désignés sous le nom de *liquide de Cotugno*.

a. Labyrinthe osseux (fig. 322).

Préparation. — On peut voir les cavités de l'oreille interne sur des coupes pratiquées dans divers sens à travers la portion tubéreuse du temporal. Mais il vaut mieux les découvrir en sculptant un temporal que l'on a préalablement ramolli par un séjour prolongé dans un bain acidulé avec l'acide nitrique.

Le *vestibule*, les *canaux demi-circulaires*, le *limaçon*, telles sont les trois parties constituantes du labyrinthe.

1. Vestibule.

C'est une petite cavité, presque ovalaire, aplatie d'un côté à l'autre, située au centre du rocher, en dehors de la lame osseuse criblée qui forme le fond de l'hiatus auditif interne. Elle joue bien le rôle d'un véritable vestibule à l'égard des autres parties du labyrinthe, qui viennent toutes y aboutir comme à un carrefour.

Sur sa *paroi externe* se remarque la fenêtre ovale, bouchée par l'étrier.

La *paroi interne* montre l'entrée d'un petit canal diverticulaire qui vient s'ouvrir, d'autre part, à la face interne du rocher, au-dessus de l'hiatus auditif interne, par un orifice en forme de fente; ce canal porte le nom d'*aqueduc du vestibule*.

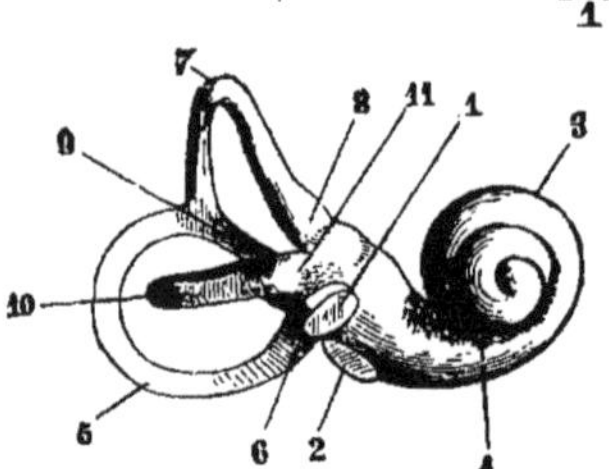

Fig. 322. — Moule du labyrinthe osseux, vue externe[*].

En bas et *en avant*, on observe un large orifice, origine de la rampe supérieure du limaçon.

En haut, se trouvent percés quatre ou cinq petits orifices, embouchures des canaux demi-circulaires.

Et, indépendamment de toutes ces ouvertures, qui mettent le vestibule en communication avec les autres parties du labyrinthe et avec la caisse du tympan, on observe d'autres orifices minuscules, rassemblés en groupes, et servant au

[*] 1, fenêtre ovale; 2, fenêtre ronde; 3, limaçon; 4, crible de petits trous pour le passage des vaisseaux et des nerfs (*tractus spiralis foraminosus*); 5, canal demi-circulaire postérieur; 6, son ampoule; 7, canal demi-circulaire supérieur; 8, son ampoule; 9, partie commune des deux canaux verticaux; 10, canal demi-circulaire horizontal; 11, son ampoule (Figure empruntée à l'*Anatomie* de Beaunis et Bouchard).

passage des filets du nerf acoustique qui vont au vestibule membraneux ainsi qu'aux ampoules des canaux demi-circulaires : ce sont les *taches criblées*.

2. Canaux demi-circulaires.

Au nombre de trois, et fort étroits, ces canaux doivent leur nom à la forme qu'ils présentent. Ils sont placés tous trois au-dessus et en arrière du vestibule, à la manière de trois arcades à plein cintre.

On les distingue en *supérieur, postérieur* et *externe* (S., P., E.). Les deux premiers s'ouvrent en commun dans le vestibule par leur extrémité adjacente; il en résulte qu'on ne trouve dans cette cavité que cinq orifices au lieu de six, pour servir d'embouchure aux trois canaux ; et encore les ouvertures adjacentes des canaux postérieur et externe sont-elles si rapprochées l'une de l'autre qu'elles se réunissent souvent en un court canal commun.

Le canal demi-circulaire externe ou horizontal est sensiblement plus petit que le postérieur, et celui-ci plus petit que le supérieur. L'arc formé par ce dernier a environ, chez le Cheval, 8 millimètres de corde et autant de flèche; le diamètre du tube est de 2 millimètres à 2 millimètres et demi. L'une des extrémités de chaque canal est légèrement renflée en ampoule.

3. Du limaçon.

Situé au-dessous et en avant du vestibule, contre la paroi interne de la caisse du tympan, le *limaçon* ou *cochlée* mérite bien le nom qu'on lui a donné, car il présente assez exactement la forme d'une coquille d'escargot.

C'est un tube enroulé en spirale autour d'un axe conique et incomplètement divisé à l'intérieur par un mince ruban osseux qui en parcourt toute la longueur. Le noyau osseux qui occupe le centre des tours de spire porte le nom de *columelle* ; sa base est tournée vers l'hiatus auditif interne, tandis que son sommet regarde en avant et en dehors et répond approximativement au centre de la paroi interne de la caisse du tympan. La columelle est criblée de pertuis livrant passage aux vaisseaux et aux nerfs cochléaires.

Le tube du limaçon s'atténue progressivement en même temps qu'il décrit trois tours de spire; il se termine par une pointe fermée. Sa paroi, difficile à distinguer du tissu osseux ambiant, est désignée parfois sous le nom de *lame des contours*. Quant au ruban osseux qui fait saillie dans la cavité cochléaire, du côté de la columelle, c'est la *lame spirale*, qui divise cette cavité en deux moitiés ou *rampes* communiquant l'une avec l'autre sur le squelette, entre son bord libre et tranchant et le côté excentrique du tube limacéen. Ces deux rampes sont distinguées en *supérieur* ou *vestibulaire*, *inférieure* ou *tympanique*; celle-ci prend origine à la fenêtre ronde, qui la ferait communiquer avec l'oreille moyenne sans la présence du tympan secondaire; celle-là commence au vestibule.

b. Labyrinthe membraneux (fig. 323).

Le labyrinthe membraneux comprend trois parties correspondant à celles du labyrinthe osseux : 1° le *vestibule membraneux* ; 2° les *canaux demi-circulaires membraneux* ; 3° le *limaçon membraneux*.

1. Du vestibule membraneux.

Il se compose de deux ampoules logées dans le vestibule osseux : l'une supérieure, ovoïde, la plus considérable, est appelée *utricule*, et reçoit les canaux demi-circulaires membraneux ; l'autre, inférieure, plus petite, sphérique, forme le *saccule*, où prend naissance le limaçon membraneux. Ces ampoules à parois molles et minces ne communiquent pas au niveau de leur point de tangence, comme on l'observe chez les Amammaliens (fig. 323, I et II), mais par l'intermédiaire d'un petit canal en Y connu sous le nom d'*aqueduc du vestibule*, ou *canal*

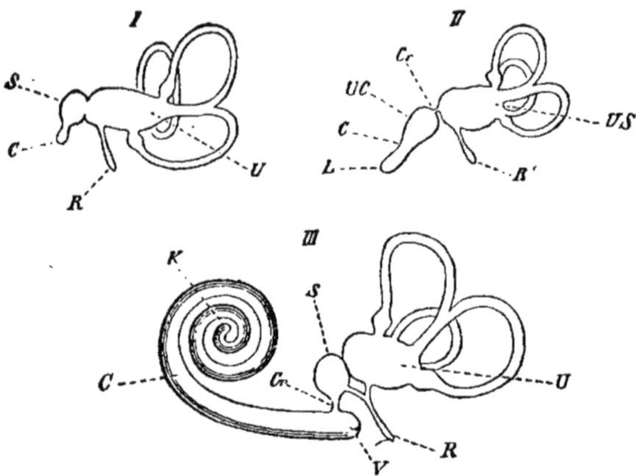

Fig. 323. — Diagramme du labyrinthe membraneux : I, chez les Poissons ; II, chez les Oiseaux ;
III, chez les Mammifères. (D'après Gegenbaur.) *

endolymphatique (fig. 323, III), lequel se loge dans un conduit osseux venant s'ouvrir sous la dure-mère, à la face interne du rocher.

Le vestibule membraneux présente, dans sa structure, deux couches distinctes : l'une externe, formée d'un tissu conjonctif délicat et vasculaire ; l'autre interne, épithéliale, séparée de la précédente par une fine membrane basale. Au niveau de l'épanouissement des divisions nerveuses, l'épithélium paraît saupoudré d'une substance blanche, de nature calcaire, désignée sous le nom de *poussière auditive* ou *otoconie*, et cela forme des taches plus ou moins saillantes, dites *taches acoustiques*. On en trouve une dans l'utricule, une dans le saccule et une dans chacune des ampoules des canaux demi-circulaires, comme nous le dirons plus loin. C'est en ces points que se font les terminaisons nerveuses : on y trouve un épithélium épaissi, comprenant : 1° de petites cellules basales fonctionnant sans doute comme couche génératrice ; 2° des cellules de soutènement, cylindriques ou fusiformes ; 3° enfin des cellules sensorielles ou auditives, recevant à leur base le contact des dernières ramifications nerveuses et émettant à leur extrémité libre un cil rigide qui plonge dans la poussière auditive, de manière à être impressionné par les moindres ébranlements de l'endolymphe.

2. Canaux demi-circulaires membraneux.

Ce sont trois minces tubes qui reproduisent exactement, mais avec un moindre diamètre, les canaux demi-circulaires osseux, et s'ouvrent dans l'utricule de la même manière que ces derniers dans le vestibule osseux.

* U, utricule ; S, saccule ; US, utricule des oiseaux ; UC, saccule des oiseaux ; Cr, *canalis reuniens* ; R, *recessus* du labyrinthe ou aqueduc du vestibule ; V, cæcum initial du limaçon ; C, canal cochléaire ; L, *lagenula* ; K', coupole formant le sommet du canal cochléaire.

Tous trois présentent une de leurs deux extrémités renflée en ampoule, et
c'est dans cette extrémité ampullaire que se font les terminaisons nerveuses, de
la même manière que dans le vestibule, c'est-à-dire au niveau de taches saupou-
drées de poussière auditive, mais appelées *crêtes acoustiques*, en raison de leurs
saillies papilliformes.

La structure de ces canaux rappelle tout à fait celle de l'utricule ou du
saccule.

3. Limaçon membraneux.

En outre du périoste qui revêt régulièrement les deux rampes et la lame spirale du limaçon, ainsi que toutes les parties du labyrinthe osseux, on trouve
dans ce tube deux membranes comprenant entre elles un espace, dit *canal
cochléaire*, représentant le limaçon membraneux. Cet espace est limité d'une
part par la *membrane basilaire*, qui complète la lame spirale en venant s'insérer
sur un petit bourrelet fibreux opposé qu'on appelle le *ligament spiral* ; d'autre
part, par la *membrane de Reissner*, qui se
porte obliquement de la lame spirale au
côté excentrique de la rampe vestibulaire.
Le limaçon membraneux ou rampe cochléaire résulte donc de la division de la rampe
vestibulaire du limaçon osseux par la
membrane de Reissner (fig. 324).

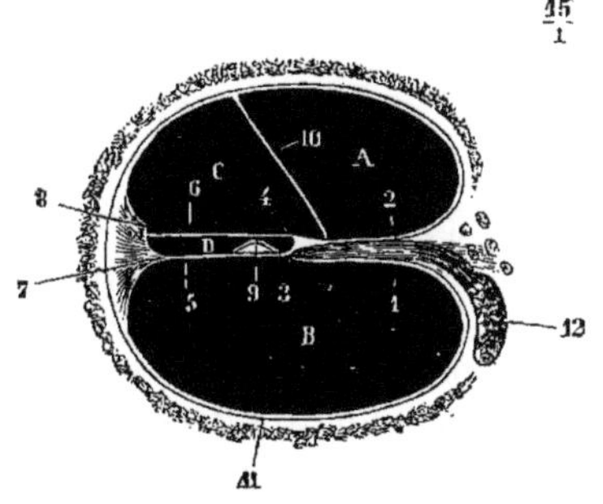

Fig. 324. — Coupe d'un tour de spire du
limaçon [*].

Nous allons en exposer sommairement
la structure. Et d'abord il est revêtu intérieurement d'un épithélium qui fait défaut
dans les autres rampes. Cet épithélium subit, au niveau de la membrane basilaire,
une différenciation extrêmement remarquable, donnant naissance à l'*organe de
Corti*, ensemble d'arcs solides et élas-
tiques, au nombre d'environ 3000 chez l'Homme, placés côte à côte, sur
toute la longueur du canal, et diminuant progressivement comme lui. Les
arcs de Corti sont composés chacun de deux piliers arc-boutés, l'un interne,
l'autre externe, qui limitent ce que l'on appelle le *tunnel de Corti* et ne sont
autre chose que des cellules épithéliales transformées, ainsi qu'en témoigne un
petit amas de protoplasma nucléé que l'on trouve à leur base. Ils sont accompagnés d'un côté et de l'autre par des *cellules auditives*, ciliées, et par des *cellules de soutènement* ; les premières reçoivent à leur base le contact de fibrilles
cylindraxiles libres, tandis qu'elles émettent, à l'autre extrémité, des cils rigides
traversant des expansions des arcs de Corti pour venir prendre contact avec la
tectoria ou *membrane de Corti*. Celle-ci est une formation cuticulaire qui, de la
lame spirale, s'étend sur l'organe de Corti et le couvre comme un étouffoir, pour
éteindre sans doute ses vibrations ; elle limite en haut la rampe auditive (fig. 325).

En résumé, dans toutes les parties du labyrinthe membraneux, on ne trouve
que des terminaisons nerveuses libres ; les cellules ciliées, dites auditives, sont

[*] A, rampe vestibulaire ; B, rampe tympanique ; C, limaçon membraneux ; D, rampe auditive ; 1, lame spirale
osseuse, sa lamelle inférieure ; 2, sa lamelle supérieure ; 3, lèvre tympanique de la lame spirale ; 4, lèvre vestibulaire ; 5, membrane basilaire ; 6, membrane de Corti ou *tectoria* ; 7, ligament spiral ; 8, crête de la paroi externe
de la rampe cochléaire ; 9, organe de Corti ; 10, membrane de Reissner ; 11, périoste ; 12, nerf auditif et ganglion
spiral (Beaunis et Bouchard).

tout à fait assimilables aux cellules gustatives des bourgeons du goût. Le corps cellulaire des neurones auditifs périphériques se trouve dans le *ganglion de Scarpa* pour les nerfs du vestibule et des canaux demi-circulaires, dans le *ganglion de Corti* pour les nerfs du limaçon. L'un et l'autre renferment des cellules bipolaires dont le prolongement périphérique va se terminer, comme nous

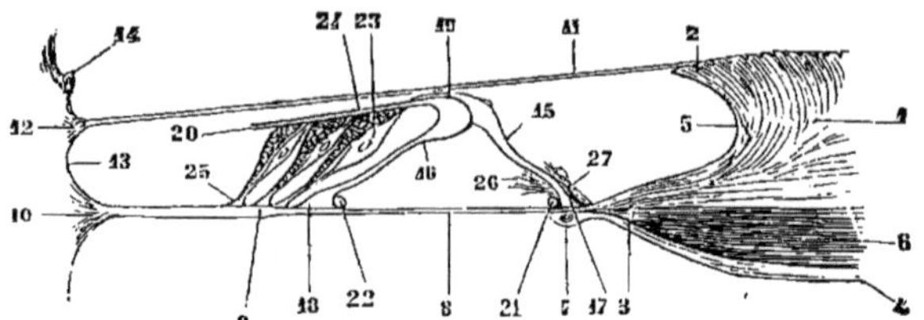

Fig. 325. — Rampe auditive et organe de Corti*.

l'avons vu, dans le labyrinthe membraneux, tandis que le prolongement central gagne le bulbe rachidien, où il influence un autre neurone.

c. Liquides du labyrinthe.

Il y en a deux : l'un est enfermé dans le labyrinthe membraneux, l'autre dans l'espace compris entre le labyrinthe osseux et le labyrinthe membraneux. L'un et l'autre ont la limpidité et la fluidité de l'eau.

Le liquide du labyrinthe membraneux, *endolymphe* de Breschet, remplit les deux ampoules du vestibule membraneux, les canaux demi-circulaires membraneux et la rampe cochléaire.

Le liquide du labyrinthe osseux, *périlymphe* de Breschet, occupe les deux autres rampes du limaçon et baigne la surface externe du vestibule et des canaux demi-circulaires membraneux, qu'il sépare ainsi des parois correspondantes du labyrinthe osseux.

§ 4. — Distribution et terminaison du nerf auditif.

Une fois engagé dans le conduit auditif interne, ce nerf se divise en deux branches : l'une antérieure ou *cochléaire*, l'autre postéro-supérieure ou *vestibulaire*. La première, la plus grosse, atteint la base du limaçon, où elle se divise en un grand nombre de filets, s'engageant dans des pertuis de la columelle qui les répartissent, en les épanouissant, sur les divers tours de spire du tube limaçéen (fig. 326). Grâce à cette espèce de crible spiroïde de la base du limaçon, lesdits filets nerveux atteignent le *ganglion de Corti*, ou *ganglion spiral*, qui occupe un petit canal, dit *canal de Rosenthal*, situé vers le bord adhérent de la lame spirale. Et de ce ganglion, à cellules bipolaires, partent les fibres qui vont se terminer dans la rampe cochléaire, au contact des cellules ciliées accompagnant les arcs de Corti. Ces fibres gardent leur myéline jusqu'aux *foramina* de la

---

* 1, limbe de la lame spirale; 2, lèvre vestibulaire ; 3, lèvre tympanique ; 4, périoste inférieur de la lame spirale ; 5, sillon spiral interne ; 6, nerf auditif ; 7, vaisseau spiral ; 8, membrane basilaire, zone lisse ; 9, *id.*, zone striée ; 10, ligament spiral ; 11, membrane de Corti ; 12, son insertion externe ; 13, sillon spiral externe ; 14, saillie et stries vasculaires ; 15, pilier interne d'un arc de Corti ; 16, pilier externe ; 17, 18, leur insertion à la membrane basilaire ; 19, leur articulation ; 20, expansion de l'arc de Corti ; 21, 22, cellules basilaires internes et externes ; 23, cellules de soutènement ; 24, cellules auditives ; 26, 27, fibrilles nerveuses terminales (Beaunis et Bouchard).

lame spirale qui leur livrent passage ; puis elles se réduisent à l'état cylindraxile.

La branche vestibulaire présente, elle aussi, un ganglion à cellules bipolaires sur son trajet, le *ganglion de Scarpa*, après lequel elle se divise en trois rameaux dont les filets terminaux traversent les taches criblées du vestibule et des canaux demi-circulaires pour atteindre les taches acoustiques de l'utricule et du saccule, ou bien les crêtes acoustiques de l'extrémité ampullaire des canaux demi-circulaires membraneux, et se terminer comme il a été déjà dit.

DIFFÉRENCES

1° Oreille externe. — Dans les *Oiseaux*, l'oreille externe est réduite au conduit auditif, lequel s'ouvre, en dessous et en arrière de l'œil, par un méat plus ou moins caché par les plumes.

Dans les *Mammifères*, le pavillon de l'oreille présente des formes et des dimensions très variées. Il est beaucoup plus développé dans l'Ane et le Mulet que dans le Cheval. Il est mince, incliné en dehors et plus ou moins largement ouvert chez les Ruminants. Dans le Porc, il diffère beaucoup suivant les races, mais il est généralement très développé ; il est quelquefois dressé, le plus souvent tombant. Il n'est pas moins variable dans l'espèce du Chien, où il peut être court et étroit, large et pendant. Dans le Chat, il est toujours court, pointu, dressé et ouvert en avant. Dans le Lapin, c'est un cornet considérable qui peut être dressé ou tombant, parfois dressé d'un côté, tombant de l'autre.

2° Oreille moyenne. — Chez les *Oiseaux*, la chaîne des osselets de l'ouïe n'est plus représentée que par une petite tige osseuse traversant la caisse du tympan et appelée *columelle*. Chez les *Mammifères*, on ne trouve que des différences peu importantes relativement à ce que nous avons décrit chez les Solipèdes. La plus considérable consiste dans la présence des poches gutturales chez ces derniers et leur absence dans tous les autres.

La *membrane du tympan* est moins elliptique dans les Ruminants et les Carnivores que dans les Solipèdes ; elle est à peu près ronde dans le Porc. Chez le Chien, elle se fait remarquer par sa grande étendue.

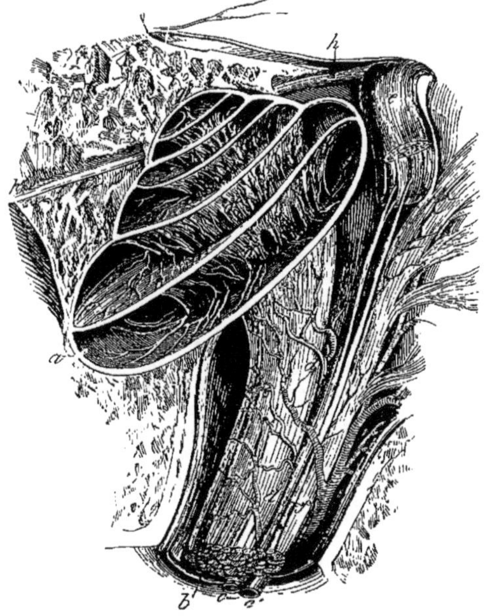

Fig. 326. — Limaçon ouvert pour montrer la disposition des deux rampes et la distribution du nerf auditif *.

Les *cellules mastoïdiennes* sont extrêmement nombreuses chez le Bœuf ; elles occupent tout l'intérieur de la bulle tympanique, qui se trouve ainsi convertie en une masse spongieuse par la multitude des lamelles osseuses entre-croisées séparant les cellules les unes des autres. Dans le Mouton, la Chèvre, le Chien, le Chat, le Lapin, la bulle tympanique n'est pas divisée en cellules, sa paroi intérieure est peu ou point anfractueuse. Chez le Chat, la bulle tympanique forme un compartiment spécial de la caisse du tympan, laquelle se trouve cloisonnée par une mince lame osseuse perforée, disposée parallèlement au cercle tympanal ; le compartiment externe, le plus petit, contient la chaîne des osselets ; l'autre, correspondant à la bulle tympanique, présente la fenêtre ronde et la moitié de la saillie du limaçon.

Les *osselets de l'ouïe* n'offrent que de légères différences suivant les espèces. Ainsi

* *a*, limaçon ; *b*, nerf auditif ; *c*, vaisseaux ; *d*, *d'*, ramifications vasculaires ; *e*, tronc du nerf facial renversé en haut par sa partie postérieure ; *f*, nerf intermédiaire de Wrisberg ; *g*, sommet du limaçon ; *h*, tronc commun des nerfs pétreux.

on remarque que, chez les Ruminants, le marteau est plus recourbé que dans les Solipèdes, et le corps de l'enclume plus allongé ; chez le Chien, le manche du marteau est hérissé de petites apophyses pointues ; les branches de l'*étrier* sont longues et épaisses ; chez le Porc, le marteau est fortement infléchi en avant ; les branches de l'étrier sont légères et bien courbées ; sa base est large et mince ; l'os, dans son ensemble, ressemble on ne peut plus à un étrier.

Le *muscle du marteau*, ou tenseur du tympan, est énorme chez les Ruminants, de forme conique, et enfoncé dans une excavation antérieure de la fenêtre ovale ; le *muscle de l'étrier*, également très considérable, offre à l'extrémité terminale de son tendon une ossification un peu plus grande que celle que l'on rencontre chez le Cheval, tandis que cette ossification fait défaut dans les autres espèces.

3° **Oreille interne.** — Dans les *Oiseaux*, le vestibule membraneux est relativement petit, et sa réduction porte principalement sur le saccule. L'aqueduc du vestibule est un tube simple, branché sur l'utricule (fig. 323, II) ; la communication de celui-ci avec le saccule se fait directement par un petit canal dit *canalis reuniens*. Les canaux demi-circulaires n'offrent rien de bien particulier. Le canal cochléaire est remplacé par un large conduit à peine infléchi appelé *lagena*, lequel fait cul-de-sac au saccule et ne montre quelque tendance à l'enroulement spiral que chez certains Rapaces. Il ne renferme pas d'arc de Corti.

Dans tous les *Mammifères*, l'oreille interne est disposée assez exactement comme nous l'avons décrite chez les Solipèdes ; elle ne diffère, suivant les espèces, que par des détails sans importance, comme le plus ou moins d'étendue des canaux demi-circulaires ou d'enroulement du limaçon. C'est ainsi que ce dernier décrit près de quatre tours de spire chez le Porc, trois chez le Chat, deux et demi chez le Chien et le Lapin, un et demi chez divers Cétacés, etc., et que, chez les Monotrèmes, il figure une crosse à peine enroulée qui achemine à la disposition offerte par la plupart des Oiseaux.

COMPARAISON DE L'APPAREIL DE L'AUDITION DE L'HOMME AVEC CELUI DES ANIMAUX.

Rien à dire sur l'*oreille interne*. L'*oreille moyenne* comprend les mêmes parties que celle des Mammifères autres que les Solipèdes. Le manche du *marteau* est plus droit, l'*enclume* plus volumineuse et l'*étrier* plus grêle, proportionnellement, que chez les animaux. Il n'y a pas de noyau osseux dans le *muscle de l'étrier*. Le *muscle du marteau* est logé dans le *conduit musculo-tubaire*, qui appartient en partie à la trompe d'Eustache.

L'*oreille externe* ne se compose que de deux cartilages : l'un, formant la base du pavillon, représente le cartilage conchinien des animaux ; l'autre, appartenant au conduit auditif, rappelle le cartilage annulaire du Cheval. Le pavillon fait avec le temporal un angle de 15 à 45° ; il est très irrégulier, convexe en haut, terminé en bas par un petit prolongement appelé *lobule*. Sa face antérieure ou externe présente diverses saillies et dépressions. Les saillies, au nombre de quatre, sont : l'*hélix*, repli qui entoure l'oreille en arrière et en haut ; l'*anthélix*, saillie concentrique et à peu près parallèle à la précédente ; le *tragus*, languette triangulaire munie de poils à la face interne, située en avant du conduit auditif ; l'*antitragus*, placé en face du tragus en arrière du conduit auditif, au-dessus du lobule. Les dépressions sont : la *conque*, vaste cavité limitée par l'anthélix ; la *fossette naviculaire* ou *scaphoïde*, située au-dessus de celle-ci ; enfin la *gouttière de l'hélix*, comprise entre l'hélix et l'anthélix.

Le pavillon de l'oreille est parcouru par plusieurs faisceaux musculaires intrinsèques qui n'ont guère d'influence sur ses mouvements. Il a aussi des muscles extrinsèques, qui sont l'*auriculaire antérieur*, l'*auriculaire supérieur* et l'*auriculaire postérieur* ; mais leur action est peu sensible ; en sorte qu'il est à peu près immobile sur le côté du crâne et ne participe point au jeu de la physionomie.

LIVRE HUITIÈME

EMBRYOLOGIE

L'*embryologie* a pour objet l'étude des modifications subies par l'œuf depuis la fécondation inclusivement jusqu'à l'éclosion ou l'accouchement, c'est-à-dire jusqu'au moment où il s'est transformé en un nouvel être capable de vivre dans le monde extérieur.

C'est une science qui relève de la physiologie autant que de l'anatomie, et qui emprunte ses méthodes d'investigation principalement à l'histologie. Aussi ne l'exposerons-nous ici que très brièvement et en nous plaçant surtout au point de vue morphologique.

Nous étudierons, dans un premier chapitre, les éléments sexuels, œufs et spermatozoïdes, les phénomènes de la fécondation, la segmentation de l'œuf fécondé, la formation des feuillets blastodermiques et les premiers développements de l'embryon et de ses annexes. Un second chapitre sera consacré à la description méthodique des annexes du fœtus dans les différents Mammifères domestiques. Enfin, dans un troisième chapitre, nous ferons connaître le développement de l'embryon, appareil par appareil, sinon organe par organe, de manière à conduire progressivement le lecteur à la forme et à l'organisation définitives.

CHAPITRE PREMIER

ÉLÉMENTS SEXUELS. — FÉCONDATION. — PREMIERS DÉVELOPPEMENTS EMBRYONNAIRES

ARTICLE I. — ÉLÉMENTS SEXUELS

§ 1. — Œufs.

CONSTITUTION ET VARIÉTÉS. — L'œuf des Mammifères porte, en raison de sa petitesse, le nom d'*ovule* (fig. 327). C'est une cellule de 100 à 200 µ de diamètre, suivant les espèces, composée d'un protoplasma ou *vitellus*, d'un noyau ou *vésicule germinative*, d'un ou plusieurs nucléoles, *taches germinatives*, enfin d'une enveloppe dite *membrane vitelline* ou *zone pellucide*. Le vitellus est presque tout entier formatif, c'est-à-dire qu'il ne renferme qu'un très petit nombre de granulations lécithiques (*œuf alécithe*). Le *lécithe*, encore appelé deutoplasme, vitellus de nutrition, est en effet une substance de réserve qui est surtout abondante dans les œufs des Ovipares afin de permettre leur développement indépendant. Tantôt il est réparti dans toute l'étendue du protoplasma (*œuf panlécithe*) (exemple : Batraciens); tantôt il est amassé dans le centre (*œuf centrolécithe*) (exemple : Arthropodes); tantôt enfin il est accumulé à l'un des pôles (*œuf télolécithe*) (exemple: Oiseaux).

Les œufs alécithes et panlécithes sont *holoblastes*, c'est-à-dire qu'ils se seg-mentent en totalité; tandis que les œufs centrolécithes et télolécithes sont *méroblastes*, c'est-à-dire à segmentation partielle.

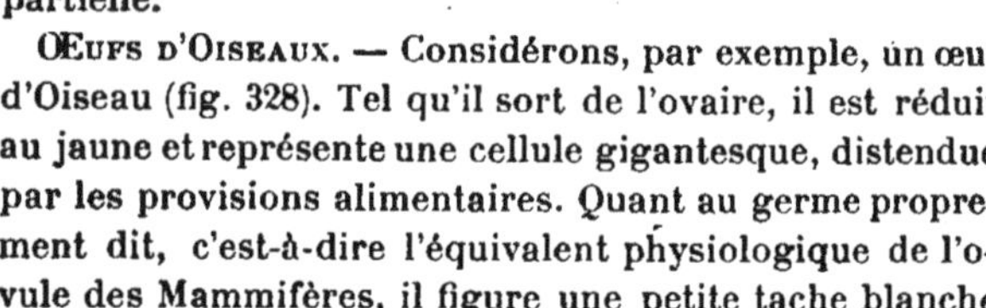

Fig. 327. — Ovule de Mam-mifère *.

Œufs d'Oiseaux. — Considérons, par exemple, un œut d'Oiseau (fig. 328). Tel qu'il sort de l'ovaire, il est réduit au jaune et représente une cellule gigantesque, distendue par les provisions alimentaires. Quant au germe propre-ment dit, c'est-à-dire l'équivalent physiologique de l'o-vule des Mammifères, il figure une petite tache blanche et circulaire, la *cicatricule*, siégeant à la surface du jaune, sous la membrane vitelline; c'est en lui exclusivement que réside la puissance évolutive, et c'est lui seul qui subit la segmentation; il répond donc à la totalité du vitellus de l'ovule des Mammifères et mérite le nom de vitellus plastique, par opposition au vitellus nutritif représenté par le jaune. Quoiqu'il n'y ait pas une ligne de démarcation absolument tranchée entre les deux vitellus et que du vitellus plastique émane une sorte d'atmosphère protoplas-mique pénétrant le vitellus nutritif, on peut soutenir que celui-ci ne participe aucunement à la segmen-tation, qui reste exclusive-ment localisée au vitellus plastique. Cette segmenta-tion est donc partielle, et l'œuf justement qualifié de méroblaste; tandis que l'œuf des Mammifères, ré-duit en quelque sorte à sa partie germinale, est holo-blaste.

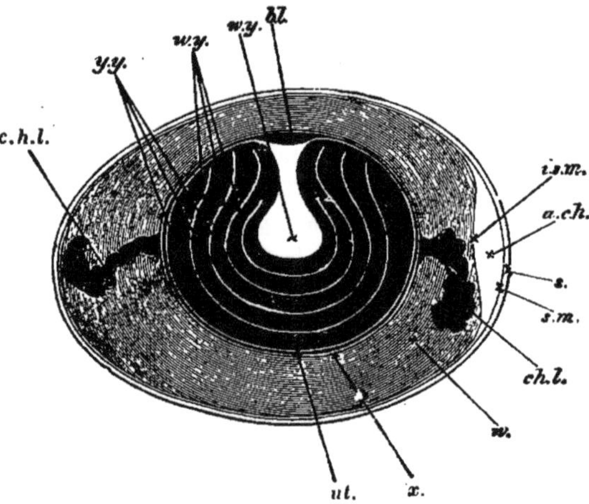

Fig. 328. — Coupe diagrammatique d'un œuf de Poule non couvé. (D'après Allen Thomson.) **

En parcourant l'oviducte, l'œuf des Oiseaux se complète en s'entourant suc-cessivement : 1º d'une couche d'albumine ; 2º d'une membrane testacée ou coquillière; 3º d'une coquille.

L'*albumine, blanc* ou *albumen*, forme trois couches de densité différente. Comme dans sa progression, l'œuf subit un mouvement de rotation sur son grand axe, l'albumine subit une torsion et une condensation particulières le long de ce grand axe; elle forme ainsi deux sortes de cordages, adhérents au jaune, que l'on voit flotter dans les œufs ouverts dans l'eau et que l'on nomme les *chalazes*.

La *membrane coquillière*, d'apparence fibroïde, présente, au niveau du gros pôle, un dédoublement en deux lames circonscrivant une cavité qu'on nomme la *chambre à air*. Cette chambre à air, qui résulte d'une rétraction du contenu de l'œuf, grandit dans les œufs qui sont pondus depuis longtemps ou qui sont le siège d'un développement embryonnaire.

Quant à la *coquille*, c'est une trame organique imprégnée de sels calcaires. Il est sans intérêt ici de s'attacher aux détails très complexes de sa coloration, de sa structure et de son mode de formation.

La description qui précède met en relief l'identité fondamentale des œufs holoblastiques et des œufs méroblastiques. Ils ne diffèrent que par l'énorme prédominance du vitellus nutritif chez les seconds, prédominance qui a cet effet mécanique de localiser le phénomène de la segmentation là ou réside le vitellus plastique.

MATURATION DES ŒUFS. — Un œuf quelconque n'est apte à être fécondé qu'autant qu'il est *mûr*, c'est-à-dire qu'il a subi une série de modifications aboutissant, par l'émission de deux globules polaires, à réduire sa chromatine nucléaire de moitié (fig. 330, 1 et 2). La vésicule germinative ainsi expurgée prend le nom de *pronucleus femelle*; elle équivaut à un demi-noyau, qui se complète au moment de la fécondation, de telle sorte que, dans l'œuf fécondé, la chromatine mâle et la chromatine femelle sont en quantité rigoureusement égale.

<h3 style="text-align:center">§ 2. — Spermatozoïdes.</h3>

Si les œufs sont les éléments les plus gros de l'économie, les spermatozoïdes en sont au contraire les plus petits (fig. 329). Nous en avons déjà fait connaître la constitution et la nature cellulaire (Voy. p. 93). Qu'il nous suffise de répéter ici que le spermatozoïde et l'ovule mûr sont deux éléments équivalents, renfermant la même quantité de substance nucléaire, c'est-à-dire de potentiel héréditaire. Si l'ovule est si volumineux, cela tient au rôle nourricier qu'il est appelé à remplir à l'égard du jeune être qui se développe dans son sein; si, au contraire, le spermatozoïde est si petit, c'est que, pour faciliter sa motilité, il est presque réduit, à part sa queue, qui n'est qu'un long cil vibratile, à sa substance nucléaire; encore cette dernière est-elle dans un état particulier de condensation.

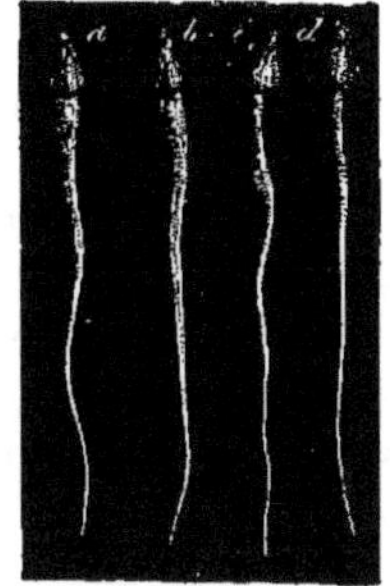

Fig. 329. — Spermatozoïdes du lapin. (D'après Kolliker.)[*]

<h3 style="text-align:center">ARTICLE II. — FÉCONDATION</h3>

La rencontre des œufs et des spermatozoïdes s'effectuant dans la partie initiale de l'oviducte, chez les Mammifères et les Oiseaux, il était bien difficile d'observer chez ces animaux ce qui se passe à ce moment; aussi s'est-on adressé à des animaux dont les œufs sont fécondés dans le monde extérieur et présentent, d'autre part, des conditions de petitesse et de transparence permettant de

[*] *a*, *b*, spermatozoïdes recueillis dans le testicule; *c*, spermatozoïde du canal déférent; *d*, spermatozoïde des vésicules séminales.

les observer au microscope à de forts grossissements. Les œufs d'une foule
d'Échinodermes se prêtent admirablement à cette étude, ainsi que ceux d'un
certain nombre de Vers. C'est sur eux qu'ont été faites les constatations que
nous allons sommairement exposer et que nous devons à Fol, Sélenka, les frères
Hertwig, Giard, etc. (fig. 330).

Dans la fécondation normale, un seul spermatozoïde pénètre dans l'œuf, c'est

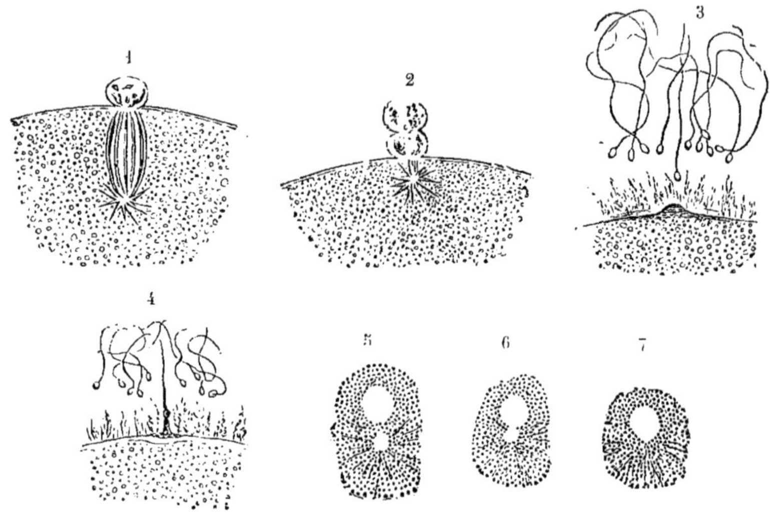

Fig. 330. — Schéma des phénomènes intimes de la fécondation, chez l'Étoile de mer. (D'après Fol.)[*]

celui qui arrive le premier à son contact. Il traverse la membrane vitelline et
se trouve saisi par la tête, grâce à un soulèvement du vitellus, qu'on appelle
cône d'attraction. La queue, organe moteur désormais inutile, se détache et reste
à l'extérieur. Dès ce moment, la couche périphérique du vitellus se condense
en une mince membrane qui s'oppose à la pénétration d'un nouveau spermatozoïde, pénétration qui troublerait les phénomènes de la fécondation et de la
segmentation et pourrait, pense-t-on, amener la production d'un monstre double
(*polyspermie*). Une fois engagée dans l'œuf, la tête du spermatozoïde se gonfle
notablement et constitue le *pronucléus mâle*, qui se porte à la rencontre du *pronucléus femelle* et se réunit avec lui pour former le *noyau vitellin*, ou premier
noyau de segmentation. Ainsi la fécondation n'est rien autre chose qu'une
caryogamie, c'est-à-dire un mariage de noyaux, ou, plus exactement, de deux
demi-noyaux; elle réunit en une seule cellule, la cellule-germe, une quantité
égale de deux chromatines provenant d'individus différents, et cela de telle
sorte qu'ensuite, lors de la segmentation de l'œuf, chacune de ces chromatines
se répartisse également dans les deux premières cellules du nouvel être et dans
toutes celles qui en procéderont. La chromatine apparaît donc comme la substance par excellence de l'hérédité.

[*] 1, émission du premier globule polaire; 2, émission du deuxième globule polaire; 3, cône d'attraction au point
où va pénétrer un spermatozoïde; 4, la tête de ce spermatozoïde a pénétré, la queue est restée en dehors; 5, 6, 7,
rencontre et fusion des deux pronucléus mâle et femelle pour former le noyau vitellin. (Figure empruntée au
cours de physiologie de Mathias Duval.)

Article III. — SEGMENTATION ET PREMIERS DÉVELOPPEMENTS EMBRYONNAIRES

La segmentation de l'œuf fécondé se fait par caryocinèse. Les premières cellules qui en résultent ont reçu le nom de *blastomères*, ou encore celui de globes de segmentation.

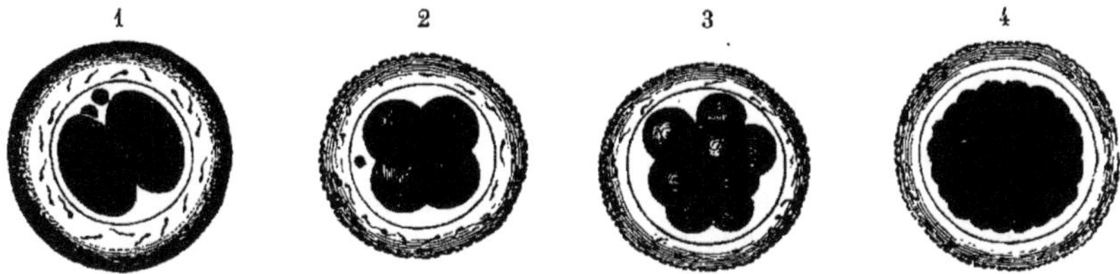

Fig. 331. — Segmentation totale et égale du vitellus. (D'après Bischoff.) *

Le mode de cette segmentation est déterminé, comme nous l'avons déjà dit, par l'abondance et la répartition du vitellus de nutrition; c'est ainsi qu'elle est : *totale* dans les œufs alécithes et panlécithes, qualifiés pour cette raison d'holoblastes (fig. 331); *partielle et superficielle* dans les œufs centrolécithes; *partielle et discoïdale* dans les œufs télolécithes. — Dans tous les cas, le blasto-

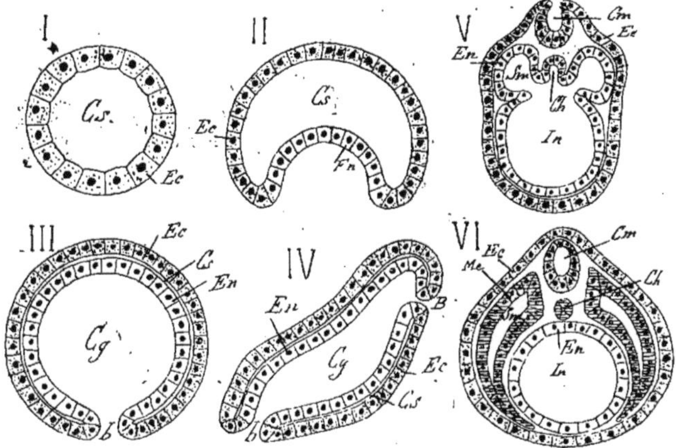

Fig. 332. — Développement de l'œuf de l'Amphioxus. (D'après M. Duval.) **

derme qui en résulte est successivement *monodermique, didermique, tridermique,* ainsi qu'on va le voir.

A. Amphioxus. — Prenons d'abord l'œuf alécithe de l'Amphioxus. Il subit la segmentation totale et égale et se transforme bientôt en une masse pleine de cellules semblables (*morula*) (fig. 331); puis ces cellules, continuant à se diviser, s'arrangent en une couche périphérique autour d'une cavité dite de segmen-

* 1, stade à deux blastomères; 2, stade à quatre blastomères; 3, stade à huit blastomères; 4, stade de la *morula*.
** I, *blastula*. — II, formation de la *gastrula* par invagination. — III, *gastrula*. — IV, embryon. — V et VI, formation du feuillet moyen, de la corde dorsale et du névraxe.
Ec, ectoderme. — Cs, cavité de segmentation. — En, endoderme. — Cg, cavité d'invagination. — b, bouche de la *gastrula* ou blastopore, qui deviendra l'orifice anal de l'embryon. — B, bouche de l'embryon. — Cm, canal médullaire. — Ch, corde dorsale. — Sm, sac mésodermique. — Me, mésoderme. — In, intestin.

tation : c'est la *blastula* ou blastosphère. Le blastoderme est donc à ce moment monodermique (fig. 332, I).

La *blastula*, au lieu de grandir par simple expansion, s'invagine comme le montre la figure 332, II et III, et se transforme ainsi en *gastrula*. Le blastoderme est alors didermique, et l'on distingue : un feuillet externe ou *ectoderme* et un feuillet interne ou *endoderme*. Ce sac gastruléen s'allonge en fuseau, se perfore à son fond et forme ainsi le tube digestif de l'embryon (fig. 332, IV). Il est à remarquer que l'anus (*b*) correspond à la bouche primitive de la *gastrula*. A ce moment l'ectoderme subit dans le plan médian du dos de l'embryon une curieuse invagination, qui est la première trace du névraxe (fig. 332, V) : d'abord il s'épaissit et s'excave en gouttière (*gouttière médullaire*), puis les bords de cette gouttière se relèvent l'un contre l'autre et se soudent en un canal qui se sépare ensuite de l'ectoderme, son point de départ. Le *tube neural* est à peine isolé que les formations mésodermiques apparaissent, sous forme de trois évaginations de l'endoderme : l'évagination médiane, s'opposant au névraxe, s'isole et forme un cordon cellulaire plein, destiné à servir de soutien à ce dernier : c'est la *notocorde*, ou *corde dorsale* ; les évaginations latérales s'épanouissent entre l'ectoderme et l'endoderme, se séparent de celui-ci et constituent enfin le *mésoderme* avec la cavité pleuro-péritonéale, ou *cœlome*, mésoderme qui se trouve ainsi divisé, dès sa formation, en une *lame fibro-cutanée* et une *lame fibro-intestinale* (fig. 332, VI).

Nous voilà donc arrivés au blastoderme tridermique et à un état de développement déjà avancé de l'embryon.

B. Grenouille. — Prenons maintenant un œuf de Cyclostome ou de Batracien, par exemple un œuf de Grenouille (fig. 333). Cet œuf panlécithe subit la

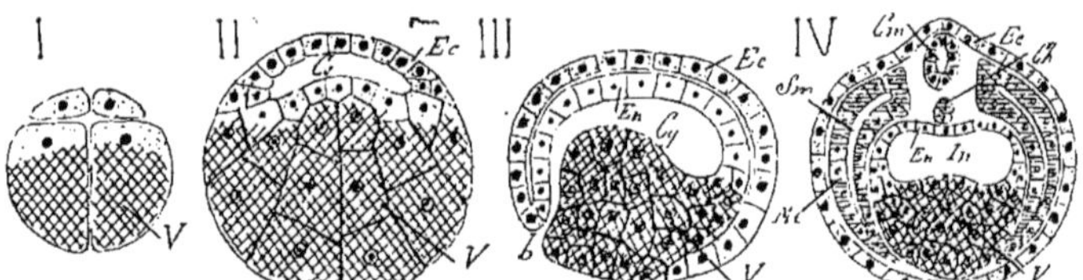

Fig. 333. — Développement de l'œuf de la Grenouille. (D'après M. Duval.)

segmentation totale, mais inégale ; les blastomères du pôle supérieur sont petits, tandis que les inférieurs sont très gros, chargés de vitellus de nutrition ; il s'ensuit que la cavité de la *blastula* est refoulée en haut et réduite à une fente (*amphiblastula*), et que l'invagination gastruléenne est impossible ; aussi la *gastrula* se forme-t-elle par une simple fissure, se creusant, de l'extérieur à l'intérieur, dans la masse inférieure de la *blastula* (fig. 333, III). L'enveloppement de l'endoderme se fait grâce à l'extension de l'ectoderme vers la partie inférieure de l'œuf ; c'est-à-dire qu'il y a épibolie au lieu d'embolie. C'est une *amphigastrula*.

Celle-ci s'allonge ensuite, se perce à son fond et se transforme *in toto* en embryon, ainsi que nous l'avons vu pour l'Amphioxus ; mais ici la paroi inférieure du tube digestif présente un amas de grosses cellules vitellines, consti-

---

* I, segmentation totale et inégale. Les cellules supérieures sont petites ; les inférieures, chargées de vitellus (*v*). sont plus volumineuses. — II, *bl stula*. — III, *gastrula*. — IV, coupe montrant la formation du feuillet moyen. Ec, ectoderme. — En, endoderme. — Me, mésoderme. — Cs, cavité de segmentation. — Cg, cavité de la *gastrula*. — In, intestin. — Sm, fente pleuro-péritonéale. — Cm, canal médullaire. — Ch, corde dorsale. — *b*, bouche de la *gastrula*. — V, vitellus.

tuant provision pour le développement ultérieur (fig. 333, IV). Le névraxe, la corde dorsale, le mésoderme se développent comme il a été déjà dit, à cette différence près cependant : que le mésoderme, au lieu de procéder d'une évagination de l'endoderme, se forme par délamination, c'est-à-dire que celui-ci s'épaissit beaucoup et se divise ensuite dans son épaisseur en endoderme définitif et mésoderme. La cavité pleuro-péritonéale apparaît secondairement par clivage de ce dernier, qui se divise ainsi en une lame fibro-cutanée et une lame fibro-intestinale.

C. POULE. — Arrivons à l'œuf télolécithe des Poissons, Reptiles et Oiseaux, et prenons pour type celui de la Poule, sur lequel ont été faites la plupart des recherches d'embryologie (fig. 334).

La cicatricule seule se segmente, c'est-à-dire une partie très minime relative-

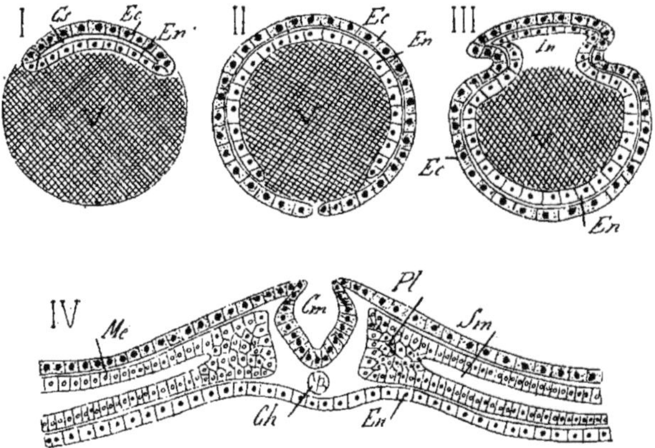

Fig. 334. — Développement de l'œuf de la Poule. (D'après M. Duval.) *

ment à la masse du jaune. Un petit disque en résulte qui s'étend comme une calotte sur le jaune, disque creusé dans son épaisseur d'une légère fissure : c'est une *disco-blastula* [1]. Cette *disco-blastula*, pour devenir *gastrula*, n'a qu'à étendre ses deux feuillets déjà juxtaposés, de manière à enfermer le jaune, qui occupera ainsi la cavité gastruléenne (fig. 334, II). Cet enveloppement par épibolie se fait plus rapidement pour l'ectoderme que pour l'endoderme, de telle sorte que celui-ci est à peine arrivé à l'équateur de l'œuf, alors que celui-là a atteint le pôle inférieur ; il s'ensuit que les deux feuillets, qui étaient en continuité au niveau de leurs bords dans la *disco-blastula*, sont discontinus dans la *disco-gastrula*.

Une des particularités les plus remarquables du développement des œufs télo-

(1) Chez la Poule, qu'il y ait ou non fécondation, la segmentation se produit pendant le passage de l'œuf dans la trompe, et elle est à peu près achevée au moment de la ponte. La cicatricule, alors visible sous la membrane vitelline, représente donc un germe segmenté prêt à former le blastoderme s'il y a eu fécondation préalable, mais incapable de poursuivre son évolution s'il n'y a pas eu fécondation. Pour bien voir cette cicatricule, il faut ouvrir un œuf frais dans l'eau ; le centre de gravité du jaune étant excentrique, le vitellus s'oriente dans une direction fixe et amène la cicatricule au pôle le plus élevé du jaune, c'est-à-dire au centre de l'hémisphère visible.

* I, *blastula*. — II, *gastrula*. — III, division de la *gastrula* en une partie embryonnaire et une vésicule ombilicale. — IV, coupe transversale de l'embryon.

Ec, ectoderme. — En, endoderme. — Mc, mésoderme. — Cs, cavité de segmentation. — In, intestin. — Cm, canal neural. — Ch, corde dorsale. — Sm, fente pleuro-péritonéale. — Pl, prévertèbre. — V, vitellus de nutrition.

lécithes, c'est que l'embryon, au lieu de se former aux dépens de la *gastrula* tout entière, ne se forme qu'aux dépens de sa partie supérieure, laquelle se soulève légèrement et se sépare, par un étranglement, de la partie restante, qui constitue le sac vitellin ou *vésicule ombilicale* (fig. 334, III).

L'aire embryonnaire s'allonge dans un sens, s'incurve de toutes parts et embrasse une cavité intérieure en communication avec le sac vitellin, cavité terminée en cul-de-sac vers les deux extrémités de l'embryon, mais qui s'ouvrira plus tard par une bouche et un anus : c'est le futur tube digestif.

Suivant la règle, le névraxe provient de l'ectoderme ; la notocorde et le mésoderme émanent de l'endoderme (fig. 334, IV). Ces deux dernières formations se développent en commun et se séparent ensuite ; elles résultent d'un épaississement, suivi de dédoublement, de l'endoderme primitif. La fente pleuro-péritonéale se produit donc par clivage, comme dans la Grenouille.

D. MAMMIFÈRES. — Voyons enfin ce qui se passe dans l'œuf des Mammifères (fig. 335).

L'ovule des Mammifères, bien qu'il soit alécithe comme celui de l'Amphioxus, se développe d'une manière fort différente, qui porte à penser que, à partir de l'Amphioxus, cet ovule est passé successivement par le type des Amphibiens et par le type des Oiseaux. Il se développe en effet à la manière d'un œuf télolécithe qui aurait perdu graduellement sa provision nutritive en se greffant sur le terrain maternel.

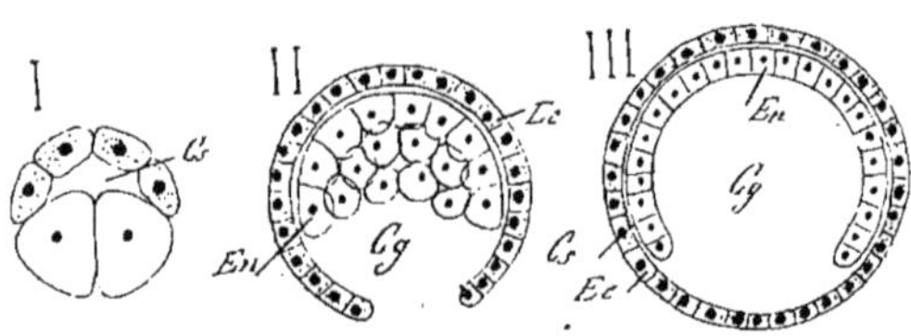

Fig. 335. — Développement de l'œuf d'un Mammifère.
(D'après M. Duval.)

Cet œuf subit bien la segmentation totale ; mais cette segmentation est inégale : les blastomères supérieurs ou ectodermiques sont plus petits que les inférieurs ou endodermiques, et, comme ils se divisent plus vite, ils ne tardent pas à les envelopper complètement, en même temps que ceux-ci s'étalent en un feuillet endodermique régulier. La *gastrula* se constitue ainsi par épibolie de l'ectoderme et embolie de l'endoderme ; on la qualifie de *métagastrula*.

Le développement se poursuit ensuite comme dans les Oiseaux, c'est-à-dire que le sac gastruléen se divise en deux parties inégales par un étranglement : l'une supérieure, plus petite, qui forme l'embryon, l'autre inférieure, qui reste appendue à la face ventrale de celui-ci (vésicule ombilicale). Le névraxe se constitue, comme toujours, par involution de l'ectoderme le long du dos de l'embryon. La corde dorsale se produit par une gouttière endodermique qui se ferme en canal, ainsi que dans l'Amphioxus et les Amphibiens. Quant au mésoderme, il résulte du dédoublement de l'endoderme primitif, et il se creuse secondairement d'une fente pleuro-péritonéale.

Tels sont les phénomènes généraux qui président à la formation du blastoderme et de l'ébauche embryonnaire dans les principaux types de Vertébrés. Entrons maintenant dans quelques détails.

AIRE GERMINATIVE. — Nous venons de voir que, dans les Mammifères et les

---

'I, *blastula*. — II et III, transformation de la *blastula* en *gastrula*.
Ec, ectoderme. — En, endoderme. — Cs, cavité de segmentation. — Cg, cavité de la *gastrula*.

Oiseaux, les seuls Vertébrés qui nous intéressent ici, une partie seulement de la *gastrula* forme l'embryon, le reste constitue le sac vitellin ou vésicule ombilicale. La première partie, légèrement soulevée, s'accuse au dehors par une tache arrondie qu'on appelle *aire germinative* ou *aire embryonnaire* (fig. 336).

D'abord opaque dans toute son étendue, cette tache s'éclaircit au centre et

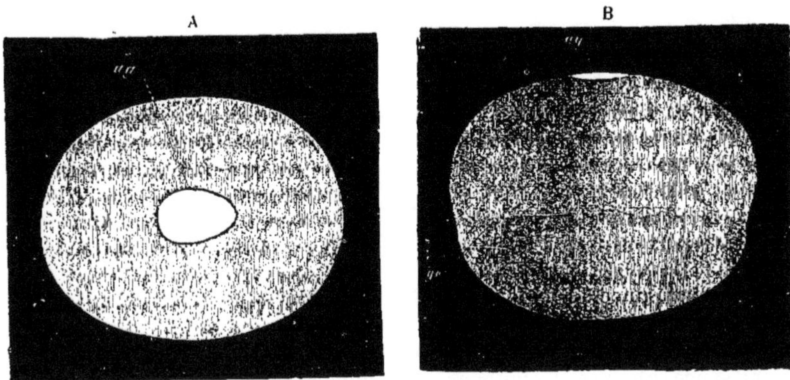

Fig. 336. — Œuf de Lapin au septième jour de la gestation, d'après Kolliker : A, vue par en haut, B, vue de profil. (Pour montrer l'aire germinative.) '

se partage ainsi en deux zones concentriques, dites *zone* ou *aire transparente*, *zone* ou *aire opaque*.

LIGNE PRIMITIVE (fig. 337). — L'apparition de l'embryon s'annonce dans la zone transparente par une formation temporaire connue sous le nom de *ligne primi-tive*. Cette ligne primitive se dénonce, sur les blas-todermes vus à plat, par deux traits sombres très rapprochés, séparés par une ligne claire et conti-nus en avant l'un avec l'autre. Elle s'accroît par son extrémité postérieure de manière à faire passer l'aire transparente de la forme arrondie à la forme ovale.

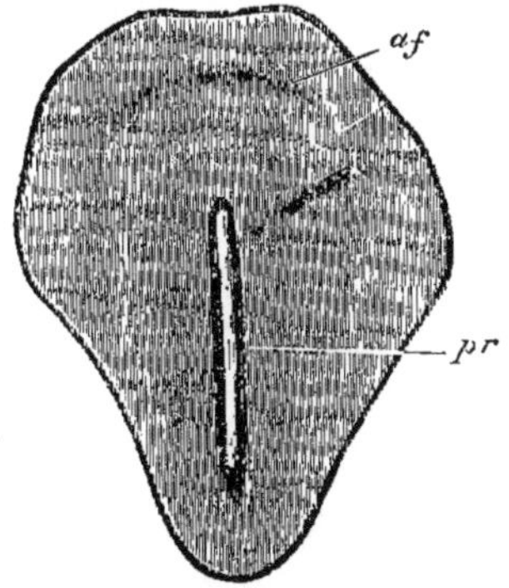

Les coupes transversales du blastoderme, prati-quées à ce niveau (fig. 338), démontrent qu'elle cor-respond à une dépression de l'ectoderme, au sein d'un épaississement considérable du mésoderme, dépression que l'on considère aujourd'hui comme la trace d'un *blastopore*, c'est-à-dire comme le représentant de l'orifice gastruléen des embryons inférieurs. La ligne primitive, qui a si longtemps exercé la sagacité des embryologistes, n'est donc

Fig. 337. — Aire pellucide d'un blastoder-me de l'oulet peu après la formation de la ligne primitive. (D'après Balfour.) ''

pas, comme on l'a cru d'abord, la première ébauche du névraxe; celui-ci apparaît plus tard, en avant d'elle, sous forme de la gouttière médullaire. Ce n'est, comme le dit très bien M. Laulanié, qu'un épisode atavique préludant au

<hr>

' *ag*, aire embryonnaire ; *ge*, limite de l'endoderme.
'' *pr*, ligne primitive avec la gouttière primitive ; *af*, repli amniotique. La partie ombrée autour de la ligne primitive montre l'extension du mésoblaste.

développement embryonnaire, et dont la signification ne peut être bien comprise qu'à la lumière de l'embryologie comparée [1].

CONSTITUTION DU BLASTODERME (fig. 334 et 340). — Nous voici arrivés à une période où le blastoderme présente ses trois feuillets caractéristiques :

a. L'*ectoderme* ou *épiblaste* est encore appelé *feuillet sensitif* ou *sensoriel*, parce

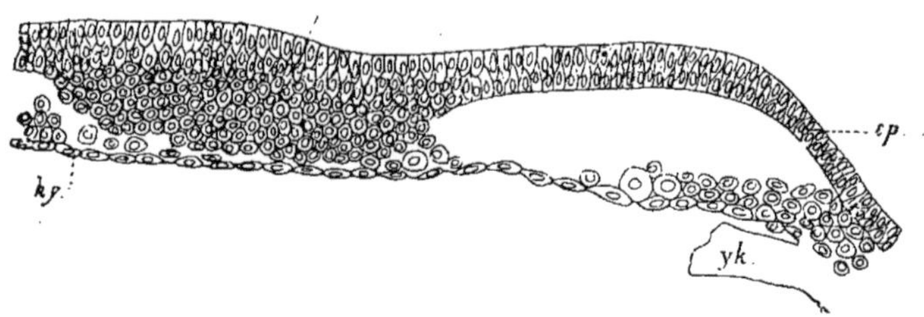

Fig. 338. — Coupe transversale d'un blastoderme de poulet au niveau de la ligne primitive. (D'après Balfour.)

qu'il donne naissance à l'épiderme et à tous les éléments nerveux, centraux ou périphériques ;

b. L'*endoderme* ou *hypoblaste* reçoit aussi le nom de *feuillet muqueux*, parce qu'il donne naissance, non pas aux muqueuses, comme on le dit trop souvent, mais à l'épithélium de la plus grande partie du tube digestif et des voies respiratoires ;

c. Le *mésoderme* ou *mésoblaste* est le foyer d'origine de tous les autres tissus, c'est-à-dire des tissus de substance conjonctive, des tissus musculaires, des liquides nutritifs et de leurs vaisseaux, des séreuses, des glandes sexuelles, etc. On le désigne quelquefois sous le nom de *feuillet séreux* ou *germinatif*. La qualification de *feuillet vasculaire* ne saurait lui être conservée, car elle appartient à une formation dérivée, tout à fait spéciale, que nous aurons à envisager plus tard.

FORMATION DU NÉVRAXE. — Une des premières modifications que subit l'ectoderme consiste dans l'apparition d'un sillon antéro-postérieur en avant de la ligne primitive : c'est le sillon dorsal ou *gouttière médullaire*, bordé de chaque côté par un bourrelet longitudinal dit *repli médullaire*. Ce sillon s'élargit en arrière de manière à embrasser l'extrémité antérieure de la ligne primitive, qu'il repousse au fur et à mesure qu'il s'accroît (fig. 339). Les deux replis médullaires s'élèvent l'un vers l'autre, s'incurvent et

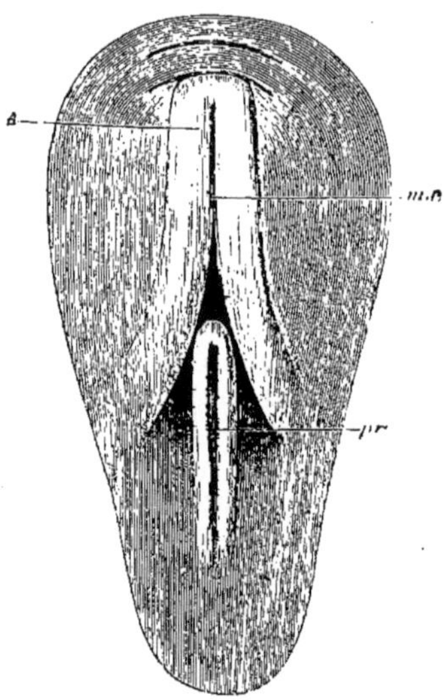

Fig. 339. — Aire pellucide d'un blastoderme de 18 heures ; présence de la gouttière médullaire. (D'après Balfour.) [**]

finissent par se souder, de manière à transformer la gouttière en un canal dit

[1]. Voy. Mathias Duval. Études sur la ligne primitive de l'embryon de poulet. *Annales des Sciences naturelles*, tome VII, 1880.

[*] *prs*, ligne primitive ; *ep*, épiblaste ; *hy*, hypoblaste ; *yk*, rempart vitellin.
[**] *pr*, ligne primitive ; *mc*, gouttière médullaire ou sillon dorsal ; A, repli médullaire.

canal médullaire, canal neural ou *névraxe,* qui finit par s'isoler de l'ectoderme superficiel en s'enfonçant dans le mésoderme (fig. 341).

Ainsi se constitue le premier rudiment du système nerveux central. Il est à

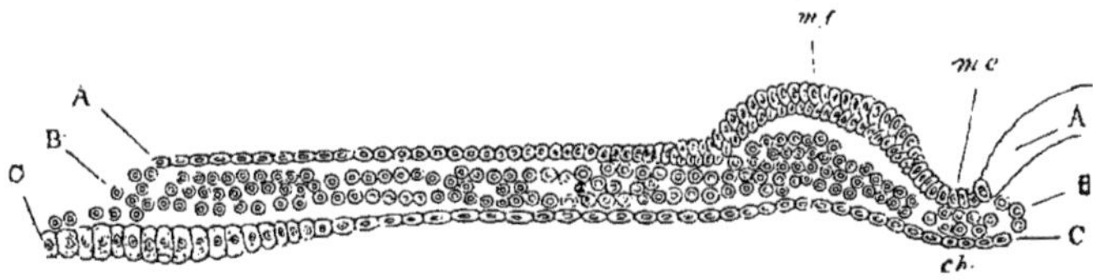

Fig. 340. — Coupe transversale d'un blastoderme après la formation de la gouttière médullaire et de la notocorde. (D'après Balfour.) *

remarquer que la fermeture du canal médullaire commence presque à l'extrémité antérieure de la gouttière et se poursuit ensuite peu à peu d'avant en arrière.

CORDE DORSALE. — En même temps, se différencie, comme nous l'avons dit

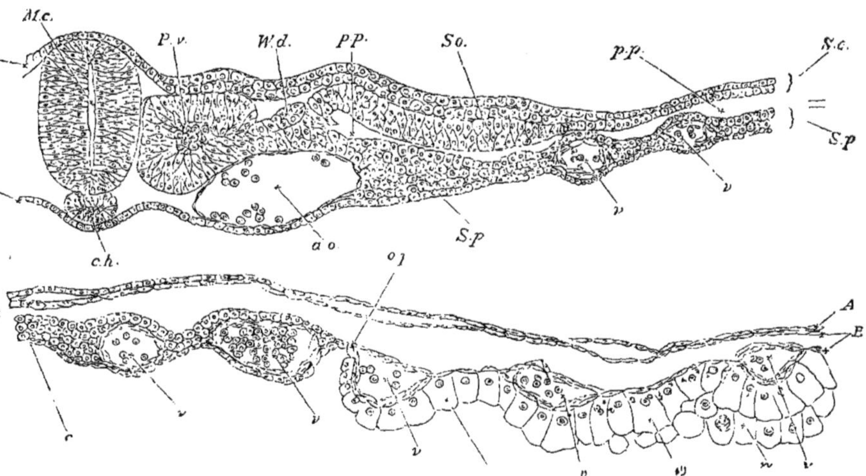

Fig. 341. — Coupe transversale d'un embryon de Poulet de 45 heures. (D'après Balfour.) **

plus haut (voy. fig. 332), une colonne cellulaire médiane, premier support du névraxe, qu'on appelle *corde dorsale* ou *notocorde.*

PROTOVERTÈBRES. — De chaque côté du névraxe et de la notocorde, le méso-derme s'épaissit en une bande, dite *lame dorsale,* qui se fragmente bientôt en segments successifs ou *somites,* que l'on prit d'abord pour des vertèbres et que l'on nomma, pour cette raison, *protovertèbres* ou *prévertèbres,* mais qui, en réalité, sont des *myomères* ou *myotomes,* c'est-à-dire des parties donnant naissance aux muscles du squelette (fig. 356 et 357).

Les vertèbres apparaissent plus tard, en dessous et dans les intervalles de ces segments, de telle manière que les myomères vont de l'une à l'autre en franchissant les espaces intervertébraux.

FENTE PLEURO-PÉRITONÉALE (fig. 334 et 341). — En dehors des lames dorsales, le mésoderme se divise en deux feuillets secondaires, grâce à une fissure dite *fente pleuro-péritonéale* ou *cœlome*, qui est la première trace des grandes cavités splanchniques. Ces deux feuillets sont appelés à des destinées très différentes : le superficiel, ou *fibro-cutané*, fournira les matériaux de la paroi du corps, y compris le derme cutané, mais à l'exclusion de l'épiderme ; les membres en procéderont aussi par bourgeonnement ; le profond, ou *fibro-intestinal*, constituera la paroi du tube digestif, à l'exception de l'épithélium, qui en revêt l'intérieur.

SOMATOPLEURE ET SPLANCHNOPLEURE. — Dans leurs modifications ultérieures, ces deux feuillets restent l'un et l'autre étroitement solidaires de l'ectoderme ou de l'endoderme, et, par cette association, constituent la *somatopleure* et la *splanchnopleure*. La somatopleure (de σῶμα, corps, et πλευρόν, paroi), ou lame somatique, est donc formée du feuillet supérieur du mésoderme uni à l'ectoderme ; la splanchnopleure (de σπλάγχνον, viscère, et πλευρόν, paroi), ou lame splanchnique, du feuillet inférieur du mésoderme uni à l'entoderme.

Or, ces deux lames, avec la fente qui les sépare, ne sont pas limitées à l'embryon, elles se prolongent au-delà pour former, soit la vésicule ombilicale, soit l'amnios et le chorion, ainsi que nous allons maintenant l'exposer.

FORMATION DES ANNEXES (fig. 342). — L'embryon se délimite bientôt dans l'aire germinative par une espèce de dépression qui l'entoure de toutes parts comme une sorte de fossé, se creusant de plus en plus et le séparant du reste du blastoderme. D'abord apparaît, en avant de la gouttière médullaire, une sorte de pli rentrant semi-lunaire, appelé *gouttière limitante antérieure* (fig. 342, A). Un peu plus tard, le même phénomène se produit à l'extrémité postérieure de l'embryon et donne naissance à la *gouttière limitante postérieure*, qui, bientôt, se relie à la précédente par des *gouttières latérales*.

En même temps que la somatopleure embryonnaire s'incurve ainsi de toutes parts vers le centre de l'œuf, la somatopleure extra-embryonnaire se relève tout autour des gouttières précitées et donne lieu à ce que l'on appelle les *replis amniotiques*, que l'on distingue en céphalique, caudal et latéraux, lesquels replis marchent à la rencontre l'un de l'autre en formant un dôme au-dessus de l'embryon. Celui-ci s'enfonce ainsi à l'intérieur de l'œuf (fig. 342, de C à G).

Pendant quelque temps, ce dôme présente une ouverture centrale, dite *ombilic supérieur*, au pourtour de laquelle la somatopleure se réfléchit pour se continuer à la face interne de la membrane vitelline ; mais cette ouverture ne tarde pas à se fermer par suite de la soudure des différents replis amniotiques, et ainsi se trouve constituée la première enveloppe de l'embryon, c'est-à-dire l'*amnios*, qui s'isole du reste de la somatopleure formant le *chorion* (fig. 342, H, I).

Le chorion et l'amnios sont donc deux membranes primitivement continues et dérivant l'une et l'autre de la somatopleure extra-embryonnaire ; la première présente son revêtement ectodermique en dehors ; la seconde offre le même revêtement sur sa face interne : différence qui s'explique suffisamment par ce que nous venons de dire.

Voyons maintenant ce que devient la splanchnopleure.

Elle s'étend à la surface du contenu de l'œuf, de manière à l'envelopper com-

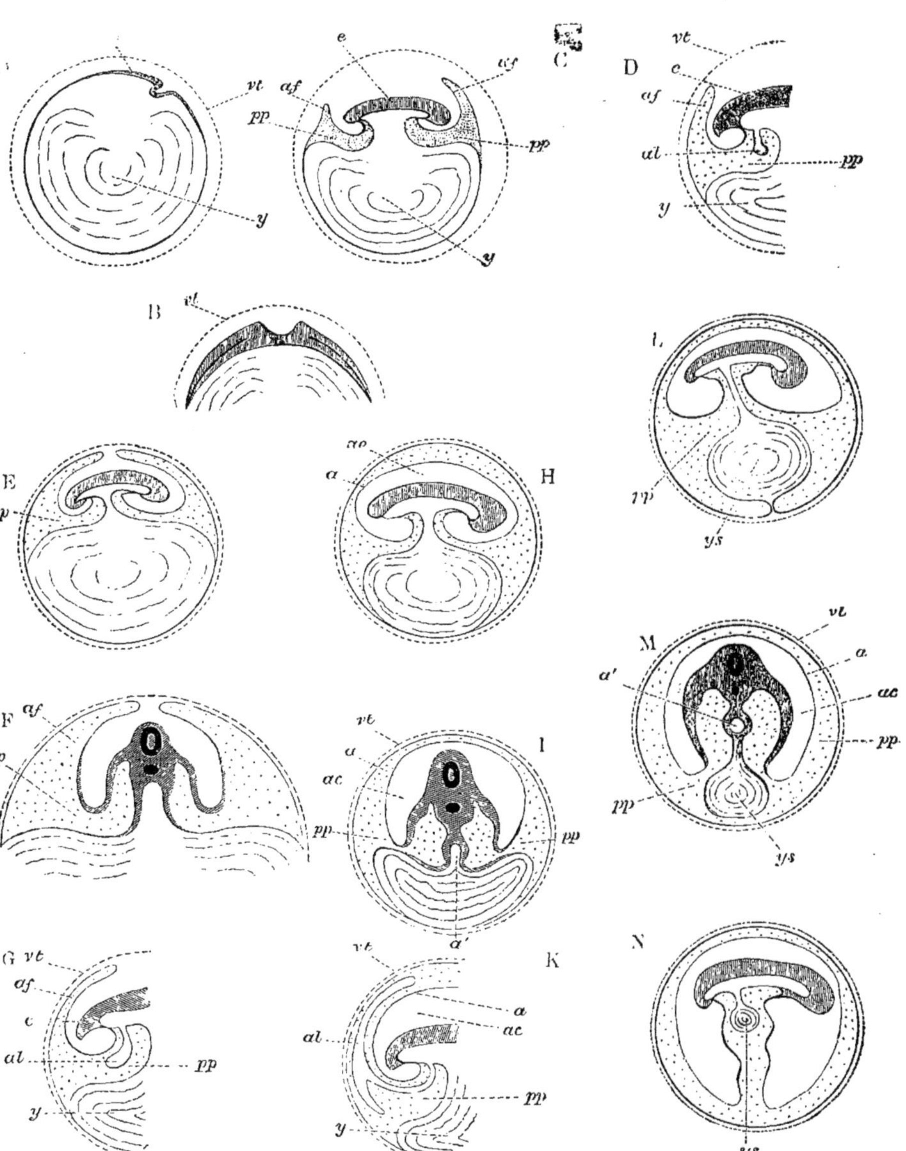

Fig. 342. — De A à N, série de figures diagrammatiques destinées à faire comprendre la manière dont se forment le corps de l'embryon et ses enveloppes. (D'après Balfour.)

vt, membrane vitelline; *e*, embryon; *pp*, cavité pleuro-péritonéale ou cœlome; *af*, replis de l'amnios; *a*, amnios proprement dit; *ae* ou *ac*, la cavité qui contient le liquide amniotique; *al*, allantoïde; *a'*, le tube digestif; *y* ou *ys*, le vitellus ou le sac vitellin.

plètement, mais en restant séparée de la somatopleure par une cavité plus ou moins virtuelle, dite *cœlome externe*, produite par l'extension de la fente pleuro-péritonéale.

La partie correspondant à l'embryon s'incurve en gouttière et se convertit en un cylindre ouvert en bas, qui se laisse inclure dans le cylindre somatique et constitue l'intestin ou, plus exactement, le tube digestif tout entier, moins la bouche et l'anus.

La partie extra-embryonnaire enveloppant le vitellus n'est autre chose, nous l'avons dit déjà, que la *vésicule ombilicale* (fig. 342).

La communication de l'intestin avec la vésicule ombilicale est d'abord une vaste fente qui s'étend sur presque toute la longueur de l'intestin ; elle se rétrécit de plus en plus et se réduit à un petit canal, dit vitellin ou vitello-intestinal, au fur et à mesure que les deux cylindres somatique et splanchnique se ferment. Il arrive un moment où la paroi du corps ne présente plus qu'une ouverture restreinte au niveau du ventre (orifice ombilical) et où l'intestin ne reçoit plus l'insertion du pédicule vitellin qu'en un point très limité, situé à une petite distance du lieu où se formera le cæcum, c'est-à-dire à la partie postérieure de l'intestin grêle.

Simultanément, la vésicule ombilicale diminue de volume par épuisement de son contenu, et, chez les Mammifères, elle cède bientôt la place à une autre vésicule, l'*allantoïde*, qui se substitue à elle pour la nutrition de l'embryon. En effet, la vésicule ombilicale étant un réservoir de vitellus nutritif, on s'explique sa faible importance et son éphémère durée chez les Mammifères, et au contraire son grand volume et sa persistance chez les Ovipares. Elle dure nécessairement, dans ces derniers, autant que l'incubation, et souvent même persiste après l'éclosion ; par exemple, les alevins de Truite mettent trois semaines à épuiser la grosse vésicule qui leur pend sous le ventre à la naissance, et, pendant ce temps, n'ont pas à chercher leur nourriture au dehors. Chez les Oiseaux, la vésicule ombilicale, renfermant le jaune de l'œuf, se laisse inclure dans la cavité abdominale au lieu de rester en dehors de l'embryon.

Dans les Mammifères, l'œuf étant alécithe, c'est-à-dire presque réduit au vitellus plastique, se greffe rapidement sur le terrain maternel, afin d'y puiser les matériaux nécessaires au développement de l'embryon. Cette greffe, établie par le *placenta*, est précédée du développement de l'*allantoïde*, ainsi que nous allons l'expliquer.

L'allantoïde débute par un cul-de-sac creux que lance la paroi inférieure de l'intestin postérieur (fig. 342, G, K), cul-de-sac traversant l'anneau ombilical. en arrière du canal vitello-intestinal, et s'allongeant dans le cœlome extra-embryonnaire, entre le chorion d'une part, l'amnios et la vésicule ombilicale d'autre part (fig. 343). Elle présente à sa surface les vaisseaux ombilicaux et n'est, à proprement parler, qu'un bourgeon creux destiné à porter ces vaisseaux à la membrane externe de l'œuf, c'est-à-dire au chorion, où ils doivent entrer en connexion avec ceux de la muqueuse utérine quand se constituera le placenta.

L'allantoïde développée se divise en trois parties successives : une, intra-embryonnaire, qui formera la vessie ; une, logée dans le hile de l'amnios et faisant partie du cordon ombilical, c'est l'*ouraque* ou *pédicule de l'allantoïde* ; la troisième enfin, dite vésicule allantoïde, épanouie à la face interne du chorion et y distribuant les ramifications des vaisseaux ombilicaux. Cette dernière varie

beaucoup dans sa forme et son étendue suivant les espèces. Dans un grand
nombre d'animaux, tels que les Ruminants et les Porcins, elle affecte la forme
d'un long tube, suspendu à l'ombilic par l'ouraque; c'est ce qui lui a valu le
nom d'allantoïde (de ἀλλᾶς, boudin, saucisse, et εἶδος, forme, ressemblance).

Le canal de l'ouraque persiste jusqu'à la naissance. A ce moment, le fœtus
se séparant de ses enveloppes, ledit canal se rompt avec le cordon ombi-

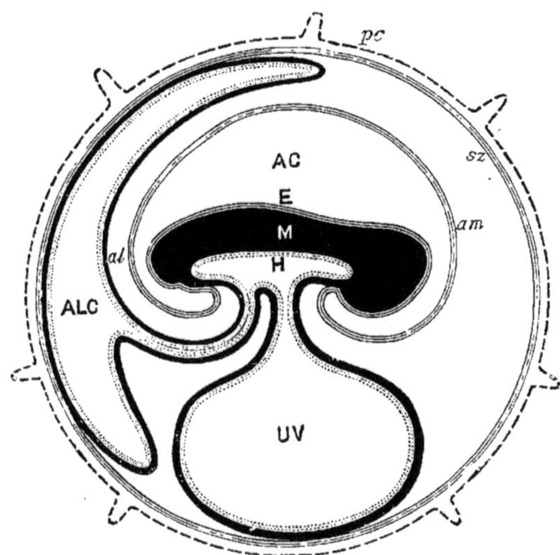

Fig. 343. — Schéma des membranes fœtales d'un Mammifère avant la formation du placenta. (D'après Turner.)

lical et s'oblitère rapidement par suite de la fermeture de l'anneau ombilical.
Ainsi la vessie se trouve fermée en avant ; elle se rétracte ensuite peu à peu
et se retire dans la cavité pelvienne.

Il peut arriver que la cicatrisation de l'ombilic se fasse d'une manière incomplète et que l'ouraque reste ouvert; alors l'urine s'écoule par l'ombilic comme
par l'urètre.

Chez les Mammifères, la formation de l'allantoïde n'est pour ainsi dire que
le premier stade du développement de la greffe placentaire. On voit en effet
les vaisseaux ombilicaux apportés au chorion par l'allantoïde soulever pour
ainsi dire la surface de cette membrane et plonger plus ou moins profondément
dans des cryptes de la muqueuse utérine, de manière à se mettre en rapport
aussi intime que possible avec les vaisseaux maternels, sans toutefois communiquer avec eux. Ainsi s'établissent entre le sang de la mère et celui de son
produit des échanges osmotiques qui assurent la nutrition et l'accroissement
de ce dernier.

Mais il ne faudrait pas croire que seuls les Mammifères possèdent une allantoïde ; cette vésicule existe aussi chez les Oiseaux et les Reptiles. Son existence
est corrélative à celle de l'amnios. Et l'on divise sous ce rapport les Vertébrés
en deux grands groupes : les *amniotes* ou *allantoïdiens* (Mammifères, Oiseaux,

Reptiles), et les *anamniotes* ou *anallantoïdiens* (Batraciens, Poissons). Le développement de l'allantoïde chez les Vertébrés ovipares sert principalement à établir les échanges respiratoires de l'œuf avec le milieu ambiant ; il sert aussi, chez les Oiseaux, à l'absorption de l'albumen. Celui-ci devient de plus en plus dense pendant l'incubation et finit par s'accumuler en une masse unique au petit pôle de l'œuf, et là il est enveloppé et résorbé par l'allantoïde, qui pousse des villosités très vascularisées à son intérieur. M. Mathias Duval a désigné cette partie de l'allantoïde, préposée à l'absorption du blanc de l'œuf, sous le nom de *sac placentoïde*.

CHAPITRE II

DESCRIPTION DES ANNEXES DU FŒTUS

Préparation. — La dissection des annexes du fœtus est délicate. On parvient à prendre une bonne idée de leur disposition à l'aide de plusieurs moyens :

1° Il s'agit d'abord d'isoler l'œuf de l'utérus. Cette opération est très facile chez les Solipèdes, car les adhérences du placenta avec la matrice sont presque toujours détruites au moment où l'on entreprend la dissection. Sur le fœtus des Ruminants, il faut d'abord inciser l'utérus, du col au sommet des cornes, en passant entre les cotylédons. Pour cela, on insinue l'extrémité des branches d'une paire de ciseaux entre le chorion et la matrice en soulevant les parois de cette dernière. Reste à aller à la recherche des cotylédons. Sur le fœtus de la Vache, on tire avec précaution sur le chorion et sur le cotylédon utérin pour amener le désengrènement des placentas ; sur le fœtus de la Brebis et de la Chèvre, on presse les cotylédons entre deux doigts pour expulser les villosités choriales de leur intérieur.

2° L'œuf étant isolé, on étudie le chorion dans sa forme et dans son aspect extérieur. Pour voir les rapports de sa face interne avec les autres annexes, on peut employer un artifice qui donne de bons résultats sur le fœtus des Ruminants. Il consiste à remplir l'allantoïde et l'amnios, par d'étroits orifices, avec des liquides de couleurs différentes. On distingue alors très bien, à travers le chorion, les limites de ces deux sacs, en même temps que l'on prend une bonne idée de leurs rapports réciproques. Chez les Solipèdes, il faut nécessairement ouvrir la cavité allantoïdienne ; on séparera partiellement la membrane de ce nom de la face interne du chorion, en insufflant de l'air, avec un chalumeau de paille, le long des divisions principales des vaisseaux du cordon.

3° Pour achever de connaître l'amnios et l'allantoïde des Ruminants, le mieux est de les insuffler sous le chorion, après les avoir vidés de leur contenu. Ces précautions étant prises, on enlève le chorion en brisant avec des pinces et les doigts le tissu conjonctif interannexiel ; on détruit de la même façon les adhérences de l'allantoïde à l'amnios. Dans les Solipèdes, rien n'est plus facile que d'insuffler l'amnios et de l'étudier dans sa forme et ses rapports. Quant à l'allantoïde, nous avons déjà dit le moyen qu'il fallait employer pour démontrer son feuillet chorial : on emploie un moyen semblable pour montrer l'existence du feuillet amniotique ; notons toutefois que ce dernier s'isole plus facilement que l'autre.

4° Les vaisseaux du cordon ombilical et du placenta seront injectés ; il est indispensable, pour faire une injection bien pénétrante des vaisseaux placentaires, de tenir le fœtus ou le chorion plongé dans l'eau tiède pendant un certain temps.

La description que nous allons entreprendre sera faite sur des embryons devenus fœtus, c'est-à-dire ayant déjà la forme caractéristique de leur espèce. A cette période du développement, les annexes comprennent : 1° une enveloppe externe, membraneuse, connue sous le nom de *chorion ;* 2° un second sac, inclus dans le précédent, de forme ovoïde, et contenant lui-même le fœtus : c'est l'*amnios ;* 3° l'*allantoïde*, réservoir membraneux d'aspect séreux, plus ou moins étendu, suivant les espèces, et interposé entre l'amnios et le chorion ; 4° la *vésicule ombilicale*, ou plutôt le vestige qui peut en rester, chez certains Mammifères, après la période embryonnaire du développement ; 5° le *placenta*, ensemble de houppes vasculaires greffant le petit sujet sur sa mère ; 6° le *cordon ombilical*, composé essentiellement des vaisseaux qui rattachent le fœtus à ses

enveloppes et qui vont, pour la plupart, se ramifier dans les ho uppes placentaires.

Nous allons étudier ces divers organes chez les Solipèdes et ensuite signaler
les différences qu'ils présentent dans les autres Mammifères domestiques.

1° **Chorion** (fig. 344).

Enveloppe la plus extérieure de l'œuf, le *chorion* (de χόριον, enveloppe) est un
sac membraneux parfaitement clos, dont la forme générale rappelle tout à fait
celle de la matrice elle-même. On lui trouve donc un *corps* et deux *cornes*; celles-
ci se montrent, après insufflation, plissées et bosselées comme le gros intestin ;

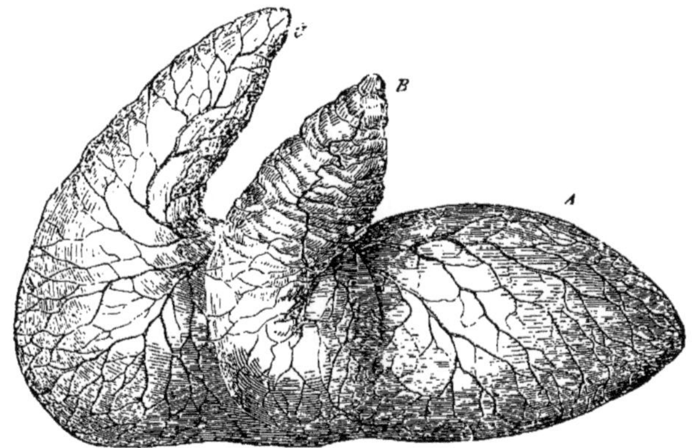

Fig. 344. — Chorion insufflé d'un fœtus de jument à mi-terme. (D'après G. Colin.) *

celle dans laquelle s'est développé le fœtus est toujours beaucoup plus grande
que l'autre ; mais, si la gestation est gémellaire, ce qui arrive rarement chez la
Jument, les deux cornes renferment un fœtus et se développent également.

La *face externe* du chorion est entièrement couverte de petits tubercules
rougeâtres, formés par les villosités placentaires. Son adhérence à la muqueuse
utérine est si faible qu'on la trouve presque toujours en partie détruite lorsqu'on
ouvre la matrice sur le cadavre. Entre les deux membranes existe une petite
quantité d'un liquide trouble, brunâtre ou lactescent, qu'on a considéré parfois comme une sorte de lait utérin que les villosités placentaires seraient destinées à absorber.

La *face interne* n'est nulle part en adhérence ni même en contact avec l'amnios ;
elle est tapissée partout par le feuillet externe de l'allantoïde, excepté vers le
point d'arrivée du cordon ombilical, où existe une sorte d'infundibulum occupé
par la vésicule ombilicale, ainsi qu'on le voit dans la figure 346. Le chorion et
l'allantoïde sont unis de la manière la plus intime par le tissu conjonctif interannexiel, ainsi que par les divisions vasculaires du cordon ombilical.

Structure et développement. — L'enveloppe externe de l'œuf est

* A, partie postérieure du chorion occupant le corps de l'utérus; B, corne gauche, bosselée et plissée ; C, corne
droite, plus longue, renfermant une partie du fœtus.

d'abord formée par la membrane vitelline, sorte de *chorion primitif*, de courte durée. Le *chorion secondaire* ou *définitif* est constitué, comme nous l'avons déjà dit, par la somatopleure extra-embryonnaire. Il comprend donc deux couches dans sa structure : 1° une couche externe, ectodermique, représentée par un épithélium simple, cylindrique, qui s'étend sans interruption sur les villosités placentaires ; 2° une couche interne, mésodermique, formée d'un stroma conjonctif assez serré, quoique délicat, c'est-à-dire de faisceaux connectifs, de cellules fixes étoilées et de cellules migratrices, le tout plongé dans un liquide albumineux. M. Dastre a signalé dans cette couche des plaques opaques, composées de particules irrégulières de phosphate tribasique de chaux, servant de réserve pour l'ossification ultérieure du squelette. Ces plaques choriales sont, chez les Solipèdes, anatomosées en un réseau dont les mailles et les lacunes sont mal délimitées.

Un tissu conjonctif muqueux sous-chorial établit une union intime avec l'allantoïde.

FONCTIONS. — D'après cette description, on voit que le chorion ne joue pas seulement un rôle mécanique en protégeant le fœtus et en servant de support aux vaisseaux du placenta ; il tient encore en dépôt des matériaux qui doivent servir, à un moment donné, à des échanges nutritifs rapides.

Remarquons, en outre, que c'est un organe de fixation de l'œuf à la matrice, remplissant cet office avant même que l'allantoïde et le placenta se soient développés ; en effet, de bonne heure, le chorion primitif se hérisse de fines villosités, non-vasculaires, qui plongent dans la muqueuse utérine pour multiplier la surface d'adhérence et d'absorption de l'œuf.

2° Amnios (fig. 345, c, et 346, A).

L'amnios (de ἄμνιος, agneau, sous-entendu ὑμήν, membrane) est l'enveloppe la plus interne du fœtus, formant un sac réniforme qui renferme un liquide dans lequel il baigne. Chez les Solipèdes, il n'est uni au chorion qu'en un seul point, par l'intermédiaire du cordon ombilical ; partout ailleurs, il en est séparé par la cavité allantoïdienne.

Cette membrane, mince, incolore et transparente comme du verre, se réfléchit en dedans, à l'entour du cordon ombilical, pour venir se continuer avec la peau du fœtus au pourtour de l'anneau ombilical, et de cette réflexion résulte une sorte d'infundibulum qui porte le nom de *hile de l'amnios*.

La *face externe* est recouverte par le feuillet interne de l'allantoïde, auquel elle n'adhère que faiblement. Un grand nombre de vaisseaux flexueux, procédant du cordon ombilical, rampent sur cette face, enveloppés d'une épaisse couche de tissu conjonctif muqueux.

La *face interne* libre, d'apparence séreuse, laisse exhaler le liquide amniotique, dont il sera parlé ci-après. Elle présente de petites papilles qui lui donnent un toucher rugueux, et qui sont particulièrement nombreuses au voisinage du cordon ombilical.

STRUCTURE. — Puisque l'amnios dérive, comme le chorion secondaire, de la somatopleure, on ne sera pas étonné de trouver deux couches dans sa structure : 1° en dehors, une très mince couche conjonctive, unie à l'allantoïde par le tissu muqueux interannexiel et se continuant avec le derme de la peau du fœtus au pourtour de l'anneau ombilical [1] ; 2° en dedans, un épithélium pavimenteux, simple, qui devient stratifié au voisinage de l'ombilic, où il fait transition à l'épiderme cutané.

Les petites papilles, en forme de tubercules blanchâtres et opaques, que l'on

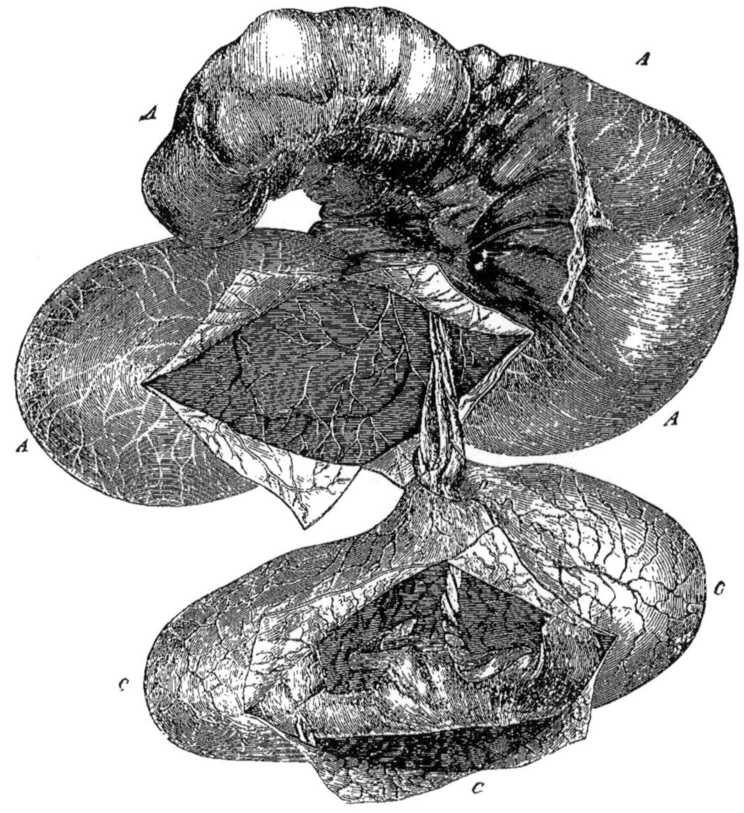

Fig. 345. — Fœtus de Jument et ses enveloppes. (Le sac amniotique a été retiré du sac chorial). [*]

peut rencontrer sur la face interne de l'amnios, correspondent à des amas de cellules épithéliales, remplies de glycogène ; elles brunissent sous l'action du réactif iodé.

Liquide amniotique. — Ce fluide, que les accoucheurs appellent communément les *eaux de l'amnios*, est d'autant plus abondant et limpide que la gestation est moins avancée ; lorsqu'elle approche de son terme, il devient visqueux, citrin

[1] Dans les Oiseaux, cette couche renferme des fibres musculaires donnant à l'amnios le pouvoir de se contracter.

[*] A, sac chorial ouvert pour permettre l'extraction du sac amniotique ; C, sac amniotique ouvert lui-même de manière à laisser voir le fœtus ; D, infundibulum de l'ouraque ; B, portion allantoïdienne du cordon ombilical : b, point de la surface externe du chorion dépourvu de villosités placentaires et correspondant aux lieux d'insertion de trois hippomanes pédiculés. L'allantoïde tapisse la face interne du chorion et la face externe de l'amnios.

ou même roussâtre. C'est un liquide alcalin, contenant de l'albumine, du mucus, une matière jaune analogue à celle de la bile, de la soude, des chlorures de sodium, de potassium, du phosphate de chaux et aussi de l'urée et du sucre. On peut enfin y rencontrer, en suspension, des plaques épidermiques desquamées et des parcelles de méconium échappées de l'intestin du fœtus.

Il remplit un rôle fort important. Pendant la vie intra-utérine, il diminue le poids de l'embryon, isole celui-ci de ses enveloppes et le protège contre les compressions de tous genres auxquelles il est exposé. Au moment de l'accouchement, il lubrifie les voies génitales en s'évacuant et facilite la mise au monde du jeune être.

3º Allantoïde (fig. 346).

Chez les Solipèdes, l'*allantoïde* ne justifie pas son nom tiré de ἀλλᾶς, boudin, et de εἶδος, forme. C'est en effet une membrane disposée exactement à la manière d'une séreuse, c'est-à-dire présentant un feuillet externe tapissant la face interne du chorion, et un feuillet interne appliqué sur la face externe de l'amnios ; lesquels feuillets sont en continuité l'un avec l'autre par une partie de la membrane qui entoure l'extrémité du cordon ombilical. Le sac chorial se trouve ainsi converti en une sorte de cavité séreuse dans laquelle le sac amniotique est enfermé à la manière d'un viscère (Voy. fig. 346).

Le *feuillet interne* ou *amniotique* contracte avec l'amnios « une adhérence peu intime, que la dissection et surtout l'insufflation détruisent facilement. Lorsqu'on a recours au second de ces moyens pour séparer les deux membranes, on voit la surface de l'allantoïde prendre une apparence bouillonnée, due aux nombreuses brides cellulaires qui la lient à l'amnios. Ces brides se rompent à mesure que l'on force l'insufflation, en faisant entendre un bruit analogue à celui que produirait le froissement d'un parchemin sec. On peut ainsi, avec un peu de soin, détacher en entier cette portion de l'allantoïde, dont l'étendue égale celle de l'amnios.

« Le feuillet *externe* ou *chorial* est beaucoup plus adhérent. On le sépare encore assez facilement le long des premières divisions du cordon, mais bientôt sa dissection devient impossible, ou du moins on n'arrive à le détacher que par lambeaux. Cependant l'insufflation permet de démontrer l'existence de la membrane et sa continuité avec la portion que l'on sépare assez facilement de l'amnios. » En effet, si, après avoir ouvert le sac allantoïdien en fendant le chorion et le feuillet qui le tapisse, on introduit un tube entre les deux membranes, ce qui est facile à exécuter près d'un gros vaisseau, on voit, par une légère insufflation, l'air pénétrer entre l'allantoïde et le chorion, mais seulement en suivant le trajet des vaisseaux d'un certain volume, sur les côtés desquels il y a à peine adhérence. Si l'on force l'insufflation, l'air suit les plus petites ramifications vasculaires, rend la membrane bien plus apparente encore, sans cependant pouvoir, par son effort, la détacher des points où les vaisseaux sont devenus à peu près capillaires.

« Si, au lieu de pousser l'injection aérienne vers les ramifications, on la dirige en sens contraire, on voit bientôt le fluide se porter vers la portion allantoïdienne du cordon ombilical et s'insinuer entre l'amnios et la portion de l'allantoïde qui le recouvre : preuve évidente de la continuité des deux feuillets que nous avons séparés pour les étudier, mais qui ne sont que deux parties d'une membrane unique, dont l'ensemble forme un sac complet [1]. »

La cavité de ce sac communique avec le canal de l'ouraque par un *infundibulum* situé à la limite des deux portions amniotique et allantoïdienne du cordon ombilical, et qui peut recevoir deux ou trois doigts réunis en cône, vers la fin de la gestation. Du pourtour de cette ouverture évasée, on voit partir un premier feuillet qui s'étale à la surface externe de l'amnios et la tapisse complè-

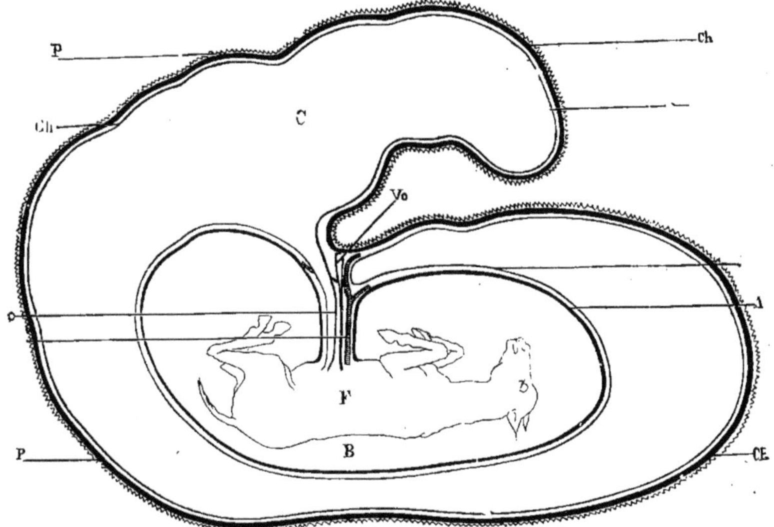

Fig. 346. — Figure schématique montrant les différentes parties de l'œuf de la Jument vers le milieu de la gestation [*].

tement, comme nous l'avons déjà dit, et un deuxième feuillet qui se porte à la face interne du chorion en formant une gaine à la partie terminale du cordon, gaine contenant aussi le vestige de la vésicule ombilicale (fig. 346).

Quant au *canal de l'ouraque*, il s'engage dans le hile de l'amnios, en arrière des vaisseaux ombilicaux, pour se continuer avec la vessie à l'intérieur de l'ombilic.

Structure et développement. — L'allantoïde est une membrane mince, pellucide, transparente, sans vaisseaux sanguins visibles à l'œil nu. Sa structure est tout à fait celle d'une séreuse, bien que, par son origine, elle se rattache à la splanchnopleure et non pas seulement au mésoderme comme les autres séreuses. On voit au microscope : 1° un revêtement interne, endothélial, dont les cellules polygonales renferment du glycogène ; 2° un stroma conjonctif fibrillaire, à peine vasculaire, qui s'unit aux parties adjacentes par une sorte de tissu conjonctif sous-séreux, riche en vaisseaux. Ce tissu sous-allantoïdien se continue,

1. F. Lecoq, *Des annexes du fœtus dans les principales espèces d'animaux domestiques.* Lyon, 1845.

* P, P, placenta ; Ch, Ch, chorion ; Al', feuillet externe de l'allantoïde ; Al, feuillet interne de l'allantoïde ; o, ouraque ; C, cavité de l'allantoïde ; A, amnios ; B, cavité de l'amnios ; VO, vestige de la vésicule ombilicale ; v, vaisseaux du cordon ombilical ; F, fœtus.

par l'intermédiaire de la gelée de Wharton du cordon ombilical, avec le péritoine pariétal de l'embryon.

D'après M. Dastre, il n'y aurait que la partie intra-embryonnaire de l'allantoïde, c'est-à-dire la vessie, qui présenterait intérieurement un revêtement endodermique, c'est-à-dire un véritable épithélium ; toute la partie extra-embryonnaire serait creusée purement et simplement dans le tissu conjonctif interannexiel. Ce qu'il y a de certain, c'est que l'allantoïde sert de support aux vaisseaux qui de l'embryon se portent au chorion pour entretenir les échanges respiratoires et nutritifs avec le terrain maternel. Son développement prélude, chez les Mammifères, à la formation de la greffe placentaire.

Liquide allantoïdien. — La cavité de l'allantoïde renferme un liquide dont la quantité augmente avec l'âge. Incolore et transparent au début, il prend ensuite une teinte ambrée qui se fonce de plus en plus, en même temps qu'il se trouble et que des dépôts floconneux se forment dans sa masse. On y trouve à peu près les mêmes principes que dans le liquide amniotique, et, de plus, une substance particulière, l'*allantoïne*. Il est plus alcalin, plus riche en urée et en sucre que ce dernier, et il jouit de la propriété d'émulsionner les graisses. La présence de l'urée en quantité relativement grande ainsi que la communication établie avec la vessie par l'ouraque font supposer que la sécrétion urinaire du fœtus contribue à la formation de ce liquide.

Hippomanes. — On désigne sous ce nom une sorte de concrétions discoïdes, jaunes ou brunâtres, d'apparence fibrineuse, que l'on trouve en suspension dans le liquide allantoïdien des Solipèdes et aussi des Ruminants.

« Ces corps, de consistance analogue à celle du gluten et élastiques comme cette substance, sont de forme aplatie, plus minces sur les bords que vers le centre, ovales ou irrégulièrement arrondis et du diamètre moyen d'une pièce de 5 francs. Quand il n'y en a qu'un, ce qui est fréquent, il peut atteindre le volume d'une rate de mouton.

« Il est difficile d'expliquer la présence des hippomanes dans le sac de l'allantoïde. Rien dans leur aspect n'annonce qu'ils puissent être formés aux dépens du liquide que contient cette membrane. Quelquefois on en rencontre de pédiculés, et peut-être ce fait peut-il aider à expliquer la formation des hippomanes libres. Bourgelat a parlé, dans son *Anatomie*, de ces hippomanes pédiculés, et j'ai pu, sur un fœtus où je les ai rencontrés en grand nombre, faire les observations suivantes :

« Outre un hippomane libre, flottant dans les eaux de l'allantoïde, on remarquait, à la paroi externe du sac, un grand nombre de petits corps en forme de larmes et de grosseur variable, adhérant par un pédicule d'autant plus étroit que ces corps étaient plus développés. Leur couleur était la même que celle de l'hippomane principal, et, si on les pressait entre les doigts, on voyait une matière brune, contenue dans un sac à minces parois, disparaître par le pédicule pour aller s'échapper à la surface externe du chorion. Là, les villosités du placenta manquaient aux bords de l'ouverture, qui se trouvait entourée d'une espèce d'auréole blanchâtre (fig. 345, *b*).

« Ne pourrait-on pas admettre, d'après cette disposition, que le ou les hippomanes se développent entre le chorion et l'utérus et se portent en dedans en poussant devant eux le chorion et le feuillet de l'allantoïde qui le tapisse, pour s'avancer et par suite se détacher dans la cavité allantoïdienne, comme certains

corps fibreux ou cartilagineux pénètrent dans les cavités synoviales ou séreuses ?» (F. Lecoq.)

Pour M. Dastre, les hippomanes prennent naissance entre le chorion et l'allantoïde. Ils seraient formés par la matière phosphatée du chorion, qui se réunirait en masse, dans certains points, où elle s'envelopperait d'un amas de la
substance muqueuse, conjonctive, sous-jacente à cette membrane [1].

4º Vésicule ombilicale.

Nous avons déjà dit que, chez les Mammifères, le rôle de la vésicule ombilicale est éphémère ; il est terminé depuis longtemps lorsque l'embryon est
devenu fœtus, et, dans beaucoup d'espèces, telles que les Ruminants, on n'en
voit même plus la trace ; mais chez d'autres, comme les Solipèdes et les Carnivores, il en reste un vestige plus ou moins considérable jusqu'à la naissance.

Dans les Solipèdes, cette vésicule conserve sa cavité jusqu'à l'âge de trois ou
quatre mois ; plus tard, elle s'oblitère complètement et apparaît alors comme une
petite masse fusiforme ou piriforme, située sous le chorion, à l'extrémité du
cordon ombilical, dans une espèce d'infundibulum formé par la séparation des
vaisseaux (fig. 345). Son fond adhère au chorion, tandis que l'extrémité opposée
se prolonge, en s'effilant, dans l'épaisseur du cordon ombilical et peut même
se poursuivre, chez le fœtus très jeune, jusque dans la cavité abdominale, où
on la voit s'insérer sur la partie terminale de l'intestin grêle. — Ce vestige
présente une couleur rougeâtre qu'il doit à sa grande vascularité ; il reçoit en
effet une artère spéciale, provenant de la mésentérique antérieure, et donne
naissance à une veine correspondante qui se termine dans la veine porte :
artère et veine dites *omphalo-mésentériques*, dont nous parlerons plus amplement à propos de l'anatomie de l'embryon.

Dans les derniers mois de la vie fœtale, la vésicule ombilicale des Solipèdes
ne forme plus qu'une sorte de cordon rouge brun, d'un très petit diamètre, sur
lequel l'artère omphalo-mésentérique est réduite aux dimensions d'un fil, et la
veine de même nom impossible à découvrir.

5º Placenta.

Le *placenta* (πλακοῦς, gâteau plat, de πλάξ, plaque) établit les rapports vasculaires d'où résultent les échanges entre le jeune être et sa mère. C'est l'ensemble
des villosités qui hérisssent le chorion secondaire et plongent dans la muqueuse
utérine pour y puiser les matériaux de la nutrition et du développement de
l'embryon et y déverser ses déchets.

Chez les Solipèdes, le placenta occupe toute la superficie du chorion, c'est-
à-dire que celui-ci est partout hérissé de petits tubercules vasculaires engrenés
avec la muqueuse utérine (fig. 346). Ces tubercules sont particulièrement développés et rapprochés à la partie moyenne du chorion, sur la zone qui reçoit
les grosses divisions du cordon ombilical ; ils vont de là en diminuant vers

---

1. On peut aussi se demander si les hippomanes ne sont pas simplement des caillots fibrineux
résultant d'hémorragies anciennes à l'intérieur de l'allantoïde ; dans cette hypothèse, la présence
de la substance grumeleuse ou graveleuse que l'on rencontre à leur intérieur pourrait s'expliquer
en admettant que ces hémorragies ont eu leur point de départ à l'entour des dépôts phosphatiques du chorion.

l'extrémité des cornes et du corps. En regard des orifices de l'utérus (oviductes, vagin), ils sont très rares.

Chacun d'eux est formé par une réunion de villosités courtes et simples, extrêmement vasculaires, qui s'enfoncent dans des sinus *ad hoc* de la muqueuse utérine (fig. 347). Les capillaires de ces villosités représentent la terminaison principale des artères ombilicales et l'origine principale des veines de même nom.

Les parties de la muqueuse utérine qui reçoivent les villosités choriales sont souvent désignées sous le nom de *placenta maternel* ou *placenta utérin*, par opposition au placenta proprement dit, que l'on qualifie alors de *placenta fœtal*. Toutefois l'expression « placenta maternel » ne s'emploie guère pour les animaux, tels que les Solipèdes, dont la muqueuse utérine tout entière sert à la greffe de l'œuf ; elle convient surtout dans les cas de placentation localisée.

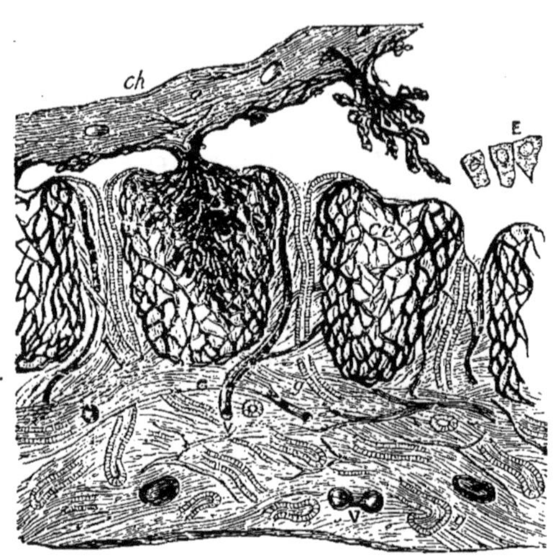

Fig. 347. — Coupe verticale du placenta injecté de la Jument. (D'après Turner.) (Une des houppes placentaires a été arrachée de la crypte utérine qui la renfermait.) *

STRUCTURE ET DÉVELOPPEMENT. — Dès les premiers temps du développement, alors que l'œuf n'a pas plus de 5 à 6 millimètres de diamètre, on voit la membrane vitelline, ou chorion primitif, se couvrir de fines villosités, ainsi que nous l'avons déjà dit. Mais ces villosités, non vasculaires, ne sont que des crampons provisoires ; elles disparaissent avec le chorion primitif pour faire place à des villosités nouvelles, conjonctivo-vasculaires, qui végètent sur le chorion secondaire, lorsque celui-ci a reçu les vaisseaux amenés par l'allantoïde, et ce sont ces dernières villosités, extrêmement irriguées par le sang, qui constituent le placenta fœtal. Elles s'engagent non pas dans les glandes de la muqueuse utérine, mais dans des cryptes qui se forment spécialement pour les recevoir, dans les intervalles de ces glandes (fig. 347), et qui disparaissent après la parturition. La paroi de ces cryptes, exactement modelée sur les villosités choriales, est le siège d'une abondante néoformation de volumineux capillaires ; elle est revêtue, intérieurement, par l'épithélium utérin, qui ne subit aucune interruption, non plus que l'épithélium chorial à la surface du placenta fœtal. En sorte que les échanges entre le sang de la mère et celui de l'embryon s'opèrent par osmose à travers : 1° l'endothélium des capillaires maternels ; 2° le tissu conjonctif de la crypte utérine ; 3° l'épithélium utérin ; 4° l'épithélium de la villosité fœtale ; 5° le tissu conjonctif de cette villosité ; 6° enfin l'endothélium des capillaires de l'embryon.

---

* *ch*, chorion supportant le placenta : *cr*, cryptes utérines, extrêmement vasculaires ; *y*, glandes utérines : *v*, vaisseaux sanguins de la profondeur de la muqueuse utérine.

Il y a donc ici un simple engrènement des parties opposées, mais nulle part une fusion ; ces parties se séparent au moment de l'accouchement sans aucune rupture. Il n'en est pas de même dans toutes les espèces, ainsi que nous l'exposerons bientôt.

Ercolani assimilait les cryptes du placenta maternel à des glandes sécrétant une sorte de lait que les villosités choriales auraient été chargées d'absorber pour la nutrition et le développement de l'embryon ! Cette opinion n'a pas besoin d'être réfutée après tout ce que nous venons de dire.

6° **Cordon ombilical**.

Le cordon ombilical est essentiellement constitué par les vaisseaux ombilicaux portant le sang du petit sujet à ses enveloppes et principalement au placenta, ou bien le ramenant des annexes à 'embryon.

Il se divise, chez les Solipèdes, en deux parties : l'une *amniotique*, la plus longue,

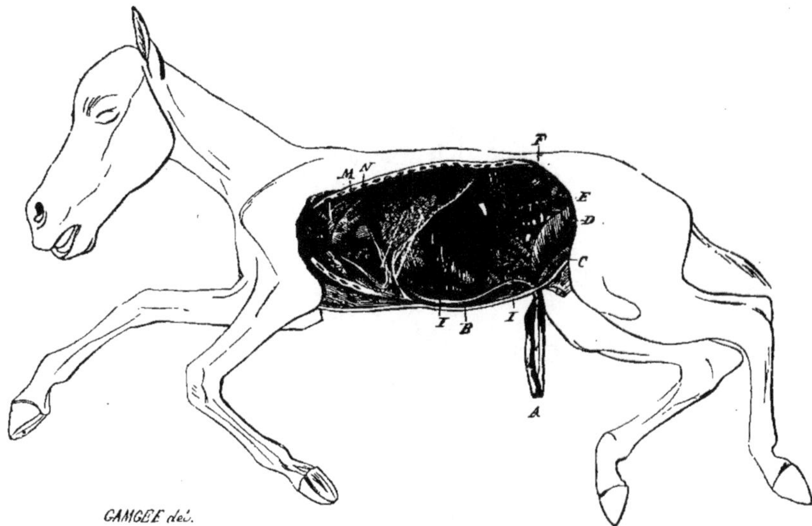

Fig. 348. — Fœtus de Jument ouvert du côté gauche pour montrer le trajet des vaisseaux ombilicaux à l'intérieur du corps [*].

généralement tordue sur elle-même à la manière d'une véritable corde, et recouverte extérieurement par l'amnios, qui se prolonge à sa surface pour aller se continuer avec la peau au pourtour de l'ombilic (cette partie occupe donc le hile de l'amnios) ; l'autre, *allantoïdienne*, beaucoup plus courte, moins tordue, enveloppée par la gaine qui établit la continuité entre les deux feuillets de l'allantoïde, et s'insérant sur la paroi supérieure du sac chorial, entre les deux cornes (fig. 346). — Le rapport de longueur de ces deux segments du funicule ombilical est quelque peu variable : il est en moyenne de 3 : 2. Par

[*] A, cordon ombilical ; B, veine ombilicale ; C, artère ombilicale ; D, vessie ; E, testicule ; F, rein ; G, rate ; H, foie ; I, intestin ; J, poumon ; K, cœur ; L, artère pulmonaire ; M, canal artériel ; N, thymus.

exemple, dans les derniers mois de la gestation, on trouve environ 30 centimètres pour le segment amniotique, 20 centimètres pour le segment allantoïdien. Goubaux a mesuré, chez un fœtus de six mois, 40 centimètres pour le premier, 24 pour le second.

Quatre vaisseaux entrent dans la composition de ce cordon : deux *artères* et deux *veines*, vaisseaux enveloppés d'une couche de tissu conjonctif embryon-

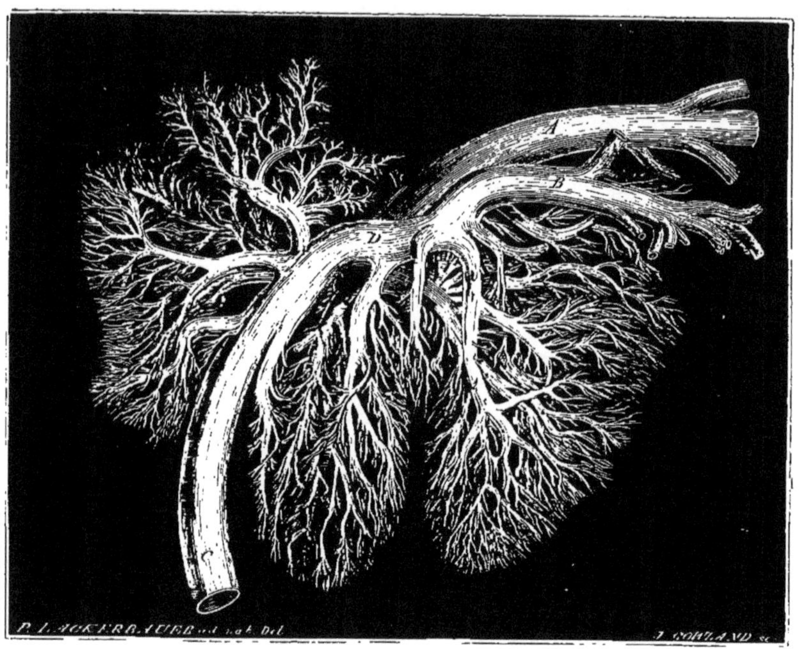

Fig. 349. — Vaisseaux du foie d'un fœtus de Jument à mi-terme. (D'après G. Colin.) *

naire (*gelée de Wharton*) qui les fait paraître beaucoup plus volumineux qu'ils ne sont réellement.

L'enroulement spiral de ces vaisseaux est plus ou moins considérable et tout accidentel ; il dépend des mouvements du fœtus vers les derniers temps de la gestation, ou des déplacements qu'on a fait subir à celui-ci lorsque l'utérus a été extrait du sein de la mère ; aussi peut-il faire défaut ou bien être très peu prononcé, ou encore être plus marqué sur la portion allantoïdienne que sur l'amniotique.

a. Les *artères ombilicales* (fig. 348) naissent des iliaques internes, se portent sur les côtés de la vessie, gagnent l'ombilic, traversent cette ouverture, arrivent à l'extrémité terminale de la portion amniotique du cordon, où elles abandonnent quelques rameaux destinés aux parois de l'amnios, puis se continuent jusqu'à l'extrémité de la portion allantoïdienne du cordon, où elles se terminent par une expansion de branches qui se ramifient entre le chorion et le feuillet

* A, veine cave postérieure ; B, veine porte ; C, veine ombilicale : D, anastomose du tronc de la veine ombilicale avec celui de la veine porte ; E, veine cave postérieure. (Empruntée à M. Colin, *Physiologie comparée des animaux domestiques*, 3ᵉ édition, Paris, 1888.)

externe de l'allantoïde. Au niveau de l'ombilic, ces artères sont parallèles au plan médian du corps, tandis que, à l'extrémité du cordon, elles sont perpendiculaires à ce même plan ; cela prouve que l'allantoïde subit un mouvement de torsion dans les premiers temps du développement.

Les divisions amniotiques des artères ombilicales se font remarquer par leurs flexuosités extrêmement rapprochées et ineffaçables à la distension ; elles sont comprises entre le feuillet interne de l'allantoïde et l'amnios et font saillie sur la face interne de cette dernière membrane.

Les divisions placentaires ou choriales, infiniment plus nombreuses et plus grosses, partent de l'extrémité terminale du cordon, se dirigent dans toutes les directions en fai- sant saillie en dedans du feuillet externe de l'allantoïde, et for- ment, par leurs anastomoses, un réseau d'une grande richesse, d'où procèdent les ramuscules capil- laires qui se jettent dans les vil- losités du placenta. L'observation démontre que ces ramuscules sont sans communication avec les vais- seaux de la mère et qu'ils sont continués par les radicules vei- neuses, origine des vaisseaux que nous allons maintenant faire con- naître.

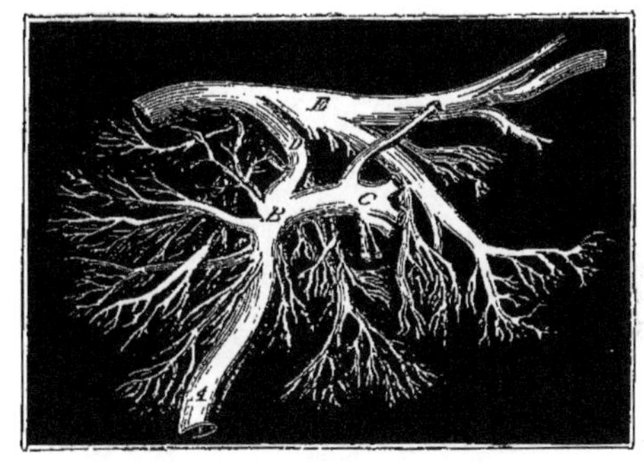

Fig. 350. — Vaisseaux du foie d'un Agneau à terme. (D'après G. Colin.) *

b. Les *veines ombilicales* commencent donc par les radicules faisant suite aux capillaires des villosités du placenta, radicules formant, par leur réunion entre le chorion et l'allantoïde, un réseau de divisions plus nombreuses et plus volu- mineuses que celles de l'arborisation artérielle. Les deux grosses veines qui en procèdent s'engagent dans le cordon avec les artères ombilicales, mais elles ne tardent pas, en général, à se réunir ; jamais elles ne conservent leur indépen- dance jusqu'à l'anneau ombilical ; le plus souvent elles se confondent vers le milieu de la longueur du cordon ou même plus tôt. Le tronc qui en résulte, arrivé à l'ombilic, s'infléchit en avant sur la face interne de la paroi abdomi- nale, où il est fixé par le ligament falciforme du péritoine, et arrive au foie, dans lequel il plonge pour s'aboucher avec la veine porte (fig. 348 et 349). Ces deux vaisseaux, réunis dans l'intérieur du foie, forment un seul et même canal dont procèdent les veines sous-hépatiques. Chez les animaux autres que les Solipèdes, ce canal unique donne naissance, en plus, à un vaisseau particulier, d'un volume assez considérable, qui se jette directement dans la veine cave postérieure, et que l'on appelle *canal veineux* ou *canal d'Arantius* (fig. 350, D).

Tels sont les vaisseaux ombilicaux. Rappelons, pour terminer, que le cordon ombilical comprend en outre le vestige de la vésicule ombilicale et, dans sa portion amniotique seulement, le canal de l'ouraque.

---

* A, veine ombilicale ; B, son anastomose avec la veine porte ; C, veine porte ; D, canal veineux d'Arantius ; E, veine cave postérieure.

DIFFÉRENCES

§ 1. — Vache. — Brebis. — Chèvre.

CHORION. — Ainsi que chez les Solipèdes, le chorion répète exactement la forme de la cavité utérine, c'est-à-dire qu'il figure un sac bicorne, dont l'une des branches est plus volumineuse que l'autre ; mais, si deux fœtus se développent simultanément, ce qui est extrêmement fréquent chez la Brebis et la Chèvre (fig. 352), le chorion de chacun est disposé comme la moitié du chorion normal, c'est-à-dire qu'il remplit une corne de la matrice avec

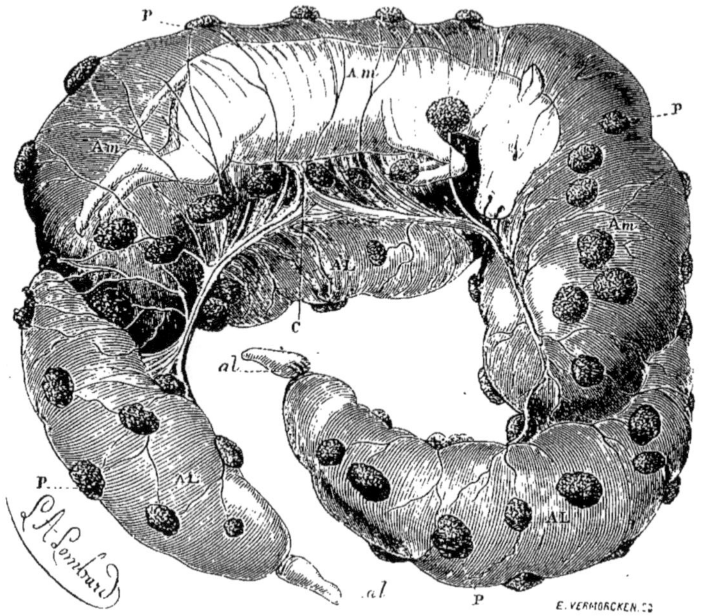

Fig. 351. — Fœtus de Brebis, dans ses enveloppes, extrait de la cavité utérine *.

la partie correspondante du corps ; il peut même arriver que les deux chorions soient fusionnés en une poche unique de forme ordinaire.

A l'extrémité de ses cornes, le chorion de la Vache, de la Brebis ou de la Chèvre présente un appendice jaunâtre, mortifié, séparé du reste de la membrane par un étranglement circulaire (fig. 351, al). Cet appendice a été longtemps considéré comme appartenant à l'extrémité des cornes allantoïdiennes, qui auraient ainsi percé le fond des cornes choriales et auraient été étranglées par elles ; mais M. Dastre a montré que, en réalité, les deux membranes sont ici présentes ; leur commune mortification résulte de ce que les vaisseaux s'arrêtent avant d'atteindre le fond de leurs culs-de-sac.

La face externe du chorion n'est villeuse que par plaques, le placenta étant cotylédonaire ; dans les intervalles, elle est lisse et libre d'adhérence avec l'utérus. Aussi distingue-t-on parfois les deux parties de cette surface par les expressions de chorion lisse (*chorion læve*) et chorion villeux (*chorion frondosum*).

La face interne est unie à l'amnios et à l'allantoïde au moyen du tissu conjonctif interannexiel. Comme la cavité allantoïdienne ne tient que peu de place à la surface de l'amnios, celui-ci s'unit directement au chorion dans la plus grande partie de son étendue.

Rien à dire de particulier sur la structure.

AMNIOS. — Il se distingue de celui des Solipèdes par la présence constante d'un grand

* AL, AL, allantoïde légèrement insufflée, vue sous le chorion ; Am, Am, Am, amnios légèrement gonflé de liquide, vu sous le chorion ; P, P, P, placentas à la surface du chorion ; c, cordon ombilical ; al, al, appendices mortifiées à l'extrémité des cornes choriales et allantoïdiennes.

nombre de petites saillies glycogéniques, à sa face interne, saillies blanchâtres, opaques, en
forme de plaques, de grains ou de papilles, mesurant 1 à 4 millimètres de largeur, et surtout confluentes à la surface du cordon ombilical et dans son voisinage ; l'épithélium amniotique ne se colore par le réactif iodé qu'à leur niveau ; elles correspondent en effet à des

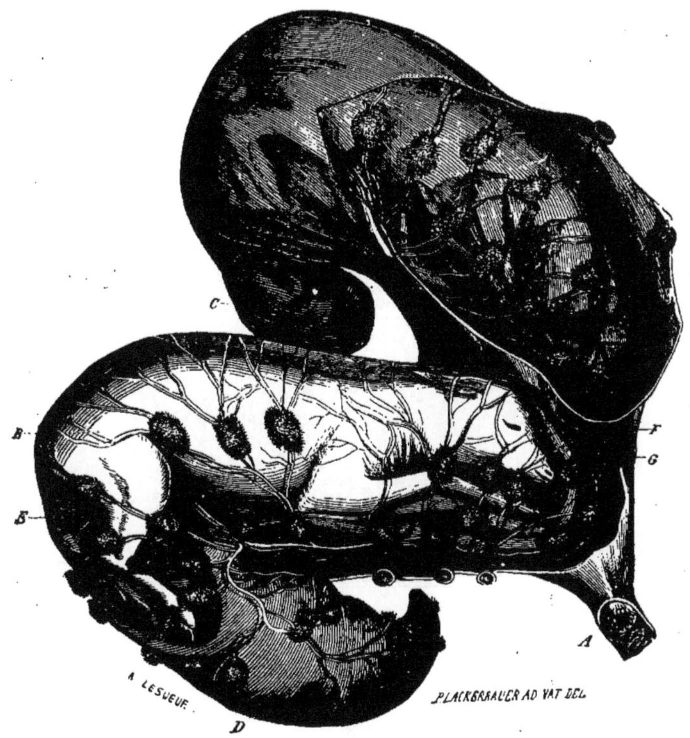

Fig. 382. — Gestation gémellaire dans la brebis. (D'après G. Colin.)

(L'utérus a été ouvert pour montrer les fœtus dans leurs enveloppes).

amas de cet épithélium, où s'est localisée la fonction glycogénique, amas soutenus par un
épaississement du stroma conjonctif formant parfois de véritables papilles [1].

Dans les fœtus de Vache approchant du terme de la gestation, le liquide amniotique,
peu abondant, devient blanchâtre et visqueux ; nous l'avons trouvé une fois filant comme
une solution de gélatine.

ALLANTOÏDE. — Bien différente de celle des Solipèdes et beaucoup moins compliquée, du
reste, l'allantoïde des Ruminants est un long tube couché en écharpe sur l'amnios, qu'il
dépasse à ses extrémités, en se prolongeant dans les cornes du chorion, et qui reçoit à sa
partie moyenne l'insertion de l'ouraque. Celui-ci se ploie sur lui-même à la sortie du hile
amniotique, de sorte que le boyau allantoïdien se trouve renversé sur l'une des faces
de l'amnios. Les branches de ce boyau sont bosselées à leur surface comme le gros intestin
et généralement inégales ; elles paraissent perforer le fond des cornes du chorion pour se
continuer par les appendices mortifiés déjà signalés ; mais ce n'est qu'une apparence,
comme nous l'avons dit plus haut.

Le tissu interannexiel, unissant l'allantoïde soit au chorion soit à l'amnios, est assez facile
à détruire. Quand on a enlevé le chorion en rompant les nombreuses ramifications vasculaires qu'il reçoit, et que, d'autre part, on a détaché l'allantoïde de l'amnios, de manière
qu'elle ne tienne plus que par l'ouraque, on se rend très bien compte de la disposition de

1. Voy. Petit et Marotel, *Organes glycogéniques de l'amnios chez la Vache* (*Bulletin de la Société des
Sciences vétérinaires de Lyon*, 1902).

ces deux dernières membranes, qui sont l'une et l'autre minces et transparentes comme du verre soufflé.

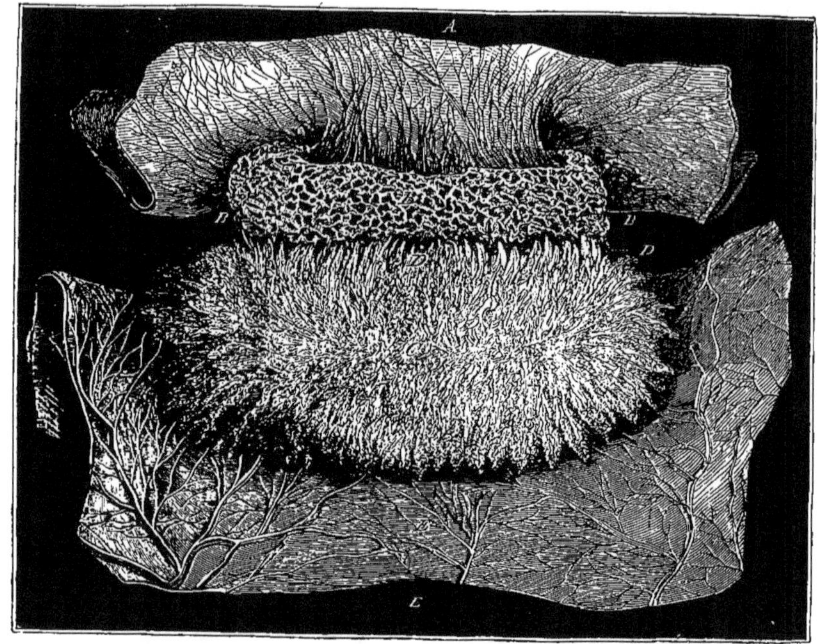

Fig. 353. — Un cotylédon fœtal, à moitié désengrené d'avec son cotylédon utérin, chez la Vache. (D'après G. Colin.)*

L'épithélium de l'allantoïde se colore partout, par le réactif iodé, au début du développement.

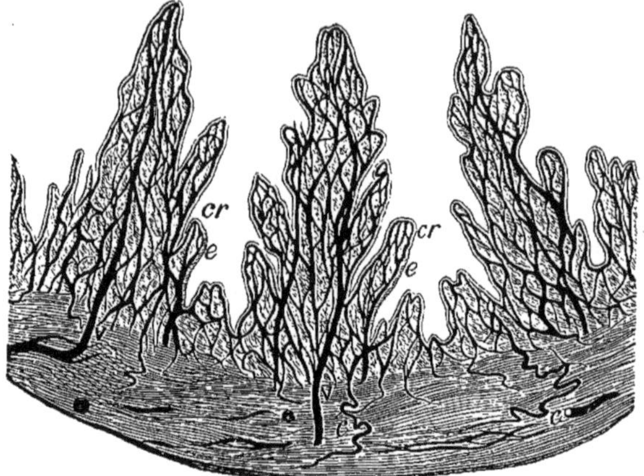

Fig. 354. — Coupe verticale demi-schématique d'une portion de cotylédon maternel de brebis. (D'après Turner.)**

Dans le liquide allantoïdien flottent parfois des hippomanes.

PLACENTA. — Dans le Bœuf, le Mouton et la Chèvre, ainsi que dans la plupart des Rumi-

* A, pédicule du cotylédon maternel ; B, cotylédon utérin ; C, cotylédon fœtal ; D, villosités placentaires ; E, portion du chorion.

** cr, cryptes utérines ; e, leur revêtement épithélial ; v, veines, et c, artères desservant le réseau capillaire des villosités placentaires.

nants, le placenta n'est pas uniformément répandu sur la superficie du chorion ; il est agglo-
méré en un nombre variable de plaques villeuses, disséminées çà et là et engrenées, par
pénétration réciproque des reliefs et des cavités, avec des corps analogues de la face interne
de la matrice, qu'on appelle *cotylédons* (fig. 353). Les plaques placentaires choriales sont
elles-mêmes souvent désignées sous le nom de *cotylédons fœtaux*, par opposition aux cotylédons proprement dits, ou *cotylédons maternels* ou *utérins*. Ces derniers ne sont que des
parties épaissies de la muqueuse de la matrice ; ils sont creusés de cryptes correspondant
aux villosités longues et ramifiées du placenta. Ils existent déjà, comme on l'a vu, avant
la gestation ; mais l'observation démontre qu'il peut s'en former de toutes pièces, surtout
dans les cas où des circonstances accidentelles rendent les premiers insuffisants. On en
compte une soixantaine en moyenne ; mais ce nombre peut s'élever à quatre-vingt-dix, cent,

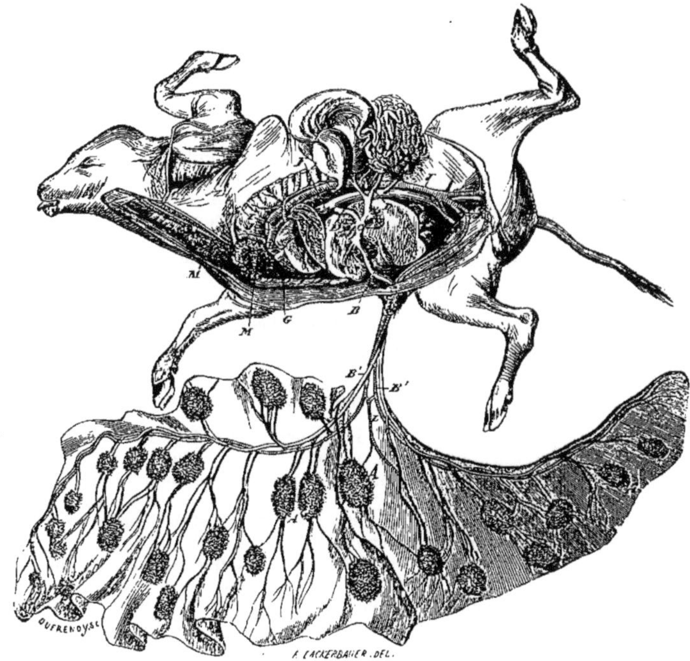

Fig. 353. — Fœtus de vache avec son cordon ombilical pour montrer l'appareil circulatoire dans son ensemble.
(D'après G. Colin.) '

ou même davantage, surtout chez les petits Ruminants. Les plus gros se rencontrent dans
le corps de l'utérus ; au sein des cornes, on les trouve d'autant plus petits mais d'autant
plus nombreux qu'ils sont plus rapprochés de l'extrémité. Ils tiennent à la surface utérine
par un large pédicule muqueux, et leur surface, jaunâtre, est criblée d'orifices où pénètrent
les villosités choriales.

Les cotylédons fœtaux correspondent exactement aux cotylédons maternels ; ils constituent des plaques rouges, saillantes, hérissées de longues villosités plus ou moins arbori-
sées, et très serrées les unes contre les autres. A leur base affluent les divisions des vaisseaux ombilicaux.

La placentation cotylédonaire n'est pas exactement semblable dans les trois espèces qui
nous occupent en ce moment. Chez la Vache (fig. 353), les cotylédons utérins, généralement
ellipsoïdes, sont convexes et ressemblent assez bien, avec leur couleur jaune et leur surface
criblée de larges cryptes, à ces champignons qu'on appelle *morilles*. Les cotylédons fœtaux
sont étalés, minces et concaves, de manière à embrasser leurs opposés.

' A, A, A, cotylédons fœtaux ; B, veine ombilicale intra-fœtale ; B', B', les deux veines ombilicales du cordon
(ces vaisseaux se distinguent des artères en ce qu'ils ne sont pas rayés de hachures) ; C, anastomose de la veine
ombilicale avec la veine porte ; D, veine porte ; E, canal veineux ; F, veine cave postérieure ; G, cœur ; H, artère
pulmonaire ; I, canal artériel ; J, J, aorte postérieure ; K, artère ombilicale ; L, ramifications des artères ombilicales allant aux cotylédons fœtaux ; M, M, thymus.

Chez la Brebis, c'est précisément le contraire qu'on observe (fig. 352); les cotylédons utérins sont creusés, à leur centre, d'une vaste excavation, dans laquelle s'enfoncent les cotylédons fœtaux, lesquels sont épais et globuleux, rattachés au chorion par un étroit pédicule.

Chez la Chèvre, on constate une disposition intermédiaire [1]: les cotylédons utérins sont généralement grands, minces et aplatis comme des disques; il n'y a que les plus petits qui soient excavés à la manière des cotylédons du Mouton, encore le sont-ils moins profondément. Les premiers sont elliptiques et atteignent jusqu'à 5 ou 6 centimètres de longueur; les seconds sont arrondis comme ceux du Mouton.

En résumé, le nom de *cotylédons* appliqué aux saillies de la muqueuse utérine préposées à la greffe placentaire chez nos Ruminants domestiques n'est justifié que dans l'espèce ovine; ce terme est, en effet, tiré du mot grec κοτυληδών, qui veut dire creux, cavité.

Quant aux connexions histologiques que comporte ce mode de placentation, elles ne diffèrent pas de celles que nous avons étudiées chez les Solipèdes; ici encore, malgré un engrènement plus profond et plus intime des parties fœtales et des parties maternelles, il n'y a nulle part empiètement des unes sur les autres et interruption des épithéliums qui les limitent respectivement (fig. 354).

Cordon ombilical (fig. 355). — Le cordon ombilical est tout entier inclus dans le hile de l'amnios; il n'a point de portion allantoïdienne. Dès la sortie de ce hile, les vaisseaux du cordon se séparent en deux groupes, comprenant chacun une artère et une veine, qui longent la petite courbure des cornes de l'allantoïde jusqu'à leur extrémité, en émettant de chaque côté, de distance en distance, un grand nombre de rameaux qui se rendent aux plaques placentaires, mais souvent ne s'y épuisent pas complètement et vont s'anastomoser avec les rameaux du côté opposé, en formant des cercles entourant complètement le chorion. Les deux veines ombilicales ne se réunissent l'une à l'autre qu'à leur entrée dans l'abdomen. L'ouraque n'offre rien de particulier, si ce n'est qu'il est entouré d'un lacis vasculaire dans toute l'étendue du cordon ombilical. Il se dilate progressivement vers son embouchure dans le boyau allantoïdien.

Vésicule ombilicale. — Elle disparaît de très bonne heure chez les Ruminants; on n'en trouve même plus la trace quand sont formées les parois abdominales de l'embryon.

§ 2. — Chameaux.

Les Camélidés, ainsi que les Tragulidés, se distinguent, parmi tous les autres Ruminants, par leur placenta, qui est diffus et généralisé sur toute la surface du chorion, ainsi que dans les Solipèdes. Celui-ci a un aspect grenu, comme s'il avait été saupoudré de semoule; toutefois il présente un grand nombre de petites mouchetures chauves, résultant de la raréfaction par points des tubercules placentaires. Cette membrane est lâchement unie à l'allantoïde et à l'amnios par un tissu interannexiel muqueux, très abondant.

L'amnios forme un sac très ample, à la face interne duquel on observe fort peu de plaques glycogéniques, même au niveau du cordon ombilical.

L'allantoïde est en forme de boudin, comme dans les autres Ruminants; elle s'imprime sur l'amnios, qu'elle ne dépasse qu'à une de ses extrémités. Celles-ci sont arrondies et volumineuses, dépourvues d'appendice mortifié. Nous avons trouvé de nombreux petits corps gris jaunâtre, flottant dans le liquide allantoïdien.

Le cordon ombilical est extrêmement volumineux, noyé dans une abondante gelée de Wharton; sa longueur, prise sur un fœtus près du terme, était d'environ 50 centimètres.

La vésicule ombilicale disparaît de très bonne heure, ainsi que dans les autres Ruminants.

§ 3. — Porc.

Les annexes fœtales des Porcins ressemblent beaucoup à celles des Camélidés; mais, par suite de la multiparité, les œufs en développement, alignés en chapelet dans l'une et l'autre corne de la matrice, sont régulièrement ovoïdes et leurs chorions adossés par leurs extrémités; presque toujours les parties contiguës se soudent l'une à l'autre, et la cloison ainsi formée se résorbe; en sorte que les cavités des différents chorions communiquent entre elles, tandis que les amnios et les allantoïdes restent indépendants.

Ces deux dernières membranes donnent lieu aux mêmes considérations que chez les Ruminants; toutefois l'allantoïde est incomparablement plus courte que chez ces derniers, vu l'absence de cornes au chorion; son épithélium renferme de la matière glycogène, tandis que celui de l'amnios n'en contient pas.

Le cordon ombilical ne présente rien de particulier comparativement aux Ruminants, non

1. Signalée pour la première fois, croyons-nous, par Cornevin et Lesbre dans leur mémoire *sur les caractères anatomiques différentiels du Mouton et de la Chèvre* (*Journal de l'École vétérinaire de Lyon*, 1892).

plus que la vésicule ombilicale. C'est assez dire que cette dernière disparaît très prompte-
ment.

Quant au placenta, il est diffus, comme chez les Solipèdes et les Camélidés, et occupe par
conséquent toute la surface du chorion, sauf certains points disséminés, où les villosités
font défaut, qui forment de petites taches brillantes, dites *taches chauves*. Il s'interrompt
aussi, bien entendu, dans les points où le chorion s'adosse aux œufs voisins.

§ 4. — Carnivores.

Comme dans la Truie et pour les mêmes raisons, le *chorion* des Carnivores ne présente
pas de cornes ; c'est un sac ellipsoïde, arrondi à ses extrémités, par lesquelles il s'accole ou
même se confond avec le chorion des fœtus voisins. Cette membrane se distingue toutefois

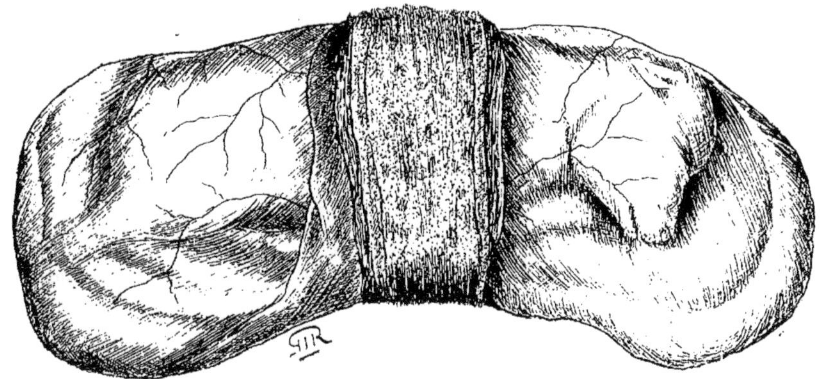

Fig. 356. — Fœtus de Chienne dans ses enveloppes. (Figure imitée de Leyh.)

par l'absence de plaques phosphatiques dans son épaisseur. On ne connaît pas, jusqu'à présent, l'organe qui remplit la fonction de ce dépôt.

L'*allantoïde* est disposée, en principe, comme dans les Solipèdes, c'est-à-dire qu'elle tapisse
toute l'étendue de la face interne du chorion et de la face externe de l'amnios ; mais son
feuillet chorial est beaucoup moins adhérent que chez ces animaux. La continuité des deux
feuillets, externe et interne, se fait autour de l'extrémité distale du cordon ombilical.

Celui-ci présente donc une portion allantoïdienne, comme dans les Solipèdes, mais extrêmement courte.

La *vésicule ombilicale* reste développée, chez les Carnivores, jusqu'à la naissance. Une fois
insufflée, elle rappelle, par sa forme, l'allantoïde du Porc. C'est, en effet, un sac allongé qui
s'étend, entre l'amnios et le feuillet interne de l'allantoïde, sur presque toute la longueur de
l'œuf, et qui est pourvu, à sa partie moyenne, légèrement étranglée, d'un pédicule étroit
(ouraque) qui se prolonge dans le cordon ombilical, mais s'oblitère vers la troisième semaine
de la gestation. Les vaisseaux omphalo-mésentériques se distribuent en riches réseaux dans
la paroi de cette vésicule, où se trouve contenue une petite quantité d'un liquide limpide,
jaunâtre, dont il ne reste plus que quelques gouttes chez les fœtus approchant du terme de
la gestation.

Le *placenta* est zonaire (fig. 356), c'est-à-dire qu'il affecte la forme d'une ceinture épaisse,
disposée à l'entour de la partie moyenne du chorion ; le reste de la surface de celui-ci
est libre d'adhérence avec l'utérus. A partir de la deuxième moitié de la gestation, les deux
bords du placenta sont teintés en vert foncé, et on peut en extraire, par l'alcool absolu ou
par le chloroforme, une substance qui a les mêmes réactions que les matières colorantes de
la bile, et qui provient, comme celles-ci, de l'hémoglobine du sang (Cadiat) ; Meckel lui
avait donné le nom d'*hématochlorine*.

Dans ce mode de placentation, la pénétration des parties maternelles et fœtales est beaucoup plus intime que dans ceux que nous avons examinés précédemment ; l'épithélium
superficiel de la muqueuse utérine disparaît au niveau du placenta maternel, tandis que
l'ectoderme chorial prolifère et lance des bourgeons plasmodiques qui pénètrent dans l'épaisseur de cette muqueuse et englobent les capillaires maternels, tout en étant eux-mêmes
pénétrés par les villosités vasculaires du fœtus. Il s'ensuit que, au moment de l'accouchement, il y a nécessairement déchirure de la muqueuse utérine et chute d'une portion de
cette muqueuse qui constitue une nouvelle enveloppe, dite *caduque*. Grâce à la rétraction

rapide de la matrice, après le part, les plaies sont réduites à des points imperceptibles et l'hémorragie arrêtée. L'épithélium qui persiste au fond des glandes permet, d'autre part, une restauration rapide[1].

§ 5. — Lapin.

Chez le Lapin et les Rongeurs, en général, le placenta est réduit à un disque unique, situé au-dessus du dos de l'embryon. Il présente essentiellement la même structure que chez les Carnivores, à cette différence près que les capillaires maternels englobés par l'ecto-placenta (nom sous lequel M. Duval désigne le plasmode placentaire) perdent leur paroi propre et se transforment ainsi en simples sinus sanguins creusés dans ce plasmode.

La vésicule ombilicale reste très développée chez le Lapin et le Lièvre ; elle s'épanouit sous le chorion, dans toute l'étendue qui ne correspond pas au disque placentaire et lui apporte la vascularisation. L'allantoïde est localisée dans la région du placenta et n'occupe guère que le tiers de la surface interne du chorion ; c'est une vésicule dorsale dont le pédicule se recourbe pour gagner le hile de l'amnios.

§ 6. — Comparaison des annexes du fœtus humain avec celles des fœtus des animaux.

Le fœtus humain, comme celui des Mammifères domestiques, est recouvert d'un *amnios* et d'un *chorion*, enveloppes générales présentant une disposition identique à celle que nous avons fait connaître. La *vésicule ombilicale* subit le même sort que chez la Jument ; elle s'atrophie rapidement, et c'est à peine si l'on en voit encore les traces à l'époque de l'accouchement. L'*allantoïde* n'est représentée hors de l'embryon que par l'ouraque, canal très étroit qui se termine en cul-de-sac à l'extrémité distale du cordon ombilical et finit par s'oblitérer ; on ne voit pas trace de cavité entre l'amnios et le chorion : ces deux membranes sont unies par un abondant tissu conjonctif muqueux, dans lequel rampent les divisions des vaisseaux ombilicaux, et que Bischoff a décrit à part sous le nom de *membrane intermédiaire* (*membrana media*). Ce tissu muqueux se rattache évidemment au bourgeon allantoïdien, qui, ainsi, ne serait creux qu'au niveau de son pédicule, tandis qu'il serait plein et purement conjonctif dans le reste de son étendue. Le *cordon ombilical* n'offre rien de particulier.

Le *placenta* se présente sous la forme d'un gâteau circulaire ou ovalaire, d'un diamètre d'environ 20 centimètres à la fin de la grossesse, et d'une épaisseur moyenne de 1 à 2 centimètres ; il reçoit, vers le milieu de sa face interne, l'insertion du cordon ombilical et répond, au fond de la matrice, au voisinage d'une trompe de Fallope. Quand il y a plusieurs fœtus, il y a plusieurs placentas. Les connexions avec le placenta maternel sont de même nature que dans les Carnivores et les Rongeurs, c'est-à-dire que, au moment de l'accouchement, une partie de la muqueuse utérine se détache et tombe avec les enveloppes fœtales, formant ce que l'on appelle la *membrane caduque*. Dans l'espèce humaine, la caduque n'est pas limitée à l'endroit où se fait la greffe placentaire ; elle s'étend sur toute l'étendue de la muqueuse utérine et forme même deux parties : l'une, appelée *caduque vraie*, tapissant l'utérus ; l'autre, dite *caduque réfléchie*, repliée sur l'œuf et enveloppant le chorion : disposition rappelant les deux feuillets pariétal et viscéral d'une membrane séreuse. A l'endroit où se fait la greffe placentaire, la caduque pariétale participe à la formation du placenta maternel et reçoit le nom de *caduque inter-utéro-placentaire* ou *sérotine*. Ces membranes présentent les caractères de la muqueuse utérine hypertrophiée.

§ 7. — Coup d'œil d'ensemble sur le placenta des Mammifères.

L'examen comparatif de la disposition du placenta est d'un haut intérêt au point de vue de l'obstétrique ; il fournit notamment des indications précieuses sur le procédé à suivre pour pratiquer la « délivrance artificielle ».

En effet, l'intimité de l'union entre la mère et le petit et par conséquent la facilité plus ou moins grande de leur séparation paraissent être en rapport avec l'étendue de la greffe placentaire. Quand le placenta occupe toute la surface de l'œuf, les villosités choriales sont basses, et d'apparence tuberculeuse ; elles s'engrènent peu profondément dans la muqueuse utérine, laquelle ne présente d'autre différenciation qu'une vascularisation plus grande de ses couches superficielles ; aussi la séparation se fait-elle aisément au moment de l'accouchement, qui est suivi sans retard de la délivrance, c'est-à-dire de l'évacuation des enveloppes (délivre ou arrière-faix) ; il arrive même assez souvent que le petit naisse « coiffé », autrement dit que l'œuf soit rejeté en bloc. Quand le placenta est cotylédonaire, c'est-à-dire éparpillé par plaques, les villosités étant moins nombreuses sont beaucoup saillantes et rameuses ; leur engrènement est plus profond, et la néoformation capillaire de la muqueuse utérine plus considérable ; aussi la délivrance tarde-t-elle à se produire plus ou moins longtemps après

---

1. A consulter, pour l'histologie du placenta, les travaux de M. Mathias Duval parus dans le *Journal de l'Anatomie* de 1889 à 1895.

l'accouchement ; il arrive même qu'on soit obligé de la pratiquer artificiellement. Enfin, si. le placenta est localisé sur une zone ou sur un disque, il n'y a pas seulement développement exubérant des villosités choriales et des capillaires utérins, il y a encore bourgeonnement de l'ectoderme fœtal et formation d'un plasmode, qui, à l'instar d'un gigantesque phagocyte, absorbe l'épithélium utérin et englobe dans sa masse les capillaires maternels, d'où résulte que, au moment de l'accouchement, il y a nécessairement déchirure et chute d'une partie de la muqueuse utérine, constituant une *caduque* plus ou moins étendue, et cela expose à la fois aux hémorragies et aux infections *post partum*.

Le tableau suivant est une classification des Mammifères d'après leur placenta :

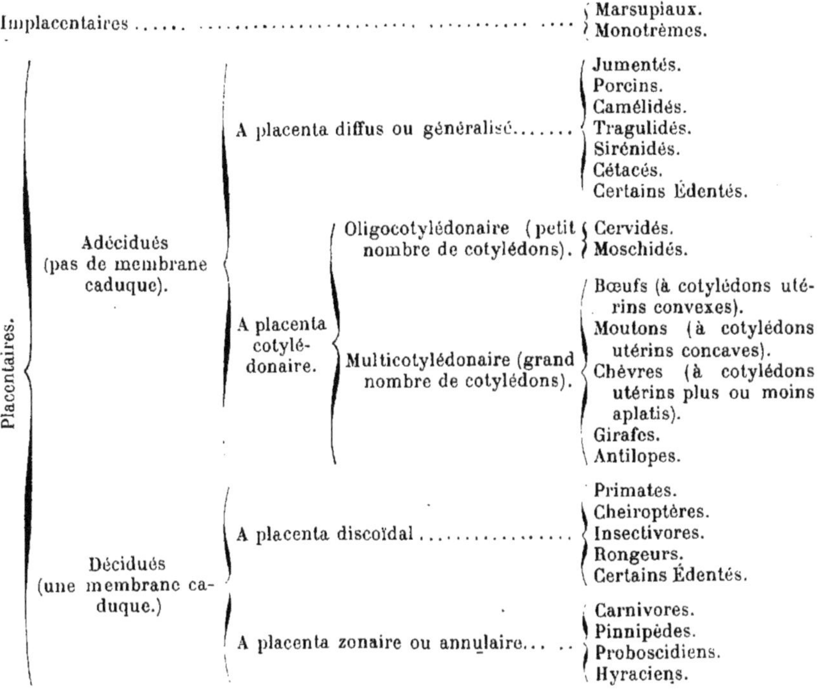

CHAPITRE III

DÉVELOPPEMENT DU CORPS ET DES ORGANES

Dans les deux chapitres précédents, on a vu comment l'ovule fécondé se modifie pour donner naissance aux premiers linéaments de l'embryon et à ses membranes annexes. Celui-ci résumera brièvement le développement du corps de l'embryon et de ses principaux organes.

Lorsque l'embryon a pris la forme caractéristique de l'espèce à laquelle il appartient, on le désigne de préférence sous le nom de *fœtus*, l'embryon proprement dit étant assimilable à une larve. La période embryonnaire ou d'édification des formes est généralement beaucoup plus courte que la période fœtale, consacrée surtout à la croissance et à l'achèvement de la structure.

Gurlt a divisé la durée de la gestation en sept périodes, dont la longueur varie suivant les espèces. Le même auteur a mesuré la dimension de l'œuf, de l'em-

Tableau des périodes de la gestation et des dimensions de l'œuf. de l'embryon ou du fœtus, dans les principales femelles domestiques. (D'après Gurlt.)

	1re PÉRIODE	2e PÉRIODE	3e PÉRIODE	4e PÉRIODE	5e PÉRIODE	6e PÉRIODE	7e PÉRIODE
Jument (340 à 350 j. de gestation).	2 semaines. Œuf. 0m,0025.	3e et 4e semaines. Embryon. 0m,013.	5e à 8e semaine. 0m,054	9e à 13e semaine, 0m,162.	14e à 22e semaine. 0m,352.	23e à 34e semaine, 0m,650.	35e à 48e semaine. 1m,13.
Vache (280 à 290 jours).	Id.	Id. Embryon. 0m,009.	5e à 8e semaine, 0m,048	9e à 12e semaine, 0m,149.	13e à 20e semaine. 0m,325.	21e à 32e semaine, 0m,650.	33e à 40e semaine. 0m,81.
Brebis et Chèvre (150 à 155 jours).	Id.	Id. Embryon. 0m,010.	5e à 7e semaine. 0m,034.	7e à 9e semaine. 0m,094.	10e à 13e semaine, 0m,162.	13e à 18e semaine, 0m,325.	19e à 24e semaine. 0m,49.
Truie (118 à 125 jours).	Id.	Id. Embryon, 0m,010.	4e à 6e semaine. 0m,048.	6e à 8e semaine, 0m,084.	8e à 10e semaine. 0m,135.	11e à 15e semaine, 0m,189.	15e à 17e semaine, 0m,27.
Chienne 1 (58 à 65 jours).	Id.	3e semaine. Embryon. 0m,0045	4e semaine. 0m,025.	5e semaine. 0m,068.	6e semaine, 0m,094.	7e et 8e semaine. 0m,135.	9e semaine, 0m,16 à 0m,22.

Nota. — Les dimensions du tableau ci-dessus ont été prises du bout de la tête à la naissance de la queue: elles comportent, dans chaque espèce, des variations considérables, d'autant plus grandes qu'on approche davantage du terme de la gestation. — En règle très générale, les premiers poils commencent à se montrer vers le milieu de la gestation, en débutant par la tête. A cette même époque, les ongles commencent à se kératiniser à leur partie proximale.

1. La Chatte porte 54 à 60 jours; la Lapine, 27 à 34 jours.

bryon ou du fœtus à chacune d'elles. On peut, par conséquent, se servir des chiffres qu'il a donnés pour supputer leur âge.

Nous les résumons dans le tableau de la page 716.

POIDS. — Voici maintenant le *poids* des fœtus complètement développés, c'est-à-dire arrivés à terme.

Chez la Jument, il est en moyenne de 40 kilogrammes ; mais on l'a trouvé de 16 kilogrammes seulement chez une Jument corse, tandis qu'il atteignait 57 kilogrammes chez une Jument de gros trait, et, entre ces deux extrêmes, on peut observer tous les intermédiaires.

Dans l'espèce bovine, le poids des veaux, à la naissance, n'est guère moins variable ; il est en moyenne de 30 à 35 kilogrammes, et équivaut, suivant Saint-Cyr et Violet, approximativement, aux 2/31 du poids de la mère.

D'après Leuckart, l'agneau nouveau-né pèse en moyenne 4^{kg},500 ; le porcelet, 2^{kg},400 ; le chiot, 0^{kg},440 ; le poulet, 0^{kg},044.

Nous avons déjà étudié les premières phases du développement embryonnaire ; il nous suffira maintenant d'envisager le développement des principaux organes et appareils.

§ 1. — Système nerveux.

Nous considérerons successivement le développement du névraxe, des nerfs et des méninges.

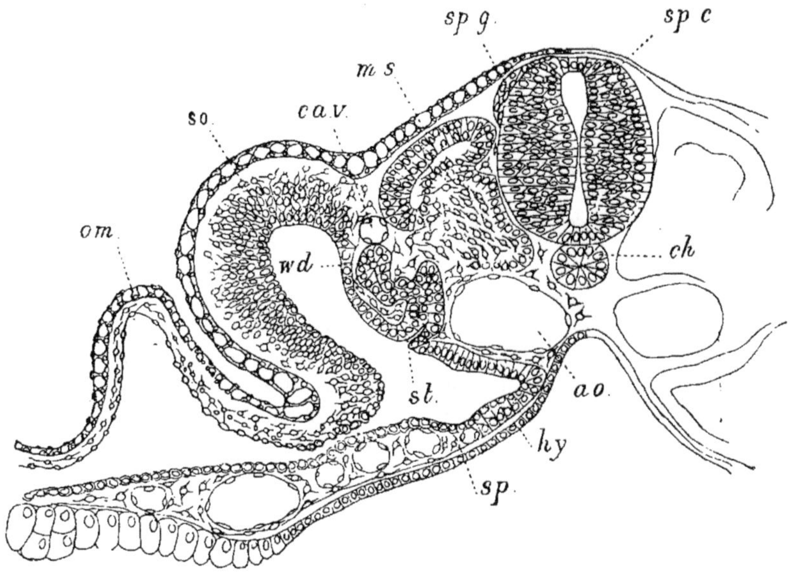

Fig. 357. — Coupe transversale du tronc d'un embryon de Canard de plus de trois jours d'incubation. (D'après Balfour.)*

A. **Névraxe** (fig. 357). — Il se forme de très bonne heure, ainsi que nous l'avons déjà vu, aux dépens d'une bande médiane de l'ectoderme qui s'épaissit (plaque

*so, lame fibro-cutanée du mésoderme ; sp, lame fibro-intestinale du même ; om, ectoderme au niveau du repli amniotique latéral ; hy, endoderme ; sp.c. névraxe ; sp.g, ganglion spinal ; ms, plaque musculaire ou myomère ; ch, corde dorsale ; wd. canal de Wolff ; st, tube segmentaire ou canalicule de Wolff ; ao. aorte ; ca.v, veine cardinale antérieure.

médullaire), s'invagine par relèvement de ses bords (replis médullaires) et forme une gouttière, puis un tube qui se sépare de l'ectoderme superficiel. Dès la trente-sixième heure, chez le Poulet, les replis médullaires sont très rapprochés en avant, sur la ligne médiane, mais non encore soudés. Vers la quarantième heure, le tube neural est fermé jusqu'au sinus rhomboïdal. Il ne tarde pas à se dilater antérieurement et à former trois vésicules successives, qui représentent la première ébauche de l'encéphale; le reste constituera la moelle épinière (fig. 358).

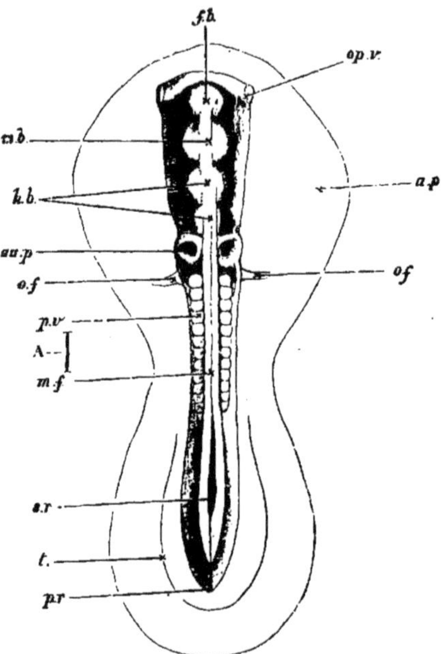

Fig. 358. — Embryon de Poulet de trente à trente-six heures, vu par la face supérieure (D'après Balfour) *.

1° ENCÉPHALE. — Les trois vésicules encéphaliques, dites aussi vésicules cérébrales, sont distinguées en *antérieure, moyenne* et *postérieure*. La première pousse quatre prolongements : deux en avant, appelés *vésicules hémisphériques* ou *cerveau antérieur*, qui formeront les hémisphères cérébraux; deux par côté, constituant les vésicules optiques; la partie restante, ou *cerveau intermédiaire*, formera le ventricule moyen et les couches optiques.

La vésicule encéphalique moyenne, ou *cerveau moyen*, donne naissance aux parties circonscrivant l'aqueduc de Sylvius, c'est-à-dire aux tubercules quadrijumeaux et aux pédoncules cérébraux.

La troisième vésicule enfin se dédouble en une *vésicule cérébelleuse*, ou *cerveau postérieur*, d'où naîtront le cervelet et la protubérance, et une autre vésicule, dite *arrière-cerveau*, qui formera la moelle allongée et le voile médullaire postérieur.

Le cerveau moyen est celui qui, au début, augmente le plus rapidement de volume; mais bientôt il s'arrête pour laisser prendre la prépondérance au cerveau antérieur, qui s'étend peu à peu au-dessus du cerveau intermédiaire et du cerveau moyen et finit par les recouvrir plus ou moins complètement.

Vers la fin du premier tiers de la vie intra-utérine, presque toutes les parties de l'encéphale sont distinctes; le corps calleux et la cloison transparente se sont formés; les circonvolutions apparaissent sur les hémisphères cérébraux; les tubercules quadrijumeaux et les pédoncules cérébraux se dessinent nettement. Un peu plus tard le cervelet se distingue à son tour, ainsi que la protubérance annulaire et le bulbe rachidien.

2° MOELLE ÉPINIÈRE. — La partie non renflée du tube neural forme la moelle épinière, laquelle occupe d'abord toute la longueur de la colonne vertébrale,

---

* *f.b*, vésicule encéphalique antérieure ; *m.b*, vésicule encéphalique moyenne ; *h.b*, vésicule encéphalique postérieure ; *op.v*, vésicule optique ; *au.p*, fossette auditive ; *of*, veines omphalo-mésentériques ; *p.v*, protovertèbres ou myomères : *m.f*, ligne de jonction des replis médullaires au-dessus du névraxe ; *s.r*, sinus rhomboïdal ; *t*, repli caudal de l'amnios ; *p.r*, reste de la ligne primitive ; *a.p*, aire pellucide.

ainsi que nous l'avons dit page 386. Le *filum terminale* et la queue de Cheval sont la conséquence de l'inégal accroissement de la moelle et de son enveloppe osseuse.

Tous les éléments du névraxe, à l'exception des vaisseaux, sont issus du *neuro-épithélium*, qui constitue, dans le principe, le tube neural ; ce neuro-épithélium donne donc, par prolifération et différenciation, l'épithélium épendymaire, la névroglie et les éléments nerveux. D'abord les parois du tube sont minces et extensibles, insufflables ; elles augmentent d'épaisseur au fur et à

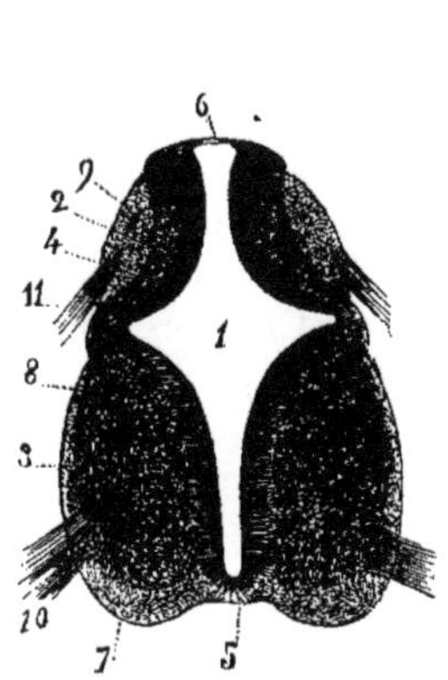

Fig. 359. — Coupe de la moelle épinière d'un embryon humain de six semaines. (D'après Kölliker.) *

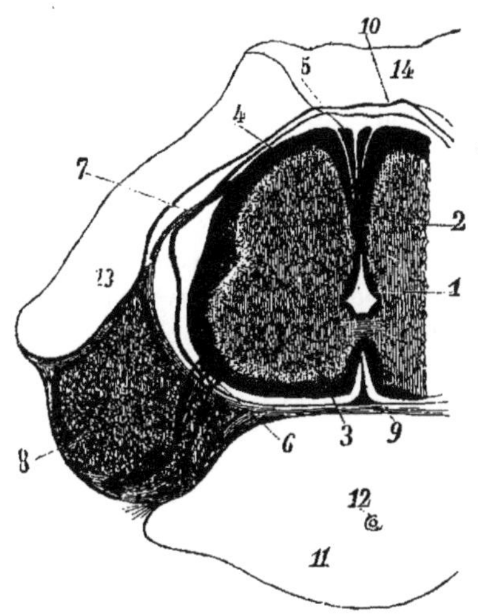

Fig. 360. — Coupe de la moelle cervicale d'un embryon de neuf à dix semaines. (D'après Kölliker.) **

mesure que se forme la substance nerveuse, et la cavité intérieure se réduit proportionnellement, de manière à former les ventricules encéphaliques et le canal central de la moelle. En certains points cependant, cet épaississement ne se produit pas ou presque pas, et il en résulte le *septum lucidum*, les voiles médullaires du quatrième ventricule, etc.

B. **Nerfs.** — Toute la partie périphérique du système nerveux procède du névraxe par bourgeonnement. Celui-ci est, comme le dit fort bien M. Mathias Duval, une sorte de métropole d'où essaiment de nombreuses colonies représentées par les ganglions cranio-rachidiens et sympathiques, et qui établit des relations à peu près partout par les nerfs.

Les ganglions spinaux ou craniens, placés sur le trajet des racines sensitives, se forment aux dépens de petits bourgeons qui apparaissent à droite et à gauche de la suture du tube neural, entre ce dernier et l'ectoderme superficiel, se développent de haut en bas et se renflent en massue à l'extrémité (fig. 357, *sp.g*). Les neuroblastes de ces ganglions embryonnaires émettent ensuite des prolon-

* 1, canal central de la moelle ; 2, épithélium du canal central ; 3, substance grise inférieure ; 4, substance grise supérieure ; 5, commissure antérieure ; 6, partie supérieure, mince, du revêtement épithélial du canal central ; 7, cordons inférieurs ; 8, cordons latéraux ; 9, cordons supérieurs ; 10, racines inférieures ; 11, racines supérieures (grossissement : 50 diamètres).

** 1, canal central ; 2, sa partie postérieure, oblitérée ; 3, cordons inférieurs ; 4, cordons supérieurs ; 5, cordons cunéiformes ; 6, racines motrices ; 7, racines sensitives ; 8, ganglion spinal ; 9, pie-mère ; 10, dure-mère ; 11, corps de la vertèbre ; 12, restes de la corde dorsale ; 13, 14, arc vertébral.

gements, soit du côté du névraxe (ce sont les racines sensitives), soit du côté de la périphérie (ce sont les nerfs sensitifs eux-mêmes).

Quant aux nerfs moteurs, ils s'échappent directement du névraxe, à peu près en même temps que les ganglions cranio-rachidiens et représentent, ainsi qu'on le sait, les prolongements cylindraxiles des cellules de leurs noyaux d'origine. A la fin du premier mois de la gestation, chez l'Homme, on distingue déjà, sur la moelle, les racines motrices et les ganglions spinaux ; les racines sensitives se forment quelque temps après (fig. 359 et 360).

Le grand sympathique se montre de très bonne heure, sous l'apparence d'un cordon noueux. Ses ganglions paraissent provenir d'un bourgeonnement des ganglions cranio-rachidiens voisins ; en sorte que le système nerveux tout entier serait d'origine ectodermique et procéderait, en fin de compte, du neuro-épithélium primitif, aussi bien les neurones périphériques dispersés vers les terminaisons des nerfs que les neurones centraux.

C. **Méninges.** — Elles se développent à partir de l'âge de six semaines, aux dépens du mésoderme qui entoure immédiatement le névraxe et corrélativement aux parties qu'elles doivent recouvrir. La cavité arachnoïdienne se produit par fissuration comme les autres cavités séreuses ; elle manque dans nombre de Vertébrés, chez lesquels la dure-mère et la pie-mère sont réunies par du tissu conjonctif lâche.

§ 2. — Organes des sens.

Il y a, dans les organes des sens, des parties principales qui appartiennent au système nerveux et des parties accessoires qui se forment aux dépens de l'ectoderme ou du mésoderme.

A. **Appareil de la vision.** — De la vésicule cérébrale antérieure partent deux prolongements tubuleux qui se dirigent par côté et en avant et se terminent par les *vésicules optiques*. Celles-ci correspondent aux futurs globes oculaires ; ceux-là aux nerfs optiques.

Bientôt l'ectoderme qui passe au devant des vésicules optiques se déprime et s'épaissit à leur niveau, de manière à former un bourgeon creux qui, à un moment donné, devient libre au sein du mésoderme sous-jacent. Ce bourgeon, première ébauche du cristallin, presse sur la vésicule optique, la refoule et l'invagine en une espèce de cupule, comme le montre la figure 361 ; on l'appelle alors *vésicule optique secondaire*, et elle est formée de deux feuillets adossés, dont l'interne forme la rétine, tandis que l'externe donne l'épithélium pigmentaire du fond de l'œil. Celui-ci, on le voit, se rattache originellement à la rétine et non au tractus uvéal, avec lequel on a l'habitude de le décrire.

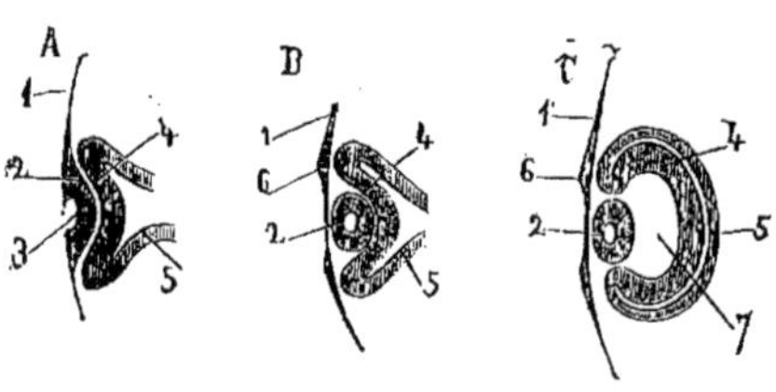

Fig. 361. — Développement du cristallin. (D'après Remak.) *

* A, B, C, stades du développement ; 1, ectoderme ; 2, épaississement de ce feuillet ; 3, fossette cristallinienne ; 4, vésicule oculaire primitive, dont la partie antérieure est déprimée par le cristallin ; 5, partie postérieure de la vésicule oculaire primitive ou feuillet externe de la vésicule optique secondaire ; 6, endroit où le cristallin s'est séparé de l'ectoderme ; 7, cavité de la vésicule optique secondaire occupée par le corps vitré.

La vésicule optique secondaire, ou cupule optique, ne tarde pas, par suite d'un accroissement inégal, à présenter une fissure inférieure, la *fente choroïdienne*, qui se prolonge même sur son pédoncule. Par cette fente s'engage un bourgeon mésodermique qui s'insinue entre le cristallin et la rétine et forme le corps vitré.

Quant à la sclérotique, à la cornée et à la membrane irido-choroïdienne, ce sont des enveloppes qui se forment dans le mésoderme, en continuité avec celles du nerf optique et avec les méninges.

Le *nerf optique* se développe, nous l'avons déjà dit, aux dépens du pédoncule creux qui réunit la vésicule optique au cerveau intermédiaire. Sa cavité se comble par des fibres nerveuses parties de la rétine ou bien des centres ; et sa gouttière inférieure, prolongeant la fente choroïdienne, se ferme par rapprochement de ses bords, en englobant l'artère centrale de la rétine.

Les annexes du globe oculaire se développent peu à peu autour de lui. Les *paupières* se forment par repli de la peau, vers le premier quart de la vie utérine, et s'unissent par leur bord libre ; elles ne se séparent l'une de l'autre que vers la fin de la gestation ou même après la naissance, suivant les espèces. La *glande lacrymale* est une dépendance de l'épithélium conjonctival, qui bourgeonne et s'enfonce au-dessus du globe, c'est-à-dire qu'elle se forme à la manière de toutes les glandes. Le *canal lacrymal* n'est tout d'abord qu'une simple fente ouverte au dehors dans toute sa longueur (fig. 366), fente qui se ferme par soudure de ses bords. Les *muscles* se forment sur place assez tardivement (vers la sixième semaine chez le Mouton).

B. **Appareil de l'audition.** — Le labyrinthe apparaît d'abord sous la forme d'une dépression de l'ectoderme, dite *fossette auditive*, qui se prononce de plus en plus et se convertit en une cavité close située au contact du cerveau postérieur.

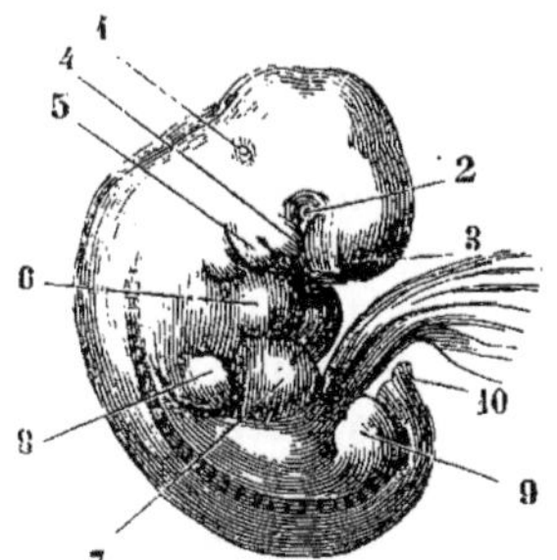

Fig. 362. — Embryon de quatre semaines.
(D'après Kölliker.)

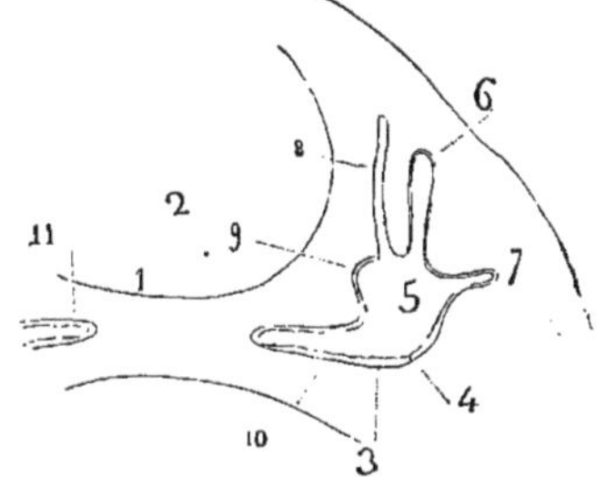

Fig. 363. — Coupe transversale du crâne d'un embryon
de Vache. (D'après Kölliker.)

Cette *vésicule auditive* (fig. 362) se renforce bientôt extérieurement d'une membrane connective qui se vascularise et se clive en trois couches : une interne accolée à l'épithélium, avec lequel elle forme le labyrinthe membraneux ; une externe, qui servira de périoste au futur labyrinthe osseux, et une intermédiaire, dont le tissu conjonctif, mou, embryonnaire, sera remplacé par la périlymphe.

* 1, vésicule auditive ; 2, vésicule optique ; 3, fossette olfactive ; 4, bourgeon maxillaire supérieur ; 5, bourgeon maxillaire inférieur ; 6, oreillette droite ; 7, ventricule droit ; 8, membre thoracique ; 9, membre pelvien ; 10, extrémité caudale.

** 1, partie inférieure de la base du crâne ; 2, cavité du crâne ; 3, cavité labyrinthique creusée dans le cartilage pétreux ; 4, labyrinthe membraneux ; 5, vestibule ; 6, 7, canaux demi-circulaires ; 8, aqueduc du vestibule ; 9, ébauche du saccule ; 10, ébauche du limaçon ; 11, limaçon du côté opposé.

En même temps la forme vésiculaire du labyrinthe se modifie (fig. 363) ; il pousse des prolongements qui constituent le limaçon, les canaux demi-circulaires et l'aqueduc du vestibule ; la vésicule elle-même s'étrangle, se divise en utricule et saccule, et cette division se continue sur l'origine de l'aqueduc du vestibule, qui prend ainsi la forme d'un Y.

Dès le début de ces transformations, l'arrière-cerveau donne naissance au nerf acoustique par le même procédé qui préside au développement des nerfs de sensibilité générale, et ce nerf vient prendre contact, par ses extrémités libres, avec des cellules ciliées qui se sont différenciées au sein de l'épithélium du labyrinthe.

Toutes les parties que nous venons de citer se laissent bientôt englober, ainsi que le nerf facial, par une masse cartilagineuse appartenant au crâne primitif. Ce *cartilage pétreux* ménage toutefois deux lacunes correspondant aux futures fenêtres ronde et ovale ; son ossification produit le rocher.

L'*oreille moyenne* et l'*oreille externe* dérivent de la première fente branchiale. Celle-ci, qui faisait communiquer le pharynx avec l'extérieur, se ferme par rapprochement de ses bords et se convertit en un tube ouvert en bas dans le pharynx, en haut sur le côté de la base du crâne. Bientôt une cloison transverse, qui n'est autre que la membrane du tympan, divise ce tube en deux parties : l'une externe forme le conduit auditif externe, à l'orifice duquel la conque s'édifie par bourgeonnement, vers le deuxième mois de la gestation ; l'autre, interne, donne la caisse du tympan et la trompe d'Eustache.

Quant aux osselets de l'ouïe, ils se forment aux dépens du premier et du deuxième arc branchial ; ils apparaissent à l'état cartilagineux vers le troisième mois, puis s'ossifient graduellement de manière à acquérir leur volume définitif au moment de la naissance.

C. **Appareil de l'olfaction.** — Cet appareil commence par deux dépressions ectodermiques situées en avant de l'œil, tout à fait analogues à la fossette cristallinienne ou aux fossettes auditives (fig. 366) : ce sont les *fossettes olfactives*, communiquant inférieurement avec la bouche primitive ou *stomodœum* et entourées de bourgeons qui en augmentent considérablement la profondeur. Lorsque la voûte palatine et la cloison médiane du nez se sont formées, le *stomodœum* se trouve divisé en trois parties : la bouche définitive et les deux fosses nasales. Le fond de celles-ci correspond aux fossettes olfactives de l'embryon ; il faut également y rattacher la muqueuse de l'organe de Jacobson, c'est-à-dire toutes les parties qui reçoivent les divisions des nerfs de la première paire. Ceux-ci ont leurs cellules d'origine à l'extérieur et leur terminaison dans les lobules olfactifs, lesquels bourgeonnent des vésicules hémisphériques et forment primitivement deux *vésicules olfactives* adossées aux fossettes du même nom [1].

D. **Appareil de la gustation.** — Voyez plus loin le développement de la langue (*Appareil digestif*).

E. **Appareil du toucher** (*peau et ses dépendances*). — La peau se développe aux dépens de deux feuillets du blastoderme : l'ectoderme donne l'épiderme ; le mésoderme, le derme. Ce dernier n'est, en somme, qu'une couche de tissu conjonctif superficiel différencié, très vascularisée et abondamment innervée, pour servir de protection à l'économie en même temps que de support à l'épiderme et à ses annexes. Les vaisseaux sont déjà très apparents vers le troisième mois.

1. MM. Lesbre et Forgeot ont observé récemment un cas d'absence complète de l'appareil olfactif et des fosses nasales chez un poulain. (Voy. *Bulletin de la Société des science vétérinaires de Lyon*, 1904.)

Dans l'épiderme, on ne tarde pas à distinguer la couche cornée et le corps muqueux. Le pigment se montre dans celui-ci dès le commencement du cinquième mois, chez les grands Quadrupèdes. — Quand le fœtus augmente de volume, l'épiderme s'exfolie et ses débris flottent dans les eaux de l'amnios.

Dans le cours du cinquième mois, des *poils* se voient sur les fœtus de Vache et de Jument, notamment aux sourcils, aux lèvres et sur les articulations des membres. Ils couvrent tout le corps dès le sixième ou septième mois et peuvent tomber et être remplacés avant la naissance. C'est vers la fin du premier tiers de la gestation que l'épiderme commence à émettre, de sa face interne, les bourgeons qui leur donneront naissance, lesquels se laissent pénétrer à l'extrémité par une papille conjonctive appelée à servir de matrice au futur poil. Celui-ci s'allonge peu à peu dans l'axe de son bourgeon piligène et finit par se faire jour au dehors ; son éruption est d'ailleurs facilitée par une sorte de fonte graisseuse des cellules épidermiques au devant de sa pointe.

Les *glandes sébacées* et les *glandes sudoripares* se développent aussi aux dépens de bourgeons de l'épiderme, vers le milieu de la vie intra-utérine.

« Les productions cornées, *ongles, sabots, ergots, châtaignes*, commencent à se montrer de très bonne heure. Vers la fin du deuxième mois, sur le fœtus de Vache, on aperçoit, à l'extrémité de chaque doigt, un petit tubercule conique, pâle, translucide, qui est le rudiment de l'ongle. Au commencement du quatrième mois, ou à peu près, le sabot, mieux dessiné, est devenu ferme, opaque et a pris une belle teinte jaunâtre. A mi-terme, des taches brunes ou noires s'y montrent si le bourrelet est pourvu de plaques pigmentaires. Ce n'est que vers la fin de la gestation que l'onglon commence à prendre, vers le bourrelet, le reflet verdâtre propre à la corne dépourvue de pigment ; mais le reste de cette production, surtout la partie inférieure, conserve sa couleur jaune au moment de la naissance. Chez les Solipèdes, les châtaignes se montrent à mi-terme, sous forme de plaques minces, brunâtres, qui ne tardent pas à se foncer davantage. » (G. Colin.)

Après la naissance, la partie molle de l'ongle, formant une sorte de tampon à son extrémité, se dessèche, se flétrit et tombe, et ainsi se produit, par une sorte d'amputation, la surface d'appui.

§ 3. — Appareil locomoteur.

A. **Squelette**. — Le tissu osseux, ainsi que tous les tissus de substance conjonctive, se développe aux dépens du *mésenchyme*, sorte de tissu conjonctif embryonnaire, qui, à un moment donné, se répand en grande quantité dans le mésoderme et représente une différenciation de ce dernier. Nous avons étudié en ostéologie comment se fait ce développement ; il est inutile d'y revenir ici ; nous nous bornerons donc à un examen rapide de la formation du squelette.

1° COLONNE VERTÉBRALE. — La colonne vertébrale est précédée, pour le soutènement du névraxe, par la notocorde ou corde dorsale, tige constituée par une masse de cellules enveloppée d'une gaine transparente (fig. 357).

De part et d'autre de cette tige et du tube neural qui lui est superposé, on voit se produire de très bonne heure une segmentation régulière des lames dorsales, qui commence dans la région moyenne de l'embryon et se continue progressivement en avant et en arrière. Ces segments primordiaux ont été appelés, dans le principe, *protovertèbres* ou *prévertèbres*, car ils donnent au premier aspect l'illusion d'une colonne vertébrale embryonnaire (fig. 358 et 364); on les désigne aujourd'hui sous le nom de *somites*, *myomères* ou de *myotomes*, parce qu'ils représentent les premiers rudiments des muscles du squelette. Les vertèbres véritables se forment plus tard, dans le mésenchyme sous-jacent, non pas exactement en dessous des myomères, mais dans leurs intervalles, de telle sorte que chacun de ceux-ci soit à cheval sur deux vertèbres. Il n'est pas sans intérêt de constater ainsi que la première apparition du système musculaire précède celle du squelette et que, dans le principe, ce système est aussi régulièrement métamérisé que le système vertébral lui-même.

La chondrification du mésenchyme, d'où résultent les vertèbres, débute par leur centrum et s'étend ensuite dans l'arc; elle aboutit à envelopper, d'une part, la notocorde, d'autre part, la moelle épinière. La notocorde, comprimée et comme étranglée au centre des corps vertébraux, prend un aspect moniliforme; ses renflements, correspondant aux futurs disques intervertébraux, forment la partie centrale ou gélatineuse de ces disques. Quant aux parties rétrécies, incluses dans les corps vertébraux, elles persistent longtemps; mais il arrive un moment, plus ou moins tôt après la naissance suivant les espèces ou les régions du rachis où elles disparaissent sans laisser de trace. Dans les Vertébrés anamniotes, la notocorde persiste toute la vie, embrochant la série des corps vertébraux à la manière des grains d'un chapelet. Dans l'Amphioxus, elle forme à elle seule tout le squelette.

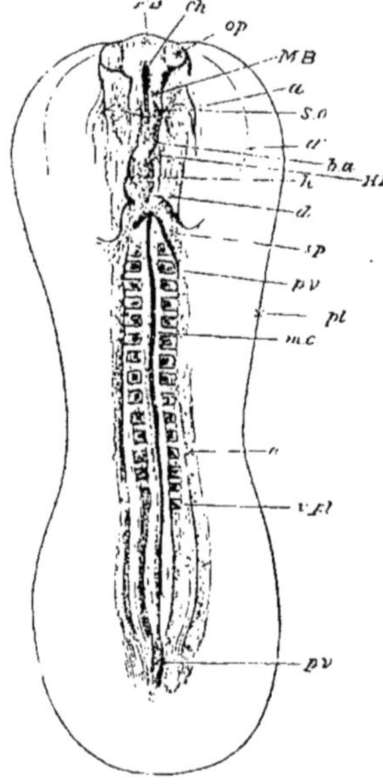

Fig. 364. — Embryon de Poulet d'environ trente-six heures, vu par la face inférieure et par transparence. (D'après Balfour.) *

Vers la fin du deuxième mois, tous les corps vertébraux sont déjà cartilagineux, alors que les lames ne sont encore qu'à l'état membraneux. L'ossification commence à la région dorsale et s'étend de là en avant et en arrière. Elle débute, en général, dans chaque vertèbre, par les lames vertébrales, qui, souvent, sont en grande partie ossifiées alors que le corps est encore tout entier cartilagineux. Dans les Solipèdes et les grands Ruminants, l'ossification de celui-ci s'établit du troisième au cinquième mois de la gestation; les dernières vertèbres de la queue restent cartilagineuses jusqu'à six ou sept mois de gestation. Dans le Chien, le Chat, le Lapin, l'ossification vertébrale est sensiblement plus tardive relativement que dans les grands Herbivores; les deux ou trois dernières vertèbres caudales sont souvent encore cartilagineuses à la naissance.

2° TÊTE. — L'encéphale est d'abord enveloppé d'une couche mésenchymateuse formant ce qu'on appelle un *crâne membraneux*. Plus tard, cette enveloppe se chondrifie, mais en partie seulement; le reste garde la structure fibreuse. Les os qui

*FB, cerveau antérieur sur les côtés duquel on voit les vésicules optiques *op* ; S.O, limites de la somatopleure au niveau du fond de la gouttière limitante antérieure ; HB, cerveau postérieur ; MB, cerveau moyen ; *p.v* et *v l.* protovertèbres ; *ch*, extrémité antérieure de la notocorde ; *mc*, notocorde ; *pl*, contour de l'aire transparente ; *pv*, ligne primitive ; *sp*, canaux de Cuvier ; *d*, sinus veineux ; *h*, tube cardiaque ; *ba*, bulbe aortique : *a, a'*, capuchon céphalique de l'amnios.

s'y développent sont donc les uns endochondraux (occipital, sphénoïde, portion pétrée du temporal, ethmoïde, cornets), les autres membraneux (pariétal, inter-pariétal, frontal, portions écailleuse et tympanique du temporal, vomer, ptéry-goïdien, nasal, palatin, os maxillaires). Remarquons que le *chondrocrâne* est d'une seule pièce, c'est-à-dire non métamérisé, et qu'il se prolonge dans la par-tie faciale de la tête par la cloison médiane du nez et les cartilages des narines, ainsi que par les volutes ethmoïdales et les cornets circonscrivant le labyrinthe olfactif; tous les autres os de la face, mandibule mise à part, sont des pièces de recouvrement, c'est-à-dire d'origine fibreuse.

La corde dorsale se continue dans l'axe du chondrocrâne sans jamais dépas-ser la selle turcique.

Il est un certain nombre d'os de la tête qui proviennent des arcs branchiaux. Ainsi le premier arc donne l'enclume, le marteau et le *cartilage de Meckel* (fig. 365).

Celui-ci sert de soutien au maxillaire inférieur, qui se développe autour de lui comme une pièce de recou-vrement; il disparaît ensuite vers le sixième ou septième mois de la ges-tation. Le deuxième arc branchial engendre l'étrier, le lenticulaire et les branches de l'hyoïde (stylo-hyal, cérato-hyal, hypo-hyal). Le troi-sième arc donne le corps de l'hyoïde avec ses cornes thyroïdiennes.

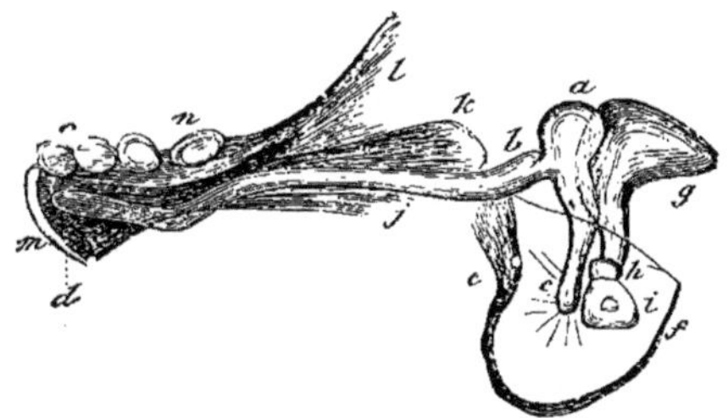

Fig. 365. — Cartilage de Meckel, vu par sa face interne.
(D'après Beaunis et Bouchard.) [*]

Des recherches récentes tendent à établir que la plaque basilaire de l'étrier se développe aux dépens du cartilage pétreux enveloppant le labyrinthe auditif.

En résumé, les os de la base du crâne, ceux qui entourent les labyrinthes auditif et olfactif, la cloison médiane du nez, les osselets de l'ouïe, l'hyoïde, sont d'origine cartilagineuse; tous les autres os de la tête, y compris le vomer et le ptérygoïdien, sont d'origine membraneuse.

Les os membraneux de la voûte du crâne laissent, avant qu'ils soient complè-tement ossifiés, des intervalles appelés *fontanelles*, qui ne sont fermés que par du tissu fibreux. Ces lacunes ont déjà disparu à la naissance chez nos animaux domestiques, tandis que, chez l'enfant, il en est qui persistent assez longtemps.

3° Côtes et sternum. — Les côtes se constituent indépendamment du rachis, par la chondrification des intersections fibreuses des muscles du tronc. Elles com-mencent à s'ossifier de fort bonne heure, même avant les vertèbres. En anato-mie comparée, on signale des côtes tout le long de la colonne vertébrale, et, dans les Mammifères eux-mêmes, nous avons vu qu'il peut en apparaître de surnuméraires là où il n'en existe pas normalement, par exemple au cou et aux lombes (Voy. t. I, p. 73).

Le sternum procède d'une masse mésenchymateuse spéciale, indépendante des côtes, dans laquelle se forment deux lames latérales de cartilage, appelées *hémisternums*, auxquelles les côtes antérieures viennent se réunir. Ces hémi-sternums finissent par se joindre et se confondre en un sternum cartilagineux

[*] *a*, marteau; *b*, *d*, cartilage de Meckel; *c*, *f*, cercle tympanal; *g*, enclume; *h*, lenticulaire; *i*, étrier; *j*, *k*, *l*, *m*. maxillaire inférieur; *n*, *o*, dents.

unique, au sein duquel apparaissent, dans la suite, des noyaux osseux sterné-braux (Voy. t. I, p. 79).

Le thorax est toujours moins développé proportionnellement chez le fœtus ou le jeune sujet que chez l'adulte.

4° MEMBRES. — Les membres n'apparaissent qu'après la formation de la colonne vertébrale, des arcs branchiaux et des parois thoraciques, sous la forme de quatre bourgeons de la somatopleure (fig. 362), qui s'allongent progressive-ment et se divisent à l'extrémité ou bien restent simples, suivant qu'il s'agit d'animaux polydactyles ou monodactyles. Les différents os apparaissent l'un après l'autre dans le mésenchyme de ces bourgeons, sous forme de noyaux ou de baguettes cartilagineuses qui s'ossifient plus tard comme il a été dit en os-téologie. Ils sont d'abord tous réunis par le tissu conjonctif; les cavités articu-laires se forment ultérieurement par fissuration de ce dernier.

Il est à remarquer que le squelette des membres de l'embryon est souvent plus complet que celui de l'adulte. C'est ainsi que, chez les Solipèdes, le cubitus, les métacarpiens ou métatarsiens latéraux sont proportionnellement plus déve-loppés qu'à l'âge adulte ; que, chez les Ruminants, on trouve un péroné cartila-gineux sur toute la longueur du tibia, des métacarpiens et des métatarsiens latéraux complets, continués même par des phalanges : toutes parties qui entrent en régression au cours du développement. On peut voir, en outre, les métacarpiens et les métatarsiens médians se souder en un os canon (Ruminants).

B. **Muscles**. — Ainsi que nous l'avons dit plus haut, les muscles du squelette ont pour premiers rudiments les segments primordiaux improprement appelés protovertèbres. Ces segments, vus en coupe transversale, figurent des plaques superposées aux moitiés contiguës des vertèbres successives (*plaques* ou *chevrons musculaires*). Il sont produits par différenciation du mésoderme. Ils s'étendent progressivement dans la tête, dans les parois du corps et dans les membres, de manière à donner tous les muscles du squelette; toutefois certains embryo-logistes prétendent que les muscles des membres ainsi que les peaussiers se forment sur place, indépendamment des myomères. Chez les Sélaciens, on a constaté récemment l'existence de myomères jusque sur la tête ; et cette méta-mérisation est un fait d'une grande importance au point de vue de l'anatomie philosophique (Voy. t. I, p. 164).

Les muscles viscéraux, qu'ils soient lisses ou striés, se forment sur place.

§ 4. — **Appareil digestif.**

Dans ce paragraphe, on étudiera d'abord le développement du canal alimen-taire, puis celui de ses organes annexes.

A. **Canal alimentaire**. — Le tube digestif, à l'exception de la bouche et de la région anale, est formé, comme nous l'avons vu, par la portion intra-embryon-naire de la splanchnopleure, constituant dans le principe une longue gouttière en communication avec la vésicule ombilicale ou portion extra-embryonnaire de la splanchnopleure. Cette gouttière se ferme d'abord à ses deux extrémités par suite du creusement des gouttières limitantes, antérieure et postérieure ; et cela permet de distinguer trois parties successives : *l'intestin antérieur* ou *pré-intestin*, *l'intestin moyen* et *l'intestin postérieur*. Plus tard, l'intestin moyen se ferme à son tour, par incurvation de ses bords, et la communication avec la vésicule ombilicale ne se fait plus que par un petit pédicule, dit *canal vitello-intestinal* ou *omphalo-mésentérique*, qui vient se brancher à la partie postérieure de l'intestin grêle.

Il est à remarquer que l'intestin postérieur se poursuit au début jusque dans la queue ; mais cette section coccygienne s'oblitère rapidement, tout en laissant cependant une trace chez l'adulte, sous forme de ligament musculaire sous-coccygien du rectum (Voy. t. I, p. 647).

Les culs-de-sac des intestins antérieur et postérieur s'ouvrent bientôt dans deux fosses ectodermiques connues sous les noms de *stomodœum* et *procto-*

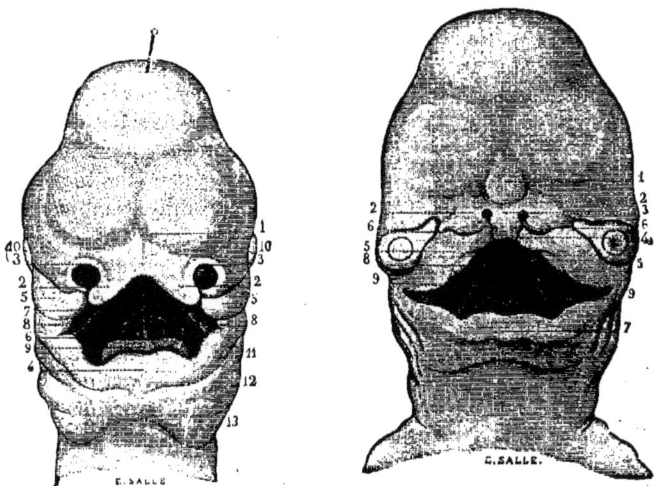

Fig. 366. — Têtes, vues de face, d'embryons humains de trente-cinq jours et de quarante jours.
(D'après Coste.)

dœum. La première formera la bouche et les fosses nasales ; la seconde, l'anus et le sinus uro-génital.

Ces considérations générales étant données, étudions maintenant avec quelques détails le développement des différentes sections du tube digestif.

1° Bouche. — La bouche primitive ou *stomodœum* n'est d'abord qu'une simple dépression de l'ectoderme, située en dessous de l'extrémité céphalique de l'embryon, recourbée en crosse. Autour de cette dépression, dont le fond s'adosse au cul-de-sac du pré-intestin, on voit apparaître des bourgeons qui formeront toute la partie faciale de la tête et sont constitués par le mésoderme revêtu de l'ectoderme. On distingue (fig. 366) : 1° le *bourgeon frontal*, attenant au cerveau antérieur et circonscrivant les fossettes olfactives, qui le divisent en trois bourgeons secondaires : un médian ou incisif et deux latéraux ; 2° les *bourgeons maxillaires supérieurs*, situés de chaque côté de la bouche primitive, et séparés de la partie latérale du bourgeon frontal par le sillon lacrymal ; 3° enfin les *bourgeons maxillaires inférieurs*, limitant la bouche inférieurement et dont la réunion constitue l'arc maxillaire ou mandibulaire.

1, 2, bourgeon frontal médian ; 3, fosses olfactives en dehors desquelles on voit le bourgeon frontal latéral ; 4, bourgeon maxillaire inférieur ; 5, bourgeon maxillaire supérieur, séparé du bourgeon frontal latéral par la fente lacrymale ; 6, bouche primitive ou stomodœum ; 7, vestige de la cloison nasale ; 8, bourgeon palatin ; 9, langue ; 10, yeux ; 11, 12, 13, arcs pharyngiens.

Les bourgeons maxillaires supérieurs lancent, de leur face interne, deux prolongements palatins qui se soudent l'un à l'autre sur la ligne médiane et séparent ainsi, vers le troisième mois, la bouche des fosses nasales. Celles-ci sont elles-mêmes séparées par une cloison médiane descendant du bourgeon frontal (fig. 366).

Bientôt la cavité buccale communique avec l'intestin antérieur par suite de la résorption des parois adossées.

La langue se constitue par trois bourgeons : deux antérieurs et latéraux, formés aux dépens de l'arc maxillaire ; un postérieur, médian, procédant du deuxième arc branchial.

2° PHARYNX ET ŒSOPHAGE. — Ces deux parties se forment aux dépens de l'intestin antérieur. Celui-ci ne tarde pas à s'ouvrir, de chaque côté, par plusieurs fentes dites *fentes branchiales*, limitant les quatre paires d'*arcs branchiaux*, *pharyngiens* ou *viscéraux* (fig. 367). Les deux premiers arcs se renflent en avant et s'avancent sur la ligne médiane pour se souder à ceux du côté opposé. Le premier n'est autre que le bourgeon maxillaire inférieur, dont nous avons déjà parlé. Nous savons aussi que la première fente branchiale donne le conduit auditif externe, l'oreille moyenne et la trompe d'Eustache. Les trois autres fentes disparaissent, chez les Mammifères ; mais il n'est pas rare de les voir s'oblitérer incomplètement, de

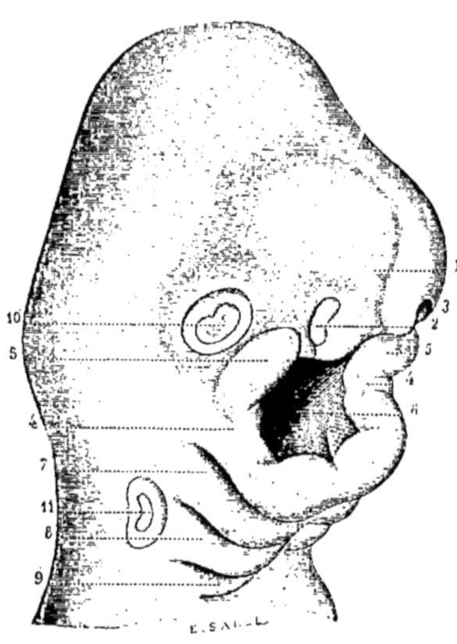

Fig. 367. — Tête d'un embryon humain de vingt-cinq à vingt-huit jours, vue de 3/4 par-devant, grossie 15 fois. (D'après Coste.)

manière à laisser des fistules ou bien des kystes dermoïdes dans la région du cou. Le canal du sayon, que l'on observe si souvent chez le Porc, n'est qu'un vestige de l'extrémité inférieure de la deuxième fente branchiale. Les pendeloques de la Chèvre, du Mouton, etc., sont aussi des formations branchiales ; elles se développent à la partie inférieure de la deuxième fente comme les conques auriculaires à l'extrémité supérieure de la première [1].

Nous verrons, à propos de l'appareil respiratoire, que l'œsophage est d'abord confondu avec la trachée, ou, pour mieux dire, que ces deux tubes résultent d'une division longitudinale de l'intestin antérieur. Beaucoup d'auteurs, frappés de la différence radicale et de la transition brusque que l'on observe entre la muqueuse des premières voies digestives et celle qui suit, en avaient induit que celle-là est revêtue, non pas par l'endoderme comme celle-ci, mais par l'ectoderme, autrement dit par une sorte d'épiderme invaginé ; le *stomodœum* se serait ainsi allongé jusqu'au cardia chez les Carnivores, le Porc, l'Homme ; jusqu'au cul-de-sac droit de l'estomac chez les Solipèdes ; jusqu'à

1. Voy. L. Blanc in *loc. cit.*

* 1, bourgeon frontal; 2 et 3, fossettes olfactives ; 4, 4, bourgeons maxillaires inférieurs réunis sur la ligne médiane (premier arc branchial); 5, bourgeon maxillaire supérieur; 6, bouche primitive (stomodœum) ; 7, deuxième fente branchiale; 8, troisième arc branchial; 9, quatrième arc branchial ; 10, vésicule optique ; 11, vésicule auditive.

la caillette chez les Ruminants. Jusqu'en ces divers points, en effet, on trouve une muqueuse dermo-papillaire, à épithélium stratifié pavimenteux. — Quand il fut démontré que l'intestin antérieur s'étend jusqu'au pharynx inclusivement, on imagina l'hypothèse d'une substitution de l'ectoderme à l'endoderme à travers les fentes branchiales. Mais, peut-on objecter, pourquoi la même transformation épithéliale ne s'est-elle pas faite dans les voies respiratoires, ni même dans l'œsophage de la Grenouille, qui sont pourvus d'un épithélium cylindrique et vibratile? — En réalité, un épithélium, quel qu'il soit, est ce qu'il doit être de par sa fonction, peu importe son origine.

3° ESTOMAC. — L'estomac se forme par la dilatation de la partie antérieure de l'intestin moyen. Il est d'abord fusiforme, à grand axe longitudinal; il s'incurve ensuite, et son grand axe devient transversal. — L'estomac des Ruminants est simple au moment de son apparition; puis il pousse un cul-de-sac en cæcum qui se dilate, se cloisonne et finalement produit le rumen et le réseau; la partie restante, ou intestiniforme, s'infléchit en S et se différencie en feuillet et caillette; et l'on remarque, comme nous l'avons déjà dit, une corrélation de développement entre les lames de ces deux compartiments.

4° INTESTIN. — L'intestin est d'abord rectiligne et de calibre uniforme; bientôt il forme une anse, au sommet de laquelle s'insère le pédicule vitellin. Un peu en arrière de celui-ci apparaît une petite dilatation qui est un rudiment de cæcum. Pendant que s'atrophie le conduit vitello-intestinal, l'anse intestinale précitée remonte vers la région lombaire, où le cæcum vient se fixer définitivement. L'intestin se trouve donc dès lors divisé en deux portions séparées par l'ampoule cæcale; il est fixé à ses deux extrémités par sa continuité avec l'estomac et le rectum et à son milieu par le cæcum. On conçoit aisément que, à mesure qu'il s'allonge, il se contourne et se circonvolutionne pour se loger dans la cavité abdominale; or il s'allonge beaucoup plus par la première portion, formant l'intestin grêle, que par la seconde, constituant le gros intestin. Cette dernière se renfle et se bosselle plus ou moins, mais elle n'atteint tout son calibre qu'après la naissance.

Dans les deux premiers mois, l'intestin est lisse à sa face interne; c'est au cours du troisième mois que se forment les villosités et les glandes de Lieberkühn. Les glandes de Brünner et les follicules clos se montrent un peu plus tard.

Quant aux mésentères, ils dérivent du frein mésodermique qui réunit, dès le début, le tube intestinal à la face inférieure de la région lombo-dorsale.

5° RECTUM ET ANUS. — L'intestin postérieur forme le rectum. Son cul-de-sac terminal ne tarde pas à s'ouvrir dans une fosse ectodermique, dite *proctodœum* ou *cloaque primitif*, qui se divise ensuite, grâce à un cloisonnement transversal, en deux compartiments superposés : l'anus et le sinus uro-génital.

B. **Organes annexes**. — Ce sont les glandes salivaires, les dents, le foie, le pancréas et la rate.

1° GLANDES SALIVAIRES. — D'après Bischoff, la glande sous-maxillaire est celle qui apparaît la première; on la voit entièrement développée sur le fœtus bovin de douze lignes. La parotide se forme en dernier lieu. Toutes les glandes salivaires se développent aux dépens de bourgeons de l'épithélium buccal, qui s'enfoncent et se ramifient plus ou moins dans le mésoderme sous-jacent et ensuite se différencient en culs-de-sac sécréteurs et canaux excréteurs. Le tissu conjonctif, les vaisseaux et les nerfs viennent compléter la structure.

2° DENTS. — Nous avons déjà étudié leur développement tome I, page 550.

3° FOIE. — Le foie commence à se développer de très bonne heure dans toutes les espèces. On voit apparaître, sur la paroi ventrale de l'intestin, immédiatement en arrière de l'estomac, deux culs-de-sac qui se creusent en forme de doigts de gant et se mettent à cheval sur la veine omphalo-mésentérique. Ils se ramifient énormément et forment un tissu compact qui, chez nos animaux, englobe la veine omphalo-mésentérique. Cette masse épithéliale fait saillie de part et d'autre du duodénum, et, vers le tiers de la vie utérine, remplit en grande partie la cavité abdominale. Plus tard, son accroissement est moins marqué ; toutefois, chez le fœtus à terme, le foie est encore beaucoup plus volumineux proportionnellement que chez l'adulte.

Des deux canaux primitifs par lesquels débute la glande, l'un s'atrophie, tandis que l'autre persiste pour former le cholédoque. La veine omphalo-mésentérique lance dans le foie embryonnaire, par l'une et l'autre de ses faces, des divisions qui se ramifient avec le canal excréteur et forment les deux réseaux sous-hépatique et sus-hépatique. Ainsi l'organe se trouve ébauché, avec son parenchyme lobulé, son arbre excréteur et son double réseau vasculaire. Nous verrons plus loin ce que devient la veine omphalo-mésentérique qui le traverse.

4° PANCRÉAS. — Le pancréas naît, comme le foie, d'un bourgeonnement épithélial de l'intestin, mais sur la paroi dorsale de celui-ci, presque au même niveau que les canaux hépatiques primitifs.

5° RATE. — Le développement de la rate est encore obscur. Il est probable qu'elle se forme dans le mésenchyme exclusivement, à la manière d'un ganglion lymphatique. D'après Bischoff, elle apparaît au deuxième mois sur la grande courbure de l'estomac. Elle se formerait, suivant Arnold, en même temps que le pancréas, dans une languette étendue de l'estomac au duodénum, et se séparerait ensuite du pancréas pour se fixer à l'estomac.

§ 5. — Appareil respiratoire.

L'appareil respiratoire est une dépendance du pré-intestin, qui, de très bonne heure, se dédouble, sauf à sa partie tout à fait antérieure constituant le pharynx. De ce dédoublement résultent l'œsophage et la trachée. Celle-ci se bifurque inférieurement et donne ainsi deux culs-de-sac qui sont les premiers rudiments du poumon. Ces *vésicules pulmonaires primitives* s'allongent et se ramifient à l'infini dans le mésoderme ambiant (fig. 368) et, en fin de compte, constituent les voies aérophores et les canaux respiratoires du poumon : procédé de développement qui rappelle tout à fait celui d'une glande racémeuse, avec cette différence que les bourgeons épithéliaux sont creux dès l'origine au lieu d'être pleins ; encore convient-il d'ajouter que, jusqu'au moment de la première inspiration du nouveau-né, le poumon est absolument vide d'air ou de tout autre gaz.

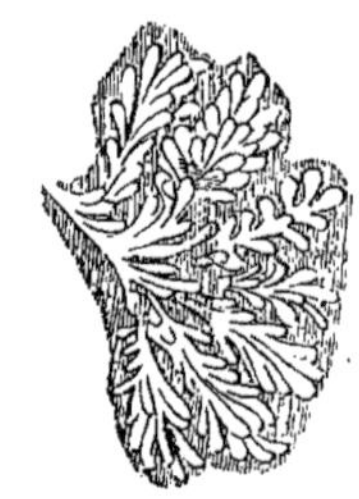

Fig. 368. — Ramifications d'un bourgeon pulmonaire chez un fœtus de Brebis, long de 1 pouce 1/2. (D'après Müller.)

En même temps que se fait le bourgeonnement dont il vient d'être parlé, le tissu conjonctif, les vaisseaux, les nerfs achèvent la structure de l'appareil. Le larynx se différencie à l'origine de la trachée, dont les cerceaux cartilagineux apparaissent au commencement du troisième mois ; etc.

Les poumons sont d'abord placés immédiatement en arrière du cœur, entre cet organe et l'estomac. Plus tard, ils enveloppent plus ou moins complètement le premier viscère et sont séparés du second par intercalation de la cloison diaphragmatique.

L'appareil respiratoire présente comme organes annexes les glandes thyroïdes et le thymus.

Le *corps thyroïde* se développe au voisinage du corps de l'hyoïde par une invagination médiane, creuse ou pleine, de l'épithélium du plancher de la cavité pharyngienne. La masse épithéliale se sépare ensuite de son lieu d'origine et se divise en deux bourgeons latéraux, réunis par un isthme qui persiste ou disparaît suivant les espèces ou les individus. Le pédicule de ce double bourgeon disparaît ordinairement, sinon il constitue la pyramide de Lalouette (fig. 27) [1].

Les *glandes thyroïdes accessoires* sont ou bien des parties erratiques des bourgeons qui ont donné naissance aux corps thyroïdes, ou bien le résultat d'évagination de l'épithélium de la dernière paire de fentes branchiales.

Les *parathyroïdes* semblent provenir d'un bourgeonnement spécial de la quatrième paire de fentes branchiales.

Le *thymus* apparaît peu après le corps thyroïde, aux dépens de la troisième paire de fentes branchiales. Ces fentes se ferment du côté de l'extérieur et du côté du pharynx, tandis qu'elles persistent dans l'intervalle à l'état de deux vésicules épithéliales qui s'allongent en tubes, poussent des bourgeons latéraux et finalement forment le thymus.

§ 6. — Appareil génito-urinaire.

A. **Organes urinaires**. — Le premier organe de la dépuration urinaire est le *canal de Wolff* ou *pronéphros*. C'est un conduit qui apparaît de très bonne heure, — de la vingt-quatrième à la trentième heure de l'incubation chez le Poulet, vers le neuvième jour de la gestation chez le Lapin, du quinzième au vingtième jour chez l'Homme, — et s'étend de la partie antérieure de l'embryon au cloaque, en dehors des protovertèbres. Sur une coupe transversale de l'embryon, il se montre sous l'ectoderme, vers l'angle de la fente pleuro-péritonéale (fig. 341 et 357, *wd*). On n'est pas d'accord sur sa provenance : les uns disent qu'il prend naissance, à sa partie antérieure, par une invagination de l'épithélium péritonéal et qu'il s'étend ensuite progressivement jusqu'au cloaque ; les autres soutiennent qu'il se développe par une involution de l'ectoderme. Quoi qu'il en soit, on voit bientôt se brancher sur le côté interne de ce tube un grand nombre de canalicules formant avec lui un organe pectiné connu sous le nom de *corps de Wolff* ou *mésonéphros*, organe volumineux, très allongé, s'étendant sur la paroi dorsale du cœlome, depuis le voisinage du cœur jusqu'au cloaque, mais qui s'atrophie dans la suite à sa partie antérieure pour se localiser à la région lombaire (fig. 375).

1. Plusieurs auteurs soutiennent que les corps thyroïdes procèdent de trois ébauches distinctes : une médiane, donnant naissance au canal ou cordon thyréo-glosse, représentée chez l'adulte par la pyramide de Lalouette et l'isthme thyroïdien ; deux latérales, formées aux dépens des quatrièmes fentes branchiales.

Les *canalicules de Wolff* ne se forment pas, comme on pourrait le croire, par un bourgeonnement unilatéral du canal du même nom, mais bien par invagination de l'épithélium pleuro-péritonéal (fig. 357); ce n'est que secondairement qu'ils débouchent dans le canal de Wolff, après s'être diversement contournés. Chez les Mammifères et les Oiseaux, leur orifice initial, ou *néphrostome*, s'oblitère, en sorte que le corps de Wolff perd toute communication avec la cavité du cœlome. Ils reçoivent alors de l'aorte un glomérule vasculaire invaginant leur extrémité en cul-de-sac et ressemblent assez bien aux tubes contournés du rein définitif, vu qu'ils sont flexueux et qu'ils commencent par un véritable corpuscule de Malpighi (fig. 369). Les canalicules de Wolff représentent les canaux segmentaires des Vers.

Le sort du corps de Wolff n'est pas le même dans tous les Vertébrés : chez les anamniotes, il est l'organe urinaire définitif; tandis que, dans les amniotes, il ne fonctionne que pendant une courte période de la vie embryonnaire et subit ensuite une régression profonde; toutefois, si l'embryon est du sexe masculin, certaines parties échappent à l'atrophie pour former les voies sexuelles; c'est ainsi qu'un certain nombre de canalicules wolffiens se greffent sur le testicule pour constituer l'épididyme et que le canal de Wolff lui-même devient le canal déférent.

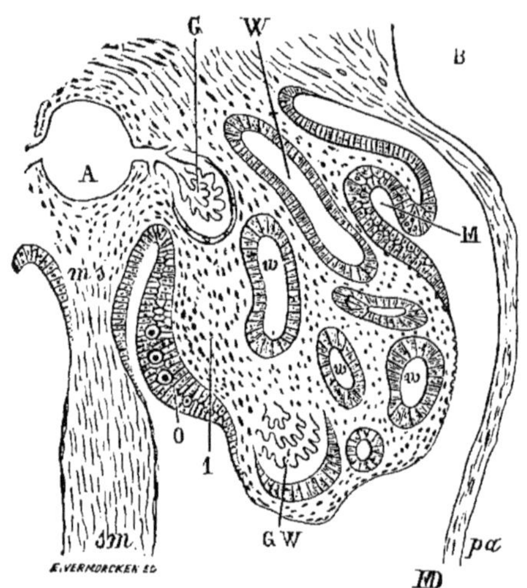

Fig. 369. — Coupe transversale du corps de Wolff au cinquième jour de l'incubation chez le Poulet [*].

Quant au rein définitif de ces animaux (fig. 370), les embryologistes l'appellent *métanéphros* ; il naît par un bourgeon creux sur la partie terminale du canal de Wolff, lequel bourgeon s'allonge d'arrière en avant en un long tube qui suit le bord interne du corps de Wolff et constituera l'uretère. Arrivé à l'endroit où le rein doit se former, ce tube se dilate en ampoule (futur bassinet), puis se divise en un grand nombre de ramifications (tubes de Bellini), dont les dernières, très flexueuses, coiffent à leur extrémité un peloton vasculaire de manière à former des corpuscules de Malpighi. — D'après cette description, le rein se développerait, avec son canal excréteur, d'un seul tènement, comme une glande quelconque. Mais c'est là une manière de voir qui n'est pas adoptée par tout le monde; beaucoup d'embryologistes, parmi lesquels il convient de citer Sedgwick, Balfour, Mathias Duval, croient que le rein se développe aux dépens de deux ébauches distinctes, ne s'unissant que secondairement : la substance médullaire, avec ses canaux collecteurs ou tubes droits, procéderait de l'uretère, tandis que la substance corticale, avec ses tubes contournés et les anses de Henle, se formerait sur place dans le mésoderme.

[*] A, aorte; *ms*, *sm*, mésentère; *pa*, paroi abdominale latérale; G, ramification vasculaire allant former un glomérule du corps de Wolff; W, canal de Wolff; *w*, coupes des canalicules du corps de Wolff; GW, un de ces canaux en rapport avec un glomérule; 1, stroma de la glande génitale; O, épithélium germinatif; M, ébauche du canal de Müller.

Le mode de développement des *capsules surrénales* est encore discuté. On tend à croire aujourd'hui qu'elles proviennent de la partie antérieure des corps de Wolff, qui émettrait des bourgeons latéraux, s'isolant ensuite et se transformant en les cordons épithéliaux de la substance corticale ; tandis que la substance médullaire se formerait sur place dans le mésoderme. Mais il est des auteurs qui donnent pour origine à ces organes soit le mésoderme du lieu où ils se forment, soit l'épithélium du cœlome, soit encore l'épithélium germinatif. Ce qu'il y a de certain, c'est que les capsules surrénales sont longtemps plus volumineuses que les reins, chez l'embryon. Dans le cours du développement,

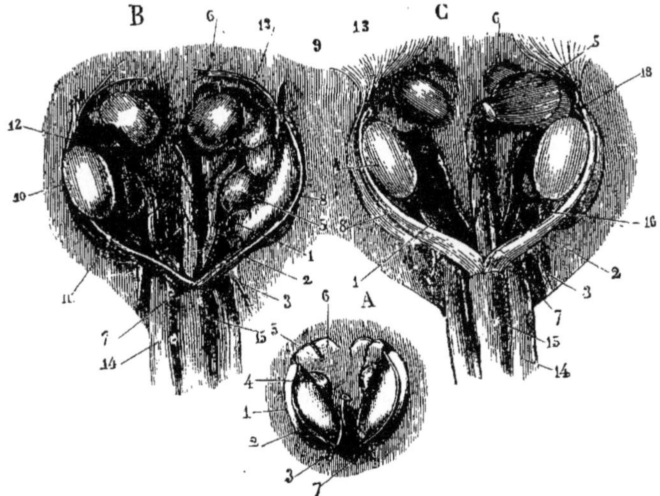

Fig. 370. — Organes urinaires et sexuels d'un embryon de Vache. (D'après Kölliker.)

il s'en détache parfois de petits fragments qui forment des organes surrénaux accessoires.

B. **Organes génitaux.** — 1° ORGANES INTERNES. — Les *glandes génitales*, testicules ou ovaires, apparaissent vers la sixième semaine au côté interne du corps de Wolff, sous forme d'une saillie, dite *éminence génitale*, sur laquelle les cellules de revêtement du cœlome s'épaississent, se stratifient et constituent ce que Waldeyer a appelé l'*épithélium germinatif*. Cet épithélium, au sein duquel se différencient bientôt de grosses cellules rondes ou *ovules primordiaux*, bourgeonne de sa face profonde les *cordons de Pflüger*, qui s'allongent, se ramifient et s'anastomosent dans le tissu conjonctif de l'éminence génitale, tout en enfermant, de distance en distance, des ovules primordiaux (fig. 371).

Pendant que s'ébauche ainsi la glande génitale, on voit le corps de Wolff se compléter par l'adjonction du *canal de Müller*, lequel commence par un orifice évasé ouvert dans le cœlome, longe le canal de Wolff, d'abord en dehors puis en dedans, et vient se terminer à côté de lui dans le sinus uro-génital. Chez les Vertébrés anamniotes, le canal de Müller se produit par dédoublement du canal de Wolff, tandis que, chez les Vertébrés supérieurs, il se forme d'une manière indépendante par invagination de l'épithélium du cœlome (fig. 369). En arrière les canaux de Wolff et de Müller s'accolent côte à côte, ceux-ci dans l'intervalle de ceux-là, et forment ainsi le *cordon génital.*

Jusqu'à ce moment les phénomènes sont les mêmes dans tous les embryons ; le sexe n'est pas encore déterminé ; la glande génitale est indifférente.

Si c'est une femelle qui doit se produire, les cordons de Pflüger se segmenteront, s'égréneront en quelque sorte dans le stroma conjonctif de l'éminence génitale, et chacun des segments, comprenant un ovule dans le centre, de petites cellules à la périphérie, sera le premier stade d'un ovisac (Voy. art. *Ovaire*, p. 124). Les canaux de Müller, dont les pavillons s'ouvrent à proximité des ovaires ainsi constitués, serviront de canaux excréteurs et se différencieront secondairement en oviductes, utérus et vagin. On devine que, suivant le lieu de leur confluence, l'utérus pourra être double, longuement bicorne, brièvement bicorne, ou simple. L'utérus et le vagin sont d'abord placés bout à bout sans ligne de démarcation ; le col utérin commence à se dessiner vers le sixième mois (fig. 372,F).

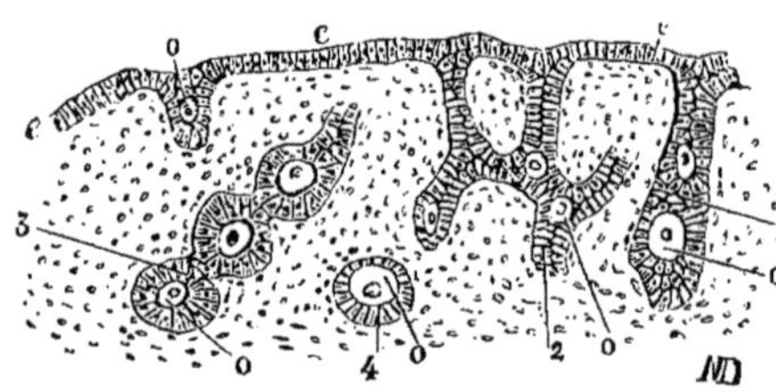

Fig. 371. — Développement de l'ovaire. (Coupe demi-schématique d'un ovaire de Chatte, montrant les poussées épithéliales qui donnent naissance aux cordons de Pflüger, puis aux follicules graafiens.) •

Si c'est un mâle, les cordons de Pflüger, au lieu de se diviser et de s'égrener en ovisacs, persisteront en se développant encore et en se contournant en pelotons, de manière à former les tubes séminipares ; les ovules primordiaux disparaîtront à l'intérieur de ces tubes, ainsi que l'épithélium germinatif à la surface de l'organe, qui s'individualisera rapidement grâce à la formation d'une albuginée. Toutefois il n'y aurait que les tubes contournés qui proviendraient des cordons de Pflüger et, par conséquent, de l'épithélium germinatif ; les tubes droits et le réseau de Haller émaneraient du corps de Wolff ; en sorte que le testicule comprendrait deux formations épithéliales tubuleuses, qui se raccorderaient et se souderaient dans son centre. Il convient d'ailleurs de remarquer que des cordons épithéliaux de provenance wolffienne s'observent aussi dans la substance médullaire de l'ovaire, où ils forment une sorte de *rete ovarii* rudimentaire. — Le testicule se complète par l'annexion de la partie antérieure du corps de Wolff, qui forme la tête de l'épididyme. La queue de l'épididyme, le canal déférent, le canal éjaculateur dérivent du conduit de Wolff (fig. 372,M) ; la vésicule séminale n'en est qu'un cul-de-sac formé vers son embouchure. — (En ce qui concerne la descente des testicules dans les bourses, voy. p. 94).

On le voit, tous les embryons possèdent, à un moment donné, les canaux de

* *e*, épithélium germinatif ; 1, cordon de Pflüger ; 2, cordon de Pflüger ramifié ; 3, segmentation d'un cordon de Pflüger en follicules graafiens ; 4, un follicule isolé ; O, ovules primordiaux.

Wolff et les canaux de Müller, c'est-à-dire les voies des deux sexes ; le développement de ceux-ci s'accompagne de la régression de ceux-là, et réciproquement. Cette espèce d'hermaphrodisme tubulaire primitif laisse souvent des traces chez l'adulte, normalement ou anormalement. Par exemple l'*hydatide pédiculée de Morgagni*, que l'on a signalée chez l'Homme au voisinage de la tête de l'épididyme, n'est autre chose que la partie antérieure du canal de Müller ; l'*utricule prostatique*, ou utérus masculin, que l'on trouve chez les Solipèdes et nombre de Rongeurs, représente la partie postérieure de ces mêmes canaux ; les *canaux de Gärtner* de la Vache, de la Truie, etc., équivalent rigoureusement aux canaux de Wolff ; le *corps de Rosenmüller* de la femme simule un épididyme rudimentaire et est constitué, comme ce dernier, par la partie antérieure du canal de Wolff et les canalicules correspondants ; aussi quelques auteurs l'appellent-ils *époophoron*.

La plupart des monstres rangés dans la classe des hermaphrodites ne présentent qu'une exagération de cette dualité des voies sexuelles, avec un état plus ou moins équivoque des organes externes ou copulateurs.

Nous avons admis, dans la description qui précède, que les glandes génitales sont d'abord indifférentes, puis se différencient en testicules ou en ovaires ; les mêmes éléments étant susceptibles de donner soit des follicules graafiens, soit des tubes séminipares. Mais il est des auteurs (Waldeyer,

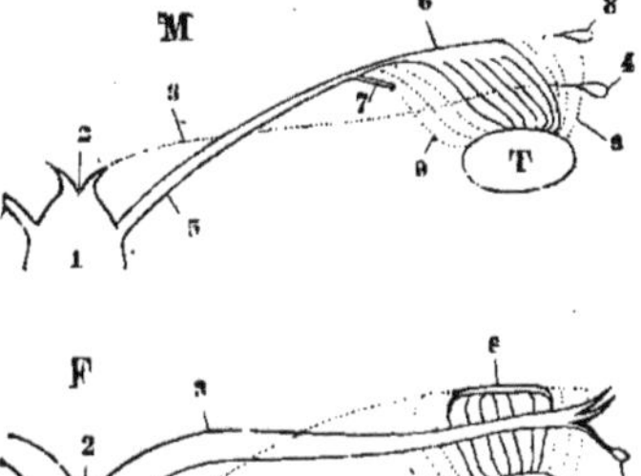

Fig. 372. — Schéma du développement des voies génitales dans les deux sexes. (D'après Beaunis et Bouchard.) *

Romiti, Tourneux, etc.) qui croient que la glande génitale des Mammifères est originellement hermaphrodite, c'est-à-dire composée à la fois d'un testicule et d'un ovaire, et qu'il n'y a rien de commun entre les formations ovariques et les formations spermatiques ; les premières dérivant tout entières de l'épithélium germinatif, les secondes provenant du corps de Wolff [1].

2° ORGANES EXTERNES. — Nous avons déjà dit que le proctodœum, ou cloaque primitif, se divise assez rapidement, grâce à une cloison transversale, en deux parties : l'anus, ouvrant le rectum au dehors, et le sinus uro-génital, où débouchent la vessie et les canaux sexuels.

A l'orifice de ce dernier, on voit apparaître, entre deux bourrelets latéraux, une sorte de mamelon, creusé inférieurement d'une gouttière : c'est le *phallus* ou *tubercule génital* avec le *sillon génital* ; les deux bourrelets cutanés qui l'entourent sont dénommés *replis génitaux*.

1. Voy. F. Tourneux, *Hermaphrodisme de la glande génitale chez la Taupe femelle adulte et localisation des cellules interstitielles dans le segment spermatique* (*Comptes Rendus de l'association des anatomistes*, 6ᵉ session, Toulouse, 1904).

* M, *Type masculin*. — T, testicule ; 1, sinus uro-génital ; 2, extrémités postérieures des deux conduits de Müller, formant l'utricule prostatique ; 3, partie du conduit de Müller qui disparaît ; 4, son extrémité libre formant l'hydatide pédiculée de Morgagni ; 5, canal de Wolff ; 6, partie du canal de Wolff correspondant au conduit épididymaire ; 7, *vas aberrans* ; 8, hydatide non pédiculée de Morgagni ; 9, partie du corps de Wolff qui disparaît ; la partie non ponctuée représente la tête de l'épididyme.

F. *Type féminin*. — O, ovaire ; 1, sinus uro-génital ; 2, utérus ; 3, conduit de Müller ; 4, extrémité de ce conduit formant l'hydatide de Morgagni ; 5, canal de Wolff qui a disparu dans la plus grande partie de son étendue, sauf les cas où existent les canaux de Gärtner ; 6, partie persistante de ce canal formant, avec un certain nombre de canalicules wolffiens, l'organe de Rosenmüller, équivalant à l'épididyme ; 9, partie disparue du corps de Wolff.

C'est à partir de ce moment que les sexes se différencient extérieurement.

Chez la *femelle*, les choses restent à peu près telles que nous venons de les décrire : le sinus uro-génital forme la vulve ; le tubercule génital, se développant peu, donne le clitoris ; les replis génitaux constituent les lèvres de la vulve. Quant aux mamelles, elles apparaissent dès le premier mois de la vie utérine, chacune par autant de bourgeons qu'il y a de canaux galactophores. Les aires cutanées ou champs glandulaires correspondant à ces bourgeons ectodermiques forment les mamelons ou tetines, tantôt par simple étirement comme dans la Femme, tantôt par soulèvement comme dans la Jument, la Chienne, la Chatte, etc., tantôt enfin par invagination comme dans la Vache ; dans ce dernier cas, c'est le pourtour du champ glandulaire qui se soulève et convertit celui-ci en un vaste réservoir au fond duquel débouchent les canaux galactophores.

Chez le *mâle*, le tubercule génital grossit et s'allonge sous le ventre pour former la verge ; le sillon dont il est creusé inférieurement se ferme par rapprochement de ses bords et constitue le canal de l'urètre ; les replis génitaux se recourbent l'un vers l'autre au-dessous du pénis, se soudent sur la ligne médiane et donnent naissance aux bourses tégumentaires et au fourreau.

En résumé, les organes génitaux externes, dans les deux sexes, figurent deux degrés de développement d'une seule et même formation représentée chez l'embryon par le sinus uro-génital, le tubercule génital et les replis génitaux ; un arrêt de développement des organes mâles peut simuler des organes femelles ; un excès de développement des organes femelles peut donner l'apparence d'organes mâles ; dans certains cas, la détermination du sexe se trouve ainsi rendue fort difficile et même impossible au moment de la naissance.

TABLEAU SYNOPTIQUE DU DÉVELOPPEMENT DES ORGANES GÉNITAUX

ÉTAT PRIMITIF	TYPE MASCULIN	TYPE FÉMININ
A. *Glande génitale.*	*Testicule.*	*Ovaire.*
Épithélium germinatif......	Portion glomérulée des tubes testiculaires ?	Follicules de de Graaf.
B. *Corps de Wolff.* — Partie antérieure...	Épididyme : *rete testis* et tubes droits.	Époophoron et cordons médullaires de l'ovaire (*rete ovarii*).
Canal de Wolff....	Canal déférent et vésicule séminale.	Canal de Gärtner.
Canal de Müller....	Hydatide pédiculée de Morgagni ; utricule prostatique.	Trompe, utérus et vagin.
C. *Sinus uro-génital.* — Cavité............	Portion membraneuse de l'urètre.	Vulve.
Tubercule génital..	Pénis.	Clitoris.
Sillon génital......	Portion caverneuse de l'urètre.	Petites lèvres de la vulve chez la Femme (1).
Replis ou bourrelets génitaux.........	Scrotum et fourreau.	Grandes lèvres de la vulve.

(1) Dans nos femelles domestiques, les petites lèvres de la vulve n'existant pas, le sillon génital disparaît. Il est toutefois des espèces où il forme un canal inclus dans le clitoris, rappelant de tous points l'urètre pénien du mâle et continuant l'urètre vésical. Ce dernier ne s'homologue nullement à l'urètre masculin ; ce n'est autre chose que le col de la vessie plus ou moins allongé.

§ 7. — **Appareil circulatoire.**

Dans les premiers jours qui suivent l'apparition de l'embryon, on ne voit pas trace de vaisseaux dans l'aire germinative. Bientôt le cœur et quelques vaisseaux se montrent dans le feuillet moyen; une formation vasculo-sanguine abondante se remarque à la surface de la vésicule ombilicale, dans la région de l'aire opaque, et la première circulation, dite circulation vitelline, s'établit. Plus

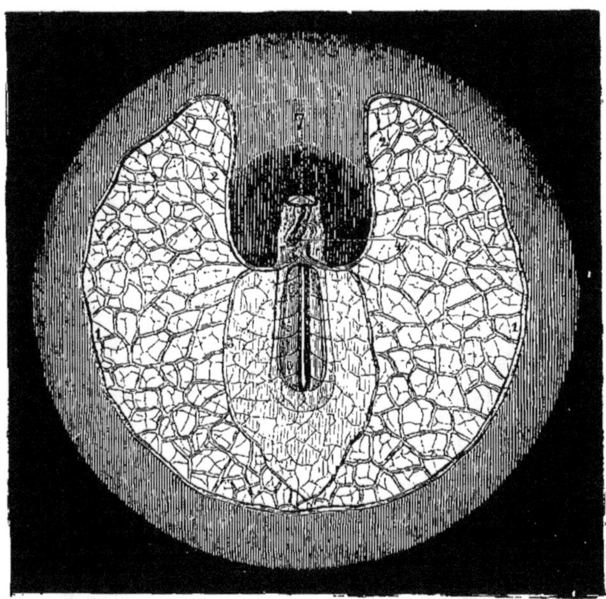

Fig. 373. — Première circulation ou circulation vitelline. (D'après Bischoff.) Aire germinative d'un embryon de Lapin; l'embryon est vu par le côté ventral[*].

tard, l'appareil se complète, se perfectionne; l'allantoïde se développe et avec elle la circulation placentaire, qui durera jusqu'à la naissance, où elle sera elle-même remplacée par la circulation définitive.

1° **Période de la circulation vitelline** (fig. 373). — Le cœur apparaît dans l'épaisseur du mésoderme, à la face inférieure du pré-intestin, sous forme de deux vésicules contractiles, qui bientôt s'adossent sur la ligne médiane, se fusionnent et forment un tube allongé d'avant en arrière, se continuant en avant par le *bulbe aortique*, en arrière par le *sinus veineux*. Le bulbe aortique se divise en deux branches (arcs aortiques) qui se recourbent en haut, passent de part et d'autre de l'intestin antérieur et arrivent en dessous de la notocorde, qu'elles suivent, de chaque côté, jusqu'à la région caudale de l'embryon, en prenant le nom d'*aortes primitives*. Chacune donne sur son trajet quatre ou cinq divisions, les *artères omphalo-mésentériques* ou *vitellines*, qui vont se mettre en rapport avec le réseau de l'aire opaque en suivant la splanchnopleure. Chez les Oiseaux, il n'y a que deux artères omphalo-mésentériques (fig. 374, *ofa*).

[*] 1, sinus terminal; 2, veines omphalo-mésentériques; 3, leur branche postérieure; 4, cœur déjà incurvé en S; 5, aortes primitives; 6, artères omphalo-mésentériques, d'abord multiples, qui se réduisent ensuite à une seule de chaque côté; 7, vésicules optiques.

Les vaisseaux de l'aire opaque apparaissent, sous forme d'amas cellulaires, dans la couche fibro-intestinale du mésoderme (fig. 341, *v*); ces amas ou *îlots de Wolff* se transforment bientôt en autant d'îles sanguines; leurs cellules périphériques s'aplatissent en endothélium pour former parois; leur cellules centrales se chargent d'hémoglobine et se transforment en hématies. Les îles sanguines, en se joignant les unes aux autres, se convertissent en un riche réseau vasculaire

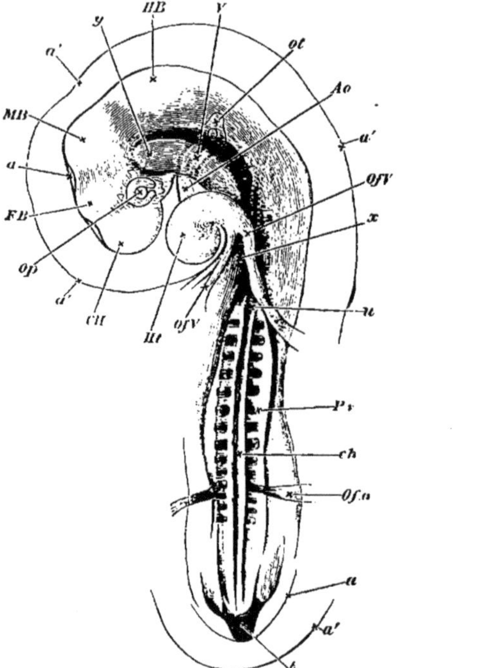

Fig. 374. — Embryon de Poulet du troisième jour. (D'après Balfour.) *

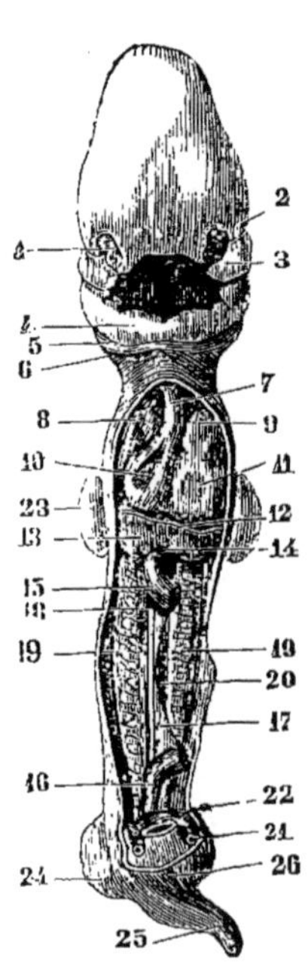

Fig. 375. — Embryon humain de vingt-cinq à vingt-huit jours. (D'après Coste.) **

qui se met en communication avec les vaisseaux de l'embryon par l'intermédiaire des artères et des veines omphalo-mésentériques : celles-ci, au nombre de deux, venant se jeter dans le sinus veineux, qui les réunit au cœur; celles-là procédant, comme nous l'avons dit, des aortes primitives. Ce réseau vasculaire péri-embryonnaire est limité extérieurement par un canal circulaire appelé *sinus terminal* (fig. 373); il s'étend peu à peu dans la paroi de la vésicule ombilicale, de manière à l'envahir complètement pour mieux absorber son contenu.

Ainsi que nous avons déjà eu l'occasion de le dire, la circulation de la vésicule ombilicale persiste pendant toute la vie fœtale et parfois même après l'éclosion, chez les Ovipares ; tandis qu'elle est éphémère dans la plupart des Vivipares. Sa persistance chez les Solipèdes et surtout les Carnivores et les Rongeurs, alors que la vésicule ombilicale est épuisée et que la circulation allantoïdienne est établie, permet de supposer que, dans ces animaux, elle peut venir en aide à cette dernière et contribuer aux échanges avec la mère.

2° **Période de la circulation placentaire.** — Cœur. — Le cœur, représenté jusqu'ici par un tube cylindrique (fig. 364), se modifie considérablement pour arriver à son complet développement, et, chose remarquable, il offre à ses différents stades des formes réalisées à titre définitif dans les divers ordres de Vertébrés. D'abord il s'allonge et se courbe du côté droit, de manière à prendre la forme d'un S retourné. Cette disposition s'accentuant amène le sinus veineux contre le bulbe aortique (fig. 374). Alors se produisent trois dilatations successives : la première correspondant au bulbe aortique ; la seconde, à l'anse cardiaque ; la troisième, au sinus veineux. Ces deux dernières, séparées par le *détroit de Haller*, formeront respectivement la masse ventriculaire et la masse auriculaire. La cavité de l'une et de l'autre est donc tout d'abord simple, et le cœur a deux compartiments seulement ; le *septum* se développe secondairement. La cavité ventriculaire est la première à se partager en deux loges ; cette division intérieure se traduit au dehors par un sillon que l'on voit apparaître vers le neuvième jour chez la Brebis, le vingt-cinquième jour dans la Jument. Partie du fond des ventricules, à l'état de bourgeon semi-lunaire, la cloison interventriculaire s'élève peu à peu jusqu'à l'orifice auriculo-ventriculaire, qu'elle divise en deux. Le cœur se trouve alors à trois loges : deux ventricules et une oreillette. Celle-ci se déprime bientôt dans son milieu et se divise à son tour en deux compartiments, séparés par une cloison qui reste incomplète pendant toute la durée de la vie utérine, étant traversée par le *trou de Botal* (fig. 379).

La paroi du ventricule est d'abord formée par un réseau de travées musculaires, dont les mailles sont pénétrées par le sang de la cavité ; cette structure spongieuse persiste durant toute la vie chez les Poissons et les Batraciens, tandis qu'elle se transforme chez les Vertébrés supérieurs : les travées musculaires s'épaississent ; les cavités intermédiaires se resserrent, jusqu'à ce qu'enfin la paroi devienne tout à fait compacte, irriguée par des vaisseaux particuliers. Cette paroi garde toutefois des traces de sa structure primitivement réticulée, sous forme de reliefs charnus la sculptant intérieurement ou de cordages tendineux attachés aux valvules auriculo-ventriculaires. On remarque en effet que, du côté intérieur, le processus d'oblitération dont nous venons de parler ne s'accomplit pas ; au contraire, les travées de l'éponge s'amincissent, passent à l'état tendineux au voisinage des orifices auriculo-ventriculaires ; les fentes qui les séparent s'élargissent ; ainsi se produisent les colonnes charnues de la face interne et les valvules mitrale ou tricuspide. Dans les Oiseaux, les valvules auriculo-ventriculaires du cœur droit restent charnues à leur base durant toute la vie.

En même temps que se cloisonnait la masse ventriculaire, le bulbe aortique se divisait aussi de manière à former l'artère pulmonaire et l'aorte. Les valvules sigmoïdes existaient au nombre de quatre à l'entrée du bulbe aortique ; la cloison qui dédouble celui-ci vient se souder au *septum* ventriculaire en coupant deux de ces valvules, qui se trouvent ainsi réparties en deux groupes de trois à l'entour des orifices pulmonaire et aortique.

Artères. — Ainsi que nous l'avons vu, le cœur est d'abord situé presque immédiatement sous la tête (fig. 374) ; il s'en éloigne au fur et à mesure que se développent les arcs branchiaux, et cela rend nécessaire, semble-t-il, la formation de nouveaux arcs aortiques ; on voit donc s'en former successivement, par bourgeonnement, une deuxième, une troisième, une quatrième et une cinquième paire, qui s'échelonnent de haut en bas. Mais tous ces arcs n'existent jamais à la fois : les premiers s'atrophient pendant que les derniers se développent. En même temps, les deux aortes primitives se rapprochent et se confondent, sauf en arrière, où elles restent séparées pour constituer les artères iliaques. Les artères omphalo-mésentériques, participant à cette coalescence, n'en forment plus qu'une, dont le sort est lié, comme nous l'avons déjà dit, à celui de la vésicule ombilicale. Voyons maintenant les transformations subies par le système des arcs aortiques (fig. 376).

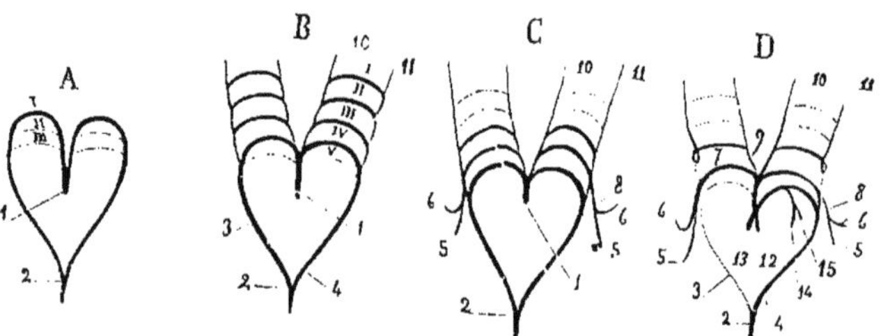

Fig. 376. — Schéma du développement des arcs aortiques et des grosses artères chez les Mammifères.
(D'après Kölliker.) *

Le *premier* laisse échapper, à ses extrémités, deux branches destinées à la tête, et disparaît dans l'intervalle. Le *deuxième* disparaît comme le premier, et très hâtivement, de sorte que les artères de la tête se trouvent reportées sur le troisième. Le *troisième* perd sa communication avec le quatrième, d'où il résulte que les deux artères de la tête sortent du bulbe aortique par un tronc commun formant la carotide primitive, laquelle s'allonge en même temps que le cou. Le troisième arc, devenu l'origine de la carotide interne, s'éloigne ainsi de plus en plus du *quatrième*. Ce dernier donne sur sa courbure un gros vaisseau qui n'est autre que le tronc brachial ; la partie située au-delà de cette émission disparaît du côté droit, tandis que, à gauche, le quatrième arc persiste intégralement pour former la crosse de l'aorte. Chez les Oiseaux, on constate précisément l'inverse ; aussi la crosse aortique passe-t-elle à droite de la trachée et de l'œsophage, au lieu de passer à gauche, comme dans les Mammifères. Le *cinquième* arc disparaît à droite d'une manière complète chez les Mammifères ; à gauche, il forme : par sa partie proximale, le tronc pulmonaire ; par sa partie distale, le canal artériel ou canal de Botal. Les deux artères du poumon procèdent du cinquième arc gauche par bourgeonnement. Dans les Oiseaux, ces

* I, II, III, IV, V, 1er, 2e, 3e, 4e et 5e arcs aortiques. — A, tronc artériel d'où naît la première paire d'arcs aortiques ; la place des deux suivantes est indiquée par des lignes ponctuées. — B, stade à quatre paires d'arcs aortiques ; le cinquième est indiqué par une ligne ponctuée. — C, stade montrant les trois dernières paires d'arcs aortiques et la trace des deux premières oblitérées à cette époque. — D, état des arcs aortiques à la naissance ; les parties disparues sont indiquées par des lignes ponctuées. — 1, bulbe artériel ; 2, aorte sous-vertébrale résumant les deux aortes primitives ; 3, crosse aortique droite destinée à disparaître ; 4, crosse aortique gauche (persistante) ; 5, artère axillaire ; 6, artère vertébrale ; 7, 8, artères sous-clavières ; 9, carotide primitive ; 10, carotide externe ; 11, carotide interne ; 12, tronc pulmonaire ; 13, origine de l'aorte ; 14, 15, artères pulmonaires droite et gauche.

artères, au lieu de naître d'un même côté, partent, l'une du cinquième arc gauche, l'autre du cinquième arc droit, et il y a un canal artériel des deux côtés [1].

Des modifications non moins importantes, quoique moins complexes, s'effectuent à la partie postérieure du corps. L'artère *omphalo-mésentérique* envoyait dans le principe un petit rameau sur l'intestin et de grosses branches sur la vésicule ombilicale. Ces dernières s'atrophient avec la vésicule à laquelle elles sont destinées, tandis que le rameau intestinal prend prépondérance et même subsiste seul, de telle sorte que l'artère omphalo-mésentérique se convertit en grande mésentérique.

Les *artères ombilicales* se développent en même temps que l'allantoïde, par bourgeonnement des iliaques internes ; elles prennent rapidement une grande importance et, jusqu'à la naissance, font contraste par leur volume avec les autres artères du bassin ; on les voit flanquer la vessie jusqu'à l'ombilic, pour passer ensuite dans le cordon ombilical.

Nous ne dirons rien des autres artères, sinon qu'elles procèdent les unes des autres par un bourgeonnement continu et centrifuge, et que tout vaisseau, fût-il l'aorte, a primitivement la structure d'un capillaire ; l'endothélium en est donc la partie primordiale ; les autres éléments de la paroi dérivent du mésenchyme et se différencient au fur et à mesure que le calibre et le débit augmentent.

VEINES. — A la période représentée figure 377, le système veineux est très simple : on voit partir de la vésicule ombilicale une grosse *veine omphalo-mésentérique* qui pénètre dans le corps de l'embryon par l'ouverture ombilicale, suit le bord de l'intestin et vient se jeter dans le sinus veineux, lequel reçoit en outre deux troncs latéraux, dits *canaux de Cuvier*,

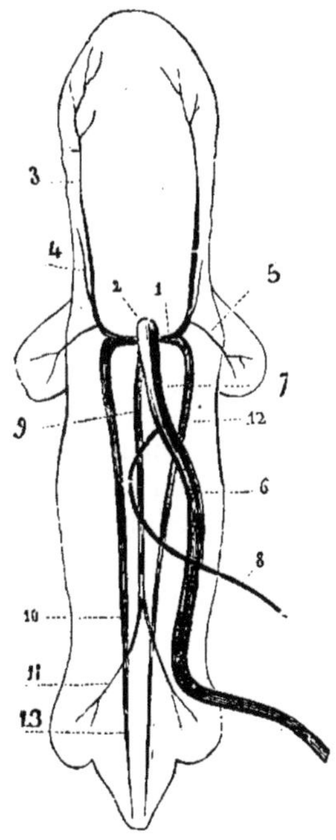

Fig. 377. — État des gros troncs veineux au moment de la première formation de la circulation placentaire, d'après Kölliker. (Figure schématique.) *

formés par la réunion des deux *veines cardinales antérieures* et des deux *veines cardinales postérieures*.

La veine omphalo-mésentérique reçoit trois affluents : la *veine mésentérique*, venue de l'intestin ; la *veine ombilicale*, venue de la vésicule allantoïde ; et la *veine cave postérieure*, procédant des reins et des corps de Wolff. — La *veine ombilicale* suit la paroi inférieure de l'abdomen jusqu'au niveau de la région hépatique, où elle s'abouche dans la veine omphalo-mésentérique. Elle augmente considé-

---

1. Des recherches récentes dues à van Bemmelen et à Zimmermann ont montré que le schéma classique de Rathke, sur lequel nous avons basé notre description, n'est pas tout fait exact. Il se développe en effet 6 arcs aortiques de chaque côté au lieu de 5 ; mais le cinquième est tellement éphémère chez les Vertébrés supérieurs que nous avons cru devoir en faire abstraction.

* 1, canal de Cuvier ; 2, tronc commun par lequel se fait l'embouchure de toutes les veines dans le sinus veineux ; 3, veine cardinale antérieure ou jugulaire primitive ; 4, jugulaire interne ; 5, sous-clavière ; 6, veine ombilicale ; 7, la même au niveau du foie (les veines hépatiques afférentes et efférentes ne sont pas figurées) ; 8, veine omphalo-mésentérique ; 9, veine cave inférieure ; 10, anastomose entre la veine cave inférieure et les veines cardinales, à l'endroit où celles-ci reçoivent les veines crurales ; 11, veines crurales ; 12, 13, veines cardinales postérieures.

rablement de calibre quand s'établissent les connexions placentaires, de manière à se substituer, pour ainsi dire, à la veine omphalo-mésentérique.

De la veine ombilicale, près du point où elle reçoit la veine cave postérieure, naissent les vaisseaux sous-hépatiques, tandis que la veine cave lance les vaisseaux sus-hépatiques (fig. 378). Ainsi, on arrive à la disposition suivante, que

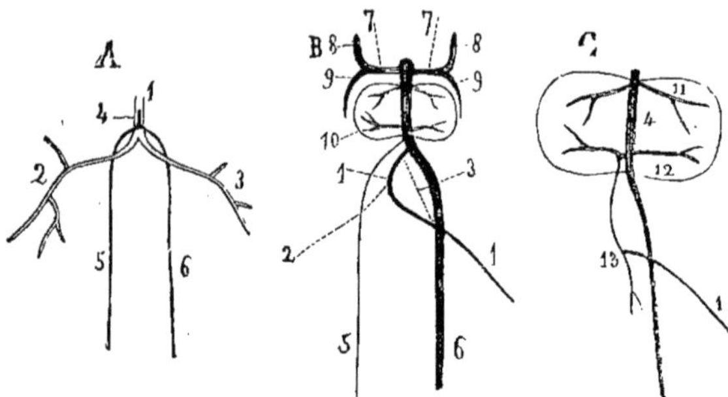

Fig. 378. — Schéma du développement des veines omphalo-mésentériques et ombilicales *.

l'on peut aisément constater dans les fœtus d'un certain âge : 1° une veine cave postérieure, telle que nous l'avons décrite chez l'adulte, recevant les veines sus-hépatiques; 2° une grosse veine ombilicale, recevant, à l'abord du foie, la veine mésentérique devenue la veine porte, et donnant à ce viscère les vaisseaux sous-hépatiques, qui s'anastomosent avec les sus-hépatiques par le riche réseau capillaire que l'on connaît. Les vaisseaux sous-hépatiques ne sont donc, dans le principe, que des divisions collatérales de la veine ombilicale; celle-ci se continue au-delà de leur émission, sur la face postérieure du foie ou à travers sa substance, et vient se terminer dans la veine cave postérieure en formant le *canal veineux d'Arantius*, constituant une communication directe entre la veine ombilicale et la veine cave. Ce « canal veineux » s'oblitère de fort bonne heure chez les Solipèdes, ainsi que G. Colin l'a observé; en vain on en cherche la trace chez les fœtus de ces animaux. Il persiste au contraire jusqu'à la naissance dans les autres espèces, ainsi que dans l'Homme (Voy. fig. 349 et 350).

Voyons maintenant ce que deviennent les *veines cardinales*. Les antérieures forment les jugulaires et reçoivent à leur base la veine axillaire, qui s'est développée en même temps que le membre antérieur. Une anastomose s'établit transversalement entre la jugulaire gauche et la jugulaire droite; puis le canal de Cuvier du côté gauche s'atrophie, de telle sorte que les deux jugulaires font embouchure par l'intermédiaire du canal de Cuvier droit, lequel constitue la veine cave antérieure. Chez les animaux, comme le Lapin, qui ont deux veines caves antérieures, l'anastomose entre les veines cardinales antérieures se développe peu, et les canaux de Cuvier persistent des deux côtés.

Quant aux veines cardinales postérieures, elles perdent leur importance du fait du développement de la veine cave postérieure ; l'une d'elle s'atrophie, et il ne reste, en général, que la droite qui prend le nom de veine azygos et se place par côté de l'aorte pour recevoir les intercostales ; souvent aussi on voit persister, sur une certaine longueur, la veine gauche, qui constitue alors une petite azygos ou hémi-azygos ; il arrive même que la veine gauche persiste, tandis que la droite s'atrophie et qu'ainsi la veine azygos soit transposée, etc. (Voy. p. 323).

On voit donc que le système veineux de l'embryon, qui était parfaitement symétrique au début, devient asymétrique comme dans l'animal adulte (fig. 378).

Les *veines pulmonaires* se forment, en même temps que les artères de même nom, par bourgeonnement de la partie du cœur correspondant à l'oreillette gauche.

A la suite de ces développements successifs, la circulation placentaire s'est instituée, et elle reste la même jusqu'à la fin de la vie intra-utérine. Le cœur, qui avait commencé à battre dès sa première apparition, est toujours l'organe qui imprime le mouvement au sang et le lance à la fois dans le tronc pulmonaire et dans l'aorte ; mais le débit du premier vaisseau se dérive en grande partie sur le second par le *canal artériel*. Arrivé au placenta par les artères ombilicales, il s'y vivifie au contact du sang de la mère, grâce à des échanges complexes, à la fois respiratoires et nutritifs, et revient hématosé par les veines ombilicales, qui, après s'être réunies en un seul vaisseau, le conduisent au foie, où il se mélange au sang veineux de l'intestin. Il traverse alors ce viscère, soit directement par le canal veineux d'Arantius, soit en filtrant à travers le double réseau sous-hépatique et sus-hépatique, et arrive enfin dans la veine cave postérieure, où il se mélange au sang qui revient du train postérieur. L'embouchure de cette dernière veine est disposée de telle sorte, relativement au trou de Botal, que le sang qu'elle charrie tombe à la fois dans les deux oreillettes, et même en plus grande quantité dans la gauche que dans la droite (fig. 379). Des oreillettes, il passe dans les ventricules, qui le lancent à nouveau dans les artères. Ainsi les organes du fœtus ne reçoivent jamais du sang artériel pur ; ce sang est toujours mélangé de sang veineux ; le mélange s'opère par le trou de Botal, le canal artériel et le canal veineux. Néanmoins, il n'est pas partout le même : le sang du cœur gauche est notablement plus artérialisé que

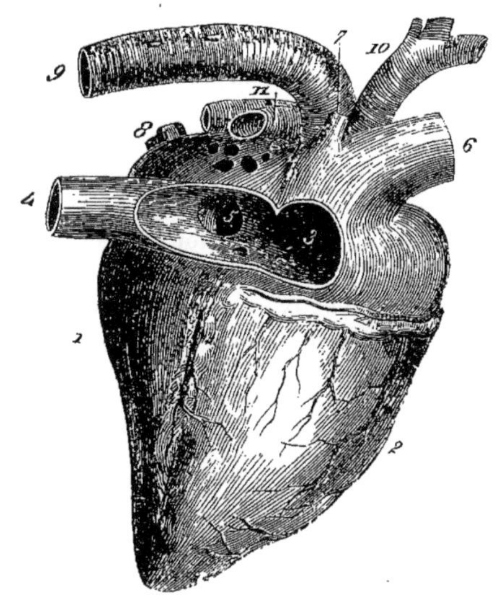

Fig. 379. — Cœur d'un fœtus de Jument ouvert pour montrer le trou de Botal *.

* 1, ventricule gauche ; 2, ventricule droit ; 3, intérieur de l'oreillette droite ; 4, veine cave postérieure ; 5, trou de Botal ; 6, veine cave antérieure ; 7, terminaison de la grande veine azygos ; 8, veines pulmonaires ; 9, aorte postérieure ; 10, aorte antérieure ; 11, artères pulmonaires.

celui du cœur droit; or, comme les parties antérieures (tête, cou, membres thoraciques) reçoivent leurs vaisseaux de l'aorte avant l'anastomose du canal artériel, elles reçoivent un sang plus riche que celui distribué aux parties postérieures après cette anastomose, et c'est ainsi qu'on explique la prédominance du train antérieur des fœtus et des nouveau-nés sur le train postérieur.

3° **Changements au moment de la naissance**. — Au moment de la naissance, les conditions d'existence sont brusquement changées; des modifications tranchées s'établissent dans l'appareil circulatoire ; le poumon devient l'organe de respiration ; il augmente rapidement de capacité; aussi voit-on les artères pulmonaires se dilater pour livrer passage au sang, et le canal artériel s'oblitérer peu à peu pour isoler le sang artériel du sang veineux. Cette séparation des deux sangs s'opère aussi dans le foie par l'atrophie du canal veineux, et, dans le cœur, par l'occlusion du trou de Botal. Toutefois, Goubaux affirme que ce dernier reste assez souvent libre, ou du moins incomplètement fermé, chez les jeunes animaux, sans que la circulation soit sensiblement troublée. On l'a rencontré aussi plus d'une fois chez des Hommes ou des animaux adultes; mais, dans tous les cas où la persistance du trou de Botal est compatible avec l'état de santé, il y a rétrécissement de l'orifice et commencement d'oblitération s'opposant au libre passage du sang d'un cœur dans l'autre.

FIN DU TOME SECOND.

4356-02. — Corbeil. Imprimerie Éd. Crété.

Librairie J.-B. BAILLIÈRE ET FILS

19, RUE HAUTEFEUILLE, PARIS

Dictionnaire Vétérinaire

PAR

P. CAGNY

Membre de la Société centrale de médecine vétérinaire
Membre correspondant de la Société d'Agriculture, Membre du Collège royal vétérinaire de Londres

ET

H.-J. GOBERT

Vétérinaire en 2e de l'armée

2 vol. gr. in-8 de 1 622 p., avec 1 821 fig. et 8 planches en couleurs......... **35 fr.**

MM. Cagny et Gobert ont pensé avec raison que, à côté des ouvrages classiques d'*enseignement*, dus aux professeurs des écoles, il y avait place pour un livre de *pratique*, scientifique, sans être savant, qui mettrait à la disposition des praticiens et des élèves un résumé aussi exact que possible des connaissances actuelles, en même temps que les indications de thérapeutique médicale et chirurgicale sanctionnées par l'expérience.

La forme de dictionnaire, qu'ils ont adoptée, était la plus convenable pour un ouvrage comprenant : l'anatomie, la physiologie, la médecine, la chirurgie, l'hygiène, la police sanitaire, la jurisprudence, etc. ; elle est d'ailleurs justifiée par le souci de permettre au praticien de trouver instantanément le renseignement cherché.

Aujourd'hui que les nouvelles méthodes pastoriennes ont pu être appréciées et qu'elles ont montré leur supériorité, le moment était venu de faire une sélection parmi tous les matériaux disséminés dans les journaux, dans les publications, dans les annales des sociétés savantes, pour les mettre à la disposition de tous ceux qui, par profession ou par goût, ont souci de l'amélioration et de la santé des animaux.

MM. Cagny et Gobert ont cherché à faire de ce Dictionnaire un répertoire véritablement mis au niveau des progrès de la science et de la pratique, pouvant au besoin tenir lieu d'une bibliothèque complète.

Aussi ont-ils fait appel à l'expérience de tous les auteurs français et étrangers les plus connus : MM. Chauveau, inspecteur général des écoles vétérinaires; Nocard, Trasbot, Cadiot, Almy, Moussu, Barrier, de l'École d'Alfort ; Arloing, Cadéac, Peuch, de l'École de Lyon ; Leclainche, Laulanié, Neumann, de l'École de Toulouse ; Baillet (de Bordeaux), Gallier (de Caen), Detroye (de Limoges), C. Leblanc, Mégnin, Signol, A. Sanson, Jacoulet et Joly, vétérinaires de l'armée; Fleming (de Londres), Give (de Bruxelles), Lydtin (de Bade), Hess et Guilbeau (de Berne), Kitt (de Munich), Sussdorf (de Stuttgart), Roell et Koch (de Vienne), Schutz (de Berlin), Lanzilotti (de Milan), Perroncito (de Turin), Martinez de Anguiano (de Sarragosse), etc.

Tous ces noms si haut placés dans la science sont à eux seuls une garantie.

Il faut aussi mentionner l'addition de 1 821 figures, qui mettent pour ainsi dire sous les yeux du lecteur les détails d'anatomie normale et pathologique, les procédés opératoires, les instruments et les appareils : les yeux viennent apporter à l'intelligence et à la mémoire un secours précieux, en facilitant toujours à l'auteur une explication et en permettant souvent au lecteur de la mieux comprendre.

FORMULAIRE

Vétérinaires Praticiens

COMPRENANT ENVIRON 1 500 FORMULES

ET RÉDIGÉ D'APRÈS LES NOUVELLES MÉTHODES THÉRAPEUTIQUES

Par P. CAGNY

Membre de la Société centrale de médecine vétérinaire

Cinquième édition

1904, 1 vol. in-18 de 316 pages. Cartonné............................... **4 fr.**

En rédigeant ce *Formulaire des vétérinaires praticiens*, M. Cagny s'est proposé deux buts différents :

1° Présenter aux vétérinaires un résumé des principes thérapeutiques, basé sur les modifications apportées, dans ces dernières années, aux théories médicales ;

2° Réunir dans un même chapitre toutes les formules applicables aux maladies d'un organe donné.

Le classement adopté évitera l'inconvénient de feuilleter tout le volume pour trouver la médication applicable.

Pour compléter ses connaissances personnelles, l'auteur s'est inspiré des recherches des professeurs de nos trois écoles vétérinaires, Alfort, Lyon et Toulouse, et des écoles étrangères.

Il a aussi fait quelques emprunts aux observations publiées par les vétérinaires praticiens de la France et de l'Étranger.

Un *Mémorial thérapeutique* très complet permet de retrouver : soit la maladie et, par suite, le traitement qui lui convient; soit le médicament et, par suite, la maladie à laquelle il s'applique.

Pour répondre à la confiance des vétérinaires et rendre les éditions successives dignes de leur bienveillance, l'auteur n'a pas cru devoir se charger lui-même des corrections et des modifications devenues nécessaires. Il a craint d'être trop disposé à trouver parfaite la première édition. Aussi a-t-il demandé à plusieurs de ses confrères, parmi les plus compétents, de lui indiquer les quelques imperfections des éditions précédentes.

Voici les titres des 24 chapitres de ce *Formulaire* :

Thérapeutique générale. — Pharmacologie et posologie. — Modificateurs de la cause externe de la maladie (antiseptiques et parasiticides). — Modificateurs de l'appareil digestif. — Modificateurs de la nutrition. — Modificateurs du sang. — Modificateurs de l'appareil circulatoire et de la circulation. — Modificateurs de l'appareil respiratoire. — Modificateurs du système nerveux. — Modificateurs des organes de la vision. — Modificateurs de la peau. — Modificateurs des mamelles et de la sécrétion lactée. — Modificateurs de l'appareil urinaire. — Modificateurs des organes génitaux. — Agents thérapeutiques sans action fonctionnelle spéciale (électricité, hydrothérapie, exercice et massage, caustiques, astringents, émollients, mélanges adhésifs). — Antidotes et contrepoisons. — Médicaments antivirulents. — Thérapeutique des animaux de boucherie. — Thérapeutique des chevaux de course. — Thérapeutique des femelles. — Thérapeutique des opérés. — Virus contagieux employés pour la destruction des animaux nuisibles. — Toxines employées pour le diagnostic des maladies contagieuses. — Les maladies et leur traitement médical.

Encyclopédie Vétérinaire

Du Professeur CADÉAC

L'*Encyclopédie vétérinaire* a pour objet les matières les plus indispensables à la profession vétérinaire : *pathologie générale, anatomie pathologique, sémiologie et diagnostic, pathologie interne, pathologie des maladies parasitaires et contagieuses, pathologie chirurgicale, manuel opératoire, obstétrique, police sanitaire, jurisprudence, médecine légale, inspection des viandes de boucherie, thérapeutique, hygiène, zootechnie, maréchalerie,* etc.

La plupart de ces sciences puisent aux mêmes sources, tirent parti des mêmes méthodes et peuvent être groupées en un seul faisceau homogène : la variété n'exclut nullement l'unité. Les matériaux qui appartiennent à chacune d'elles ont été analysés, résumés, distribués et classés avec ordre, de manière à faire un tout succinct et complet.

En de petits volumes portatifs, l'élève trouvera la somme des connaissances exigibles ; le praticien, un tableau fidèle du mouvement scientifique contemporain et une initiation à toutes les méthodes nouvelles, cliniques et thérapeutiques ; le chercheur, des aperçus originaux ou des difficultés à aplanir, toute une bibliographie choisie et éclairée permettant de remonter aux sources des principaux documents sans perdre un temps précieux à rechercher des faits stériles.

On a été bref, car la science progresse si rapidement qu'il devient de plus en plus difficile aux spécialistes eux-mêmes de lire tous les ouvrages et tous les recueils traitant de leurs études de prédilection.

Toutes les matières ont été dirigées dans le même esprit, parce que les idées générales des collaborateurs choisis sont les mêmes. La pathologie interne, la pathologie chirurgicale, la pathologie des maladies contagieuses continuent la pathologie générale. Le lecteur retrouvera dans chacune de ces parties les mêmes principes, la même méthode et les mêmes divisions.

Nous citerons parmi les collaborateurs de l'*Encyclopédie vétérinaire* : MM. Boucher, Carougeau, Leblanc, Delaud, Guinard, Morey, de l'École vétérinaire de Lyon ; Montané, Sendrail, Bournay et Conte, de l'École vétérinaire de Toulouse ; Stourbe, de l'École vétérinaire d'Alfort ; Gallier, vétérinaire à Caen ; Thary, vétérinaire de l'armée, etc.

Pathologie interne (1). — Il n'y a pas d'ouvrage dont les vétérinaires aient ressenti plus cruellement la privation qu'un *Traité de pathologie interne des animaux domestiques.* Après avoir rassemblé, pendant ces dix dernières années, des matériaux considérables, M. Cadéac en a fait une synthèse raisonnée. Partisan convaincu de la doctrine microbienne, c'est à l'œuvre géniale de Pasteur et de ses élèves qu'il a emprunté l'esprit qui devait présider à l'agencement de ces matériaux.

Il étudie les maladies appareil par appareil : chaque organe forme un chapitre comprenant à son tour une série d'articles embrassant les anciens types d'altérations que cet organe a pu subir. L'ordre de classification adopté pour toutes les maladies est l'ordre anatomique.

Les animaux domestiques se différencient au point de vue anatomique ; il existe des différences corrélatives dans leur pathologie. Chaque espèce animale a ses maladies. Il était urgent d'avoir *une pathologie pour chaque animal.* C'est là l'excellente méthode adoptée par M. Cadéac : elle répond à une classification naturelle ; elle offre l'avantage de diviser, puis de caractériser, de différencier les pathologies sans rompre les liens qui rattachent les phénomènes morbides observés chez deux espèces voisines. Chaque pathologie doit avoir sa vie personnelle. Celle du cheval a une forme bien dessinée ; on aperçoit déjà les principales lignes de celle du bœuf et du chien ; celle des autres animaux s'ébauche.

L'ouvrage est illustré de nombreuses figures, qui ajoutent encore à la clarté des descriptions.

I. — *Maladie de la bouche, du pharynx et de l'estomac* (1 vol. in-18 de 478 pages, avec 61 figures, cartonné : 5 fr.). — Le premier volume traite de l'*appareil digestif : bouche, glandes, parotide maxillaire* et *sublinguale, pharynx, poches gutturales, œso-*

---

(1) **Pathologie interne des Animaux domestiques**, par C. Cadéac, professeur de clinique à l'École vétérinaire de Lyon, 8 vol. in-18 de 500 pages, illustrés de figures. Chaque volume cartonné : **5 fr.**

phage, jabot, rumen, réseau, feuillet, estomac : gastrites, ulcères, dilatation, déchirure, torsion, indigestion, ægagropiles et calculs, corps étrangers, tumeurs, parasites.

II. — *Maladies de l'intestin* (1 vol. in-18 de 504 pages, avec 78 figures, cartonné : 5 fr.). — Le deuxième volume est spécialement consacré à l'*intestin* : congestion intestinale, entérites, déchirures, abcès, ulcérations, occlusion, indigestion, ægagropiles, calculs, corps étrangers, tumeurs, parasites.

III. — *Maladies du foie, du péritoine, des fosses nasales et des sinus* (1 vol. in-18 de 464 pages, avec 60 figures, cartonné : 5 fr.). — Le troisième volume termine l'*appareil digestif* avec le *rectum* (rectites et paralysie), le *pancréas*, le *foie* (ictères infectieux, diabète sucré, congestion, rupture, hépatites, atrophies, lupinose, calculs, corps étrangers, tumeurs, parasites), la *rate* (hypertrophie, dégénérescence, déchirure, abcès, corps étrangers, tumeurs), le *péritoine* (péritonite, abcès, congestion, tumeurs, parasites) et le *diaphragme*. Il commence l'*appareil respiratoire* avec les *fosses nasales* (coryzas, abcès, ulcères, corps étrangers, tumeurs) et les *sinus* (inflammation, corps étrangers, tumeurs, parasites).

IV. — *Maladies du larynx, de la trachée, des bronches et des poumons* (1 vol. in-18 de 468 pages, avec 55 figures, cartonné : 5 fr.). — Le quatrième volume est consacré aux maladies de l'*appareil respiratoire*.

Le premier chapitre est consacré au *larynx* et traite des laryngites, de l'œdème, de la paralysie, du spasme, des corps étrangers et des tumeurs du larynx.

Le deuxième chapitre, consacré à la *trachée*, traite des déformations, de la rupture, des abcès, des tumeurs et des parasites de la trachée.

Le troisième chapitre, consacré aux *bronches*, traite des bronchites, de l'adénopathie et des tumeurs du médiastin.

Le quatrième chapitre, réservé au *poumon*, passe en revue les congestions et œdèmes, les pneumonies, les broncho-pneumonies infectieuses et parasitaires.

V. — *Maladies de la plèvre, du péricarde, du cœur, de l'endocarde et des artères* (1 vol. in-18 de 506 pages, avec 57 figures, cartonné : 5 fr.). — Le cinquième volume termine l'étude du *poumon* (pneumonies chroniques, tubercules non spécifiques, atélectasie et emphysèmes pulmonaires, tumeurs) et étudie les maladies des plèvres (pleurésies, hydrothorax, pneumothorax, etc.).

Viennent ensuite les maladies de l'*appareil circulatoire* : *péricarde, cœur* (myocardites, hypertrophie, dilatations, dégénérescence graisseuse, ruptures, tumeurs, etc.), *endocarde* (endocardite et altérations valvulaires ou d'orifices) et *artères*.

VI. — *Maladies du sang, maladies générales, maladies de l'appareil génito-urinaire* (1 vol. in-18 de 450 pages, avec 50 figures, cartonné : 5 fr.). — Le sixième volume traite : 1° *des maladies du sang et des maladies générales* (anémie pernicieuse, progressive, lymphadénie, paludisme, surra, parasites, septicémies hémorragiques, choléra, hémoglobinémie, paraplégie infectieuse, dengue, maladies des chiens, gourme, fièvre typhoïde, coryza gangreneux, anasarque).

3° *Des maladies des reins* (congestion rénale, infarctus du rein, néphrites).

VII. — *Maladies de la peau* (1 vol. in-18, de 496 pages, avec 94 figures, cartonné : 5 fr.). — Le septième volume comprend : 1° les *maladies de l'appareil urinaire* (maladies des reins et de la vessie) ;

2° Les *maladies de la peau* (alopécie, urticaire, érythème, dermite pustuleuse, acné, pemphigus, vaccine, horsepox, cowpox, impétigo, psoriasis, eczéma, gale, acariase, phthiriase, maladies parasitaires, teignes, etc.).

Le volume se termine par les maladies parasitaires des muscles, la ladrerie et la trichinose.

VIII. — *Maladies du système nerveux* (1 vol. in-18 de 500 pages, avec 85 figures, cartonné : 5 fr.). — Le huitième volume est entièrement consacré aux *maladies du système nerveux* (méninges cérébrales, cerveau, cervelet, maladies de la protubérance, pédoncules cérébraux, bulbe, méninges spinales, moelle, épilepsie et maladie de Basedow). Ce volume constitue une des parties les plus neuves de l'ouvrage si moderne du professeur de Lyon.

Pathologie générale des animaux domestiques (1). — Toute la médecine, qu'il s'agisse de l'homme ou des animaux, repose sur les données bien comprises de la pathologie générale. Cette branche de l'enseignement étant bien possédée, on arrivera très vite à acquérir le reste.

La *Pathologie générale* du professeur Cadéac est consacrée à l'*Étiologie* et traite

---

(1) **Pathologie générale des animaux domestiques**, par C. Cadéac, 2ᵉ *édition*, 1904, 1 vol. in-16 de 432 pages, avec 37 figures, cartonné : **5** fr.

successivement du rôle : 1° de l'organisme (hérédité, âge, espèce, race, sexe, tempérament, réceptivité, immunité, états pathologiques) ; 2° du milieu (humidité, sécheresse, lumière, froid, chaleur, saisons, climat, sol, nutrition, etc.) ; 3° des parasites et des microbes ; 4° de l'étude des méthodes et procédés employés pour reconnaître et étudier les symptômes et les maladies (inspection, palpation, auscultation, percussion, analyses, cultures, inoculations révélatrices).

Sémiologie et diagnostic des maladies des animaux domestiques (1). — Le premier volume embrasse l'exploration des *appareils digestif, respiratoire, circulatoire, urinaire*.

Le deuxième volume comprend la *sémiologie des organes génitaux* du mâle et de la femelle, *de la peau, de l'appareil de l'innervation, des organes des sens, de l'appareil locomoteur*, et enfin l'étude de la *calorification*. La deuxième partie est consacrée à l'*évolution des maladies*, marche, durée et terminaison. La troisième partie traite du *diagnostic* et du *pronostic*.

Thérapeutique vétérinaire. — La thérapeutique est la branche de l'art médical qui intéresse le plus le praticien. Aujourd'hui que les moyens de diagnostic et l'étude des maladies sont arrivés à un si haut degré de perfection, il n'est plus permis au vétérinaire de se servir d'agents thérapeutiques sans connaître exactement leur mécanisme d'absorption et leurs effets sur l'organisme.

Le traité de thérapeutique de M. GUINARD (2) est conçu dans un esprit essentiellement pratique. M. Guinard prend dans chaque groupe les médicaments les plus utiles, et, s'en servant comme type, il les étudie aussi complètement que possible.

Dans une première partie, il traite de tout ce qui a rapport aux médicaments et aux actions médicamenteuses dans leur ensemble, à leur mode d'introduction, d'absorption et d'élimination. La deuxième partie est consacrée aux médicaments et aux médications. M. Guinard passe d'abord en revue les médicaments qui s'adressent directement à la cause de la maladie, en protégeant l'organisme contre l'action des microbes ou en le débarrassant des parasites dont il est porteur. Ce sont les antiseptiques et les antiparasitaires. Les nouvelles méthodes sérothérapiques sont exposées avec soin. L'auteur passe ensuite aux médicaments modificateurs des organes et des fonctions ; il étudie tout d'abord les modifications du système nerveux ; les anesthésiques y sont longuement passés en revue.

Hygiène des animaux domestiques. — On trouvera dans le volume de M. BOUCHER (3) des notions précises, conformes aux acquisitions les plus récentes de la science, sur l'hygiène vétérinaire, c'est-à-dire l'étude des moyens propres à assurer la conservation de la santé des animaux, et à les préserver des maladies susceptibles de leur faire perdre de la valeur.

Dans une première partie, M. Boucher étudie le sol, l'eau, l'atmosphère et les climats. A propos du sol, il passe en revue ses propriétés physiques et chimiques, sa constitution minéralogique, ses revêtements, puis son assainissement et son amélioration par la culture, le drainage, l'exhaussement, les irrigations. A propos de l'eau, il étudie les conditions de potabilité des eaux, leur correction, leur conservation et leur examen physique, chimique et bactériologique. L'atmosphère est étudiée au point de vue de sa constitution, de ses propriétés physiques et de ses altérations. Les différents climats sont passés en revue, spécialement les climats régionaux français. La question de l'acclimatation et de l'acclimatement termine cette première partie.

La deuxième partie est consacrée aux habitations, aux harnais, aux soins de toilette et à l'alimentation. Après un chapitre de considérations générales sur la construction des habitations, M. Boucher passe en revue les écuries, les étables, les bergeries, chèvreries, porcheries et chenils et les logements des animaux de basse-cour. Vient ensuite l'étude des litières et fumiers, puis celle du nettoiement et de la désinfection des écuries et étables.

---

(1) **Sémiologie et diagnostic des maladies des animaux domestiques**, par C. CADÉAC, 2ᵉ *édition*, 1905, 2 vol. in-16, ensemble 823 pages, avec 116 figures. Chaque volume cartonné : **5 fr.**

(2) **Thérapeutique vétérinaire**, par L. GUINARD, chargé du cours de thérapeutique à l'École vétérinaire de Lyon. 1 vol. in-16 de 500 pages, cartonné : **5 fr.**

(3) **Hygiène des animaux domestiques**, par H. BOUCHER, professeur d'hygiène et de zootechnie à l'École vétérinaire de Lyon. 1 vol. in-16 de 504 pages, avec 70 figures, cartonné : **5 fr.**

ENCYCLOPÉDIE VÉTÉRINAIRE

Les harnais sont étudiés comme vêtements, comme moyen de contention et comme harnachements de travail. Les soins de toilette comprennent le pansage, le tondage, les bains, les frictions, onctions et massage.

La question de l'alimentation, la plus importante de toutes, ne comprend pas moins de 200 pages. M. Boucher passe successivement en revue les divers éléments d'origine végétale, puis d'origine animale et étudie leur composition et leur digestibilité. Puis il passe à leur préparation (assaisonnement, nettoyage, division, cuisson, etc.), à leurs altérations et sophistication, puis à leur conservation.

L'ouvrage se termine par les principes généraux du rationnement et des substitutions et par l'étude du régime.

Maréchalerie. — M. Thary (1) a cherché à condenser les éléments et les aperçus originaux des publications françaises et étrangères ayant trait à la maréchalerie. Dans ce but, il a consulté tous les auteurs français, et il s'est fait renseigner sur les ouvrages des autres pays par des professeurs ou des vétérinaires de l'étranger.

L'ouvrage de M. Thary comprend quatre parties :

La première partie comprend l'anatomie, la physiologie et les conditions mécaniques du pied du cheval.

La deuxième comprend tout ce qui concerne la ferrure usuelle, les ferrures spéciales, les ferrures anglaises, allemandes et autres ferrures étrangères, le fer à planche.

La troisième s'occupe des ferrures appropriées aux défectuosités du pied et des membres, des ferrures des maladies du pied et des membres, de la ferrure à glace.

La quatrième partie s'occupe de la ferrure de l'âne, du mulet, du bœuf.

Chacune de ces parties est écrite avec méthode, précision et clarté, et M. Thary, en rédigeant ce travail, a fait preuve de très grandes connaissances théoriques et pratiques en maréchalerie.

Police sanitaire des animaux. — L'ouvrage de M. Conte (2) débute par une introduction sur l'histoire de la législation sanitaire en France.

Dans la première partie sont examinés les divers modes d'intervention de l'autorité en police sanitaire, et les mesures générales applicables aux maladies contagieuses, tant à l'intérieur qu'à la frontière.

La deuxième partie est réservée aux mesures spéciales à chacune des maladies contagieuses : peste bovine, péripneumonie, fièvre aphteuse, clavelée, gale, morve, rage, charbon, tuberculose, rouget, etc.

La troisième partie est consacrée aux mesures sanitaires concernant les chevaux de l'armée, de l'administration des haras, et les animaux placés dans les Ecoles vétérinaires.

La législation sanitaire étrangère est exposée dans la quatrième partie.

Enfin l'ouvrage se termine par le recueil des lois, décrets et arrêtés les plus récents constituant la législation sanitaire française.

Médecine légale vétérinaire. — Le volume dû à la plume de M. Gallier (3) est divisé en quatre parties :

1° *Médecine légale proprement dite* (blessures, asphyxie, vices rédhibitoires, maladies contagieuses, accidents de boucherie, assurances contre la mortalité et les accidents).

2° *Responsabilité* des vétérinaires, des empiriques, des maréchaux ferrants, des étalonniers, des propriétaires pour les dommages causés par leurs domestiques, des logeurs, des locataires et emprunteurs, des voituriers, des compagnies de chemins de fer.

3° *Jurisprudence médicale* (Enseignement, exercice, honoraires, secret professionnel, responsabilité médicale, vente de clientèle, exercice de la pharmacie vétérinaire).

4° *Expertises médico-légales* (Rapports des vétérinaires avec la justice, l'administration et les parties, pièces à fournir, etc.).

---

(1) **Maréchalerie**, par A. Thary, vétérinaire militaire, ancien répétiteur à l'Ecole d'Alfort. 1 vol. in-16 de 458 pages, avec 303 figures, cartonné : 5 fr.

(2) **Police sanitaire des animaux**, par A. Conte, chef des travaux de police sanitaire à l'Ecole vétérinaire de Toulouse. Introduction par le professeur Leclainche. 1 vol. in-16 de 518 pages, cartonné : **5 fr.**

(3) **Médecine légale vétérinaire**, par A. Gallier, inspecteur sanitaire de la ville de Caen. 1 vol. in-16 de 502 pages, cartonné : **5 fr.**

ENCYCLOPÉDIE VÉTÉRINAIRE

Jurisprudence vétérinaire. — L'ouvrage de M. Conte (1) est divisé en quatre parties :

I. *Vente*. Nature, forme, frais et effets de la vente. Conditions essentielles à la validité de la vente. Preuve de la vente. Modalités de la vente. Obligations des parties. — II. *Garantie*. Garantie des vices rédhibitoires d'après le Code civil. Garantie dans les ventes d'animaux domestiques d'après la loi du 2 août 1884. Garantie conventionnelle. Garantie dans les ventes d'animaux destinés à la boucherie. Garantie dans les ventes d'animaux affectés des maladies contagieuses. Garantie dans les ventes d'animaux atteints de méchanceté et de rétivité. Résolution et annulation de la vente. Echange. — III. *Procédure*. Procédure d'après la loi du 2 août 1884. Procédure d'après le Code de procédure civile. Procédure devant les diverses juridictions. Arbitrage. Transaction. Mise en fourrière. — IV. *Expertise*. Expertise en général, caractères distinctifs des vices réputés rédhibitoires et règles de l'expertise pour chacun d'eux.

Pharmacie et Toxicologie vétérinaires (2). — La *Pharmacie* est divisée en deux parties : la pharmacie galénique avec l'art de formuler, et la pharmacie chimique. Les différentes opérations pharmaceutiques sont décrites avec soin. Les médicaments sont classés suivant leurs formes pharmaceutiques : poudres, solutés, électuaires. L'ordre suivi est la classification atomique. L'article se rapportant à chaque corps se partage clairement en différents paragraphes : synonymes, propriétés, caractères spécifiques, caractère de contrôle, conservation, action, emploi.

La *Toxicologie* comprend deux parties. La première renferme les définitions, la législation, enfin la classification des poisons et les essais. La deuxième partie est une étude complète des toxiques. L'auteur ne se borne pas à la recherche des poisons : il expose leur action sur l'organisme, voies d'absorption, doses toxiques, circulation, fixation, élimination, symptômes, lésions, pronostic et traitement.

Obstétrique vétérinaire (3). — L'ordre suivi dans la première partie, ou *Physiologie obstétricale*, est celui que comporte la succession des *phénomènes physiologiques* que l'on observe chez une femelle employée à la reproduction, la gestation étant considérée à juste titre comme le principal. Dans la seconde partie, *Pathologie obstétricale*, M. Bournay s'est attaché à suivre la même marche en étudiant, pour chaque phénomène physiologique, les *maladies* ou les *accidents qui s'y rattachent*.

Les opérations que nécessitent les lésions des organes génitaux, le volume excessif et les attitudes vicieuses du fœtus sont, dans un assez grand nombre de cas, étudiées en même temps que l'état pathologique qu'elles sont destinées à combattre. Quant à celles dont les indications sont plus générales et dont la technique offre quelque difficulté, elles sont étudiées dans la troisième partie de l'ouvrage, *Thérapeutique obstétricale*, à la suite des généralités concernant les interventions chirurgicales et les instruments employés pour les pratiquer.

Pathologie chirurgicale générale des Animaux domestiques. — Ce volume (4), écrit avec méthode, clarté et précision, est un excellent résumé de nos connaissances actuelles sur les matières suivantes :

Abcès. — Ulcères. — Fistules. — Plaies et Lésions traumatiques. — Brûlures et Froidures. — Complications des lésions traumatiques : Érysipèle, Septicémies, Tétanos, Actinomycose, Botryomycose. — Affections générales du tissu osseux. — Rachitisme, Cachexie osseuse, Maladies du son, Ostéopériostite diffuse, Achondroplasie du veau. — Mélanose. — Corps étrangers. — Tumeurs.

Les symptômes, l'étiologie, le diagnostic, le pronostic et surtout le traitement sont étudiés avec soin pour chaque maladie.

Chaque affection est, en outre, étudiée séparément pour chaque animal : cheval, bœuf, porc, mouton, etc.

---

(1) **Jurisprudence vétérinaire**, par Conte, chef des travaux à l'Ecole vétérinaire de Toulouse. 1 vol. in-18 jésus de 553 pages, cartonné : **5 fr.**

(2) **Pharmacie et Toxicologie vétérinaires**, par A.-F. Delaud, chef des travaux à l'Ecole vétérinaire de Toulouse, et O. Stourbe, chef des travaux à l'Ecole vétérinaire d'Alfort. 1 vol. in-18 de 493 pages, cartonné : **5 fr.**

(3) **Obstétrique vétérinaire**, par J. Bournay, professeur à l'Ecole vétérinaire de Toulouse. 1 vol. in-18 de 524 pages, avec 72 figures, cartonné : **5 fr.**

(4) **Pathologie chirurgicale générale des Animaux domestiques**, par C. Cadéac, professeur, P. Leblanc et C. Carougeau, chefs des travaux à l'Ecole vétérinaire de Lyon, 1902. 1 vol. in-18 de 432 pages, avec 82 figures, cartonné : **5 fr.**

ENCYCLOPÉDIE VÉTÉRINAIRE

Chirurgie du pied. — Les affections du *pied* (1) chez les animaux domestiques, et en particulier chez le cheval, sont nombreuses, fréquentes et ordinairement graves. Les vétérinaires ont toujours accordé un intérêt tout particulier à leur étude.

L'*importance* de ce chapitre de la pathologie hippique est liée au rôle considérable du pied; celui-ci tient sous sa dépendance le mécanisme locomoteur tout entier et, par conséquent, la principale fonction économique du cheval, presque exclusivement utilisé comme moteur.

Le pied supporte le poids du corps, c'est par lui que l'animal prend contact avec le sol; il est au cheval ce que sont à tout édifice les fondements : il représente le point d'appui définitif de tous les leviers locomoteurs; il participe dans la plus large mesure à l'amortissement des pressions et réactions locomotrices; il est enfin un organe de tact d'une sensibilité suffisante pour permettre au cheval de se mouvoir dans l'obscurité (avec quelque assurance), pour suppléer, chez l'aveugle, à la vision abolie.

Le surmenage fonctionnel sur un sol artificiellement durci et la nécessité même de l'application d'un appareil protecteur complémentaire (ferrure) suffisent à expliquer la *fréquence* des altérations du pied. La complexité anatomique de cette région, le nombre des organes qu'elle renferme et les qualités si différentes des tissus qui la constituent permettent de prévoir la *diversité* de ces altérations. Quant à leur *gravité*, elle découle tout naturellement de la délicatesse des organes affectés, de ce qu'elles sont dissimulées et rendues moins accessibles par la présence de l'enveloppe cornée, et surtout de l'entrave qu'elles apportent au fonctionnement du pied dont l'intégrité absolue est indispensable à la bonne utilisation du cheval.

Extérieur. — L'extérieur a pour objet la détermination de la *valeur mécanique* et par conséquent *marchande* du cheval (2), par l'examen de l'âge et des formes extérieures.

Le cheval, pour l'homme qui l'utilise, est une *machine* destinée à produire du travail. Cette machine a une valeur d'autant plus considérable que la quantité de travail produit est plus grande.

L'examen de la conformation extérieure renseigne sur l'intensité des services possibles dans le *temps présent*, tandis que l'âge donne les indications sur la *durée* de ces services. Les deux données se complètent mutuellement; aussi faut-il les analyser très attentivement, l'une après l'autre, afin d'arriver, le cas échéant, à une connaissance aussi parfaite que possible de la valeur d'un animal déterminé.

La détermination de l'âge comportant un jugement sur la durée probable de la machine, il est utile de pouvoir suivre cette machine pour vérifier dans la suite la justesse de l'appréciation. Pour cela, il est nécessaire de *signaler* le cheval, c'est-à-dire de *noter*, sur une pièce écrite, les caractères extérieurs qui permettent de le distinguer d'avec ses semblables. Le *signalement* est donc un complément de l'âge.

L'extérieur comprend ainsi l'étude de l'*âge*, du *signalement* et de la *conformation*.

La conformation doit être envisagée à l'état statique et à l'état dynamique.

A l'*état statique*, elle comporte un point de vue *analytique* dans lequel les diverses parties du corps, c'est-à-dire les *régions* sont examinées successivement d'une façon indépendante, et un point de vue *synthétique* qui intéresse : 1° les rapports des régions entre elles et avec l'ensemble ou les *proportions* ; 2° les relations des diverses *lignes* du corps avec la verticale et l'horizontale, c'est-à-dire les *aplombs*.

A l'état *dynamique*, la conformation entre en *mouvement* pour la production du travail. Les manifestations multiples de sa révélation forment un ensemble physiologique, connu sous le nom d'*allures*.

Enfin et pour donner une sanction pratique à l'étude de l'extérieur, il y a lieu d'indiquer, dans un chapitre final désigné sous le nom d'*examen du cheval en vente*, les règles à suivre pour l'examen de la conformation.

---

(1) **Chirurgie du Pied**, par Bournay, professeur, et Sendrail, chef des travaux à l'Ecole vétérinaire de Toulouse. 1902, 1 vol. in-18 de 500 pages, avec figures, cartonné : **5 fr.**

(2) **L'Extérieur du Cheval** et des principaux animaux domestiques, par Montané, professeur à l'Ecole vétérinaire de Toulouse. 1902, 1 vol. in-18 de 500 pages, illustré de nombreuses figures, cartonné : **5 fr.**

Corbeil. — Imprimerie Éd. Crété.